Deutsche Gesellschaft für Anaesthesie und Wiederbelebung

Jahrestagung vom 23. bis 26. November 1972 in Hamburg

Herausgegeben von
P. Lawin und U. Morr-Strathmann

Mit 525 Abbildungen

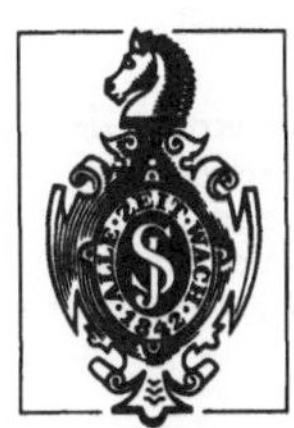

Springer-Verlag
Berlin Heidelberg New York 1974

Professor Dr. Peter Lawin

Präsident der Deutschen Gesellschaft für Anaesthesie
und Wiederbelebung 1971 - 1972
Anaesthesieabteilung des Allgemeinen Krankenhauses Altona,
2000 Hamburg 50, Paul-Ehrlich-Straße 1

Dr. Ursel Morr-Strathmann
Fachärztin für Anaesthesie

Library of Congress Cataloging in Publication Data

Deutsche Gesellschaft für Anaesthesie und Wiederbelebung.
Jahrestagung 1972 vom 23. bis 26. November 1972 in Hamburg.

Bibliography: p.
1. Anesthesiology-Congresses. I. Lawin, Peter,
ed. [DNLM: 1. Anesthesia, General-Congresses.
2. Emergency health services-Congresses.
3. Inhalation therapy-Congresses.
4. Intensive care units-Congresses. W0275 D485j 1972]
RD78.3.D48 1974 617.96 74-13007

ISBN 978-3-540-06803-7 ISBN 978-3-642-86194-9 (eBook)
DOI 10.1007/978-3-642-86194-9

INHALTSVERZEICHNIS

Erster Sitzungstag, Freitag, den 24. November 1972

III. Hauptthema. Freie Themen aus der Intensivmedizin

Zweiter Sitzungstag, Sonnabend, den 25. November 1972

IV. Hauptthema. Derzeitiger Stand und zukünftige Möglichkeiten in der Intensivmedizin

V. Hauptthema. Experimentelle Anaesthesie

VI. Hauptthema. Prä- und postoperative Behandlung bei Lungenfunktionsstörungen mit der Beatmungsinhalation

VII. Hauptthema. Neue Anaesthesiemethoden und -mittel

VIII. Hauptthema. Freie Themen aus der klinischen Anaesthesie

AUTORENVERZEICHNIS

ACKERMANN, U., Dr., Anaesthesieabteilung, Allgemeines Krankenhaus Altona, 2 Hamburg 50, Paul-Ehrlich-Str. 1

ACKERN, K. van, Dr., Institut für Anaesthesiologie und Reanimation, Fakultät f. klin. Medizin Mannheim der Universität Heidelberg, 68 Mannheim, Theodor-Kutzer-Ufer

AHNEFELD, F. W., Prof. Dr., Abteilung für Anaesthesie der Universität, 79 Ulm, Steinhövelstr. 9

ALBERTI, E., Dr., Abteilung für Anaesthesiologie, Chirurgische Universitätsklinik, 69 Heidelberg

ALVENSLEBEN, v. E., Experimentelle Abteilung des Instituts für Anaesthesiologie der Freien Universität Berlin im Klinikum Westend, 1 Berlin 19, Spandauer Damm 130

ARNDT, J. O., Prof. Dr., Abteilung für Experimentelle Anaesthesie, Universität Düsseldorf, 4 Düsseldorf 1, Moorenstraße 5

ARNOLD, O. H., Prof. Dr., Medizinische Klinik und Poliklinikum Essen, 43 Essen, Hufelandstraße 55

ASBACH, H. W., Dr., Abteilung für Urologie, Chirurgische Universitätsklinik, 69 Heidelberg, Bergheimer Str. 147

BANK, U., Dr., Experimentelle Abteilung des Instituts für Anaesthesiologie der Freien Universität Berlin im Klinikum Westend, 1 Berlin 19, Spandauer Damm 130

BARTOSCHEK, M., Dr., Abteilung für Anaesthesie der Universität, 87 Würzburg, Josef-Schneider-Straße 2

BAUM, M., Dr., Institut für Anaesthesiologie der Universität Wien, 1090 Wien, Spitalgasse 23

BEER, D., Priv.-Doz., Institut für Anaesthesiologie, Chirurgische Universitätsklinik, 8 München 15, Nußbaumstraße 20

BEER, R., Prof. Dr., Institut für Anaesthesiologie, Chirurgische Universitätsklinik, 8 München 15, Nußbaumstraße 20

BENZ, G., Dr., Anaesthesieabteilung, Allgemeines Krankenhaus Altona, 2 Hamburg 50, Paul-Ehrlich-Straße 1

BENZER, H., Priv.-Doz., Dr., Institut für Anaesthesiologie der Universität Wien, 1090 Wien, Spitalgasse 23

BERGMANN, G., Dr., II. Anaesthesieabteilung, Allgemeines Krankenhaus St. Georg, 2 Hamburg 1, Lohmühlenstraße 5

BETTE, L., Prof. Dr., Abteilung für Kardiologie der Medizinischen Universitätsklinik, 665 Homburg (Saar)

BIHLER, K., Prof. Dr., Anaesthesieabteilung, Städtisches Krankenhaus, 8070 Ingolstadt, Sebastianstraße 18

BISCHOFF, D., cand. med., Pharmakologisches Institut der Universität, 2 Hamburg, Martinistraße 52

BLENDINGER, I., Dr., Experimentelle Abteilung des Instituts für Anaesthesiologie der Freien Universität Berlin im Klinikum Westend, 1 Berlin 19, Spandauer Damm 130

BOCK, W. J., Dr., Neurochirurgische Klinik des Klinikums Essen, Ruhruniversität Bochum

BONHOEFFER, K., Prof. Dr., Abteilung für Anaesthesiologie der Med. Fakultät, 5 Köln 41, Joseph-Stelzmann-Straße 9

BORST, H. G., Prof. Dr., Department Chirurgie der Medizinischen Hochschule, 3 Hannover, Karl-Wiechert-Allee 9

BORST, R. H., Dr., Abteilung für Anaesthesiologie der Universität, 79 Ulm, Steinhövelstraße 9

BRAUN, U., Dr., Institut für Anaesthesiologie der Universität, 75 Tübingen, Calwer Straße 7

BRECHTELSBAUER, H., Physiologisches Institut der Universität München

BREITHARDT, G., 1. Medizinische Klinik der Universität Düsseldorf, 4 Düsseldorf 1, Moorenstraße 5

BRETSCHNEIDER, H. J., Prof. Dr., Physiologisches Institut der Universität, 34 Göttingen, Humboldtallee 7

BROST, F., Dr., Institut für Anaesthesiologie der Universität, 65 Mainz, Langenbeckstraße 1

BRÜCKNER, J. B., Prof. Dr., Institut für Anaesthesiologie der Freien Universität Berlin im Klinikum Westend, 1 Berlin 19, Spandauer Damm 130

BRÜCKNER, U., Institut für Anaesthesiologie der Freien Universität Berlin im Klinikum Westend, 1 Berlin 19, Spandauer Damm 130

BRÜCKNER, U. B., Dr., Abteilung für Experimentelle Chirurgie, Chirurgische Universitätsklinik, 69 Heidelberg, Bergheimer Straße 147

BRUNSWIG, D., Dr., Medizinische Universitätsklinik, 87 Würzburg, Josef-Schneider-Straße 2

BÜHLER, B., Dr., Experimentelle Abteilung des Instituts für Anaesthesiologie der Freien Universität Berlin im Klinikum Westend, 1 Berlin 19, Spandauer Damm 130

BÜNAU, v. H., Siemens AG, Bereich Medizinische Technik, Erlangen

BÜLTMANN, B., Dr., Abteilung für Anaesthesiologie der Universität, 79 Ulm, Steinhövelstraße 9

BÜTTNER, W., Dr., Anaesthesieabteilung der Universität Bonn, Chirurgische Klinik

BURCHARDI, H., Dr., Deutsche Klinik für Diagnostik, 62 Wiesbaden, Aukammallee 33

BURRI, C., Prof. Dr., Department für Chirurgie der Universität, 79 Ulm, Steinhövelstraße 9

BUSHE, J., cand. med., Anaesthesieabteilung, Allgemeines Krankenhaus Altona, 2 Hamburg 50, Paul-Ehrlich-Straße 1

CORSSEN, G. M. D., Prof. University of Alabama, Department of Anaesthesiology, Birmingham, Alabama 35294

CUNITZ, G., Dr., Abteilung für Anaesthesiologie der Universität, 87 Würzburg, Josef-Schneider-Straße 2

DALICHAU, H., Dr., Department Chirurgie der Medizinischen Hochschule, 3 Hannover, Karl-Wiechert-Allee 9

DICK, W., Prof. Dr., Abteilung für Anaesthesiologie der Universität, 79 Ulm, Steinhövelstraße 9

DIECKMANN, P., Dr., Department Innere Medizin der Medizinischen Hochschule, 3 Hannover, Karl-Wiechert-Allee 9

DIETZE, W., Dr., Institut für Anaesthesiologie und Reanimation, Fakultät f. klin. Medizin Mannheim der Univeristät Heidelberg, 68 Mannheim, Theodor-Kutzer-Ufer

DIETZEL, W., Priv.-Doz. Dr., Abteilung für Anaesthesie und Intensivtherapie, Städtisches Krankenhaus, 509 Leverkusen, Dhünnberg 60
DISSMANN, W., Prof. Dr., Medizinische Klinik am Klinikum Steglitz der Freien Universität, 1 Berlin 45, Hindenburgdamm 30
DOEHN, M., Dr., Anaesthesie-Abteilung der Chirurgischen Universitätsklinik, 2 Hamburg 20, Martinistraße 52
DÖRING, J., Priv.-Doz. Dr., Physiologisches Institut der Universität, 78 Freiburg, Hermann-Heder-Straße 7
DÖLP, R., Dr., Abteilung für Anaesthesiologie der Universität, 79 Ulm, Steinhövelstraße 9
DREYER, C., Dr., Pharmakologisches Institut der Universität, 2 Hamburg 20, Martinistraße 52
DUDZIAK, R., Prof. Dr., Institut für Anaesthesiologie der Universität, 4 Düsseldorf, Moorenstraße 5
DUFFNER, H., Dr., Institut für Anaesthesiologie der Universität, 8 München, Nußbaumstraße 20

EBERLEIN, H. J., Prof. Dr., Institut für Anaesthesiologie im Klinikum Westend der Freien Universität Berlin, 1 Berlin 19, Spandauer Damm 130
EHMANN, W., Dr., Anaesthesieabteilung am Kreiskrankenhaus, 714 Ludwigsburg, Possilippostraße 49
EICHELBAUM, M., Dr., Medizinische Klinik der Universität, 63 Gießen, Klinikstraße 37
EICHLER, J., Prof. Dr., Anaesthesieabteilung der Medizinischen Akademie, 24 Lübeck, Ratzeburger Allee 160
EISENREICH, F., Prof. Dr., Chirurgische Abteilung des Städtischen Krankenhauses, 8070 Ingolstadt, Sebastianstraße 18

FABEL, H., Prof. Dr., Department Innere Medizin, Abteilung Pulmologie der Medizinischen Hochschule, 3 Hannover, Karl-Wiechert-Allee 9
FAHRENHORST, K., Dr., Experimentelle Abteilung des Instituts für Anaesthesiologie der Freien Universität Berlin im Klinikum Westend, 1 Berlin 19, Spandauer Damm 130
FALKE, K., Dr., Anaesthesieabteilung, Allgemeines Krankenhaus Altona, 2 Hamburg 50, Paul-Ehrlich-Straße 1
FABER, U., Dr., Experimentelle Abteilung des Instituts für Anaesthesiologie der Freien Universität Berlin im Klinikum Westend, 1 Berlin 19, Spandauer Damm 130
FINKEMEYER, J., Prof. Dr., Neurochirurgische Abteilung des Allgemeinen Krankenhauses Altona, 2 Hamburg 50, Paul-Ehrlich-Straße 1
FINSTERER, U., Dr., Institut für Anaesthesiologie der Universität, 8 München, Nußbaumstraße 20
FODOR, L., Dr., Abteilung für Anaesthesiologie der Universität, 79 Ulm, Steinhövelstraße 9
FOITZIK, H., Dr., Anaesthesieabteilung, Allgemeines Krankenhaus, 2 Hamburg 50, Paul-Ehrlich-Straße 1
FREY, R., Prof. Dr., Institut für Anaesthesie der Universität, 65 Mainz, Langenbeckstraße 1
FRITSCHE, P., Prof. Dr., Institut für Anaesthesie, 665 Homburg (Saar)

GALLE, J., Dr., Abteilung für Anaesthesiologie der Universität, 79 Ulm, Steinhövelstraße 9
GASSER, D., Dr., EDV-Abteilung des Bürgerspitals Basel
GEBERT, E., Dr., Institut für Anaestesiologie der Kliniken der Universität, 78 Freiburg, Angstetterstraße 55

GERBERSHAGEN, U., Dr., Institut für Anaesthesiologie der Universität, 65 Mainz, Langenbeckstraße 1
GESSLER, U., Prof. Dr., IV. Medizinische Klinik der Städtischen Krankenanstalten, 85 Nürnberg, Flurstraße
GETHMANN, J. W., Dr., Institut für Anaesthesiologie der Freien Universität Berlin im Klinikum Westend, 1 Berlin 19, Spandauer Damm 130
GETHMANN, U., Dr., 1. Medizinische Klinik der Universität, 4 Düsseldorf 1, Moorenstraße 5
GILLE, J., Dr., Frauenklinik der Medizinischen Hochschule Hannover im Oststadt-Krankenhaus
GLEICHMANN, U., Dr., 1. Medizinische Klinik der Universität, 4 Düsseldorf 1, Moorenstraße 5
GOBIET, W., Dr., Neurochirurgische Klinik des Klinikum Essen, Ruhruniversität Bochum
GOEPEL, M., Dr., Experimentelle Abteilung des Instituts für Anaesthesiologie der Freien Universität Berlin im Klinikum Westend, 1 Berlin 19, Spandauer Damm 130
GÖTHERT, M., Priv.-Doz. Dr., Pharmakologisches Insitut der Universität, 2 Hamburg 20, Martinistraße 52
GÖTZ, E., Dr., Institut für Anaestesiologie, Chirurgische Universitätsklinik, 8 München, Nußbaumstraße 20
GREIFFENHAGEN, M., Dr., Anaesthesieabteilung der Städtischen Krankenanstalten, 28 Bremen, St.-Jürgen-Straße
GRIMM, H., Dr., Abteilung für Anaesthesie, Chirurgische Universitätsklinik, 852 Erlangen, Krankenhausstraße 12
GUGLER, R., Dr., Medizinische Klinik der Universität, 63 Gießen, Klinikstraße 37

HALMAGYI, M., Prof. Dr., Institut für Anaesthesiologie der Universität, 65 Mainz, Langenbeckstraße 1
HAMER, J., Dr., Abteilung für Anaesthesiologie, Chirurgische Universitätsklinik, 69 Heidelberg
HAMER, P. H., Dr., Abteilung für Anaesthesiologie, Chirurgische Universitätsklinik, 852 Erlangen, Krankenhausstraße 12

JØRGENSEN, S., Prof. Dr., Anaesthesieabteilung der Universität Odense, Dänemark

KACZMARCZYK, G., Dr., Experimentelle Abteilung des Instituts für Anaesthesiologie der Freien Universität Berlin im Klinikum Westend, 1 Berlin 19, Spandauer Damm 130
KAHLSTORF, J., Dr., Radiologisches Zentrum der Medizinischen Hochschule, 3 Hannover, Karl-Wiechert-Allee 9
KALMAR, P., Priv.-Doz. Dr., Abteilung für Herz- und Gefäßchirurgie, Chirurgische Universitätsklinik Eppendorf, 2 Hamburg 20, Martinistraße 52
KAMGANG, P., Dr., Institut für Anaesthesiologie der Kliniken der Universität, 78 Freiburg, Hugstetterstraße 55
KANIA, J., cand. med., Anaesthesieabteilung, Allgemeines Krankenhaus Altona, 2 Hamburg 50, Paul-Ehrlich-Str. 1
KAPPELER, R., Anaesthesieabteilung des Städtischen Krankenhauses, 623 Frankfurt-Höchst
KARLICZEK, G., Dr., Institut für Anaesthesiologie der Medizinischen Hochschule, 3 Hannover, Karl-Wiechert-Allee 9

KELLER, R., Dr., Abteilung für Atmungskrankheiten der Medizinischen Universitätsklinik, Bürgerspital, 4052 Basel

KEMPE, W., Dr., Anaesthesieabteilung der Städtischen Krankenanstalten, 338 Goslar, Kösliner Straße 12

KETTLER, D., Priv.-Doz. Dr., Physiologisches Institut der Universität, 34 Göttingen, Humboldtallee 7

KILIAN, J., Dr., Abteilung für Anaesthesiologie der Universität, 79 Ulm, Steinhövelstraße 9

KIRCHNER, E., Prof. Dr., Institut für Anaesthesiologie der Medizinischen Hochschule, 3 Hannover, Karl-Wiechert-Allee 9

KIRCHNER, H., Dr., Institut für Anaesthesiologie und Reanimation, Fakultät f. klin. Medizin Mannheim der Universität Heidelberg, 68 Mannheim, Theodor-Kutzer-Ufer

KLEINERT, M., Dr., II. Chirurgische Abteilung, Allgemeines Krankenhaus Harburg, 21 Hamburg 90, Eißendorfer Pferdeweg

KLOSE, R., Dr., Institut für Anaesthesiologie und Reanimation der Universität Heidelberg, 68 Mannheim 1, Theodor-Kutzer-Ufer

KNOLL, D., Dr., Physiologisches Institut der Universität Göttingen

KRAMER, K., Prof. Dr., Physiologisches Institut der Universität München

KREUSCHER, H., Prof. Dr., Institut für Anaesthesiologie der Universitätskliniken, 65 Mainz, Langenbeckstraße 1

KRESSIN, G., Städtisches Krankenhaus am Mariendorfer Weg, 1 Berlin 44, Mariendorfer Weg 28-38

KUHL, U., Dr., Experimentelle Abteilung des Instituts für Anaesthesiologie der Freien Universität Berlin im Klinikum Westend, 1 Berlin 19, Spandauer Damm 130

LASCH, H. G., Prof. Dr., Medizinische Klinik der Universität, 63 Gießen, Klinikstraße 32 b

LAVER, M. B., M. D., Prof., Department of Anaesthesia Massachusetts General Hospital, Boston Massachusetts 02 114

LAWIN, P., Prof. Dr., Anaesthesieabteilung, Allgemeines Krankenhaus Altona, 2 Hamburg 50, Paul-Ehrlich-Straße 1

LINDERKAMP, O., Dr., Anaesthesieabteilung, Städtische Krankenanstalten, 775 Konstanz, Mainaustraße 33

LIESEGANG, J., Dr., Neurochirurgische Klinik des Klinikums Essen, Ruhruniversität Bochum

LÖBELENZ, J., Dr., Abteilung für Anaesthesiologie, Chirurgische Universitätsklinik, 69 Heidelberg

LOO, VAN DE, C., Dr., Institut für Anaesthesie der Kliniken der Universität, 78 Freiburg, Hugstetterstraße 55

LOTZ, P., Dr., Abteilung für Anaesthesiologie der Universität, 79 Ulm, Steinhövelstraße 9

LÜBKE, P., Dr., Institut für Anaesthesie der Universität, 665 Homburg (Saar)

LUTZ, H., Prof. Dr., Institut für Anaesthesiologie und Reanimation, Fakultät f. klin. Medizin Mannheim der Universität Heidelberg, 68 Mannheim, Theodor-Kutzer-Ufer

MALZ, H., Anaesthesieabteilung der Städtischen Krankenanstalten, 28 Bremen, St.-Jürgen-Straße

MARTENS, H. C., Dr., Chirurgische Poliklinik der Universität, 8 München 2, Pettenkoferstraße 8 a

MAYR, J., Dr., Institut für Anaesthesiologie und Reanimation, Fakultät f. klin. Medizin Mannheim der Universität Heidelberg, 68 Mannheim, Theodor-Kutzer-Ufer

MEYER, J., Dr., Institut für Anaesthesiologie des Zweckverbandkrankenhauses, 495 Minden/Westf.
MOHR, U., Dr., Institut für Anaesthesiologie der Universität, 65 Mainz, Langenbeckstraße 1
MORR-STRATHMANN, U., Dr., Anaesthesieabteilung, Allgemeines Krankenhaus Altona, 2 Hamburg 50, Paul-Ehrlich-Straße 1

NIESEL, H. C., Dr., Anaesthesieabteilung des St.-Marien-Krankenhauses, 67 Ludwigshafen, Salzburger Straße
NOLTE, H., Prof. Dr., Institut für Anaesthesiologie des Zweckverbandes Stadt- und Kreiskrankenhaus, 495 Minden/Westf.
NORDBECK, E., Dr., Physiologisches Institut der Universität Göttingen
NÜSSGEN, W., Dr., Anaesthesieabteilung, Allgemeines Krankenhaus Harburg, 21 Hamburg 90, Eißendorfer Pferdeweg 52

OBERHAUSEN, E., Dr., Institut für Anaesthesie der Universität, 665 Homburg (Saar)
OLBRISCH, R., Dr., Physiologisches Institut der Universität, 78 Freiburg, Hermann-Hede-Straße 7
OLDENKOTT, P., Dr., Neurochirurgische Abteilung, Chirurgische Universitätsklinik, 74 Tübingen, Calwer Straße 7
OPDERBECKE, H.-W., Dr., Anaesthesieabteilung der Städtischen Krankenanstalten, 85 Nürnberg, Flurstraße 17

PAHLOW, V., Dr., I. Anaesthesieabteilung, Allgemeines Krankenhaus St. Georg, 2 Hamburg 1, Lohmühlenstraße 5
PÄSSLER, H. H., Dr., Department für Chirurgie der Universität Ulm, 79 Ulm, Steinhövelstraße 9
PATSCHKE, D., Dr., Institut für Anaesthesiologie der Freien Universität Berlin im Klinikum Westend, 1 Berlin 19, Spandauer Damm 130
PETER, K., Priv.-Doz., Institut für Anaesthesiologie und Reanimation, Fakultät f. klin. Medizin Mannheim der Universität Heidelberg, 68 Mannheim, Theodor-Kutzer-Ufer
PIEPENBROCK, S., Institut für Anaesthesiologie der Medizinischen Hochschule, 3 Hannover, Karl-Wiechert-Allee 9
PLÖTZ, J., Dr., Abteilung für Anaesthesiologie der Universität, 87 Würzburg, Josef-Schneider-Straße 2
PRUKSUNAND, P., Dr., Physiologisches Institut der Universität München

RASCHAK, M., Dr., Institut für Anaesthesiologie und Reanimation, Fakultät f. klin. Medizin Mannheim der Universität Heidelberg, 68 Mannheim, Theodor-Kutzer-Ufer
REICHWEIN, D., Dr., Städtisches Krankenhaus am Mariendorfer Weg, 1 Berlin 44, Mariendorfer Weg 28-38
REINHARDT, H. W., Prof. Dr., Experimentelle Abteilung des Instituts für Anaesthesiologie der Freien Universität Berlin im Klinikum Westend, 1 Berlin 19, Spandauer Damm 130
REINECKE, A., Dr., Institut für Anaesthesiologie der Freien Universität Berlin im Klinikum Westend, 1 Berlin 19, Spandauer Damm 130
REINEKE, H., Dr., Abteilung für Anaesthesiologie der Universität, 79 Ulm, Steinhövelstraße 9
RHEINDORF, P., Dr., Institut für Anaesthesiologie der Universität, 65 Mainz, Langenbeckstraße 1

RIEDEL, J., Dr., Experimentelle Abteilung des Instituts für Anaesthesiologie der Freien Universität Berlin im Klinikum Westend, 1 Berlin 19, Spandauer Damm 130

RIETBROCK, J., Dr., Abteilung für Anaesthesiologie der Universität, 87 Würzburg, Josef-Schneider-Straße 2

RÖLLINGHOFF, S., Dr., Anaesthesieabteilung der Medizinischen Akademie, 24 Lübeck, Ratzeburger Allee 160

ROLLY, G., Prof. Dr., Department of Anaesthesia, University of Ghent, Academic Hospital, 9 Ghent, De Pintelaan 135

ROTH, F., Dr., Abteilung für Reanimation und Intensivbehandlung, Anaesthesieabteilung, Inselspital, 3008 Bern

RUDOLPH, P., Dr., Abteilung für Anaesthesiologie der Universität, 87 Würzburg, Josef-Schneider-Straße 2

RUDZKI, M., Dr., Institut für Anaesthesiologie der Freien Universität Berlin im Klinikum Westend, 1 Berlin 19, Spandauer Damm 130

RÜGHEIMER, E., Prof. Dr., Abteilung für Anaesthesiologie, Chirurgische Universitätsklinik, 852 Erlangen, Krankenhausstraße 12

RUMPF, K. H., Dr., Department Chirurgie der Medizinischen Hochschule, 3 Hannover, Karl-Wiechert-Allee 9

SALING, E., Prof. Dr., Städtisches Krankenhaus am Mariendorfer Weg, 1 Berlin 44, Mariendorfer Weg 28-38

SALZMANN, C., Dr., Kardiologische Abteilung, Medizinische Universitätsklinik, Inselspital, 3008 Bern

SAUER, G., Dr., Institut für Anaesthesiologie der Universität, 65 Mainz, Langenbeckstraße 1

SCHÄFER, A., Dr., Institut für Anaesthesiologie, Chirurgische Universitätsklinik, 8 München 2, Nußbaumstraße 20

SCHALDACH, M., Prof. Dr., Department für biomedizinische Technik der Universität, 852 Erlangen, Turnstraße 5

SCHMIER, J., Prof. Dr., Abteilung für Experimentelle Chirurgie, Chirurgische Universitätsklinik, 69 Heidelberg, Bergheimer Str. 147

SCHMITZ, G., Dr., Anaesthesieabteilung der Medizinischen Akademie, 24 Lübeck, Ratzeburger Allee 160

SCHOLLER, K. L., Priv.-Doz. Dr., Chirurgische Universitätsklinik, 78 Freiburg, Hugstetterstraße 55

SCHORER, R., Prof. Dr., Institut für Anaesthesiologie der Universität, 74 Tübingen, Calwer Straße 7

SCHRÖDER, E., Dr., Leitender Medizinaldirektor, Gesundheitsbehörde Hamburg, 2 Hamburg 13, Tesdorpstraße 8

SCHÜLER, B., Dr., Abteilung für Kinderchirurgie, Chirurgische Universitätsklinik, 69 Heidelberg, Bergheimer Straße 147

SCHÜLER, H. W., Dr., Abteilung für Urologie, Chirurgische Universitätsklinik, 69 Heidelberg, Bergheimer Straße 147

SCHULZE-BERGMANN, G., Dr., II. Chirurgische Abteilung, Allgemeines Krankenhaus Harburg, 21 Harburg 90, Eißendorfer Pferdeweg 52

SEEWALD, U., Abteilung für Anaesthesiologie der Universität, 79 Ulm, Steinhövelstraße 9

SEIPEL, L., Dr., 1. Medizinische Klinik der Universität, 4 Düsseldorf 1, Moorenstraße 5

SIMMENDINGER, H.-J., Dr., Abteilung für Anaesthesiologie, Chirurgische Universitätsklinik, 69 Heidelberg

SONNTAG, H., Dr., Institut für Anaesthesiologie der Universität Göttingen

SPIECKERMANN, P. G., Prof. Dr., Physiologisches Institut der Universität Göttingen
SPILKER, E. D., Dr., Abteilung für Anaesthesiologie der Universität, 79 Ulm, Steinhövelstraße 9
STANGE, G., Dr., Institut für Anaesthesiologie der Kliniken der Universität, 78 Freiburg, Hugstetterstraße 55
STEINBEREITHNER, K., Prof. Dr., Institut für Anaesthesiologie der Universitätskliniken, A-1097 Wien 9, Alserstraße 4
STOECKEL, H., Priv.-Doz. Dr., Abteilung für Anaesthesiologie, Chirurgische Universitätsklinik, 69 Heidelberg, Bergheimer Straße 147
STÖCKER, L., Prof. Dr., Anaesthesieabteilung, Klinikum Essen, 43 Essen 1, Hufelandstraße 55
STOLZ, Ch., Priv.-Doz. Dr., Institut für Anaesthesie der Universität, 74 Tübingen, Calwer Straße 7
STRIEBEL, J.-P., Dr., Institut für Anaesthesiologie und Reanimation, Fakultät f. klin. Medizin Mannheim der Universität Heidelberg, 68 Mannheim, Theodor-Kutzer-Ufer
STREMMEL, W., Priv.-Doz. Dr., Chirurgische Universitätsklinik, 78 Freiburg, Hugstetterstraße 55

TARNOW, J., Dr., Institut für Anaesthesiologie der Freien Universität Berlin im Klinikum Westend, 1 Berlin 19, Spandauer Damm 130
TEUTEBERG, H., Dr., Institut für Anaesthesiologie der Universität, 65 Mainz, Langenbeckstraße 1
THOMA, H., Dr., Institut für Anaesthesiologie, Chirurgische Universitätsklinik, 8 München, Nußbaumstraße 20
TROST, C., Dr., Institut für Anaesthesie der Universität, 665 Homburg (Saar)

VISCHER, G., Chirurgische Universitätsklinik, 78 Freiburg, Hugstetterstraße 55

WALDHAUSEN, E., Dr., Institut für Anaesthesiologie der Medizinischen Hochschule, 3 Hannover, Karl-Wiechert-Allee 9
WALTER, P., Priv.-Doz. Dr., Department Chirurgie der Medizinischen Hochschule, 3 Hannover, Karl-Wiechert-Allee 9
WAWERSIK, J., Prof. Dr., Institut für Anaesthesiologie der Universitätskliniken, 23 Kiel
WEIDINGER, H., Dr., Institut für Anaesthesiologie und Reanimation, Fakultät f. klin. Medizin Mannheim der Universität Heidelberg, 68 Mannheim 1, Theodor-Kutzer-Ufer
WEIS, K. H., Prof. Dr., Abteilung für Anaesthesiologie der Universität, 87 Würzburg, Josef-Schneider-Straße 2
WEISS, V., Dr., Universitätsinstitut für Anaesthesie, Kontonspital, Genf
WEISSAUER, W., Ministerialdirigent, 805 Freising, Eckerstraße 34
WEYMER, A., Dr. Institut für Anaesthesiologie der Freien Universität Berlin im Klinikum Westend, 1 Berlin 19, Spandauer Damm 130
WIEBER, J., Dr., Abteilung für Anaesthesiologie der Universitätskliniken, 63 Gießen, Klinikstraße 37
WIEMERS, K., Prof. Dr., Institut für Anaesthesiologie der Universität, 78 Freiburg, Hugstetterstraße 55
WILSMANN, J., Dr., Anaesthesieabteilung des St.-Marien-Krankenhauses, 67 Ludwigshafen, Salzburger Straße
WITTKEMPER, Ch., Dr., Anaesthesieabteilung, Allgemeines Krankenhaus Altona, 2 Hamburg 50, Paul-Ehrlich-Straße 1

WITTKOP, H., Dr., Stadtkrankenhaus Wetzlar
WITZGALL, H., cand. med., Physiologisches Institut der Universität München
WOLFF, v. A., Dr., Institut für Anaesthesiologie der Universität München, 8 München, Nußbaumstraße 20

ZAPOL, W. M., M. D., Harvard Medical School, Massachusetts General Hospital, Department of Anaesthesia, Boston, Massachusetts 02114
ZELLER, R., Dr., Gynäkologische-Geburtshilfliche Abteilung des Zweckverband-Krankenhauses, Bad Oeynhausen
ZIMMERMANN, B., Dr., Siemens AG, Erlangen
ZINDLER, Prof. Dr., Abteilung für Anaesthesiologie der Universität, 4 Düsseldorf, Moorenstraße 5
ZYLMANN, E., Dr., Gesundheitsbehörde Hamburg, 2 Hamburg 13, Tesdorpfstraße 8

Erster Sitzungstag

Freitag, den 24. November 1972, 9.00 Uhr, Hörsaal A

Eröffnungsansprache des Präsidenten Professor Dr. Peter Lawin

Am 5. September 1952 gründeten während einer Tagung in Salzburg anästhesiologisch tätige und interessierte deutsche Ärzte die "Arbeitsgemeinschaft für Anästhesiologie" mit dem Ziel, durch gemeinsame Arbeit dieses Fachgebiet zu fördern. Das war vor nunmehr 20 Jahren. Die weiteren Ziele dieser Arbeitsgemeinschaft, wie Anerkennung des Facharztes für Anästhesie in Deutschland und die Gründung einer eigenen wissenschaftlichen Gesellschaft, wurden schon nach kurzer Zeit erreicht. Fleiß, intensiver Einsatz und engagierte Aufbauarbeit der ersten Anästhesisten-Generation in Deutschland haben die vor 20 Jahren gesteckten Ziele weit überschreiten lassen.

Die Jahrestagungen unserer Gesellschaft fanden bisher an verschiedenen Orten statt. Die diesjährige ist die erste, die im norddeutschen Raume stattfindet. Diese Tagung organisieren und leiten zu dürfen und Sie alle hier in Hamburg willkommen heißen zu dürfen, ist mir eine besondere Freude.

Ich eröffne diesen Kongreß mit meinem Dank an unsere Mitglieder für die Ehre, daß sie mir zum Ende meiner zweijährigen Amtszeit die Vorbereitung und Durchführung der wissenschaftlichen Tagung 1972 übertragen haben.

Zahlreiche hochgeschätzte Gäste aus dem staatlichen, öffentlichen und kulturellen Leben sowie Repräsentanten verschiedener medizinischer Fachgesellschaften aus dem In- und Ausland haben durch ihre Anwesenheit ihr Interesse und ihre Verbundenheit mit uns kundgetan. Sie alle seien herzlich begrüßt.

Im besonderen begrüße ich:

Herrn Dr. ZYLMANN, Präsident der Gesundheitsbehörde Hamburg, als Repräsentant der Freien und Hansestadt Hamburg.

Von der Universität Hamburg:

den Vizepräsidenten Herrn Prof. LITTMANN und den Sprecher des Fachbereiches Medizin, Herrn Prof. Dr. VOIGT, sowie zahlreiche weitere Professoren.

Mit meinem besonderen Dank begrüße ich die Direktoren des Altonaer Museums und des Völkerkundemuseums, Herrn Prof. Dr. WIETEK und Herrn Prof. Dr. ZWERNEMANN, die heute abend in besonders feierlichem Rahmen Führungen in ihren weithin bekannten Museen veranstalten werden.

Als Vertreter des Weltbundes der Anästhesie-Gesellschaften begrüße ich den Präsidenten Herrn Prof. Dr. Dr. h. c. MAYRHOFER aus Wien, zugleich auch in seiner Eigenschaft als amtierenden Präsidenten der Österreichischen Gesellschaft für Anästhesiologie und Reanimation.

Als Vertreter der Schweizerischen Gesellschaft für Anästhesie und Reanimation, Herrn Dr. BINKERT aus Luzern.

Als Vertreter der Deutschen Gesellschaft für Chirurgie den Generalsekretär, Herrn Prof. Dr. JUNGHANS.

Als Vertreter der Deutschen Gesellschaft für Thorax-, Herz- und Gefäß-Chirurgie den Präsidenten, Herrn Prof. Dr. RODEWALD; als Vertreter der Deutschen Gesellschaft für Gynäkologie und Geburtshilfe den Vizepräsidenten, Herrn Prof. Dr. DIETEL; als Vertreter der Arbeitsgemeinschaft für Internistische Intensiv-Medizin den Vorsitzenden, Herrn Prof. Dr. DÖNHARDT.

Ich begrüße den Präsidenten des Berufsverbandes Deutscher Chirurgen, Herrn Dr. MÜLLER-OSTEN und den Präsidenten des Berufsverbandes Deutscher Urologen, Herrn Dr. KNIPPER.

Ich begrüße den Präsidenten des Berufsverbandes Deutscher Anästhesisten, Herrn Dr. HENSCHEL.

Von der Ärztekammer Hamburg begrüße ich Herrn Dr. AHRENS und Herrn Dr. HAENISCH.

Ich begrüße den leitenden Medizinaldirektor der Gesundheitsbehörde Hamburg, Herrn Dr. SCHRÖDER.

Ein herzlicher Gruß gilt den Ehrenmitgliedern und korrespondierenden Mitgliedern unserer Gesellschaft.

Eine große Zahl ausländischer Kollegen und Kolleginnen zeichnet uns durch ihr Kommen aus.

Ich begrüße Anästhesisten aus Belgien, Dänemark, Frankreich, Großbritannien, Italien, Jugoslawien, den Niederlanden, Österreich, Schweden und den USA.

Ein besonderer Gruß gilt den Kolleginnen und Kollegen unseres Altonaer Krankenhauses, insbesondere dem ärztlichen Direktor, Herrn Dr. RIMPAU, sowie den Damen und Herren der Verwaltung, insbesondere Herrn Oberverwaltungsdirektor KLUFTINGER, die mich alle - jeder auf seine Art - bei der Vorbereitung dieser Tagung unterstützt haben.

Ich begrüße ferner die Vertreter der Presse und die Damen und Herren von der pharmazeutischen und medizintechnischen Industrie, die die Ausstellung bei dieser Tagung ermöglicht haben.

Last - but not least möchte ich eines Kollegen aus unserer Mitte gedenken, Herrn Prof. Karl HUTSCHENREUTER, Vizepräsident unserer Gesellschaft, der, nach schwerer Krankheit genesen, als Rekonvaleszent noch nicht wieder unserer Tagung beiwohnen kann. Unsere besten Wünsche begleiten ihn.

Besonders schmerzlich berührt es uns, daß trotz offizieller Einladung und persönlicher Bemühungen es unseren Kollegen aus der DDR nicht ermöglicht wurde, an unserer Tagung teilzunehmen. Dies ist umso bedauerlicher, als Vertreter unserer Gesellschaft an den wissenschaftlichen Kongressen der Anästhesie-Gesellschaft in der DDR mehrfach teilgenommen haben. In einem offiziellen Schreiben wurde mir mitgeteilt, daß auch die zukünftige Teilnahme von Vertretern medizinisch-wissenschaftlicher Gesellschaften der DDR an wissenschaftlichen Veranstaltungen von medizinischen Gesellschaften der Bundesrepublik Deutschland abhängig gemacht würde vom Ergebnis der politischen Verhandlungen. So sei ein herzlicher Gruß von hier aus an die Kollegen in der DDR über die Grenze hinweg gesandt. Hoffen wir, daß das Trennende fallen, das Gemeinsame - unsere ärztlichen und wissenschaftlichen Aufgaben, die hüben wie drüben die gleichen sind - in den Vordergrund treten möge!

Es ist eine alte Tradition, daß der Präsident im Rahmen der Eröffnungssitzung dankbar seiner medizinischen Lehrer gedenkt. Dies sei auch mir gestattet. Zwei Ärzte habe ich zu nennen, die meine medizinische Ausbildung und meine beruflichen Wege wesentlich beeinflußt und gefördert haben: Ludwig ZUKSCHWERDT, emeritierter Ordinarius für Chirurgie, und Karl HORATZ, Ordinarius für klinische Anästhesiologie an der Universität Hamburg. Beide seien besonders herzlich begrüßt. Anstelle von Herrn Prof. ZUKSCHWERDT, der leider erkrankt ist, begrüße ich seine Gattin. Mein Dank an Sie beide, die Sie mir Vorbild wurden in Ihrem steten und kompromißlosen Engagement für den einzelnen Patienten wie für die von Ihnen vertretene Sache, stets unter Zurückstellung persönlicher Interessen, ist aufrichtig und groß. Sie beide, Ludwig ZUKSCHWERDT als Chirurg, Karl HORATZ als Anästhesist, wuchsen in gemeinsamer Arbeit, gegenseitigem Verständnis und vollem Respekt für die Art und die persönlichen Eigenheiten des Partners zusammen. Diese glückliche Synthese ließ eine vorbildliche Atmosphäre schaffen und gab beiden mit der gleichberechtigten und integrierten Zusammenarbeit den realen Background bei den Verhandlungen über die Zusammenarbeit zwischen den Fachgebieten Chirurgie und Anästhesie zu einer Zeit, als anderswo hart gerungen wurde. So war es der Überzeugung und der Unterstützung des Chirurgen Zukschwerdt zuzuschreiben, daß Karl Horatz in Würdigung seiner Verdienste zum ersten ordentlichen Professor für Anästhesiologie in der Bundesrepublik berufen wurde, und wen wundert es, daß beide heute gute Freunde sind?

Vergessen sind die Stunden harter, sehr harter klinischer Arbeit, in denen ich mich mit dem heute von vielen jüngeren Kollegen nicht mehr verstandenen griechischen Wort getröstet habe: ὁ μὴ δαρεῖς ἄνθρωπος οὐ παιδεύεται

Geblieben aber ist das Wissen, Vorbilder gehabt zu haben, Lehrer erlebt zu haben, deren Einstellung und Geist an meine jungen Mitarbeiter weiterzugeben, eine edle Aufgabe ist.

Die für die diesjährige Jahrestagung von mir ausgewählten Hauptthemen des wissenschaftlichen Programms sollen die erweiterten Aufgaben des Fachgebietes Anästhesiologie in Klinik und Forschung zum Ausdruck bringen. Im Gegensatz zu den bisherigen Jahrestagungen in deren Mittelpunkt jeweils ein weitgespanntes Thema stand, wurden im diesjährigen Programm, um der Vielschichtigkeit der Fragen gerecht zu werden, mehrere wichtige und aktuelle Themen zur Diskussion gestellt. Damit erhalten auch die jüngeren Fachkollegen die Möglichkeit, ihre klinischen und wissenschaftlichen Untersuchungen vorzutragen und zu diskutieren. Von 149 angemeldeten Vorträgen wurden 118 für das wissenschaftliche Programm ausgewählt.

Die zahlreichen Vortragsanmeldungen, besonders auch die der jungen Kollegen, sind ein beglückender und deutliches Beweis, daß das der ersten Anästhesistengeneration eigene Engagement auf die Schüler weitergeleitet werden konnte· Es wird – neben der immer umfangreicher werdenden klinischen Arbeit – fleißig Forschung betrieben!

Wenn nicht alle angemeldeten Vorträge angenommen werden konnten, so bitte ich um Verständnis: Mehr Zeit stand nicht zur Verfügung!

Es ist mein Wunsch, daß im Rahmen dieser Tagung über die Diskussion einiger Spezialthemen hinaus Gedanken und Erfahrungen ausgetauscht werden, die nicht nur wechselseitige Anregungen innerhalb unseres Faches geben, sondern auch die notwendige Zusammenarbeit mit den anderen medizinischen Fachgebieten fördern mögen. Die Einladung an Kollegen anderer Fachdisziplinen zum aktiven Mitwirken an unserem wissenschaftlichen Programm, insbesondere an den Podiumsdiskussionen, soll unserer Einstellung zu optimaler Zusammenarbeit besonderen Ausdruck verleihen.

Den Ergebnissen der anästhesiologischen Forschung ist es zu verdanken, daß sich die Ansichten über die Narkose- und Operationsfähigkeit wesentlich geändert haben. Die große Zahl der Anästhesiemittel und -methoden, die heute zu unserer Verfügung stehen, ermöglichen, die Anästhesie nicht nur in bezug auf das Alter, sondern auch auf den physischen und psychischen Zustand des Kranken, auf die Krankheit als solche sowie Art und Dauer des geplanten Eingriffes individuell zu gestalten. Anästhesie und Operation sind mit keiner Art physiologischer Belastung auf Herz, Kreislauf, Atmung und Stoffwechsel zu vergleichen.

Es bedarf daher exakter Kenntnisse über die Einwirkung der sehr unterschiedlichen Anästhesiemittel auf die einzelnen Organsysteme. Hierzu sind vor der Anästhesie eine Reihe von diagnostischen Maßnahmen erforderlich, deren Ergebnisse es erst gestatten, die Wahl des Anästhesieverfahrens auf den Zustand und die etwaige Vorschädigung bestimmter Organe sowie den geplanten operativen Eingriff abzustimmen. Die durch die klinischen Untersuchungen und die durch die speziellen diagnostischen Verfahren gewonnenen Werte diktieren das Vorgehen über die Vorbereitung zum operativen Eingriff in Narkose sowie die Indikationen und Kontraindikationen für die verschiedenen Anästhesieverfahren.

Je gründlicher die präoperative Diagnostik und medikamentöse und physikalische Vorbehandlung des Patienten ist, desto mehr können Art und Menge der Anästhesiemittel sowie Führung der Narkose an den Zustand des Patienten angepaßt werden. In diesem Sinne ist die Bedeutung des 1. Hauptthemas "Vorbereitung von Herz und Kreislauf zum operativen Eingriff in Narkose" zu verstehen. Diesem Thema, das von Anästhesisten und Internisten behandelt wird, schließt sich eine Podiumsdiskussion an, die zu relevanten Schlüssen für Klinik und Praxis führen soll. Als logische Fortsetzung dieses Themas ist die Podiumsdiskussion "Das Herz in Narkose" zu verstehen. Diese Diskussion wird in völlig offener Form zusammen mit Diskussionsteilnehmern und dem Auditorium geführt werden. Bei der präoperativen Diagnostik ist der Anästhesist auf eine ähnliche Zusammenarbeit mit den Fachkollegen der anderen Disziplinen, dem Operateur, dem Internisten, dem Laborarzt, dem Röntgenologen, angewiesen. Wir erwarten möglichst viele, mindestens aber einige für die Auswahl der Anästhesiemittel und -methoden und für die Narkoseführung aussagekräftige Werte aus der Diagnostik. Aus diesen Parameter die Narkosefähigkeit zu beurteilen und eine auf die bevorstehende Anästhesie ausgerichtete präoperative Behandlung anzugeben, ist Aufgabe des Anästhesisten. In vielen Fällen wäre schon ein informatorisches Kontaktgespräch des in die Klinik einweisenden Arztes mit dem Anästhesisten wünschenswert, um bereits vor der Einweisung in die Klinik eine sinnvolle präoperative Vorbereitung zu verabreden bzw. eine entsprechende Behandlung durchzuführen. Hierdurch könnte auch der Klinikaufenthalt der Patienten verkürzt werden. Narkosezwischenfälle können in der Häufigkeit ihres Auftretens erheblich eingeschränkt werden durch eine verbesserte und erweiterte präoperative Diagnostik und eine entsprechend optimale Vorbereitung des Kranken zum operativen Eingriff in Narkose.

Wer auch immer eine Narkose, also eine limitierte Intoxikation durchführt, hat die Verpflichtung, exakte Befunde des Patienten vorher zu erheben und gegebenenfalls auf Bedenken gegen den Termin einer geplanten Operation hinzuweisen.

Zu den praktischen und wissenschaftlichen Aufgaben unseres Fachgebietes zählt die Wiederbelebung. Die in der Klinik seit vielen Jahren gewonnenen Erfahrungen sollen nun in zunehmendem Maße auch beim Einsatz von Rettungs- und Notarztwagen genutzt werden. In zunehmendem Maße werden Anästhesie-Abteilungen von ihrem Krankenhausträger mit dieser zusätzlichen Aufgabe betraut. Die hiermit verbundenen Probleme werden im 2. Hauptthema von verschiedenen Aspekten diskutiert werden. Mit dieser neuen Aufgabe kommen organisatorische und personelle Probleme auf die Anästhesie-Abteilungen und die Krankenhausträger zu. Aus diesem Grunde wurde eine Kommission innerhalb unserer Gesellschaft ins Leben gerufen, die Empfehlungen zur Organisation des Einsatzes von Rettungs- und Notarztwagen erarbeitet hat. Diese Empfehlung wird Ende der Sitzung verlesen. Wir hoffen, damit dem Krankenhausträger Empfehlungen vorlegen zu können, die eine sinnvolle Organisation dieser Aufgaben erleichtern,

Im 4. und 9. Hauptthema wird Gelegenheit gegeben zum Vortrag von freien Themen aus der Intensiv-Medizin sowie aus der klinischen Anästhesiologie.

Erstmalig wird auf einer Tagung unserer Gesellschaft eine ganze Sitzung der experimentellen Anästhesiologie gewidmet sein. Neben den fachlichen Ergebnissen werden die Referate über Aufgaben, Einrichtungen und Organisation einer Abteilung für experimentelle Anästhesiologie von vielseitigem Interesse sein. Dabei entsteht auch die Frage, ob hier ein Spezialgebiet unseres Faches sich entwickelt und ob eine solche Entwicklung sinnvoll ist oder ob innerhalb der klinischen Bereiche experimentelle Anästhesie gegebenenfalls zusammen mit bestehenden theoretischen Instituten betrieben werden soll.

Von besonderer Bedeutung erscheint mir das 5. Hauptthema "Derzeitiger Stand und zukünftige Möglichkeiten in der Intensiv-Medizin". Vor gut 15 Jahren begann die Konzentration schwerstkranker Patienten auf sogenannten Intensiv-Stationen. Die zuerst enthusiastisch aufgenommenen Erfolge mit dem Konzept der Intensiv-Medizin verlangen nunmehr einen kritischen Rückblick und den Versuch einer Bilanz. Zugleich sollen die zukünftigen therapeutischen Möglichkeiten, die zur Zeit noch im experimentellen Stadium stecken oder nun in einigen wenigen Zentren betrieben werden, vorgestellt werden: Die extracorporale Oxygenation und die assistierte Circulation. Bei der Fülle von Daten, die der Therapeut täglich von den Laboratorien notwendigerweise erhält, ist der Ruf nach biometrischen Methoden und ihrer routinemäßigen Anwendung nur allzu verständlich. Hierüber hoffen wir, aus berufenem Munde Vorschläge zu erhalten.

Der bisher einzige, allgemein anerkannt limitierende Faktor für die Intensivbehandlung ist der Hirntod, festgestellt durch EEG und angiographische Untersuchungen. Darüber hinaus werden wir aber täglich an die Grenzen unserer Möglichkeiten geführt, wenn es zu schweren, offensichtlich irreversiblen Schädigungen anderer Organe gekommen ist, die den Sinn einer weiteren Behandlung in Frage stellen. Bei der kritischen Betrachtung dieses Problems stoßen ärztliche, ethische, religiöse, juristische und ökonomische Gesichtspunkte zusammen. Mit den ständig zunehmenden therapeutischen Möglichkeiten erwächst aber dem Therapeuten die Verpflichtung zu prüfen, ob unser ärztliches Handeln auch noch sinnvoll und verantwortungsvoll ist, wenn bedingungs- und bedenkenlos alle therapeutischen Möglichkeiten immer bis zum Eintritt des Todes eingesetzt werden. Diese bedeutenden Fragen wollen wir in der Podiumsdiskussion "Limitierende Faktoren der Intensivbehandlung" erörtern.

Mit Fachkollegen von verschiedenen medizinischen Aufgabenbereichen und einem Juristen wollen vor versuchen, Parameter oder klinische Zeichen zu definieren, die als limitierend für die Behandlung angesehen werden können und die dem behandelnden Arzt den Entschluß erleichtern helfen, eine Behandlung nicht mehr weiterzuführen, die für den Patienten keine Hilfe mehr bedeutet.

In diesem Zusammenhang ist in letzter Zeit der Begriff der "Passiven Euthanasie" in die Debatte gebracht worden. Hierbei stellt sich die Frage, ob der Arzt verpflichtet ist, das Leben unter allen Umständen durch Behandlungsmaßnahmen zu verlängern. Es ist ein Gebot der Stunde, daß wir uns als wissenschaftliche Gesellschaft mit diesen den Arzt, den Patienten und das Gemeinwesen gleichermaßen interessierenden Fragen gründlich auseinandersetzen und das große Meinungsspektrum diskutieren. So wie der Patient mit einem hoffnungslosen Leiden ein Recht auf einen friedlichen Tod in Würde hat, so ist der Arzt mit seiner Entscheidung über Fortsetzung oder Reduzierung der therapeutischen Maßnahmen ganz allein. Die großartigen technischen und therapeutischen Errungenschaften, die die medizinische Forschung der Klinik ermöglicht hat und immer mehr anbietet, müssen vom praktizierenden Arzt nicht nur intellektuell verstanden, sie müssen auch hinsichtlich ihrer ärztlich-ethischen Bedeutung begriffen und emotional verarbeitet werden. Sonst besteht die Gefahr, daß wir unserem technischen Leistungsvermögen eines Tages moralisch nicht mehr gewachsen sind. Die wissenschaftlichen Erkenntnisse und technischen Möglichkeiten beginnen sich schneller zu erweitern als unser Bewußtsein. Diese Kluft überbrücken zu helfen, soll Sinn dieser Podiumsdiskussion sein.

Die zentral organisierte Inhalationstherapie wurde an mehreren Anästhesie-Abteilungen zu einer weiteren Aufgabe. Diese sinnvolle Organisationsform, die von amerikanischen Krankenhäusern übernommen wurde, dient einer besseren pulmonalen Vorbereitung von lungengeschädigten Patienten zum operativen Eingriff in Narkose sowie auch zur Behandlung postoperativer Lungenkomplikationen. Es wird in einer weiteren Sitzung über die therapeutischen Möglichkeiten mit der Beatmungsinhalation gesprochen werden.

Und schließlich wird in einer Parallelsitzung über neue Anästhesiemethoden und -mittel berichtet und diskutiert werden. Die Einführung neuer Medikamente in die Anästhesie hat unter kritischsten Gesichtspunkten und nach Prüfung der Einwirkung auf die verschiedenen Funktionssysteme des Organismus zu erfolgen. Zu optimistisch wurden in den letzten 10 Jahren einige Narkosemittel propagiert. Und nicht immer konnten wir konstatieren, daß sich die ersten positiven Eindrücke bestätigen ließen. Die zu diesem Thema angemeldeten Vorträge zeigen, mit welch aufwendigen und vielseitigen Forschungsmethoden neue Anästhesiemittel einer Prüfung unterzogen werden.

Dieser Überblick über die Themen dieser Tagung, mit denen ich hoffe, einige fachliche Akzente setzen zu können, mag Ihnen einen Eindruck über die vielschichtigen und aktuellen Aufgaben unseres Faches geben. Man kann feststellen, es gibt Arbeit genug und es wird von unseren Kollegen viel gearbeitet. Vor 5 Jahren noch hätte ich an dieser Stelle meine Rede beenden können. Heute aber erwachsen einer wissenschaftlichen Gesellschaft nicht nur Aufgaben, die mit Weiterbildung, Fortbildung, Forschung und Klinik verbunden sind.

Gesellschaftspolitisch gesehen, leben wir in einer unruhigen Zeit, die mehr als früher eine wissenschaftliche Gesellschaft zwingt, unser Verhältnis zur näheren und weiteren Umgebung ständig zu überprüfen. Die Eilung vor dem heraufziehenden Gewitter einer sich anbahnenden kulturellen und geistigen Veränderung, die unsere Sozietät zur Zeit durchzieht, geht auch an unserer jungen wissenschaftlichen Gesellschaft nicht unbemerkt vorüber. Die traditionsreichen älteren medizinisch-wissenschaftlichen Gesellschaften sowie die inneren Strukturen der deutschen Medizin haben bei der Geburt unseres Faches Pate gestanden, unsere Entwicklung beeinflußt und gefördert. In diesem Kreise sind wir zuhause und – man kann es nach 20 Jahren sagen – gerade mündig geworden. Um so mehr trifft uns der Ruf und die allgemeine Forderung nach Änderung.

Es fällt schwer, sich aus der beginnenden Umwertung der Werte und Begriffe und der rasanten Entwicklung einen Ausweg vorzustellen und zu gewährleisten, daß konstruktive Alternativen entwickelt werden. Hierzu ist eine wissenschaftliche Gesellschaft, eingedenk ihrer doppelten Verantwortung gegenüber den Lehrenden wie den Lernenden, den Alten wie den Jungen, mehr denn je aufgerufen.

Es ist die grundsätzliche Aufgabe der Wissenschaft, Forschung zu betreiben. In der angewandten Naturwissenschaft gehört dazu das Experiment. Wenn aber Zeichen gesetzt werden, die signalisieren, daß mit der Wissenschaft experimentiert werden soll, so wird diese aufgerufen, Stellung zu beziehen zu den Fragen der Notwendigkeit solcher Experimente und der dadurch entstehenden tiefgreifenden Konsequenzen. Veränderungen sind immer dort sinnvoll, wo diese zu Verbesserungen führen. Darüber entscheiden können aber nur die Wissenschaftler selber. Für diese Entscheidung sind einige essentielle Voraussetzungen zu fordern:

1. Wir haben uns dem einzigen wertvollen ideologischen Imperativ, den das geistige Abendland zu bieten hat, dem freiheitlichen Denken, das die Entfaltung des Einzelnen gewährleistet, verpflichtet zu fühlen, um von dieser freiheitlichen Warte aus verpflichtende Verantwortungen zu übernehmen und konstruktive Lösungen anzubieten.

   Wir sind verpflichtet, der uns fragenden jungen Generation zu antworten, was wir unter dem Begriff "Freiheit" verstehen, soll er nicht Phrase bleiben. Die Frage lautet nicht – sagt Nietzsche – Freiheit wovon, sondern Freiheit wozu? Dieses "wozu" haben wir zu definieren und auszufüllen. Hier entsteht der Vorwurf gegen meine Generation und die unserer Väter, daß sie – selbstverschuldet in die Defensive gedrängt – das Verständnis für Freiheit nicht zu übertragen vermochten; daß sie sich nicht gekümmert haben um den Preis, den man für diese rhetorischen Schecks zahlen muß, wenn sie nicht gedeckt sind. Wir müssen uns aber jetzt verpflichtet fühlen, diese Deckung nachzuweisen.

Es ist zu hoffen, daß in der Wissenschaft – um geistige und politische Unabhängigkeit zu behalten – mit kritischer Distanz sowohl zu politischen Ideologien als auch zu modisch-progressivem Fortschrittsoptimismus ans Werk gegangen wird. Die Wissenschaft, die großartigste menschliche Leistung, würde sich – unter einer totalen Politisierung der menschlichen Gesellschaft auf einen Weg begeben, der nach mehrfacher böser Erfahrung stets in der Diktatur endet.

2. Es muß also sicher sein, daß der Einzelne sich in ein freiheitliches Gefüge mit Selbstverständnis einordnet. Denn ohne Ordnung keine Freiheit, ohne Freiheit keine menschenwürdige Ordnung. Solange – wie in unserer Gesellschaftsform – die Ordnung ganz auf die Idee der Freiheit gegründet ist, ist dieses Prinzip zu bejahen. Das aber setzt voraus, daß Spielregeln, wie sie die Demokratie anbietet, allgemein anerkannt werden. Werden diese Spielregeln umfunktioniert und treten statt der Sachdiskussionen Macht- und Interessenkämpfe auf, so ist ein energisches Nein zu postulieren – andernfalls wird die freiheitliche Ordnung als solche ad absurdum geführt und automatisch durch eine andere, diktierte ersetzt, wofür es in unserer Geschichte genügend Beispiele gibt, die allzu schnell wieder vergessen werden.

3. Die Zurückstellung natürlicher Rechte des Individuums zugunsten neukonstruierter Rechte von Kollektiven stimmt bedenklich. Der Freiheit des Individuums ein normatives Korsett anzulegen, ist noch keiner Kultur und keiner Gesellschaft gelungen oder hat noch niemals zu ihrem Fortbestehen beigetragen. Denn wer anders als der Genius des Einzelnen – so muß man vom Standpunkt der Wissenschaft fragen – hat den primären Gedanken? Dem individuellen Engagement weniger Aktionsraum zuzugestehen, wirkt repressiv und birgt die Gefahr, jeden genialen Gedanken als Abweichung von der ideologischen Tendenz zu begreifen.

Höchstleistungen können nur induziert werden durch die zündende Idee des Einzelnen, die auch ausschlaggebend für jede Teamarbeit sein kann. Zusammenarbeit darf in dem Trend der heutigen Zeit jedoch nicht als Arbeit im Kollektiv aufgefaßt werden. Denn ein Kollektiv ist von vornherein durch Order oder Satzung so organisiert, daß die Dynamik des Einzelnen unterdrückt wird. Das Team jedoch organisiert sich freiwillig – selbst aus Engagement und eigener Dynamik – und akzeptiert einen dynamischen Teamleader. Der Einzelne bleibt im Team eine in jeder Hinsicht vollverantwortliche und damit vollwertige Einzelpersönlichkeit.

Ein geistiges Gleichheitsprinzip anzustreben, ist utopisch und unrealistisch, zumal es seit Menschengedenken immer wieder vergeblich versucht wurde. Es kann doch nicht so schwer sein zu begreifen, daß Menschen, die einander vielleicht ähnlich sind, doch nie gleich sein können? Daß viele Öl bohren, aber nur wenige fündig werden, ist eine allgemeine Lebensweisheit. "Erst die Ungleichheit der menschlichen Individuen gewährleistet das Wertgefüge einer Sozietät im Sinne eines schaffenden und im Schaffen dienenden Füreinander", konstatiert FRIEDRICH.

Aus dieser Spannung ergibt sich zwangsläufig ein Prinzip der horizontalen und vertikalen Aufgaben- und Arbeitsteilung, das sich ganz natürlich aus der unterschiedlichen Begabung sowie dem unterschiedlichen Engagement der Individuen ableitet, das aber keineswegs sozialer Gerechtigkeit und demokratischer Gesellschaftsordnung widerspricht.

4. Tradition bedeutet, wie Konrad LORENZ bemerkt, keineswegs ein Verwalten erstarrter Fakten der Vergangenheit, sondern eine höchst lebendige Verarbeitung und Nutzung geschichtlicher Erfahrung. Eine Generation, die beabsichtigt, sich weitgehend von der Nabelschnur der Tradition zu trennen, gefährdet sich selbst. Wenn Veränderungen und Reformen des gesellschaftlichen Daseins um ihrer selbst willen gefordert und sogenannte Tabus zerstört werden und sich auch auf den Bereich wissenschaftlicher Gesellschaften reflektieren, so sollten sich diese aufgefordert fühlen, zwischen Novitätenrausch und Fortschrittshysterie einerseits, überkommenen Werten und Traditionen andererseits kritisch den ideellen und praktischen Nutzen abzuwägen und neue Formen des Zusammenlebens zu suchen.

5. Bei der immer stärker werdenden Tendenz zur Demokratisierung ist – besonders in der Medizin – darauf zu achten, daß erwünschte Mitsprache sowie limitierte Mitbestimmung bei ärztlichen Entscheidungen am Krankenbett und bei strukturellen und organisatorischen Problemen getrennt werden müssen.

   Die Wissenschaft sollte sich immer dann zur aktiven Reaktion aufgerufen fühlen, wenn es infolge Resignation zu einem rätesystemartigen Demokratismus gekommen ist, der das Ziel verfolgt, Privilegierungen radikaler Gruppen zu schaffen, Neuordnung mit autoritivem Bestimmungsrecht von Minderheiten zu verwechseln und Unduldsamkeit gegen nicht-konforme Meinungen zu praktizieren.

   So bleibt der wissenschaftlichen Gesellschaft vorbehalten, zu addieren, 1. was ihr unter dem Vorwand "Demokratisierung nach und nach noch zugemutet wird" und 2. die Summe im Trend bereits zu erfassen, ehe sie als Endergebnis das Absurde ergibt.

   "Forderungen müssen immer mit Verpflichtungen zu etwas verbunden sein", rief BÜRGER-PRINZ bei seiner Abschiedsvorlesung seinen Schülern zu. Es muß also immer Mitbestimmung mit Mitverantwortung verknüpft sein. Und wir gerade wissen, daß es Erfahrung und Sachverstand bedarf, um Verantwortung tragen zu können. Dies muß unter allen Umständen bei der Auswahl derer, die bei unseren ärztlichen Aufgaben mitbestimmen, berücksichtigt werden.

Diese fünf Gedanken sollten aufgefaßt werden als Hilfen bei den Bemühungen, aus unserer Sicht angemessene Antworten zu geben auf die brennenden Fragen unserer Zeit. Sie mögen helfen, die Wissenschaft aus dem Spannungsfeld der geistigen Polarisation herauszuhalten und ihr ein neutrales Podest der Übersicht und Ruhe zu konzidieren.

Ich weiß, meine Damen und Herren, es war schon immer schwer, wider den Zeitgeist zu löcken. Meine Einstellung gegen ideologisch gesteuerte libertine Utopien unserer Tage soll keineswegs eine Befürwortung aller bestehenden Strukturen und Systeme mit ihren pathologischen Entgleisungen sein. Sie soll vielmehr verweisen auf die bewährten Formen, die uns der Humanismus gelehrt hat, die menschenwürdig erscheinen und an die Lauterkeit des Denkens und den bedingungslosen Willen zur Wahrheit mahnen möge.

"Daß die Welt im idealen Sinne nirgendwo heil ist und auch nie war, das wußten die großen Geister der Menschheitsgeschichte nicht minder radikal als die Aufklärer unserer Tage." (H. FRIEDRICH)

Jede Reform, jede Veränderung, alles Umdenken ist unbequem, mit Schwierigkeiten verbunden und entwickelt sich unter Wehenschmerzen. Dennoch erscheint es sinnvoller, daß die Initiative und Durchführung innerer Reformen von Erfahrenen übernommen wird, als daß eine Revolution von Idealisten oder Fanatikern eine grundsätzliche, von der Mehrheit zumeist nicht gewollte Veränderung herbeiführt.

Neben den täglichen Aufgaben und der Routinearbeit müssen wir uns in die geistige Auseinandersetzung einschalten. TOCQUILLE hat dieses Dilemma für seine Zeit so formuliert:

"Die einen führen die Geschäfte, die anderen leiten die Geister."

Unsere Zeit und unsere Kraft wird also dringend auch benötigt zur Wahrung eines geistigen Klimas, ohne das unsere Arbeit nicht gedeihen kann. Nicht Verlagerung von Machtverhältnissen, sondern humane Reformen sind das Gebot der Stunde.

Es fragt sich nur, ob wir, die noch-Handlungsfähigen, Ohren haben, dieses Gebot zu hören und den Mut, ihm zu folgen. Bei der Therapie dieser gewaltigen Probleme kommt es – wie bei jeder medizinischen Therapie – nicht nur auf die Auswahl der Medikamente, sondern auch auf die exakte Dosierung an.

Der fordernden Jugend muß zugute gehalten werden, daß durch ihr Engagement Alteingerostetes in Bewegung gekommen ist und hierdurch bitter notwendige Reformen unserer Strukturen und Einrichtungen angeregt und zum Teil durchgeführt sind. Reformen, angepaßt an reale Entwicklungen in Wissenschaft und Technik, sind in jedem Falle zu fördern. Sie sind unumgänglich, um Schritt zu halten mit den täglich wachsenden Errungenschaften unserer Zeit.

Meine Damen und Herren! In der Deutschen Gesellschaft für Anästhesie und Wiederbelebung sind arbeitsfähige Kommissionen tätig, die sich in letzter Zeit besonders intensiv mit Sachfragen, berufsständischen und strukturellen Problemen beschäftigt haben und weiter permanent die aktuellen Einflüsse bewerten und verarbeiten.

Besonders mit den Vorschlägen unserer Strukturkommission glauben wir, konstruktive, unseren Fragen angemessene Alternativen in unserer von Reformideen erschütterten Zeit vorlegen zu können.

In harmonischer, idealer Zusammenarbeit zwischen einem kleinen gewählten Kreis von älteren und jüngeren Kollegen wurde unter der bewährten juristischen Beratung und Mithilfe von Herrn Ministerialdirigent WEISSAUER eine neue Satzung erarbeitet. Diese, bereits veröffentlicht und den Mitgliedern zur Diskussion gestellt, wird am Sonntag der Mitgliederversammlung zur Annahme vorgelegt. Wenn der Ruf nach einer neuen Satzung entsteht, ist das ein Zeichen dafür, daß der bisherige Anzug zu klein geworden ist und nicht mehr paßt. Der Vorstand unserer Gesellschaft hat daraufhin reagiert, die Satzungskommission ist aktiv geworden, hat die Arbeit aufgenommen und innerhalb eines Jahres abgeschlossen.

Auch in unserer wissenschaftlichen Gesellschaft beginnen sich Generationsprobleme abzuzeichnen. Neue Ideen werden vom Nachwuchs an uns herangetragen. Die neue Satzung versucht, all diesem Rechnung zu tragen. Dies darf ich Ihnen mit Freude zur Kenntnis geben.

Wir werden allen vernünftigen Ideen gegenüber aufgeschlossen sein und sind zur Mitarbeit bereit bei der Bearbeitung aller kommenden Strukturprobleme.

Frau Bundesminister Käthe STROBEL hat im Rahmen der Eröffnungssitzung der 88. Tagung der Deutschen Gesellschaft für Chirurgie 1971 gesagt:

> "Reformen sind notwendig – wir haben das auch bejaht und betont – auch im Bereich der Medizin. Aber Reformen werden nur dann einen Sinn haben und mit Gehalt erfüllt werden können, wenn wir sie miteinander durchführen. Gerade im medizinischen Bereich sind Reformen überhaupt nur im Miteinander möglich und können nicht gegen die Menschen erzwungen werden, die in diesem Bereich die größte Verantwortung tragen, und das sind nun einmal die ausübenden Mediziner. Dies ist meine Überzeugung. Das ist auch die Überzeugung der Bundesregierung."

Dieses würde auch die Deutsche Gesellschaft für Anästhesie und Wiederbelebung voll akzeptieren und wäre jederzeit zu einer solchen Mitarbeit bereit.

Wie positiv eine solche für alle Beteiligten vorbehaltlose und auf Sachlichkeit begründete Zusammenarbeit sein kann, beweist das gemeinsame Planen und Vorgehen der Hamburger Behörden mit den hiesigen Anästhesisten bei der Einrichtung und Integration eines neuen Fachgebietes in die Struktur der bestehenden Krankenhausorganisation vor nunmehr über 10 Jahren.

Die Sorge um Gefüge, Entwicklung und Bestand unserer Wissenschaft haben diese Gedanken diktiert. Sie mögen keine leeren Phrasen sein, sondern zur sachlichen Arbeit aufrufen und verpflichten.
Als derzeitiger Präsident unserer Gesellschaft nehme ich die Freiheit in Anspruch, Ihnen mein Credo vorzutragen, räume jedoch jeder anderen Persönlichkeit ein eigenes, anderes Credo ein.

Ich rufe heute die Lehrer und die Schüler unseres Faches gleichermaßen zur Mitarbeit an einem gesunden Gefüge auf:

Die Älteren zu realistischer Inventur und zu logischen Konsequenzen, damit sie keine Ernte einbringen mögen, die sie nicht säen wollten.

Die Jüngeren zu der Verpflichtung, als mündige Individuen den häufig dialektisch vorgetragenen Neuerungsplänen ebenso kritisch gegenüberzutreten wie den althergebrachten Ordnungsformen, damit sie nicht in fragwürdiger Begeisterung wie die Lemminge besinnungslos ins Meer stürzen – ins Meer der Utopien.

Die Wissenschaftliche Gesellschaft und ihre Träger aber mögen die Rufe, Forderungen und Anregungen der Jungen umso ernster nehmen und versuchen, sie in solche Gleise zu leiten, wie sie als warnende Gedanken schon von mehreren Persönlichkeiten mehrfach vorgetragen worden sind.

Das Ergebnis aller Bemühungen muß sein, demokratischen Hochschullehrern und Studenten wie Ärzten Möglichkeiten zu freier Entfaltung zu garantieren, die für echte Arbeit, Forschung und Lehre conditio sine qua non sind.

Uns allen möge – ich schließe mit einem Wort von Friedrich Christoph OETINGER – gegeben sein, die Gelassenheit, Dinge hinzunehmen, die wir nicht ändern können; den Mut, Dinge zu ändern, die wir ändern können und die Weisheit, das eine vom anderen zu unterscheiden.

Literatur

ENCKEN-ERDSIEK, Edith: Die Macht der Minderheit
FRIEDRICH, Heinz: Im Narrenschiff des Zeitgeistes
ORTLIEB, Heinz-Dietrich: Die verantwortungslose Gesellschaft oder wie man die Demokratie verspielt.

Ich darf nun Herrn Dr. ZYLMANN, Präsident der Gesundheitsbehörde Hamburg, herzlich begrüßen und ums Wort bitten.

Es sprechen:

1. Dr. E. ZYLMANN, Präsident der Gesundheitsbehörde

2. Prof. Dr. LITTMANN, Vizepräsident der Universität Hamburg

3. Prof. Dr. K. D. VOIGT, Sprecher des Fachbereiches Medizin der Universität Hamburg

4. Dr. AHRENS, geschäftsführender Arzt der Ärztekammer Hamburg

5. Prof. Dr. Dr. h. c. O. MAYRHOFER, Wien, Präsident des Weltbundes der Anästhesie-Gesellschaften und der Österreichischen Gesellschaft für Anästhesiologie und Reanimation

6. Dr. BINKERT, Luzern, Präsident der Schweizerischen Gesellschaft für Anästhesiologie und Reanimation

Ich danke den Gästen für die freundlichen Begrüßungsworte und die uns durch Ihr Erscheinen erwiesene Ehre.

Totenehrung

Seit unserer letzten Zusammenkunft in Bern hat der Tod wieder seine Opfer unter den Mitgliedern unserer Gesellschaft gefordert; Kolleginnen und Kollegen, die mitten im Leben standen, wurden aus ihrer verantwortungsvollen Tätigkeit abberufen. Wir trauern um:

Frau Dr. med. Roswitha STÜTZEL,
Fachärztin für Anästhesie, Oberärztin der Anästhesie-Abteilung des Städtischen Krankenhauses München-Schwabing.
Sie verstarb am 8.7.1972 an einem mit außergewöhnlicher Geduld getragenen Leiden.

Frau Dr. med. Barbara ZYDEK,
Fachärztin für Anästhesie, zuletzt tätig an der Dermatologischen Universitätsklinik in Erlangen.
Sie schied am 16.7.1972 aus dem Leben.

Herr Dr. Ali Ekrem SIRMAN,
Facharzt für Anästhesie, ehemaliger Leiter der Anästhesie-Abteilung am Kreiskrankenhaus Storman in Bad Oldesloe.
Herr Kollege SIRMAN war hier über 9 Jahre als Anästhesist tätig. Er verließ am 1. April 1971 seine Stelle um in seiner Heimat, der Türkei, weiter tätig zu sein.
Er verstarb im Juli 1971 an den Folgen eines tragischen Unfalls.

Die Verstorbenen, denen unser Gedenken heute gilt, haben unserem Fach treu gedient, durch ihren unermüdlichen Einsatz sich in ihrem Arbeitsbereich große Anerkennung erworben und zum Ansehen unseres Faches beigetragen. Ich bitte Sie, sich zum ehrenden Andenken unserer verstorbenen Kolleginnen und Kollegen von Ihren Plätzen zu erheben.
Ich danke Ihnen!

Ehrungen

Ich habe nun die besondere Freude, eine Reihe von Ehrungen auszusprechen.

Auf Vorschlag des Vorstandes und durch Zustimmung der Mitgliederversammlung wird Herr Professor Dr. Ludwig ZUKSCHWERDT, ehemaliger Direktor der Chirurgischen Universitätsklinik in Hamburg zum Ehrenmitglied unserer Gesellschaft ernannt. Ich bitte Sie, hochverehrte gnädige Frau, zu mir zu kommen, um für Ihren erkrankten Gatten die Urkunde in Empfang zu nehmen.
Die Urkunde hat folgenden Wortlaut:

"Die Deutsche Gesellschaft für Anästhesie und Wiederbelebung ernennt Herrn Professor Dr. med. Ludwig ZUKSCHWERDT, emeritierter Ordinarius für Chirurgie der Universität Hamburg, in Würdigung seiner Verdienste um die Entwicklung und Förderung des Fachgebietes Anästhesiologie zu ihrem Ehrenmitglied.
Hamburg, den 1. September 1971
gezeichnet: Der Präsident"

Daß ich es bin, der als ehemaliger Schüler Ihres Gatten Ihnen in diesem feierlichen Augenblick diese Urkunde überreichen darf, erfüllt mich mit besonderer Freude. Wir danken Ihnen für die überzeugende Unterstützung, die Sie unseren Fachinteressen haben zukommen lassen.

Ich gratuliere Ihnen sehr herzlich!

Der Vorstand hat in seiner Sitzung am 20. 5. 1971 beschlossen, Herrn Professor Dr. Olof NORLANDER aus Stockholm zum korrespondierenden Mitglied zu ernennen. Herr Kollege NORLANDER kann erst heute seine Urkunde in Empfang nehmen. Ich bitte Herrn Professor NORLANDER, zu mir zu kommen.

Lieber Herr Kollege NORLANDER!

Sie sind uns allen so bekannt, daß es kaum weiterer Worte bedarf, um diese Ehrung zu begründen. Ihre wissenschaftlichen Arbeiten genießen eine internationale Anerkennung. Seit vielen Jahren sind Sie Gast und aktiv Mitwirkender auf den wissenschaftlichen Veranstaltungen der deutschen Anästhesie. Viele unserer Kollegen sind zu Ihnen nach Stockholm gereist, um von Ihnen zu lernen und mit Ihnen Gedanken auszutauschen. Alle, die zurückkamen, lobten Ihre Aufgeschlossenheit und Ihre kollegiale Freundschaft. Wir sind glücklich, Sie nunmehr in dem Kreis unserer korrespondierenden Mitglieder aufgenommen zu wissen. Ich darf Ihnen nun Ihre Urkunde überreichen!

Der Text lautet:

> "Herr Professor Olof NORLANDER, M. D.
> wird zum korrespondierenden Mitglied der
> Deutschen Gesellschaft für Anästhesie und
> Wiederbelebung ernannt.
> Hamburg, 1. September 1971"

Ich gratuliere Ihnen sehr herzlich!

Verleihung der Karl-Thomas-Preise für 1971 und 1972

Am 1. 6. 1971 überreichte mir Herr Dr. Bernhard BRAUN anläßlich seines 65. Geburtstages die Stiftungsurkunde für den Karl-Thomas-Preis, der unserer Gesellschaft jährlich zur Auszeichnung einer bedeutsamen Arbeit auf dem Gebiete der Anästhesie, Wiederbelebung und Intensivmedizin zur Verfügung gestellt wurde.

Wir sind Herrn Dr. BRAUN, der heute unter uns weilt, für diese würdige Stiftung, für echtes Mäzenatentum, ganz besonders dankbar, haben wir als wissenschaftliche Gesellschaft nunmehr doch die Möglichkeit, bedeutsame wissenschaftliche Arbeiten unserer Mitglieder zu honorieren und unserem wissenschaftlichen Nachwuchs einen Anreiz zur Forschung und besonderen Auszeichnung zu bieten.

Ich habe nun die Ehre, die ersten wissenschaftlichen Preise, die unsere Gesellschaft zu vergeben hat, zu verleihen.

Das Preisrichterkollegium der Deutschen Gesellschaft für Anästhesie und Wiederbelebung mit den Herren Professor BONNHÖFER, Dr. KÖRNER, Professor BRÜCKNER und Dr. SCHNELL hat unter meinem Vorsitz am 7. Oktober 1972 in Hamburg beschlossen, den Karl-Thomas-Preis der DGAW 1971 in der vollen

Höhe von 8.000,-- DM Herrn Priv.-Doz. Dr. KETTLER aus Göttingen zuzuerkennen für seine Arbeit:

> "Hämodynamische Komponenten des myokardialen Energiebedarfs und Sauerstoffversorgung des Herzens bei verschiedenen Narkosen"

Ich bitte Herrn KETTLER, zu mir zu kommen.

Lieber Herr Kollege KETTLER!

der Text Ihrer Urkunde lautet:

> "Die Deutsche Gesellschaft für Anästhesie und Wiederbelebung verleiht Herrn Priv.-Doz. Dr. Dietrich KETTLER für seine Arbeit "Hämodynamische Komponenten des myokardialen Energiebedarfs und Sauerstoffversorgung des Herzens bei verschiedenen Narkosen" den Karl-Thomas-Preis 1971
> gezeichnet: Der Präsident"

Herr KETTLER behandelt in dieser souverän formulierten Arbeit ein anästhesiologisch bedeutungsvolles Thema. Seine originellen Untersuchungsmethoden faszinieren ebenso wie seine eindrucksvollen Ergebnisse. Er zeigt die Wirkung gebräuchlicher Anästhetica auf den Sauerstoffverbrauch des linken Ventrikels im Tierversuch am Hund und diskutiert seine Befunde hinsichtlich ihrer humanmedizinischen Bedeutung. Anhand einiger Beispiele aus der klinischen Praxis läßt sich die besondere Bedeutung seiner Untersuchungen für Anästhesien bei Patienten mit Coronarerkrankungen, Hypertonien, Myocardinsuffizienzen oder Herzvitien erkennen. Diese Arbeit ist ein hervorragendes Beispiel für eine gelungene Anwendung komplexer und gut durchdachter physiologischer Erkenntnisse auf unser Fachgebiet. Ich möchte Herrn KETTLER zu dem Preis, den diese Arbeit verdient hat, im Namen der Gesellschaft sehr herzlich gratulieren.

Herr Kollege KETTLER, Sie sind der erste Empfänger des Karl-Thomas-Preises der Deutschen Gesellschaft für Anästhesie und Wiederbelebung.

Das Preisrichterkollegium der Deutschen Gesellschaft für Anästhesie und Wiederbelebung hat in gleicher Besetzung – bis auf Herrn Prof. BONHOEFFER, der durch Herrn Prof. SCHORER vertreten wurde – in seiner Sitzung am 7.10.1972 in Hamburg beschlossen, den Karl-Thomas-Preis der DGAW für 1972 Herrn Priv.-Doz. Dr. STANDFUSS aus Köln zuzuerkennen für seine Arbeit:

> "Der alveoläre Kohlendioxyddruck als Zeitfunktion und die Physiologie der Totraumventilation"

Ich bitte Herrn STANDFUSS, zu mir zu kommen.

Lieber Herr STANDFUSS,

der Text Ihrer Urkunde lautet:

> "Die Deutsche Gesellschaft für Anästhesie und Wiederbelebung verleiht Herrn Priv.-Doz. Dr. Klaus STANDFUSS für seine Arbeit "Der alveoläre Kohlendioxyddruck als Zeitfunktion und die Physiologie der Totraum-

ventilation" den Karl-Thomas-Preis 1972
gezeichnet: Der Präsident"

Der Arbeit von Herrn STANDFUSS liegt der einfache Gedanke zugrunde, daß in einer gesunden Lunge, im Gegensatz zur herrschenden Auffassung, keine lokalen Störungen des Perfusions-Ventilationsverhältnisses vorhanden sind. Mit komplizierten mathematischen Analysen sowie originellen Selbstversuchen und Tierexperimenten gelingt es Herrn STANDFUSS zu beweisen, daß alle unter physiologischen Bedingungen beobachteten Variationen des Ventilations-Perfusionsverhältnisses allein aus atemzyklischen Schwankungen erklärbar sind. Diese anspruchsvolle und schwierige Arbeit ist nicht nur für die physiologische Grundlagenforschung bedeutungsvoll, sondern erklärt auch eine Reihe bisher unverstandener pathophysiologischer Phänomene respiratorisch insuffizienter Patienten. Sie verdient internationale Beachtung.

Ich wünsche Herrn STANDFUSS auf seinem für uns alle so wichtigen Spezialgebiet weitere Erfolge und gratuliere ihm im Namen der Gesellschaft zu dem verdienten Karl-Thomas-Preis 1972 sehr herzlich.
Ich freue mich, der erste zu sein, der Sie zu dieser Ehre und Auszeichnung beglückwünscht.

Damit erkläre ich die Jahrestagung der Deutschen Gesellschaft für Anästhesie und Wiederbelebung 1972 für eröffnet.

Nach einer Pause von 15 Minuten fahren wir in dem Programm mit der ersten wissenschaftlichen Sitzung fort.

Freitag, den 24. November 1972, 10.30 Uhr, Hörsaal A

I. Hauptthema

Vorbereitung von Herz und Kreislauf zum operativen Eingriff in Narkose

Vorsitzender: Herr H. W. Opderbecke-Nürnberg

DIE CARDIALE VORBEREITUNG ZUM OPERATIVEN EINGRIFF IN NARKOSE

Von E. Rügheimer

In der Chirurgie kennt man das Herz als Organ, das mechanische Torturen erstaunlich gut toleriert. Demgegenüber kennen wir Anästhesisten das Herz als ein höchst empfindsames Organ, das die Narkosefähigkeit entscheidend limitiert. Das scheint widersprüchlich, ist es aber nicht. Denn der chirurgische Eingriff verbessert die Hämodynamik, während Narkotika – wenn auch quantitativ unterschiedlich – die Herzleistung vermindern. Diese Tatsache zwingt den Anästhesisten vor jedem operativen Eingriff die Belastbarkeit des Herzens zu erfassen und sie gegen das kalkulierte Narkose- bzw. Operationsrisiko abzuwägen.

Hauptaufgabe des Herzens ist es, seine Förderleistung dem Bedarf des Organismus anzupassen, daß heißt den jeweiligen Substratbedarf der Peripherie über ein ausreichendes Herzzeitvolumen zu decken. Werden diese Erfordernisse trotz genügendem venösen Blutangebot nicht mehr ausreichend erfüllt, dann ist das Herz insuffizient. Um auch das Ausmaß des cardialen Versagens zu quantifizieren, wurden die Bezeichnungen Belastungsinsuffizienz und Ruheinsuffizienz eingeführt. Sie sagen aus, daß das Herzzeitvolumen unter körperlicher Belastung

Tabelle 1. Die pathophysiologischen Ursachen der Herzinsuffizienz (nach HEGGLIN)

A. Mechanisch

1. muskuläre Überlastung durch krankhafte Druck/ Volumenbelastung
2. Ausfall von Herzmuskelfasern (Myokarditis, Koronarinsuffizienz)
3. Herzrhythmusstörungen (Tachykardie, Bradykardie)
4. Mechanische Behinderung der Herztätigkeit (konstriktive Perikarditis, Herzbeuteltamponade)

B. Biochemisch

1. Substratmangel
2. Störung der Utilisation z. B. durch Elektrolyte, Gifte, Barbitursäure, Alkohol u. a.), Vitaminmangel (Beri-Beri)

C. Durch Erlahmung oder Blockierung der neuralen bzw. hormonalen Stimulation

D. Kombinationsform (häufigste Form)

entweder nicht genügend ansteigt, oder bereits in Ruhe vermindert ist. Die Ursachen einer myokardialen Kontraktionsschwäche sind krankhafte Druck- oder Volumenbelastung, Ausfall von Herzmuskelfasern, Herzrhythmusstörungen, mechanische Behinderung der Herztätigkeit, Substratmangel, Störungen der Utilisation z.B. durch Elektrolyte, Gifte, Narkotika oder Vitaminmangel oder können auf eine Erlahmung oder Blockierung der neuralen bzw. hormonalen Stimulation zurückgeführt werden.

Tabelle 2. Diagnose der Herzinsuffizienz (nach PABST)

Manifeste Herzinsuffizienz	Latente Herzinsuffizienz
Anamnese	Anamnese
klinische Symptomatologie (deutlich)	klinische Symptomatologie (gering)
Röntgen: Herzgröße - Lungenstauung	Herzgröße (Form)
Herzfrequenz in Ruhe	Herzfrequenz unter Belastung
Venendruck in Ruhe	Venendruck unter Belastung (Belastbarkeit)
enddiastolischer Pulmonalarteriendruck in Ruhe	enddiastolischer Pulmonalarteriendruck unter Belastung (Belastbarkeit)
AVD-O_2 in Ruhe	AVD-O_2 unter Belastung (Belastbarkeit)
Blutvolumen/Herzzeitvolumen > 1, 2	Herzzeitvolumen/Sauerstoffverbrauch oder Watt (Belastbarkeit)
$\frac{\text{Blutvolumen}}{\text{Herzzeitvolumen}} \times$ Venendruck > 100	Kontraktibilität unter Belastung (Belastbarkeit - Herzreserven)
	Herzvolumen-Leistungsquotienten

Ziel der Diagnostik muß es sein, die beginnende Kontraktionsschwäche des Herzens zum frühest möglichen Zeitpunkt zu erfassen. Dazu dienen in erster Linie Rückwirkungen des Herzversagens wie Größenzunahme, Anstieg der enddiastolischen Füllungsdrucke, Abnahme des Schlagvolumens und des Herzzeitvolumens in Relation zum Gesamtblutvolumen. Um diese Parameter zu objektivieren, gibt es in der Klinik eine Reihe von hervorragenden Untersuchungsmethoden. Besonders aussagekräftig ist der von REINDELL und Mitarb. gefundene Herzvolumen-Leistungsquotient, der Sauerstoffverbrauch pro Pulsschlag in Beziehung zur radiologischen Herzgröße setzt. Einen guten Einblick in die Auswurfleistungen des Herzens geben die Messungen des enddiastolisch zentralvenösen Drucks bzw. Pulmonalarteriendrucks. Ein wichtiges Kriterium der myokardialen Insuffizienz ist der Sauerstoffgehalt des venösen Mischblutes bzw. die arterio-venöse Sauerstoffdifferenz. Sie zeigt nicht selten schon eine unzureichende Volumenleistung des Herzens an, bevor das Herzzeitvolumen meßbar erniedrigt ist. Allein gibt aber das HZV keine befriedigende Aussage. Dagegen gibt der von WOLLHEIM entwickelte Quotient Blutvolumen : Herzzeitvolumen einen guten Anhalt. Übersteigt er 1,2, was einer Verlangsamung der mittleren Strömungsgeschwindigkeit im Kreislauf entspricht, so liegt eine Herzinsuffizienz vor. PIPPIG hat Blutmenge und Herzzeitvolumen mit dem zentralen Venendruck multipliziert, dadurch soll die Anwendbarkeit dieser hämodynamischen Definition der Herzinsuffizienz auch auf Grenzfälle ermöglicht werden. Die Schwierigkeit ist, daß diese Parameter aus methodischen Gründen, mit Ausnahme der arterio-venösen Sauerstoffdifferenz, in der klinischen Routine zu aufwendig sind. Daraus leitet sich die Frage ab: welche Möglichkeiten haben wir in der Praxis, um eine Herzinsuffizienz zu erkennen?

Tabelle 3. Klinische Kriterien der Herzinsuffizienz (nach PABST)

1. Beschwerden	
Atemnot	Schwitzen
Leistungsminderung	Reizhusten
Schlaflosigkeit	Abdominalschmerz
Nykturie	Herzklopfen
Schwindel	
2. Symptome	
Halsvenenstauung	Asthma cardiale
hepatojugularer Reflux	Pleuraerguß re.
Dyspnoe	Galopprhythmus
Zyanose	große Leber
Rasselgeräusche über Lungen	Aszites
	Ödeme
Lungenödem	niedriges PO_2

Eine sorgfältige Erhebung der Beschwerden und Symptome ist allein sicher nicht beweisend, aber sie sind ein Hinweis auf eine Leistungsminderung des Herzens.

Verstärkte Atemnot und Herzklopfen beim Treppensteigen, Nykturie, Gewichtszunahme und Reizhusten, Schlaflosigkeit, Völlegefühl, gestörter Tag- und Nachtrhythmus, Erinnerungslücken und Wortfindungsstörungen sind häufig cardial bedingt. Ist die klassische Trias mit Lungenstauung, Ödem und Lebervergrößerung nachweisbar, bestehen außerdem Halsvenenstauungen, Dyspnoe, Zyanose und Stauungsbronchitis sowie Galopprhythmus, so ist an einer Kontraktionsschwäche des Herzmuskels kaum mehr zu zweifeln. Erhärtet wird der Verdacht, wenn auf dem Röntgenbild eine Vergrößerung des Herzschattens und die Erweiterung zentral und venöser Lungengefäße mit Transsudation in Form eines interstitiellen oder alveolären Lungenödems zu erkennen sind. Weitere Hinweise vermittelt das Ekg; sind Veränderungen der QRS-Gruppe bzw. rechts- und linksseitige Verspätungsgruppen vorhanden, so sind sie nach REINDELL durchwegs als Ausdruck morphologischer Veränderungen im Herzmuskel zu werden. Aber sie lassen nicht erkennen, ob der Ventrikel versagt. Letztlich gilt für die Diagnostik der Leitsatz: es gibt keine Herzinssuffizienz ohne Grundkrankheit. Die Wegbereiter sind bekannt. Liegt eine der auf der nächsten Tabelle aufgetragenen Grundkrankheiten vor, so muß nach einer Herzinsuffizienz gefahndet werden. Hier aber beginnt das Problem! Zum einen sind die klassischen

Tabelle 4. Wegbereiter der Herzinsuffizienz

Entzündungen und Infektionskrankheiten
Rheumatisches Fieber
Rezidivierende Anginen
Chronische Bronchitis
Pyelonephritis
Hochdruck jeder Genese
Arteriosklerose
Hormonale Störungen (z. B. Hyperthyreose)
Erhöhter Serumlipidspiegel
Adipositas
Herz- und Thoraxmißbildungen

Symptome des Herzversagens ohne Belastung nicht nachweisbar und zum anderen können Beschwerden wie Leistungsminderung, Atemnot oder verstärktes Herzklopfen auch bei Trainingsmangel oder vegetativer Dysregulation auftreten. Eine weitere Schwierigkeit ist es, daß es einfache und zugleich sichere Funktionsprüfungen des Herzens nicht gibt.
Wir handeln deshalb nach dem Grundsatz: kann der Verdacht auf das Vorliegen einer Herzinsuffizienz nicht entkräftet werden, so wird eine Glykosidtherapie unverzüglich eingeleitet.

Die präoperative Digitalistherapie verrät aber in ihrer Handhabung Unsicherheit. Es erscheint daher notwendig, das Für und Wider erneut abzuwägen. Die Wirkung der Glykoside am Herzmuskel ist noch nicht in allen Einzelheiten geklärt. Neuere Untersuchungen von FLECKENSTEIN weisen aber darauf hin, daß die auslösende Erregung und die ausgelöste Kontraktion durch elektromechanische Kopplungsvorgänge miteinander verknüpft sind. Erreicht ein elektrischer Impuls das Zellinnere, so induzieren Kalziumionen gleich einem Zündfunken die ATP-Spaltung. Die chemische Energie wird dabei in mechanische Energie umgesetzt, und die kontraktilen Muskeleiweiße Aktin und Myosin ziwhen sich zusammen. Eine weitere Deutung der Digitalisierung wird in die Zellmembran verlegt. Im Erregungsablauf gelangt Natrium in die Zelle, Kalium in den Extrazellulärraum. Anschließend müssen die Ionen in ihre ursprünglichen Räume zurückgepumpt werden. Diese aktive Leistung der Zellmembran wird durch die Membran-ATPAse bewirkt.

Digitalis bremst die ATPAse, so kann weniger Kalium in die Zelle zurück und weniger Natrium austreten. Damit erhöht sich die Zahl der freien Kalziumionen in der Zelle, Die ATP-Spaltung wird begünstigt. Übertregen auf die Funktion des Herzens bedeutet das:

1. richtig dosierte Digitalistherapie steigert durch Rationalisierung der Energiegewinnung die Kontraktionskraft der Herzmuskelzelle und damit des ganzen Herzens;

2. da die Glykoside lediglich den Utilisationsprozeß zwischen den vorhandenen energiereichen Phosphaten und dem Kalzium fördern, steigern sie nicht den Stoffwechsel der Zelle, sondern verbessern die Ausnützung der vorhandenen biochemischen Arbeitsreserve;
3. Digitalisglykoside bewirken auch eine Verlangsamung der Herzfrequenz und
4. eine Verlangsamung der artrioventrikulären Erregungsleitung.

Tabelle 5. Indikation zur präoperativen Digitalisierung (nach DEUTSCH und DALEN)

---

1. Gesicherte Indikation

    A Manifeste Herzinsuffizienz
    B Vorhofflimmern od. -flattern

II. Prophylaktische Digitalisierung

    A Zur Vorbeugung intra- od. postoperativer Herzinsuffizienz

        1. Anamnestische Herzinsuffizienz
        2. Röntgenologische Herzvergrößerung
        3. Rechts- oder Linkshypertrophie im EKG
        4. Koronare Durchblutungsstörung (EKG od. Anamnese)
        5. Patienten über 60 Jahre

    B. Zur Vorbeugung intra- od. postoperativer Arrhythmien

        1. Neigung zu Vorhofflimmern oder -flattern
        2. Patienten über 50 Jahre vor Lungenoperationen
        3. Vor manchen kardio-chirurgischen Eingriffen
        4. Patienten mit Aorten- od. Mitralstenose mit/ohne Herzvergrößerung

---

Diese Effekte der Digitalistherapie vorausgesetzt, ergibt sich folgender Indikationsbereich:
Digitalis ist bei allen Formen der Ruheinsuffizienz und bei Vorhofflimmern oder -flattern indiziert. Eine prophylaktische Digitalisierung kann sich an den Kriterien, wie sie von DEUTSCH und DALEN auf der vorstehenden Abbildung zusammengefaßt sind, orientieren. Es betrifft alle Patienten mit einer Belastungsinsuffizienz, Patienten über 60 Jahre, bei denen auch mit leerer Anamnese damit gerechnet werden muß, daß 20% bereits eine Herzinsuffizienz mit verminderter Coronarreserve haben. Man rät auch zur vorbeugenden Digitalisgabe bei der Fefahr intra- und postoperativer Arrhythmien, da nach Untersuchungen von SELTZER bei vordigitalisierten Patienten Vorhofflimmern oder -flattern postoperativ seltener auftrat. Gleiches gilt für die Patienten über 50 Jahre vor intrathorakalen Eingriffen. Hier muß durch die Operation mit einer Irritation des Vorhofs, bei Pneumonektomien mit einer Rechtsbelastung des Herzens gerechnet werden. Wir digitalisieren auch alle Formen der Hypertonie, sobald sie einmal zu Insuffizienzerscheinungen geführt haben oder sobald röntgenologisch ein Herzumbau nachweisbar ist.

Wir digitalisieren alle Herzklappenfehler, sofern sie Insuffizienzerscheinungen verursachen oder zu Rhythmusstörungen geführt haben. Insbesondere bei Mitralstenose, bei der lange Zeit der Grundsatz galt, daß durch eine Behandlung mit

Glykosiden der rechte Ventrikel zu höheren Leistungen angepeitscht würde, und deshalb schneller erschöpft sei. Das Gegenteil ist der Fall! Gerade der muskelschwache rechte Ventrikel bedarf frühzeitig der rationellen Arbeitsweise, damit er so lange wie möglich den Widerstand im Lungenkreislauf überwinden kann. Und, um es noch einmal zu sagen, wir digitalisieren außerhalb dieses Indikationsspektrums jeden, bei dem die Leistungsanamnese einen Anlaß dazu gibt.

Die Berechtigung zu diesen Vorgängen stützt sich auf 2 wesentliche Argumente:

1. läßt sich das Dogma, daß Digitalis ausschließlich am insuffizienten Herzen wirkt, nach Untersuchungen von BRAUNWALD und Mitarb. und neuerdings von LYDIN nicht mehr halten;
2. Narkotika vermindern die Kontraktilität des Herzens, wahrscheinlich durch eine Störung im myokardialen Kalziumhaushalt.

Die Tatsache allein, daß Digitalis zur dosisabhängigen Steigerung der kontraktilen Kraft auch am suffizienten Herzen führt, ist selbstverständlich kein Grund, jeden Patienten vor jeder Narkose zu digitalisieren, denn das gesunde Herz ist aufgrund seiner cardialen Reserve in der Lage, die myokardiale Depression der Nerkose zu kompensieren. Völlig anders ist die Situation bei eingeschränkter Myokardkontraktilität. Hier kann durch ein Narkotikum die Toleranzbreite der suffizienten Muskelleistung überschritten werden und zu einer akuten Insuffizienz führen, insbesondere dann, wenn durch Blutverlust die Förderleistung des Herzens kompensatorisch gesteigert werden muß und/oder durch Schnelltransfusion im Strahl Hypokalzämie droht. In diesem Fall ist die prophylaktische Glykosidtherapie durch Reduzierung des negativ inotropen Narkotikaeffektes und gleichzeitiger Anhebung freier Kalziumionen in der Zelle lebensrettend. Zieht man dann noch in Betracht, daß die Behandlung eines intraoperativen Herzversagens unter wesentlich ungünstigeren Verhältnissen erfolgen müßte, so wird unsere Forderung nach einer zeitlich begrenzten präoperativen Digitalisierung verständlich.

Die einzelnen Glykoside zeigen grundsätzlich am Herzmuskel die gleiche Wirkung. Ein Unterschied besteht in der Dosis, in der Geschwindigkeit des Wirkungseintritts und im täglichen Wirkungsverlust. Außerdem ist die orale Resorbierbarkeit sehr verschieden, deshalb läßt sich die Vollwirkdosis letztlich nicht errechnen, sondern richtet sich prinzipiell nach der klinischen Wirkung. Sie ist am einfachsten über die Herzfrequenz zu erfassen. Eine Faustregel sagt: großes Pulsdefizit = geringer Digitalisbedarf, kleines Pulsdefizit, also hohe Kammer- und Pulsfrequenz = hoher Digitalisbedarf. Einen weiteren Hinweis geben Erfahrungswerte, die man bei bestimmten Krankheitsbildern – wie sie in der nächsten Abbildung zusammengefaßt sind – beobachtet hat.

Die Wahl des Glykosids wird bestimmt:

1. von der zur Verfügung stehenden Zeit und
2. von der therapeutischen bzw. toxischen Wirksamkeit des Präparates.

In der täglichen Praxis haben sich Digoxin und Strophanthin bewährt. Digoxin steht auch als ß-Acetyldigoxin und ß-Methyldigoxin zur Verfügung. Sie unterscheiden sich durch verschiedene Resorptionsquoten, die Abklingquoten sind nahezu gleich.
Strophanthin ist das ideale Medikament zur Therapie der akuten Linksinsuffizienz, es ist fernerhin angezeigt bei der Myokardinsuffizienz mit wenig erhöhter

Tabelle 6. Hinweise auf den voraussichtlichen Glykosidbedarf (nach KLEPZIG)

häufig relativ geringer Glykosidbedarf	meist höherer Glykosidbedarf
Herzmuskelinfarkt	Dekompensierte Hypertonie
frische entzündliche Prozesse	Tachykarde Flimmerarrhythmie
Überleitungsstörungen (totale oder einseitige Blockformen)	Herzklappenfehler (ohne Mitralstenose)
Sinusbradykardie bei Altersherz	Hyperthyreose
Mitralstenose	fieberhafte Zustände
Niereninsuffizienz (Rest-N über 50 mg%)	Asthmy bronchiale
Zustände mit Hypokaliämie	
Zustände mit Hyperkalzämie	
Hypoxie	

Tabelle 7. Glykosidwahl

Indikationsbereich für	
Digoxin	für alle Formen der Herzinsuffizienz
Strophanthin	akutes Linksversagen Lungenödem Asthma cardiale Herzinfarkt mit Schock Coronarinsuffizienz mit Dekompensation akutes Cor pulmonale (nach Lungenembolie) bradykarde Formen der Herzinsuffizienz
Digitoxin	Tachyarrhythmie bei Vorhofflimmern Mitralinsuffizienz Emphysem Hypertonikerherz paroxysmale Tachykardie und Herzinsuffizienz

oder verlangsamter Herzfrequenz. Auch bei großer Digitalisempfindlichkeit ist mit Strophanthin besser zu operieren.
Auf stark kumulierende Glykoside vom Typ des Digitoxins zurückzugreifen, empfiehlt sich lediglich bei allen tachykarden Formen mit Flimmerarrhythmien, wie sie bei den hier genannten Erkrankungen häufig sind.

Für nicht behandelte Patienten gilt das von DEUTSCH inaugurierte und von GÖTZ modifizierte Schema als Richtschnur. Sie können daraus ersehen, daß bis zu 4 Stunden vor Narkosebeginn mit Digoxin eine ausreichende Sättigung zu erreichen ist. Dann allerdings ist es sicherer, auf das rasch wirkende und schnell abklingende Strophanthin überzugehen. Wir halten uns dabei an die Grundregel, pränarkotisch nur bis zu 2/3 des Vollwirkspiegels zu digitalisieren, sollte während der Narkose eine weitere Glykosidgabe notwendig werden, so muß unter

Tabelle 8. Digitalisierung zur Narkose (nach DEUTSCH und DALEN, modifiziert von GÖTZ)

Zeit	Digitalis	Verabreichung	Sättigungs-dosis ca. (mg)	Dosierungs-Plan
6 Tage	Digoxin	p. o.	3, 0	0, 5 mg 2 x 1. Tag; 0, 25 mg 3 x 2. -4. Tag, dann tägl. 0, 25 mg 2 x od. 0, 125 mg 3x
3 Tage	Digoxin	p. o.	2, 5	0, 25 mg 6stdl., 8-12x
24 Std.	Digoxin	p. o.	2, 5	1, 0 mg 1x, dann 0, 5 mg 8stdl. 2-4x
8 Std.	Digoxin	i. v.	1, 25	0, 5 mg 1x, dann 0, 25 mg 2 stdl. 2-4x
4 Std.	Digoxin	i. v.	1, 25	1, 0 mg 1x, dann 0, 25 mg 2 stdl. 1-2x
	Lanatosid C	i. v.	1, 4	1, 0 mg 1x, dann 0, 2 mg 2 stdl. 1-3x
1 Std.	Strophan-thin	i. v.	0, 25	0, 25 mg 1 x (langsam), dann 0, 125 mg alle 20-30 min, 1-3x

Beobachtung von Blutdruck, Puls und Ekg-Kontrolle die individuelle Dosis durch kleine Mengen austitriert werden. Eine Reduzierung der Dosis muß erfolgen bei sehr alten Patienten, Kachexie und Myxödem. Gewarnt wird vor Kalziumgabe bei eingeleiteter Digitalistherapie. Leider gibt es in der Literatur keine Angeben, bei welchem Kalziumspiegel die synergistische Wirkung mit Digitalisglykosiden gefährlich wird. Zwar haben NOLA und HARRISON im Tierexperiment erst bei Werten über 50 mÄq Kalzium i. S. eine verstärkte Arrhythmieauslösung durch Strophanthin gesehen, ob sich allerdings diese Werte auf den Menschen übertragen lassen, ist fraglich. Zu einer relativen Überdigitalisierung kommt es durch Niereninsuffizient. Deshalb gilt die Regel, bei einem Restharnstoff über 50 mg% die Glykosiddosis auf die Hälfte und bei einem Restharnstoff über 100 mg% die Dosis auf ein Drittel zu reduzieren.

Die häufigste Ursache einer relativen Digitalisüberdosierung ist die Hypokaliämie. Es empfiehlt sich deshalb die Einhaltung einer hochnormalen extrazellulären Kaliumkonzentration von 4, 5 - 5, 5 mval i. S. Dies garantiert:

1. ein Optimum für die Herzleistung,
2. eine Schutzwirkung gegenüber Kammerektopie,
3. eine Schutzwirkung gegenüber toxischer Digitaliswirkung und,
4. eine Schutzwirkung gegenüber kaliuretisch wirksamen Saluretika.

Tabelle 9 (nach SCHWARZBACH)

Einfluß eines extrazellulären Kaliummangels (K i.S. 3,8 mval)

1. Verzögerung der Erregungsausbreitung
2. Neigung zu Rhythmusstörungen (bes. AV-Rhythmus und Kammerektopie)
3. Sensibilisierung gegenüber Glykosiden (Kammerektopie, Vorhofkammerüberleitungsstörungen)
4. Verminderung der Herzleistung
5. Neigung zur metabolischen Alkalose
6. Wahrscheinlich Reduzierung der pos. inotropen Digitaliswirkung

Einfluß einer hochnormalen extrazellulären Kaliumkonzentration (K i.S. 4,5 - 5,5 mval)

1. Optimum für die Herzleistung
2. Schutzwirkung gegenüber Kammerektopie
3. Schutzwirkung gegenüber tosischer Digitaliswirkung
4. Schutzwirkung gegenüber kaliuretisch wirksamen Saluretika

Einfluß einer mäßigen Hyperkaliämie (K i.S. 5,6 - 7,0 mval)

1. Neigung zur Rhythmusstörung, insbesondere zu AV-Blockierungen und AV-Rhythmen
2. Schutzwirkung gegenüber Kammerektopie
3. Signifikante Minderung der Herzleistung
4. Neigung zur metabolischen Azidose

Tabelle 10. Therapie der Überdigitalisierung bei Myokardinsuffizienz (nach SCHWARZBACH)

---

1. Digitalismedikation unterbrechen (Überprüfung der Elektrolyte und pH)
2. Kalium per os oder per infusionem (80 - 100 mÄq p.o.; 40 mÄq i. Notfällen/2 Std.)
3. Antiarrhythmische Substanzen je nach Art und Ausmaß der vorliegenden Rhythmusstörung

   a) wenn die Kammerektopie im Vordergrund steht (Kammertachykardie, Kammerextrasystolen, extrasystol. Ersatzrhythmus, konstanter Kammerbigeminus):

      Lidocain (Xylocain) Einzeldosis 50 - 100 mg i.v. und/oder Dauertropfinfusion stdl. bis 350 mg

      Phenytoin (Phenhydan) alle 4 - 8 Std. 125 mg i.v.; langsam Injektion, Kontraindikation kompl. AV-Block

   b) wenn vorwiegend Überleitungsstörungen im Vordergrund stehen (kompl. AV-Block, artrioventrikuläre Dissoziation, Wenckebachsche Periodik, Sinusbradykardie, extrasystol. Ersatzrhythmus etc.):

      Orciprenalin (Alupent) bei Asystolien 0,5 - 1,0 mg i.v. oder i.c.., dann Dauertropfinfusion 10 - 50 mg, bei leichteren Fällen 20 mg per os alle 1 - 2 Std., empfehlenswert die Kombination mit 4 - 6 mal täglich 0,25 mg Atropin.

4. Katheterherzschrittmacher

Die klinischen Zeichen der Überdigitalisierung sind Nausea, Erbrechen, Farbsehen, Anorexie und Veränderungen des bisherigen Herzrhythmus. Die therapeutischen Maßnahmen bei Digitalisintoxikation sind in der nächsten Tabelle zusammengefaßt. Die einzig echte Kontraindikation für Digitalis ist nach WHITE die nicht indizierte Digitalistherapie. Andere Autoren fassen die Kontaindikation und relative Kontraindikation der Glykosidbehandlung weiter. Dabei handelt es sich zumeist bei den relativen Kontraindikationen um Zustandsbilder, die sich durch geeignete Maßnahmen verbessern oder umgehen lassen.

Tabelle 11. Kontraindikationen gegen Herzglykoside (nach JAHRMÄRKER)

---

a) Kontraindikationen

1. Glykosidintoxikation
2. idiopathische hypertrophische subaortale Stenose
3. vor geplanter elektroreduktion

b) relative Kontraindikation

1. bradykarde Rhythmusstörungen einschließlich Karotissinussyndrom (evtl. Schrittmachertherapie)
2. erhebliche Extrasystolie (evtl. zusätzliche Antiarrhythmika)
3. Kaliummangel (zuerst ausgleichen!)
4. Hyperkalzämie (zuerst behandeln!)

c) vorsichtige Anwendung

bei sonstigen Zuständen mit herabgesetzter Glykosidtoleranz, insbesondere bei Elektrolytstörungen, in der akuten Phase des Herzinfarktes, bei schwerem Cor pulmonale, bei fortgeschrittenen Herzmuskelveränderungen.

Neben der Glykosidtherapie kommt der Behandlung der Wasserretention bei Myokardinsuffizienz eine wesentliche Bedeutung zu. Zwei pathogenetische Mechanismen sind für die sog. Wassersucht von Bedeutung. Die eine ist eine direkte Folgeerscheinung der Minderdurchblutung der Niere, die andere betrifft das in der Nebennierenrinde gebildete Aldosteron. Beides führt zu vermehrter Natriumrückresorption mit Erhöhung des intravasalen Volumens. Das Behandlungsziel der Wassersucht muß daher sein, eine negative Natriumbilanz herbeizuführen. Es gibt eine außerordentlich große Zahl vin diuretisch wirksamen Substanzen. Wir beschränken uns auf die Gabe von Furosemid und Aldactone. Lasix ist kräftig natriuretisch und nur mäßig kaliuretisch wirksam. Die mittlere Dosis beträgt 40 - 80 mg, kann aber bis auf 2000 mg gesteigert werden. Da der tägliche Kaliumverlust zwischen 50 und 100 mval beträgt, ist Serum-Kaliumkontrolle und Kaliumgabe unbedingt Voraussetzung. Eine spezifisch antagonistische Wirkung gegenüber Aldosteron besitzt Spironolactone. Aldactone ist mäßig kaliumretinierend und wirkt der unerwünschten Kaliurese der meisten Saluretika entgegen. Die tägliche Normdosis liegt bei 150 mg.

Während das insuffiziente Herz durch die Glykosidtherapie eine entscheidende Leistungssteigerung erfährt, ist die therapeutische Situation bei Sauerstoffmangelzuständen durch Einschränkung der coronaren Leistung infolge von coronarsklerotisch bedingten Veränderungen der Durchblutung wesentlich problematischer.

Die Coronardurchblutung ist abhängig von der Druckdifferenz zwischen dem Ein- und Ausfluß des Coronarsystems und von dessen Gesamtwiderstand. Während die Coronardurchblutung im gesunden System auf etwa das 5-fache des Ruhewertes gesteigert werden kann und zwar im wesentlichen durch Erniedrigung des Coronarwiderstandes, ist dies bei stenosierender Coronarsklerose nicht mehr möglich, weil kompensatorisch bereits eine maximale Weitstellung der distal der Stenose gelegenen Arteriolen erfolgte. Bei zunehmender Belastung des Herzens können dann Sauerstoff- und Substratangebot dem Bedarf der betroffenen Region nicht mehr folgen, es kommt zur Coronarinsuffizienz, zur Angina pectoris und Myokardinfarkt. Die Therapie der coronaren Herzerkrankung läßt sich kurz zusammenfassen: Für die Kupierung des akuten Anfalls der Angina pectoris stellen die schnellwirkenden Nitropräparate das Mittel der Wahl dar. Ihr Wirkmodus scheint breit gefächert zu sein. Durch Dilatation der Gefäße in der Peripherie des Systemkreislaufs wird der Blutdruck gesenkt und das Herz hämodynamisch entlastet. Ferner wird ein erhöhter enddiastolischer Ventrikeldruck normalisiert und die Kontraktilität der Kammer verbessert. Ist nicht innerhalb von 1 min nach Gabe von 1 oder 2 Kapseln eines Nitropräparates eine deutliche Besserung eingetreten, kann ein Herzinfarkt nicht mehr ausgeschlossen werden.

ß-Rezeptorenblocker sind dann indiziert, wenn der Sauerstoffbedarf des Herzens durch übermäßigen Katecholamineinfluß - wie z. B. bei der hyperkinetischen Angina pectoris - zusätzlich gesteigert ist. ß-Rezeptorenblocker sollten wegen ihres negativ inotropen Effektes nicht ohne simultane Digitalisierung verabfolgt werden. Die Anwendung von Coronardilatatoren ist problematisch. Sie erweitern zwar die reaktionsfähigen nicht aber die sklerotischen Gefäße. Bezirke mit Mangeldurchblutung werden daher bestenfalls über Collaterale verstärkt versorgt, möglicherweise aber noch weniger als vorher, da das Blutverteilungsmuster die reagierenden Gefäßsysteme begünstigt.

Hier noch ein paar Punkte, die vor einer Narkose eines Patienten mit einer Coronarsklerose zu berücksichtigen sind:

Da Temperatursenkungen einen wesentlichen Einfluß auf die Blutviskosität haben, sollten Kaltblutinfusionen im Strahl vermieden werden. Hämatokritwerte über 50 mg% verschlechtern die Rheologie des Blutes und erfordern erhöhte Herzarbeit und Sauerstoffverbrauch. Außerdem können sich durch Abfall des Perfusionsdruckes Mikroembolien bilden. Aber auch Hämatokritwerte unter 30 mg% sind ungünstig, denn sie wiederum erhöhen das HZV und steigern damit den myokadialen Sauerstoffbedarf. ß-Rezeptorenblocker sind mindestens 12 oder besser 24 Stunden vor einer Operation abzusetzen.

Kurz noch zur Frage: Welchen Einfluß hat ein vorausgegangener Herzinfarkt auf Narkose- bzw. Operationsrisiko?

Wichtig ist die Zeit, die zwischen dem Auftreten des präoperativen Infarktes und dem Operationstermin verflossen ist. Es gilt der Grundsatz, die Wahloperation nach einem Infarkt so lange als möglich hinauszuzögern. Ist der Operationstermin nicht zu verlegen, so muß nach einer Statistik von DUBKIN bei präoperativen Herzinfarkten, die weniger als 6 Monate zurückliegen, in 54, 5 % auch mit einem postoperativen Infarkt gerechnet werden. Verlängert sich der Zeitabschnitt auf 6 - 12 Monate, so tritt nur in 25 % ein Reinfarkt auf. Liegt der Infarkt länger als 2 Jahre zurück, so ist nur in 5, 9 % ein postoperativer Infarkt zu erwarten. Liegt er länger als 3 Jahre zurück, so sinkt die Quote auf 1 % ab, d. h. daß Patienten über 50 Jahre, die 3 Jahre vor einer Operation einen Myokardinfarkt durchgemacht haben, kein größeres Risiko erwartet, als Patienten der gleichen Altersgruppe ohne Operation.

Fassen wir zusammen, so können wir festhalten, die prophylaktische Digitalistherapie ist kein Freibrief zur sorglosen Führung von Narkosen. Aber die kann beim Vorliegen einer latenten Herzinsuffizienz lebensrettend sein. Die Glykosidtherapie alleine ist noch keine optimale Herztherapie. Deshalb sollte sich der Anästhesist insbesondere beim Vorliegen einer Ruheinsuffizienz immer der tätigen Mithilfe des Internisten versichern. Dabei genügt es nicht, wenn der Internist – auch wenn es noch so gut gemeint ist – die Operabilität eines Patienten bestätigt. Dies ist garnicht möglich, denn er kennt das Risiko nicht, das einem Patienten aus Narkose und Operation erwachsen kann. Außerdem wird damit nur bestätigt, daß alle intraoperativen Zwischenfälle von seiten des Herz-Kreislaufsystems auf eine fehlerhafte Narkose zurückgeführt werden müssen. Dies ist aber falsch; wir brauchen deshalb einen Internisten, der uns hilft, eine Diagnose zu stellen und eine geeignete Therapie in die Wege zu leiten. Wir brauchen aber auch einen Chirurgen, der uns bei diesen Vorhaben nicht unterstellt, Verzögerungstaktik zu betreiben, sondern der überzeugt ist, daß wir nichts anderes wollen als die Chancen des Operationserfolges zu verbessern. Mit anderen Worten: das Leben des Patienten zu erhalten.

Literatur

DEUTSCH, St. Ph. D.; DALEN, J. E.: Indikation for Prophylactic Digitalization. Anesthesiology 30, 648 (1969)

GILLMANN, H.: Neue Gesichtspunkte in der Therapie der Herzinsuffizienz. Ärztl. Praxis 33, 1915 (1971)

GÖTZ, E.: Die Herzinsuffizienz, der Herzinfarkt, die Herzrhythmusstörungen und die Hochdruckkrankheit als Narkoserisiko. Anaesth. Informationen 7, 267 (1972)

KLEPZIG, H.: Herz- und Gefäßkrankheiten. Georg Thieme Verlag Stuttgart 1968

LYDTIN, H.: Beta-Rezeptorenblocker und Anaesthesie. Med. Welt 20 (N. F.), 1889 (1969)

LYDTIN, H.: Beta-Rezeptorenblocker. Ergebnisse der inneren Medizin, N. F., 30, 97

LYDTIN, H.; SCHNELLE, K.; ZÖLLER, N.: Digitalis- und Strophantusglykoside beim Gesunden. Med. Klin. 61, 349 (1966)

MEYER, J.: Zur Frage der Digitalisanwendung vor, während und nach Operationen. Anaesthesist 19, 365 (1970)

MEYER, J.: Zur Frage der Digitalisanwendung vor, während und nach Operationen. Anaesthesist 20, 200 (1971)

PABST, K.: Begriff und Definition der Herzinsuffizienz. Münch. Med. Wschr. 113, 1701 (1971)

SHIMOSATO, S.; ETSTEN, B.: Performance of Digitalized Heart During Halothane Anesthesia. Anesthesiology 24, 41 (1963)

STRONG, M. J.; KEATS, A. S.: Digitalis and Heart Disease, Anesthesiology 31, 583 (1969)

SCHWARZBACH, W.: Die Herzinsuffizienz. Urban & Schwarzenberg 1972

TILSNER, V.: Wirkung, Indikation und Nebenwirkungen der herzwirksamen Glykoside. Boehringer Mannheim

WALPURGER, G.: Die präoperative Digitalistherapie. Niedersächsisches Ärzteblatt 23 (1971)

WALPURGER, G.: Die präoperative Digitalistherapie. Niedersächsisches Ärzteblatt 23 (1971)
WYNANDS, J. E.; et al.: Coronary Artery Disease. Anesthesiology 33, 260 (1970)

DIE BEHANDLUNG PRAEOPERATIVER RHYTHMUSSTÖRUNGEN

Von W. Dissmann

Praeoperative Rhythmusstörungen, die zu mehr oder weniger ausgeprägten hämodynamischen Veränderungen führen, stellen zweifellos ein erhöhtes Operationsrisiko dar. Die Beseitigung der Rhythmusstörungen oder eine Abschwächung ihrer Auswirkungen, dies insbesondere durch Behandlungsmaßnahmen, die zu einer Frequenzbeeinflussung führen, ist daher dringend erforderlich. Die Kreislaufauswirkungen von Rhythmusstörungen ergeben sich sowohl aus der Art der Störung als auch der kontraktilen Funktion des Herzens. So kann eine sogenannte benigne Rhythmusstörung, z. B. Vorhofflimmern mittelschneller Form bei vorgeschädigtem Herzen, zu einer starken Erniedrigung des Herzzeitvolumens führen, auf der anderen Seite eine sogenannte maligne Rhythmusstörung, z. B. Vorhofflattern mit 1:1 Überleitung, ohne Vorschädigung des Herzens zunächst nur geringe Kreislaufveränderungen auslösen. Entscheidend für das therapeutische Vorgehen sind die resultierenden hämodynamischen Veränderungen, deren Beurteilung nach klinischen Parametern erfolgen muß. Die gewonnenen Erfahrungen bei der Behandlung internistischer Patienten lassen sich auch auf praeoperative Patienten anwenden. Zusätzliche Gesichtspunkte können jedoch zu

Tabelle 1. Klassifizierung antiarrhythmisch wirkender Pharmaka und Behandlungsmethoden

I. Beseitigung oder Abschwächung auslösender Faktoren	a. Sauerstoff b. Digitalis c. Diuretika d. Betarezeptorenstimulatoren e. Natriumbikarbonat f. Kalium g. Betarezeptorenblocker h. Atropin i. Schrittmacher
II. Vagusstimulierung oder Unterdrückung des Sympathikotonus	a. Alpharezeptorenstimulatoren b. Digitalis c. Neostigmin d. Betarezeptorenblocker
III. Direkte Beeinflussung elektrophysiologischer Vorgänge	a. Chinidin b. Ajmalin c. Procainamid d. Lidocain e. Diphenylhydantoin f. Propranolol g. Kalium h. Verapamil

einer Modifizierung üblicher Behandlungsschemata führen. Hier muß vor allem die je nach der Dringlichkeit eines operativen Eingriffes unterschiedlich lange Vorbereitungszeit Berücksichtigung finden.

Der Besprechung der wichtigsten Rhythmusstörungen und ihrer Behandlung sei eine Klassifizierung antiarrhythmisch wirkender Behandlungsmethoden und Pharmaka vorangestellt, die in Tabelle 1 dargestellt sind (1). Unter I sind therapeutische Maßnahmen zusammengefaßt, die zu einer Beseitigung oder Abschwächung von Faktoren führen, die kausal für die Auslösung von Rhythmusstörungen verantwortlich gemacht werden müssen. Ektopische Automatiezentren und Störungen der Erregungsleitung können durch Hypoxämie, Ischämie oder mechanische Dehnung der Myokardmuskulatur hervorgerufen werden (2, 3). Arrhythmien, die bei Patienten mit arterieller Hypoxämie und vergrößertem dilatiertem Herzen auftreten, mögen teilweise darauf zurückzuführen sein. Sauerstoff, Digitalis, Diuretika oder Betarezeptorenstimulatoren können unter diesen Voraussetzungen antiarrhythmisch wirksam werden. Bei metabolischen Azidosen ist die Reizschwelle zur Auslösung von Kammerflimmern erniedrigt (4). Arrhythmien in Verbindung mit Hypokaliämien sind wenigstens teilweise auf ektopische Automatiezentren zurückzuführen (5). Erhöhte Katecholaminkonzentrationen im Blut, z. B. bei körperlicher Arbeit, Phäochromocytom oder akutem Myokardinfarkt können Arrhythmien hervorrufen oder ihr Auftreten begünstigen (6). Eine Steigerung der Herzfrequenz durch Atropin- oder Schrittmacherbehandlung kann bei Sinusbradykardie oder atrioventrikulärer Überleitungsstörung die Erregungen ektopischer Automatiezentren unterdrücken (2).

Unter II sind Pharmaka aufgeführt, die direkt oder indirekt zu einer Verstärkung des Vagotonus führen. Sie bewirken insbesondere Sinusbradikardien und atrioventrikuläre Blockierungen.

Gruppe III umfaßt die Pharmaka, deren antiarrhythmische Wirkung auf einer direkten Beeinflussung elektrophysiologischer Vorgänge am Herzen beruht (1). Sie bewirken eine Verlängerung der Refraktärzeit und/oder eine Erhöhung der Reizschwelle durch den sogenannten membranstabilisierenden Effekt, der den Kaliumausstrom und den Natriumeintritt während der Erregung der Myokardfaser reguliert. Bei der klinischen Anwendung dieser Substanzen ist zu berücksichtigen, daß alle Antiarrhythmika Rhythmusstörungen auslösen können. Ein Grund hierfür ist z. B. die Tatsache, daß die Refrakterität in verschiedenen Myokardbezirken unterschiedlich beeinflußt werden kann (2, 7).

Alle Antiarrhythmika - eine Ausnahme machen die Kaliumsalze - besitzen eine negativ inotrope Wirkung auf das Arbeitsmyokard (8). Bei Anwendung hoher Dosen und beim Vorliegen klinischer Symptome, die auf eine deutliche Reduzierung des Herzzeitvolumens hinweisen, muß diese Nebenwirkung dringend beachtet werden. Sie ist beim Propranolol am stärksten ausgeprägt. Eine absolut gesicherte differentialtherapeutische Anwendung der übrigen Antiarrhythmika auf der Grundlage einer unterschiedlich stark ausgeprägten negativen Inotropie, antiarrhythmischer Wirksamkeit und anderer Nebenwirkungen läßt sich bis heute nicht sicher vornehmen. Unter Berücksichtigung der empfohlenen Dosierungen ist bei Anwendung von Xylocain und Verapamil mit den geringsten Nebenwirkungen zu rechnen (9, 10). Diphenylhydantoin verursacht eine früheinsetzende periphere Vasodilatation [Abb. 1 (11)]. Im folgenden sollen die häufigsten Rhythmusstörungen und ihre Behandlungsmethoden besprochen werden.

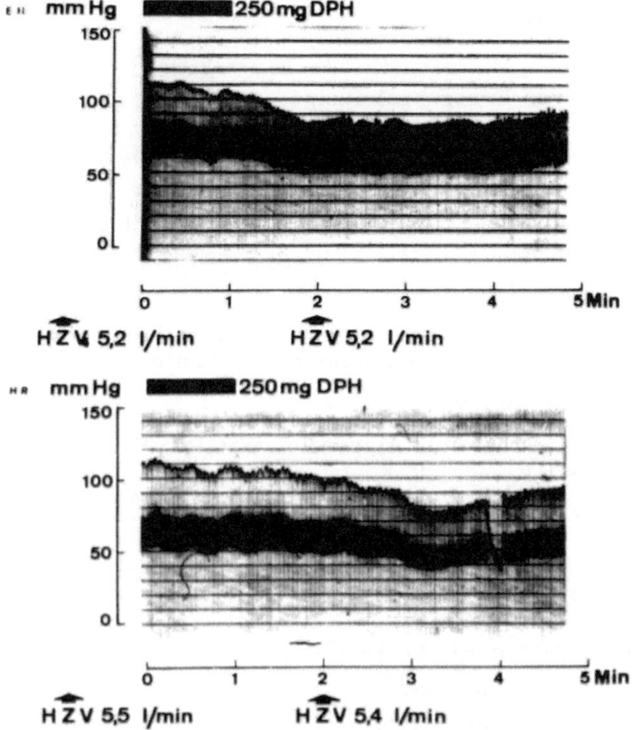

Abb. 1. Phasischer arterieller Druckablauf und Herzzeitvolumen bei zwei Patienten während und nach 250 mg DPH i. v. (11)

Vorhofflimmern/Vorhofflattern (Tabelle 2)

Die hämodynamischen Auswirkungen ergeben sich fast ausschließlich aus dem Verhalten der Kammerfrequenz. Bei tachykarder Kammerfrequenz und hohem Pulsdefizit kann es besonders bei vorgeschädigtem Herzen zu einem bedrohlichen Absinken des Herzminutenvolumens kommen. Die Abb. 2, einer Arbeit von BENCHIMOL entnommen (12), läßt erkennen, daß nach Auftreten von Vorhofflimmern mit einer Kammerfrequenz um 100/min, die mit einem flowmeter in der Brachialarterie gemessene maximale Flußgeschwindigkeit sich gegenüber dem Verhalten bei Sinusrhythmus kaum verändert hat. Bei länger bestehendem Vorhofflimmern oder großem dilatiertem Vorhof ist durch eine koordinierte Vorhofskontraktion eine Zunahme des Herzzeitvolumens akut nicht zu erwarten (13). Eine relative Indikation zur Regularisierung der Vorhofskontraktion trotz vertretbarer Kammerfrequenz kann bei Patienten mit Herzinsuffizienz gegeben sein, sofern das Vorhofflimmern akut aufgetreten ist oder zeitlich noch nicht lange besteht. Die Verzögerung der Überleitung der hochfrequenten Aktionen des Vorhofs auf die Kammer mittels Digitalisierung stellt deshalb das entscheidende und bei der überwiegenden Mehrzahl der Patienten ausschließliche Behandlungsprinzip dar. Bestehen Komplikationen, die zu einer gesteigerten sympathiko-adrenergen Aktivität führen z. B. Fieber, fortgeschrittene Herzinsuffizienz, Schockzustände oder postoperativ, können erhöhte Glykosidmengen erforderlich werden, da die Refraktärzeit des AV-Knotens durch sympathiko-adrenerge Stimulation verkürzt

Tabelle 2. Vorhofflimmern/Vorhofflattern

I. Verzögerung der atrioventrikulären Erregungsleitung

a. Digitalis z. B. Digoxin 1,5 - 2,0 mg/24 Std.; dann Erhaltungsdosis

Bei gesteigerter sympathiko-adrenerger Aktivität (z. B. Fieber, schwere Herzinsuffizienz, Schockzustände, postoperativ) können erhöhte Glykosidmengen erforderlich werden.

Gewünschter therapeutischer Erfolg:

Beseitigung oder Verkleinerung des Pulsdefizits; hämodynamisch vernünftige Kammerfrequenz entsprechend der klinischen Situation.

b. Verapamil z. B. Isoptin 5 - 10 mg i. v.

c. (Betarezeptorenblocker) z. B. Practolol, Alprenolol, Sotalol, Propranolol niedrigst mögliche Dosis i. v.

cave: praeoperativ; Erkrankungen, die einen gesteigerten Sympathikotonus erfordern

II. Regularisierung der Vorhofstätigkeit

a) Elektrische Kardioversion, Beginn mit 25 Wsec.

Indikationen: 1. akut bedrohliche Zustände
2. hohe Kammerfrequenz trotz Digitalisierung

b. Chinidin z. B. 1,0 - 1,5 g/24 Std.

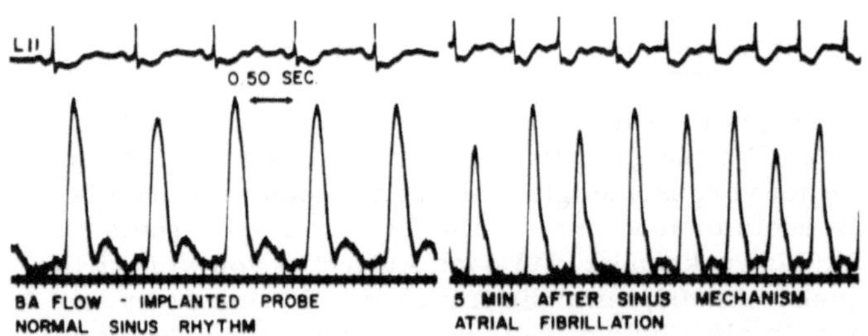

Abb. 2. Maximale Flußgeschwindigkeit in der Brachialarterie vor und nach Auftreten von Vorhofflimmern. Einzelh. s. Text (12)

wird (14). Der gewünschte therapeutische Erfolg ist die Beseitigung oder Verkleinerung des Pulsdefizits, eine hämodynamisch vernünftige Kammerfrequenz entsprechend der klinischen Situation. Wegen des verzögerten Wirkungsbeginns von Digitalis können hohe Kammerfrequenzen vorübergehend durch Verapamil z. B. Isoptin® 5 - 10 mg i. v. bei der überwiegenden Mehrzahl der Patienten deutlich gesenkt werden (15). Nur in den seltenen Fällen, bei denen die erwähnten Behandlungsmethoden wirkungslos bleiben, ist die Anwendung von Betarezeptorenblockern diskutabel. Berücksichtigt man jedoch, daß Betarezeptorenblocker durch mehrere Anaesthetika möglicherweise eine Potenzierung ihrer Wirkung erfahren

(16) und daß nicht wenige Patienten, insbesondere auch in der frühen postoperativen Phase, auf einen gesteigerten Sympathikotonus angewiesen sind, muß vor ihrer Anwendung praeoperativ gewarnt werden. Bei Patienten mit deutlichen Kreislaufauswirkungen, die akut operiert werden müssen, aber auch bei allen Patienten mit hämodynamischen Auswirkungen im Sinne einer Schocksymptomatik, ist an erster Stelle die elektrische Kardioversion als zuverlässigste und schnell wirksame Behandlungsmaßnahme anzuwenden. Zahlreichen Berichten zufolge gelingt es in etwa 80% der Fälle, zunächst einen Sinusrhythmus wiederherzustellen (17, 18). Eine Vorbehandlung mit Chinidin verbessert die Erfolgsaussichten, die Nachbehandlung schränkt die Rezidivhäufigkeit ein (19). Eine Indikation zur Elektrokardioversion kann sich auch ergeben, wenn bei längerer Vorbereitungszeit trotz Digitalisierung eine tachykarde Kammerfrequenz bestehen bleibt. Das Auftreten, insbesondere von ventrikulären Rhythmusstörungen bei digitalisierten Patienten mit Vorhofflimmern, konnte, wie Untersuchungsergebnisse zeigten, durch Reduzierung der verwandten Energie deutlich vermindert werden (20, 21). Es empfiehlt sich deshalb, die Kardioversion zunächst mit 25 Wsec zu beginnen. Die Behandlung des Vorhofflatterns schließt sich an die gegebenen Richtlinien an.

Supraventrikuläre Tachykardien

Supraventrikuläre Tachykardien mit Reizursprung in Vorhöfen oder AV-Knoten sind in der praeoperativen Phase zweifellos von sehr geringer Bedeutung. Die Tab. 3 enthält eine Aufgliederung, die nicht nach elektrophysiologischen sondern

Tabelle 3. Supraventrikuläre Tachycardie

I. Essentiell, paroxysmal rezidiv.:	a. Vagusstimulierung b. Verapamil c. Ajmalin d. Betarezeptorenblocker e. Digitalis f. (Kardioversion)
II. Kardiale Vorerkrankungen, durch Komplikationen ausgelöst:	a. Verapamil b. Ajmalin c. Betarezeptorenblocker d. Kardioversion (evt. 1. Maßnahme)
III. Extrasystolische SV-Tachycardie:	a. Verapamil b. Chinidin c. Betarezeptorenblocker
IV. Vorhofstachycardie mit Block (häufig bei Digitalis und Hypokaliämie):	a. Kaliumsubstitution, Digitalis absetzen b. Verapamil c. Betarezeptorenblocker d. Kardioversion

praktisch-klinischen Gesichtspunkten erfolgte. In der essentiellen, paroxysmal-rezidivierenden Form, die vorwiegend beim sonst herzgesunden Patienten auftritt, ist die Behandlung in der Regel unproblematisch. Ihre Durchführung geschieht entsprechend den angegebenen Maßnahmen; die Kardioversion ist nur ausnahmsweise notwendig. Wird eine supraventrikuläre Tachykardie durch Komplikationen bei kardialen Vorerkrankungen ausgelöst, kann es zu schweren Kreislaufauswirkungen kommen, so daß unter Umständen die Kardioversion zur ersten Behandlungsmaßnahme wird. Supraventrikuläre Extrasystolen erfordern solange keine spezifische Therapie wie sie vereinzelt oder lediglich in kurzen Salven auftreten. Ein schwieriges Problem stellt sich bei der Behandlung innerhalb kürzester Zeit rezidivierender extrasystolischer Tachykardien, die, von nur wenigen Normalschlägen unterbrochen, schnell in eine ektope Tachykardie übergehen. Es resultiert eine erhebliche Beschleunigung der Kammerfrequenz. Wegen der Neigung zu spontanem Sistieren ist die elektrische Therapie zwecklos. Zur medikamentösen Therapie eignet sich Verapamil, wiederholte Anwendungen können erforderlich werden. Bei über längere Zeitabstände rezidivierenden Attacken kann eine Behandlung mit Chinidin versucht werden. Bei Vorhofstachykardie mit atrioventrikulärem Block sind die Beziehungen zwischen Digitalis und/oder Hypokaliämie besonders eng (22). Sie tritt fast ausschließlich unter diesen Bedingungen auf. Infusionen mit Kalium stellen deshalb die erste und häufig ausschließliche Behandlungsmaßnahme dar.

Ventrikuläre Rhythmusstörungen

Ventrikuläre Extrasystolen gehören zu den häufigsten Rhythmusstörungen. Sie sind nur bei gehäuftem Auftreten in Form von Bigeminus oder Salven behandlungsbedürftig. Da Digitalis und/oder eine Hypokaliämie nicht selten kausal verantwortlich sind, sollte bereits bei vereinzeltem Auftreten an diese Beziehung gedacht werden. Frequenter Einfall, der hämodynamisch ja nicht voll wirksamen Extrasystolen, setzt das Herzzeitvolumen unter Umständen erheblich herab (Abb. 3).

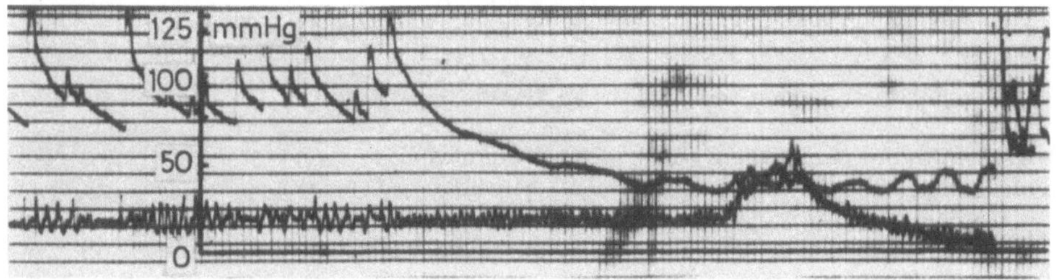

Abb. 3. Ventrikuläre Extrasystolen und Kammerflimmern bei einem Patienten mit frischem Hinterwandinfarkt. Oberer Streifen: blutig registrierter arterieller Druck

Zur Behandlung stehen zahlreiche Substanzen mit guter antiarrhythmischer Wirksamkeit zur Verfügung (Tab. 4). Lodocain oder Ajmalin werden zweckmäßig intravenös infundiert, in einer Dosierung von 1 - 4 mg bzw. 0,5 mg/min, wobei die ersten 60 - 100 mg Lidocain in Form eines Bolus, bzw. 30 - 50 mg Ajmalin (Gilurytmal®) in etwa 5 - 10 min verabfolgt werden. Eine gleichmäßige Infusion, eine kontinuierliche EKG-Überwachung sowie die Möglichkeiten einer Defibrillie-

Tabelle 4. Ventrikuläre Rhythmusstörungen

I. Ventrik. Extrasystolen: nur bei gehäuftem Auftreten in Form von Bigeminus oder Salven behandlungsbedürftig:

1. Akute chirurgische Intervention notwendig:
   - a. Xylocain: 60-100 mg i. v., anschließend 1-4 mg/min
   - b. Ajmalin: 30-50 mg i. v., anschließend 0,5 mg/min
   - c. (Diphenylhydantoin): 250 mg i. v., u. U. kurzfr. wdh.
   - d. Atropin: 0,5 mg i. v. evt. wdh. / Orciprenalin: max 20 µg/min } Sinusbradykardie

Auslösende Ursachen sind zu beachten und zu behandeln (Hypokaliämie; Herzinsuffizienz)

2. Akute chirurgische Intervention nicht notwendig:
   - a. Die Behandlung auslösender Ursachen steht im Vordergrund (Kalium; Digitalisierung oder Digitalis absetzen)
   - b. (Schrittmacher)

II. Kammertachykardie:
   - a. elektrische Kardioversion, Beginn mit 100 Wsec
   - b. siehe I
   - c. (electrical overdriving)

rung sind zu fordern. Verbreiterungen des QRS-Komplexes sind als Warnzeichen aufzufassen und sollten eine Reduzierung der Dosis veranlassen. Lidocain wird durch die Leber inaktiviert. Bei Patienten mit erniedrigtem Herzzeitvolumen und verminderter Leberdurchblutung muß diese Tatsache berücksichtigt werden (23). Es ist anzunehmen, daß diese Aussage auch für Ajmalin zutrifft. Nach intravenöser Applikation von Diphenylhydantoin sind nur über 20 - 30 min antiarrhythmisch wirksame Plasmaspiegel zu erwarten (24). Da es in wäßriger Lösung ausfällt, ist unter Umständen eine wiederholte Injektion notwendig.

Bei langsamem Grundrhythmus kann durch Steigerung der Herzfrequenz, sei es durch Vagalyse oder Stimulation der Betarezeptorenblocker, versucht werden, die Erregung aktopischer Automatiezentren zu unterdrücken (2, 14).

Auslösende Ursachen, die für das Auftreten ventrikulärer Extrasystolen verantwortlich sind, müssen mit Beginn der antiarrhythmischen Behandlung berücksichtigt und entsprechend behandelt werden. Hier sind vor allem zu nennen: Überdigitalisierung, Hypokaliämie, Herzinsuffizienz und Hypoxämie.

Bei längerer praeoperativer Vorbereitungszeit steht die Behandlung auslösender Faktoren ganz im Vordergrund. Nur bei sehr wenigen Patienten bleiben ventrikuläre Extrasystolen mit hämodynamischen Auswirkungen bestehen. Überwachung und Behandlung während der Narkose werden dann erforderlich.

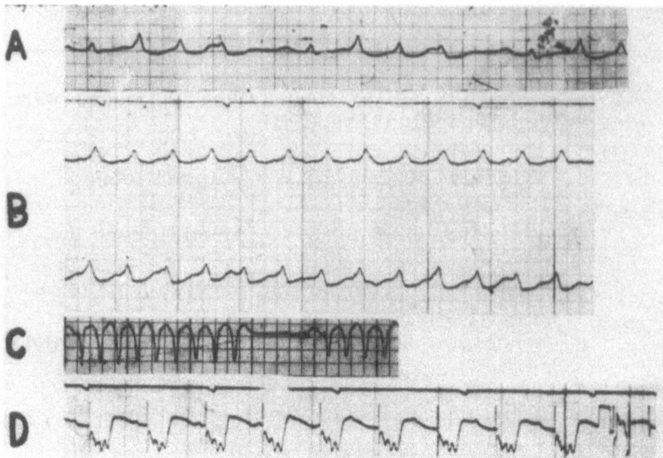

Abb. 4. Electrical overdriving bei einem 70jährigen Patienten mit rezidivierenden Kammertachycardien (Herzinsuffizienz und Digitalisintoxikation). A: auswärtiges EKG, Sinusrhythmus mit Salven ventrikulärer Extrasystolen. B: Aufnahme-EKG, Kammertachycardie 190/min mit beträchtlichen hämodynamischen Auswirkungen. C: medikamentöse Therapie ohne Erfolg, rezidivierende Kammertachykardien. D: Durch interne Schrittmacherbehandlung kann die Kammerfrequenz auf 130/min reduziert werden

Kammertachykardien treten ganz überwiegend bei Patienten mit schweren Herzmuskelerkrankungen auf. Hierzu addieren sich die ungünstigen hämodynamischen Auswirkungen infolge der abnormen Erregungsausbreitung und dem daraus folgenden abnormen Kontraktilitätsablauf sowie die Dissoziation von Vorhof und Kammertätigkeit. Die Behandlungsmethode der Wahl besteht in der elektrischen Kardioversion. Bleibt sie erfolglos oder zur Rezidivprophylaxe, müssen die oben genannten antiarrhythmischen Medikamente angewandt werden. In Einzelfällen können alle angeführten Behandlungsmaßnahmen unwirksam bleiben (Abb. 4). Hier kann versucht werden,durch electrical overdriving eine Beeinflussung herbeizuführen (2, 14).

Bradykarde Rhythmusstörungen

Für das praktische Vorgehen lassen sich bei bradykarden Rhythmusstörungen folgende Indikationen ableiten (Tab. 5): Adam-Stokes-Anfälle im Rahmen rezidivierender Asystolien stellen immer eine Indikation zur sofortigen Schrittmacherbehandlung dar. Die anschließende Behandlung mit Glykosiden dürfte die Regel sein. Im EKG finden sich folgende typische Störungen: sinuaurikuläre-, höhergradige

Tabelle 5. Bradykarde Rhythmusstörungen

I. Adam-Stokes-Syndrom:

a. Sinuauriculärer Block
b. AV-Block I^o mit intraventrikulärer Leitungsstörung
c. AV-Block II° und III°

Behandlung: Schrittmacher

II. Herzinsuffizienz:

a. Bradykardie bei Vorhofflimmern
b. sinuauriculärer Block
c. AV-Block höheren Grades

1. akute chirurgische Intervention notwendig:
Behandlung: Schrittmacher (Orciprenalin)

2. akute chirurgische Intervention nicht notwendig:

Behandlung:

a. Auslösende Ursachen beseitigen
(Digitalis, Betarezeptorenblocker (Kalium))
b. Behandlung der Herzinsuffizienz
(Digitalis, Diuretika, Spirolaktone)
c. Schrittmacher

AV-Blockierungen oder ein AV-Block 1. Grades mit Störungen der intraventrikulären Erregungsausbreitung. Bei der überwiegenden Mehrzahl der Patienten wird eine permanente Schrittmacherbehandlung erforderlich werden. Dies gilt nicht für Patienten, bei denen diese Rhythmusstörung im Zusammenhang mit einem akuten Myokardinfarkt auftritt oder Folge von Digitalis oder Betarezeptorenblokkern ist. Die hämodynamischen Auswirkungen der Bradykardie hängen entscheidend von der kontraktilen Funktion des Myokards ab. Solange durch Steigerung des Schlagvolumens ein ausreichendes Herzzeitvolumen aufrecht erhalten werden kann, brauchen hämodynamische Auswirkungen der Bradykardie nicht zu bestehen. Dies gilt nicht für Patienten mit vorgeschädigtem Herzen. Die Frequenzsenkung und ein eventuell sogar vermindertes Schlagvolumen können zu beträchtigen Kreislaufauswirkungen führen. Elektrokardiographisch handelt es sich meistens um bradykarde Formen der absoluten Arrhythmie mit Vorhofflimmern, AV-Blockierungen 2. und 3. Grades oder selten um einen sinuauriculären Block. Bei Patienten mit Herzinsuffizienz in Verbindung mit bradykarden Rhythmusstörungen, bei denen akut chirurgische Eingriffe erforderlich sind, ist die Schrittmacherstimulation die Behandlungsmethode der Wahl. Fehlen hierzu die technischen Voraussetzungen, ist eine Behandlung mit betarezeptorenstimulierenden Sympathikomimetika angezeigt. Hier stellt Alupent das wichtigste Pharmakon dar, das mittels Dauerinfusion verabfolgt wird. Eine kontinuierliche EKG-Überwachung muß hierbei gefordert werden. Sofern eine längere praeoperative Vorbereitungszeit zur Verfügung steht, wird sich bei einigen Patienten eine Schrittmacherbehandlung erübrigen. Dies betrifft Patienten, bei denen auslösende Ursachen für die bradykarde Rhythmusstörung verantwortlich sind, und zwar Digitalis oder Betarezeptorenblocker, und dies trifft auch für Patienten zu, bei denen mit Digitalis, Diuretika und eventuell Aldosteronantagonisten die Herzinsuffizienz erfolgreich behandelt werden kann.

Literatur

1. GETTES, L. S.: The electrophysiologic effects of antiarrhythmic drugs. Amer. J. Cardiol. 28, 526 (1971)
2. HAN, J.: Mechanisms of ventricular arrhythmias associated with myocardial infarction. Amer. J. Cardiol. 24, 800 (1969)
3. KAUFMANN, R.; THEOPHILE, U.: Automatik-fördernde Dehnungseffekte an Purkinjefasern, Papillarmuskeln und Vorhofstrabekeln von Rhesus-Affen. Pflügers Arch. ges. Physiol. 297, 174 (1967)
4. GERST, P. H.; FLEMING, W. N.; MALM, J. R.: Increased susceptibility of the heart to ventricular fibrillation during metabolic acidosis. Circ. Res. 19, 63 (1966)
5. GETTES, L. S.; SURAWICZ, B.: Effects of low and high concentrations of potassium on the simultaneously recorded Purkinge and ventricular action potentials of the perfused pig moderator band. Circ. Res. 23, 717 (1968)
6. GETTES, L. S.: Beta adrenergic blocking drugs in the treatment of cardiac arrhythmias. Cardiovasc. Clin. 2, 212 (1970)
7. HAN, J.; MOE, K.: Nonuniform recovery of excitability in ventricular muscle. Circ. Res. 14, 44 (1964)
8. JEWITT, D. E.: Haemodynamic side-effects of anti-arrhythmic drugs. In: Symposium on cardiac arrhythmias. Hrsg. v. E. Sandoe, E. Flensted-Jensen, K. H. Olesen. Astra AB, Södertälje 1970
9. FLECKENSTEIN, A.; KAMMERMEIER, H.; DÖRING, H. J.; FREUND, H. J.: Zum Wirkungsmechanismus neuartiger Coronardilatoren mit gleichzeitig sauerstoffeinsparenden Myokardeffekten, Prenylamin und Iproveratril. Z. Kreislaufforschg. 56, 716 (1967)
10. STANNARD, M.; SLOMAN, G.; SANGSTER, L.: Hemodynamic effects of lignocaine in acute myocardial infarction. Brit. med. J. 1, 468 (1968)
11. RAMDOHR, B.; SCHÜREN, K. P.; DENNERT, J.; MACHA, H. N.; SCHRÖDER, R.: Einfluß von Diphenylhydantoin auf die Hämodynamik beim frischen Myokardinfarkt. Verh. dtsch. Ges. Kreisl.-Forsch. 35, 445 (1969)
12. BENCHIMOL, A.: Significance of the contribution of atrial systole to cardiac function in man. Amer. J. Cardiol. 23, 568 (1969)
13. FRIEDEMANN, M.: Die Kardioversion. Regularisierung von Vorhofflimmern und -flattern durch externen synchronisierten Gleichstromschock. H. Huber: Bern und Stuttgart 1968
14. MASON, D. T.; ZELIS, R.; LEE, G.; HUGHES, J. L.; SPANN, J. F.; AMSTERDAM, E. A.: Current concepts and treatment of digitalis toxicity. Amer. J. Cardiol. 27, 546 (1971)
15. BENDER, F.: Die Behandlung des Vorhofflimmerns mit Iproveratril. Verh. dtsch. Ges. Kreisl.-Forsch. 35, 368 (1969)
16. GORLIN, R.: True symbiosis - Anesthesiology and Cardiology. Anesthesiology 33, 128 (1970)
17. OSRAM, S.; DAVIES, J. P. H.: Further experience of electrical conversion of atrial fibrillation to sinus rythm: Analysis of 100 patients. Lancet I, 1294 (1964)

18. KORSGREN, M.; LESKINEN, E.; PETERHOFF, V.; BRADLEY, E.; VARNAUSKAS, E.: Conversion of atrial arrhythmias with DC shock. Acta med. Scand. (suppl) 431 (1965)
19. ROSSI, M; LOWN, B.: The use of quinidine in cardioversion. Amer. J. Cardiol. 19, 234 (1967)
20. Hughes, J.L.; MANSOUR, E.; SALEL, A.F.; ZELIS, R.; MASON, D.T.; AMSTERDAM, E.A.: Elective conversion of atrial fibrillation: Relation of energy level, digitalis and lidocaine to postshock rythm. Amer. J. Cardiol. 26, 639 (1970)
21. LOWN, B.: Electrical reversion of cardiac arrhythmias. Brit. Heart J. 29, 469 (1967)
22. RESNEKOW, E.: Prevalence, diagnosis and treatment of digitalis-induced dysrhythmias. In: Symposium on cardiac arrhythmias. Hrsg. v. E. Sandoe, E. Flensted-Jensen, K.H. Olesen. Astra AB, Södertälje 1970
23. HARRISON, D.C.; STENSON, R.E.; CONSTANTINO, R.T.: The relationship of blood levels, infusion rates and metabolism of lidocaine to its antiarrhythmic action. In: Symposium on cardiac arrhythmias. Hrsg. v. E. Sandoe, E. Flensted-Jensen, K.H. Olesen. Astra AB, Södertälje 1970
24. BIGGER, J.T.; SCHMIDT, D.H.; KUTT, H.: Relationship between the plasma level of diphenylhydantoin sodium and its cardiac antiarrhythmic effects. Circulation 38, 363 (1968)

DIE VORBEREITUNG DES KREISLAUFES ZUM OPERATIVEN EINGRIFF IN NARKOSE

Von R. Dudziak

Das Thema: Die Vorbereitung des Kreislaufes zum operativen Eingriff in Narkose kann nach kreislaufdynamischen und klinischen Gesichtspunkten besprochen werden. Die Beleuchtung des Themas von seiten der Kreislaufdynamik ist zwar zum Verständnis der Pathophysiologie der einzelnen Probleme wertvoll, vernachlässigt aber die klinischen und praktischen Gesichtspunkte zu sehr. Es erscheint mir daher sinnvoll, im Rahmen der mir zur Verfügung stehenden Zeit, beide Gesichtspunkte gemeinsam zu besprechen, vor allem, um auf die enge Verknüpfung der Kreislaufdynamik und ihrer Pathophysiologie mit der klinischen Praxis hinzuweisen.

Herr RÜGHEIMER hat in seinem Vortrag die Rolle des Herzens als eines für die Kreislaufstabilität während der Narkose hauptverantwortlichen Organs, dargestellt. Danach ist das Herzminutenvolumen die Größe, die für eine ungestörte Perfusion des Gewebes entscheidend ist. Das Herzzeitvolumen ist seinerseits während der Narkose im wesentlichen von dem momentanen Kontraktilitätszustand des Myokards und der Koronardurchblutung abhängig. Solange die kreislaufregulierenden Größen bei den Patienten intakt sind, trifft diese Feststellung zu. Der Anaesthesist wird jedoch in seiner Praxis täglich mit einer relativ großen Gruppe von Patienten konfrontiert, bei denen die Kreislaufdynamik von einem zusätzlichen Faktor beeinflußt wird, nämlich vom Widerstand des Gefäßsystems.

Da die Vorbereitung zur Narkose sowie die Narkoseführung bei dieser Gruppe von Patienten, zu der vornehmlich Hypertoniker zählen, sich durch eine hohe Komplikationsrate von seiten des Kreislaufes auszeichnen, werde ich mich in meinem Vortrag auf die Besprechung dieses Problems beschränken. Soweit es in diesem Rahmen notwendig ist, nehme ich zusätzlich zum prä- und intraoperativen Volumenersatz kurz Stellung.

1968 haben CROUT und BROWN bei der Durchsicht verschiedener anaesthesiologischer Lehrbücher nur auf 2 von insgesamt 7428 Seiten , d.h. in 0,027%, die Besprechung des Themas "Hypertonie und Narkose" gefunden. Die Neuauflage unseres Lehrbuches für Anaesthesiologie und Wiederbelebung widmet auf ihren 1070 Seiten nur 1/3 einer Seite diesem Thema. Der prozentuale Anteil beträgt zufällig auch hier 0,028%. Die Zahl der Hypertoniker wird aber übereinstimmend in vielen Arbeiten mit 10 bis 15% bei allen Allgemeinnarkosen angegeben. Es ist daher wichtig, sich mit diesem Thema zu befassen und zu versuchen, dem Anaesthesisten allgemeingültige Richtlinien für das Vorgehen in der präoperativen Phase und Anaesthesie zu geben.

Der arterielle Blutdruck ist hauptsächlich von 2 Größen: dem Herzminutenvolumen und dem peripheren Widerstand abhängig. Die Elastizität der Gefäße und die Viskosität des Blutes spielen bei der Betrachtung dieses Themas eine geringere Rolle. Die Erhöhung des peripheren Widerstandes bewirkt eine Zunahme des Blutdruckes, wobei sowohl der systolische als auch der diastolische Druck be-

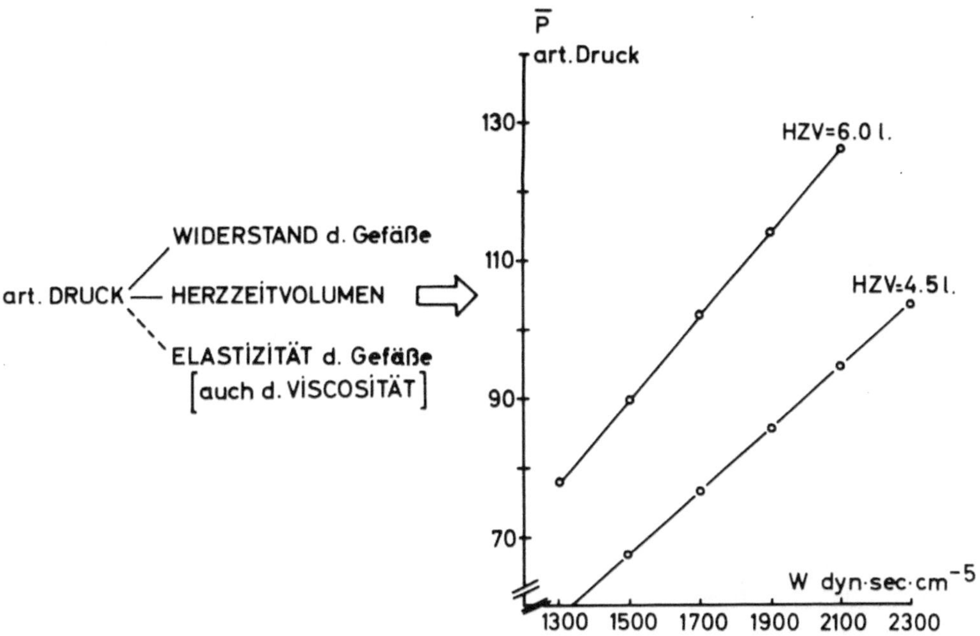

troffen sind. Es ist interessant, daß das Herzminutenvolumen nur im Anfangsstadium der Hypertonie erhöht ist. Im Verlauf der Krankheit, als Folge einer kontinuierlichen Zunahme des peripheren Widerstandes, kommt es zu einer Normalisierung, später zu einem Abfall des Herzminutenvolumens, wofür wahrscheinlich die Mehrbelastung des linken Ventrikels im Sinne einer vermehrten Druckarbeit verantwortlich ist.

Stellt man dann die wichtigsten kreislaufdynamischen Größen in vergleichbaren Gruppen von gesunden Patienten und der nicht behandelter Hypertoniker zusammen, so zeigt sich, daß der Herzindex in der Gruppe der Hypertoniker um etwa 10% erniedrigt, der mittlere Blutdruck um 44% und der periphere Widerstand um 60% erhöht sind. Die allgemeine Hämodynamik des kardiovaskulär kompensierten, essentiellen Hypertonikers, ist auch durch eine Einschränkung des Blutvolumens um 10 bis 15% gegenüber der Norm, die sowohl Plasma wie auch Erythrozyten betrifft, gekennzeichnet.

Es gilt als unbestritten, daß die allgemeine Anaesthesie, vor allem die Halothan- und Penthrannarkose, einen sehr viel stärkeren Einfluß auf den Sympathikotonus der Gefäße als alle bekannten Antihypertonika ausüben kann. Bei vielen Patienten kommt es sogar während der Anaesthesie zu einer völligen Normalisierung des peripheren Widerstandes. Es resultiert ein Blutdruckabfall, vornehmlich infolge des Mißverhältnisses zwischen der schon a priori verminderten Blutmenge und der jetzt vergrößerten Kapazität des Gefäßsystems.

Die Vorbereitung des Kreislaufes eines Hypertonikers für die Anaesthesie muß daher dem Zweck dienen, solche starken Blutdruckabfälle in der Einleitungsphase und während der Narkose zu vermeiden, vor allem, um die Blutversorgung und somit die Sauerstoffversorgung des Gehirns, des Herzens und der Niere nicht zu gefährden.

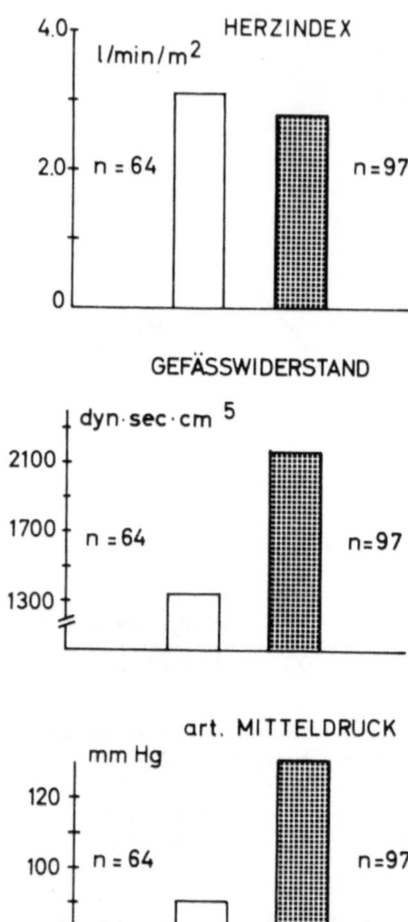

Abb. 2

Vor 10 Jahren, als die antihypertensive Therapie noch vorwiegend mit Reserpin ohne Kombinationspräparate durchgeführt wurde, war man der Meinung, daß die abnormen Reaktionen des Kreislaufes während der Einleitung der Narkose und Anaesthesie durch das frühzeitige Absetzen des Medikamentes vermieden werden könnte.

Spätere Untersuchungen des Einflusses der Narkotika auf den peripheren Widerstand bei medikamentös behandelten und unbehandelten Hypertonikern zeigten, daß in der Gruppe von behandelten Patienten sich diese Größe während der Anaesthesie nur unwesentlich im Vergleich zum präoperativen Wert ändert. Bei den unbehandelten Patienten kam es dagegen sehr schnell zu einem starken Abfall des peripheren Widerstandes. Da wir davon ausgehen können, daß die direkte depressive Wirkung von Anaesthetika auf das Herz sowohl bei den behandelten als auch bei den unbehandelten Hypertonikern vergleichbar stark ist, kommt dem Grad der Beeinflussung des peripheren Widerstandes durch Anaesthesie eine besondere Bedeutung zu. Die aus der Arbeit von PRYS-ROBERTS entnommenen Daten veranschaulichen die besprochenen Probleme sehr eindrucksvoll.

Aus didaktischen Gründen nahm ich eine prozentuale Umrechnung der absoluten Zahlen dieser Arbeit vor.

1. Das Verhalten des arteriellen Mitteldruckes

Die Säulen zeigen prozentuale Veränderungen des arteriellen Mitteldruckes vor und während der Narkose bei drei Gruppen von Patienten. Die Anaesthesie wurde mit Sauerstoff und Lachgas im Verhältnis 1:3 mit Zusatz von 1% Halothan durchgeführt. In der Gruppe 1 fanden sich gesunde Patienten. Zur Gruppe 2 gehörten Patienten, die seit langem mit Antihypertensiva behandelt wurden und die Medikamente bis zum Abend vor der Operation erhielten. Der arteriellc Mitteldruck in dieser Gruppe betrug 114 mm Hg. Gruppe 3 bildeten die nichtbehandelten Hypertoniker, deren praeoperativer mittlerer Blutdruck 121 mm Hg betrug. Es zeigte sich, daß im Stadium der chirurgischen Narkose in allen Gruppen ein Blutdruckabfall zu beobachten war, der jedoch in der Gruppe von nicht behandelten Patienten am stärksten ausgeprägt war.

2. Das Verhalten des peripheren Widerstandes

Der periphere Widerstand zeigte in der Gruppe von gesunden Patienten und behandelten Hypertonikern eine nur geringe Veränderung im Vergleich zum praeoperativen Wert, während es bei den unbehandelten Hypertonikern zu einem deutlichen Abfall dieser Größe kam.

Diese Untersuchungen bestätigen erneut die schon früher geäußerte Vermutung, daß die kardiovaskulären Komplikationen während der Einleitung der Narkose und der Anaesthesie weniger von der praeoperativ angewandten Medikation mit verschiedenen Antihypertensiva, sondern vielmehr von der noch möglichen Reaktion des peripheren Widerstandes abhängig sind. Sie zeigten weiter, daß der potenzierende Effekt der Narkose auf die mit Antihypertensiva erzeugten medikamentösen sogenannten "depressorischen Sympathikolyse" nicht zu befürchten ist oder zumindest ihr Ausmaß gering ist.

Daraus folgt, daß das Absetzen der antihypertensiven Therapie vor dem geplanten Eingriff nicht nur unnötig ist, sondern auch gefährlich sein kann. Das Unterbrechen der oft jahrelangen Therapie kann bei einem Hypertoniker in der Einleitungsphase der Anaesthesie infolge einer Noradrenalinausschüttung unter Umständen zu einem bedrohlichen Blutdruckanstieg mit Gefahr einer akuten Links-Herz-Belastung führen.

Ferner ist die Gefahr einer Überdosierung der Anaesthetica während der Narkose bei einem nicht behandelten Hypertoniker sehr viel größer als bei einem behandelten Patienten. Bedingt durch den Sympathikotonus ist die notwendige minimale alveolare Konzentration eines Anaestheticums bei Hypertonikern wesentlich höher als bei Normotonikern. Ein behandelter Hypertoniker zeichnet sich dagegen durch eine verminderte minimale alveolare Konzentration und somit geringeren Narkotikaverbrauch aus.

art. MITTELDRUCK
100 %
80
60
40
20
0
Gruppe I
Gruppe II
Gruppe III

Abb. 3

peripherer WIDERSTAND
100 %
80
60
40
20
0
Gruppe I
Gruppe II
Gruppe III

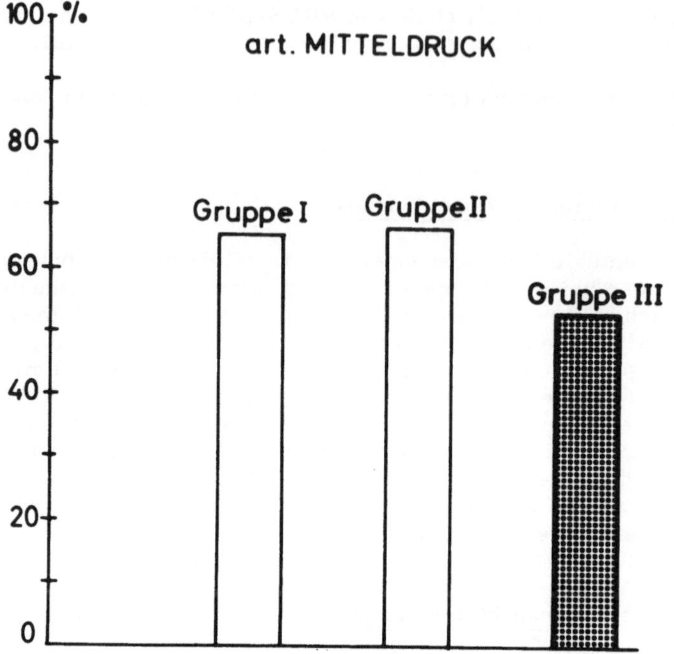

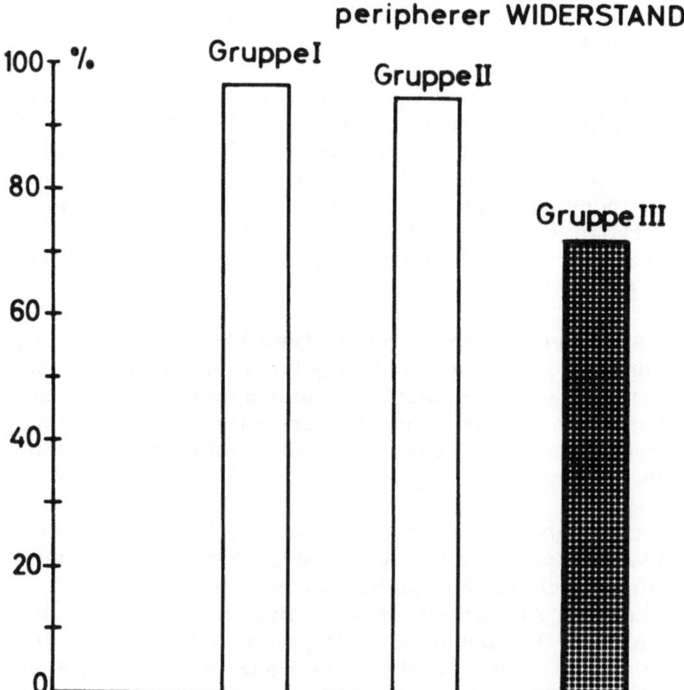

Abb. 4

Schließlich ist noch auf den, im Zusammenhang mit einer möglichen Kontraindikation für das weitere Verabreichen der Antihypertensiva gebrauchten Begriff "Erfordernishochdruck" hinzuweisen. Es ist bekannt, daß zur Aufrechterhaltung der Organdurchblutung ein Hochdruck nur selten notwendig ist. Da die Veränderungen der Gefäße Folge und nicht Ursache des Hochdruckes sind, ist man bemüht, bei einem Hypertoniker mit der Hochdrucktherapie das Fortschreiten der Arteriosklerose zu verhindern. Diese Therapie sollte deshalb nicht unterbrochen werden.

Aufgrund der Wechselbeziehung zwischen Herz und Hochdruck ergeben sich für den Anaesthesisten sowohl in der Phase der praeoperativen Vorbereitung als auch in der Narkose einige therapeutische Fragen, die im folgenden besprochen werden sollen.

Eine sorgfältige Vorbereitung eines Hypertonikers für die Narkose beansprucht Zeit. Es ist daher zu fordern, daß der Anaesthesist über die geplante Operation (mit Ausnahme von Notfällen) frühzeitig, d. h. 2 bis 7 Tage vor dem Eingriff, informiert wird. In diesem Zeitraum sollte man in der Lage sein, sich über die folgenden Punkte informieren zu können:

1. Welcher Grad der Hypertension (labile, fixierte oder maligne) liegt bei dem Patienten vor?
2. Welche begleitenden kardiovaskulären Veränderungen (periphere Durchblutungsstörungen, Veränderung des Augenhintergrundes, Coronarsklerose) sind bei dem Patienten festzustellen?
3. Welche kardialen Erkrankungen (Herzinfarkt in der Anamnese, pectanginöse Beschwerden, dekompensierte Herzinsuffizienz) lagen vor, oder begleiten die Hypertonie?
4. Welche Medikamente nimmt der Patient zur Behandlung der Hypertonie und der kardialen Erkrankung ein?

Aus der Beantwortung dieser 4 Punkte ergeben sich die unmittelbaren Konsequenzen für weitere diagnostische und therapeutische Maßnahmen.

Bei den meisten Hypertonikern ist es sinnvoll und ratsam, vor der Operation eine Röntgenkontrolle des Thorax, ein EKG, eine Untersuchung des Kaliums, Natriums, des Harnstoffes und des Kreatinin im Serum, sowie eine Urinanalyse (Proteinurie) durchzuführen. Zusammen mit der mehrmaligen Blutdruckmessung sowohl im Liegen als auch im Sitzen, geben sie uns wertvolle Hinweise auf den Grad der Hypertension und das Ausmaß der in der Narkose zu erwartenden hämodynamischen sowie kreislaufregulierenden Reaktionen.

Die Hypertonie wird häufig von zusätzlichen kardialen Erkrankungen begleitet, die als Folge der mangelhaften Durchblutung der Coronargefäße oder der Hypertrophie des linken Ventrikels in der Zunahme des enddiastolischen Druckes und schließlich einer Herzinsuffizienz mündet. Für den Anaesthesisten ist diese Komponente der Erkrankung bei einem Hypertoniker die potentiell gefährlichste. Sie berührt unmittelbar das Thema der Wirkung von Anaesthetica auf die Myokardkontraktilität, das heute noch ausführlich besprochen werden soll. Ich möchte mich daher auf den Hinweis beschränken, daß eine Digitalisierung, Überprüfung und Überwachung des Kaliumhaushaltes sowie Diuretikatherapie der Ödeme eine wesentliche Aufgabe der praeoperativen Vorbereitung zur Narkose ist.

Klinisch pharmakologische Gesichtspunkte der Hochdruckbehandlung in der praeoperativen Phase sind das Thema des Vortrages von Herrn ARNOLD.

Eines der wesentlichsten Probleme in der praeoperativen Phase ist die Praemedikation. Über die Art der Praemedikation bei Hypertonikern bestehen in der Literatur Meinungsverschiedenheiten. Sie sind damit zu erklären, daß die untersuchten Gruppen von Hypertonikern zumeist inhomogen waren, und Patienten in verschiedenen Stadien der Hypertonie enthielten. Über die Art der Medikamente und die Dosierung entscheiden die Anaesthesisten erst bei der praeoperativen Visite.

Im allgemeinen ist ein Hypertoniker ein psychisch labiler Patient. Das Überwiegen des Vagotonus und Neigung zu einer Bradykardie machen eine Praemedikation mit Atropin (0,5 - 1 mg) notwendig. Für die Anwendung von Neuroleptika, Phenthiazine sowie Analgetika aus der Gruppe von Morphinderivaten besteht keine Kontraindikation. Hypnotika, speziell langwirkende Barbiturate, sind bei Hypertonikern, insbesondere bei cerebralen Durchblutungsstörungen, nicht zu empfehlen.

Es wurde darauf hingewiesen, daß starke Blutdruckabfälle während der Einleitung der Narkose sowie während der Anaesthesie zum Teil auf das Mißverhältnis zwischen der Gefäßkapazität und dem intravasalen Volumen zurückzuführen sind. Je größer der sympathikolytische Einfluß der Anaesthesie auf die peripheren Gefäße, desto stärker ist der Blutdruckabfall. Es empfiehlt sich aus diesen Gründen, schon vor der Einleitung der Anaesthesie unter der ständigen Überwachung des zentralen venösen Druckes, mit der Volumensubstitution zu beginnen. Je nach dem zu erwartenden Ausmaß des Eingriffes, können Ringer-Lactat, Plasma-Expander, Frischplasma, Humanalbumin-Lösungen oder Blut gegeben werden. Das Ansteigen des venösen Druckes bei einer bleibenden Hypertonie deutet auf ein Herzversagen hin und erfordert die Anwendung von Sympathikomimetika. Diese Situation ist meistens die Folge einer Überdosierung der Anaesthetica und hat nur selten in der angewandten antihypertensiven Therapie ihren Ursprung.

Meine Damen und Herren, meine Redezeit ist gleich zu Ende, obwohl ich mich nur einem Ausschnitt des Gesamtthema: Kreislauf und Narkose gewidmet habe. Unberührt bleiben Sonderfälle mit speziellen Problemen wie Phaeochromozytom, Eklampsie, angeborene Gefäßerkrankungen, bei denen die Operation die einzig mögliche kausale Therapie ist. Sie alle zu besprechen würde den Rahmen des Vortrages sprengen. Ich hoffe, daß wir für diese Sonderfälle ein wenig Zeit bei der sich anschließenden Podiumsdiskussion finden werden.

KLINISCH-PHARMAKOLOGISCHE GESICHTSPUNKTE DER HOCHDRUCKBEHANDLUNG IN DER PRAEOPERATIVEN PHASE

Von O. H. Arnold

Die Frage, ob eine Behandlung mit Antihypertensiva das Operationsrisiko erhöht, weil die Führung der Narkose durch diese Praemedikation wesentlich erschwert wird, ist noch heute Gegenstand kontroverser Diskussionen (2, 7, 10). Deshalb ist es auch noch nicht endgültig entschieden, wie sich der Internist vor einer geplanten Operation verhalten soll: Birgt das Absetzen der blutdrucksenkenden Medikation oder die Weiterführung das größere Risiko für den Patienten?

Diese Frage kann nur differenziert beantwortet werden: Einerseits muß die Schwere und Art der arteriellen Hypertonie als Kriterium in die Überlegung eingebracht werden, andererseits sollte die unterschiedliche Pharmakodynamik der angewandten Medikamente berücksichtigt werden, die in der Regel in Kombination zur Blutdrucksenkung verwandt werden. Weiterhin sind die Risiken miteinander zu vergleichen, die bei dem mit Medikamenten behandelten und beim unbehandelten Hypertoniker während der Operation entstehen können.

Wir sollten für diese Betrachtung zwei Gruppen von Kranken mit arterieller Hypertonie unterscheiden und zwar:

- solche, bei denen *prophylaktisch* zur Vermeidung kardiovaskulärer Komplikationen eine medikamentöse Blutdrucksenkung durchgeführt wird

und

- solche, bei denen *kurativ* der Blutdruck gesenkt werden muß, weil unmittelbar die Gefahr von Komplikationen wie z. B. einer Herzinsuffizienz oder einer zerebralen oder kardialen Durchblutungsstörung besteht.

Bei der nur prophylaktisch behandelten Gruppe handelt es sich um gesunde Menschen mit erhöhtem Blutdruck etwa in der Größenordnung von 160 - 180/100 - 110 mm Hg. Vom internistischen Standpunkt aus gesehen, wäre es unbedenklich, die Medikation für einige Tage auszusetzen, vorausgesetzt, daß dies nicht zu einem exzessiven Anstieg des Blutdrucks führt, was bei dieser Gruppe von Kranken selten zu befürchten ist. Diese Patienten sind in der Regel mit einer Kombination von Reserpin mit einem Saluretikum eingestellt.

Reserpin hat bekanntlich durch Entleerung des Noradrenalins aus den Speichern in der Nervenendigung und Hemmung seiner Wiederaufnahme einen entscheidenden Einfluß auf die Funktion der zerebralen Kreislaufzentren, des Herzens und des Nebennierenmarkes. Außerdem wird die Funktion des Carotismus beeinträchtigt. Bei den üblichen oralen Dosen von 0,5 mg p. die, sind diese Wirkungen jedoch nicht so hochgradig, daß die vsokonstriktorischen sympathischen Reflexe komplett gehemmt werden (1, 4, 8). Die direkt wirkenden Sympathikomimetika werden in ihrer Wirkung nur geringfügig eingeschränkt. Deshalb ist auch nicht mit plötzlichen, nicht zu beherrschenden Hypotonien während der Narkose zu rechnen. Dies geht deutlich aus vergleichenden Untersuchungen am Menschen (14) und Tierversuchen am Hund (3) hervor.

"Direkt" auf den Sympathikus wirkende pressorische Substanzen wie z. B. Noradrenalin und Metaraminol, konnten bei diesen Studien eine Hypotonie beim unter Reserpin stehenden Patienten schnell ausgleichen. Die Kontraktilität des Herzens wird nicht entscheidend beeinflußt (3). Da die Patienten unter Reserpin jedoch auf i. v. angewendete Barbituratpräparate und auf große Blutverluste stärker reagieren, ist es auch bei diesen Fällen unbedingt nötig, daß der Narkosearzt von der Reserpinmedikation erfährt.

Die Saluretika erhöhen das Narkose- und Operationsrisiko nicht, wenn darauf geachtet wird, daß vor der Operation keine wesentliche Verminderung des gesamten Körperkaliums besteht, was bei den üblichen geringen Dosierungen nicht zu erwarten und in Zweifelsfällen durch eine ausgiebige, orale Kaliummedikation vor der Operation schnell zu beheben wäre. Eine Hypokaliaemie ist wegen der Erhöhung der Digitalisempfindlichkeit und der Gefahr der Ileusentstehung besonders zu fürchten.

Wir sollten im Verlauf der Narkose jedoch nicht nur das Risiko der nicht zu beherrschenden Hypotonie sehen, sondern auch die Gefahr von Hochdruckkrisen, die bei Hypertonikern aller Schweregrade in erhöhtem Maße bei Anwendung von Muskelrelaxantien, bei Hypoxie und Hyperkapnie besteht. Bei zu geringer Analgesie können Blutdruckkrisen bei der Laryngoskopie, der In- und Extubation und der Irritation peripherer Nerven auftreten (5).

Diese Darlegungen können so zusammengefaßt werden, daß es, obwohl vom internistischen Standpunkt vertretbar, nicht sinnvoll ist, bei prophylaktisch mit Reserpin behandelten Hypertonikern, vor der Operation die Medikation abzusetzen; dies gilt in gleicher Weise für die Kombinationen von Reserpin mit Saluretika und Hydralazinen in kleinerer Dosierung.

Neuerdings werden besonders leichtere Formen mit vorwiegendem Herzzeitvolumhochdruck von arterieller Hypertonie mit sog. ß-Rezeptorenblockern wie: Propanolol, Oxprenolol und Alprenolol behandelt, und zwar im Gegensatz zu den später zu besprechenden schweren Formen der Hypertonie in kleinen Dosen bis etwa 100 mg. Diese Substanzen haben nicht nur durch die ß-Blockade, sondern auch durch eine davon unabhängige Membranwirkung, eine kardiodepressorische Wirkung. Sie vermindern das Minuten- und in geringerem Maße auch das Schlagvolumen und erhöhen den arteriellen, peripheren Widerstand, letzteres nur in der ersten Zeit der Therapie. Die negativ, inotrope Wirkung kann z. T. durch Digitalis ausgeglichen werden (12). Diese kardiodepressorische Wirkung kann sich mit der der verschiedenen Narkotika, besonders Halothan, kombinieren (9). Andererseits haben die ß-Blocker antiarrythmische Wirkungen, die unter Umständen während der Narkose erwünscht sein können. Im ganzen gesehen, ist jedoch die Frage der Gefährdung der Kranken durch praeoperativ verabreichte ß-Blocker noch nicht so weit abgeklärt, daß es verantwortet werden könnte, sie bei leichten Formen der Hypertonie, bei denen das Absetzen der Präparate sowieso kein besonderes Risiko bedeuten würde, weiterzugeben.

In diesem Zusammenhang sollte eine kurze Bemerkung über die Wirkungsdauer der verschiedenen in der blutdrucksenkenden Therapie verwendeten Medikamente eingeschoben werden, da dies berücksichtigt werden muß, wenn aus irgendeinem Grund die Medikation abgebrochen werden soll, oder eine plötzlich nötige Operation ein rechtzeitiges Absetzen nicht mehr möglich macht. Wie lang ist nach dem Absetzen des Medikamentes bei Nierengesunden noch mit direkten oder indirekten Wirkungen auf das sympathische Nervensystem überhaupt zu rechnen?

Bei:

- Reserpin	ca.	20 Tage
- Guanethidin	ca. 7 -	10 Tage
- Methyldopa	ca. 6 -	7 Tage
- Clonidin	ca.	2 Tage
- Hydralazin	ca.	36 Stunden
- Saluretika je nach Präparat	ca. 1 -	3 Tage
- ß-Blocker	ca. 1 -	2 Tage

Die Wirkungen auf den Blutdruck sind allerdings in kürzerer Zeit erschöpft. Bei Kranken mit Niereninsuffizienz verlängern sich je nach Ausscheidungsmodus diese Zeiten erheblich.

Nun zu den Kranken mit schwerer Hypertonie, bei denen das plötzliche Absetzen der hypotensiven Medikation vor einer geplanten Operation ein beträchtliches Risiko wegen des Auftretens von schweren Komplikationen bedeuten würde. Bei dieser Gruppe von Kranken mit chronischer, arterieller Hypertonie, muß besonders auch angesichts der oben beschriebenen Möglichkeiten zusätzlicher pressorischer Reize im Verlauf der Narkose und der Operation, in jedem Fall die hypotensive Medikation beibehalten werden, auch wenn dadurch die Narkoseführung wesentlich erschwert wird.

Die Medikamente, mit denen diese oft schwer beeinflußbaren Fälle von Hypertonie in der Regel eingestellt werden, sind:

- Methyldopa
- Clonidin
- Guanethidin
  und andere adrenerge Neuronenblocker (z. B.
- Guancydin, Bethanidin)

Diese eben genannten Präparate werden, meist untereinander kombiniert, zusammen mit einem Saluretikum gegeben. Durch die Notwendigkeit der Kombination mischen sich verschieden pharmakodynamische Elemente zu einem sehr schwierig zu analysierenden Wirkungsbild. Es wäre deshalb, nicht nur aus Zeitmangel, hier nicht sinnvoll, die pharmakologischen Eigenschaften der einzelnen Hypotensiva darzustellen. Der Narkosearzt und der Operateur haben je nach der verwendeten Kombination mehr oder weniger mit folgenden Bruttoeffekten zu rechnen:

- einer Verminderung der Kontraktilität des Herzens,
- einer Verminderung der adrenergen Kompensation von negativ inotropen Effekten aller Art,
- einer erhöhten Neigung zur Hypotension bei absolutem Volumenmangel durch Blutverlust und bei relativem, z. B. bei Umlagerung des Patienten, bei positiver Druckbeatmung, bei sehr tiefer Narkose und Gabe von gefäßerweiternden Medikamenten,
- einem Überwiegen des Vagustonus,

- einer erhöhten Empfindlichkeit gegen sog. direkt wirkende Sympathikomimetika,
- Verminderung des Narkosemittelbedarfs durch solche Antihypertonika, die eine Verminderung des Noradrenalingehaltes des Gehirns bewirken, wie Reserpin und Methyldopa (13).

Diese Momente bedingen zweifellos eine Erschwerung der Narkoseführung, besonders auch deshalb, weil das Ausmaß der Katecholamindepletion durch Teste sich nicht zuverlässig ermitteln läßt (5).

Die Risiken der Weiterführung der antihypertensiven Therapie sind jedoch sicher geringer als die, die durch Absetzen der Therapie bedingt wären (6). Je nach Art der Medikation müßten bei den durch die Blutdrucksteigerung akut gefährdeten Patienten die Hypotensiva 1 - 3 Wochen vor der Operation ausgelassen werden. Dadurch entständen erhebliche Risiken durch die plötzlich wiederaufgetretene Hypertonie. Diese könnten in einer akuten Linksherzinsuffizienz und einer koronaren Insuffizienz oder einem vaskulären Nierenschaden bestehen. Darüberhinaus besteht die Gefahr von Hirnblutungen und Herzinfarkten, die durch plötzliche Blutdrucksteigerungen während der Operation durch Ausschüttung von Katecholaminen aus dem Nebennierenmark zusätzlich erhöht werden kann. Hierzu wäre allerdings einschränkend zu sagen, daß der Gehalt der Nebennieren an Adrenalin und Noradrenalin von den Antihypertensiva verschieden stark und z. B. von Guanethidin überhaupt nicht beeinflußt wird. Der Vorschlag die Antihypertensiva bei schweren Formen der Hypertonie nicht abzusetzen, gilt für die eingangs erwähnten Standardpräparate: Reserpin, Clonidin, Methyldopa, adrenerge Neuronenblocker, Saluretika, ohne Einschränkung, nicht aber für die verschiedenen adrenergen ß-Blocker, die neuerdings in höheren Dosen als beim hyperkinetischen Herzsyndrom, meist in Kombination mit einem oder mehreren der erwähnten Antihypertensiva verordnet werden. Es ist noch nicht sicher bekannt, wie diese Präparate blutdrucksenkend wirken, es ist zweifelhaft, ob die Wirkung allein auf die Verminderung des Herzzeitvolumens zurückzuführen ist. Diskutiert werden als Möglichkeiten auch die Einwirkung auf das Renin-Angiotensin-Aldosteronsystem und eine adaptive Weiterstellung der arteriellen Peripherie nach längerer Anwendung. Die in dieser Indikation der Hochdrucktherapie in hohen Dosen verwendeten Präparate, Propranolol, Oxprenolol, Alprenolol haben starke kardiodepressive Wirkungen, die wie bereits erwähnt nur zum kleineren Teil durch eine ß-Blockade, zum größeren jedoch durch ihre Membranwirkung zustande kommt. Diese letztgenannte Wirkung auf das Herz ist in ihrem Ausmaß so schwierig abzuschätzen, daß es nicht zu empfehlen ist, diese Präparate unmittelbar bis zur Operation weiterzugeben. Sie sollten ungefähr 2 Tage vorher abgesetzt werden. Wenn die dann noch verbleibende antihypertensive Medikation nicht zur Blutdrucksenkung ausreicht, sollte der relativ selektiv auf die ß-Rezeptoren des Herzens wirkende Blocker Practolol gegeben werden.

Auf die obsolet gewordenen Antihypertensiva möchte ich nicht eingehen. Hervorgehoben soll nur werden, daß Monoaminooxidasehemmer, die in der Hochdrucktherapie (wie z. B. Pargyline) nur noch selten, in der Psychiatrie jedoch noch häufiger verwendet werden, stets 3 - 4 Wochen vor einer Operation abgesetzt werden sollten. Sie erhöhen den Bedarf an Narkotika und sensibilisieren hochgradig gegen vasopressorisch wirkende Pharmaka und verstärken unberechenbar die Wirkung von Analgetika, wie z. B. Morphium oder Pethidin (11, 15).

Alles was ich bis jetzt über die Behandlung von Hypertonikern in der praeoperativen Phase gesagt habe, gilt für die primäre und die renale Hypertonie im gleichen Sinn.

Bei der hormonalen Hypertonie, beim Phaeochromozytom und M. Cushing ergeben sich jedoch Besonderheiten. Es ist selbstverständlich geworden, daß beim Phaeochromozytom eine praeoperative Therapie mit einem α-Blocker wie Phenoxybenzamin, Phentolamin, wenn nötig auch mit einem ß-Rezeptorenblocker wie z. B. Propranolol angesetzt wird. Der Einwand, daß die an sich dringend erwünschte Unterdrückung pressorischer Reaktionen die Auffindung der Tumoren erschwere, ist wohl nicht mehr stichhaltig. Patienten mit Phaeochromozytom sind besonders empfindlich gegen Volumenmangel. Infolge einer kapillären Hypertonie und einem erhöhten Venolentonus kann eine absolute Hypovolaemie entstehen. Die Sympathikolyse wirkt diesem Volumverlust durch vermehrten Flüssigkeitsübertritt in das Gewebe entgegen. Trotzdem empfehlen viele Autoren eine praeoperative Volumauffüllung. Beim Morbus Cushing ist eine praeoperative, antihypertensive Medikation meist überflüssig, da die Hypertonie selten hochgradig ist. Hier liegt das Schwergewicht auf der Überwachung des Mineralstoffwechsels und einer ausreichenden Cortisolsubstitution.

Literatur

1. ALPER, M. H., FLACKE, W., KRAYER, O.: Pharmacology of reserpine and its implications for anesthesia. Anesthesiology 24, 525 (1963)
2. ARNOLD, O. H.: Therapie der arteriellen Hypertonie. Experimentelle Medizin, Pathologie und Klinik, Bd. 30, Springer, Berlin-Heidelberg-New YORK. 1970
3. BAGWELL, E. E., WOODS, E. F., DURST, G. G.: Influence of reserpine on cardiovascular and sympathoadrenal responses to cyclopropane anesthesia in the dog. Anesthesiology 25, 148 (1964)
4. DINGLE, H. R.: Antihypertensive drugs and anaesthesia. Anaesthesia 21, 151 (1966)
5. HEITMANN, H. B., ZINDLER, M.: Hypertonie und Narkose. Med. Mschr. 1967, 545
6. HICKLER, R. B., VANDAM, L. D.: Hypertension. Anesthesiology 33, 214 (1970)
7. HOCHREIN, H.: Hochdrucktherapie und Narkose. Med. Welt 1969, 1884
8. HÜGIN, W.: Fragen der Anaesthesie bei Patienten die unter Hochdruckbehandlung stehen. Anaesthesist 12, 280 (1963)
9. JORFELDT, L., LÖFSTRÖM, B., MÖLLER, J., ROSEN, A.: Cardiovascular effects of betareceptor blocking drugs during halothane anaesthesia in man. Acta anaesth. scand. 14, 35 (1970)
10. LANDAUER, B.: Narkose beim behandelten Hypertoniker. Anästh. Inform. 5, 147 (1971)
11. GOLDBERGER, E.: Anesthetic hazards of antihypertensive therapy. Amer. J. Cardiol. 1964, 84
12. LYDTIN, H.: Beta-Rezeptorenblocker und Anästhesie. Med. Welt 1969, 1889
13. MILLER, R. D., WAY, W. L., EGER, EI.: The effects of alpha-methyldopa, reserpine, guanethidine and iproniazid on minimum alveolar anesthetic requirement (MAC). Anesthesiology 29, 1153 (1968)
14. MUNSON, W. M., JANICEK, J. A.: Effect of anesthetic agents on patients receiving reserpine therapy. Anesthesiology 23, 741 (1962)
15. PFLÜGER, H.: Anästhesieprobleme bei essentieller Hypertonie. Med. Welt 1969, 1881

Freitag, den 24. November 1972, 14.30 Uhr, Hörsaal A

II. Hauptthema

Der Einsatz von Rettungs- und Notarztwagen

Vorsitzende: Herr K. Horatz-Hamburg
Herr W. F. Henschel-Bremen

DIE ORGANISATION DES RETTUNGSDIENSTES IN EINEM STADTSTAAT

Von E. Schröder

Unmittelbar nach Beendigung des Zweiten Weltkrieges wurden im Bereich der britischen Besatzungsmacht die Aufgaben des Notfall- und Krankentransports der Feuerwehr übertragen. Das Hamburger Feuerwehrgesetz regelt den Rettungsdienst als öffentliche Aufgabe, an der auch die Hilfsorganisationen beteiligt werden können. Diese Zusammenarbeit wurde in einem Vertrag mit dem DRK partnerschaftlich vereinbart.

Während die damals als "Unfallwagen" bezeichneten Fahrzeuge dezentralisiert bei den Feuerwachen untergebracht waren, waren die Krankentransportfahrzeuge zentral zusammengefaßt und in unmittelbarer Nähe des Zentralen Bettennachweises stationiert.
Zu diesem Zeitpunkt lag das Verhältnis Krankentransport zum Notfalltransport bei 65:35; d.h. die weitaus überwiegende Zahl der Transporte war - da in der Regel risikoarm - terminierbar. Eine wirtschaftliche Nutzung der Krankentransportwagen war somit bei relativ geringem Personalaufwand gewährleistet.

Die erhebliche Zunahme der Unfälle aller Art, das durch Zeiten gesteigerter Morbidität bedingte Mißverhältnis im Angebot und Bedarf an Krankenhausbetten, Änderungen der Einweisungsmodalitäten und nicht zuletzt das steigende Anspruchdenken der Bevölkerung führten zu einer völligen Umkehrung dieser Relation.
65% aller Transporte werden nunmehr als Rettungseinsatz, 35% als Krankentransporte durchgeführt. Der weitere Trend ist dadurch gekennzeichnet, daß die Zahl der Rettungseinsätze um ca. 10% jährlich zunimmt.

Mit dieser Entwicklung hat sich eine Zweiteilung in Notfalldienst und Krankentransport in der Praxis als unzweckmäßig erwiesen. Daher wurden bereits im September 1969 der Notfalldienst und die Krankenbeförderung unter dem Oberbegriff "Rettungsdienst" mit einheitlicher Lenkung und wechselseitigem Einsatz für beide Aufgaben zusammengefaßt. Die Effizienz konnte dadurch erheblich gesteigert werden.
Diese Maßnahme hat sowohl zu einer Verbesserung in der Notfallversorgung als auch zu einer Verkürzung der Wartezeiten bei der Krankenbeförderung geführt und basiert darüberhinaus auf Voraussetzungen, die aus ärztlicher Sicht als äußerst wünschenswert bezeichnet werden müssen, nämlich

- eine Vereinheitlichung des Fahrzeugtyps, der sich nun an der DIN 75 080 für Rettungswagen orientiert
- eine kontinuierliche Anhebung des Ausbildungsstandes der Fahrzeugbesatzungen, mit dem Ziel, das Berufsbild des Rettungssanitäters zu erreichen

Der Feuerwehr Hamburg stehen zur Zeit an 19 Feuerwachen, einer Rettungswache und an mehreren Außenstellen insgesamt 72 Rettungswagen zur Verfügung, von denen schon heute etwa 80% der DIN-Norm - bis auf kleinere, unbedeutende Abweichungen - entspricht.

46 Fahrzeuge sind ständig einsatzbereit,
21 Fahrzeuge sind zentral zusammengefaßt und werden zum Verstärkungsdienst in den Hauptbelastungszeiten zwischen 7.30 und 19.30 Uhr herangezogen. Außerhalb dieser Zeit können sie im Bedarfsfall mit Beamten des Löschdienstes besetzt und ebenfalls als Rettungswagen eingesetzt werden.
Die restlichen 5 Wagen bilden die Reserve.

Eine sinnvolle Verteilung der Fahrzeuge über das Stadtgebiet sowie die überdurchschnittliche gute Ausstattung der Hansestadt mit leistungsfähigen Krankenhäusern bilden die Garantie für eine ausgesprochen kurze Zeitspanne zwischen der Alarmierung des Rettungswagens und der Bergung eines Notfallpatienten; sie liegt durchschnittlich bei 5 Minuten. Die Zeitspanne von der Alarmierung bis zur Einlieferung in ein Notfallkrankenhaus beträgt maximal 15 Minuten.

Neben diesen Fahrzeugen werden mehrere Großrettungswagen (GRTW) vorgehalten, die normalerweise für Verlegungstransporte von Patienten in außerhamburgische Krankenhäuser benutzt werden, bei größeren Unfallereignissen und Katastrophen jedoch als mobile Basis der ärztlichen Versorgung Schwerverletzter und Vergifteter dienen.

Darüberhinaus erfordert die Sicherheit im Hafen für Rettungseinsätze auf dem Wasser und in Bereichen, die landseitig nicht zu erreichen sind, die Vorhaltung von 2 Ambulanzbooten, mit denen personell und apparativ eine fachgerechte Erstversorgung und der Transport von Notfällen sichergestellt wird.

Der Vollständigkeit halber darf ich noch erwähnen, daß für den Transport von Patienten mit übertragbaren Erkrankungen gemäß dem Bundesseuchengesetz z. Zt. 2 Fahrzeuge beschafft werden, die ausschließlich als Infektionswagen eingesetzt werden sollen.

Wie ich Ihnen schon eingangs andeutete sind neben organisatorischen Überlegungen und einer einheitlichen Ausrüstung bzw. Ausstattung die Austauschbarkeit des Personals sowie ein hoher Ausbildungsstand im Rettungswesen die Voraussetzung für einen effizienten Einsatz.
Eine Unterteilung der Ausbildungserfordernisse in eine gesonderte Ausbildung für Krankentransporte - also in der Regel risikoarme Transporte - und in eine Ausbildung für Rettungstransporte ist hier nicht praktikabel. Wir sind also - glücklicherweise - gezwungen, den bestmöglichen Ausbildungsstand der Feuerwehrbeamten anzustreben.

Wie sieht diese Ausbildung zur Zeit aus und welcher Ausbildungsstand wird angestrebt?

Zunächst muß ich vorausschicken, daß eine Unterteilung der Ausbildung des Feuerwehrmannes in eine solche für die Brandbekämpfung und technische Hilfeleistung einerseits und für den Rettungsdienst andererseits nicht möglich ist. Es würde sonst ein erhöhter Personalaufwand resultieren, der nach neuesten Berechnungen den Haushalt der Hansestadt mit zusätzlich 6 Millionen DM jährlich belastet.

Obwohl nur 5,6% aller Einsätze auf die Brandbekämpfung, weitere 5% auf technische Hilfsleistungen aller Art entfallen, muß die ständige Präsenz dieser Einsatzkräfte gewährleistet sein. Auf den Rettungsdienst entfallen dagegen rund 90%

aller Einsätze, sodaß dieser ungleich höher ausgelastet ist.

Nur das Berufsbild des "Einheitsfeuerwehrmannes" ist somit realisierbar und hier eingeführt.
Seine Ausbildung umfaßt nach abgeschlossener Schulausbildung und abgeschlossener Lehre mit zweijähriger Berufspraxis

die Grundausbildung von 6 Monaten Dauer, in der 100 Stunden Sanitätsausbildung enthalten sind, ferner

50 Einsätze auf einem Rettungswagen als dritter - also zusätzlicher - Mann

eine 196 Stunden umfassende Ausbildung in einem Schwerpunktkrankenhaus wovon 84 Stunden auf eine chirurgische Aufnahme mit hoher Notfallfrequenz (ca. 10 - 12.000 Notfälle im Jahr), 84 Stunden auf den Einsatz in einem Notfall-OP oder in einer Beatmungseinheit und 28 Stunden Dienst in einem Kreißsaal entfallen.

Nach 4 Dienstjahren, in denen wechselweise Rettungsdienst und Feuerlöschdienst zu gleichen Teilen abgeleistet wurden, kann der Feuerwehrbeamte bei Eignung an einem 13-wöchigen Brandmeisterlehrgang teilnehmen.
Nach 56-stündiger Weiterbildung im Rettungsdienst, die überwiegend von Fachärzten durchgeführt wird, sowie nach einer erfolgreichen Abschlußprüfung kann er als Einsatzleiter eines Rettungswagens eingesetzt werden.

Die Fortbildung ist mit 24 Stunden theoretischer Ausbildung im Jahr gewährleistet, zumal sie durch die täglichen Einsatzerfahrungen im Rettungsdienst ergänzt wird. In diesem Zusammenhang möchte ich bemerken, daß die Zahl der Einsatzfahrten im Rettungsdienst seit 1968 von rund 110.000 auf über 132.000 im Jahre 1971 angestiegen sind.

Über die Weiterbildung des Notarztwagenpersonals wird Ihnen Herr Bergmann berichten.

Inwieweit wir in der Lage sind, das Berufsbild des Rettungssanitäters zu realisieren, wird die Zukunft zeigen.
Als Zielvorstellung schwebt uns aber vor, daß sich der Rettungssanitäter - abgesehen von gewissen praxisbezogenen Akzenten - nicht mehr vom Intensivpfleger unterscheidet. Vorläufig sehe ich unsere gemeinsame Aufgabe darin, den Gesetzgeber immer wieder auf diese Ausbildungserfordernisse hinzuweisen und - ggf. im Sinne eines Stufenplans - an ihrer Realisierung mitzuwirken.

Wenn eine optimale Versorgung von Notfällen gefordert wird, so ist unter dem Wort "optimal" nicht nur eine dem jeweils neuesten Stande der medizinischen Wissenschaft und Technik entsprechende, sondern auch eine möglichst frühzeitig einsetzende ärztliche Hilfeleistung zu verstehen.

Obwohl Hamburg mit der soeben geschilderten Organisation des Rettungsdienstes und dem dichten Netz von Krankenhäusern eine gute Ausgangsposition in der Versorgung von Notfallpatienten hat, hat die Erfahrung gelehrt, daß noch Lücken in der ärztlichen Erstversorgung bestehen, die auch durch den dem Berliner Modell entsprechend organisierten ärztlichen Notdienst der Kassenärztlichen Vereinigung nicht geschlossen werden können.

Wir haben aus diesem Grunde bereits 1962 Versuche mit einem - wie er damals genannt wurde - "Arztbesetzten Unfallwagen" durchgeführt, über deren Ergebnisse sowohl im Schrifttum als auch in den beteiligten Gremien lange diskutiert wurde. Dabei wurden sowohl die positiven Erfahrungen mit den in Heidelberg, Köln, Frankfurt, Mainz, Bonn, München und in anderen Städten eingesetzten Notarztwagen als auch die kritischen Stimmen von PFANNKUCH, ZUKSCHWERDT und EWERWAHN ausgewertet.

Ohne hier auf Einzelheiten näher eingehen zu können, sind wir zu folgendem Schluß gekommen:
Die Beschaffung und Unterhaltung von Notarztwagen innnerhalb eines Stadtgebietes ist unter folgenden Voraussetzungen erwünscht und wirtschaftliche vertretbar:

1. Der Einsatzbereich eines Notarztwagens sollte eine Stadt bzw. einen Stadtteil mit mindestens 500 000 Einwohnern umfassen oder eine überdurchschnittliche Notfallfrequenz infolge ausgedehnter Industrieanlagen oder einer hohen Verkehrsdichte aufweisen.

2. Der Notarztwagen muß in unmittelbarer Nähe von Verkehrsknotenpunkten oder industriellen Ballungszentren stationiert werden. Bei der Standortbestimmung sollten Straßenführung, -zustand und durchschnittliche Straßenbelegung (Verkehrsdichte) beachtet werden.

3. Die Einsätze sollten gezielt erfolgen,
   3.1 im Einzelfall, in dem eine schwere Verletzung vorliegt oder aufgrund des erlittenen Traumas anzunehmen ist bzw. schwere Störungen der Vitalfunktionen, gleichgültig welcher Ursache - angenommen werden müssen.
   3.2 wenn mehrere Personen gleichzeitig durch ein Unfallereignis betroffen werden,
   3.3 wenn sich der Abtransport eines oder mehrerer Verletzter durch schwierige Bergungsarbeiten verzögert,
   3.4 grundsätzlich bei Ertrunkenen, Starkstromverletzten und schwereren Verbrennungen
   3.5 in allen Fällen, in denen erfahrungsgemäß mit einem Anfall von Verletzten gerechnet werden muß (z. B. bei Notlandung von Flugzeugen, Großbränden, Explosionsgefahr)
   3.6 schließlich bei Verlegungstransporten, die eine ärztliche Begleitung erfordern.

4. Unabhängig von der obengenannten Standortbestimmung sollte der Notarztwagen aus Gründen einer rationellen Arbeitsweise in einem zentral gelegenen Schwerpunktkrankenhaus stationiert sein, damit bei seiner Alarmierung die sofortige Erreichbarkeit eines Arztes gewährleistet ist, andererseits Arzt und Hilfspersonal in der einsatzfreien Zeit auf einer chirurgischen Aufnahmestation oder einer Intensivstation tätig werden können.

5. Der hohe Anteil an internistischen Notfällen - ca. 60% - und die Tatsache, daß auch bei Unfällen aller Art primär die Wiederherstellung und Erhaltung der Vitalfunktionen im Vordergrund aller ärztlichen Bemühungen stehen, haben uns veranlaßt, grundsätzlich den Anaesthesisten mit dieser Aufgabe zu betrauen.

Bei Anforderung des Notarztwagens wird hier grundsätzlich auch ein Rettungswagen eingesetzt.
Nach unseren Überlegungen kann nur auf diese Weise gewährleistet werden, daß der Notfallpatient schnell geborgen wird und die erforderlichen Sofortmaßnahmen noch vor Eintreffen des Arztes durch fachkundige Laien eingeleitet werden, da

der Notarztwagen infolge des meist längeren Anmarschweges in der Regel erst nach dem günstiger zum Unfallort stationierten und - was bei der heutigen dichten Straßenbelegung wichtig ist - wendigeren Rettungswagen eintrifft.

Obwohl die Frage, wann der Notarztwagen im Einzelfall eingesetzt werden soll problematisch ist und auch bleiben wird, da nicht in jedem Falle das rechtzeitige Erkennen lebensbedrohlicher Situationen, die ärztliche Sofortmaßnahmen erfordern oder eine Transportfähigkeit in Frage stellen, vorausgesetzt werden kann, besteht aufgrund der bisherigen Erfahrungen die Absicht, drei weitere Notarztwagen zu beschaffen.

Über nähere Einzelheiten wird Ihnen Herr Bergmann berichten. Ich selbst möchte mir nur die Bemerkung erlauben, daß alle fragwürdigen Seiten einer derartigen kostenaufwendigen Einrichtung - abgesehen von den besseren Möglichkeiten, Menschenleben zu retten und zu erhalten - durch die zusätzliche lebensnahe Ausbildung der angehenden Fachärzte sowie die günstige psychologische Wirkung auf unsere Bevölkerung und insbesondere auf die Notfallpatienten aufgewogen werden.

ERFAHRUNGEN MIT DEM NOTARZTWAGEN IN HAMBURG

Von G. Bergmann

In den vergangenen Jahren war tagsüber im Krankenhaus St. Georg, Hamburg, ein Behelfsnotarztwagen stationiert, der vorwiegend als planmäßiger Rettungswagen zum Einsatz kam. Seit dem 22. 3. 72 besteht eine neue Organisationsform, über die erste Erfahrungen mitgeteilt werden sollen.

Auch der neue Notarztwagen (NAW) der Hamburger Feuerwehr ist im Zentrum der Hansestadt in unserem Krankenhaus stationiert und wird Tag und Nacht mit einem Arzt und 2 Feuerwehrbeamten besetzt. Wir verdanken ihn der Schenkung eines Verlages, dessen Belegschaft auf seinen Betriebsausflug verzichtet und damit die Kosten für Kraftfahrzeug und Ausrüstung aufgebracht hat.
Erlauben Sie mir bitte eingangs einige Bemerkungen zu Fahrzeug und Ausstattung:

Bei der Auswahl des Fahrzeugtyps mußte berücksichtigt werden, daß bei voller Stehhöhe möglichst viel Innenraum für die Zuladung der Geräte und fest eingebauten Einrichtung geschaffen wurde. Andererseits sollte das Fahrzeug nicht zu groß sein, um die Wendigkeit im Verkehr nicht zu beeinträchtigen. Die Fahrzeugfederung durfte für den Patienten weder zu hart noch zu weich sein. Unter Berücksichtigung dieser Anforderungen wurde ein Mercedes-Benz Typ L 408 mit verlängertem Radstand und erhöhtem Dach (Stehhöhe 1, 90 m) gewählt. Umbau und Inneneinrichtung führte die Firma Binz durch. Zur Belüftung und Belichtung sind im Innenraum 2 mit Springrollos abdunkelbare Dachfenster angebracht. Die Heizung des Krankenraumes ist motorunabhängig. An Beleuchtungsquellen sind 6 Transistorlangfeldleuchten und 2 Deckenleuchten mit Hell/Dunkel-Schaltung, kombiniert mit elektrischer Be- und Entlüftung, vorhanden. Die Krankentragebühne wurde hier erstmals aufgrund von Forschungen der Technischen Hochschule Delft gebaut. Es ist gelungen, die Eigenfrequenz des Systems "Patient auf Trage" (2, 5 - 3 Hertz) unabhängig vom jeweiligen Gewicht des Patienten auf etwa 0, 5 Hertz zu senken. Die durchschnittliche effektive Vertikalbeschleunigung kann vom Bereich der menschlichen Eigenfrequenz (4 - 5 Hertz) bis auf 1/10 reduziert werden. (Abb. 1)

An medizinischen Geräten sind erwähnenswert:
1 Dräger-Narkose-Wandeinbaugerät
1 Visicard
1 Herz-Lungen-Rettungsgerät mit transportablen Sauerstoffflaschen für Betrieb außerhalb des NAW
1 Batteriedefibrillator und -Schrittmacher
1 Kofferpulmotor
1 großer Arzt-Bereitschaftskoffer mit Intubationsbesteck, Infusionslösungen, Notmedikamenten, Rubenbeutel, Fußsaugpumpe, Instrumente zur Venenfreilegung und Tracheotomie etc.
1 kleiner Arzt-Bereitschaftskoffer (Abb. 2)

Außerdem ist für den NAW vorhanden:
1 tragbares Aggregat zur Stromerzeugung, mit dem 2 transportable Infrarot-

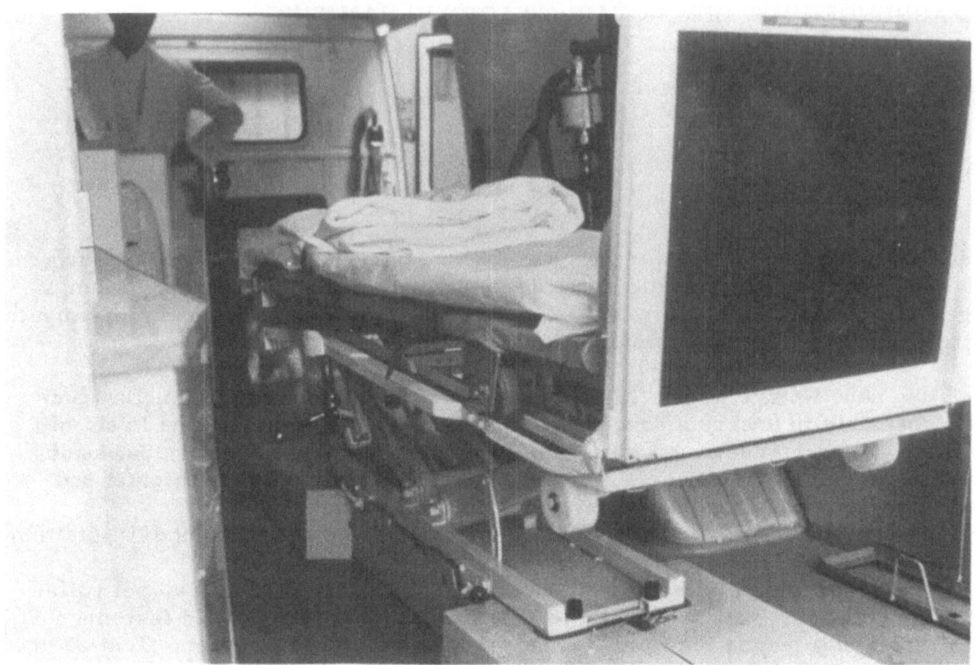

Abb. 1. Krankentragebühne

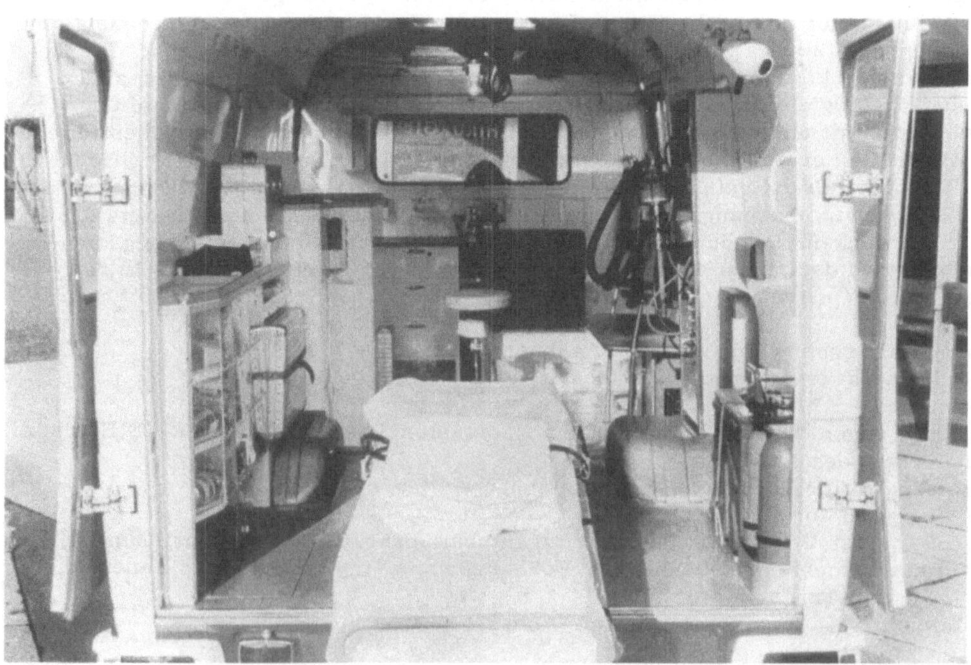

Abb. 2. Blick in den Innenraum des NAW

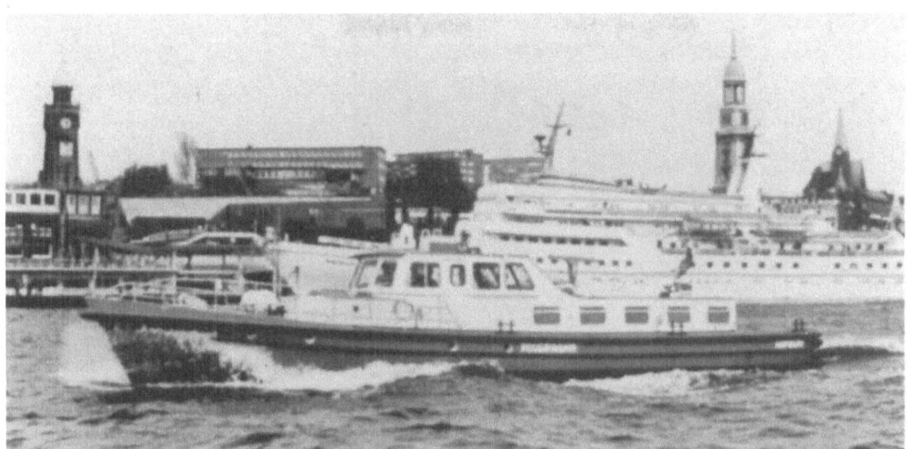

Abb. 3. Ambulanzboot

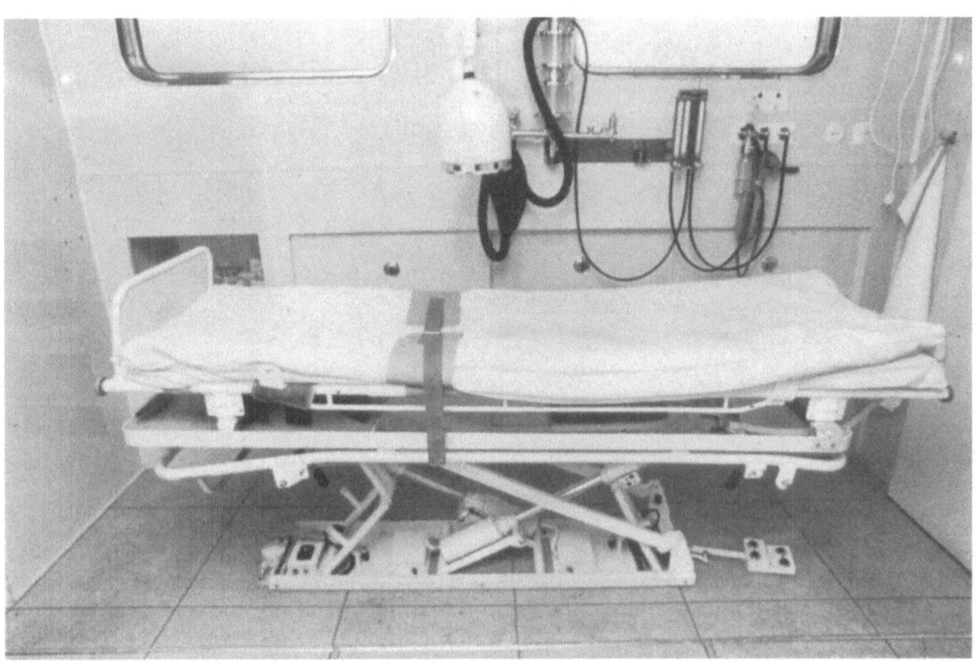

Abb. 4. Behandlungsraum des Ambulanzbootes. Im Nebenraum Tragen für zwei Verletzte

strahler zur Erwärmung eingeklemmter oder unterkühlter Personen betrieben werden können und die Versorgung von
2 tragbaren Flutlichtscheinwerfern und einer Operationsfeldleuchte erfolgen kann.

Weiterhin werden Vacuumauflagen, 2 tragbare Sprechfunkgeräte und ein Gigaphon mitgeführt.

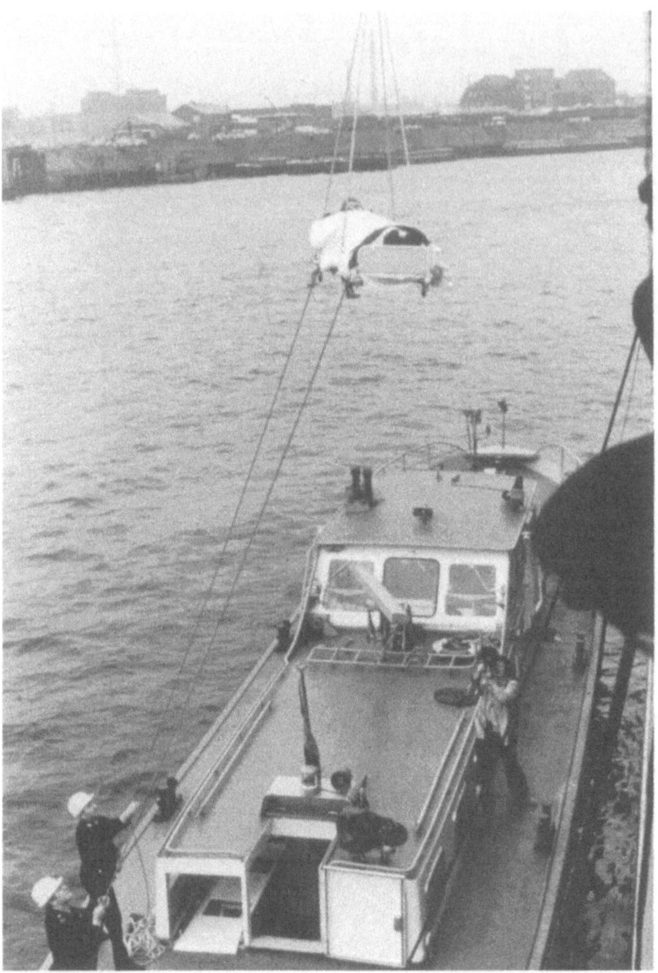

Abb. 5. Bergung eines Verletzten, der mit dem Ladegeschirr des Schiffes auf das Ambulanzboot abgeseilt wird

Wie wir von Herrn Schröder hörten, besitzt die FW auch 2 Ambulanzboote. (Abb. 3). Diese haben die Aufgabe, im gesamten hamburgischen Hafengebiet und auf der Unterelbe Verletzte und Kranke von Schiffen, Werften und auf dem Landwege nicht erreichbaren Wohngebieten zu übernehmen, die Erstversorgung zu ermöglichen und die schonende Beförderung zu einer Landestation durchzuführen. (Abb. 4). Eines dieser Boote ist wie ein RTW ausgestattet, das zweite wie ein NAW (außer Defibr., Schrittm., Visicard). (Abb. 5). Beide Boote haben Radar, Echolot, Funkverbindung zur Feuerwehrzentrale und Hafenfunk zur Verbindung mit den Schiffen. In besonderen Fällen erfolgt der Einsatz des Notarztes auf diesen Booten. +

+Die technischen Daten verdanke ich der Hamburger Feuerwehr, die uns jederzeit in vorbildlicher Zusammenarbeit ihre Unterstützung angedeihen läßt.

Die Gesundheitsbehörde Hamburg hat für die Besetzung des NAW vier Arztstellen zusätzlich bewilligt. Der Dienst wird von den Ärzten der beiden Anaesthesie-Abteilungen unseres Groß-Krankenhauses gemeinsam durchgeführt. Der diensthabende Arzt ist in der einsatzfreien Zeit auf der Intensivstation zur Unterstützung des Stationsarztes tätig und übernimmt Aufgaben, die im Alarmfall ein sofortiges Verlassen der Station erlauben. Er ist für die Vollständigkeit und Einsatzbereitschaft der medizinischen Ausrüstung an Bord verantwortlich und übernimmt die theoretische und praktische Ausbildung der Feuerwehrbeamten.

Die Alamierung erfolgt von der Feuerwehrzentrale über Direktverbindung an die im Krankenhaus stationierten Beamten, die den Alarm über eine Sonderleitung auf die Intensivstation weitergeben. Während der NAW aus der Garage vorfährt, hat der diensthabende Arzt den Ausgang der Intensivstation erreicht; ein Zeitverlust tritt somit nicht ein. Nach jedem Einsatz füllt der Anaesthesist ein Protokoll aus und vermerkt bei Beendigung seiner Schicht Zahl und Art der Einsätze in einem Rapportbuch. (Abb. 6 + 7).

Die auf dem NAW eingesetzten FW-Beamten müssen die von Herrn Schröder bereits dargelegte Ausbildung im Rettungsdienst absolviert haben. Sie werden in der einsatzfreien Zeit vom diensthabenden Arzt in der Wartung und der Vorbereitung aller Geräte des NAW unterwiesen. Zur weiteren Fortbildung wird im 3-wöchigen Turnus einer der beiden Beamten unter Aufsicht des Arztes auf der Intensivstation in der Kreislaufüberwachung, zur Kontrolle der Atemtätigkeit einschl. Absaugen der Atemwege, der Assistenz bei Intubationen, Vorbereiten von Injektionen und Infusionen und zum Anlegen von intravenösen Infusionen herangezogen. Der 2. Beamte ist für die Besetzung des Alarmempfängers sowie für die Pflege des Fahrzeuges und der Sanitätsausrüstung zuständig. Nach 12 Wochen wird die Besatzung abgelöst, damit die besondere Ausbildung einem größeren Kreis von Feuerwehrbeamten vermittelt werden kann. Bei Abschluß ihrer Tätigkeit auf dem NAW unterziehen sich die Beamten einer theoretischen und praktischen Prüfung, in der die erworbenen Kenntnisse nachgewiesen werden müssen.

Tabelle 1. Einsätze vom 22. 3. - 31. 10. 1972

Unfälle	251)	
Innere Erkrankungen	131)	= 394
Gynäkologische Erkrankungen	8)	
Neurologische Erkrankungen	4)	
Verlegungstransporte	52	
RTW und Fehleinsätze	163	
Exitus	193	
Gesamt:	802	

Datum: .... Begleitender Arzt: ....
Alarmierung um ....Uhr Abfahrt A.K.St.Georg um ....Uhr
An Unfallstelle um ....Uhr, ab Unfallstelle um ....Uhr
An Krankenhaus ....um ....Uhr, Station ....
Unfallort ....Unfallzeit ....Uhr
Name des Verletzten: .... geb.:...........
Anschrift:....................................... Tel.:...........
Entstehung der Verletzung bzw. kurze Anamnese:....................
....
.... bei Autounfall: 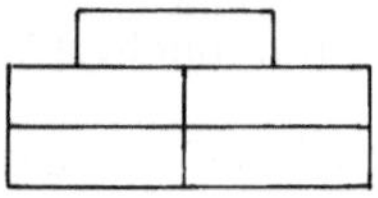
....
....
....
.... Unfallsitz ankreuzen
.... Sicherheitsgurte ja/nein
Nackenstütze ja/nein

Foeter alkoholic.: ja/nein

Bewußtlosigkeit?.......... Blutdruck:.......Pulsfrequenz:.........
Pupillen: eng, mittelweit, weit, entrundet, anisokor, Reaktion auf Licht? ....
Krämpfe? ....Lähmung?........Blutung aus Ohr,Mund,Nase?....
....
Erbrechen: ja/nein, Aspiration: ja/nein, Intubation: ja/nein
Tubusgröße:........ Schockbekämpfung: ja/nein, womit? ....ml
Medikamente:..
....
Lagerung: Rückenlage, stabile Seitenlage, sitzend, sonstige Lagerung?
Schienung: ja/nein, wo? ....
womit? ....
extrathorakale Herzmassage? ja/nein, Venae sectio? ....

Abb. 6. Fragebogen für den Notarztwagen

Anmeldung im Krankenhaus über Funk? ja/nein, um .... Uhr

Einflußnahme auf Fahrgeschwindigkeit beim Abtransport? ja/nein
Verschlechterung während des Transportes? ....
Eintritt des Todes .... um ....Uhr

Zeitpunkt der Übernahme des Verletzten im Krankenhaus um ....Uhr
Aufnahme-Nr. des Pat., bzw. E.V.-Nr. oder V.B.-Nr. ....

Endgültige Diagnose: ....
....
....
....
....

Bemerkungen:

Kommentar:

War der Einsatz ärztlich notwendig? ja/nein

Begründung:

War der Einsatz lebensrettend? ja/nein

Begründung:

Abb. 7. Fragebogen für den Notarztwagen

Hierüber wird vom leitenden Arzt eine Bescheinigung gefertigt, die von der Feuerwehr zur Personalakte des Beamten genommen wird. Nach übereinstimmendem Urteil unserer Kollegen sind die FW-Beamten im Dienst auf dem NAW interessiert, von großer Einsatzbereitschaft und Zuverlässigkeit und leisten wertvolle Hilfe bei den oft schwierigen Einsätzen.

Darf ich jetzt noch kurz die 802 Einsätze besprechen, die in der Zeit vom 22. 3. - 31. 10. 72 gefahren wurden:
Der NAW wurde 251 x wegen Unfalls, 131 x bei inneren, 8 x bei gynäkologischen und 4 x bei neurologischen Erkrankungen eingesetzt. (Tab. 1) Die ersten 394 Fälle werden nachher noch einmal anzusprechen sein.

Bei den Verlegungstransporten handelt es sich um Patienten, die unter ärztlicher Überwachung in Spezialabteilungen (Neurochirurgie, Cardiologische Abt., Haemodialysezentren, Kinderkliniken usw.) transportiert werden mußten.

Unter RTW und Fehleinsätzen sind die Fahrten beinhaltet, bei denen der Rettungswagen Leichtverletzte am Unfallort vorfand oder eingeklemmte Personen inzwischen geborgen worden waren. Nach Absprache mit dem Notarzt über Funk wurden diese Patienten mit dem RTW in das nächstgelegene Krankenhaus eingeliefert. Diese Situation trat besonders dann ein, wenn der NAW durch weitere Entfernung des Unfallortes eine längere Anfahrtzeit hatte. Zum anderen handelte es sich um Einsätze, bei denen Zimmerbrand, Explosionen, Schiffsbrand etc. gemeldet wurden und sich später herausstellte, daß keine Personen verletzt oder daß Leichtverletzte bereits geborgen worden waren.

Die Zahl der Verstorbenen ist mit 193 = 24,1% relativ hoch. (Tab. 2). Hierzu muß gesagt werden, daß etwa 50% der Alarmrufe über die Polizei aufgenommen

Tabelle 2. Exitus

Innere Erkrankungen	146
Unfälle	23
Suicid	21
Verbrechen	3
	193

(Hiervon 39 x in der Klinik Reanimationsversuch abgebrochen)

und an die FW-Zentrale weitergeleitet werden; Rückfragen sind dann nicht mehr möglich. Die Feuerwehr hat im August dieses Jahres der Polizei eine Checkliste zugeleitet, um durch gezielte Rückfragen bei dem Alarmgebenden die Zahl der Fehleinsätze weiter zu verringern. Oft alamieren Nachbarn oder Augenzeugen, also unkundige Laien. Findet die Besatzung des RTW bei ihrem Eintreffen eine klinisch tote Person vor, so muß sie die Wiederbelebungsmaßnahme mit Atemspende und extrathorakaler Herzmassage einleiten und über Funk den NAW herbeirufen. Der Arzt entscheidet nach Befund, zeitlichem Ablauf und Anamnese über die weiter zu treffenden Maßnahmen. Bei insgesamt 47 Einsätzen konnte nach Unfall, Suicid und Verbrechen am Ort nur noch der Tod festgestellt werden. Bei 39 Patienten der 146 Exitus aus innerer Erkrankung gelang es, wieder eine Herzaktion in Gang zu bringen und die Kranken in das nächste Krankenhaus zu transportieren. Dort wurden nach einiger Zeit wegen Erliegens der Herztätigkeit die Reanimationsbemühungen eingestellt.

Unter den vorhin besprochenen 394 Fällen finden sich 198 Bagatellverletzungen bzw. -erkrankungen. (Tab. 3)

Tabelle 3

Lebensrettender Einsatz	16
Arzt erforderlich	183
Bagatellfälle	195
	394

Die 16 lebensrettenden Einsätze beinhalten 8 schwere Unfälle, 6 Reanimationen bei Herzstillstand und je eine bei Strangulation und Ertrinken. Nimmt man hierzu die 183 Patienten, bei denen der Arzteinsatz erforderlich war und die 52 Verlegungstransporte, so konnte bei 802 Einsätzen eine Effizienz von 31. 3% erzielt werden. (Tab. 4). Hierbei blieben die 39 Fälle unberücksichtigt, bei welchen Reanimationsversuche kurz nach der Einlieferung in die Klinik abgebrochen werden mußten. Insgesamt führten wir 111 Intubationen durch und versorgten 149 Patienten mit Infusionen.

Tabelle 4

Lebensrettender Einsatz	16
Arzt erforderlich	183
Verlegungstransporte	52
	251

Effizienz bei 802 Einsätzen = 31, 3%

Abschließend möchte ich bemerken, daß für die Hansestadt Hamburg die Beschaffung von 3 weiteren NAW geplant ist. Sie sollen in den Krankenhäusern Altona (Autobahn Kiel), Harburg (Autobahn Hannover-Bremen) und Wandsbek (Autobahn Lübeck) stationiert werden. Von der Gesundheitsbehörde wurden für die Anaesthesieabteilungen dieser Krankenhäuser je 4 Arztstellen eingeworben. Ich bin gewiß, daß sich die Effizienz dann weiter steigern läßt, und wir werden zur gegebenen Zeit gemeinsam über unsere Erfahrungen und Ergebnisse berichten.

ORGANISATORISCHE, TECHNISCHE UND MEDIZINISCHE VORAUSSETZUNGEN FÜR DEN EINSATZ EINES NOTARZTWAGENS

Von F. W. Ahnefeld und W. Dick

Die Reorganisation der Rettungsdienste muß Verbesserungen in der Erstversorgung des Notfallpatienten am Notfallort und auf dem Transport in die Klinik zum Ziel haben. Die dazu erforderlichen Glieder der Versorgungskette sind - unter maßgeblicher Mitarbeit unseres Fachgebietes - definiert worden, die Aufgabenstellung hat sich am Standard der heute üblichen klinischen Versorgung auszurichten (Abb. 1).

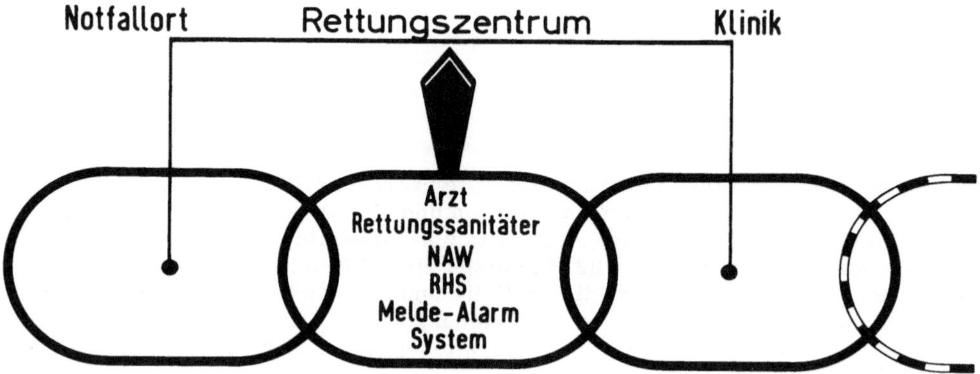

Abb. 1

Als Notfallpatienten sind definitionsgemäß alle diejenigen Verletzten oder akut lebensbedrohlich Erkrankten anzusehen, bei denen eine Störung vitaler Funktionen besteht, zu befürchten oder nicht sicher auszuschließen ist. Bei dieser Definition beträgt der Anteil der Traumatisierten ca. 40%, der der akut Erkrankten ca. 60% an der Gesamtzahl aller Notfallpatienten.

Die bisherigen Erfahrungen mit reorganisierten Rettungssystemen entstammen ganz überwiegend Modellversuchen, die sich - auch wenn sie in den Grundsätzen weitgehend übereinstimmen - in Abhängigkeit von den örtlichen Gegebenheiten in ihrer Gesamtstruktur deutlich unterscheiden.

Wir möchten an dieser Stelle diejenigen Erfahrungen zusammenfassen, die wir innerhalb eines Jahres bei 1.500 Einsätzen des Notarztwagens und Rettungshubschraubers am Testrettungszentrum Ulm sammeln konnten. Das Zentrum - von der Bundeswehr eingerichtet - arbeitet in engster Koordination mit dem Department für Anaesthesiologie der Universität und dem örtlichen DRK-Rettungsdienst.

Planung und Organisation des Rettungszentrums gingen für einen ärztlichen Einsatz mit Notarztwagen und/oder Rettungshubschrauber von Anfang an von folgenden Forderungen aus:

1. Alle sanitätsdienstlichen Funk- und Telefonverbindungen müssen in einem zentralen Meldekopf zusammenlaufen. Von hier aus bestehen direkte Verbindungen zu allen Rettungs- und Polizeiorganisationen. Zur Integrierung der externen wie internen Verbindungsaufgaben ist am ehesten eine überregionale Funkleitzentrale geeignet, die nicht nur den Einsatzbereich eines Notarztwagens, sondern auch den des Rettungshubschraubers in vollem Umfang abdeckt.

Als Einsatzradien legen wir heute für den Notarztwagen 10 bis maximal 15 km, für den Rettungshubschrauber bei Primäreinsätzen ca. 40 bis 50 km zugrunde (Abb. 2).

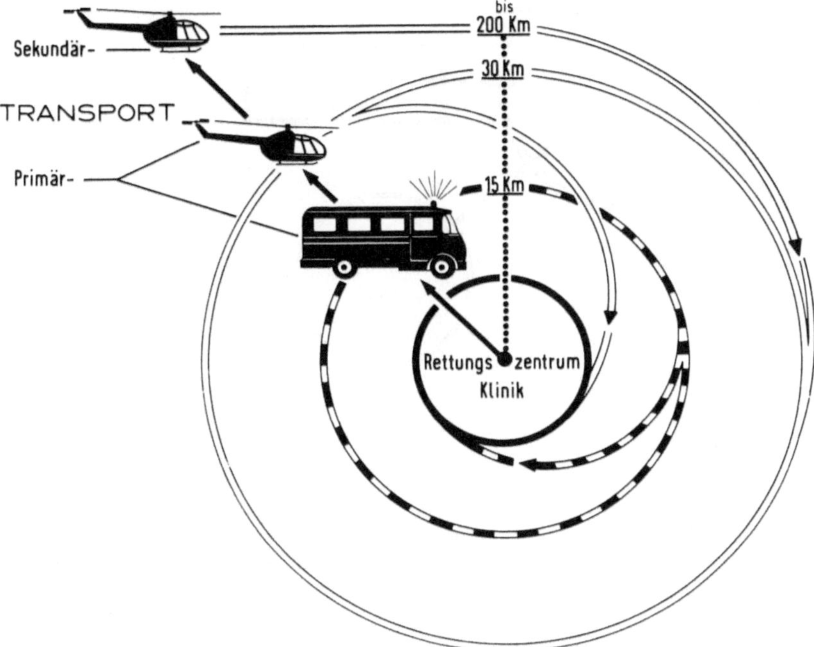

Abb. 2

2. Von dieser Einsatzzentrale aus (Abb. 3) muß die dreifach besetzte Rettungsgruppe (ein Arzt und zwei Rettungssanitäter) jederzeit telefonisch oder über Funk erreichbar und abrufbar sein. Das setzt prinzipiell voraus, daß die Einsatzgruppe an ihrem Standort in der Klinik nicht mit Tätigkeiten beschäftigt werden kann, die eine sofortige Herauslösung und damit die Einsatzbereitschaft behindern. Mit diesem funktechnischen Konzept liegen die Ausrückzeiten nach einer Alarmierung für den Notarztwagen im Mittel bei 1,2 Minuten, für den Rettungshubschrauber bei 3,8 Minuten. Die Anfahrt bis zum Orte des Geschehens beträgt für den Notarztwagen im Mittel 6,4, für den Rettungshubschrauber 9,5 Minuten.

3. Mit dieser Funkkonzeption und der Organisation des Einsatzalarmes ist gleichzeitig der Standort der Rettungsmittel - also des Notarztwagens und des Rettungshubschraubers - festgelegt. Sollen Ärzte und Rettungssanitäter während ihrer Dienstzeiten nicht vollständig aus dem klinischen Bereich abgezogen werden, so muß der Stationierungsort für Notarztwagen und Ret-

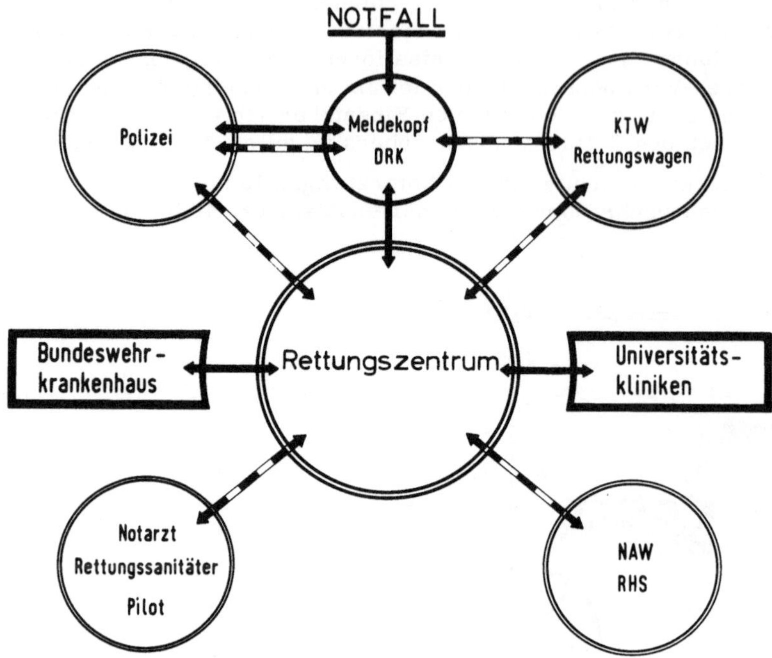

Abb. 3

tungshubschrauber in unmittelbarer Kliniknähe liegen; andernfalls würden nicht zu vertretende Zeitverluste entstehen. Auch dann, wenn infolge örtlicher Absprachen Notarztwagen und Rettungshubschrauber nicht alle erstversorgten Notfallpatienten in die Standortklinik einliefern, muß zumindest an der Einsatzklinik in einem 24-Stunden-Zeitraum die ausreichende Versorgung jedes Notfallpatienten - unabhängig von der Ursache der Lebensbedrohung - gesichert sein. Die Alarmierung des für die Erstversorgung benötigten Ärzteteams wie der diagnostischen Einrichtungen erfolgt bereits vom Orte des Geschehens aus bzw. noch während der Anfahrt oder des Anfluges zur Klinik.

Das technische Konzept und die bisher genannten organisatorischen Vorkehrungen sind mit einem relativ geringen finanziellen Aufwand sicherzustellen. Die notwendige personelle Besetzung bereitet jedoch erhebliche Schwierigkeiten. Sie läßt sich auch bei der Koordination mehrerer klinischer Fachgebiet auf keinen Fall mit dem vorhandenen Personaletat realisieren.

Zwei Gruppen sind zur adäquaten Versorgung von Notfallpatienten jeglicher Kategorie absolute Voraussetzung, der Notarzt und der Rettungssanitäter. Zu den unmittelbaren Aufgaben des Notarztes gehört in aller Regel nicht die Diagnostik einer spezifischen Erkrankung oder die Einleitung einer kausalen Therapie am Orte des Geschehens bzw. auf dem Transport in die Klinik. Zu seinen definierten Aufgaben zählt vielmehr in erster Linie die Sicherung bzw. Wiederherstellung der vitalen Funktionen. Ein derart multilateraler Aufgabenbereich kann jedoch kaum von einem nur noch auf dem Gebiete des Rettungswesens tätigen Arzt ausgeführt werden, da ihm auf die Dauer die notwendige Beziehung zu der in die Rettungskette fest integrierten Klinik fehlt. Eine solche Funktion läßt sich unseres Erachtens auch nicht durch einen Fachspezialisten im engeren Sinne wahrnehmen, da dann z. B. für die jeweils fachspezifischen Notfälle ein fachspezifischer Notarztwagen zur Verfügung stehen müßte. Allein aus der Definition des Notfallpatienten heraus erscheint uns die Entwicklung spezifischer Notarztwagen - wie sie z. B. in der Sowjetunion eingesetzt sind - nicht sinnvoll. Der Einsatz dieser spezifischen Systeme wäre nur dann gerechtfertigt, wenn in jedem Falle bereits bei der Meldung die richtige Diagnose feststände, eine Voraussetzung, die praktisch nie erfüllt ist.

Aus diesen Überlegungen und den inzwischen vorliegenden Erfahrungen ergibt sich die klare Schlußfolgerung, daß die Anaesthesiologie zur Erfüllung dieser Aufgaben prädestiniert sein dürfte. Bei einem Notfallpatienten steht die Anwendung unterschiedlicher Maßnahmen im Rahmen einer respiratorischen, zirkulatorischen und cardialen Insuffizienz im Vordergrund. Die vorliegenden Statistiken der Literatur wie auch unsere eigenen Erhebungen zeigen, daß zur Abwendung der akuten Lebensgefahr ganz überwiegend die Beatmung, die Intubation, die Infusionstherapie und die Herzwiederbelebung indiziert sind; chirurgische Maßnahmen stellen die absolute Ausnahme dar.

Dementsprechend wird im Testrettungszentrum Ulm die ärztliche Besetzung durch Anesthesisten sichergestellt, die mindestens das zweite Jahr ihrer Weiterbildung beendet haben. Sie sind in einem Schichtdienst ständig einsatzbereit, arbeiten jedoch in der einsatzfreien Zeit in der bereits beschriebenen Weise in den Kliniken mit. Die Tätigkeit am Rettungszentrum wird gewöhnlich auf ein halbes Jahr limitiert. In dieser Zeit wird der Anaesthesist mit den unterschiedlichsten Notfällen konfrontiert, er lernt dabei - auf sich allein gestellt - situationsgerecht zu handeln; die notwendigen interdisziplinären Kontakte mit anderen Fachgebieten werden vertieft.

Die zum Team gehörenden Rettungssanitäter erhalten vor ihrer Eingliederung in das Rettungszentrum eine Ausbildung, die sich an den Erfordernissen ihrer zukünftigen Aufgaben orientiert und die bereits heute in weitem Umfang den Vorstellungen entspricht, wie sie im zukünftigen Berufsbild niedergelegt sind.

Sie werden darüber hinaus wechselweise im täglichen Klinikbetrieb eingesetzt, um so eine ständige Fortbildung zu ermöglichen. Zur grundsätzlichen Frage des ärztlichen Einsatzes im Rettungsdienst zeigen unsere Erfahrungen, daß zwar der entsprechend ausgebildete Rettungssanitäter wesentlich effektiver eingesetzt werden kann als der Sanitäter der Vergangenheit mit unzureichender Ausbildung. Unabhängig davon darf jedoch nicht außer acht gelassen werden, daß er allein aufgrund der gesetzlichen Vorschriften in der Anwendung spezieller Wiederbelebungsverfahren limitiert bleibt. In vielen Fällen ist daher die angestrebte Sicherheit für den Notfallpatienten nur durch den Einsatz eines entsprechend qualifizierten Arztes gewährleistet.

Als Transportmittel stehen dem Testrettungszentrum ein Notarztwagen (Mercedes L 408) und ein Rettungshubschrauber vom Flugmuster Bell UH 1 D zur Verfügung.

Der Notarztwagen entspricht in seiner Grundausstattung der DIN 75080, er wurde zusätzlich aufgrund der eigenen Erfahrungen weiter mit Geräten aufgestockt,

z. B. einem Oscilloskop, einem Defibrillator, einem entsprechend konstruierten Notfallkoffer und einem Bausteinsystem für die Neugeborenenreanimation.

Grundsätzlich ist bei dieser Ausstattung sicherzustellen, daß alle Geräte außerhalb und innerhalb des Fahrzeuges einsatzbereit sind. Nicht selten werden Reanimationsmaßnahmen unter allen nur erdenklichen ungünstigen Bedingungen außerhalb des Notarztwagens erforderlich. In zunehmendem Maße gewinnt, wie schon kurz angedeutet, bei uns zudem die Neugeborenenreanimation an Bedeutung, besonders dann, wenn es sich um die Verlegung vorgeschädigter Säuglinge aus kleineren Kliniken in eine pädiatrische Intensivtherapieeinheit handelt.

Die Grundausstattung des Rettungshubschraubers entspricht vom Prinzipiellen her der des Notarztwagens; der Aufbau ist der gleiche, nur so läßt sich ein störungsfreier Ablauf sicherstellen.

Die Unterbringung der Ausstattung und der Geräte ist in allen bisher in Betrieb befindlichen Notarztwagen und Rettungshubschraubern nicht als optimal anzusehen. Es wird notwendig sein, ein klar gegliedertes Baukastensystem zu entwerfen. Die heute überall vorhandenen individuellen Wünsche verteuern zwar den Ausbau, fördern aber keineswegs die Einsatzfähigkeit.

Die allgemein übliche Unterteilung der Einsätze hinsichtlich ihrer Zweckmäßigkeit und ihres Erfolges wurden für unsere bisherige Auswertung weiter differenziert. Die Klassifizierung der Einsatzkategorie geht von einer Gegenüberstellung der in der Notfallmeldung enthaltenen Information mit den beim Einsatz tatsächlich vorgefundenen Bedingungen aus. Trotz einer intensiven Information der Bevölkerung, der Polizei und aller anderen mit dem Rettungsdienst zusammenarbeitenden Organisationen liegt unsere derzeitige Fehleinsatzrate bei 22,6%. Setzen wir unsere Ergebnisse in Vergleich zu den Erfahrungen anderer Rettungszentren des In- und Auslandes, so möchten wir bereits heute argumentieren: Wer eine sogenannte Fehleinsatzquote von ca. 20% unterschreitet, hat damit nicht den Rettungsdienst optimiert; er stellt lediglich in Frage, daß Notarztwagen oder Rettungshubschrauber für die notwendige Versorgung von Notfallpatienten angefordert werden.

Die Reorganisation des Rettungsdienstes - das können wir aufgrund unserer bisherigen Erfahrungen feststellen - endet nicht im außerklinischen Bereich. Auch innerhalb der Klinik sind zur Sicherstellung der Versorgungskette Umstrukturierungen notwendig. Die üblicherweise auf die stationären Betten berechneten Intensivtherapieeinheiten, Geräte und die personelle Ausstattung erweisen sich bei der Kombination einer Schwerpunktklinik mit einem Rettungssystem als völlig unzureichend. Die Klinik muß vielmehr - orientiert an der Zahl der zur Aufnahme kommenden Notfallpatienten - über

a) eine zentrale Notaufnahme mit entsprechenden Behandlungsräumen sowie

b) eine der Notaufnahme selbst angeschlossene Notaufnahmestation verfügen, von der aus die klinisch erstversorgten Patienten den einzelnen Spezialabteilungen zur definitiven und kausalen Behandlung zugewiesen werden.

Nicht bei jedem Notfallpatienten ist bereits außerhalb der Klinik zu entscheiden, welche der vorhandenen Spezialeinrichtungen innerhalb der Klinik für die notwendige endgültige Behandlung die richtige ist. Bei Polytraumatisierten muß darüber hinaus die Priorität der Versorgung in den einzelnen operativen Teilbereichen festgelegt werden usw. Diese vielfältigen Aufgaben lassen sich nur dann erfüllen, wenn eine interdisziplinär betriebene zentrale Notaufnahme innerhalb eines Gesamtklinikums zur Verfügung steht.

Wir haben hier mit Vorbedacht nur über die Erfahrungen berichtet, die wir unter den gegebenen Voraussetzungen am Testrettungszentrum Ulm sammeln konnten. Der Rettungsdienst und insbesondere der ärztliche Einsatz im Rettungsdienst läßt sich nicht als Nebenbeschäftigung betreiben. Es reicht kaum aus, das Fahrzeug mit irgendeinem Arzt zu besetzen, vielmehr müssen - den örtlichen Gegebenheiten entsprechende - Lösungen vorbereitet und gefunden werden, die den Einsatz qualifizierter Ärzte ermöglichen und eine enge Koordination des Rettungsdienstes mit den Kliniken sicherstellen. Der Anaesthesist wird in jedem Falle in diesem Bereich ein wichtiges Arbeitsfeld finden können, sei es in der Ausbildung der Rettungssanitäter, der Weiterbildung der Anaesthesisten, der Erstversorgung unterschiedlicher Notfallpatienten und in der sich daraus ergebenden interdisziplinären Zusammenarbeit, wenn ihm die hier angedeuteten Voraussetzungen geschaffen werden. Er sollte in der Anfangsphase zwar zu Improvisationen bereit sein. Improvisationen dürfen jedoch die vorhandenen Möglichkeiten nicht überschreiten. Insbesondere ist endlich eine verbindliche Entscheidung des Staates darüber erforderlich, wie und in welchem Umfange er die ärztlichen Vorschläge zur Reorganisation der Rettungsdienste verwirklichen will.

INDIKATIONSTABELLE FÜR DEN ÄRZTLICH GELEITETEN TRANSPORT

Von W. Kempe

In zahlreichen Tagungen, insbesondere auch der Deutschen Gesellschaft für Anaesthesie und in besonderem Maße bei dem von Herrn Ahnefeld geleiteten 2. Rettungskongreß des Deutschen Roten Kreuzes in Göttingen 1970, wurde im Rahmen der Rettungskette als Endziel der ärztlich geleitete Krankentransport für den Risikopatienten aller Fachdisziplinen gefordert. Der Kongreß nannte sich bewußt nicht Unfall-Rettungs-Kongreß. Es kamen somit weitgehend alle Fachdisziplinen der Medizin zu Wort sowie Forderungen im Hinblick auf den Transport von Patienten mit Störungen der Elementarfunktionen.

Insbesondere für Laien steht das Unfallgeschehen zunächst einmal als imponierendes Geschehen vor Augen, und in dieser Richtung gehen auch die Forderungen für den ärztlich geleiteten Transport. Wir wissen aber, daß Verkehrsunfälle etwa nur 1/3 der Risikopatienten darstellen, 2/3 sind häusliche und Betriebsunfälle sowie Risikopatienten außerchirurgischer Fachdisziplinen. Nicht nur der Unfallpatient bedarf der ärztlichen Versorgung am Ort des Geschehens und weiterhin während des Transportes zum Krankenhaus. Jeder Patient mit vorhandenen oder u. U. zu erwartenden Störungen der Vitalfunktionen muß vor Antritt des Transportes in das Krankenhaus optimal versorgt werden, etwaige Störungen der Vitalfunktionen verbessert und während des Transportes die ärztliche Betreuung weiterhin gesichert sein. Nur so kann das Transportrisiko so gering wie möglich gehalten werden.

Wenn auch der Primärtransport von Risikopatienten zunächst einmal im Vordergrund steht, so dürfen wir nicht die Sekundärtransporte von einem Krankenhaus in Spezialkliniken vergessen. Auch hier ist nicht selten eine ärztliche Leitung des Transportes mit allen vorbereitenden Maßnahmen zur Erhaltung und Kontrolle von Vitalfunktionen erforderlich.

Da die technischen und medikamentösen, sowie nicht selten auch zeitlichen Voraussetzungen bei dem frei praktizierenden Arzt nicht voll gegeben sein können, ist für solch einen ärztlich geleiteten Rettungsdienst eine gute Zusammenarbeit zwischen den niedergelassenen Kollegen und den Ärzten des Krankenhauses dringend erforderlich. Daraus ergibt sich zwangsläufig die Notwendigkeit, daß der Krankentransport-Rettungsdienst unter Leitung und Einsatzbereitschaft von speziell ausgebildeten Krankenhausärzten und da vor allem von den Anaesthesisten, als den Ärzten, die sich insbesondere mit den Problemen der Erhaltung der Elementarfunktionen und der Reanimation befassen, geleitet wird.

Die Erfassung aller Risikopatienten zu einem ärztlich geleiteten Transport wird somit insbesondere außerhalb der akuten Unfallsituationen zu einer Forderung der engen Zusammenarbeit zwischen dem praktisch tätigen Arzt und des Krankenhausarztes. Hier ist Information und Absprache untereinander erforderlich, um möglichst alle Risikopatienten einem ärztlich geleiteten Krankentransport zuzuführen.

So haben wir in regionalärztlichen Fortbildungen diese Probleme aus der Sicht der einzelnen Fachdisziplinen der Medizin behandelt. Aus den Erfahrungen der niedergelassenen Kollegen, der Kliniksärzte und unserer Rettungssanitäter haben sich folgende Indikationstabellen ergeben, die selbstverständlich keinen Anspruch auf Vollständigkeit erheben können.
Diese Tabellen sollen die Grundlage und Anregung sein für weitere ärztliche Fortbildungen im Regionalbereich, wenn entsprechende Voraussetzungen für den ärztlich geleiteten Krankentransport-Rettungsdienst geschaffen worden sind.

Indikation zum ärztlich geleiteten Krankentransport

I. Chirurgie

Allgemein: Ärztliche Versorgung schon am Unfallort bei allen Unfällen (Verkehrs-, Betriebs- und Hausunfällen).

Speziell:
1. Schädel-Hirntrauma
2. Störungen der Vitalfunktion Atmung
   (Verletzungen des Gesichtsschädels, des Halses und des Thorax)
3. Störungen der Vitalfunktionen Herz - Kreislauf (Schock)
   Verletzungen des Bauchraumes
   Vielfachverletzungen
4. Verbrennungskranke
5. Verätzungen
6. Stromverletzungen
7. Wasserverletzungen (Ertrinken)

Indikation zum ärztlich geleiteten Krankentransport

II. Innere Medizin

---

1. Alle comatösen Zustände
   (Coma diabeticum, Coma urämicum, Coma hepaticum etc.)
2. Herzinfarkt (Verdacht)
3. Schwere Herzinsuffizienz
   (Asthma cardiale, schwere tachycarde oder bradycarde Herzrhythmusstörungen)
4. Symptome schwerer Atemstörungen
   (Asthma bronchiale, Lungenödem verschiedenster Genese, Lungenembolie)
5. Akute Blutungen verschiedener Genese und Lokalisation
   (Gefahr des haemorrhagischen Schocks bei Oesophagusvaricenblutungen, Blutungen im Magen-Darmbereich)
6. Anaphylaktischer Schock
7. Cerebraler Insult
8. Vergiftungen aller Art, insbesondere der Schlafmittelintoxikationen

---

Indikation zum ärztlich geleiteten Krankentransport

III. Gynäkologie und Geburtshilfe

1. Schwere gynäkologische Blutungen
2. Schwere Blutungen in der Schwangerschaft, insbesondere am Ende der Schwangerschaft
3. Unmittelbar bevorstehende Geburt
4. Peripartualer Schock
5. Bestehende oder drohende Eklampsie
6. Drohender oder bestehender Schock bei Extrauteringravidität
7. Alle Transporte von Mangelgeburten (u. U. gemeinsame Vorbereitung mit Pädiater und Anaesthesist)

Indikation zum ärztlich geleiteten Krankentransport

IV. Pädiatrie

1. Alle akuten Atemnotsyndrome
   insbesondere im Neugeborenen- und Säuglings-Kleinkindesalter,
   Krupp (Epiglottitis gangraenosa acutissima, stenosierende Laryngotracheobronchitis),
   Pertussis im Säuglingsalter,
   Bronchiolitis - spastische Bronchitis,
   Fremdkörperaspiration
2. Herzerkrankungen mit Notfallcharakter
3. Schocksymptome jeglicher Genese
4. Alle comatösen Kinder
5. Krampfanfälle
6. Alle akuten (exogenen) Vergiftungen mit drohenden oder bestehenden Störungen im Bewußtsein oder der Elementarfunktionen

Indikation zum ärztlich geleiteten Krankentransport

V. Neurologie/Psychiatrie

1. Alle zentral bedingten Bewußtlosigkeiten
2. Status epilepticus
3. Patienten mit Paresen, die zu Störungen von Vitalfunktionen führen können (Atemstörungen), z. B. Polyneuropathien, Querschnittslähmungen
4. Unruhige psychiatrische Patienten

MÖGLICHKEITEN DER EFFIZIENZSTEIGERUNG BEI NOTARZTWAGENEINSÄTZEN

Von M. Greiffenhagen und H. Malz

Bei der Reorganisation des Rettungswesens in der Bundesrepublik Deutschland haben viele Städte und Gemeinden den Versuch unternommen, zur Bergung und schnellstmöglichen Erstversorgung der Unfallopfer Notarztwagen mit qualifizierter Mannschaft einzusetzen. Nachdem jahrelange Erfahrungen gesammelt werden konnten, ist es nun an der Zeit zu überdenken, ob und an welcher Stelle die Rettungskette verbesserungsfähig ist, um die Effektivität der Notarztwageneinsätze zu steigern.

Beim Blick über die Grenzen der Bundesrepublik Deutschland drängt sich die Feststellung auf, daß zentral gelenkte und zu einem Rettungszweckverband zusammengefaßte Einzelorganisationen in privater Hand wie das dänische Rettungskorps Falck-Zonen oder unter staatlicher Kontrolle wie in einigen Ostblockstaaten uns hierbei als Vorbild dienen können. Denn bei mehr föderalistischer Handhabung gelangen z. B. inzwischen bewährte Verbesserungen verspätet und auf Umwegen in die Praxis.

Bei allen Notarztwageneinsätzen kommt es darauf an, das sog. therapeutische Intervall - also die Zeit vom Eintreten eines medizinischen Notfalles bis zum Eintreffen ärztlicher Hilfe - zu verkürzen. Für das Auslösen einer Rettungsaktion ist daher von ausschlaggebender Bedeutung ein gut und zuverlässig funktionierendes Meldesystem. Bisher sind hierfür verschiedene Wege beschritten worden, z. B. die Benutzung des öffentlichen Fernsprechnetzes, die Verbindung der Partner in einem Rettungssystem durch Direktleitung oder die drahtlose Kommunikation. Daß dieses Meldesystem infolge technischer und menschlicher Unzulänglichkeiten schon oft den ersehnten Notruf vereitelt hat, muß an dieser Stelle nicht ausführlich erläutert werden. Eine Lösungsmöglichkeit bietet sich durch die schon vielerorts aufgestellten Notrufsäulen an. Leider ist die Zahl bei weitem zu gering und der Standort der wenigen Notrufsäulen nicht immer der Unfallhäufigkeit entsprechend. Eine fühlbare Verbesserung kann nur die Schaffung einer einheitlichen Notrufnummer bringen, über die - selbstverständlich kostenlos - die jeweils nächstliegendste Rettungsstation anwählbar ist. Eine andere Möglichkeit ist die Ausrüstung aller Telefonapparate mit einer sog. Notruftaste, über die man gebührenfrei Arzt, Feuerwehr und Polizei rufen kann, wie es bereits in Schweden praktiziert wird.

Doch nicht nur die technische Verbesserung des Meldesystems, sondern auch eine Schulung derer, die es in der Not bedienen sollen, ist dringend erforderlich. Es dürfte eigentlich nicht zu viel verlangt sein, im Schul-, Berufs-, Fachschulsowie Fahrschulunterricht ebenso wie über die öffentlichen Medien jedem Bürger die allgemeinverständlichen Informationen zu geben, wann ein Notfall vorliegt und wie der exakte Notruf in Form und Inhalt auszusehen hat. Damit infolge mangelhafter Angaben nicht kostbare Zeit verloren geht, könnte man zusätzlich auf jeden Einbanddeckel der amtlichen Fernsprechbücher eine genaue "Notruf-Anweisung" drucken. Darüber hinaus muß der Bevölkerung immer wieder vor Augen geführt werden, welche lebensbedrohenden Folgen den Opfern von Not- und Unglücksfällen durch Disziplinlosigkeit und Neugierde entstehen können.

Anstelle der zahlreichen Meldezentralen entsprechend der Vielzahl regional vertretener Rettungsorganisationen fordern wir die Schaffung übersichtlicher Rettungsräume mit einem übergeordneten Meldekopf, dessen Organisation und Aufbau bundesweit einheitlich sein muß.

Zu jedem Meldekopf gehört, abgesehen von der modernsten technischen Ausrüstung, erfahrenes Personal, das die einlaufenden Notrufe richtig einzuschätzen weiß. Zu ihrer Unterstützung sollte ihnen ein Einsatzkatalog vorliegen, um eine schnelle Entscheidung, - Notarztwageneinsatz erforderlich oder nicht - zu ermöglichen. Nach einer von uns im Jahre 1971 durchgeführten Umfrage lag dort die Quote der Fehleinsätze am niedrigsten, wo ein solcher Einsatzkatalog Verwendung gefunden hatte. Liegt eine eindeutige Indikation für den Einsatz des Notarztwagens vor, so muß der Abruf über eine Direktleitung erfolgen, damit ein sofortiges Ausrücken des Notarztwagens mit kompletter Mannschaft gewährleistet ist. Die Notarztwagenbesatzung muß jederzeit z. B. über eine drahtlose Rufanlage erreichbar und von der jeweiligen Tätigkeit abkömmlich sein. Im Hinblick auf den Zeitfaktor muß die Mannschaft das stets einsatzbereite Fahrzeug auf kürzestem Wege erreichen können. Unnötige Startverzögerungen lassen sich durch technisch optimale Wartung und einen guten Trainingsstand der Mannschaft vermeiden.

Die Fahrer der Notarztwagen sollten in Ergänzung ihrer Orts- und Straßenkenntnis zusätzlich wöchentlich über besondere Verkehrsbehinderungen informiert werden, damit sie jeden evtl. Einsatzort entsprechend der tageszeitlich gegebenen Verkehrslage auf dem kürzesten Wege anfahren können.

Das nächste Glied der Rettungskette stellt die Tätigkeit aller an der Nothilfe Beteiligten am Einsatzort dar. Hier nämlich erweist es sich, ob praktisches Training und theoretischer Unterricht jedem für seinen ihm zugewiesenen Aufgabenbereich die erforderliche Sicherheit und Erfahrung vermittelt haben. Darüber hinaus kann am Einsatzort nur dann wirkungsvolle Hilfe geleistet werden, wenn technischer Einsatzleiter und Notarzt zur Kooperation und Koordination ihrer fachspezifischen Tätigkeit bereit sind. Subordination des einen unter den anderen ist dabei völlig fehl am Platze, nur gemeinsam und gleichberechtigt können sie den sicheren Weg zur Bergung und Versorgung des Notfallpatienten gehen. Dieses hohe Maß an reibungsloser Zusammenarbeit verlangt schließlich auch noch die Kenntnis und Beachtung der besonderen Probleme des anderen, wie sie sich für den Arzt auf der einen und den technischen Einsatzleiter auf der anderen Seite während der Rettungsaktion ergeben.

Bevor der Notarzt seine ärztliche Tätigkeit an der Unfallstelle aufnimmt, muß er sich einen Überblick über die vorliegende Situation verschaffen:

I. Besichtigung der Unglücksstelle und Entgegennahme der Berichterstattung durch den technischen Einsatzleiter, woraus sich möglicherweise wichtige diagnostische Hinweise ergeben.

II. Feststellung der Zahl der Verletzten oder erkrankten Personen, der Verletzungsarten sowie deren Dringlichkeitsstufen, um übereilte Erstversorgungen zu vermeiden.

III. Entscheidung, wem zuerst geholfen werden muß. Diese darf nur nur von medizinischen Überlegungen getragen werden, sozial-ethische Gesichtspunkte müssen zurückgestellt werden.

Diese drei Punkte finden häufig zu wenig Beachtung. Aber gerade ein planvolles Vorgehen am Einsatzort ist die Garantie dafür, daß dem Patienten von seiten der Rettungsmannschaft die bestmögliche Hilfe zuteil wird.

Definitiv wird die Frage, ob der Notarztwageneinsatz indiziert war oder nicht, am Einsatzort beantwortet. Um sog. Fehleinsätze handelt es sich, wenn der Notarztwagen auf der Fahrt zum Einsatzort zurückgerufen wird oder die Besatzung am Ziel feststellen muß, daß ihre Hilfe gar nicht vonnöten ist. Daraus ist aber nicht zu folgern, daß in Zukunft jegliche Fehleinsätze vermieden werden müßten. Eine bestimmte Zahl von Fehleinsätzen - ca. 20% - ist geradezu der objektive Maßstab dafür, daß die Indikationsstellung insgesamt richtig war.

Der dem Personal des Meldekopfes vorliegende Einsatzkatalog ist vorzugsweise situationsbezogen. Wenn die Hilfe für Patienten aber krankheits- oder verletzungsbezogen sein soll, so verlangt der allgemeine Einsatzkatalog eine Ergänzung, die dem medizinischen Befund oder dessen inzwischen eingetretener Veränderung Rechnung trägt. Hierfür bieten wir unsere sog. Bremer Checkliste an, mit deren Hilfe z. B. bei mangelhafter Alarmmeldung durch den Laien unsere Feuerwehrleute oder Rettungssanitäter vom Unfallort aus, also nachträglich oder sekundär, indiziert den Notarzt herbeirufen können.

RECHTLICHE FRAGEN BEIM BETRIEB VON NOTARZTWAGEN

Von H. Malz

Stets im Blickpunkt des Geschehens, erwecken die Handlungen eines Notarztes in den oft außergewöhnlichen Situationen am Einsatzort die kritische Aufmerksamkeit der Öffentlichkeit, die heute durch die Laienpresse mehr und mehr über Fortschritte aber auch Fehlermöglichkeiten in der Medizin informiert wird. Wie in Amerika, werden daher auch im Laufe der Zeit in Deutschland die Zahl der Arztprozesse zunehmen und wir alle, besonders aber die Ärzte in der Notfallmedizin, sollten uns intensiver mit rechtlichen Gesichtspunkten unserer Tätigkeit auseinandersetzen. Alle Fragen und Probleme, die sich aus der Verbindung von Medizin und Jurisprudenz ergeben, stehen im Hintergrund jeglicher ärztlichen Tätigkeit, müssen indes infolge ihrer großen Bedeutung jedem einzelnen Arzt deutlicher ins Bewußtsein gerufen werden.

Die zivilrechtliche Haftung

Rechtliche Grundlage der ärztlichen Behandlung, auch am Unfallort, ist in der Regel der sog. Arztvertrag. Die übliche Vertragsform ist der Dienstvertrag (§ 611 BGB), der weder schriftlich niedergelegt noch mündlich formuliert werden muß, um Gültigkeit zu erlangen. In ihm verpflichtet sich der Arzt zur Hilfeleistung nach besten Kräften. Jede Schädigung des Vertragspartners, sei es durch mangelnde Sorgfalt oder durch Vernachlässigung der lex artis bedeutet eine Verletzung der Pflichten aus diesem Behandlungsvertrag. Da noch immer Eingriffe in die körperliche Integrität einer Person als Körperverletzung angesehen werden, muß deren Rechtswidrigkeit auch bei der Hilfeleistung am Unfallort durch die Einwilligung des Patienten aufgehoben werden, die auch stillschweigend erteilt werden kann. Die wirksame Einwilligung setzt eine Aufklärung und einen urteilsfähigen Patienten voraus. Je dringender ein Eingriff ist, z. B. bei Verblutungsgefahr, desto weniger Umstände braucht der Arzt mit der Aufklärung zu machen (BGH St 12, 382), weil hier für den Patienten keine echte Wahlmöglichkeit besteht und prinzipiell davon ausgegangen werden kann, daß jeder mit Maßnahmen zur Rettung seines Lebens einverstanden ist.

Ist der Patient bewußtlos oder steht er unter einem bewußtseinstrübenden Schock, kann weder ein Behandlungsvertrag abgeschlossen noch die Einwilligung des Patienten herbeigeführt werden. Der Arzt muß hier, wenn es die Situation erfordert, ungebeten oder unaufgefordert fremde Interessen wahrnehmen. Es gelten dann die Bestimmungen der auftraglosen Geschäftsführung (§ 677 BGB). An die Stelle der Einwilligung tritt die mutmaßliche Einwilligung. Handelt ein Arzt seinen aus einem Vertrag entstandenen Pflichten zuwider - gleich ob sie mit Zustimmung des Verletzten oder durch die Geschäftsführung ohne Auftrag entstanden sind - macht er sich einer positiven Vertragsverletzung schuldig, wodurch er schadenersatzpflichtig wird. Hat die Verletzung der vertraglichen Pflicht eine körperliche Schädigung oder den Tod des Patienten zur Folge, so haftet der Arzt für den entstandenen Schaden zugleich aus dem Gesichtspunkt der unerlaubten Handlung (§ 823 ff BGB). Trotz dieser Parallelität zwischen der vertraglichen und der sog.

§ 276	BGB	Haftung für eigenes Verschulden
§ 278	BGB	Verschulden des Erfüllungsgehilfen
§ 611	BGB	Wesen des Dienstvertrages
§ 677	BGB	Pflichten des Geschäftsführers
§ 680	BGB	Geschäftsführung im Notfalle
§ 823	BGB	Schuldhafte Verletzung ausschließlicher Rechte
§ 831	BGB	Haftung für den Verrichtungsgehilfen
§ 839	BGB	Amtspflichtverletzung

Abb. 1. Paragraphen aus dem Bürgerlichen Gesetzbuch

deliktischen Haftung kann der Ersatz des Schadens nur einmal gefordert werden. Wichtig ist die deliktische Haftung neben der Haftung aus Vertrag vor allem deshalb, weil auf diesen Rechtsgrund Schmerzensgeldansprüche gestützt werden können.

Die strafrechtliche Haftung

Die gleiche Fehlleistung, die zu der zivilrechtlichen Haftung führt, kann auch ein Strafverfahren zur Folge haben. Beide Verfahren sind aber unabhängig.

§ 222	StGB	Fahrlässige Tötung
§ 230	StGB	Fahrlässige Körperverletzung
§ 300	StGB	Verletzung des Berufsgeheimnisses
§ 330c	StBG	Unterlassene Hilfeleistung

Abb. 2. Paragraphen aus dem Strafgesetzbuch

Folgende Paragraphen sollten jedem Notarzt bekannt sein:

1. § 230 StGB: "Fahrlässige Körperverletzung. Sie wird nur bei besonderem öffentlichen Interesse oder auf Antrag des Verletzten verfolgt und ist mit Geldstrafe oder Freiheitsentzug bis zu drei Jahren bedroht."

2. § 222 StGB: "Fahrlässige Tötung. Sie kann mit einer Freiheitsstrafe bis zu fünf Jahren bestraft werden".

Bei beiden Paragraphen kommt es darauf an, daß die Handlung des Arztes, an objektiven Gesichtspunkten gemessen, "fehlerhaft" war, d.h. unter den besonderen Tatumständen, bedingt durch Tageszeit, Einsatzort, Zahl der Verletzten, Art der Verletzungen sowie technische und medizinische Hilfsmöglichkeiten. Außerdem muß geprüft werden, ob dem Arzt unter Berücksichtigung seiner individuellen Kenntnisse und Fähigkeiten ein Vorwurf aus der objektiv fehlerhaften

Behandlung gemacht werden kann. Ein Beispiel:
Ein Chirurg macht bei einem Noteingriff eine Narkose, durch die der Verletzte einen unnötigen Schaden erleidet. Seine Leistungen bei der Narkoseführung können hier nicht nach einem so strengen Maßstab gemessen werden, wie wenn Zeit und Möglichkeit bestanden hätten, einen Anaesthesisten hinzuzuziehen.

3. § 330c StGB: "Unterlassene Hilfeleistung. Wird mit Freiheitsstrafe bis zu einem Jahr oder Geldstrafe geahndet."

Diese Bestimmung verpflichtet jeden, die ihm mögliche Hilfe zu leisten. Er ist infolge der modernen Reanimationsmethoden und der damit verschwimmenden Grenzziehung zwischen Leben und Tod besonders wichtig geworden. In Zweifelsfällen sollte eine Wiederbelebung besser länger durchgeführt als zu früh abgebrochen werden.

4. § 300 StGB: "Verletzung des Berufsgeheimnisses oder der Schweigepflicht. Wird mit Geldstrafe und/oder Freiheitsstrafe bis sechs Monaten belegt".

Da ein Arzt bei Notfällen für den Patienten besonders wichtige Dinge erfahren kann, sollte er sich hüten, ohne Erlaubnis Auskünfte an Dritte zu geben. Die Schweigepflicht wird so hoch geachtet, daß sie selbst nach dem Tode des Patienten nicht gebrochen werden darf. Auch vor Gericht darf sich ein Arzt nach den §§ 53 und 53a StPO (Zeugnisverweigerungsrecht aus beruflichen Gründen) und § 383 ZPO (Zeugnisverweigerungsrecht aus persönlichen Gründen) weigern, ohne besondere Genehmigung auszusagen.

§ 53. 3 StPO	Zeugnisverweigerungsrecht aus beruflichen Gründen
§ 58 A StPO	Zeugnisverweigerungsrecht der Berufshelfer
§ 383. 5 ZPO	Zeugnisverweigerungsrecht aus persönlichen Gründen

Abb. 3. Paragraphen aus der Straf- und Zivilprozeßordnung

Beweismittel

Nach allen Einsätzen auf dem Notarztwagen müssen gut ausgefüllte Protokolle und eventuell zusätzliche Aufzeichnungen oder Fotos gemacht werden, denn sie sind von großer Bedeutung und wichtiger Aussagekraft bei gerichtlichen Rückfragen.

Todesursache und Todeszeit

Lassen Sie mich nun auf Probleme eingehen, die dem Notarzt insbesondere bei tödlichen Verkehrsunfällen entstehen. Das Urteil eines Straf- oder Zivilprozesses stützt sich nicht selten auf einen Leichenschauschein und den dort gemachten Angaben über Todesursache und Todeszeit. Jedem verantwortungsbewußten Arzt müßte klar sein, daß es unter den Verhältnissen am Unfallort oft, ja meist unmöglich ist, die genaue Todesursache zu bestimmen, besonders bei gedeckten Verletzungen. Er kann ohne Hilfsmittel, wie z. B. ein EKG-Gerät, allenfalls die

Funktion von Herz und Kreislauf sowie die Atmung beurteilen, aber schwerlich einen Restkreislauf und ich erinnere hier noch einmal an den § 330c StGB "unterlassene Hilfeleistung".

Wenn bei der Todesursachenfeststellung ein Kausalzusammenhang zwischen Unfall und Tod bejaht wird, unterbleibt meistens eine Sektion vonseiten des Gerichtes oder der Versicherung. Treten bei einer späteren Gerichtsverhandlung irgendwelche Zweifel auf, hat der Arzt die Ermittlungsbehörden durch einen leichtfertig ausgefüllten Leichenschauschein entlastet.

Auch die Bedeutung des Todeszeitpunktes wird leicht unterschätzt und man sollte stets daran denken, daß bei Massenunfällen Tote in einem bestimmten Erbverhältnis zueinander stehen können. Zeugenaussagen über einen bestimmten Zeitpunkt sind kritisch zu bewerten. Nach WAGNER muß daher folgendes empfohlen werden:

1. Reanimation auch bei wenig aussichtsreichen Fällen versuchen
2. Keine öffentliche Leichenschau am Unfallort! In einer Leichenhalle alle äußerlich feststellbaren Verletzungen sorgfältig und differenziert aufzeichnen!
3. Zurückhaltung bei der Angabe der Todeszeit!
4. Vorsicht bei der Angabe über die Todesursache, besonders bei gedeckten Verletzungen!
5. Die Verantwortung über die Frage einer möglichen Todesursache an die Ermittlungsbehörde abgeben, wenn keine absolut sichere Feststellung zu treffen ist! Auf dem Schein eintragen: "Todesursache unbekannt". Sektion erforderlich!

Haftung leitender Ärzte

Nicht nur für den Notarzt am Einsatzort treten rechtliche Fragen auf, sondern - wenn der Träger des Notarztwagens ein Krankenhaus ist - auch für die leitenden Ärzte, unter deren Regie die Notarztwagen fahren. Sie sollten diese Einrichtung gegenüber jedem neuen Bewerber erwähnen, da es durchaus denkbar ist, daß ein Kollege einmal körperlich oder seelisch nicht in der Lage ist, auf dem NAW später Dienst zu tun. Zum rechtsgültigen Abschluß eines Arbeitsvertrages müssen beide Seiten genaue Angaben machen. Ist der Arbeitsvertrag abgeschlossen, hat der Arbeitgeber das sog. Direktionsrecht und kann Zeit, Ort, Art und Umfang sowie Ausführung der Arbeit bestimmen, wobei die Tätigkeit natürlich nicht gänzlich aus dem Rahmen der sonstigen Aufgaben herausfallen darf. Das Beste wäre dabei eine schriftliche Vereinbarung etwa in Form einer Nebenabrede.

Die Gehorsamspflicht des Arbeitnehmers endet, wie auch beim § 330c StGB, sobald dem Arzt Gefahren für Leib und Leben drohen. Er hat, wie z. B. die Feuerwehr, den Unfallverhütungsvorschriften Folge zu leisten, muß diese aber zur Kenntnisnahme vorgelegt bekommen. Ein weiterer wichtiger Punkt für leitende Ärzte ist die Haftung für das Verschulden Dritter nach dem § 278 des BGB. In großen klinischen Abteilungen ist eine Arbeitsteilung unumgänglich. Zivilrechtlich haftet der Arzt für das Verschulden seines Erfüllungsgehilfen, wenn er selbst Partner des Behandlungsvertrages ist, also bei Privatpatienten. Ist dagegen der Krankenhausträger Partner des Behandlungsvertrages - dies ist der Regelfall -, so ist aber der leitende Arzt Erfüllungsgehilfe und der Krankenhausträger haftet für sein Verschulden bei der Vertragserfüllung nach den §§ 276 und 278 BGB. Daneben haftet jeweils der behandelnde Arzt selbst zivilrechtlich aus dem Gesichtspunkt der unerlaubten Handlung.

Strafrechtlich hat jeder approbierte Arzt nach dem Prinzip der Eigenverantwortlichkeit für sein Tun einzustehen, da das Strafrecht nur die Verantwortung für die eigene Schuld kennt. Allerdings sind leitende Ärzte für die Sorgfaltsmängel untergebener Hilfskräfte strafrechtlich verantwortlich, wenn sie Aufgaben an Personen delegieren, die damit überfordert sind oder die sie nicht genügend anleiten und überwachen können. Ein Abteilungsleiter sollte also immer erfahrene Ärzte auf dem Notarztwagen in der Öffentlichkeit einsetzen!

Ein vom Notarzt versorgter Verletzter kann unter diesen Voraussetzungen einen eventuellen Schaden vom Krankenhaus einklagen. Dieses wird aber bei entsprechend gelagerten Fällen den Arbeitnehmer in Regress nehmen. Als Grundlage dient hier der abgeschlossene Vertrag zwischen Dienstherrn und dem angestellten Arzt, nachdem der Schädiger gemäß § 276 BGB jede Fahrlässigkeit zu vertreten hat. Im BAT wird diese Haftung nach § 14 geregelt, die sich an den § 78 des Bundesbeamtengesetzes anlehnt. Sie schränkt Schadenersatzforderungen auf Fälle von Vorsatz oder grober Fahrlässigkeit ein und schließt gefahrengeneigte Arbeit aus.

Nach § 831 BGB haftet der Arzt für seine Hilfspersonen auch im Rahmen unerlaubter Handlungen. Kann er aber seine Sorgfalt bei der Auswahl und Beaufsichtigung nachweisen und sich damit entlasten, so kann nur der Schädiger nach § 823 BGB persönlich belangt werden.

Diese weitverzweigten Haftungsmöglichkeiten, die leider manchem gar nicht so recht klar sind, lassen es als dringend für alle Ärzte erscheinen, Rechts- und Haftpflichtversicherungen abzuschließen, um bei möglichen Ansprüchen ausreichend abgesichert zu sein.

Sicherung des Arztes gegen Unfälle

Dem Träger eines Notarztwagens - also meistens einem Krankenhaus - entstehen rechtliche Fragen aus der RVO. Nach § 539, Abs. 7 sind alle Personen im Gesundheitsdienst gegen Arbeitsunfälle versichert. Allerdings sind diese durch die Gemeindeunfallversicherung abgesicherten Unfälle unabhängig vom möglichen Risiko, so daß die Arbeit im Operationssaal der Bergung eines Schwerverletzten aus einem einsturzgefährdeten Haus gleichgestellt wird. Die bei Invalidität oder Tod gezahlten Beträge dürfen maximal niemals mehr als 85% des Jahresarbeitsverdienstes betragen und dies kann bei jungen Kollegen, die noch keine Zulagen wie z. B. Bereitschaftsdienstvergütung bekommen, mehr als unbefriedigend sein. Auch wird eine Waisenrente nur bis zum 25. Lebensjahr gezahlt, wenn eine Berufsausbildung durchgeführt wird. Da ein Studium bis zu diesem Zeitpunkt aber kaum abgeschlossen sein dürfte, ist dieser Zeitpunkt nicht annehmbar. Allein diese beiden Hinweise genügen unseres Erachtens, eine Verbesserung der Rentenbezüge zu fordern, wenn der Schaden im Dienste der Allgemeinheit entstanden ist.

Da jede ärztliche Hilfe, besonders aber die des Notarztes, als humane Leistung im Auftrage und Interesse der Öffentlichkeit erfolgt, sind vom Träger dieser

Einrichtung nicht nur qualifizierte Ärzte sondern auch Fahrzeuge zu verlangen, die den höchstmöglichen Sicherheitsnomen - DIN 75080 - entsprechen. Desweiteren muß genügend Hilfspersonal eingesetzt werden.

Ein einziger Fahrer ist bei Unfällen mit mehreren Verletzten unseres Erachtens eine Fahrlässigkeit. Das Personal muß auch umfassend ausgebildet sein, am besten in mehrmonatigen Lehrgängen, um die nötige Qualifikation und Sicherheit zu erlangen. Fahrer und Sanitäter müssen zusätzlich beste Ortskenntnis haben und alle Regeln des Straßenverkehrs absolut beherrschen. Diese Ansprüche an die Träger von Notarztwagen - die die Öffentlichkeit zu Recht stellt - sind ebenso wichtig wie die Forderung nach bestausgebildeten Notfallärzten.

Es sollte einmal kurz skizziert werden, welche rechtlichen Fragen in die notärztliche Tätigkeit, vor allem beim Einsatz von Notarztwagen, hineinspielen, die es zu kennen und zu berücksichtigen gilt, auf daß Schaden nicht nur vom Verunfallten oder Erkrankten sondern auch vom Arzt und seinem Personal abgewendet wird.

ORGANISATION DES NOTARZTWAGENEINSATZES IN EINEM REGIONALEN ZENTRUM

Von K. Bihler und F. Eisenreich

Der Ingolstädter Notarztwagen (NAW), der von Ärzten und Pflegepersonal der chirurgischen und anaesthesiologischen sowie der internen Abteilung des Städtischen Krankenhauses und der Freiwilligen Feuerwehr betrieben wird, ist seit dem 11. 3. 1971 im Einsatz. Das Fahrzeug, Typ Mercedes Benz L 408, dessen Geschwindigkeit mit einer Spitze von ca. 110 km/Std. und Beschleunigung zufriedenstellend sind, weist als negative Eigenschaften Seitenwindempfindlichkeit und zu harte Federung auf. Die Anschaffungskosten mit Funk und Einrichtung betrugen ca. DM 80 000.--. Weitere Unkosten in Höhe von ca. DM 3.000.-- entstanden durch Einrichtung des Notarzttelefons mit Nebenstellen. Die Öffentlichkeitsarbeit zur Information der Bevölkerung wird über die Pressestelle der Freiwilligen Feuerwehr zur lokalen Presse und in Ausnahmefällen auch zur überörtlichen Presse betrieben. Der NAW wird im Wechsel von ca. 11 hauptamtlichen Angehörigen der Feuerwehr gefahren und betreut. Dieser Personenkreis war wenigstens 8 Wochen halbtags in der chirurgischen Ambulanz tätig. Eine zusätzliche Ausbildung im Operationsbetrieb und der operativen Intensivstation sind vorgesehen. Bei 504 Einsatzanforderungen erfolgte die Alarmierung des Wagens in 44% über einen privaten oder öffentlichen Fernsprecher, in 31% über die Polizei und in 15% über das Bayerische Rote Kreuz direkt bei der Feuerwehrzentrale.
In 10% wurde der Wagen während des Einsatzes über Funk, mündlich im Krankenhaus oder von mehreren Stellen gleichzeitig angefordert (Tab. 1). Von der Feuer-

Tabelle 1. Einsatzforderungen

	Anzahl	%
Fernsprecher	223	44
Polizei	159	31
Bayerisches Rotes Kreuz	79	15
Verschiedene andere (mündl., Funk, mehrfache Meld.)	46	10

wehrzentrale läuft eine Direktverbindung zur chirurgischen Ambulanz und eine Direktverbindung zur internen Intensivstation. Außerdem besteht eine Direktverbindung von den Notarzttelefonen im Städtischen Krankenhaus zum Bayerischen Roten Kreuz und von der Feuerwehrzentrale zum Bayerischen Roten Kreuz. Diese Telefone sind ausschließlich der Notarztalarmierung und der damit zusammenhängenden Fragen vorbehalten (Tab. 2). Außerdem besteht eine Funk-Draht-Vermittlung vom Notarzt über Feuerwehr direkt zum Krankenhaus, so daß bereits bei Rückfahrt des Wagens Anweisungen über entsprechende Vorbereitungen im Krankenhaus gegeben werden können. Die Stationierung von Wagen und Fahrer erfolgt von 8^{00} - 14^{00} h im Städtischen Krankenhaus (in dieser Zeit ist der Fahrer in der chirurgischen Ambulanz tätig) und von 14^{00} - 8^{00} h im Feuerhaus. Die Fahrtdauer vom Feuerhaus zum Städtischen Krankenhaus liegt zwischen 30 und 90 Sekunden. Der NAW-Einsatz wird in der Regel von einem Feuerwehrmann in der Zentrale oder von einem Angehörigen des Bayerischen Roten Kreuzes in der dortigen Zentrale entschieden. In Zweifelsfällen erfolgt Rücksprache im Krankenhaus. Handelt es sich um einen Unfall, wird die chirurgische Ambulanz benachrichtigt. Ein Chirurg oder Anaesthesist sowie ein Pfleger fahren den Einsatz mit, so daß die NAW-Besatzung aus drei Personen besteht. Handelt es sich um einen internen Notfall, so wird ein Internist, der ebenfalls von einem Pfleger begleitet wird, angefordert. Wird der NAW während eines Einsatzes angefordert, so wird ein Klinikarzt mit einem PKW der Feuerwehr, der mit einem Notarztkoffer ausgerüstet ist, zum Einsatzort gefahren und der Patient mit einem Wagen des Bayerischen Roten Kreuzes zum Krankenhaus transportiert.

Tabelle 2. Notarztwagen-Meldesystem Ingolstadt

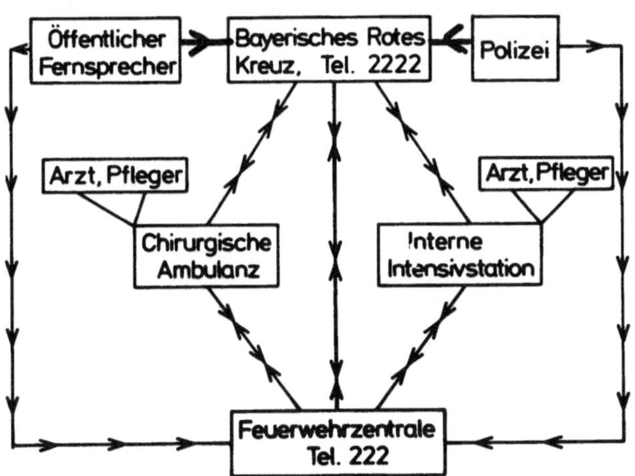

In der Regel werden Einsätze in einem Umkreis von ca. 25 km Entfernung, bei Autobahneinsätzen bis ca. 40 km vom Standort entfernt gefahren. Die Einsatzdauer lag zwischen 6 min und 1 Stunde 40 min bei einem Durchschnitt von 32 min. Die kürzeste Entfernung vom Standort des Wagens bis zum Einsatzort betrug 0,2 km, die weiteste 64,5 km. Die durchschnittliche Entfernung lag bei 7,02 km. In 46% der Fälle, davon 38% Verkehrsunfälle, fuhr ein Chirurg oder Anaesthesist den Einsatz mit, in 54% der Fälle ein Internist (Tab. 3). 75% der Patienten wurden durch den Notarztwagen, 7% durch das Rote Kreuz und andere in die Klinik gebracht. Bei 10% der Einsätze war der Patient bereits verstorben, Wiederbelebungsmaßnahmen nicht erfolgreich oder nicht indiziert. Bei 8% wurde ärztliche Hilfe geleistet, der Patient aber nicht ins Krankenhaus transportiert. Es sind also 25% Fehleinsätze zu verzeichnen. 16 der 378 vom NAW in die Klinik gebrachten Patienten, die schwere Schädel-Hirn-Traumen mit dem Verdacht einer intracraniellen Blutung aufwiesen, wurden mit Rettungshubschraubern der Bundeswehr vom Typ Bell U-H 1 D in neurochirurgische Spezialkliniken geflogen. Notarztwagen, Unfallrettung des Bayerischen Roten Kreuzes und Lufret-

Tabelle 3. Art der Einsätze

	Anzahl	%	
Chirurgie-Anaesthesie			
Verkehrsunfälle	194	38	46%
Haus-, Betriebs-, Bau-, Strom-, Bade- u. Sportunfälle	39	8	
Innere Medizin			
Interne Indikationen	253	50	54%
Vergiftungen	21	4	

tung der Bundesluftwaffe gewährleisten in unserem regionalen Zentrum Ingolstadt mit 80 000 Einwohnern eine geschlossene Kette im Rettungswesen.

ERFAHRUNGEN MIT DEM MAINZER NOTARZTWAGEN ÜBER 6 JAHRE

Von P. Rheindorf und R. Frey

Seit Dezember 1964 ist in Mainz ein Notarztwagen im Einsatz. Von Erfahrungen kann man jedoch m. E. erst sprechen, wenn die Anfangsschwierigkeiten überwunden sind. Deswegen wird in diesem Referat bewußt nur über Erfahrungen von 6 Jahren berichtet.

Am Institut für Anaesthesiologie der Universität Mainz wurden verschiedene Notarztwagen hinsichtlich ihrer Eignung erprobt, z. B. Opel-Blitz, Matador-Hanomag, Mercedes, Ford-Transit, VW-Clinomobil. Die Fahrzeuge wurden dem Institut durch das Deutsche Rote Kreuz zur Verfügung gestellt. Die Kosten für Unterhalt, Ausrüstung und Personal wurden vom Land Rheinland-Pfalz, der Bundeswehr und anderen Geldgebern getragen. Seit Januar 1971 gehört der NAW dem DRK-Bezirksverband Mainz-Bingen, wird von diesem auch unterhalten, untersteht aber in ärztlicher Leitung dem Institut für Anaesthesiologie.

Standort und Besatzung des NAW

In Mainz steht der Notarztwagen auf dem Gelände der Universitätskliniken und wird von dort zusammen mit dem Notarzt zum Notfallort beordert. Die Stationierung auf dem Klinikgelände bietet für uns mehrere Vorteile. Einmal kommen Notarzt und NAW gleichzeitig zur Ausfahrt. Zum anderen kann der Notarzt zusätzlich in dem Routinebetrieb der Anaesthesie arbeiten. Außerdem ist für Mainzer Verhältnisse das Klinikgelände verkehrsgünstig gelegen. Die Besatzung bestand anfangs aus einem Anaesthesisten, einer Anaesthesieschwester und dem Fahrer, bei dem es sich um einen besonders geschulten Transportsanitäter handelte.

Seitdem kontinuierlich Rettungssanitäter in Spezialkursen ausgebildet werden, besteht auch bei uns die Besatzung aus einem Anaesthesisten und zwei Rettungssanitätern. Mit dieser Besatzung ist der Notarztwagen rund um die Uhr, d. h. 24 Stunden einsatzbereit.

Meldewesen

Der Notruf vom Notfallort, d. h. vom Unfallort oder von der Polizei oder dem Hausarzt geht zu der zentralen Meldestelle. Das ist hier die DRK-Leitstelle. Dieser sind die übrigen Rettungsorganisationen, wie Feuerwehr, ASB, Malteser Hilfswerk usw. angeschlossen. Von der Leitstelle aus geht der Ruf an das Klinikum, das bedeutet an die Rettungssanitäter oder den Notarztwagenarzt, die sich untereinander telefonisch oder mittels einer drahtlosen Personensuchanlage (UKW-Bereich mit 5 Sendern im Klinikum) verständigen. Mit vollständiger Besatzung rückt dann der Notarztwagen aus. Während des Einsatzes steht der Wagen mit der Leitstelle in ständiger Funkverbindung.

Ausrüstung des Mainzer Notarztwagens

Selbstverständlich entspricht auch der Mainzer Notarztwagen hinsichtlich seinen technischen Anforderungen und seiner Innenausstattung der DIN' NORM 75080. Die Ausrüstung wurde jedoch entsprechend unserer Erfahrungen erweitert, verbessert und ergänzt. Diese Individualisierung der Notarztwagenausrüstung, welche für die Herstellerfirmen von Notarztwagen noch ein Stein des Anstoßes bedeutet, ist aber solange erforderlich, solange Notarztwagen interdisziplinär, d. h. ohne Unterscheidung nach Unfallwagen, coronary-careunits (wie es im angloamerikanischen Sprachgebrauch heißt), also nach speziellen Indikationen eingesetzt werden. In Mainz werden die notwendigsten Hilfsmittel wie Intubationsbesteck, Spritzenset, Absaugpumpe, Notfallmedikamente und Infusionen in tragbaren Notfallkoffern mit auswechselbaren Sets mitgeführt (jeweils in doppelter Ausrüstung).

Neben einem fest installierten Sicht-EKG ist noch ein tragbares EKG in Form des Visicards, sowie ein batterie-betriebener transportabler Schrittmacher und Defibrillator im Notarztwagen vorhanden. Zur Anbringung und Verwendung eines Narkosegerätes im Notarztwagen etwa in Form des Wandnarkosegerätes von Dräger konnten wir uns bislang noch nicht entschließen, obgleich wir gerade als Anaesthesisten die gute Analgesiewirkung des Lachgases hoch zu schätzen wissen.

Ergebnisse und Erfahrungen

Seit Beginn der Notarztwageneinsätze bis heute wurden 1858 Einsätze gefahren. Dabei kann ein jährlicher Anstieg verzeichnet werden.
In der Tabelle 1 wird versucht, den Aktionsradius des Mainzer Notarztwagens darzustellen. Dabei zeigt sich, daß der Haupteinsatzradius in all den Jahren innerhalb der 30-km-Grenze liegt.
Noch deutlicher demonstriert das dieses Dia, bei dem die Zahl der jährlichen Einsätze, der insgesamt gefahrenen Kilometer und der Durchschnittskilometer pro Einsatz gegenübergestellt werden.

Tabelle 1

Jahr	Einsätze	Gesamt-Km	Km/Eins.
1967	145	6.308	43,5
1968	220	8.589	39,0
1969	227	7.500	33,1
1970	334	8.255	24,7
1971	394	8.186	20,8
1972 (bis 15.11)	401	6.472	16,1

Die Einschränkung der Entfernung mit dem Notarztwagen ist auf den zunehmenden Einsatz von Rettungshubschraubern zurückzuführen.

Tabelle 2. Notarztwagen Mainz

	1971	1970	1969
Primärversorgungen und Transporte:			
1. Verkehrsunfälle	36 = 9%	50 = 15%	43 = 20%
2. Dringl. chir. u. neurochir. Notfälle	22 = 6%	22 = 7%	18 = 8%
3. Interne Notfälle	129 = 33%	142 = 43%	80 = 37%
4. Pädiatr. Notfälle	3 = 1%	6 = 2%	-
5. Gynäk. Notfälle	1 = 0,3%	4 = 1%	2 = 1%
6. Neuro-psych. Notfälle	3 = 1%	-	-
7. HNO-Notfälle	1 = 0,3%	-	-
8. Augen-Notfälle	1 = 0,3%	-	-
	196 = 51%	224 = 68%	143 = 66%
Sekundärtransporte von und nach anderen Krankenhäusern:			
1. Chir. u. neurochir. Pat.	86 = 22%	65 = 19%	42 = 18%
2. Interne Pat.	25 = 6%	23 = 7%	20 = 9%
3. Pädiatr. Notfallpatienten	9 = 2%	4 = 1%	-
4. Gynäkol. Pat.	1 = 0,3%	4 = 1%	2 = 1%
	121 = 30%	96 = 28%	64 = 28%
Transporte von und zum Hubschrauber:			
1. Operativ zu versorgende Patienten	42 = 10%	8 = 2%	4 = 2%
2. Interne Patienten	6 = 2%		
3. Pädiatr. Patienten	1 = 0,3%		
4. Neurolog. Pat.	1 = 0,3%		
	50 = 13%	8 = 2%	4 = 2%
Fehleinsätze:	25 = 6%	10 = 3%	8 = 4%
Summe der Transporte:	392	334	219

Während anfänglich alle Verlegungen schwerstkranker Patienten vom Krankenhaus zum entsprechenden Schwerpunktkrankenhaus mit dem Notarztwagen durchgeführt wurden, werden heute Transporte die die 50-km-Grenze überschreiten, fast ausschließlich von Hubschraubern übernommen.

Verteilung der Einsätze

Seit Einsatz des Notarztwagens in Mainz stehen an erster Stelle aller Einsätze interne Notfälle, an der Spitze der Herzinfarkt. Erst zweitrangig kommen Verkehrs- und andere Unfälle.

Die Ursache hierfür liegt einmal im Meldesystem, zum anderen in der echten interdisziplinären Einsetzung des Notarztwagens. Bei Vergleich mit anderen Städten Deutschlands erscheint dort der Notarztwagen mehr in Richtung Unfallwagen zum Einsatz zu kommen.

Zuletzt wird hier die Verteilung der Einsätze 1971 - 1970 - 1969 gegenübergestellt (Tab. 2).

Auch hier kommt deutlich zum Ausdruck, daß interne Notfälle stets an erster Stelle stehen. Einen ganz erheblichen Anteil haben jedoch die Sekundärtransporte von und nach anderen Krankenhäusern.

Die Ihnen sicher gering erscheinende Anzahl von Fehleinsätzen wird erklärt durch das Meldesystem, die Einsatzverteilung und nicht zuletzt durch die zunehmende Erfahrung.

Die Kürze der Zeit erlaubt es nicht, auf weitere spezielle Einzel- und Besonderheiten einzugehen. Eines ist jedoch gewiß: die Effektivität des Notarztwagens hängt ab von einer gut funkionierenden, lückenlosen Versorgungskette und einem engen Notarztwagennetz. Dabei sollte nicht vergessen werden, daß der Notarztwagen *das* bodenständige Hilfsmittel für die Luftrettung darstellt.

NOTFALLARZTWAGENERFAHRUNGEN IN BOCHUM SEIT 1964

Von H. P. Harrfeldt

Bevor notfallärztliche Probleme im Straßenverkehr vor 15 Jahren auftauchten und seit 1957 zunächst durch V. HOFFMANN in Köln und K. H. BAUER in Heidelberg Notarztfahrzeuge bei Verkehrsunfällen zum Einsatz kamen, wurden wir Jahre früher bei schweren Verletzungen am Arbeitsplatz oder bei Massenunfällen in der Grundstoffindustrie mit der Problematik erster ärztlicher Hilfe am Unfallort und während des Transportes befaßt. Diese Unfallorte waren über und unter Tage nicht mit speziell eingerichteten Fahrzeugen erreichbar. Deshalb wurden unfallchirurgisch qualifizierte Mitarbeiter der berufsgenossenschaftlichen Krankenanstalten "Bergmannsheil" in Bochum auf Anforderung im Krankentransportfahrzeug an einen vereinbarten Betriebspunkt gefahren. Eine Ausrüstung in 3 Koffern befähigte sie, in einem Umfang tätig zu werden, der heute für erforderlich erachtet wird, um Bergung und Abtransport unter gegebenen Umständen so schonend wie möglich durchzuführen. Mein verehrter chirurgischer Lehrer, Professor BÜRKLE DE LA CAMP rief diesen notfallärztlichen Dienst 1950 ins Leben, er hat sich bis heute vielfach bewährt.

Aufgrund von Einwänden, die HERZOG 1963 gegen das in NRW laufende Unfallhilfsstellensystem vorbrachte, startete das Land NRW in Anlehnung an vorerwähnte Erfahrungen ein Notfallarztwagenprogramm, an dem sich auch unser Haus in Zusammenarbeit mit der Stadt Bochum beteiligte.
Der Notfallarztwagen wurde vom Landesinnenminister zur Verfügung gestellt, Stationierung an den Krankenanstalten "Bergmannsheil" Bochum, Kosten für Instandhaltung und Wartung durch die Stadt, für medizinisch-technische Einrichtungen durch die Bergbau-Berufsgenossenschaft. Der Fahrer des NAW wurde von der Städt. Berufsfeuerwehr im 24-Stunden-Dienst gestellt, von den Krankenanstalten fachqualifizierte Ärzte und Pfleger, je eine Planstelle finanzierte die Stadt pauschaliert. Notarztwageneinsatz grundsätzlich im Stadtbereich, nur in außergewöhnlichen Notfällen außerhalb der Stadtgrenze, z. B. bei Verlegung Schwerstverletzter, Einsatz bei Massenunfällen im Sinne einer Erstbehandlungszentrale mit Funkverbindungsmöglichkeit und beim Transport vom Hubschrauberlandeplatz ins Krankenhaus, soweit der Hubschrauber nicht im Krankenhausgelände selbst landen durfte. Alarmierung des NAW durch die Leitstelle der Feuerwehr, die das Fahrzeug aus der Klinik abruft. Schnelle Einsatzmöglichkeit besteht nur bei zentraler Stationierung im Klinikbereich. Um auch bei ungünstiger Witterung die schnelle Einsatzbereitschaft zu gewährleisten, wird das Fahrzeug im Freien elektrisch beheizt fahrbereit gehalten. Nur so sind Ausrückzeiten um 60 Sekunden und zeitlich zweckmäßiges Eintreffen am Unfallort zu erreichen. Im Stadtgebiet Bochum befinden sich 7 Krankenhäuser. Der NAW fährt nach dem Einsatz unter vorheriger funktelefonischer Benachrichtigung grundsätzlich das nächste Krankenhaus an, um eine gleichmäßige Belegung zu gewährleisten, im Einzelfall kann der NAW-Arzt die Wahl des anzufahrenden Hauses abhängig machen von der Art des Notfalls. Der Behandlungsraum ist groß genug und die stationäre und transportable medizinisch, technische Ausrüstung so ausreichend, daß die medizinischen Aufgaben am Unfallort und während des Transportes immer

durchführbar waren. Die vom Land NRW zur Verfügung gestellten Notfallarztwagen hatten keine Ausrüstung zur Defibrilation oder Impulsation, da die Fahrzeuge ausschließlich für eine schnelle und wirksame Hilfe bei Verkehrs- und Betriebsunfällen gedacht waren. Wir vervollständigten die Ausrüstung trotzdem mit einem batteriebetriebenen transportablen Mela-Gerät KR 60. Der NAW ist reichhaltig mit Werkzeug ausgerüstet - Brechstangen, Schneidbrenner, Hebzug und Trockenfeuerlöscher -, um bei Einklemmungen ohne Abwarten zusätzlicher Hilfe tätig werden zu können. Neben leistungsfähigen optischen und akustischen Signaleinrichtungen bewähren sich starke Außenlautsprecher und Suchscheinwerfer, zweckmäßigerweise von innen bedienbar, auf dem Dach des Fahrzeuges.

Notwendigkeit		Einsatzgründe	
25%	Berechtigte Einsätze	Verkehrsunfälle	52%
		Betriebsunfälle	10%
11%	Tod am Unfallort	Haus- und Sportunfälle	4%
		Selbstmordversuche	6%
40%	Unberecht. Einsätze	Interne Erkrankungen	4%
7%	Transporte Schwerkranker oder -verletzter		7%
17%	Leerfahrten durch Rückruf		17%
100%			100%

Notfallärztliche Maßnahmen		
Atmung	Atemwege freihalten, beatmen, Intubation	12%
Wiederbelebung		
Kreislauf	Infusion, i. v. Analgesie/Sedierung	11%
Lagerung	Verbände, Schienung, Blutsperre	12%
Transport	-fähigkeit, -überwachung, Vorausnachricht	65%

Abb. 1. Prozentuale Auswertung der Notfallarztwagenfahrten vom Juni 1964 bis Dezember 1969, aufgeschlüsselt nach Notwendigkeit, Einsatzgründen, und notfallärztlichen Maßnahmen. Während dieses Zeitraumes wurde der Notfallarztwagen von ärztlichen Mitarbeiterinnen und Mitarbeitern der Zentralen Anaesthesieabteilung der Berufsgenossenschaftlichen Krankenanstalten "Bergmannsheil" Bochum besetzt

Von den seit 1964 gefahrenen Einsätzen durch Mitarbeiter der Anaesthesieabteilung gestatten 1 463 ausgewertete Fahrten eine prozentuale Aufschlüsselung, die sich mit kürzlich von HERZOG veröffentlichten Angaben decken.
Es gibt praktisch keine Notfallsituation, der das ärztliche Personal beim NAW-Einsatz noch nicht gegenüberstand. Umfassende theoretische und praktische Kenntnisse sind erforderlich. Neben einer regelmäßigen Kliniktätigkeit ist eine NAW-Einsatzbereitschaft nach unseren Erfahrungen, die seit 1970 auch durch

unsere Chirurgen bestätigt wird, nur bei entsprechender personeller Besetzung rund um die Uhr denkbar und aufrecht zu erhalten, insofern können wir den jüngsten Ausführungen von HERZOG nicht zustimmen, daß die ärztliche Besetzung eines NAW in jedem Klinikbetrieb nebenbei laufen könne.

SPEZIELLE PROBLEME DER INFUSIONSTECHNIK AM EINSATZORT UND AUF DEM TRANSPORT ZUR KLINIK

Von H.L. Martens

Die Verkürzung des therapeutischen Vakuums zur Wiederherstellung oder Erhaltung der Vitalfunktionen zwischen einem Unfallereignis bzw. einer plötzlichen, lebensbedrohlichen Erkrankung und der Einweisung in die Klinik ist Ziel und Aufgabe eines modernen Rettungsdienstes. Bei der Auswertung von 4 000 Berichten bezüglich der Behandlungsmöglichkeiten am Einsatzort betrug die Verwendung von Plasmaersatzlösungen 35%. Die Indikationsgebiete und Wirkungsgrade der zahlreichen auf dem Markt befindlichen Fertigpräparate der Industrie darf ich als bekannt voraussetzen. Die Frage wie diese Infusionslösungen verpackt sind, die für den Alltag einer Klinik von untergeordneter Bedeutung ist, für den Arzt draußen an der Einsatzstelle jedoch sehr wichtig sein kann, wurde nach meiner Meinung bisher zu wenig beachtet.

Bei den Verpackungsformen können wir im wesentlichen drei Gruppen unterscheiden: 1. Glasflaschen, 2. Plastikflaschen, 3. Plastikbeutel.
Zu den Glasflaschen läßt sich sagen, daß abgesehen von der Frage des Eigengewichtes und des Platzbedarfes, die bei der Unterbringung in Fahrzeugen und Notarztkoffern eine wesentliche Rolle spielen, die Bruch und Verletzungsgefahr im Vordergrund stehen. Bei den herkömmlichen, mangelhaften Aufhängevorrichtungen in Sanitätswagen, die in den meisten Fällen am Wagendach über dem Patienten angebracht sind, besteht die Gefahr, daß sich auf dem Transport eine volle Flasche aus der Verankerung löst und das Unfallopfer zusätzlich verletzt, bzw., daß die Flasche zerbricht. Solche Zwischenfälle haben wir in den Anfängen unseres Notarztdienstes wiederholt beobachten können. Hinzu kommt, daß bei den Fahrzeugen älteren Typs die lichte Höhe nicht ausreicht um unter atmosphärischen Bedingungen die erforderliche Infusionsmenge in den Kreislauf zu bekommen. Um dies zu erreichen, bleibt einem als Mittel der Wahl nur die Überdruckinfusion, die ihrerseits im offenen System die Gefahr einer Luftembolie beinhaltet, zumal wenn die Transportüberwachung gleich aus welchen Gründen auch immer Laien überlassen werden muß. Am Unfallort selbst ist in jedem Falle eine zweite Person erforderlich, die die Flasche in entsprechender Höhe hält.
Bei den Plastikflaschen hingegen entfällt zwar das Gewichtsproblem, die Bruch- und Verletzungsgefahr, es besteht aber bei der Mehrzahl der Modelle weiterhin die Gefahr der Luftembolie. Bei den zylindrischen Behältnissen ist eine Überdruckinfusion im geschlossenen System durchaus möglich, jedoch eine Infusion mit Hilfe des Eigengewichtes des Verletzten durch Unterlegen der Flasche ist nicht durchführbar. Auf einen zusätzlichen Helfer, der gewissermaßen als Infusionsständer dient, kann nicht verzichtet werden.
Die dritte Gruppe - die Beutel - weisen keinerlei Probleme auf. Die Beutel lassen sich überall raumsparend unterbringen, wiegen ca. 550 gr. und erlauben mit Hilfe eines eigens für diesen Zweck entwickelten Druckinfusionsgerätes - einer aufblasbaren Manschette - eine Überdruckinfusion im geschlossenen System, so daß eine Luftembolie ausgeschlossen ist. Außerdem hat sich nicht nur deshalb bei Unfällen mit mehreren Schwerverletzten die Möglichkeit der Eigendruckinfusion bestens bewährt, weil keine Mitglieder der Einsatzgruppe durch

Halten der Behältnisse blockiert waren und für andere Hilfsmaßnahmen eingesetzt werden konnten, sondern es spielte auch durch diese Anwendungsmöglichkeit die lichte Höhe kleinerer Krankenwagen für den Transportweg keine Rolle mehr und zusätzlich konnte die Begleitperson ihren Überwachungsfunktionen besser nachkommen.

Wir verwenden bei unseren Einsätzen auf den Münchner Notarztwagen die Plasmaersatzlösung Schiwadex der Firma Schiwa, ein Expander auf Dextranbasis in einer rechteckigen Beutelverpackung ähnlich einem Kissen. Diese Verpackungsform hat alle oben erwähnten Vorzüge. Deshalb ist das Präparat zum festen Bestandteil des Medikamentenvorrates unserer Notarztwagen geworden.

EMPFEHLUNG FÜR DEN ÄRZTLICHEN EINSATZ IM RETTUNGSDIENST

Von F. W. Ahnefeld

Alle Vorbereitungen für die Erstversorgung außerhalb der Klinik müssen auf den Notfallpatienten abgestellt sein. Jeder Patient, bei dem eine Störung vitaler Funktionen vorliegt, zu befürchten oder nicht ausgeschlossen werden kann, ist als Notfallpatient zu definieren. Die bisher vorliegenden Ergebnisse zeigen, daß von der Gesamtzahl der zu versorgenden Notfallpatienten ca. 40% auf Unfälle, dagegen ca. 60% auf andere, lebensbedrohliche akute Erkrankungen entfallen. Die Sicherung des Überlebens bei einer respiratorischen, zirkulatorischen und kardialen Insuffizienz wird durch unterschiedliche Maßnahmen erreicht. Chirurgische Eingriffe stellen die absolute Ausnahme dar. Das zu erwartende Berufsbild für Rettungssanitäter wird fraglos eine Verbesserung der Leistungsfähigkeit des nichtärztlichen Personals im Rettungsdienst bringen. Unabhängig davon wird auch der gut ausgebildete Rettungssanitäter allein auf Grund der gesetzlichen Vorschriften in der Anwendung spezieller Wiederbelebungsverfahren und Maßnahmen limitiert bleiben. Daraus ergibt sich, daß

1. in vielen Fällen der Erstversorgung am Orte des Geschehens und während des Transportes die Sicherheit für Notfallpatienten nur durch den Einsatz eines Arztes gewährleistet werden kann, und
2. daß auf Grund des multilateralen Aufgabenbereiches der Anaesthesist als Notarzt prädestiniert sein dürfte.

Die Mitwirkung von Ärzten im Rettungsdienst erfordert eine Reihe von Voraussetzungen:

1. Der örtliche Träger des Rettungsdienstes muß einen zum Einsatz als Notarztwagen geeigneten Rettungswagen an einer leistungsfähigen Klinik stationieren und alle übrigen organisatorischen Aufgaben, wie die Einrichtung eines Meldesystems, den Betrieb und den Unterhalt des Fahrzeuges, der Ausrüstung und die Bereitstellung von Rettungssanitätern im Schichtdienst übernehmen.
2. Auf der Ebene der Bundesländer sind verbindliche Absprachen zwischen den Landesregierungen, den Krankenhausträgern und den Trägern der Rettungsdienste über den ärztlichen Einsatz erforderlich. Hierbei sind vorrangig die Fragen der Freistellung von Ärzten für den Rettungsdienst, die Finanzierung und besonders die Einrichtung zusätzlicher Planstellen zu klären. Für die im Rettungsdienst eingesetzten Klinikärzte muß ein erweiterter Versicherungsschutz geschaffen werden.
3. Voraussetzung für die angestrebte Weiterentwicklung des Rettungsdienstes und den begründeten zusätzlichen ärztlichen Einsatz ist die Erstellung eines realisierbaren Stufenplanes auf Landesebene. Hierbei müssen die verkehrstechnischen Gegebenheiten und die strukturellen Voraussetzungen außerhalb und innerhalb der Klinik Beachtung finden.

4. Die Stationierung des für den Notarzteinsatz vorgesehenen Rettungswagens sollte an der Klinik erfolgen. Bei der Alarmierung steht der diensthabende Notarzt in kürzester Zeit zur Verfügung. In der einsatzfreien Zeit können die Rettungssanitäter durch Mitarbeit in der Klinik kontinuierlich weitergebildet werden.

5. In der Klinik sind grundsätzliche strukturelle Änderungen erforderlich, um die letzten Glieder der Rettungskette den Erfordernissen zu adaptieren. Dazu gehören die Einrichtung einer zentralen Notaufnahme. Hier hat der Anaesthesist die Aufgabe, erweiterte lebensrettende Maßnahmen durchzuführen und die Zeit zu überbrücken, bis durch interdisziplinäre Zusammenarbeit die Diagnose gesichert ist. Daraus lassen sich die Prioritäten der Versorgung und die geeignete Einheit für die definitive kausale Therapie bestimmen.

6. Als Optimum hat sich der Einsatz des Notarztwagens mit der gesamten Besatzung direkt von der Klinik aus ergeben. Als Alternative besteht die Möglichkeit, den Notarzteinsatz im Rendezvous-System durchzuführen, d.h. Rettungswagen und Arzt fahren getrennt zum Ort des Geschehens, Rettungssanitäter und Arzt werden hier gemeinsam tätig.

7. Der Einsatz eines Notarztwagens setzt ein überörtliches, von den Rettungsdiensten betriebenes Funkleitstellensystem mit ausreichenden drahtlosen und Drahtverbindungen zwischen Meldekopf, Notarztwagen und dem Personal voraus.

8. Die Meldung über einen Notfall erfolgt fast ausschließlich von Laien. Eine genaue Definition des Zustandes eines Patienten ist nur selten zu erwarten. Ausgehend von der Definition des Notfallpatienten muß eine "Fehleinsatzquote" von ca. 20% in Kauf genommen werden, um die ärztliche Versorgung aller Notfallpatienten zu sichern.

9. Über alle Notarztwageneinsätze muß eine bundeseinheitliche Dokumentation geführt werden, um daraus verbindliche Schlüsse für die Weiterentwicklung des ärztlichen Einsatzes im Rettungsdienst ziehen zu können.

10. Für den Betrieb von Notarztwagen sind folgende Modelle oder Übergangslösungen denkbar:

    a) ein 24-Stunden Notarzteinsatz im Schichtdienst über eine zentrale Anaesthesieabteilung. Voraussetzung ist die Zuweisung gesonderter Assistentenstellen.

    b) Der Notarzt ist in der Anfangsphase nur für eine limitierte Zeit - während der Hauptarbeitsstunden - einsatzbereit. In der übrigen Zeit fährt das Fahrzeug besetzt mit 2 Rettungssanitätern als Rettungswagen zum Einsatz.

    c) An der Einsatzklinik beteiligen sich in interdisziplinärer Zusammenarbeit neben der Anaesthesie Assistenten anderer Fachgebiete unter der Voraussetzung, daß sie eine zusätzliche spezifische Ausbildung in der Reanimation erhalten.

Zusammenfassend ist festzustellen, daß der weitere Ausbau der Rettungsdienste mit zusätzlichem Einsatz von Ärzten, zumindest an Schwerpunkten und an geeigneten Krankenhäusern notwendig erscheint. Zur Durchführung dieser Aufgaben sollte auf Landesebene ein Stufenplan, der die organisatorischen Voraussetzungen und die finanzielle Realisierung beinhaltet, in Zusammenarbeit der Landesregierung mit den Trägern der Krankenhäuser und den Hilfsorganisationen erarbeitet werden. Auf Grund der dargestellten Aufgabenstellungen müssen Anaesthesisten bevorzugt als Notärzte zum Einsatz kommen. Eine Realisierung ist jedoch nur durch Zuweisung zusätzlicher Stellen möglich. Die möglichen Interimslösungen und die Organisationsformen sind in dieser Empfehlung spezifiziert. Die Deutsche Gesellschaft für Anästhesie und Wiederbelebung ist in den örtlichen Bereichen jederzeit zu der empfohlenen Zusammenarbei bereit. Für den Einsatz von Rettungshubschraubern gilt sinngemäß das gleiche.

Freitag, den 24. November 1972, 14.30 Uhr, Hörsaal B
(Parallelsitzung)

III. Hauptthema

Freie Themen aus der Intensivmedizin

Vorsitzende: Herr K. Bonhoeffer-Köln
Herr J. Eichler-Lübeck

"Das Herz in Narkose"/ III. Hauptthema: (Podiumsdiskussion)

Diskussionsleiter: D. Kettler (Göttingen)

Diskussionsteilnehmer: R. Beer (München), H. J. Bretschneider (Göttingen), J. B. Brückner (Berlin), R. Dudziak (Düsseldorf), P. Heimburg Göttingen), P. Kalmar (Hamburg), P. G. Spieckermann Göttingen)

Einleitung D. KETTLER:

Die Durchführung einer Allgemeinnarkose führt je nach der Art und Technik des Narkoseverfahrens bzw. abhängig von der Herz-Kreislaufsituation des Patienten zu erheblichen und z. T. unterschiedlich gerichteten hämodynamischen Veränderungen. Letztere haben für den kreislaufgesunden Patienten in der Regel keine schwerwiegenden Folgen und werden durch eine entsprechende Gegenregulation kompensiert. Der Patient mit eingeschränkter kardiovaskulärer Funktion dagegen kann durch narkosebedingte Kreislaufeffekte in eine lebensbedrohliche Situation kommen. Für ihn kann die auf rationalen Kriterien beruhende Wahl der Anaesthesietechnik von entscheidender Bedeutung sein. Die Bedeutung des Faktors Narkose z.B. für den infarktgefährdeten Patienten wird durch eine kürzlich veröffentlichte Untersuchung von Tarhan und Moffitt unterstrichen, in der durch eine Allgemeinnarkose eine 50-fach erhöhte Infarkthäufigkeit (Reinfarkt) bei Patienten mit einem vorausgegangenen Infarkt gegenüber koronargesunden Patienten beschrieben wurde.
Wir wollen in den Mittelpunkt unseres Symposions die Narkose beim myokard- und koronarinsuffizienten Patienten stellen. Ausgehend von der Darstellung der pathophysiologischen Situation dieser Patienten sollen zunächst durch einführende Referate der Einfluß der Narkoseverfahren auf kardiale Teilfunktionen und ihre Bedeutung für das myokard- und koronarinsuffiziente Herz bzw. das Herz im Schockzustand und Ischämiezustand rekapituliert werden. Dabei müssen die Stadien der Narkoseeinleitung und Narkoseunterhaltung gesondert gewertet werden. Der 2. Teil des Symposiums soll dem Auditorium Gelegenheit geben, mit den Referenten die angeschnittenen Probleme zu diskutieren.

Grundlagenreferat H. J. BRETSCHNEIDER:
"Die hämodynamische und energetische Situation des Herzens bei Myokardinsuffizienz und Koronarinsuffizienz"

Die Thematik meines Beitrages soll in 12 Thesen abgehandelt werden. Die beiden ersten Thesen sind allgemeiner Natur. Die vier folgenden Thesen befassen sich mit dem Sauerstoffbedarf, weitere vier Thesen mit dem Sauerstoffangebot an das Herz. Schließlich ziehen dann die beiden letzten Punkte die therapeutischen Konsequenzen hinsichtlich der allgemeinen Therapie und der Anaesthesie für die Myokardinsuffizienz als auch für die Koronarinsuffizienz.

1. Der Energiebedarf des Herzens kann im steady state nur auf aerobem Wege voll gedeckt werden. Bei ausreichender Sauerstoffversorgung des Myokards ist daher der Sauerstoffverbrauch dem Energiebedarf äquivalent. Diese Aussage ist allgemein anerkannt und bedarf keines Kommentars.

2. Die "Güte der Sauerstoffversorgung des Myokards" ist die Resultante aus Sauerstoffangebot und Sauerstoffbedarf; sie ist zu definieren als das Verhältnis des arteriellen Sauerstoffgehaltes zu der arteriovenösen Sauerstoffdifferenz des Koronarblutes. Die Normalwerte liegen zwischen 1,4 und 1,7, einer koronarvenösen Sauerstoffsättigung von 30 - 40% entsprechend.

3. Der Sauerstoffbedarf des Herzens wird im wesentlichen von folgenden vier Determinanten bestimmt:

a) dem maximalen systolischen Ventrikeldruck,
b) der maximalen ventrikulären Druckanstiegsgeschwindigkeit (dp/dt_{max})
c) der Herzfrequenz und
d) der Auswurfzeit.

Es gibt noch einige weitere Determinanten, die wir aber beim schlagenden Herzen - das stillgestellte Herz ist hier ausgenommen - vernachlässigen können. Sehr wichtig ist, daß das geförderte Volumen den Energiebedarf nicht direkt beeinflußt, wenn auch ohne Spannungsentwicklung und Druckerzeugung kein Schlagvolumen gefördert werden kann.

4. Für eine ausreichende Sauerstoffversorgung des Gesamtorganismus sind die Größe des Herzzeitvolumens und der Organdurchblutungen sowie die Funktionsweise der Mikrozirkulation entscheidend. In physiologischer Abkürzung würden wir also sagen: entscheidend sind Durchblutung und Diffusion.
Das Herzzeitvolumen wird bei normaler Herzfunktion weit stärker durch den peripheren Widerstand und den venösen Rückstrom reguliert als durch die Blutdruckhöhe.

5. Aus den Thesen 3 und 4 folgt, daß der Nutzeffekt der Pumpfunktion des Herzens unter pharmakologischen und pathologischen Einflüssen in einem sehr weiten Bereich variieren kann. Dieser Nutzeffekt der Pumpfunktion des Herzens kann von einem Optimalwert um ca. 33% bis auf 0% - entsprechend dem Energiebedarf des Herzens ohne Förderleistung - absinken. Dieser Punkt ist nun für die Therapie sehr wichtig, weil spezielle pharmakologische Eingriffe wie die Durchführung einer Anaesthesie diesen Nutzeffekt erheblich beeinflussen können.
Die folgende These ist für den Energiebedarf besonders wichtig:

6. Hohe Werte der Kontraktilitätsparameter sind keineswegs für alle klinischen Situationen als günstig anzusehen, da sie mit einem hohen myokardialen Energiebedarf einhergehen. Für jedes notwendige Herzzeitvolumen und für jeden zu überwindenden Aortendruck gibt es vom Ökonomiestandpunkt eine optimale Kontraktilität mit relativ geringem Energiebedarf. Zu hohe Werte von dp/dt_{max} vermehren den Energiebedarf unnötig, zu niedrige Werte führen zu Insuffizienzerscheinungen. Bei gegebenem HZV und optimaler Einstellung von Herzfrequenz und dp/dtmax nimmt der myokardiale Energiebedarf mit sinkendem Druck in einem mittleren Bereich annähernd linear ab (Faustregel).
Wir kommen nun zu vier Thesen, die sich mit dem Sauerstoffangebot an das Herz befassen.

7. Das Sauerstoffangebot an das Herz ergibt sich aus dem Produkt von arteriellem Sauerstoffgehalt und Koronardurchblutung.

8. Weiterhin ist die Koronardurchblutung unter physiologischen Bedingungen im wesentlichen von dem basalen Widerstand des Koronarsystems und von dem Perfusionsdruck, der am besten als mittlerer diastolischer Aortendruck definiert wird, abhängig.

9. Unter pathologischen Verhältnissen kann der resultierende Koronarwiderstand auch von einer myokardialen Komponente und von Viskositätsanomalien beeinflußt werden. Die myokardiale Komponente des Koronarwiderstandes, die unter physiologischen Bedingungen zu vernachlässigen ist, wird ihrerseits durch einen hohen diastolischen Ventrikeldruck, durch einen Kontraktionsrückstand, ein Myokardoedem und durch eine starke Dilatation des Herzens wie auch durch eine abnormal kurze Diastolendauer erhöht.

10. Im Falle einer stenosierenden Koronarsklerose ist die Koronarreserve mehr oder minder eingeschränkt, man spricht daher von einer Koronarinsuffizienz. Die Koronarreserve ist quantitativ zu definieren als "Verhältnis des Koronarwiderstandes unter Ausgangsbedingungen zum Koronarwiderstand bei maximaler Vasodilatation". Das heißt, man kann quantitativ über die Koronarreserve nur etwas aussagen, wenn man nicht allein die Ausgangs-, die Ruhedurchblutung des betreffenden Patienten kennt, sondern wenn man die Koronarreserve durch eine Maßnahme erschöpft, die zu maximaler Dilatation führt. Bei eingeschränkter Koronarreserve kommt dem koronaren Perfusionsdruck erhöhte Bedeutung zu. Damit haben wir sowohl das Sauerstoffangebot wie den Sauerstoffbedarf stichwortartig abgehandelt, und wir müssen nun die Konsequenz ziehen für die Therapie einmal der Koronarinsuffizienz und zweitens der Myokardinsuffizienz.

11. Aus 10 und 6 ergeben sich Konsequenzen für die Behandlung der einfachen - nicht durch eine Herzinsuffizienz und auch nicht durch Rhythmusstörungen komplizierten - Koronarinsuffizienz, wenn man von der Therapie des akuten Angina pectoris-Anfalles absieht. Entscheidend ist die Verminderung des myokardialen Sauerstoffbedarfs durch Reduktion von dp/dt_{max} und der Herzfrequenz. Allerdings muß dabei eine Myokardinsuffizienz und eine gefährliche Senkung des koronaren Perfusionsdrucks vermieden werden.

12. Für die Behandlung der Myokardinsuffizienz ergeben sich aus den Thesen 6 und 9 die Konsequenzen für die Behandlung der einfachen, nicht durch eine Koronarinsuffizienz oder Rhythmusstörungen komplizierten Myokardinsuffizienz, nämlich: Verbesserung der reduzierten Kontraktilität und Normalisierung der erhöhten myokardialen Komponente des Koronarwiderstandes. Das kann im einzelnen durch eine Herzverkleinerung, durch Steigerung der Kontraktionsamplitude, durch Senkung des diastolischen Ventrikeldruckes und durch Verlängerung der Diastolendauer erreicht werden. Auch hier muß nun wieder eine gefährliche Erhöhung des myokardialen Energiebedarfes, d.h. eine zu starke Steigerung von dp/dt_{max}, des systolischen Ventrikeldruckes und auch der Herzfrequenz, vermieden werden.

Die meisten hämodynamischen Parameter, die üblicherweise gemessen werden können, wirken nicht nur auf den Sauerstoffbedarf ein sondern auch auf das Sauerstoffangebot. Das macht die therapeutische Maßnahme schwer übersichtlich und kompliziert.

Koronarwirksame Pharmaka im weiteren Sinne beeinflussen stets über die Koronardurchblutung das Sauerstoffangebot an das Herz. Gleichzeitig können sie über hämodynamische Veränderungen den O_2-Bedarf des Myokards erhöhen. Es kommt im Einzelfall darauf an, einen optimalen Mittelwert anzusteuern. Das Sauerstoffangebot hängt vom Perfusionsdruck (diastolischer Aortendruck), der myokardialen Komponente des Koronarwiderstandes und auch von der vasalen Komponente des Koronarwiderstandes ab. Der Sauerstoffbedarf wird durch die Einstellung des Arbeitsdruckes, durch Variation von Herzfrequenz, Herzgröße und Kontraktionsablauf und schließlich auch durch den Myokardstoffwechsel, der sich unter Umständen auch unabhängig von hämodynamischen Größen verändern kann, beeinflußt.

KETTLER: In den folgenden Beiträgen wird der Einfluß verschiedener Narkoseverfahren auf bestimmte Teilfunktionen (Kontraktilität, Rhythmus, Ischämietoleranz) und ihr Effekt bei Vorliegen eines Schocksyndroms besprochen. Im ersten Referat dieses Abschnitts wird Herr DUDZIAK das Thema behandeln:

R. DUDZIAK: "Über die Wirkung von Inhalationsnarkotika auf die Kontraktilität des Myokards"

Bei dem Zusammenspiel einiger für das Zustandekommen einer bestimmten Herzleistung verantwortlicher Faktoren spielt die Kontraktilität des Herzens eine sehr wichtige Rolle. Der Begriff Kontraktilität ist nicht scharf und allgemeingültig zu definieren. Man kann darunter die vitale Funktion des Herzmuskels verstehen, sich in einer bestimmten Weise zu kontrahieren. Das Ergebnis dieser Leistung ist die Kammerschlagarbeit, von deren Größe die Entwicklung eines bestimmten Schlagvolumens und das Zustandekommen eines bestimmten Blutflusses, d. h. eines Herzminutenvolumens, abhängig ist.
Der traditionellen Analyse der Schlagarbeit des Herzens liegt die Messung der Durchblutung und des Blutdruckes zugrunde. Sie ist als das Frank-Starling'sche Gesetz bekannt. Das Gesetz besagt, daß bis zu einer gewissen Grenze jede Erhöhung des enddiastolischen Ventrikeldruckes zu einer Zunahme der Kammerschlagarbeit führt. Die Erhöhung des enddiastolischen Druckes wird durch eine Zunahme der diastolischen Füllung des Ventrikels erreicht. Im Falle einer Insuffizienz des Herzens wird dessen Arbeitsdiagramm nach rechts und unten verschoben. Das heißt, die Zunahme des enddiastolischen Ventrikeldruckes bewirkt in diesem Zustand keine zunehmende Kammerschlagarbeit mehr.
Neuere Definitionen berücksichtigen die zeitlichen Verhältnisse der Kontraktion. Man geht davon aus, daß die Herzmuskelfasern kontraktile Elemente enthalten, die sich verkürzen und elastische Elemente, die sich dehnen können. Am Anfang der Kontraktion stehen elektro-chemische Vorgänge, die eine Verkürzung der kontraktilen Elemente bewirken. Gleichzeitig werden die in Serie geordneten elastischen Elemente gedehnt. Da die Herzkammer zu Beginn der Kontraktion mit Blut gefüllt ist, führt die Verkürzung der kontraktilen Elemente sowie die Dehnung der elastischen Elemente zu keiner Änderung der Muskelfaserlänge. Die Dehnung der elastischen Elemente bedeutet die Entwicklung einer Spannung im Herzmuskel und einer dieser Spannung entsprechenden Kraft. Im Moment der Öffnung der Aortenklappe wird diese Kraft in Arbeit umgesetzt, es resultiert ein Blutfluß und -Druck. Kennt man die initiale Faserlänge und die Geschwindigkeit, mit der sich die kontraktilen Elemente verkürzen bzw. auch die Kraft, die dabei entwickelt wird, so kann man durch Extrapolation zum Punkt Null die maximale Verkürzungsgeschwindigkeit der kontraktilen Elemente bestimmen (Vmax). Vmax

ist heute ein anerkannter Parameter für die Kontraktilität.
Obwohl eine große Zahl von Veröffentlichungen sich mit der Wirkung von Anaesthetika auf das Herz befaßt hat und immer noch befaßt, gibt es unter ihnen nur wenige, die aufgrund der Versuchsanordnung eine Aussage über das Verhalten der Kontraktilität erlaubt. Aber auch bei diesen ausgewählten Publikationen läßt sich oft eine direkte Wirkung der Anaesthetika auf die Kontraktilität von unerwünschten indirekten Effekten, z. B. über das sympathische Nervensystem, nicht ohne weiteres trennen. Inhalationsnarkotika und ihre Wirkung auf die Kontraktilität des Herzmuskels liegen naturgemäß im Brennpunkt des Interesses der kardiologisch-anaesthesiologischen Forschung. Das Studium dieses Problems begann mit der Aufstellung von Ventrikelfunktionskurven, wie sie von STARLING ursprünglich angegeben wurden. 1962 stellten ETSTEN und LI fest, daß während einer leichten Äthernarkose die Kammerschlagarbeit zunimmt. Die Verschiebung der Kurve nach links kann jedoch nicht als Zeichen einer positiv inotropen Wirkung von Äther gedeutet werden. Es ist vielmehr die Folge einer Freisetzung von Katecholaminen. Vertieft man nämlich die Äthernarkose, so kommt es zur Verschiebung der Kurve nach rechts. Ähnliche Untersuchungen mit Halothane haben gezeigt, daß die Kontraktilitätsminderung im Vergleich zu Äther wesentlich stärker sein kann. Diese Kontraktilitätsminderung ist abhängig von der Konzentration von Halothane. Die Abnahme der maximalen Verkürzungsgeschwindigkeit um 39% sowie der maximalen Spannung während der isovolumetrischen Kontraktion des Muskels um 51% sind sichere Beweise für eine Kontraktilitätsminderung durch Halothane (gemessen bei einer minimalen alveolären Konzentration 1). Auch in den Untersuchungen von GANDER u. Mitarb. konnte anhand des Parameters dp/dt_{max}:IP neben der Abnahme des Aortendruckes und des peripheren Widerstandes eine Abnahme der Kontraktilität festgestellt werden. Schon bei 0,5% Halothane war die Kontraktilität vermindert, bei einer Konzentration von 2,0% war die Abnahme der Kontraktilität so ausgeprägt, daß es zu einem Abweichen des Index von der Norm kam und zwar im Sinne einer Insuffizienz des linken Ventrikels. Das Methoxyfluran verhält sich bezüglich seiner Wirkung auf die Kontraktilität im Prinzip ähnlich wie das Halothane, gleichgültig ob die Untersuchungen in vitro an isolierten Papillarmuskeln oder in vivo (Messungen der Vmax) durchgeführt wurden. Die Abnahme der maximalen Verkürzungsgeschwindigkeit der kontraktilen Elemente ist ebenfalls abhängig von der Blutkonzentration des Methoxyfluran und verbunden mit einer gleichzeitigen Verschiebung der Spannungsentwicklung nach links. Eine Exposition des Herzmuskels während vier Stunden unter einer relativ geringen Konzentration von Methoxyfluran bewirkt eine deutliche Verschiebung der Kraftgeschwindigkeitskurve nach links. Eine Stunde nach Absetzen von Methoxyfluran kommt es zu einer fast vollständigen Erholung des Herzmuskels. SHIMOSATO hat kürzlich diese am Papillarmuskel gewonnenen Befunde auch am intakten Tier bestätigen können. Mit Hilfe eines Katheter-Tip-Manometers wurde die Vmax der kontraktilen Elemente aus dp/dt und P ermittelt und elektronisch berechnet. Das kürzlich eingeführte und bei uns noch nicht sehr bekannte Ethrane, ein nicht explosives Narkotikum, verändert die Kontraktilität nach den bisherigen Untersuchungen am geringsten. Vergleicht man die drei genannten Inhalationsnarkotika bezüglich ihrer Wirkung auf die Kontraktilität, so stellt man fest, daß jedes von ihnen die Kontraktilität des Herzmuskels negativ beeinflußt. Interessant ist ein Vergleich der Narkotika bei einer definierten Konzentration, nämlich der minimalen alveolären Konzentration (MAC) 1. Unter der Wirkung von Ethrane kommt es zu einer Abnahme der maximalen Verkürzungsgeschwindigkeit um 12%, bei Methoxyfluran um 31% und bei Halothane um 39%.
Die anderen Parameter nehmen entsprechend ab. Auch bezüglich der maximalen Spannungsentwicklung sowie der maximalen Arbeit bestehen zwischen Halothane

und Methoxyfluran keine großen Unterschiede. Im Gegensatz zu den besprochenen Inhalationsnarkotika verändert das Cyclopropan die Kontraktilität des Herzmuskels kaum. Messungen der isovolumetrischen Kraftgeschwindigkeitsbeziehung ergaben, daß selbst bei relativ hohen Cyclopropankonzentrationen die maximale Verkürzungsgeschwindigkeit der kontraktilen Elemente unverändert bleibt. Inwieweit dieser günstige Effekt von Cyclopropan durch eine eventuelle Freisetzung von Katecholaminen unterstützt wird, wissen wir heute noch nicht.

Die negative Beeinflussung der Kontraktilität des Herzens durch Anaesthetika stellt zweifelsohne eine unerwünschte Nebenwirkung jeder Narkose dar. Bei den meisten Patienten wird diese negativ inotrope Wirkung der Anaesthetika während einer Narkose kaum zur Geltung kommen können. Die Konzentration von Halothane und Methoxyfluran, die in der Lage sind bei einem Gesunden eine Minderung der Herzkontraktilität bis an die Grenze einer manifesten Herzinsuffizienz herbeizuführen, liegen außerhalb der klinisch üblichen Dosierung. Bei kardial vorgeschädigten Patienten kann es dagegen relativ schnell zu einer Herzinsuffizienz und gefährlichen Komplikationen kommen. Es stellt sich deshalb die Frage nach dem für diese Fälle geeignetsten Narkoseverfahren und, ob und wieweit durch eine präoperative Digitalisierung der kontraktilitätsmindernden Wirkung der Anaesthetika entgegengewirkt werden kann. Experimentelle Untersuchungen haben sowohl für Inhalationsnarkotika als auch für intravenöse Narkotika gezeigt, daß bei mit Digitalis vorbehandelten Herzen eine größere Narkotikumkonzentration im Blut notwendig ist, um eine vergleichbare Minderung der Kontraktilität zu erzeugen. Ferner konnte gezeigt werden, daß das Digitalis in der Lage ist, die Kontraktilität eines durch ein Anaesthetikum insuffizient gewordenen Herzmuskels zu steigern. Damit gewinnt sowohl die präoperative als auch intraoperative Digitalisierung, insbesondere bei Patienten mit geringeren kardialen Leistungsreserven, eine besondere Bedeutung.

Patienten mit Zeichen einer kardialen Insuffizienz und Symptomen wie Anstrengungsdyspnoe, Orthopnoe, pulmonaler Stau und Oedeme stellen naturgemäß den Anaesthesisten vor die schwierigsten Aufgaben. Eine gute präoperative Digitalisierung ist in diesen Fällen ein unbedingtes Erfordernis. Diuretika und Ausgleich der Hypokaliämie, das Beheben des sekundären Hyperaldosteronismus und die Wiederherstellung normaler osmotischer Verhältnisse normalisieren die Ventrikelfunktionskurven und damit auch die Hämodynamik weitgehend. Hierdurch werden Verhältnisse geschaffen, die eine Durchführung der Narkose ermöglichen. Die Wahl des Anaesthetikums bleibt nun dem Anaesthesisten überlassen. Von seinem Wissen und Können wird es schließlich abhängig sein, inwieweit das die Kontraktilität mindernde Narkotikum seine unerwünschte Wirkung entfalten kann.

KETTLER: Im nächsten Beitrag wird Herr BEER die Beeinflussung der Kontraktilität durch intravenöse Narkotika behandeln.

R. BEER:
"Die Beeinflussung der Kontraktilität des Myokards durch intravenöse Narkotika"

Die Fähigkeit des Herzmuskels sich in der Zeiteinheit zu verkürzen und hierbei Kraft zu entwickeln, wird heute als mechanische Definition der Inotropie bzw. der Myokardkontraktilität akzeptiert. Welche Rolle nun die Myokardkontraktilität im gesamten Kreislaufgeschehen spielt, möge die erste Abbildung verdeutlichen. Die Pumpleistung des Herzens wird nicht allein durch die Kontraktilität, sondern

auch durch die enddiastolische Ventrikelfüllung, die Höhe des mittleren Aortendruckes und die Herzfrequenz bestimmt, wobei zwischen letzterer und Myokardkontraktilität wiederum eine Wechselbeziehung besteht. Es ist nun sehr schwierig, in vivo aus diesem Komplex die myokardiale Inotropie zu isolieren. In vitro gelingt das leichter, indem man preload, afterload und Kontraktionsfrequenz konstant hält. Am intakten Organismus müssen diese Parameter bei der Kontraktilitätsanalyse unbedingt berücksichtigt werden. Zur Erfassung der myokardialen Inotropie werden heute die maximale Verkürzungsgeschwindigkeit (Vmax) oder die maximale Druckanstiegsgeschwindigkeit (dp/dt_{max}) bzw. die von ihr abgeleiteten Kontraktilitätsindices benutzt.
Alle diesbezüglich untersuchten intravenösen Narkotika verursachen eine dosisabhängige reversible Kontraktilitätsdepression. Leider ist das am häufigsten benutzte Thiopental bisher mit diesen neuen Methoden am wenigsten untersucht worden. Älteren Arbeiten ist lediglich zu entnehmen, daß mit einer klinisch relevanten Myokarddepression nur zu rechnen ist, wenn die Thiopentalkonzentration im arteriellen Blut 20 mg% übersteigt. Diese Konzentration kann jedoch bei rascher Injektion oder bei Bestehen eines intrakardialen Rechts-links-Shunts erreicht werden. Wesentlich gründlicher sind nun sowohl in vitro als auch in vivo die neueren intravenösen Narkotika Methohexital, Propanidid, Ketamin und Althesin untersucht worden. Übereinstimmend haben unsere eigenen Untersuchungen am Papillarmuskel und diejenigen von ÅSTRÖM am isolierten Herzen ergeben, daß bei equinarkotischer Dosierung Propanidid eine stärkere Kardiodepression verursacht als Methohexital. Ketamin verursacht, wie GOLDBERG am Papillarmuskel nachweisen konnte, auch eine negative inotrope Wirkung. Allerdings tritt diese erst oberhalb der üblichen klinischen Dosierung auf. Bei Gabe von 8 mg/kg Körpergewicht und schneller Injektion kann eine Blutkonzentration von etwa $5,8 \cdot 10^{-4}$ mol/Liter erreicht werden, wodurch dann eine Depression der Kontraktilität von etwa 22% erzielt wird. Diese geringe Veränderung der Inotropie durch Ketamin wurde auch von FISCHER am Herz-Lungen-Präparat bestätigt. Auch die in vivo durchgeführten Kontraktilitätsuntersuchungen weisen daraufhin, daß Ketanest in klinischer Dosierung keine nennenswerte Senkung der Inotropie verursacht. Die folgende Tabelle vermittelt Ihnen eine Gegenüberstellung der Kreislaufeffekte von Propanidid, Methohexital, Althesin und Ketamin in vivo beim Hund. Die in der Tabelle angegebenen Werte für die linksventrikuläre Druckanstiegsgeschwindigkeit (dp/dt_{max}) zeigen, daß bei Propanidid, Methohexital und Althesin etwa gleich große Abnahmen um 40% resultieren. Allerdings sind diese Angaben bezüglich der Kontraktilitätsminderung nur bedingt aussagekräftig, da in ihnen die Höhe des enddiastolischen Ventrikeldruckes nicht berücksichtigt wurde. Eliminiert man den Einfluß dieser Größen auf die linksventrikuläre Druckanstiegsgeschwindigkeit, wie das z. B. im Kontraktilitätsindex von VERAGUT und KRAYENBÜHL geschieht, so werden die Unterschiede der Kontraktilitätsbeeinträchtigung besser sichtbar. Die bereits am Papillarmuskel festgestellte stärkere Kontraktilitätsdepression durch Propanidid wird hier durch die Untersuchung am Hund bestätigt. Die unterschiedliche Herzwirkung der beiden Mittel ist am Menschen, wie ich später noch zeigen werde, wesentlich stärker ausgeprägt. Um die Bedeutung einer narkosebedingten Inotropiedepression richtig einzuschätzen, ist es erforderlich, auch die anderen Kreislaufparameter zu berücksichtigen, da gerade sie durch Narkotika sehr unterschiedlich beeinflußt werden. So verursacht z. B. Ketamin bei unveränderter Kontraktilität trotzdem eine erhebliche Beeinflussung der hämodynamischen Situation, indem es zu einer intensiven Frequenzsteigerung führt und eine periphere Widerstandserhöhung hervorruft. Es bleibt nun zu beurteilen, ob diese Kreislaufexzitation in Narkose als positiv anzusehen ist. Ein anderes Kreislaufbild ergibt sich bei Propanidid und Althesin,

welche im Gegensatz zu Ketamin bei evidenter Tachykardie eine deutliche Kontraktilitätsdepression und eine Abnahme des Gefäßwiderstandes hervorrufen. Methohexital ist durch eine besonders intensive Widerstandsverminderung gekennzeichnet und eine damit verbundene arterielle Hypotension. Alle hier wiedergegebenen Befunde am Hund dürften für Propanidid, Methohexital, Althesin und Ketamin generell auch beim Menschen zutreffen. Exakte Angaben über die Kontraktilitätsdepression bei klinischer Anwendung intravenöser Anaesthetika liegen bisher aber nur sehr vereinzelt vor, da derartige Untersuchungen am Menschen naturgemäß schwierig durchzuführen sind. In eigenen Untersuchungen konnten wir zeigen, daß die bereits am Hund nachgewiesene stärkere Kardiodepression durch Propanidid im Vergleich zu Methohexital am Menschen noch wesentlich deutlicher ausgeprägt ist. Für die Klinik von großer Bedeutung sind nun auch die Kontraktilitätsuntersuchungen der Pharmaka der Neuroleptanalgesie. Am isolierten Herzen fand FISCHER erst oberhalb des therapeutischen Konzentrationsbereiches einen Abfall des Siegel'schen Kontraktilitätsindexes $\frac{dp/dt_{max}}{IP}$ durch Thalamonal um nur maximal 6%, wobei der stärkere Effekt vom Fentanyl ausgeht. Durch Anwendung der extrakorporalen Zirkulation konnte DIXON Einflüsse der Neuroleptanalgesie am Myokard von denjenigen in der Peripherie trennen. Er fand im klinischen Konzentrationsbereich gleichfalls keine Beeinträchtigung der Kontraktilität, dagegen einen Abfall des arteriellen Widerstandes und eine Kapazitätszunahme des peripheren Gefäßbettes. Die beiden letzteren Veränderungen sind für die gelegentlich zu beobachtende Hypotension während der Einleitung der Neuroleptanalgesie verantwortlich. Eine vergleichende Studie über die Änderung des kontraktilen Zustandes durch die Analgetika Fentanyl, Dolantin, Dipidolor und Morphin am isolierten Papillarmuskel wurde kürzlich von STRAUER durchgeführt. Entsprechend einer klinischen Dosierung von 10 mg Morphin oder 5 bis 10 mg Piritramid kommt es in diesem Bereich durch diese beiden Analgetika, insbesondere durch Morphin, sogar zu einer leichten Steigerung der Kontraktilität. Fentanyl bewirkt keine Änderung der Inotropie. Aus dieser homogenen Gruppe hebt sich sehr deutlich das Dolantin ab, indem es in klinischer Dosierung (100 mg) einen signifikanten Abfall der Kontraktilität bewirkt. Nachdem die unterschiedliche myokardiale Wirkung der intravenösen Narkotika aufgezeigt wurde, bleibt zu überlegen, welche Konsequenzen daraus für die Klinik zu ziehen sind. Beim gesunden Herz-Kreislauf-System wird eine mäßige narkosebedingte Kontraktilitätsdepression hämodynamisch unwirksam bleiben, da sie durch adäquate Gegenregulation kompensiert werden kann. Bei einem vorgeschädigten Myokard dagegen kann eine weitere Inotropiedepression durch applizierte Narkotika aber zu einer deletären Beeinträchtigung des kardialen Funktionszustandes führen. Diese Tatsache wurde kürzlich von SHIMOSATO noch einmal experimentell bestätigt. Betrachten wir die intravenösen Narkotika, so gelten heute für Herzkranke die Neuroleptanalgesie und die in der Herzchirurgie häufig angewendete Morphinnarkose als die optimalen Narkoseverfahren. Wie bereits ausgeführt verursachen diese Mittel so gut wie keine Myokarddepression. Als einzige kardiale Kontraindikation für die Neuroleptanalgesie möchte ich bestehende Überleitungsstörungen ansehen, da Dehydrobenzperidol nachweislich die AV-Überleitung verzögert. Auch Ketanest führt in klinischer Dosierung zu keiner nennenswerten Myokarddepression, jedoch kann es für einen kardial geschädigten Patienten nicht empfohlen werden, da es durch Frequenzsteigerung, Erhöhung des Sauerstoffverbrauchs und Zunahme des arteriellen Gefäßwiderstandes das kranke Herz stärker belastet. Gänzlich ungeeignet bei Herzinsuffizienz dürften diejenigen intravenösen Narkotika sein, die sowohl eine direkte Myokarddepression als auch eine Steigerung der Herzfrequenz verursachen. Hierzu gehört z. B. das Propanidid. Auch das neue Steroid-Narkotikum Althesin sollte unter diesem Aspekt noch weiter untersucht werden.

KETTLER: Das folgende Referat von Herrn BRÜCKNER soll klären, inwieweit von der Wahl des Narkoseverfahrens die kardiale Funktion bei Vorliegen eines Schockzustandes abhängt.

J. B. BRÜCKNER:
"Das Herz in Narkose unter den Bedingungen eines Schocksyndroms"

Die Herren BEER und DUDZIAK haben Ihnen gezeigt, daß Anaesthetika eine Myokarddepression verursachen können. Bei gesunden Patienten ist das meist nicht sehr gravierend, da diese genügend Kompensationsmechanismen im Kreislauf zur Verfügung haben. Es soll am Beispiel des Schocks während einer Narkose gezeigt werden, wie sich pharmakologische Effekte der Anaesthesie mit der pathophysiologischen Kreislaufsituation im Schock gegenseitig beeinflussen können. Das myokardiale Versagen leitet stets den irreversiblen Schock ein, darüber soll nicht gesprochen werden. Aber es gibt eine Reihe von Befunden, die darauf hinweisen, daß auch schon in der Frühphase des progressiven Schocks eine Herzinsuffizienz entsteht, obwohl Teilaspekte der Myokardfunktion noch normale oder sogar gesteigerte Werte aufweisen. Zu Beginn der Zentralisation ist die ventrikuläre Kontraktilität meist gesteigert, ein eindeutig durch Katecholaminliberation bedingter Effekt, der durch Propranolol unterdrückt werden kann. In Abhängigkeit von der schockauslösenden Ursache nimmt die myokardiale Kontraktilität während der progressiven Schockphase zunehmend ab. Die Vorhofdrucke und der enddiastolische linksventrikuläre Druck steigen an. Isolierte therapeutische Maßnahmen, die in einer Erhöhung des pre- und afterloads resultieren, verschlechtern häufig die Herzfunktion, während Digitalis einen günstigen Effekt hat. Die Ursachen dieser Herzinsuffizienz sind zum größten Teil noch unbekannt. Toxine, Gifte, Stoffwechselzwischenprodukte, die z. B. im Endotoxin- und Vergiftungsschock immer, bei anderen Schockformen häufig vorhanden sein können, sind als mögliche Ursachen zu nennen. Im Schock wird ganz allgemein die Fähigkeit der kontraktilen Elemente des Myokards zur Verkürzung und zur Kraftentwicklung reduziert. Zu welchem Zeitpunkt die Sauerstoffversorgung des Herzens bereits gestört ist, ist noch kontrovers. Der kardiale Sauerstoffverbrauch im progressiven Schock kann normal aber auch erhöht sein. Die Erhöhung ist mit einer Steigerung der Vorspannung und durch Katecholaminwirkungen teilweise begründbar. Bei stärkerer Minderung der Kontraktilität wäre dagegen eine Senkung des myokardialen O_2-Bedarfs zu erwarten. Eine Hypotension, die von kurzen Phasen normaler Perfusionsdrucke unterbrochen wird, führt im Gegensatz zu einer gleichlangen, aber kontinuierlich unterhaltenen Drucksenkung, zu keiner oder nur einer geringen myokardialen Depression.
Die Sauerstoffversorgung des Myokards wird durch die große Koronarreserve und die Umverteilung des Herzminutenvolumens im Vergleich zu anderen Organen bei hypotensiven Zuständen meist noch relativ lange garantiert. Während der Zentralisation ist jedoch eine eingeschränkte Koronarreserve meist schon nachweisbar. Mit zunehmender Hypotension wird diese Reserve bald voll ausgeschöpft. Tachykardie und Erhöhung des Gefäßwiderstandes im großen und kleinen Kreislauf mindern den Wirkungsgrad der Herzarbeit. Die im Schock vorhandene Acidose fördert die Herzinsuffizienz nur, wenn gleichzeitig noch eine Hypoxämie eintritt. Der Gehalt an energiereichen Phosphaten im Herzmuskel nimmt erst bei Perfusionsdrucken unter 40 mm Hg ab. Die Wiederbelebungszeit des Myokards

wird daher in der initialen Phase meist normal sein, verkürzt sich aber mit zunehmender Erhöhung des peripheren Gefäßwiderstandes.

Ein enger Zusammenhang zwischen den Störungen in der peripheren Zirkulation und der Myokardfunktion ist im Schock immer vorhanden. Die latente Herzinsuffizienz ist anfangs nur eine von vielen vorhandenen Rückkoppelungsmechanismen. Blutpooling, disseminierte intravasale Gerinnungen, Mikroembolien, Störungen im Bereich des kleinen Kreislaufs, Vasokonstriktion, Veränderung der Blutviskosität und andere Effekte reduzieren den venösen Rückstrom zum Herzen und damit das Minutenvolumen.

Die Gabe von Pharmaka mit kardiodepressiven Wirkungen, wozu man also nahezu alle Anaesthetika rechnen kann, wird im Schock häufig deletäre Wirkungen haben. Die meist in ihrer Kapazität voll ausgenutzten kreislaufstützenden Rückkoppelmechanismen können bereits bei einer Dosis, die normalerweise keine Kreislaufdepression erzeugt, dekompensieren. In der frühen Phase des Schocks wird ein Abfall des Herzminutenvolumens meist durch die periphere Vasokonstriktion wieder reguliert. Im fortgeschrittenen Schock wird dagegen ein z. B. durch Pharmaka induzierter Abfall des Herzminutenvolumens durch die Verstärkung der Störungen der Mikrozirkulation zu einer sekundären Verminderung des venösen Rückstroms und zu weiterem HZV-Abfall sowie zu einer Zunahme der Herzinsuffizienz führen. Pharmaka, die selektiv die periphere Zirkulation beeinflussen, können die kardiale Komponente im Schock ebenfalls verändern. Eine akute Vasodilatation z. B. durch Dehydrobenzperidol kann - besonders bei einem reduzierten funktionellen Blutvolumen - den venösen Rückstrom zum Herzen so mindern, daß ein akutes Kreislaufversagen eintritt. Außerdem muß bei jeder therapeutischen Vasodilatation mit dem verstärkten Eindringen von toxischen Abbauprodukten in die Zirkulation mit nachfolgender negativ inotroper Wirkung gerechnet werden.

Anaesthetika, die den Sauerstoffbedarf des Gesamtorganismus steigern und durch Katecholaminliberation die Vasokonstriktion im Schock fördern, werden indirekt durch Erhöhung des myokardialen Sauerstoffbedarfs auch die vorhandene latente Herzinsuffizienz im Schock fördern. So sollten Anaesthetika Anwendung finden, die neben einer Frequenzsenkung oder Frequenznormalisierung den Kontraktionsvorgang optimalisieren und den Wirkungsgrad der Herzarbeit so beeinflussen, daß eine Stabilisierung des Perfusionsdruckes möglichst nicht zu Lasten eines erhöhten myokardialen O_2-Verbrauches geht. Neben diesen Herzwirkungen sollte ein im Schock angewendetes Anaesthetikum sich gegenüber der peripheren Zirkulation entweder neutral oder im Sinne einer langsam einsetzenden Vasodilatation und einer Senkung des Sauerstoffbedarfs im Gesamtorganismus verhalten. Die heute verfügbaren Anaesthetika können diese idealen Forderungen meist nicht oder nur in Kombination erfüllen.

Im Gegensatz zum standardisierten Experiment ist es in der Klinik meist nicht oder nur sehr vage möglich, das Ausmaß des Schocktraumas, der latenten Herzinsuffizienz und des bereits eingetretenen hypoxischen Schadens des Gesamtorganismus abzuschätzen und in Einklang mit dem verwendeten Narkoseverfahren, der Dosis und anderen gleichzeitig eingeleiteten allgemeinen therapeutischen Maßnahmen zu bringen. Ist eine Narkose im Schocksyndrom unbedingt erforderlich, z. B. zur Beseitigung der schockauslösenden Ursache, so muß meist zusätzlich eine konsequente allgemeine Therapie des Schocksyndroms erfolgen.
Eine etwas andere Situation entsteht, wenn während eines Routineeingriffes durch Komplikationen bedingt, z. B. von Seiten des operativen Eingriffes, ein Schock-

syndrom entsteht. Hier ist im Gegensatz zum bisher gesagten (Anaesthesie bei primärem Schock) damit zu rechnen, daß bereits durch die Anaesthesie Kompensationsmechanismen, die sonst zur Überwindung des Schocksyndroms zur Verfügung stehen, blockiert sind. Im Tierexperiment konnte nachgewiesen werden, daß die Hypoxietoleranz bei einem standardisierten hämorrhagischen Schock durch Anaesthetika erheblich variiert werden kann. Im standardisierten Modell wurde die hypotensive Phase bis zur Rückgabe von 25% des Entblutungsvolumens ausgedehnt. Die Variation des Versuchsmodells erfolgte nur durch Wechsel des Anaesthetikums, und man sieht, daß die einzelnen Anaesthetika hier doch eine sehr unterschiedliche Dauer der Hypotension und damit der Hypoxie bedingen. Anaesthetika, die kreislaufstimulierende Wirkung haben, wie Ketamine und Althesin, haben hier im Vergleich zu Opiaten und auch der Halothannarkose eine Minderung der Hypoxietoleranz bei der hämorrhagischen Hypotension zur Folge. In Kombination mit Vasodilatation oder mit Opiaten kann jedoch die Hypoxietoleranz bei diesen Anaesthetika verbessert werden. Diese Befunde weisen daraufhin, daß das Anaesthetikum beim Eintritt eines Schocksyndroms während einer Narkose Ablauf und Schweregrad des Schocks beeinflussen kann. Das bedeutet z. B., daß bei einer konstanten Dauer der Hypotension in Abhängigkeit vom verwendeten Anaesthetikum sehr unterschiedliche Schweregrade des Schocks entstehen können. Als mögliche Ursache für diese "verborgene Gefahr" einer klinisch bewährten Routinemethode sind sowohl allgemeine als auch kardiale Faktoren zu diskutieren. Eine Erhöhung des O_2-Bedarfs im Gesamtorganismus, z. B. durch einen erhöhten Muskeltonus, verursacht bei einem gesunden Patienten und einer sonst komplikationslosen Narkose meist keinen Schaden, wenn man ein ausreichendes O_2-Angebot voraussetzt. Kommt es aber zu einer Minderung des Sauerstoffangebotes entweder aus pulmonaler oder zirkulatorischer Ursache, so wird plötzlich die zur Verfügung stehende Zeit bis zum Eintritt eines irreparablen Schadens kürzer. Eine schon bestehende Tachykardie wird ebenso wie eine schon vorhandene Vasokonstriktion die Kompensationsmöglichkeiten eines Organismus, z. B. bei plötzlich auftretender Blutung, einschränken. Normalerweise werden die durch die Anaesthesie bedingten Veränderungen des myokardialen O_2-Bedarfs und des Wirkungsgrades der Herzarbeit den Patienten, die keine hochgradig eingeschränkte Koronarreserve haben, nicht schaden. Es ist aber gut vorstellbar, daß Anaesthetika, die einen höheren O_2-Bedarf für eine gegebene Herzarbeit erfordern, bei einer zusätzlichen Verschlechterung des Wirkungsgrades der Herzarbeit, wie sie im Schock durch Tachykardie, Widerstandserhöhung, Einschränkung der Koronarreserve und Steigerung des Sauerstoffbedarfs der Haltebetätigungsphase der Herzaktion eintritt, die Entwicklung der Herzinsuffizienz beschleunigen kann.

KETTLER: Herr SPIECKERMANN wird nun über die Ischämietoleranz des Myokards in Abhängigkeit vom Narkoseverfahren sprechen. Dann wird Herr KALMAR das gleiche Thema in Hinblick auf die Chirurgie am offenen Herzen koreferieren.

P. G. SPIECKERMANN: "Ischämietoleranz des Myokards in Abhängigkeit von der Narkose"

Funktion, Stoffwechsel und Struktur des Myokards sind wechselseitig eng miteinander verknüpft. Da das Herz, wie Sie im Einleitungsreferat gehört haben, seinen Energiebedarf nur aaerob voll decken kann, kommt es während eines Sauerstoffmangels zwangsläufig zum Auftreten eines zellulären Energiedefizits, das sich in Störungen aller energieverbrauchenden Prozesse äußert und schließlich zum irreversiblen Myokardschaden führt.

Wesentliche Voraussetzung für die ungestörte Funktion wie für die Wiederbelebbarkeit eines Organs ist der Status der energiereichen Substrate, insbesondere des ATP und des Phosphokreatins. Während eines O_2-Mangels werden Phosphokreatinin und ATP sukzessive vermindert. Die Bestimmung dieser energiereichen Phosphate kann einen Hinweis auf den Schädigungsgrad eines Gewebes geben. Die Zeit eines O_2-Mangels, die vergeht, bis ein bestimmter Metabolitgehalt an diesen energiereichen Phosphaten erreicht ist, ist ein Maß für die Ischämietoleranz dieses Gewebes. Dieses Maß für die Ischämietoleranz, ein Zeitwert, ist von 2 Größen abhängig: einmal dem Ausgangsgehalt an Phosphokreatin und ATP vor Beginn der Ischämie und zweitens der Abbaugeschwindigkeit dieser energiereichen Phosphate während der Ischämie.
Zum zweiten Punkt möchte ich Ihnen einige Befunde zeigen. Die erste Kurve hier zeigt den Abfall des ATP bei Koronarligatur in Barbituratnarkose. Wenn das Herz entlastet wird, also die Aorta z. B. in Barbituratnarkose durchtrennt wird, ergibt sich ein langsamerer Zerfall des ATP. In Halothannarkose - auch eine Form von Entlastung des Herzens - ergibt sich gegenüber Barbituratnarkose ein langsamerer Abfall von PKr und ATP; wird dann zusätzlich noch vor der Ischämie das linke Herz durch einen partiellen linksventrikulären Bypass entlastet, wird wieder ein bestimmter ATP-Wert später erreicht. Wir haben hier also eine Folge der Verminderung des Energiebedarfs und auch der Zerfallsgeschwindigkeiten von ATP. Ein niedriger O_2-Bedarf des Herzmuskels geht mit erhöhten Ausgangswerten an energiereichen Phosphaten und einem langsamen Abbau einher, so daß eine gute Ischämietoleranz resultiert. Die Umkehrung gilt natürlich ebenso.
Unsere Untersuchungen der letzten fünf Jahre haben gezeigt, daß Narkotika den Sauerstoffverbrauch des Myokards in erheblichem Umfang beeinflussen können. So hat z. B. SONNTAG in diesem Jahr unter Ketamine am Menschen Sauerstoffverbrauchswerte des Myokards um 30 ml O_2 pro 100 g x min gemessen. Das entspricht einer Steigerung um 300 - 400%. Aufgrund der oben angeführten Beziehungen zwischen dem Energiebedarf des Gewebes und dem Stoffwechsel der energiereichen Phosphate muß auch eine Beeinflussung der Ischämietoleranz durch Narkotika erwartet werden.

Wir haben bisher bei zehn verschiedenen Anaesthetika den Stoffwechsel der energiereichen Phosphate während normothermer Ischämie untersucht. Als Maß für die Ischämietoleranz wurde die Zeit ermittelt, bis das ATP auf 4 µmol/g (t-ATP) abgefallen war. Dieser Wert entspricht etwa 2/3 der ATP-Norm. Die ermittelten Werte schwanken in einem weiten Bereich zwischen 5 und 20 Minuten. Die geringsten Ischämietoleranzen ergeben sich für Pentobarbital und Ketamine, die besten Ischämietoleranzen für die Neuroleptanalgesie, Halothan, Piritramid und Methoxyfluran. Die übrigen, Chloroform, Äther, Cloralose-Urethan und Althesin, nehmen eine Zwischenstellung ein.

Narkotika variieren den O_2-Verbrauch des Herzens überwiegend über eine Beeinflussung der Hämodynamik. Bei der Interpretation der metabolischen Befunde muß deshalb von den hämodynamischen Determinanten des myokardialen Energiebedarfs ausgegangen werden (Frequenz, Wandspannung, Kontraktilität, Temperatur, basaler Energiebedarf).

Beim Auftreten eines Herzstillstandes bei der Einleitung oder während der Narkose muß in der Klinik - je nach angewandtem Narkoseverfahren - mit unterschiedlichen Ischämietoleranzen des Myokards gerechnet werden. Von der Ischämietoleranz ist die Chance der Wiederbelebung bzw. das Risiko von Schädigungen abhängig.

P. KALMAR:
"Die Ischämietoleranz des Herzens unter Berücksichtigung der Belange der Herzchirurgie"

In der offenen Herzchirurgie ergibt sich häufig die Notwendigkeit, das Herz vorübergehend künstlich stillzulegen. Die Ischämietoleranz eines gesunden normothermen Herzens liegt in der Größenordnung von etwa 60 min. In der Kardiochirurgie sind aber die zu operierenden Herzen mehr oder minder vorgeschädigt, und es ist erforderlich, intraoperativ die Ischämietoleranz des Herzens künstlich zu verlängern, d.h. den Sauerstoffbedarf zu senken oder den Abbau der energiereichen Phosphate zu blocken. Ersteres kann durch Hypothermie, letzteres durch eine Kardioplegie erzielt werden. Eine experimentelle Untersuchung am Meerschweinchenherzen von IMHOLZ zeigt, daß, gemessen am Zeitpunkt des Totenstarreeintritts, die Narkosemittel in folgender Reihenfolge die Ischämietoleranz am wenigsten beeinflussen: An erster Stelle liegt relativ günstig die Neuroleptanalgesie, dann kommt die tiefe kurze Halothannarkose, gefolgt von der flachen, langen Halothannarkose; schließlich kommen Äther, Nembutal, Cyclopropan und Urethan. Ketamin haben wir leider nicht untersucht. Die Rolle der verschiedenen Faktoren, die die Ischämietoleranz des Herzens am Menschen in der Herzchirurgie günstig beeinflussen und somit zur Reduktion der postoperativen Mortalität führen, will ich am Beispiel eines bestimmten typischen Kollektivs aus unserer Abteilung vorstellen. Und zwar an einem Kollektiv von Patienten, die ihre erste Mitralklappe ersetzt bekamen. Bei dieser Art Operation sank die Mortalität von 18% in einem Kollektiv von 118 Patienten (Periode von 1967 bis 1969) auf 7% bei den danach Operierten. Herzinsuffizienz war bei zehn Todesfällen der ersten Gruppe die Todesursache, dagegen nur bei einem Fall der zweiten Gruppe. Das Narkoseverfahren ist im wesentlichen in beiden Fällen unverändert geblieben bis auf den Umstand, daß in den letzten sechs Monaten Ketanest zur Narkoseeinleitung benutzt wurde. Als Narkoseverfahren wird die Neuroleptanalgesie benutzt. Als Ischämiemethode wurde 1967 noch die einfache Aortenabklemmung in Normothermie angewendet. Schon im ersten Kollektiv, und zwar bei etwa 50% der Fälle, wurde eine Kardioplegie nach Kirsch benutzt. Im zweiten Kollektiv wurde ausschließlich mit der Kardioplegie operiert. Die Dauer der Ischämie betrug im ersten Kollektiv mit der hohen Mortalität im Mittel 30 min, im zweiten Kollektiv war sie 10 min länger. Die extrakorporale Zirkulation wurde in beiden Perioden mit der Hämodilutionsmethode (unter Anwendung eines Bubble-Oxygenators) durchgeführt. In der zweiten Periode mit geringerer Mortalität wurde das Vorgehen insofern midifiziert, als das Perfusat jetzt besser äquilibriert wird, die Oxygenierung optimiert wurde und Blutfilter benutzt werden. Die EKZ-Zeiten sind in der Regel erheblich länger geworden. In der Nachbehandlungsphase war bereits im ersten Kollektiv eine postoperative Beatmung für die ersten 18-24 Stunden durchgeführt worden. Regelmäßig wurden schon damals der rechte Vorhofdruck und die arterio-venöse Sauerstoffdifferenz gemessen. Alle operierten Patienten bekommen für die ersten 14 Tage passager epikardiale Stimulationselektroden. Im zweiten Kollektiv kam eine regelmäßige Messung des linksatrialen Druckes hinzu. Weiter wurde der pulmonale Arteriendruck gemessen. Überwachung und Kontrolle der Lungentätigkeit wurden durch rigorosen Wasserentzug und Gabe von Humanalbumininfusion verbessert; ferner wurden Transfusionsfilter auch bei Einzeltransfusion in der postoperativen Phase benutzt. Die Infusionstherapie wurde ebenfalls verbessert. Wenn man diese Faktoren analysiert, so ergibt sich, daß in der Hamburger Herzchirurgie die Reduktion der ursprünglich fast 20%igen Mortalitätsrate beim Mitralklappenersatz mit einem hohen Anteil an kardialen Todesursachen durch Verbesserung der extrakorporalen Zirkulation und in erster Linie durch Intensivierung der postoperativen Betreuung erreicht wurde. Auch jetzt werden noch Herzinsuffizienzen in der Intensivpflege beobachtet. Durch frühzeitige Erfassung bzw. Erkennung der kritischen Vitalwerte werden aber rechtzeitiger die erforderlichen Maßnahmen ergriffen. Danach erscheint uns primär nicht die Wahl des Narkoseverfahrens wesentlich zu sein, sondern die Erfahrung des Anaesthesisten und seine Vertrautheit mit der verwendeten Methode sowie die Qualität der präoperativen Vorbereitung und postoperativen Nachbehandlung.

KETTLER: Im letzten Vortrag behandelt Herr HEIMBURG das Problem der Herzrhythmusstörungen und ihre Behandlung unter Anaesthesiebedingungen.

P. HEIMBURG:
"Herzrhythmusstörungen in Narkose"

Herzrhythmusstörungen treten während einer Narkose gehäuft auf. Sieht man die Literatur durch, so findet man Angaben zwischen 10 und 60%. Das hängt sicher auch davon ab, wie gut überwacht wurde. Wenn man versucht die Zahlen etwas aufzuschlüsseln, so wird man zunächst folgendes sagen können:
Patienten, die präoperativ Rhythmusstörungen hatten, haben auch während Narkose gehäuft Arrhythmien.
Patienten mit bekannten Herzerkrankungen haben etwa 2 1/2 mal mehr Rhythmusstörungen als Herzgesunde während Narkose.
Ältere Patienten haben häufiger Rhythmusstörungen als jüngere.
Hinsichtlich der Ätiologie muß man zunächst fragen, ob das Anaesthetikum schon als solches Rhythmusstörungen verursacht.

1. Soweit wir heute wissen, sind die gebräuchlichen Anaesthetika bei richtiger Dosierung in Bezug auf eine Rhythmusstörung auslösende Wirkung etwa gleichwertig.
2. Inadäquate Ventilation.
Man weiß, daß während respiratorischer Azidose gehäuft Rhythmusstörungen auftreten; die Grenze liegt etwa bei einem Kohlensäuredruck von 60 mm Hg. Aber auch bei Alkalose treten häufig Rhythmusstörungen auf. Auch für die Hypoxie ist bekannt, daß die Arrhythmieneigung mit abfallendem arteriellen Sauerstoffdruck zunimmt.
3. Während der genannten Situation werden Erhöhungen der Serumkatecholamine beobachtet. Man weiß seit langem, daß unter Infusion von Katecholaminen die Rhythmusstörungen zunehmen.
4. Durch Reflexe ausgelöste Rhythmusstörungen?
Man wird diese Frage bejahen müssen. Ein Beispiel wäre die Intubation. Man hat gesehen, daß während Intubation bis zu 90% der Patienten kurzfristige Rhythmusstörungen zeigen, die während Aufrechterhaltung der Narkose nur noch bei etwa 15% liegen. Während neurochirurgischer Eingriffe werden ebenfalls Rhythmusstörungen beobachtet.
5. Bei Hypo- und Hyperkaliämie können Rhythmusstörungen auftreten.
6. Patienten, die unter Digitalis stehen, weisen mindestens zweimal so häufig Rhythmusstörungen auf wie solche, die nicht digitalisiert sind.
Die zweite Frage wäre die nach der hämodynamischen Bedeutung von Herzrhythmusstörungen. Man wird ganz allgemein sagen kännen, daß diese dann von hämodynamischer Bedeutung sind, wenn sie entweder zu extremer Tachykardie oder extremer Bradykardie führen. Als kritische Grenze möchte ich einmal nach unten eine Frequenz unter 40 und nach oben eine Frequenz von über 150 annehmen, obwohl das sicher individuell außerordentlich unterschiedlich ist. Bei älteren Pa-

tienten mit stenosierender Koronarsklerose wird man den Effekt einer anhaltenden Tachykardie, die den Sauerstoffbedarf des Herzmuskels erhöht, sicher berücksichtigen müssen. Die Häufigkeit von Rhythmusstörungen kann wie folgt beschrieben werden:
Sehr häufig sind langsame supraventrikuläre Rhythmen wie die artrioventrikuläre Dissoziation, ein wandernder Vorhofschrittmacher und ein Koronarsinusrhythmus. Häufig sind auch eine Sinustachykardie und ventrikuläre Extrasystolen. Seltener sind die tachykarden Rhythmusstörungen, wie die supraventrikuläre Tachykardie, Kammertachykardie, Kammerflimmern oder -Flattern, Vorhofflimmern oder -Flattern und bradykarde Rhythmusstörungen wie totaler AV-Block oder Asystolie.

Für die Behandlung von Rhythmusstörungen während Narkose gelten die gleichen Regeln wie beim wachen Patienten. In jedem Fall muß zunächst eine EKG-Diagnose gestellt werden. Ventrikuläre Extrasystolen, die ja häufig sind, haben nur dann eine pathologische Bedeutung, wenn sie entweder sehr gehäuft, also in Salven, oder sehr frühzeitig einfallen. Bei jeder Extrasystole, die in den aufsteigenden Schenkel der T-Zacke fällt, besteht statistisch die Gefahr, daß Kammerflimmern auftritt. Die selteneren hier genannten Rhythmusstörungen sind immer dann behandlungsbedürftig, wenn sie, wie gesagt, entweder mit extremer Tachykardie oder Bradykardie einher gehen.

Medikamentöse Maßnahmen:
Die im folgenden genannten Antiarrhythmika wirken im Prinzip ähnlich, mit Ausnahme des Iproveratrils, des Isoptins. Sie haben aber unterschiedliche Applikationsformen und auch unterschiedliche Hauptindikationen. Das Ajmalin hat den Vorteil, daß es auf die Vorhöfe und Kammern etwa gleich wirkt. Es beeinflußt aber auch das Reizleitungssystem stark und führt zu einer Erregungsausbreitungsverzögerung. Bei Überdosierung, die bei zu schneller Injektion erfolgen kann, kann es darum zum Herzstillstand kommen oder zumindest zu extremer Verbreiterung des QRS-Komplexes. Wenn man sich an die angegebene Dosis von 50 mg bei entsprechenden Rhythmusstörungen wie Kammertachykardie oder supraventrikulärer Tachykardie hält und diese in 5 min injiziert wird, werden außerordentlich selten Zwischenfälle beobachtet. Das Ajmalin hat vielleicht noch den Vorteil, daß es sehr schnell abgebaut wird, und daß man bereits nach 30 min eine solche Injektion wiederholen kann, wenn man vorher nicht eine Dauerinfusion durchgeführt hat. Das Lidocain ist in letzter Zeit sehr populär geworden. Es hat den Vorteil, daß es vielleicht die am wenigsten negativ inotrop wirkende Substanz ist. Der Nachteil, den man in Kauf nimmt, ist, daß es ganz überwiegend auf die Kammern wirkt und sehr wenig Effekte bei supraventrikulären Rhythmusstörungen aufweist. Auch hier kann man eine Bolusinjektion vornehmen, etwa von 100 mg bei erwachsenen Patienten innerhalb von 12 min. Das entspricht einer Dosierung von 1-2 mg/kg. Diese Bolusinjektion muß dann mit einer Dauerinfusion aufrechterhalten werden. Das Iproveratril schließt die Lücke zwischen Lidocain und Ajmalin, da es ganz überwiegend Rhythmusstörungen beeinflußt, die aus dem Vorhof kommen, also supraventrikuläre Extrasystolen, supraventrikuläre Tachykardien und Vorhofflimmern mit schneller Überleitung. Die Injektion von 5 - 10 mg Iproveratril hat sehr wenig Nebenwirkungen und wirkt insbesondere kaum negativ inotrop. In einer Überdosis dagegen wirkt es außerordentlich stark negativ inotrop. Chinidin hat beim narkotisierten Patienten keine Indikation, da es nur in oraler Applikation gegeben werden kann.
Diphenylhydantoin hat eigentlich nur dann eine Indikation, wenn man sicher ist, daß die Rhythmusstörung durch eine Digitalis-Überdosis ausgelöst worden ist. Schließlich muß man auch die ß-Blocker zu den Antiarrhythmika rechnen, die aber meines Erachtens ebenfalls beim anaesthesierten Patienten keine Indikation be-

sitzen. Sie sollten nur im extremen Notfall, also z. B. beim intraktablen Kammerflimmern, intravenös gegeben werden. Sonst sind alle anderen Antiarrhythmika in der Lage,die ß-Blocker zu ersetzen. Auch die ß-Stimulatoren, wie z. B. das Orciprenalin, also das Alupent, sind letztlich Antiarrhythmika, indem sie bei bradykarden Rhythmusstörungen die häufig auftretenden und sicherlich gefährlichen Extrasystolen, die oft frühzeitig einfallen, durch eine Frequenzbeschleunigung beseitigen.
Schließlich soll noch erwähnt werden, daß auch Digitalis letztlich zu den Antiarrhythmika zu zählen ist, da es eine besondere Indikation hat: beim Vorhofflimmern und Vorhofflattern mit schneller Überleitung und beim nicht vordigitalisierten Patienten.

Diskussion mit dem Auditorium (Zusammenfassung)

1. Die Narkose bei Myokardinsuffizienz

In der Diskussion mit dem Auditorium wurden zunächst noch einmal die pathophysiologischen Kriterien der Herzinsuffizienz und darauf basierend die Anforderungen an ein für derartige Patienten geeignetes Narkoseverfahren diskutiert.

Als Einleitungsanaesthetikum wurden dabei von verschiedener Seite die neueren Pharmaka Methohexital, Diazepam und Ketanest wegen ihrer relativ geringen Beeinträchtigung der Kontraktilität empfohlen. Allerdings muß beim Ketanest eine für diese Fälle ungünstige Herzfrequenzsteigerung beachtet werden. Propanidid und auch Althesin sind dagegen wegen ihrer ausgesprochen negativ inotropen und peripheren vasodilatatorischen Wirkungen für den myokardinsuffizienten Patienten weniger gut geeignet.

Übereinstimmung zwischen den experimentellen und klinischen Befunden wurde darin erzielt, daß die Neuroleptanalgesie das gegenwärtig beste Anaesthesieverfahren für den herzinsuffizienten Patienten ist. Allerdings sollte in besonders schweren Fällen wegen der Gefahr des Herzversagens infolge abrupter peripherer Vasodilatation auf das Dehydrobenzperidol verzichtet oder dessen Dosis zumindest stark reduziert werden. In Kombination mit Lachgas stellt die Anaesthesie allein mit Morphin und seinen synthetischen Derivaten, insbesondere Fentanyl, hier eine Alternative dar. Morphinderivate beeinträchtigen z. B. im Vergleich zu den Inhalationsanaesthetika die Kontraktilität weitaus geringer und sind deshalb auch für die Anaesthesie beim Patienten im Schock gut geeignet.

2. Narkose bei Koronarinsuffizienz

Aus der Diskussion ergaben sich folgende Kriterien für die Anaesthesie des koronarinsuffizienten Patienten:
Ungünstig sind für diese Patienten vor allem stärkere Blutdruck- und Herzfrequenzsteigerungen bzw. auch eine unerwünschte Zunahme der Kontraktilität, die zu einer myokardialen Sauerstoffverbrauchssteigerung führen. Aus diesen theoretischen Gründen ergibt sich bei Vorliegen einer stark eingeschränkten Koronarreserve für das Ketanest eine relative Kontraindikation. Das Für und Wider über die Anwendung von Ketanest bei diesen Patienten nahm in der weiteren Diskussion einen besonderen Raum ein. Günstigen Berichten über Ketanest bei derartigen Fällen von POKAR, Hamburg, und WIEMERS, der über die Technik von CORSSEN

in Birmingham berichtete, standen die von BRETSCHNEIDER zitierten Befunde von SONNTAG, Göttingen, gegenüber. In letzteren Untersuchungen war es zu einer Steigerung des myokardialen Sauerstoffverbrauchs nach Ketamine von maximal 300% gekommen. Andererseits wurde diskutiert, daß auch eine stärkere Blutdrucksenkung, wie sie häufiger nach Althesin, Propanidid und in geringerem Umfang auch nach Applikation von Barbituraten beobachtet wird, vermieden werden muß, da die Koronardurchblutung beim koronarinsuffizienten Patienten vor allem vom diastolischen Perfusionsdruck in der Aorta abhängt. Analog zur Narkoseeinleitung muß auch während der Narkoseunterhaltung unter allen Umständen ein Blutdruckabfall vermieden und gegebenenfalls therapiert werden. Eine Kombinationsanaesthesie mit Morphinderivaten ist deshalb auch für den Patienten mit reduzierter Koronarreserve ein relativ sicheres Verfahren. Allerdings spielt gerade bei diesen Fällen die Narkoseführung durch den Anaesthesisten eine wichtigere Rolle als die Wahl des verwendeten Anaesthetikums. Durch eine Optimierung von Druck- und Frequenzverhalten können gefährliche Situationen in der Narkose am besten vermieden werden.

Die Diskussion läßt sich dahingehend zusammenfassen, daß sowohl beim myokard- als auch beim koronarinsuffizienten Patienten die Wahl der zur Anaesthesie verwendeten Pharmaka je nach ihren spezifischen Effekten und Nebenwirkungen auf Herz und Kreislauf differenziert erfolgen muß.
Von größerer Bedeutung sind jedoch eine optimale Narkosetechnik unter Einschluß einer adäquaten Vor- und Nachbehandlung des Patienten.

Es konnte nicht Ziel des Symposiums "Herz in Narkose" sein, pharmakologische "Narkoserezepte" zu erarbeiten. Wesentliches Anliegen war es, eine Synopsis der pathophysiologischen Situation bei wichtigen kardialen Funktionsstörungen und ihre Beeinflussung durch die gebräuchlichen Anaesthesieverfahren zu vermitteln. Unter Zugrundelegung derartiger rationaler Kriterien muß der mit dem einzelnen Patienten konfrontierte Anaesthesist schließlich über die Wahl des Narkoseverfahrens und der Narkosetechnik selbst entscheiden.

DIE INSPIRATORISCH-ARTERIELLE SAUERSTOFFPARTIALDRUCKDIFFERENZ – I-aDO$_2$ –, EIN WICHTIGER PARAMETER ZUR BEURTEILUNG AKUTER LUNGENERKRANKUNGEN WÄHREND KÜNSTLICHER BEATMUNG

Von K. Falke, G. Benz, H.-N. Herden und P. Lawin

Akute, pulmonal bedingte arterielle Hypoxie, die auch unter Beatmung mit reinem Sauerstoff persistiert, wird durch einen pathologisch hohen Rechts-Links-Shunt in der Lunge hervorgerufen. Dieser pulmonale Rechts-Links-Shunt ist Ausdruck der Perfusion nicht ventilierter, atelektatischer Gasräume.
Diese Form der arteriellen Hypoxie ist ein typisches Merkmal für folgende Erkrankungen oder Geschehnisse: Atelektasen, Aspirationspneumonie, Viruspneumonie, Rauminhalation, pulmonale Stauung, interstitielles Lungenödem, Sepsis, Fettembolie, disseminierte intravasale Gerinnung und Massentransfusionen (1, 4)
Auf Grund der Häufigkeit dieser Erkrankungen erhebt sich die Frage nach einer einfachen, für die Klinik ausreichenden Methode zur Beurteilung des pulmonalen Rechts-Links-Shunts.
Auf Grund der Schwierigkeiten, die mit der Berechnung des Shunts verbunden sind, haben mehrere Autoren die Anwendung anderer Größen empfohlen, die eine halbquantitative Beurteilung des Rechts-Links-Shunts in der Lunge erlauben.
Diese Parameter zur klinischen Beurteilung des pulmonalen Rechts-Links-Shunts $\dot{Q}_s/\dot{Q}_T$ sind:

1. unter $\wedge F_IO_2 = 1$:* $\quad A\text{-}aDO_2 \sim \dot{Q}_s/\dot{Q}_T$

$$paO_2 \sim \frac{1}{\dot{Q}_s/\dot{Q}_T}$$

2. unter $\wedge F_IO_2$ nach Bedarf $\quad I\text{-}aDO_2 \sim \dot{Q}_2/\dot{Q}_T$

Zu diesen gehört 1. die alveolär-arterielle Sauerstoffpartialdruckdifferenz (A-aDO$_2$). Die Beimischung von venösem zu arterialisierten Blut bewirkt einen Abfall des arteriellen pO_2 und somit einen Anstieg der alveolär-arteriellen Sauerstoffpartialdruckdifferenz. Die A-aDO$_2$ und im umgekehrten Sinne auch der paO_2 unter einem inspiratorischen Sauerstoffanteil (F_IO_2) von 1 sind besonders empfindliche Parameter für Veränderungen des pulmonalen Rechts-Links-Shunts. (4, 5). Sowohl die Bestimmung der A-aDO$_2$ als auch die des paO_2 unter reiner Sauerstoffatmung verbindet sich jedoch mit einer Reihe von Nachteilen, von denen vor allem die Tendenz zur Atelektasebildung wichtig ist. (3)
In Anlehnung an Mitteilungen von ASHBAUGH und MITARB. (1) bevorzugen wir deshalb die inspiratorisch-arterielle Sauerstoffpartialdruckdifferenz, die I-aDO$_2$, bei verschiedener F_IO_2 zur routinemäßigen Erfassung des pulmonalen Rechts-Links-Shunts. Von der I-aDO$_2$ wird eine optimale Aussagekraft erwartet, wenn

---

* F_IO_2 = inspiratorischer Sauerstoffanteil

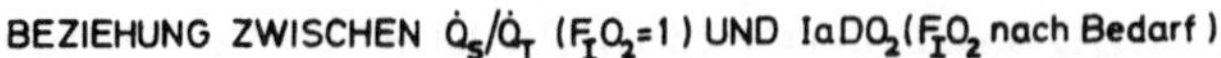

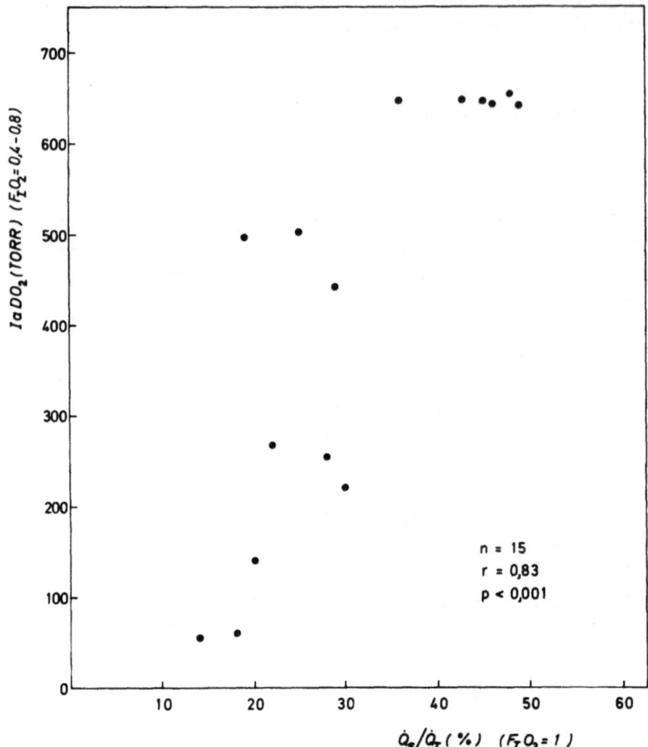

Abb. 1. Beziehung zwischen pulmonalem Rechts-Links-Shunt ($\dot{Q}_S/\dot{Q}_T$) und der I-aDO_2 bei beatmeten Patienten. Beide Größen wurden innerhalb einer halben Stunde unter stabilen Kreislaufverhältnissen bestimmt. Die Berechnung des Shunts erfolgte nach der Standard-Shunt-Formel für Sauerstoff. (4, 5) Blutproben wurden aus der Arteria pulmonalis und Arteria radialis entnommen (2)

der inspiratorische Sauerstoffpartialdruck (pIO_2) so gewählt werden kann, daß die paO_2-Werte zwischen 80 und 120 TORR liegen. Die I-aDO_2 bedeutet dann nichts anderes als der zahlenmäßige Ausdruck des Sauerstoffbedarfs eines Patienten zur Aufrechterhaltung eines "normalen" paO_2.

Die I-aDO_2 wird wie folgt berechnet:

$$I\text{-}aDO_2 = pIO_2 - paO_2$$

$$pIO_2 = F_IO_2\ (pB - pH_2O)\ (2)$$

(pB = barometrischer Druck, pH_2O = Wasserdampfdruck bei Körpertemperatur. Die normale I-aDO_2 beträgt unter Atmung mit einem

$F_IO_2 = 1$: 93 = 713 - 620 TORR

und bei $F_IO_2 = 0,21$: 60 = 160 - 100 TORR

Der Zweck dieser Untersuchungen war, die Korrelation zwischen pulmonalem Rechts-Links-Shunt und der I-aDO_2 an unserem eigenen Patientengut zu prüfen.

Ergebnisse: Abbildung 1 zeigt die Beziehung zwischen Höhe des pulmonalen Rechts-Links-Shunts (Q_S/Q_T) und der I-aDO_2 bei beatmeten Patienten mit und ohne akute respiratorische Insuffizienz.

Bei einer anderen Patientengruppe wurden die I-aDO_2 (F_IO_2) mit der A-aDO_2 (F_IO_2 = 1) unter Beatmung verglichen, deren Anwendung zur Beurteilung des pulmonalen Rechts-Links-Shunts von Pontoppidan empfohlen wird. (Abb. 2) (4,5)

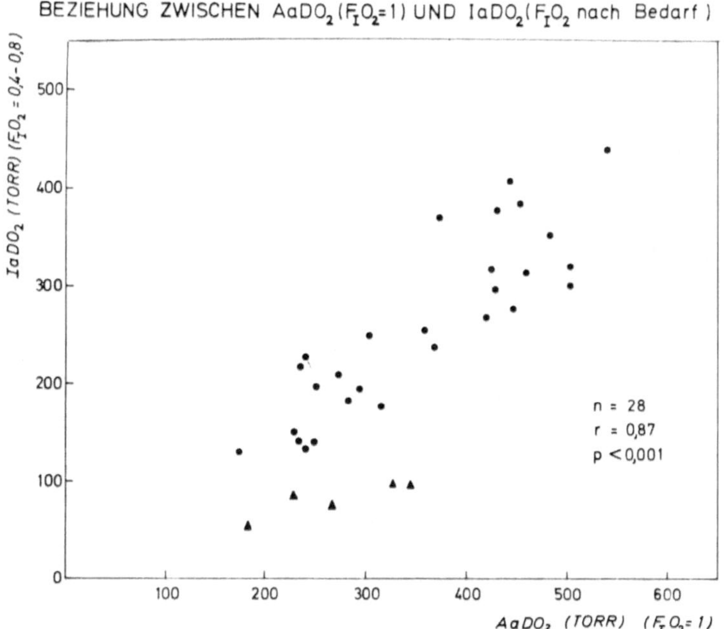

Abb. 2. Beziehung zwischen A-aDO_2 und I-aDO_2 (F_IO_2 nach Bedarf). Die A-aDO_2 wurde zunächst unter Beatmung mit einem F_IO_2 von 1 bestimmt und zu einem späteren Zeitpunkt, innerhalb sechs Stunden, auch die I-aDO_2, diese jedoch mit niedrigerer F_IO_2 zwischen 0, 4 und 0, 8. Die unter Luftatmung ermittelten I-aDO_2 Werte (▲) korrelieren nicht wie die anderen mit der unter 100% Sauerstoff bestimmten A-aDO_2, weil hierbei unter Luft eine arterielle Hypoxie auftrat. Fällt nämlich die Sauerstoffsättigung im arteriellen Blut unter das normale Niveau, dann verhält sich die Zunahme der I-aDO_2 nicht mehr linear zur Zunahme des Shunts

Als besonders zweckmäßig hat sich die I-aDO_2 zur Beurteilung der Wirkung von Beatmung mit positiv- endexspiratorischem Druck auf den pulmonalen Rechts-Links-Shunt bewährt. Die Erhöhung des endexspiratorischen Druckes bewirkt eine Verminderung des pulmonalen Shunts und damit auch der I-aDO_2. (1, 2)

Abbildung 3 zeigt ein hierfür repräsentatives Beispiel von einem Patienten mit schwerer Pneumonie und Lungenstauung. Die unter intermittierender Überdruck-

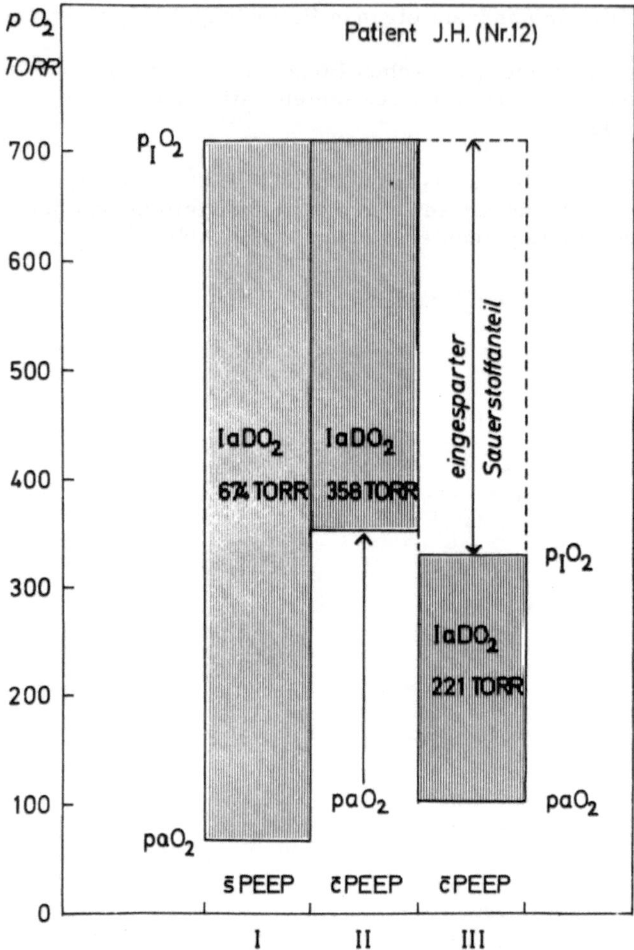

Abb. 3. Veränderungen der I-aDO_2 bei einem Patienten mit postoperativer Pneumonie und Lungenstauung (I) unter Beatmung ohne positiv-endexspiratorischem Druck (s̄ PEEP), (II) unter Beatmung mit 10 cm H_2O (c̄ PEEP) und (III) unter Beatmung mit 10 cm H_2O PEEP und reduziertem F_IO_2 (0,48). Jede der einzelnen Phasen dauerte 20 - 30 Minuten

beatmung mit einem F_IO_2 von 1 auf das sechsfache der Norm erhöhte I-aDO_2 fiel durch Erhöhung des endexspiratorischen Druckes auf 10 cm H_2O auf die Hälfte. Nach Verminderung des inspiratorischen Sauerstoffanteils verbesserte sich die I-aDO_2 im weiteren Verlauf auf etwa das Zweifache der Norm.

Folgende andere wichtige Faktoren beeinflussen die Größe der I-aDO_2 und der A-aDO_2 und müssen bei der Beurteilung des pulmonalen Rechts-Links-Shunts mitberücksichtigt werden. (4, 5)

1. $\dot{Q}_s/\dot{Q}_T$
2. Ungleichmäßige Verteilung der Ventilation ($F_IO_2 < 1$)
3. Arterio-venöse Sauerstoffdifferenz (HZV, $\dot{V}_{O_2}$
4. Sättigung des arteriellen Blutes
5. Position der O_2-Hämoglobin-Dissoziationskurve
6. pCO_2 (nur I-aDO_2)

Mit zunehmendem pulmonalen Rechts-Links-Shunt wächst vor allem der Einfluß des Sauerstoffgehaltes des venösen Mischblutes auf den arteriellen pO_2 und damit auch auf die I-aDO_2. Anstieg oder Abfall des Herzzeitvolumens und des Sauerstoffverbrauchs können so indirekt Veränderungen der I-aDO_2 hervorrufen. Auf Grund dieser verschiedenen Einflüsse auf die I-aDO_2 haben isolierte Werte nur begrenzte Aussagekraft. Bei regelmäßiger Bestimmung und unter Berücksichtigung des Gesamtzustandes des Patienten hat sich die I-aDO_2 jedoch zur Beurteilung des Verlaufs akuter Lungenkrankheiten gut bewährt. (1)

Literatur

1. ASHBAUGH, D. G., T. L. PETTY, D. B. BIGELOW, T. M. HARRIS: Continous positive pressure breathing (CPPV) in adult respiratory distress syndrome. J. thorax. cardiovasc. Surg. 57, 31-41 (1969)
2. FALKE, K., G. BENZ, H. N. HERDEN und P. LAWIN: Beatmung mit positiv-endexspiratorischem Druck bei akuter arterieller Hypoxie. Prakt. Anaesthesie u. Wiederbelbg., Januar 1972, im Druck.
3. NUNN, J. F., A. J. COLEMANN, T. SACHITHANANDAN, N. A. BERMANN and J. W. LAWS: Hypoxaemia and atelectasis produced by forced exspiration. Brit. J. Anaesth. 37, 3 (1965)
4. PONTOPPIDAN, H., M. B. LAVER and B. GEFFIN: Acute Respiratory Failure in the Surgical Patient Advances in Surgery, 4, 163-254 (1970)
5. PONTOPPIDAN, H., B. GEFFIN and E. LÖWENSTEIN: Acute Respiratory Failure in the adult N. Engl. J. Med., 287, 690-698, 743-752 (1972)

EINFLUSS VON POSITIV-ENDEXSPIRATORISCHEM DRUCK BEI LANGZEIT - UND NARKOSEBEATMUNG AUF OXYGENATION UND KREISLAUF

Von K. Falke, G. Benz, H. N. Herden, U. Morr-Strathmann und P. Lawin

Schon Anfang der sechziger Jahre haben BÜHLMANN und Mitarb. positivendexspiratorischen Beatmungsdruck (Positive Endexpiratory Pressure = PEEP) bei Patienten mit Lungenstauung angewandt (2). Sie berichteten über den Anstieg der arteriellen und venösen Sättigung und über einen Abfall des pulmonalen Kapillardruckes mit dem Übergang von Spontanatmung auf Beatmung mit PEEP. Bereits 1959 hatten FRUMIN und Mitarb. die Wirkung von Veränderungen des endexspiratorischen Druckes auf die funktionelle Residualcapazität (FRC) und den arteriellen Sauerstoffgehalt während der Beatmung in Narkose untersucht (6). Sie beobachteten eine Zunahme der FRC und der arteriellen Oxygenation mit der Erhöhung des endexspiratorischen Druckes. Sie führten das auf eine Verminderung des von ihnen sogenannten "Shunt in time" zurück, einen pulmonalen Rechts-links-shunt, der am Ende der Exspiration durch Kollaps von Gasräumen auftreten kann. Dieses Problem wurde etwa 1969 von zwei Arbeitsgruppen, die um ASHBAUGH und PETTY und die um PONTOPPIDAN und LAVER, wieder aufgegriffen (1, 4). Sie beschrieben die Bedeutung der Beatmung mit PEEP für Gasaustausch und Hämodynamik bei Patienten mit schwerer akuter respiratorischer Insuffizienz.

Tabelle 1. Veränderung des $p_a O_2$ durch "PEEP" unter Beatmung mit reinem Sauerstoff

Patient	$p_a O_2$ (Torr), ($F_I O_2 = 1$)	
	$\bar{s}$ PEEP	$\bar{c}$ PEEP
1. ♀ 61 J. Akuter Vorderwandinfarkt	42	389
2. ♀ 42 J. Viruspneumonie	55	210
3. ♀ 28 J. Bauchstichwunde, Sepsis	44	114
4. ♂ 22 J. Polytrauma, Pyoceaneuspneumonie	67	70

Tabelle 1 zeigt vier willkürlich ausgewählte Beispiele für die Wirkung der Beatmung mit PEEP auf den arteriellen Sauerstoffpartialdruck (paO_2). Bei drei der gezeigten Fälle konnte die trotz Beatmung mit reinem Sauerstoff ($F_I O_2$ = inspiratorischer Sauerstoffanteil = 1) bestehende arterielle Hypoxie durch PEEP beseitigt werden.

Arterielle Hypoxie unter Beatmung mit reinem Sauerstoff ist fast ausnahmslos

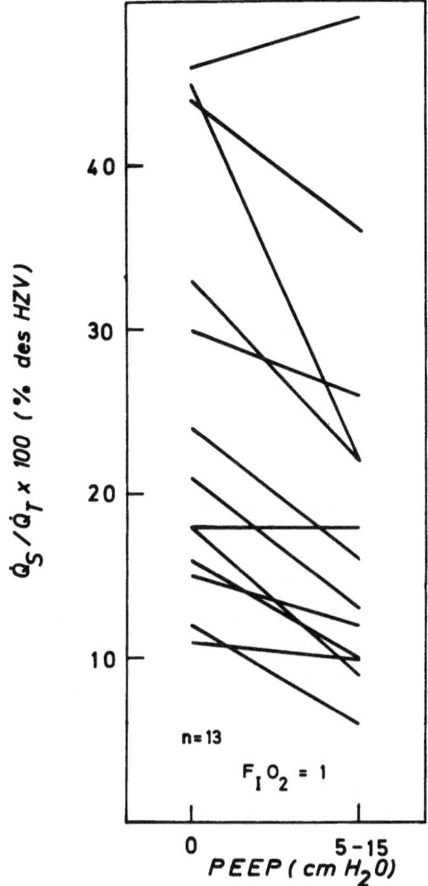

Abb. 1. Veränderungen des pulmonalen Rechts-links-shunts ($\dot{Q}_S/\dot{Q}_T$) mit der Erhöhung des endexspiratorischen Beatmungsdruckes. Die Messungen wurden jeweils innerhalb von 30 Minuten durchgeführt

Folge eines pathologisch hohen pulmonalen Rechts-links-shunts und der Anstieg des paO_2 infolge PEEP ist Ausdruck seiner Verminderung. Abbildung 1 zeigt die Veränderungen des pulmonalen Rechts-links-shunts mit dem Übergang von Beatmung ohne PEEP auf Beatmung mit 5 - 15 cm H_2O PEEP bei 13 Patienten. Einige der unter 20% liegenden Ausgangswerte stammen von Patienten in Narkose, die anderen von Patienten, die entweder postoperativ oder wegen akuter Lungenerkrankung beatmet wurden. Der Schlüssel zum Verständnis der Wirkung von PEEP auf den pulmonalen Gasaustausch ist die Korrelation zwischen pulmonalem Rechts-links-shunt und der funktionellen Residualcapazität. (Abb. 2) Das ist eine experimentell gut dokumentierte Tatsache. Sie wurde jedoch bis jetzt nur von MONACO und Mitarb. bei Patienten mit akuter respiratorischer Insuffizienz gezeigt (8).

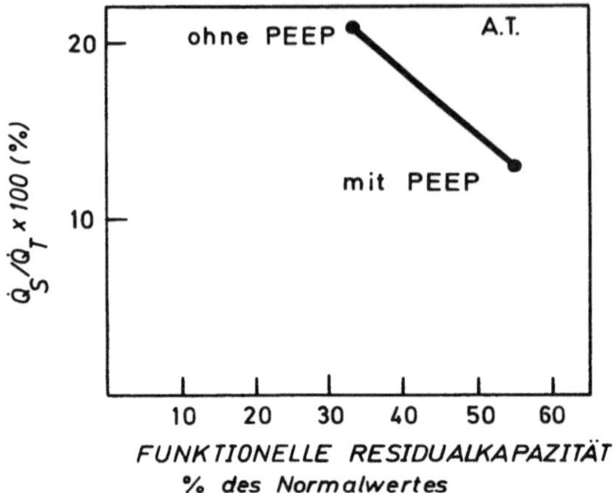

Abb. 2. Veränderungen von pulmonalem Rechts-links-shunt ($\dot{Q}_S/\dot{Q}_T$) und funktioneller Residualcapacität durch Erhöhung des endexspiratorischen Beatmungsdruckes bei einer Patientin mit Peritonitis

Aufgrund dieser Korrelation zwischen Zunahme des pulmonalen Shunts und der Abgabe der FRC ist ein sehr niedriger paO_2 (bei F_IO_2 = 1) Ausdruck einer ebenso sehr niedrigen FRC. Diese Beziehung zwischen paO_2 und FRC zeigt Abbildung 3. Es wurden bei 30 Patienten mit und ohne respiratorische Insuffizienz funktio-

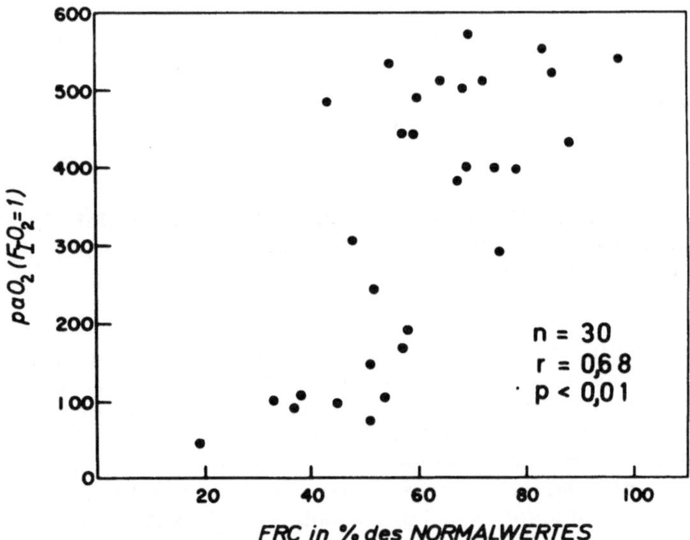

Abb. 3. Beziehung zwischen funktioneller Residualcapazität (FRC) und arteriellem pO_2 (paO_2) bei lungengesunden Personen und Patienten mit akuter Lungenerkrankung. FRC und paO_2 wurden entweder unter Spontanatmung oder Beatmung mit reinem Sauerstoff (F_IO_2 = 1) ermittelt. Die Bestimmung der FRC erfolgte mit der Heliumverdünnungsmethode

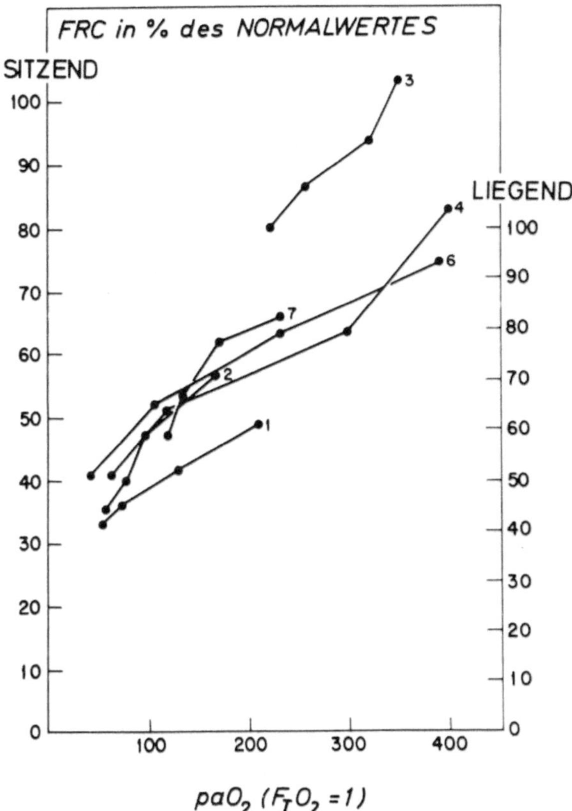

Abb. 4. Zunahme von FRC und paO_2 (F_IO_2 = 1) durch Erhöhung des endexspiratorischen Beatmungsdruckes . Untersucht wurden 6 Patienten, deren Werte durch Linien miteinander verbunden sind. Die niedrigste Wertekombination entspricht Beatmung ohne PEEP, die zweithöchste Beatmung mit 5, die dritthöchste mit 10 und die höchste mit 15 cm H_2O PEEP. Die einzelnen Beatmungsphasen wurden jeweils in verschiedener Reihenfolge und für 30 Minuten angewandt

nelle Residualcapazität und paO_2 unter Atmung oder Beatmung mit reinem Sauerstoff gemessen. Ausgeschlossen von dieser Gruppe waren Patienten mit Zeichen chronisch obstruktiver Lungenerkrankung in der Vorgeschichte. Anhand dieser Befunde wird deutlich, daß arterielle Hypoxie unter Atmung von reinem Sauerstoff Ausdruck akuter restriktiver Lungenerkrankung ist.

Es liegt nahe, durch Erhöhung des endexspiratorischen Druckes eine abnorm niedrige FRC und damit auch den paO_2 entsprechend dieser Korrelation (Abb. 3) anzuheben. Daß dies tatsächlich gelingt, zeigt Abbildung 4.

Die Erhöhung der abnorm niedrigen FRC durch PEEP ist jedoch durchaus nicht immer mit einem Anstieg des arteriellen pO_2 verbunden. Die Ursache für den

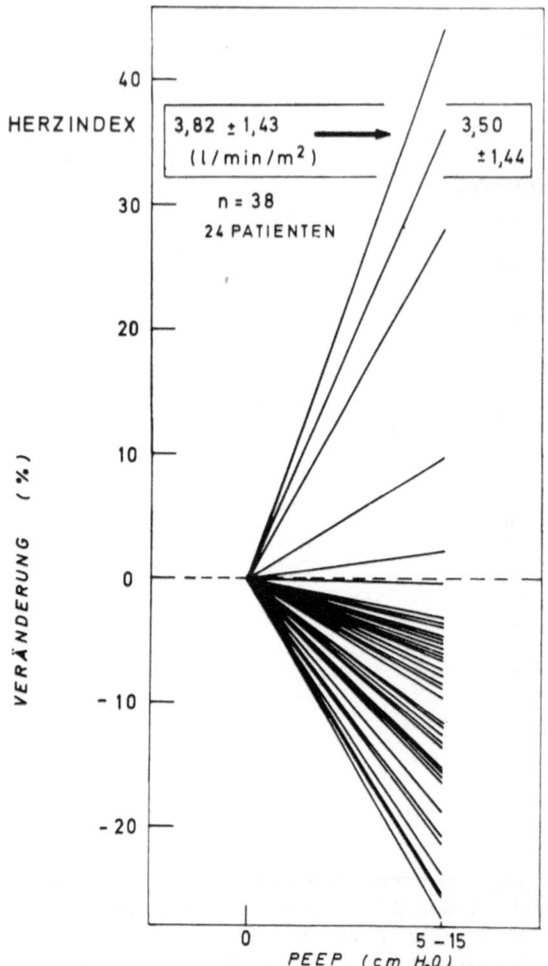

Abb. 5. Veränderungen des Herzindex durch Erhöhung des endexspiratorischen Druckes auf 5 - 15 cm H_2O unter intermittierender Überdruckbeatmung bei Patienten mit pathologisch erhöhtem Rechts-links-shunt in der Lunge.

fehlenden Anstieg kann z. B. die Abnahme des Sauerstoffgehaltes des venösen Mischblutes sein. Als auslösender Faktor dafür kommt in erster Linie ein Abfall des Herzzeitvolumens (HZV) unter der Beatmung mit PEEP infrage. Das HZV kann durch die Erhöhung des Druckes in den Gasräumen der Lunge und im Thorax grundsätzlich auf zweierlei Weise abfallen:

1. durch Verminderung des venösen Rückflusses in den Thorax,
2. durch Anstieg des pulmonalen Gefäßwiderstandes.

Abbildung 5 zeigt die prozentualen Veränderungen des Herzindexes infolge Erhöhung des endexspiratorischen Druckes von 0 auf 5 - 15 cm H_2O. Es wurden insgesamt 38 paarweise Doppelbestimmungen mit der Farbstoffverdünnungsmethode an 24 Patienten durchgeführt. Aus dieser Darstellung ist ersichtlich, daß unter PEEP mit 5 bis 20% Abfall des Herzzeitvolumens gerechnet werden muß aber daß darüber hinaus das Spektrum der individuellen Reaktion sehr groß sein kann.

Während unter den Bedingungen akuter respiratorischer Insuffizienz 10 - 20% Abfall des HZV von Patienten mit hohem Herzindex oft gut toleriert zu werden scheint, sind Patienten mit niedrigem Herzindex und vergrößerter arterio-venöser Sauerstoffdifferenz bereits durch einen 10-prozentigen Abfall des Herzindex gefährdet. Zur besseren Beurteilung der individuellen Schwankungen unter PEEP haben sich regelmäßige Kontrollen des pO_2 des venösen Mischblutes aus der Arteria pulmonalis zusammen mit Kontrollen des paO_2 bei unserem Krankengut bewährt (5).

Tabelle 2. Veränderungen der Drucke im kleinen Kreislauf durch Erhöhung des endexspiratorischen Druckes auf 10 cm H_2O (PEEP) unter intermittierender Überdruckbeatmung (IPPV), bei allen Veränderungen $p < 0,01$.
Gruppe I: Patienten unter Narkosebeatmung mit geringgradigen Ventilations-Perfusions-Abnormalitäten (pulmonaler Rechts-links-shunt 5 - 15%) und ohne pulmonalen Hochdruck
Gruppe II: Patienten unter Beatmung nach Operationen am offenen Herzen (Mitral- und Aortenklappenersatz) mit pulmonalem Hochdruck (Pulmonaler Rechts-links-shunt 10 - 20%)

	Patientengruppe	n	Mitteldruck(Mittelwerte ± SA), (mm Hg) IPPV ohne PEEP	mit PEEP
Pulmonalarteriendruck	I	8	10,8 ± 4,1	15,8 ± 3,6
	II	10	26,7 ± 10,2	28,1 ± 8,7
Lungenkapillardruck	I	8	5,3 ± 2,4	10,5 ± 3,7
Linker-Vorhofdruck	II	9	18,8 ± 4,5	20,2 ± 4,3

Die Veränderungen der pulmonalen Gefäßdrucke infolge PEEP wie sie in Tabelle 2 gezeigt sind, haben nur descriptiven Charakter. Zur Ermittlung der hämodynamisch wirksamen Druckveränderungen mit PEEP muß noch der Pleuradruck gemessen und von den Gefäßdrucken subtrahiert werden. Eine zuverlässige Aussage über das Verhalten des pulmonalen Gefäßwiderstandes kann deshalb anhand dieser Befunde nicht gemacht werden. Untersuchungen in dieser Richtung sind nur von SILL und SIEMSSEN bekannt (9). Diese haben ihre Messungen jedoch vorwiegend an Patienten ausgeführt, bei denen wir eine Beatmung mit PEEP als nicht indiziert ansehen würden. Die Situation der pulmonalen Hämodynamik wird noch dadurch kompliziert, daß der pulmonale Gefäßwiderstand auch von den Veränderungen des alveolären Druckes entscheidend beeinflußt werden kann (3).

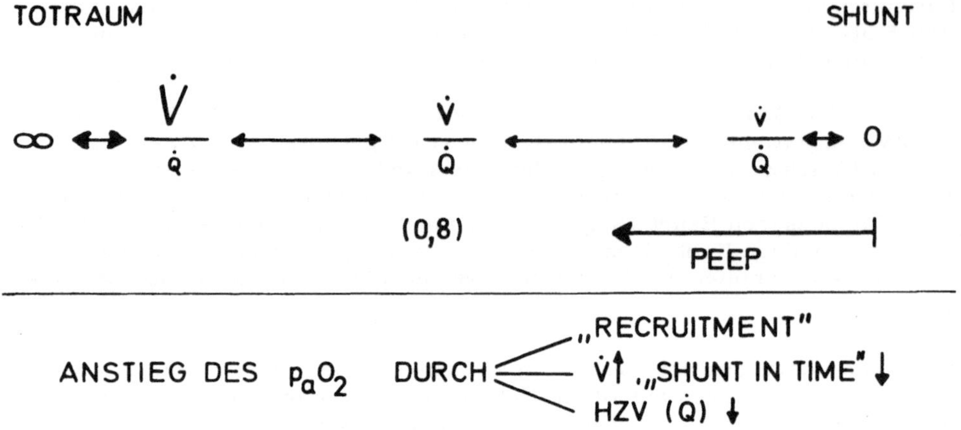

Abb. 6. Möglichkeiten der Wirkung von PEEP auf Ventilations-Perfusions-($^V/_Q$)-Abnormitäten in der Lunge (Erläuterungen im Text)

Abbildung 6 zeigt eine sehr vereinfachte Wiedergabe der Ventilations-Perfusions-Abnormalitäten in der Lunge und ihre mögliche Beeinflussung durch PEEP. In der Mitte befindet sich der normale mittlere $\dot{V}/\dot{Q}$ von 0, 8. Nach links hin nimmt die Perfusion ab und die Ventilation zu, bis schließlich die Perfusion ganz aufhört mit einem $\dot{V}/\dot{Q}$ von unendlich. Diese Situation wird als alveolärer, funktioneller oder auch physiologischer Totraum bezeichnet. Nach rechts hin sehen Sie die Abnahme der Ventilation bei erhaltener oder erhöhter Perfusion mit dem Extrem eines $\dot{V}/\dot{Q}$ von O, also dem reinen Rechts-links-shunt.
Wir stellen uns vor, daß PEEP Veränderungen von rechts nach links bewirkt. Das kann natürlich nur dann von Vorteil für die Ventilations-Perfusions-Verhältnisse sein, wenn eine abnorme Verschiebung in Richtung Shunt vorliegt.
Auf Grund einer Reihe von Untersuchungen nehmen wir an, daß die Verbesserung des $\dot{V}/\dot{Q}$ durch PEEP auf dreierlei Weise stattfinden kann:

1. durch Eröffnung oder "Recruitment" von verschlossenen Gasräumen in der Lunge (4),
2. durch Zunahme der Ventilation von nicht oder nur sehr wenig ventilierten Gasräumen. Hierzu gehören auch Gasräume, die während der Exspiration kollabieren und den eingangs erwähnten "Shunt in time" verursachen.
3. Durch den Abfall eines exzessiv hohen Herzzeitvolumens unter PEEP, wie wir das z. B. bei Patienten mit Sepsis oft beobachtet haben (7).

Literatur

1. ASHBAUGH, D. G., PETTY, T. L., BIGELOW, D. B., and HARRIS, T. M.: Continuous, positive-pressure breathing (CPPB) in adult respiratory distress syndrome. - J. Thorac Cardiovasc Surg 57, 31-41 (1969)
2. BÜHLMANN, A., GATTIKER, H., HOSSLI, G.: Die Behandlung des Lungenödems mit Überdruckbeatmung. - Schweiz. med. Wschr. 94, 1547 (1964)
3. BONO De, E. F., CARO, C. G.: Effect of lung-inflating pressure on pulmonary blood pressure and flow. - Am. J. physiol. 205, 1178-1186 (1963)

4. FALKE, K., PONTOPPIDAN, M., KUMAR, A., LEITH, D., GEFFIN, B. und LAVER, M. B.: Ventilation with End-exspiratory Pressure in Acute Lung Disease. - J. Clin. Invest. 51, 2315 (1972)
5. FALKE, K., BENZ, G., HERDEN, H. N. und LAWIN, P.: Beatmung mit positiv-endexspiratorischem Druck bei akuter arterieller Hypoxie. Praktische Anaesthesie und Widerbelebung, Heft 1, 1973, im Druck
6. FRUMIN, M. J., BERGMANN, N. A., HOLADAY, D. A., RACKOW, H. und SALANITRE, E.: Alveolar-arterial O_2 differences during artificial respiration in man. J. of Appl. Physiol. 14, 694-700 (1959)
7. LUTCH, J. S., MURRAY, J. F.: Continuous positive pressure ventilation: Effects on systemic oxygen transport and tissue oxygenation. - Ann. Int. Med. 76, 193-202 (1972)
8. MONACO, V., BURDGE, R., NEWELL, J., SARDAR, S., LEATHER, R., POWERS, S. R. and DUTTON, R.: Pulmonary Venous Admixture in Injured Patients. - J. of Trauma 12, 15-20 (1972)
9. SILL, V., SIEMSSEN, S.: Hämodynamische Nebenwirkungen bei der Beatmung mit positiven endexspiratorischen Drucken. - Der Anaesthesist 21, 305-310 (1972)

VERHALTEN DES DRUCKES IN DER ARTERIA PULMONALIS BEI POSITIV-ENDEXSPIRATORISCHER DRUCKBEATMUNG

Von J. Kilian und E. D. Spilker

Die Untersuchungen von HEMPELMANN und Mitarbeitern haben ergeben, daß nach Absaugmanövern bei IPPV unter anderem der rechte Vorhofdruck stark ansteigt. Die Autoren führen dies auf eine Zunahme des venösen Rückflusses zurück, die bei bestehender cardialer Insuffizienz zu akuter Rechtsherzüberlastung führen kann. Wie aus der Literatur bekannt ist (4, 5, 9), führt dagegen PEEP-Beatmung zu einer mehr oder weniger starken Abnahme des Herzzeitvolumens, abhängig von der cardialen und respiratorischen Situation des Patienten und von der Höhe des endexspiratorisch positiven Druckes.

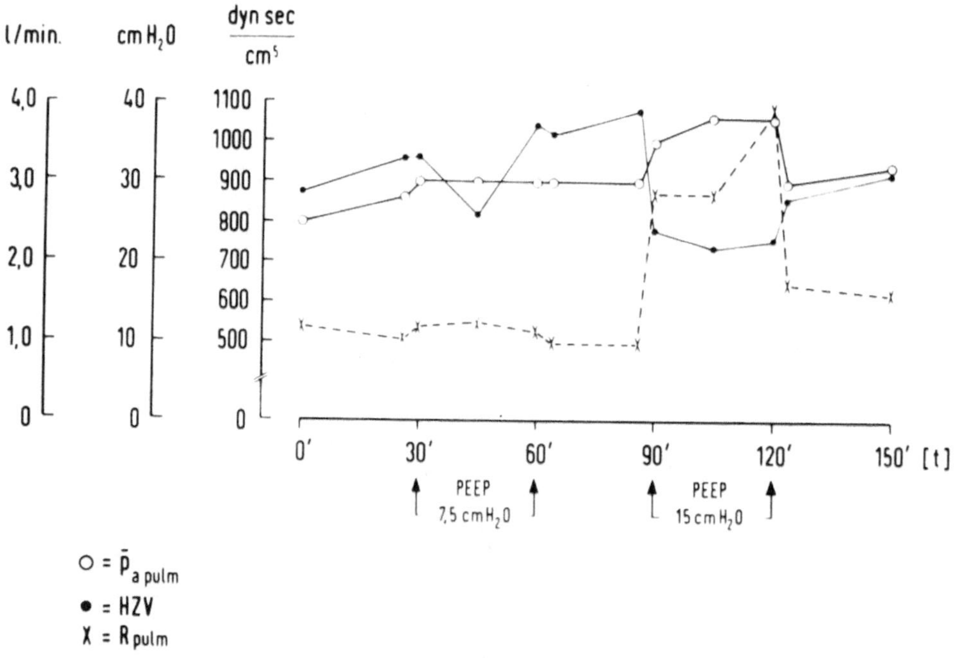

Abb. 1. Verhalten von Herzzeitvolumen, Pulmonalarteriendruck und pulmonalen Widerstand bei 7, 5 cm und 15 cm H_2O PEEP-Beatmung (Tierversuch)

GRAHAM weist darauf hin, daß es dadurch besonders bei eingeschränkter Sauerstofftransportkapazität infolge Hypovolämie zu einer weiteren Verschlechterung des klinischen Bildes kommen kann. In Grenzfällen, in denen eine schwere Hypoxie vorliegt, kann die endexspiratorisch positive Druckbeatmung daher eine gefährliche therapeutische Maßnahme darstellen.

Wir konnten die Abnahme des Herzzeitvolumens im Tierversuch ebenfalls nachweisen. In Übereinstimmung mit McINTYRE und COLGAN fanden wir bei einem endexspiratorisch positiven Druck von 7,5 cm H_2O noch keine Veränderungen von Herzzeitvolumen, Pulmonaldruck und pulmonalen Widerstand. Dagegen fällt bei 15 cm PEEP über den ganzen Zeitraum von 30 Minuten das Herzzeitvolumen ab, der Pulmonalisdruck steigt stark an, ebenfalls der pulmonale Widerstand. Der Widerstand bleibt auch nach Reduktion des endexspiratorischen Druckes auf o über einen längeren Zeitraum erhöht.

Diese Ergebnisse haben uns veranlaßt, bei relaxierten Dauerbeatmungspatienten das Druckverhalten in der Arteria pulmonalis zu messen, wobei wir speziell die Momente der stärksten intrathorakalen Druckschwankungen erfassen wollten. Da diese ohne Zweifel während des Absaugmanövers auftreten, untersuchten wir die Druckänderungen vor, während und nach diesem von uns auf 30 sec. festgesetzten Zeitraum. Wir führten 12 Untersuchungen bei 6 Polytraumatisierten, zum Teil mit Lungenkontusion, durch, bei denen wir endexspiratorisch positiven Druck von 10 bis 12 cm H_2O versuchten, die trotz der hohen inspiratorischen Sauerstoffkonzentrationen stark pathologischen Blutgaswerte zu verbessern.

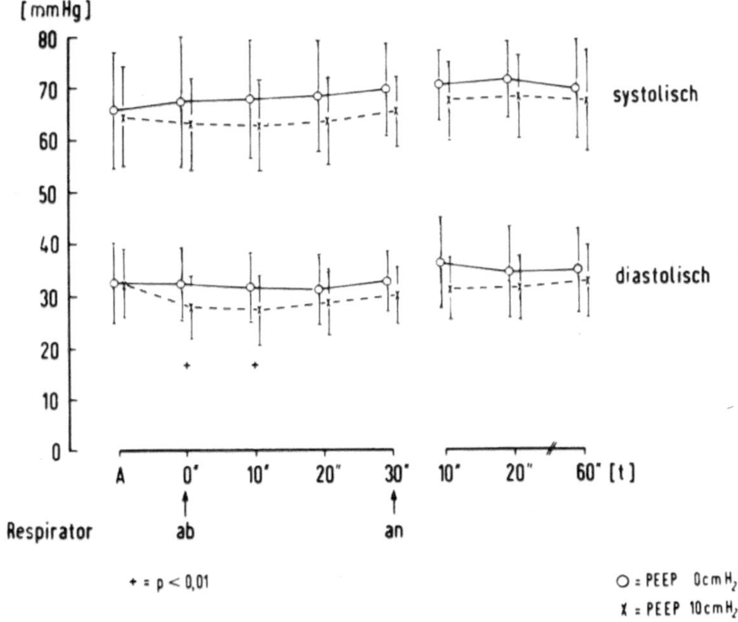

Abb. 2. Systolischer und Diastolischer Druck in der Arteria pulmonalis bei Unterbrechung einer IPPV, bzw. PEEP Beatmung (10 cm H_2O)

Die Abbildung 2 gibt den Pulmonalisdruck bei IPPV und bei PEEP-Beatmung wieder. Während sich der Pulmonaldruck vor Absaugen unter den verschiedenen Beatmungsformen nur geringfügig unterscheidet, kommt es nach Unterbrechung der Beatmung bei vorher erhöhtem endexspiratorischen Druck zu einem deutlichen Abfall des diastolischen Druckes, während der systolische Druck im Vergleich zur IPPV-Gruppe nahezu gleich bleibt. Die Messungen über den Zeitraum von

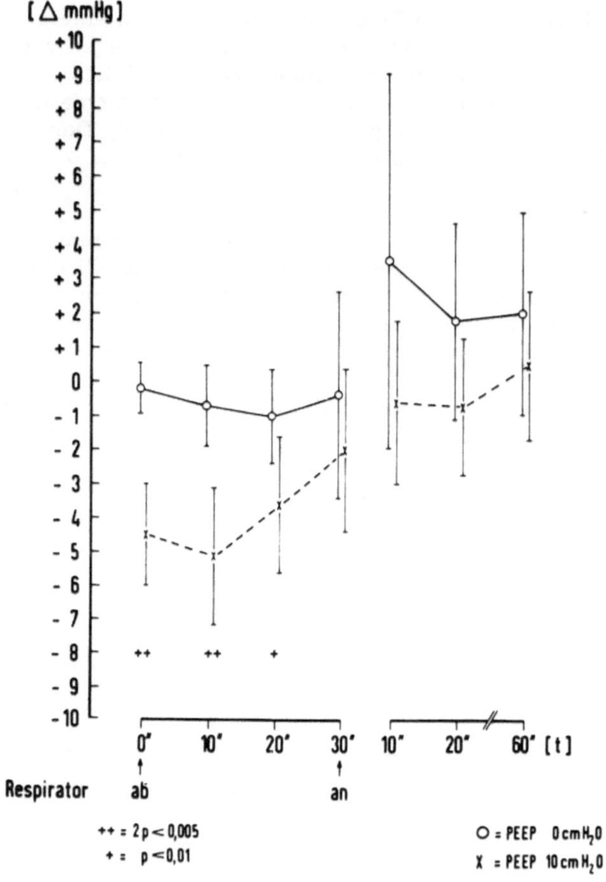

Abb. 3. Änderung des diastolischen Druckes gegenüber dem Ausgangswert bei Unterbrechung einer IPPV und PEEP-Beatmung

30 sec. zeigen, daß der diastolische und systolische Druck in beiden Kollektiven nach 30 sec. ansteigt. Bei etwa der Hälfte der Messungen, unabhängig,ob IPPV oder PEEP-Beatmung vorausging, kam es zum Auftreten von Bradyarrhythmien und Anstieg des Pulmonalisdruckes als Zeichen einer beginnenden Hypoxämie.

Vergleichen wir selektiv die diastolischen Druckwerte, und zwar die Änderung des Druckes gegenüber den Ausgangswerten - Abbildung 3 -, so zeigt sich, daß der Abfall des diastolischen Druckes nach PEEP-Beatmung statistisch hochsignifikant gegenüber dem Druckverhalten nach IPPV ist.

Dieser ausgeprägte Druckabfall nach Unterbrechung der PEEP-Beatmung läßt darauf schließen, daß - wie KUMAR und Mitarbeiter durch direkte Messungen zeigen konnten - ein plötzlicher Druckabfall bei bestehender cardialer Insuffizienz zu einer akuten Überlastung des Herzens führen kann. Umgekehrt wird es nach Wiederaufnahme der PEEP-Beatmung zu einer drastischen Reduzierung des Herzzeitvolumens und damit einer herabgesetzten Perfusion auch des Herzens kommen. Dadurch wird die Wirkung der nach Absaugen auftretenden Hypoxämie, wie sie von HEMPELMANN und Mitarbeiter durch kontinuierliche Sauerstoffdruckmessungen nachgewiesen wurden, noch verstärkt.

Weitere Untersuchungen sollen klären, inwieweit durch einen schrittweisen Abbau des endexspiratorischen Druckes vor bzw. Aufbau des Druckes nach dem Absaugen die Auswirkungen auf den Pulmonaldruck und auf die Hämodynamik vermindert werden können.

Literatur

1. COLGAN, F. J., P. P. MAROCCO: The cardiorespiratory effects of constant and intermittent positive pressure breathing. Anaesth. 36, 444 (1972)
2. GRAHAM, G. R.: In: "Anaesthesie im Kindesalter", Hrsg. F. W. Ahnefeld, C. Burri, W. Dick, M. Halmágyi; Schriftenreihe "Klinische Anaesthesiologie" Band 2, J. F. Lehmanns-Verlag München (im Druck)
3. HEMPELMANN, G., G. KARLICZEK, U. HELMS, W. HEMPELMANN: Akute haemodynamische Veränderungen durch tracheobronchiales Absaugen. Ztschr. Kreislauff. 61, 545 (1971)
4. HOLT, J. P.: The effect of positive and negative intrathoracic pressure on cardiac output and venous pressure in the dog. Am. J. Physiol. 142, 594 (1944)
5. KUMAR, A., K. J. FALKE, B. GEFFIN, C. F. ALDREDGE, M. B. LAVER, E. LOWENSTEIN, H. PONTOPPIDAN: Continous positiv-pressure ventilation in acute respiratory failure. New Engl. J. Med. 283, 1430 (1970)
6. Mc INTYRE, R. W., A. K. LAWS, P. R. RAMACHANDRAN: Positive expiratory pressure plateau: improved gas exchange during mechanical ventilation. Canad. Anaesth. Soc. J. 16, 477 (1969)
7. SILL, V., S. SIEMSSEN: Haemodynamische Nebenwirkungen bei der Beatmung mit positiven endexspiratorischen Drucken. Anaesth. 21, 305 (1972)
8. SUGERMAN, H. J., K. B. OLOFSSON, T. W. POLLOCK, R. F. AGNEW, R. M. ROGERS, L. D. MILLER: Continous positive end-expiratory pressure ventilation (PEEP) for the treatment of diffuse interstitial pulmonary edema. J. Trauma, 12, 263 (1972)
9. SYKES, M. K., A. P. ADAMS, W. E. I. FINLAY, P. W. Mc CORMICK, A. ECONOMIDES: The effects of variations in end-expiratory inflation pressure on cardiorespiratory function in normo-, hypo- and hypervolaemic dogs. Brit. J. Anaesth. 42, 669 (1970)

ARTERIELLE CO_2-SPANNUNG UND KAPILLARPERMEABILITÄT

Von W. Dietzel

Eine Wasserretention mit Ausbildung von generalisierten Ödemen wird bei Patienten mit respiratorischer Insuffizienz in der Klinik häufig beobachtet. Nicht immer ist dafür eine myokardiale Insuffizienz verantwortlich zu machen, da bei diesen Patienten das Herz-Zeitvolumen sogar gesteigert sein kann. Auch mit einem Nierenversagen kann die Tendenz zur Ödembildung häufig nicht in Zusammenhang gebracht werden. Die Möglichkeit, daß diese Wasserverschiebungen durch eine direkte Beeinflussung der Kapillaren durch die erhöhte Kohlensäurespannung bedingt wird, sollte durch Untersuchungen abgeklärt werden, über die im folgenden berichtet wird.

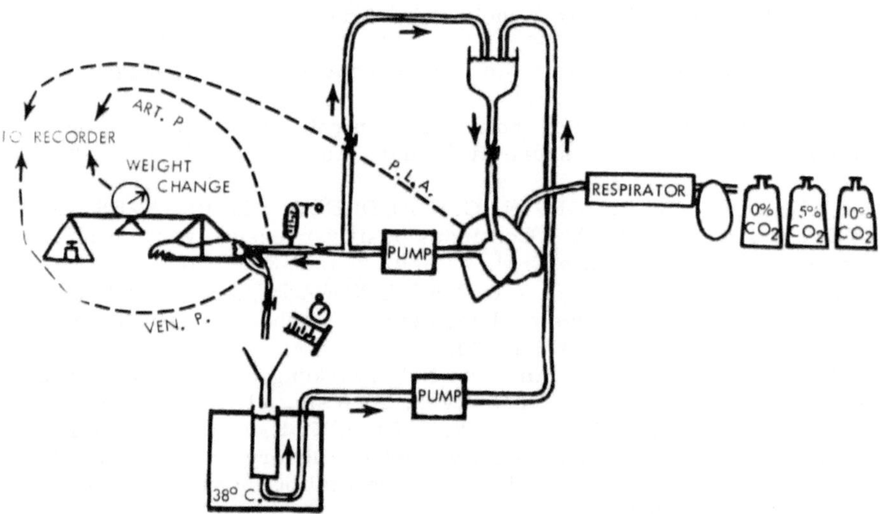

Abb. 1. Versuchsanordnung zur Bestimmung des isogravimetrischen Kapillardrucks und des prä- und postkapillaren Widerstandes

Es wurden 16 Versuche an jeweils einer isolierten vorderen Hundeextremität vorgenommen. Die Kapillarpermeabilität wurde durch die Messung des isogravimetrischen Kapillardrucks (Pci) unter Benutzung einer modifizierten Technik nach Pappenheimer beurteilt. Diese Methode ermöglicht gleichzeitig die Messung des prä- und postkapillaren Gefäßwiderstandes. In der Versuchsanordnung (Abb. 1) wurde eine isolierte Vordergliedmaße auf eine hochempfindliche Waage verbracht. Gewichtsänderungen des Organs wurden kontinuierlich registriert. A. und V. brachialis, sowie V. cephalica wurden kanüliert, der venöse Rückfluß wurde über ein Y-Stück vereinigt. Ein Herz-Lungenpräparat von einem Spenderhund wurde zur Äquilibrierung des Blutes mit der gewünschten CO_2-Spannung benutzt. Aus einem erhöht plazierten Reservoir floß das Blut über die Pulmonalarterie in die Lunge und wurde mit einer Pumpe aus dem linken Vorhof in die A. brachialis des Extremitätenpräparates perfundiert. Gasmischungen mit einem CO_2-Gehalt von 0%, 5% und 10% wurden zur Beatmung der Lunge benutzt. Der Fluß des venösen Blutes aus der Extremität wurde gemessen, in einem Behälter gesammelt und durch eine weitere Pumpe wieder in das Reservoir zurückgebracht. Der Druck in den Venen der Extremität konnte mit einer Schraubenklemme eingestellt werden, der arterielle Druck wurde durch Änderung des Flusses mit Hilfe einer Pumpe reguliert. Wie das Gewicht der Gliedmaße, so wurden die Drucke in Arterien und Venen fortlaufend gemessen und registriert. Die Bluttemperatur im gesamten Kreislaufsystem wurde auf 37 Grad C gehalten.

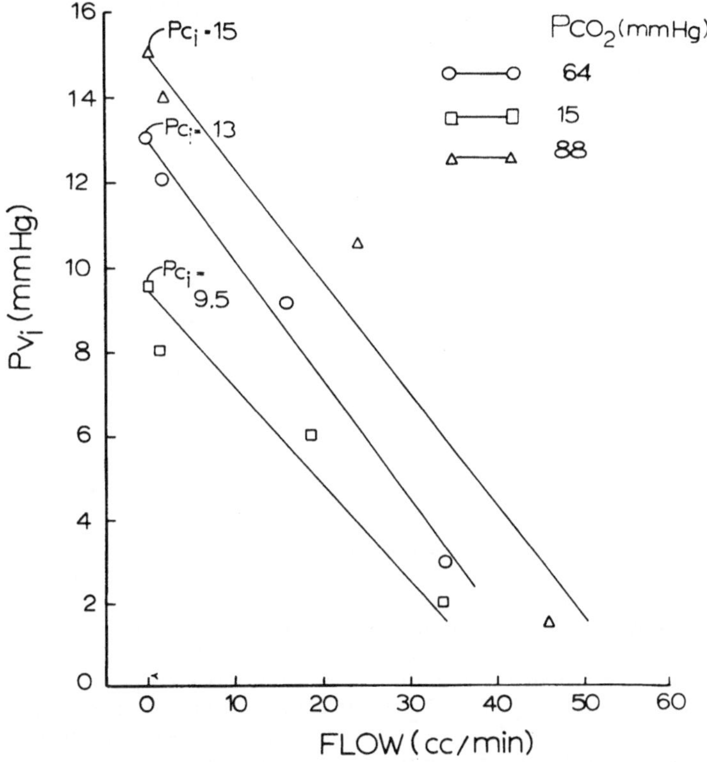

Abb. 2. Relation von Fluß und venösem Druck bei verschiedenen arteriellen CO_2-Spannungen unter Beibehaltung eines konstanten Organgewichts

Nach Fertigstellung dieser Versuchsanordnung wurden Fluß und Drucke so eingestellt, daß sich das Gewicht der Gliedmaße nicht änderte, d. h. die Extremität wurde in einen isogravimetrischen Zustand gebracht. Auf Abb. 2 ist die Relation von Fluß und venösem Druck bei konstantem Gewicht dargestellt. Initial wurde der höchstmögliche Durchfluß gewählt, unter dem bei unbehindertem venösen Abfluß das Gewicht der Gliedmaße konstant war. Der Fluß wurde dann vermindert und der isogravimetrische Zustand dadurch erhalten, daß der venöse Druck mittels der Schraubenklemme erhöht wurde. Die schrittweise Herabsetzung des Flusses erforderte also eine gleichzeitige Steigerung des venösen Drucks, um das Gewicht konstant zu halten. Zuletzt wurden arterieller Zufluß und venöser Abfluß gleichzeitig gestoppt. In dieser Situation glich sich der Druck in der gesamten Gefäßbahn einander an, sodaß der venöse Druck gleich dem kapillaren und dem arteriellen Druck war. Der so jeweils erhaltene Pci existierte bei allen Punkten der in Abb. 2 gezeigten Kurven. Ein höherer Kapillardruck hätte in einer transkapillaren Flüssigkeitsverschiebung ins Gewebe mit einer Gewichtszunahme der Extremität resultiert, bei einem niedrigeren Kapillardruck hätte das Gewicht abgenommen. Ein hoher Pci bedeutet also eine niedrige Permeabilität, ein niedriger Pci eine hohe Permeabilität, d.h. eine durchlässige Kapillarmembran.

Tabelle 1. pH, pCO_2 und pO_2 im Perfusionsblut der Extremität in Abhängigkeit vom benutzten Gasgemisch

	pH	7,51	±	0,13
0 %	pCO_2	12	±	6,7
CO_2	pO_2	330	±	189,3
5 %	pH	7,16	±	0,06
CO_2	pCO_2	48	±	7,2
	pO_2	159	±	39,1
10 %	pH	7,02	±	0,06
CO_2	pCO_2	78	±	10,6
	pO_2	162	±	21,9

Mit dieser Methode wurde der Pci bei verschiedenen CO_2-Spannungen im Perfusionsblut gemessen. Die Reihenfolge der verschiedenen CO_2-Spannungen im Gasgemisch wurde randomisiert. Tabelle 1 zeigt die Mittelwerte von pH, pCO_2 und pO_2, die durch die verschiedenen Gasgemische im Blut erreicht wurden. In Abhängigkeit vom pCO_2-Druck im Perfusionsblut änderte sich der Pci regelmäßig (Abb. 3). Die niedrigsten Pci-Drucke wurden bei den niedrigsten pCO_2-Werten erhalten. Der schrittweise Anstieg im CO_2-Druck resultierte in einem signifikant höheren Pci. Diese Ergebnisse lassen den Schluß zu, daß ein erhöhter pCO_2 die Kapillarmembran nicht durchlässiger macht, zumindest nicht bei den CO_2-Spannungen, die bei dieser Untersuchung angewandt wurden. Im Gegenteil, die Ergebnisse beweisen eine sogar herabgesetzte Permeabilität bei höheren CO_2-Drucken. Für den transkapillaren Flüssigkeitsaustausch ist jedoch neben den Eigenschaften der Kapillarmembran auch der Unterschied des hydrostatischen Drucks zwischen intra- und extrakapillarem Raum verantwortlich. Wenn der präkapillare Widerstand (R präcap) stärker als der postkapillare Widerstand (R postcap) abfällt, entsteht ein gesteigerter hydrostatischer Druck in den Kapillaren. Da bei den vorliegenden Untersuchungen der arterielle, der venöse und der kapillare Druck sowie der entsprechende Fluß bekannt waren, konnte der gesamte Gefäßwiderstand in der Gliedmaße in seine prä- und postkapillaren Komponenten entsprechend den folgenden Formeln aufgeteilt werden:

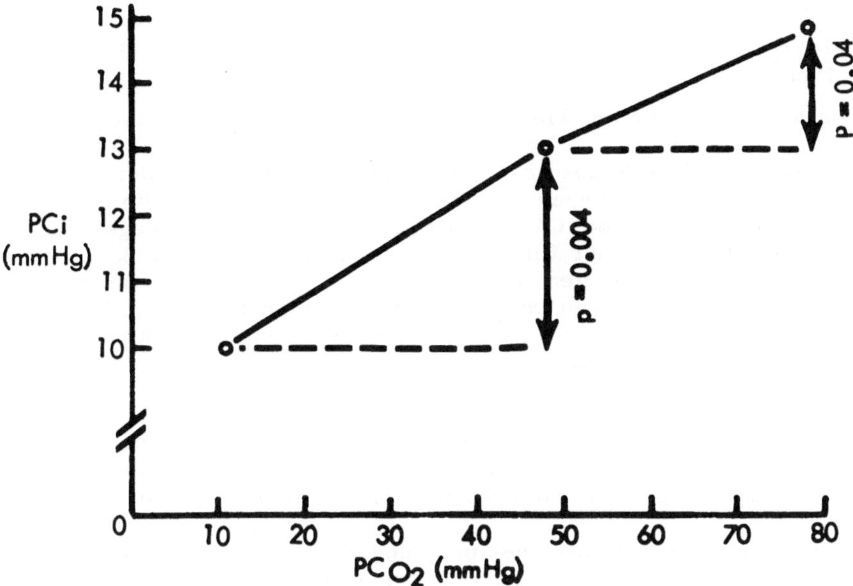

Abb. 3. Änderungen des isogravimetrischen Kapillardrucks in Abhängigkeit vom arteriellen pCO_2. (Mittelwerte aus 16 Versuchen)

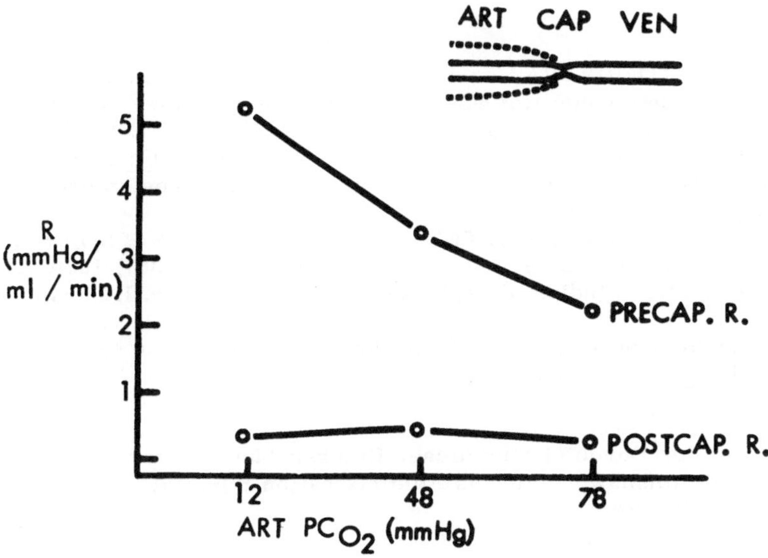

Abb. 4. Verhalten des prae- und postcapillaren Gefäßwiderstandes in Abhängigkeit vom arteriellen pCO_2. (Mittelwerte aus 16 Versuchen)

$$R \text{ präcap.} = \frac{Pai - Pci}{\text{Fluß}}$$

$$R \text{ postcap.} = \frac{Pci - Pvi}{\text{Fluß}}$$

wobei Pai = isogravimetrischer arterieller Druck, Pvi = isogravimetrischer venöser Druck.
Abbildung 4 zeigt die Mittelwerte des prä- und postkapillaren Gefäßwiderstandes bei den verschiedenen CO_2-Spannungen. Auf der arteriellen Seite ist die Widerstandsänderung in Abhängigkeit vom CO_2-Druck gleichartig. Es kam regelmäßig mit der Erhöhung des pCO_2 zu einer Dilatation des prä-kapillaren Gefäßabschnittes. Die postkapillaren Gefäße zeigten dagegen kein vom pCO_2-Druck abhängiges gleichsinniges Verhalten. Aus diesen Daten kann geschlossen werden, daß der hydrostatische Druck in den Kapillaren ansteigt, wenn der arterielle pCO_2 erhöht wird und wenn der arterielle Druck gleich bleibt. Die Folge ist dann eine Flüssigkeitsverschiebung in den extravasalen Raum.

Zusammengefaßt ergaben die vorliegenden Untersuchungen folgende Ergebnisse: Ein Anstieg des pCO_2 im Blut setzt die Permeabilität der Kapillaren einer isolierten Hundegliedmaße herab, d.h. die Kapillarmembran wird weniger durchlässig.
Durch das verschiedenartige Verhalten des prä- und postkapillaren Gefäßwiderstandes steigt mit erhöhtem arteriellen pCO_2 der hydrostatische Kapillardruck an, so daß trotz verminderter Kapillarpermeabilität eine Flüssigkeitsverschiebung in das Gewebe erfolgt.
Dieser Mechanismus ist möglicherweise für die Ödembildung bei Patienten mit respiratorischer Azidose von Bedeutung.

Literatur

PAPPENHEIMER, J. R., SOTO-RIVERA, A.: Effective osmotic pressure of the plasma proteins and other quantities associated with the capillary circulation in the hindlimbs of cats and dogs. Am. J. Physiol. 152, 471 (1948)

DAUGHERTY, R. M., Jr, SCOTT, J. B., DABNEY, J. M., HADDY, F. J.: Local effects of O_2 and CO_2 on limb, renal, and coronary vascular resistances. Am. J. Physiol. 213, 1102 (1967)

KONTOS, H. A., RICHARDSON, D. W., PATTERSON, J. L. Jr.: Effects of hypercapnia on human forearm blood vessels. Am. J. Physiol. 212 (1967) 1070

LANDIS, E. M.: Micro-injection studies of capillary permeability. Am. J. Physiol. 83, 528 (1928)

STARLING, E. H.: On the absorption of fluids from the connective tissue spaces. J. Physiol., London 19, 312 (1896)

Für viele Anregungen bei der Durchführung dieser Untersuchung ist der Verfasser Herrn Professor L. B. Hinshaw, Veterans Administration Hospital, Oklahoma City sehr zu Dank verpflichtet.

PNEUMONIEN UNKLARER GENESE BEI DAUERBEATMUNGSPATIENTEN - KLINIK UND PATHOLOGIE

Von J. Kilian und B. Bültmann

Während einer Zeitspanne von 8 Wochen wurden bei der Sektion dreier Patientinnen autoptisch ungewöhnliche Formen der Pneumonie nach Dauerbeatmung beobachtet. Klinisch unterschied sich der Verlauf - bis auf den dritten Fall - nicht von anderen beobachteten Fällen: Zweimal traten die Zeichen der Fettembolie nach Polytrauma auf, einmal eine Pneumonie bei Dauerbeatmung.

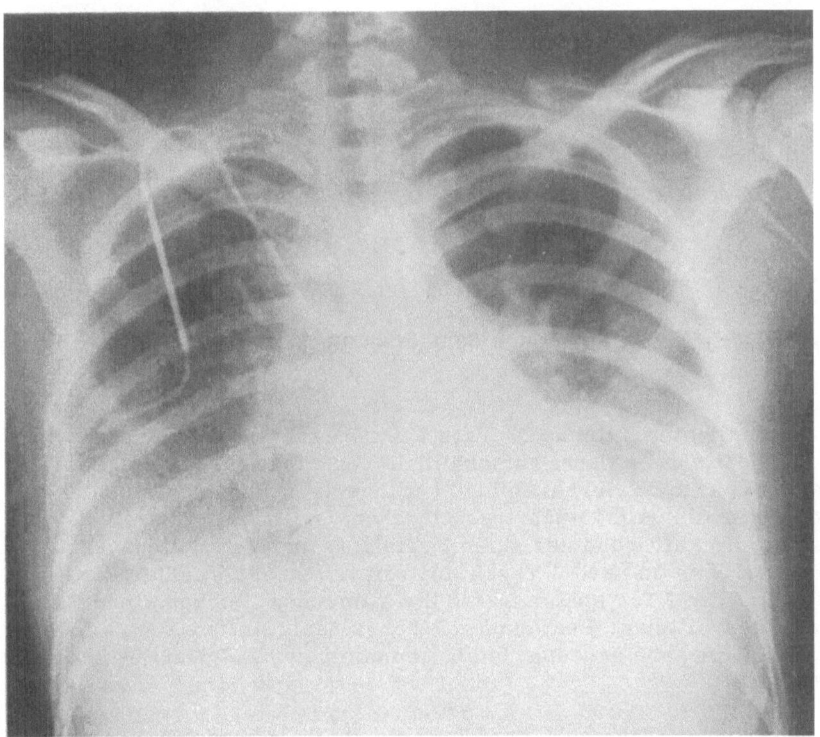

Abb. 1. Thoraxübersicht am 2. Tage nach dem Trauma

Im ersten Fall handelte es sich um eine 45-jährige Patientin, die nach einem Polytrauma mit multiplen Frakturen aufgenommen wurde. Wegen des klinischen Bildes einer Fettembolie erfolgte nach einem Tag die Intubation und kontrollierte Beatmung. Die Sauerstoffpartialdrucke fielen trotz steigender inspiratorischer Sauerstoffkonzentrationen ab. Bereits nach einem Tag Beatmung zeigte sich das Bild einer massiven beidseitigen Pneumonie. Nach 12 Tagen Beatmung kam es klinisch zum hypoxischen Herzstillstand. Die zweite Patientin - 66 Jahre alt -

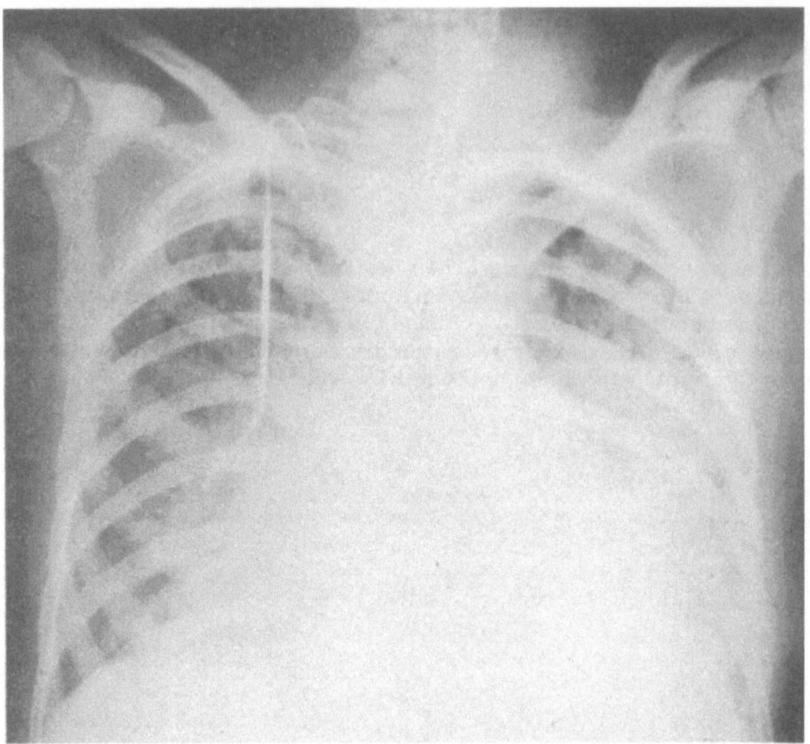

Abb. 2. Thoraxübersicht am 4. Tage nach dem Trauma

wurde wegen eines manifesten Tetanus 32 Tage kontrolliert beatmet. Sauerstoffkonzentrationen von 50% wurden dabei nur präfinal überschritten. Sie starb klinisch ebenfalls an hypoxischem Herzstillstand bei massiver Pneumonie beiderseits. - Die dritte Patientin, ein 15-jähriges Mädchen, erlitt ein Polytrauma mit extremen Blutverlusten. Auf Grund der guten Kreislauf- und Ventilationsverhältnisse konnten wir die Patientin nach 2 Tagen mit zeitweiser assistierter Bird-Beatmung extubieren. Einen Tag später traten die klinischen Zeichen einer Fettembolie auf. Trotz kontrollierter Beatmung mit hoher Sauerstoffkonzentration starb das Mädchen 2 Tage nach erneuter Intubation unter den Zeichen des hypoxischen Herzversagens.

Die Thoraxübersicht vom 2. Tage nach dem Trauma zeigt - abgesehen von basalen Verdichtungen im Sinne eines beidseitigen Ergusses - keine Besonderheiten. Eine Röntgenkontrolle nach erneuter Intubation und Beatmung mit dem Respirator am 4. Tage nach dem Trauma zeigt bereits massive Infiltrationen, besonders perihilär.

Alle 3 Patientinnen wurden mit volumengesteuerten Respiratoren beatmet. Klinisch und röntgenologisch war zur Zeit der Aufnahme an den Lungen kein krankhafter Befund zu erheben.

Bei der Obduktion fand sich in allen 3 Fällen eine Karnifizierung beider Lungen.

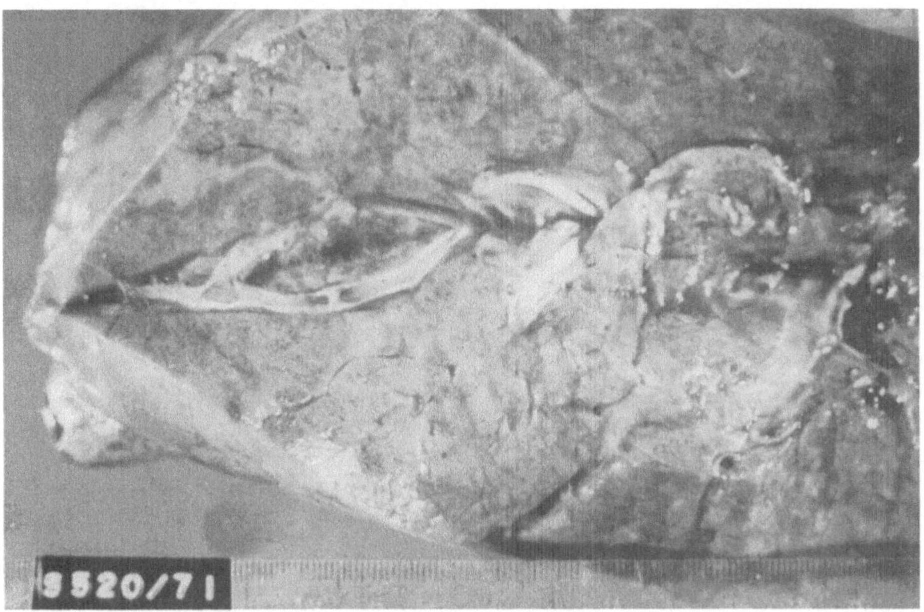

Abb. 3. Makroskopisches Bild der Pneumonie. Karnifizierung der Lunge, grauweiße Farbe, Verbreiterung der bindegewebigen Septen.

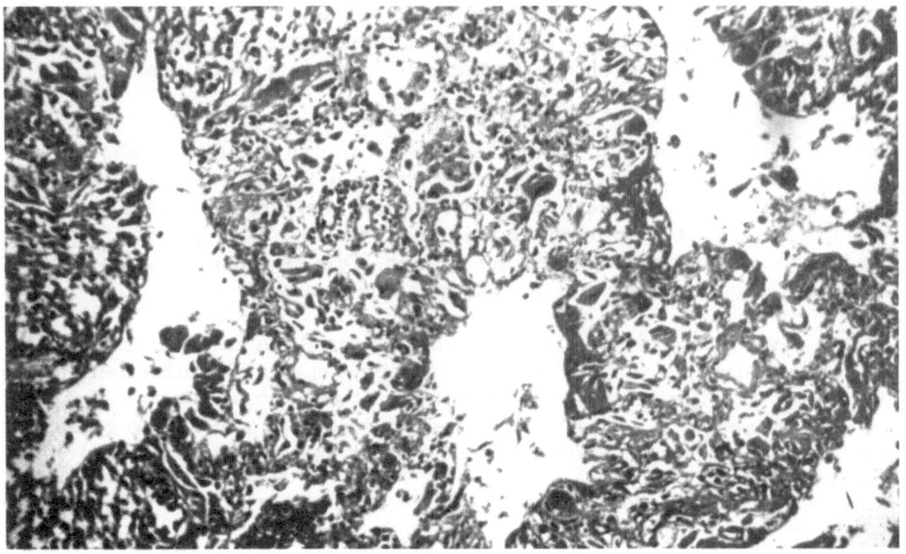

Abb. 4. Interstitielle Pneumonie nach 2 Tagen Beatmung (Hämatoxylin-Eosin; Vergr. 250x)

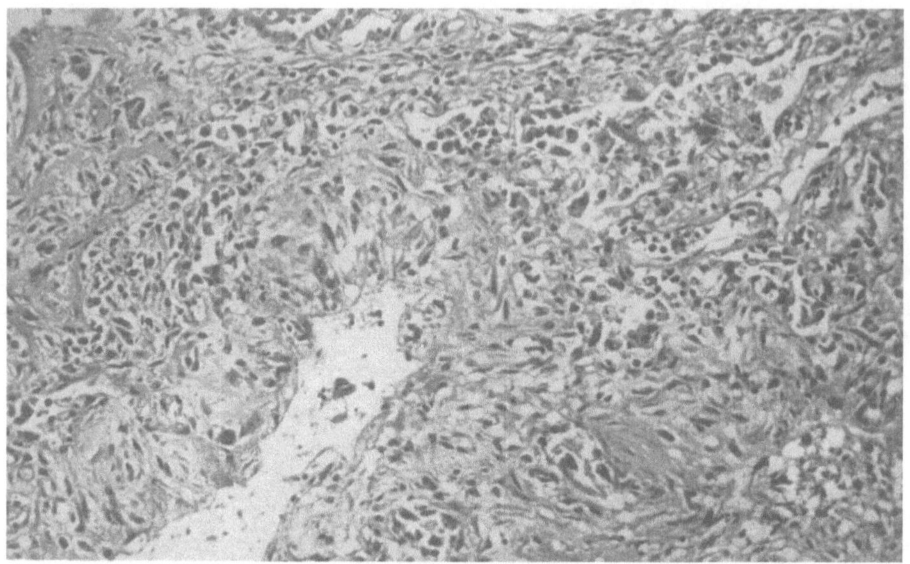

Abb. 5. Interstitielle Pneumonie nach 2 Tagen Beatmung. Vermehrung der retikulären und präkollagenen Fasern (Hämatoxylin-Eosin, Verg. 250x)

Makroskopisch - es handelt sich hier um das 15-jährige Mädchen - zeigt die Lunge das Bild der Karnifizierung; auffällig ist vor allem die grauweiße Verfärbung, wie sie sonst nur bei chronischer Pneumonie nach 4 - 6 Wochen Beatmung auftritt, außerdem ist eine erhebliche Verbreiterung der bindegewebigen Septen zu erkennen. Histologisch ist erst an den Bronchioli respiratorii ein wesentlicher krankhafter Befund zu erheben.

Die Wandung baut sich aus einem spindelzelligen fibroplastischen Gewebe auf, das in bloß herdförmig vorhandene hyaline Membranen einzusprossen scheint; ein Epithelmantel fehlt um die leere und erweiterte Lichtung. Die Alveolen sind zur Gänze entweder von verfettenden Alveolarmakrophagen oder von bizzaren spindeligen Zellen und Makrophagen eingenommen. Dieses Zellgut wird begleitet von einem feinen retikulären und präkollagenen Fasernetz.

Weiterhin auffallend sind bizarre ein- bis mehrkernige Riesenzellen, die in den Alveolen, aber auch im Interstitium neben Lymphozyten und Plasmazellen vorliegen. Im interalveolären Gewebe scheint eine kräftige Vermehrung von retikulären und kollagenen Fasern auf. Schließlich sieht man noch zahlreiche gelbbraune, bis ungefähr 1 µ große Staubpartikel in den Makrophagen der Alveolarlichtungen und des interstitiellen Gewebes.

Die vorliegenden histologischen Befunde decken sich zunächst mit denen von REGELE (1967), NASH et al. (1967) sowie THEURING und MORGENSTERN (1969) und MACHA und MASSHOFF (1972) beschriebenen Respiratorlungen, ein Bild, das in Ulm von den Pathologen früher auch gesehen wurde. Auffällig war jedoch das besonders bei dem 15-jährigen Mädchen beobachtete frühzeitige Auftreten und das Ausmaß der eigentümlichen, nicht eitrigen interstitiellen Pneumonie mit der gleichzeitigen fibrosierenden Alveolarverödung.

Auf der Suche nach der Ursache für diese eigentümlichen Pneumonien fanden wir, daß in diesem Zeitraum die volumengesteuerten Respiratoren erstmals in einer neu installierten Desinfektionsanlage mit Formalindämpfen behandelt worden waren. Die Anwendung erfolgte genau nach Vorschrift.

Wir untersuchten daraufhin die volumengesteuerten Beatmungsgeräte nach der routinemäßigen Desinfektion auf Formalin und Ammoniak und fanden photometrisch beide Substanzen in der vom Respirator abgegebenen Beatmungsluft. Da diese Untersuchungen noch nicht abgeschlossen sind, können noch keine genauen Daten gegeben werden. Da Formalin durch Ammoniak neutralisiert wird (laut Angaben der Firma sind die Mengen danach bemessen) und die Gasreste bei dem Absaugvorgang aus dem Gerät entfernt werden, ist zu diskutieren, inwieweit diese Substanzen aus dem Reaktionsprodukt Hexamethylentetramin, das sich als Pulver im Gerät niederschlägt, im feuchten Milieu während der Beatmung wieder gebildet werden.

Über die toxische Wirkung von Formalin und Ammoniak auf die Lunge besteht jedoch kein Zweifel.

Auffällig ist, daß wir diese pulmonalen Veränderungen nicht mehr gesehen haben, seitdem wir sämtliche Respiratoren nach der Desinfektion sechs Stunden oder länger kontinuierlich laufen lassen, bevor sie frühestens wieder zum Einsatz kommen.

Aufgrund unserer Beobachtungen scheint eine weitere Klärung erforderlich, um die Anwendungsvorschriften für die Desinfektionsanlage entsprechend zu modifizieren.

Literatur

BÜLTMANN, B.: Eigentümliche nicht eitrige interstitielle Pneumonie nach Langzeitbeatmung. Verhandlung Dt. Ges. f. Path. (im Druck)

LA BELLE, C. W., J. E. CHRISTOFANO: Synergistic Effects of Aerosols. AMA Arch. Indust. Health 11, 297

MACHA, H. N., W. MASSHOFF: Hyaline Membranen in den Lungen von Erwachsenen bei künstlicher Beatmung und ihr Schicksal. Beitr. Path. 145, 365 (1972)

NASH, G., J. B. BLENNERHASSETT, H. PONTOPPIDAN: Pulmonary lesions associated with oxygen therapy and artificial ventilation. New Engl. J. Med. 276, 368 (1967)

REGELE, H.: Veränderungen der menschlichen Lungen unter maschineller Beatmung. Beitr. Path. Anat. 136, 165 (1967)

THEURING, F., R. MORGENSTERN: Pulmonale Veränderungen nach maschineller Langzeitbeatmung. Zbl. Allg. Path. 112, 553 (1969).

FUNCTIONAL EVALUATION OF THE SERVOVENTILATOR

By G. Rolly and B. Malcolm-Thomas

The Servoventilator[1] is a new constant volume respirator with several interesting features. This apparatus has been described recently (INGELSTEDT et al., 1972). The possibility to choose between 3 types of flowpattern, and the volume-constancy are the most interesting characteristics of the Servoventilator. The aims of the present study are twofold: 1. study the morphology of the respiratory curves; 2. evaluate the reliability of the respirator during heavy load, as occurs in patients with decreased compliance and/or increased airway resistance.

Experimental Set-Up

The Servoventilator is connected to an artificial testlung consisting of 2 glass-bottles, partly filled with water. This test unit has already been described (HERZOG and NORLANDER, 1968; ROLLY and MALCOLM-THOMAS, 1973). The compliance of this unit is adjusted to a value of 50 ml/cm H_2O. By excluding one bottle of the circuit, the compliance can be halved. The resistance of the circuit can be increased by inserting a resistance into the conducting tubings. Alternatively a resistance of 10 cm H_2O/1/sec. (r) and of 30 cm H_2O/1/sec. (R) are used. Successively the respirator is tested in several conditions: a) No-normal conditions of compliance and airway resistance; b) 1/2 Co: halved compliance and normal airway resistance; c) 1/2 Co - r: halved compliance and low resistance; d) 1/2 Co - R: halved compliance and high resistance; e) r: normal compliance and low resistance; f) R: normal compliance and high resistance.

At the Y piece of the respirator (in fact the mouth entrance) a pneumotachograph according to Fleish and an airway pressure line are inserted in the test circuit. Air flow ($\dot{V}$) and airway pressures (P) are measured and recorded on a graphic recorder (Mingograph[2]). They are also fed into a special electronic computer and subsequently volume (V), respiratory power (Pow), time derivation of respiratory power (Pow/dt), respiratory work (W) and compliance (C) are calculated and recorded (ENGSTRÖM and NORLANDER, 1962; BEHR et al., 1966; ROLLY and MALCOLM-THOMAS, 1973). The measuring apparatus is regularly calibrated by an appropriate device, the Calibratograph[3], described by HERZOG and NORLANDER (1966 a - b).

The Servoventilator used in this study is a normal model 900. Three types of flow pattern are possible with this respirator a) square flow or constant flow pattern; b) accelerating flow pattern; c) decelerating flow pattern (INGELSTEDT, 1972). This last one is obtained by pressure generated inspiration. For the present study the respirator is operated with compressed air and normal settings of

1) Elema - Schönander - Siemens

2) Elema - Schönander - Siemens

3) Elektromedizin und Respirator A.6. Zug

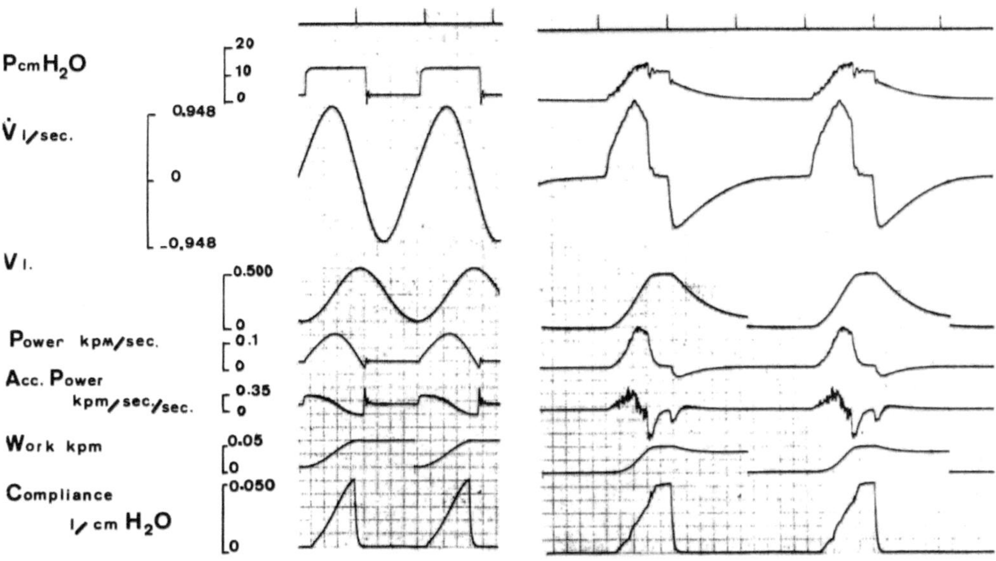

Fig. 1. Increasing flow pattern with the Servoventilator and normal settings (freq. 20/min.; inspir. time 25%; pause time 10%; tidal value 500 ml)

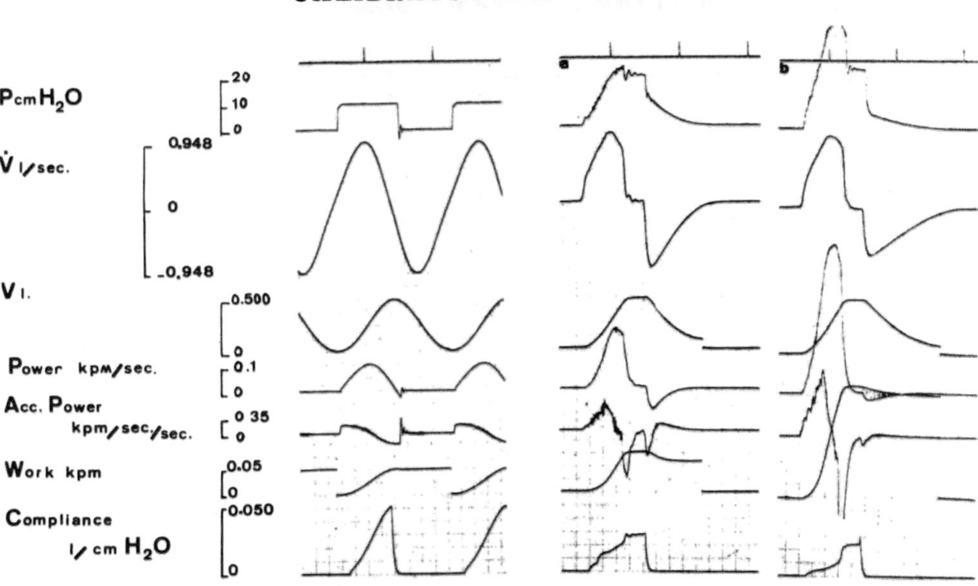

Fig. 2. Increasing flow pattern with the Servoventilator and high load: a) 1/2 compliance; b) 1/2 compliance + high resistance

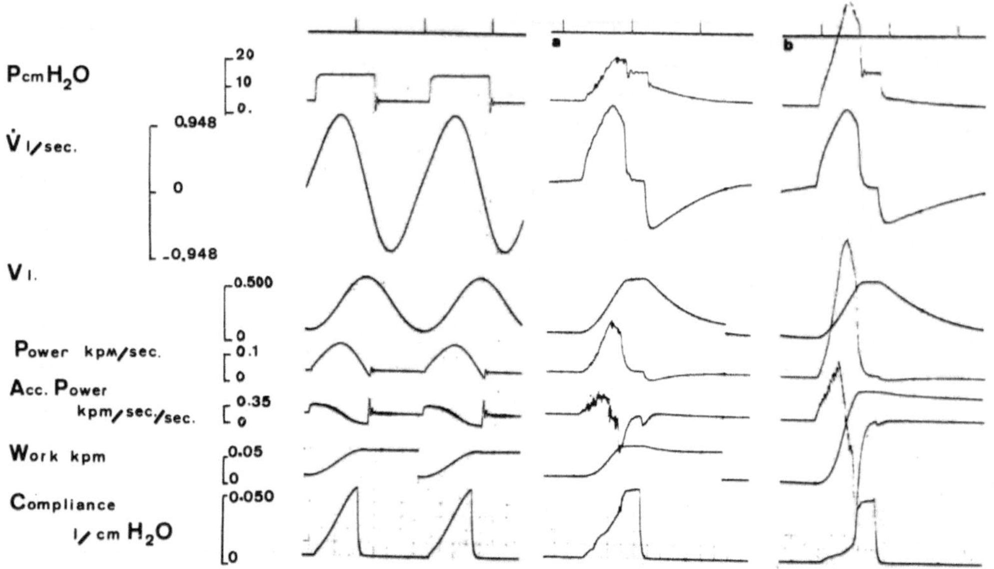

Fig. 3. Increasing flow pattern with the Servoventilator and high load: a) low resistance; b) high resistance

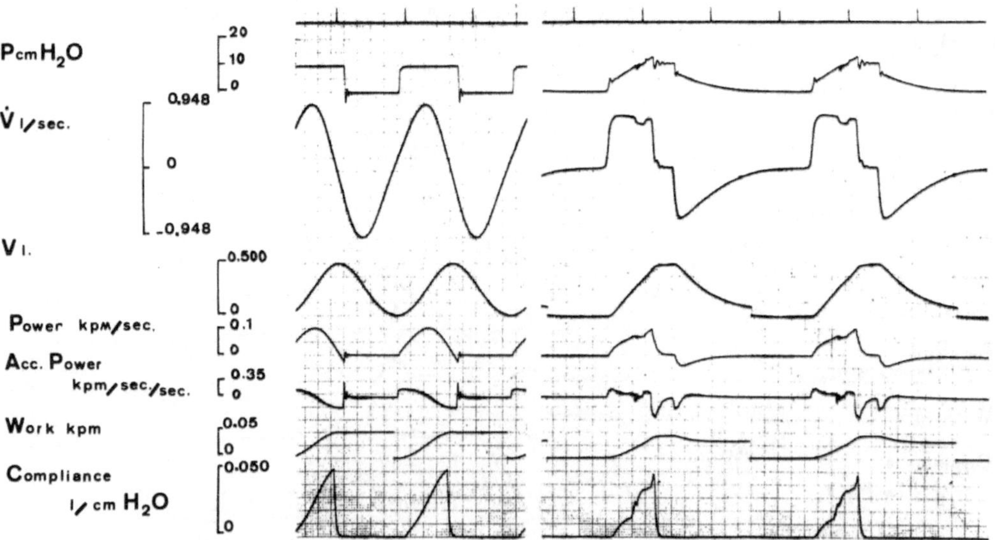

Fig. 4. Constant flow pattern with the Servoventilator and normal settings

CALIBRATOGRAM SERVOVENTILATOR

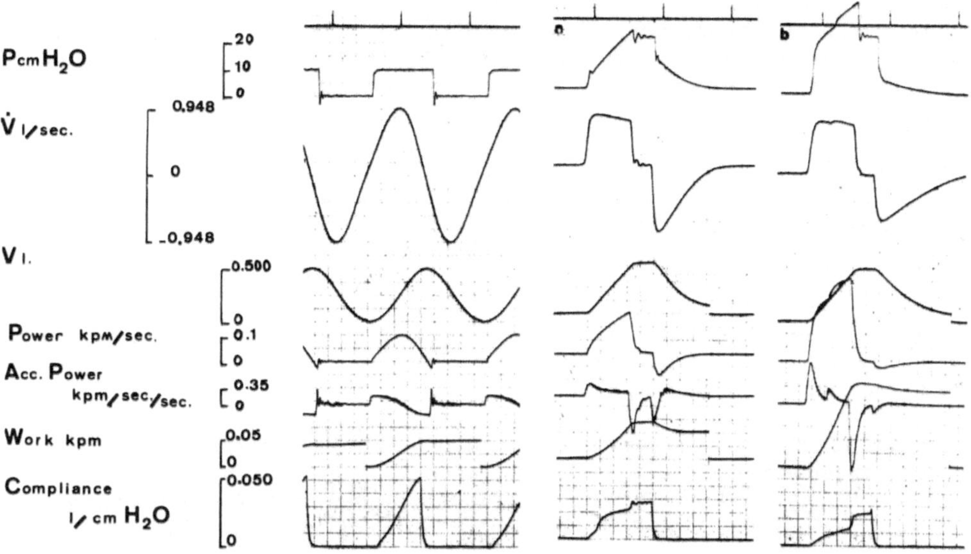

Fig. 5. Constant flow pattern with the Servoventilator and high load: a) 1/2 compliance; b) 1/2 compliance + high resistance

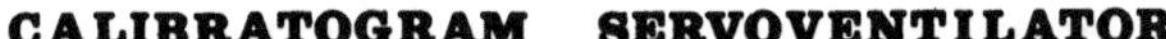

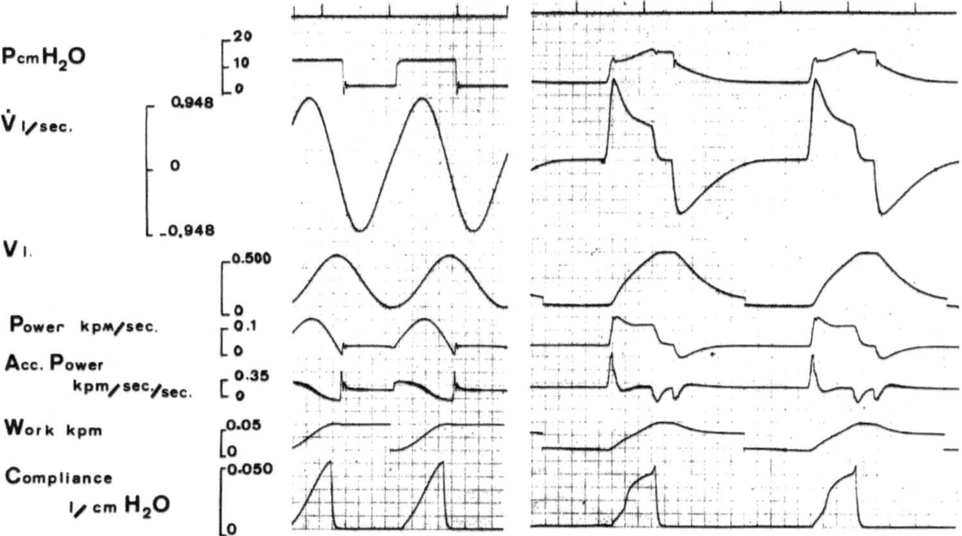

Fig. 6. Decreasing flow pattern with the Servoventilator and normal settings

20 breats/min., inspiratory time of 25%, and a pause time (pressure plateau) of 10%. No humidifier is included in the respirator circuit. For each flow pattern, the tidal volume is adjusted to a value of 500 ml/breath, measured at the mouth piece, by the pneumotachograph. This is no more changed during the testperiods of heavy load, as described earlier. Successively 3 flow patterns are tested: increasing flow pattern, constant flow pattern and decreasing flow pattern.

Results

The tracings obtained with the increasing flow pattern of the Servoventilator, used during normal circumstances, are shown in fig. 1. A sine wave flow curve is seen, together with a curved pressure rise followed by a pressure plateau, during a no flow period. The maximums of flow and pressure are not coinciding completely, although the difference is relatively small. The peak of respiratory power is between both, and the time derivate of power is mostly positive in the middle of the inspiratory phase.

During heavy loads on the respirator, the morphology of the respiratory curves alters few, exception made for a small decrease in peak flow and a pronounced increase in airway pressure when halving the compliance (fig. 2 a) and adding further a high resistance (fig. 2 b), or with a high resistance only (fig. 3).

The constant flow pattern gives of course nearly a square flow wave and a linear increase in pressure, followed by a pressure plateau, during the no flow period (fig. 4). The respiratory power is already high in the beginning, but its peak is occurring at the end of the insufflation period. The time derivate however is most positive at the early beginning of the inspiratory period. This is still more pronounced when a heavy load is imposed (fig. 5). In this situation higher airway pressures are of course present.

The decreasing flow pattern is associated with an initially high flow, that quickly falls to lower values (fig. 6). The pressure curve is nearly a square wave. The peak value of respiratory power occurs early in the beginning of the inspiratory period, and the time derivate of power is positive only at that moment. During heavy load the peak flow value decreases considerably, but the general morphology of curves is unaltered (fig. 7).

The response of the Servoventilator as tidal volume is concerned, when successive loads are imposed on the respirator, is shown in table 1. Any significant decrease of tidal volume is absent, either during the increasing flow pattern, or during the constant flow pattern. However during the decreasing flow pattern, a pronounced decrease of tidal volume is present in circumstances of low compliance, and this volume further lowers to 68% of the initial one when a high resistance is added. With a high resistance only, the decrease is somewhat lesser (78% of initial value).

Discussion

Three types of flow curves can be choosen when using the Servoventilator: these are the increasing, the constant and the decreasing flow curves. The increasing flow curve is a fairly good copy of the pressure and flow pattern seen with the

Table 1. Tidal volume in ml, measured at the Y piece, during 3 types of flow pattern and with different loads on the respirator

Circumstances / Flowpattern	No	1/2 Co	1/2 Co r	1/2 Co R	r	R
Increasing flowpattern	500	490	490	490	500	500
Constant flowpattern	500	490	490	490	500	500
Decreasing flowpattern	500	375	375	340	475	390

Engström respirator, although the peak values of both parameters are not coinciding exactly, in contrast to the Engströmrespirator. The similarity is however only true as the morphology of tracings is concerned. The reason of the peak value and the general behaviour of the flow curve with the Servoventilator is due to the constant adaptation of the special "shoke valve" according to the imposed electrical pattern, and this general behaviour can not be changed with imposed loads. In the Engströmrespirator the peak value and morphology of the flowcurve is due to the modified transmission of the primary driving force of the respirator to the patient via the respiratory balloon, and accordingly the peak value is changing when an imposed load is occurring (BAUM et al., 1969). With the Servoventilator under similar circumstances, this fenomenon is not existing as it is evidenced out of our tracings (fig. 2 a - b, 3). Nevertheless due to the constant adaptation of the respirator in function of the information gained by the pneumotachographic flowmeter, the tidal volume remains nearly constant in unfavourable circumstances (table 1) (RÜGHEIMER, 1972).

The constant flow pattern is associated with somewhat lower peak airwaypressures, compared to those obtained with the increasing flow pattern under identical circumstances. The cuff inflating pressures can be reduced accordingly, what can be an advantage by lowering the incidence of tracheadamage during prolonged ventilation.

During the decreasing flowpattern a completely different way of ventilation is present and in fact the ventilation is pressure generated. The peak value of respiratory power is very early in the inspiratory period and further the time derivate is positive only at that moment (fig. 6). Already some years ago this type of ventilation was considered less satisfactory when controlled ventilation had to be done in unfavourably lung circumstances (NORLANDER and ENGSTRÖM, 1965). This is indeed confirmed by our results, as tidal volume decreased by 1/4 to 1/3 th of its original value (table 1). This fact is easily explained by the absence of "servocontrolling" in this particular flowpattern and needs continuous and carefull adaptation of the driving pressures, in function of the measured expired minute volume.

CALIBRATOGRAM SERVOVENTILATOR

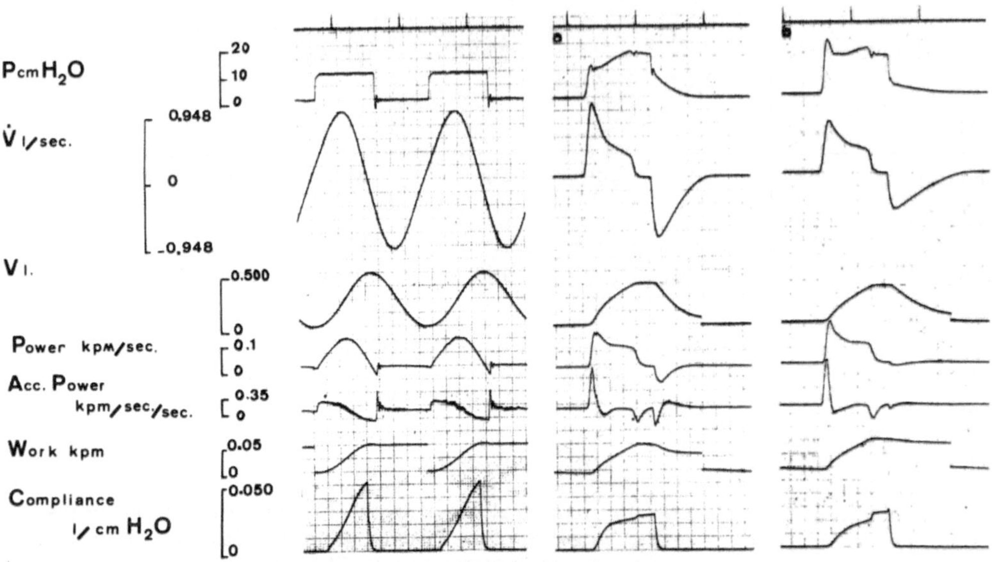

Fig. 7. Decreasing flow pattern with the Servoventilator and high load: a) 1/2 compliance; b) 1/2 compliance + high resistance

Conclusion

The Servoventilator is a very interesting new respirator with a great variety of possibilities. The choice between 3 flow patterns - increasing flow, constant flow and decreasing flow - makes this respirator an unique research tool for studying the influence of respiratory patterns on pulmonary and cardiovascular dynamics. As the present testing on an artificial lung is concerned, the increasing flow as well as the constant flow patterns are both satisfactory for keeping up with high loads on the respirator. The decreasing flow pattern is poor however for maintaining a preset minute volume, and needs constant supervision and adaptation; on this basis it is a less satisfactory choice in difficult cases.

Summary

A new respirator, the Servoventilator, is tested on an artificial special testlung. By means of a pneumotachographic flow meter and an airway pressure line, airflow, airway pressure, volume, respiratory power, time derivate of respiratory power, respiratory work and compliance are measured. The respirator is tested under normal conditions and under heavy load, as reduced compliance and/or increased airway resistance. Successively the increasing, constant and decreasing flow patterns are tested; the morphology of the different curves is described in detail. During heavy load the respirator keeps up with tidal volume with both the increasing and constant flow type; with the decreasing flow type, the tidal volume falls considerably and reaches only 78 to 68% of the original value.

References

1. BAUM, M., BENZER, H., KUCHER, R., LEMPERT, J., MAYERHOFER, O. and TÖLLE, W.: Respiratorbeatmung bei intrapulmonaler Luftverteilungsstörung. Prakt. Anaesth. Wiederb., 4, 325-338 (1969)
2. BEHR, F., ENGSTRÖM, C. G. and NORLANDER, O. P.: Respirator analyser for assessment of respiratory power and work. Acta Anaesth. Scand., Suppl. XXIII, 175-179 (1966)
3. ENGSTRÖM, C. G. and NORLANDER, O. P.: A new method for analysis of respiratory work by measurements of the actual power as function of gasflow, pressure and time. Acta Anaesth. Scand., 6, 49-55 (1962)
4. HERZOG, P. and NORLANDER, O. P.: Distribution of alveolar volumes with different types of positive pressure gas-flow patterns. Opusc. Med., 13, 37 (1968)
5. INGELSTEDT, S., JONSON, B., NORDSTRÖM, L. and OLSSON, S. G.: A servo-controlled ventilator measuring expired minute volume, airway flow and pressure. Acta Anaesth. Scand., Suppl., 47, I, 7-27 (1972)
6. NORLANDER, O. P. and HERZOG, P.: Volume controlled respirators. Ann. N. Y. Acad. Sci., 121, 766-780 (1965)
7. ROLLY, G. and MALCOLM-THOMAS, B.: Modern Technique of measuring Pulmonary Ventilation. First experience. Acta Anaesth. Belg., at press, (1973)
8. RÜGHEIMER, E.: Vergleichende physikalische Untersuchungen von Beatmungsgeräten. Anaesthesiologische Informationen 13, 75-83 (1972)

CAVA-KATHETEREMBOLISATION

Von H. H. Pässler, B. Pfarr und C. Burri

Seit 1945, als MEYERS das Konzept für ausgedehnte Langzeitinfusionen einführte, hat dieses Hilfsmittel eine rasch zunehmende Popularität gewonnen. Heute ist der Cava-Katheter bei der Intensivpflege Schwerkranker und Schwerverletzter zur Messung des Zentralen Venendrucks und zur Infusions- und Transfusionstherapie nicht mehr wegzudenken. So wurden in den USA 1970 über 2 Millionen Katheter eines bestimmten Typs verkauft. Entsprechend werden auch die mit dem Gebrauch des Katheters behafteten Gefahren häufiger.

Eine der seltenen, aber dafür umso gefährlicheren Komplikationen ist die Embolisation eines Katheters. Frau NISSEN konnte 1966 erstmals 24 Fälle von derartigen embolisierten Fremdkörpern zusammenstellen, darunter waren Klappenteile und Pudenzventile. Die neueste Arbeit zu diesem Thema stammt von MÜHE aus dem Jahre 1970 mit 73 Fällen. Nach seinen Angaben war das Abschneiden des Katheters an der Nadelspitze in 77% der Fälle die Ursache für die Embolisation. Alle Autoren, die sich mit dem Problem der Katheterembolisation beschäftigt haben, betonen die Gefährlichkeit dieser Komplikation, die nach den bisherigen Angaben mit einer Sterblichkeit von 20 bis 60% behaftet ist.

Es erschien uns von Interesse, Häufigkeit, Ursachen, Folgen und Möglichkeiten der Verhütung der Katheterembolisation näher zu untersuchen. Zu diesem Zweck werteten wir 163 aus der Literatur verfügbare Fälle aus und ergänzten diese Zahl durch 44 mit einer schriftlichen Umfrage an 45 deutschsprachigen Kliniken ermittelte Fälle. 3 weitere Fälle traten anläßlich einer prospektiven Studie mit 3.241 Cava-Kathetern auf und 9 konnten wir selbst an den Universitätskliniken Basel und Ulm beobachten.

Die Häufigkeit von Katheterembolien schätzen wir anhand der prospektiven Studie auf annähernd 1‰.

Der Mechanismus der Embolisierung ist auf Tabelle 1 dargestellt. In 64 Fällen fanden wir keine oder unklare Angaben. Allein durch Abschneiden wurden in über der Hälfte der Fälle, nämlich 54,2%, Venenkatheter ins periphere oder zentrale Venensystem, Herz oder in die Arteria pulmonalis eingeschwemmt. In 25,2% wurde der Katheter abgerissen oder er brach ab, in 14,8% löste er sich und in 5,8% "verschwand" er.

Bei der Ermittlung der Häufigkeit von Katheterembolisationen in Abhängigkeit von der Eintrittsstelle wurde in 60,5% eine Armvene als Zugang gewählt, in 10,2% eine Beinvene, in 11,8% die Vena jugularis externa und in 17,5% in Vena subclavia.

Die Untersuchung der Folgen einer Katheterembolie in Abhängigkeit vom Embolisationsort führte zu folgenden Ergebnissen:

Tabelle 1. Mechanismus der Katheterembolisation

	N	%
Katheter		
von Nadel abgeschnitten	84	54,2
abgebrochen oder abgerissen	39	25,2
abgelöst	23	14,8
"verschwunden"	9	5,8
Ausgewertete Fälle	155	100,0
Keine oder ungenügende Angaben	64	
Gesamt	219	

1. Bei 60 Patienten mit peripheren Katheterembolisationen (Tab. 2) wurde in 49 Fällen der Fremdkörper operativ entfernt und in 7 Fällen belassen oder nicht aufgefunden. Todesfälle traten nicht auf.

2. In 19 Fällen embolisierte der Katheter in die Vena cava superior oder inferior (Tab. 2). 11 dieser Katheter konnten ohne Todesfolgen operativ entfernt werden. Von den 8 Fällen, in denen der Katheter nicht entfernt wurde, starben 2 Patienten an den unmittelbaren Folgen der Katheterembolisation.

3. Am häufigsten embolisierte das Katheterfragment in das rechte Herz. Von 73 Fällen wurden 48 Fremdkörper operativ entfernt. 1 Patient verstarb an akutem Herzversagen als Folge der Thorakotomie. 25 mal wurde der Katheter belassen oder nicht entdeckt. Dies hatte in 13 Fällen direkt oder indirekt den Tod zur Folge.

4. Katheterembolien in die Arteria pulmonalis traten 37 mal auf. Bei 27 Patienten wurde der Katheter operativ entfernt. Einzig 1 Kind starb 6 Monate nach Thorakotomie und Extraktion des Fremdkörpers an einer septischen Lungenembolie. Es handelte sich dabei um einen 4-jährigen Knaben, bei dem ein Pudenzventil in die Arteria pulmonalis embolisierte. Bei der Thorakotomie konnten keine thrombotischen Veränderungen nachgewiesen werden. 6 Monate später mußte das Kind wegen einer Pseudarthrose nach der Sternotomie erneut operiert werden, Kurze Zeit postoperativ verstarb der Patient infolge einer massiven Lungenembolie. Es handelte sich autoptisch um eine septische Embolie, die von infizierten thrombotischen Auflagerungen an der Tricuspidalklappe stammte. In diesem Fall hatte demnach das Katheterfragment noch vor seiner operativen Entfernung Veränderungen geschaffen, die letztlich für den Tod verantwortlich waren.
   Von 10 belassenen Kathetern führten deren 2 zum Tod. Abbildung 1 zeit das Thoraxbild eines Falles mit Katheterembolisation in die linke Arteria pulmonalis.

5. In 20 Fällen konnte der Embolisationsort nicht ermittelt werden, 18 Fälle verliefen im Beobachtungszeitraum komplikationslos, 2 Patienten verstarben 71 bzw. 76 Tage nach dem Ereignis an den Folgen der Embolisation.

Tabelle 2. Ort der Katheterembolisation

	N
Peripher	60
Zentral	129
Cava	19
Rechtes Herz	73
Pulmonal	37
Ausgewertet	189
Keine oder ungenügende Angaben	30
Gesamt	219

Periphere Katheterembolien sind demnach bei sofortiger Entfernung ungefährlich. Deshalb interessieren vorwiegend die zentral verschleppten Fremdkörper:

Fassen wir die Fälle zentraler Katheterembolien mit eindeutiger Lokalisation des Katheterfragmentes in der Vena cava, dem rechten Herzen oder der Arteria pulmonalis zusammen, so kommen wir auf eine Gesamtzahl von 129 Fällen. Die operative Entfernung bei 86 Patienten mit zentraler Katheterembolisation brachte in 84 Fällen vollständige Erholung, 2 starben an den direkten Folgen der Embolie und der Thorakotomie, entsprechend einer Letalität von 2,3% (Tab. 3).

Tabelle 3. Zentrale Katheterembolisation

	N	gestorben
Operativ entfernt	86	2 = 2,3%
Durch Thorakotomie	46	2 = 4,3%
Mit direktem Verfahren	40	0 = 0%
Belassen	43	17 = 39,6%
Gesamt	129	

Seit es vor 3 Jahren HAMMERMEISTER erstmals gelang, einen in die Vena cava eingeschwemmten Katheter indirekt mit Hilfe eines Katheters und einer feinen Drahtschlinge, ähnlich der Zeiss'schen Schlinge, erfolgreich zu entfernen, wurde der relativ große Eingriff der Thorakotomie zunehmend zugunsten verschiedenster indirekter Methoden verlassen. Genannt seien hier: Ureterensteinfänger, Ballonkatheter, flexible Magenbiopsiezangen, Bronchoskopiezangen und andere. Von den bis heute uns bekannt gewordenen Fällen konnte nur zweimal das jeweils in einer Arteria pulmonalis gelegene Katheterfragment nicht extrahiert werden, wobei einmal der Katheter schließlich durch Thorakotomie extrahiert und im anderen Fall belassen wurde. Todesfälle traten bei Verwendung indirekter Methoden - bisher 40 Patienten - nicht auf. Daher erscheint die transvenöse Entfernung heute ohne wesentliches Risiko auch bei schlechtem Allgemeinzustand möglich.

Von den 43 in der zentralen Strombahn belassenen Fremdkörpern führten 17 oder 39,6% in unmittelbarer Folge zum Tode.

In Wirklichkeit wäre diese Zahl sicher wesentlich höher, da eine große Anzahl der Patienten vorher an ihrem Grundleiden verstarben oder die Fälle nur über wenige Tage bis Wochen verfolgt und dann nicht beobachtet oder aus den Augen verloren wurden.

Katheterbedingte Todesursachen waren in der Reihenfolge ihrer Häufigkeit: Herzwandperforation, septische Thrombophlebitis, Lungenembolie, Myokardnekrose, Cavathrombose, Pericarditis, Endokarditis und Arrhythmien.

Nicht zuletzt sei darauf hingewiesen, daß bereits 1968 in den USA der Washington Supreme Court in einem Urteil das entsprechende Krankenhaus und das verantwortliche Personal für eine Katheterembolisation und ihre Folgen haftpflichtig machte.

Sinnvoll erschien uns daher die Verwendung eines Kathetermodells mit entfernbarer Nadel zu sein. Wir haben ein entsprechendes Modell entwickelt, das bei der Möglichkeit steriler Einführung des Katheters eine abnehmbare Nadel aufweist, und damit das Abscheren des Katheters, die häufigste Embolisationsursache, verhindert.

Diese Studie bringt zwei wesentliche Punkte klar zum Ausdruck:

1. Bei Auftreten einer Katheterembolisation sind sofortige röntgenologische und notfalls angiographische Lokalisation und anschließend operative Extraktion zu fordern. Gelegentlich gelingt es, durch proximale Kompression ein zentrales Einschwemmen des Katheters zu verhindern.

   In jedem Fall ist zunächst der Versuch der indirekten Entfernung mittels Zeiss'scher Schlinge oder mit anderen Instrumenten zu versuchen, ehe eine Thorakotomie in Erwägung gezogen wird. Voraussetzung ist die ausschließliche Verwendung von röntgendichten Kathetern.

2. Weit wichtiger noch scheinen uns sinnvolle Maßnahmen zur Verhütung dieser Komplikation zu sein. Hierfür lassen uns die Ursachen folgende Richtlinien empfehlen:

   - Die Kathetereintrittsstelle oder die Nadelspitze sollten nicht direkt über einem Gelenk liegen und absolut sicher fixiert sein. Bei unruhigen Patienten ist die entsprechende Extremität zu immobilisieren.

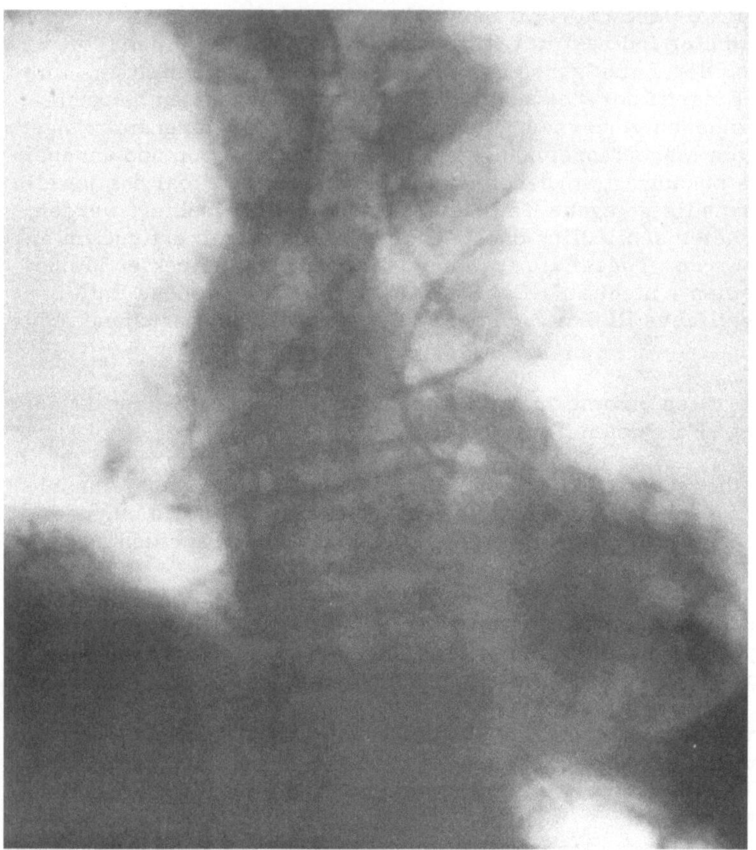

Abb. 1. Katheterembolisation in die linke Arteria pulmonalis

- Ein Katheter darf durch die Metallnadel weder beim Einbringen, noch zur Korrektur zurückgezogen werden. Widerstände sollten durch Änderung der Kopf- bzw. Armhaltung oder durch vorzeitiges Laufenlassen der Infusion überwunden werden. Bei Nichtgelingen muß die Nadel mit Schlauch entfernt und die Punktion an anderer Stelle wiederholt werden.

DIE PUNKTION DER VENA JUGULARIS INTERNA, EIN NEUER ZUGANGSWEG ZUR VENA CAVA SUPERIOR

Von D. Heitmann, H. Grimm und D. Gasser

Seit Juli 1970 kanülieren wir an unserer Abteilung - einer persönlichen Mitteilung aus der Cleveland-Klinik folgend - vornehmlich die Vena jugularis interna, wenn es gilt, einen Katheter in die obere Hohlvene zu placieren.
Wir haben die Dokumentation dieser Methode mit Hilfe der gleichen Code-Blätter durchgeführt, die auch zur BURRI-Studie (1) verwendet wurden, und von den bisher durchgeführten nahezu 1 700 Punktionen der Vena jugularis interna 820 unausgewählt erfaßt und die Ergebnisse auf Lochkarten übertragen.

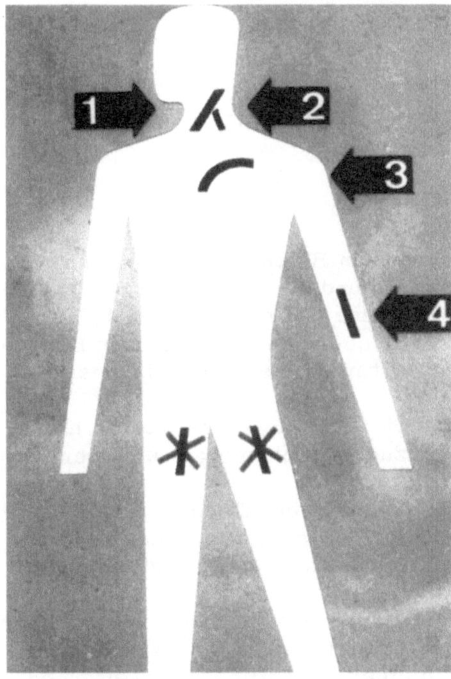

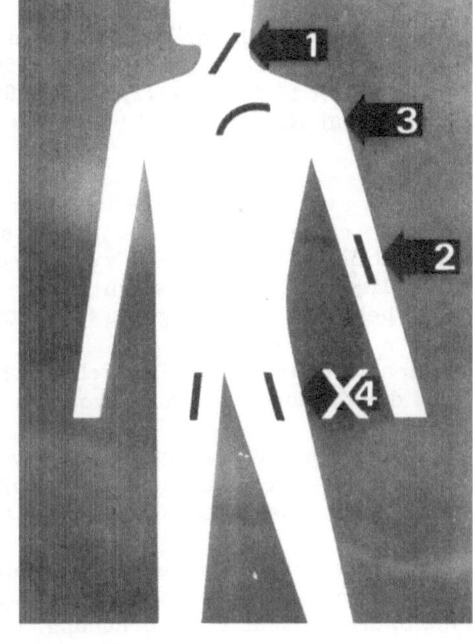

Abb. 1 a (nach BURRI)
1 = Vena jugularis externa
2 = Vena basilica
3 = Vena subclavia
4 = Vena femoralis

Abb. 1 b
1 = Vena jugularis interna
2 = Vena jugularis externa
3 = Vena subclavia
4 = Vena basilica

Die Auswertung erfolgte auf dem Computer der Zentralstelle für elektronische Datenverarbeitung des Kantons Basel. Somit ist es uns jetzt möglich, die Ergebnisse der BURRI-Studie, die 3 241 Vena Cava-Katheter unter definierten Bedingungen verfolgte, und unsere eigenen direkt miteinander zu vergleichen.

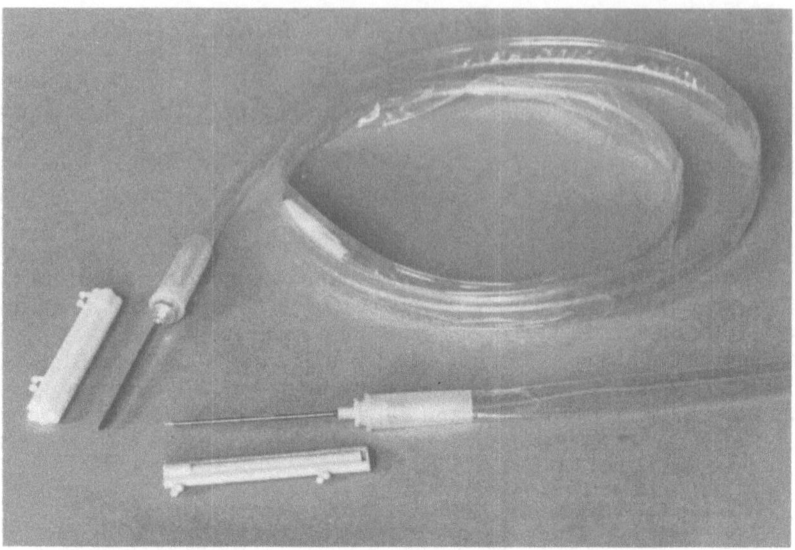

Abb. 2. "Bardic-I-Catheter" mit Mandrin
oben: mit 14 G-Nadel (2,1 mm x 90 cm)
unten: mit 17 G-Nadel (2,5 mm x 60 cm)
für Kinder im 1. Lebensjahr

Die Darstellung auf Abb. 1a habe ich einer Arbeit von BURRI (2) entnommen. Sie zeigt die Armvenen, die Vena jugularis externa und die Vena subclavia als die derzeit üblichen Zugangswege zur oberen Hohlvene und macht deutlich, daß der Femoralis-Katheter - er ist mit einem Risiko von nahezu 4% tödlichen Komplikationen belastet! - mit Fug und Recht überhaupt nicht mehr zur Diskussion steht.
In Abb. 1b haben wir dem BURRI'schen Schema die Vena jugularis interna hinzugefügt und die Zugangswege in der von uns bevorzugten Reihenfolge numeriert.

Für das Einlegen des Katheters - wir verwenden ausschließlich den "Bardic J-Cath" (Abb. 2) - ist peinliche Asepsis unbedingt Voraussetzung. Das die Punktionsstelle umgebende Hautareal wird wie zu einer Operation gereinigt und steril abgedeckt.
Durch Verbringen des Patienten in Trendelenburg'sche Position, mit zusätzlicher Dorsalflexion und Seitwärtsdrehung des Kopfes, schafft man sich, insbesondere durch die orthostatische Druckerhöhung, die zu einer wesentlichen Erweiterung des außergewöhnlich dehnbaren und auch bei Volumenmangel weitlumigen Gefäßes führt, günstige Bedingungen zur Palpation und zur nachfolgenden Punktion.

Nach sorgfältiger Identifizierung der Arteria carotis und der Jugularvene in ihrem Verlauf unter dem Sternocleidomastoideus, was am relaxiertem Patienten einfach, in Lokalanaesthesie für den in der Methode Geübten aber ebenfalls möglich ist, wird in Höhe der den Muskel kreuzenden Vena jugularis externa in einem Winkel von 40 - 45° zur Hautoberfläche und in Richtung auf den clavikularen Ansatz des Muskels transmuskulär punktiert (Abb. 3). In einer Tiefe von 3,5 - 4,5 cm erreicht man dann beim Erwachsenen das Lumen der Jugularvene, was sich eindeutig durch Einströmen von dunklem Blut in den Katheter anzeigt. Wegen des

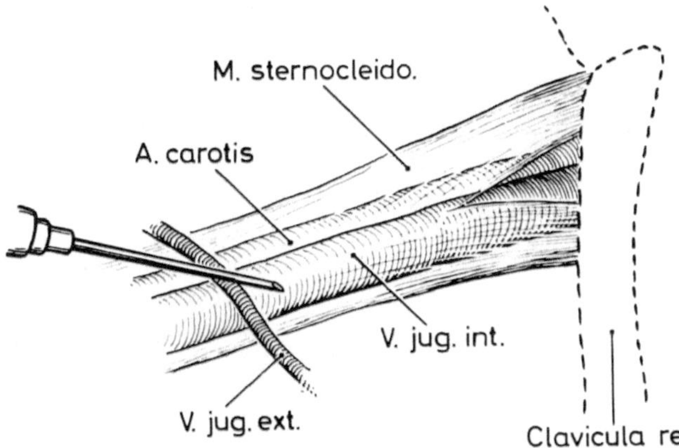

Abb. 3. Lagebeziehungen der Vena jugularis interna

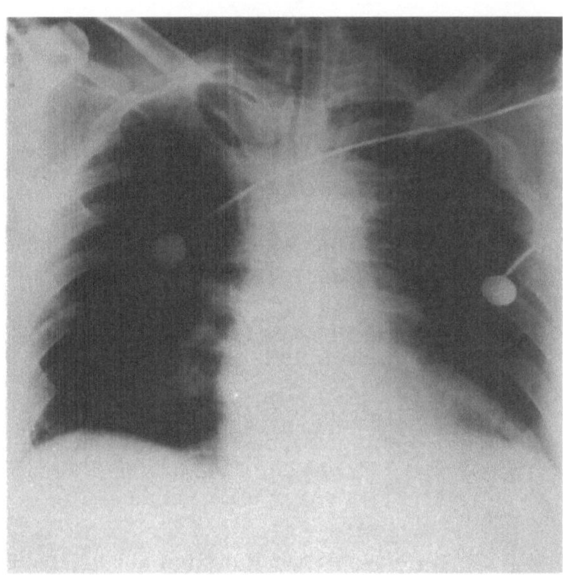

Abb. 4. Über die rechte Vena jugularis interna eingelegter Cava-Katheter in situ

völlig geraden Katheterverlaufes (V. jug. int. - V. anonyma - V. cava sup.) sollte man der rechten Seite den Vorzug geben! In den allermeisten Fällen läßt sich der Katheter dann ohne Schwierigkeiten in die Vena anonyma und weiter in die Vena cava superior vorführen (Abb. 4). Da das Einlegen des röntgen-kontrastgebenden Katheters stets unter Bildwandlerkontrolle erfolgt, können Deviationen immer sogleich erkannt und korrigiert werden. Ist der Katheter an der Cava-Vorhofgrenze placiert, wird die Punktionskanüle entfernt und die Punktionsstelle mit antibiotischem Spray, sterilem Tupfer und straffem Pflasterverband versorgt. Bei kleinen Kindern ist das Befestigen des Katheters durch eine Naht empfehlenswert!

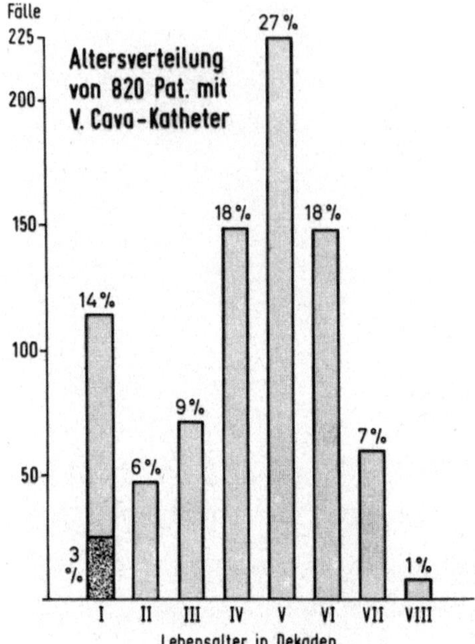

Abb. 5

Von den 820 Patienten, über die wir heute berichten (Abb. 5), waren 14% Kinder unter 10 Jahren, 3% Säuglinge und Kleinkinder unter 1 Jahr. Bei 22 von den 25 kleinen Kindern gelang die Punktion und das Einlegen des Katheters via Vena jugularis interna; einmal wurde die Carotis punktiert und in einem Fall entstand durch Perforation des Katheters in den Pleuraraum ein Infusionshydrothorax, der sich jedoch durch Drainage rasch beseitigen ließ.
Der erste Versuch, die Vena jugularis interna zu treffen, mißglückte in 18,6% der Fälle. Dem stehen in der BURRI-Studie 33% Fehlpunktionen bei der Vena jugularis externa, 28% bei der Vena subclavia und 14% bei der Punktion der Vena basilica gegenüber. Bei letzterer war in 26% der Fälle sogar eine Venae sectio erforderlich!

Die Trefferquote konnte jedoch durch eine zweite bzw. dritte Punktion auf 92,3% aller Fälle gesteigert werden, so daß wir nur bei knapp 8% unserer Patienten auf herkömmliche Zugangswege ausweichen mußten.
Bei 93% der Jugularis-Punktionen nahm der Katheter sofort seine korrekte Lage ein (Tab. 1); seine primäre Position im rechten Vorhof haben wir - in Anlehnung an die BURRI-Studie - wegen ihrer leichten Korrigierbarkeit nicht als Fehllage eingestuft. Nur in 7% der Fälle war der Katheter zum Teil nicht weit genug vorgeschoben, in die homolaterale Vena subclavia abgewichen oder hatte zu Knäuel- oder Schlingenbildungen geführt, die unter dem Bildwandler jedoch stets wieder entwirrt werden konnten.
Nur in 7,1% der geglückten Jugularis interna-Punktionen hatte der einlegende Arzt Mühe beim Vorschieben des Katheters; eine Schwierigkeit, die vor allem bei der Verwendung peripherer Venen gehäuft auftritt.
Lediglich in 1,7% unserer Fälle wurde versehentlich die Arteria carotis anpunktiert und es kam zu entsprechenden Hämatombildungen, was wir jedoch nicht als schwere Komplikation ansehen (Tab. 2).

Tabelle 1. Röntgenkontrolle der Cava-Katheterspitze (n = 758)

Korrekte Lage		93%
Vena jugularis interna	0,8%	7%
Vena subclavia (homolateral)	1 %	
Anderes (z. B. Knäuel- oder Schlingenbildung)	5,2%	

Tabelle 2. Leichte Komplikationen beim Einlegen des Katheters

	V. jug. ext. (n = 273)	V. basilica (n = 1778)	V. subclavia (n = 1089)	V. jug. int. (n = 758)
Mühe beim Vorschieben Katheter stecken geblieben	24%	17,4%	10,5%	7,1%
Carotispunktion	–	–	–	1,7%

Tabelle 3. Schwere Komplikationen bei Punktion der Vena subclavia (BURRI-Studie) und der Vena jugularis interna (Erlanger-Studie)

	V. subclavia (n = 1098)	V. jug. int. (n = 820)
Arterielle Blutung	11 = 1,0 %	1 = 0,12%
Pneumothorax	7 = 0,63%	–
Hämatopneumothorax	1 = 0,09%	–
Infusionshydrothorax	1 = 0,09%	1 = 0,12%

Gravierende Komplikationen sind in der Literatur im Zusammenhang mit der Subclavia-Punktion immer wieder beschrieben worden (Tab. 3); auch BURRI konnte dies in seiner Studie bestätigen, worin bei 11 von 1 098 Patienten eine schwere arterielle Blutung, bei 7 ein Pneumothorax und in je einem Fall ein Hämatopneumothorax bzw. ein Infusionshydrothorax beschrieben werden.

Pneumothorax und Hämatopneumothorax haben wir bei unserer Methode nocht nicht gesehen. In einem Fall kam es durch zu tiefe Punktion und Verletzung der Arteria subclavia zu einem epipleuralen Hämatom und in einem Fall zu dem schon eben gezeigten Infusionshydrothorax; beide Komplikationen führten bei keinem der beiden Patienten zu einem bleibenden Schaden.

Tabelle 4. Thrombosehäufigkeit in Abhängigkeit von der Katheter-Eintrittsstelle (BURRI-Studie)

	klinisch manifest	autoptisch nachgewiesen
Vena basilica	9,7%	40,6% (3 x †)
Vena jugularis externa	3,4%	25 %
Vena subclavia	1,4%	10 %

Daß die Thrombosehäufigkeit dem Gefäßlumen umgekehrt proportional ist, wurde auch durch die BURRI-Studie erneut evident. Mit 9,7% klinisch-manifesten Thrombosen ist der Zugang über die Vena basilica in dieser Hinsicht am meisten belastet (Tab. 4). Die autoptischen Befunde sprechen eine noch deutlichere Sprache, in 3 Fällen war die durch den Katheterverlauf bedingte Thrombose sogar am Tode des Patienten mit beteiligt.

Bei 54 Patienten unseres Krankengutes, die während des Tragens eines über die Vena jugularis eingelegten Katheters ad exitum kamen und bei denen der Pathologe stets gezielt nach die Situation im Bereich der großen Halsvenen bzw. der Vena cava superior gefragt wurde, waren die Sektionsbefunde in allen Fällen negativ. Dementsprechend zeigt auch das Angiogramm in Abb. 6, das bei einem Patienten nach 30tägiger Liegedauer des Cava-Katheters angefertigt wurde, keinerlei pathologische Auffälligkeiten.

Trotz der günstigen Ergebnisse, die wir mit den Cava-Kathetern, die über die Vena jugularis interna eingelegt wurden bisher erzielen konnten, stehen wir auf dem Standpunkt, daß die Indikation für den Cava-Katheter auch weiterhin streng gestellt werden sollte. Bei allen Zuständen, die eine Kontrolle des zentral-venösen Druckes erfordern, bzw. bei denen eine langzeitige parenterale Ernährung notwendig ist, sollte man jedoch nicht zögern und möglichst vor Zerstörung aller peripheren Venen und den damit für den Patienten verbundenen Belästigungen sich zur Anwendung des Cava-Katheters entschließen.

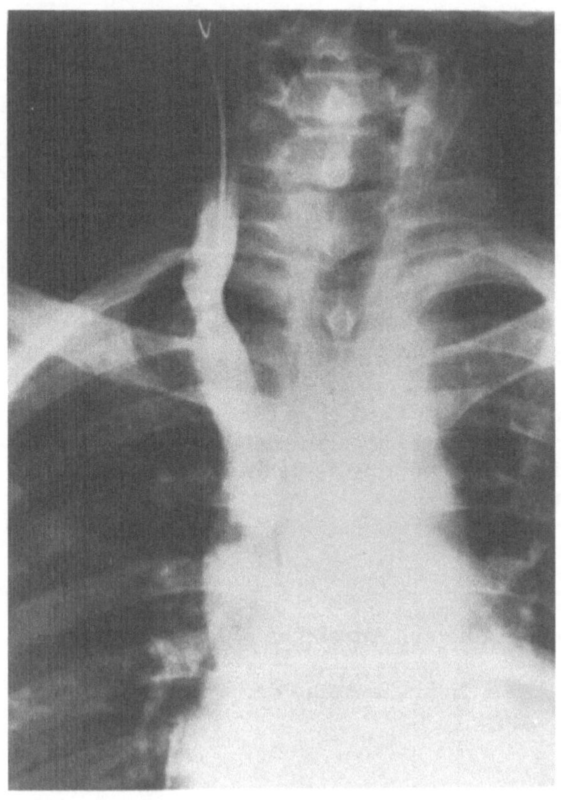

Abb. 6. Kontrastdarstellung der Vv. jugularis interna, anonyma und cava superior rechts nach 30 tägiger Liegedauer eines über die Vena jugularis interna eingelegten Cava-Katheters

Tabelle 5. Vorteile des Vena-jugularis-Zugangs

1. Hohe Trefferquote - 92%
2. Mühelose Placierung des Katheters
3. Keine trombophlebitischen bzw. thrombembolischen Komplikationen
4. Keine Venenfreilegung notwendig
5. Beim Risikopatienten u. beim Säugling anwendbar
6. Hämato- u. Pneumothorax wurden nicht beobachtet
7. Punktion auch bei akuter, intraoperativer Notsituation möglich

Die jetzt schon recht hohe Trefferquote von 92% bei der Punktion der Vena jugularis interna läßt sich mit zunehmender Erfahrung sicherlich noch verbessern (Tab. 5). Bei geglückter Punktion macht die genaue Placierung des Katheters keine Schwierigkeiten. Thrombophlebitische bzw. thrombembolische Komplikationen haben wir bis jetzt noch nicht gesehen. Venenfreilegungen gehören seit der Einführung der Jugularis interna-Punktion zu den seltensten Operationen im Hause.

Da Hämato- und Pneumothorax nicht beobachtet wurden, empfiehlt sich die Methode ebenfalls für den Risikopatienten und das kleine Kind.
Wenn es sich nicht gerade um Eingriffe am Kopfe handelt, ist die Punktion der Vena jugularis interna auch bei akuter intraoperativer Notsituation möglich.

Es gibt unseres Erachtens nur zwei Kontraindikationen für die Vena jugularis-Punktion, das sind

1. unklare anatomische Verhältnisse - wie z. B. bei ausgedehnten Strumen oder Tumoren im Halsbereich - und
2. ein septisches Geschehen in der Nähe der Punktionsstelle.

Was die Frage nach dem idealen Zugangsweg zur Vena cava betrifft, glauben wir, den Weg über die Vena jugularis interna, aufgrund unserer Erfahrungen bei nunmehr fast 1 700 auf die oben beschriebene Weise eingelegten Kathetern, als eine günstige Alternative empfehlen zu können.

Literatur

BURRI, C.; GASSER, D.: Der Vena Cava-Katheter, Anaesthesiologie und Wiederbelebung, Springer Verlag 1971

BURRI, C.: Der zentrale Venendruck. Wiss. Schriftenreihe der Fa. Pfrimmer + Co. Erlangen (Pharm. Werke) 4, August 1969

VERBRAUCHSKOAGULOPATHIE NACH SCHOCK UND UNFALLTRAUMA

Von B. Homann und D. Brunswig

In der täglichen Praxis der Wachstation fürchtet man als bedrohliche Komplikation schwerer Krankheitsbilder die Verbrauchskoagulopathie als Ausdruck einer verminderten Gerinnbarkeit des Blutes durch Aufbrauch des Haemostasepotentials (1, 3, 8). An dieser Stelle sei ausschließlich auf das Unfalltrauma mit vorwiegend haemorrhagischem Schock als auslösende Ursache eingegangen.

Verbrauchskoagulopathie Voraussetzung
Blutverlust
Mikrozirkulationsstörung
mangelnde Klärfunktion des RES
Freisetzung von Gewebsaktivatoren
+ Einschwemmung in die Blutbahn
allgemeine Stoffwechselentgleisung

Abb. 1

Verbrauchskoagulopathie Gerinnungsstatus
Thrombocytenzahl
Partielle Thromboplastinzeit PTT
Prothrominzeit = Quickwert
Plasmathrombinzeit
+
Faktor I, II, V, VIII, XIII
TEG
Euglobulin-Lyse-Zeit

Abb. 2

Der Entstehungsmechanismus ist komplex: Blutverluste, Mikrozirkulationsstörung, mangelnde Klärfunktion des RES, freigesetzte Gewebsaktivatoren mit Einschwemmung in die Blutbahn, allgemeine Stoffwechselentgleisung bewirken eine vermehrte intravasale Blutgerinnung (1, 2, 5, 8 - 10, 12). Einer initialen Phase der Aktivierung des Gerinnungssystems (Hyperkoagulabilität) folgt eine Phase des gesteigerten Umsatzes des Haemostasepotentials mit nachfolgender verminderter Gerinnungsfähigkeit (Hypokoagulabilität) (5).

Klinisch findet sich ein erster Hinweis auf eine Störung des Haemostasepotentials in plötzlich auftretenden petechialen Blutungen an Haut und Schleimhäuten neben Ekchymosen, Sugillationen, Anschwellungen von Weichteilhaematomen. Ebenso zu deuten ist die wesentlich gefährlichere plötzliche Blutungsbereitschaft aus Gewebsverletzungen, Operationswunden und parenchymatösem Gewebe (9, 8).

Gesichert wird die Störung des Haemostasepotentials durch Anfertigung des "Blutgerinnungsstatus" mit Bestimmung von Thrombocytenzahl, Quickwert, PTT und Thrombinzeit zur vorläufigen Information sowie der Bestimmung von Einzelfaktoren, der Euglobulin-Lyse-Zeit und des TEG's zur detaillierten Diagnostik (7, 11).

Unsere Erfahrungen beruhen auf einem Krankengut von 58 Unfallschwerverletzten, die in zwei wesentliche Verletztengruppen eingeteilt werden können:

1. 42 Patienten mit sogenannter Einfachverletzung, z. B. Fraktur, Ruptur eines Organs oder Gefäßes, isoliertem Thoraxtrauma, und Schock.
2. 16 sogenannte Mehrfachverletzte mit multiplen Frakturen, Rupturen innerer Organe, Verletzungen des Thorax und größerer Gefäße, und Schock. Sie mußten ausnahmslos sofort operiert werden.

Verbrauchskoagulopathie Diagnose
Verminderung der Thrombocyten auf 100 000/mm^3 Verminderung der Gerinnungsfaktoren I, II, V, VIII, XIII

Abb. 3

Verbrauchskoagulopathie Therapie
Schock-Therapie Gerinnungs-Therapie: Heparindauertropfinfusion gezielte Faktorensubstitution

Abb. 4

Die Diagnose "Verbrauchskoagulopathie" mußte in der ersten Gruppe bei 24 von 42, in der zweiten Gruppe bei 13 von 16 untersuchten Patienten, also bei 2/3 aller 58 Unfallschwerverletzten gestellt werden: (3, 7, 8).

1. Die Thrombocyten fielen auf durchschnittlich 50 - 70 000/mm^3 (Normalwert: 2000 000/mm^3).
2. Die Einzelfaktoren II, V, VII sanken auf durchschnittlich 30 - 50% ab (Normalwert: 80 - 120%) und der Faktor I auf 150 mg% (Normalwert: 200 - 350 mg%).

Die Veränderung des Gerinnungspotentials zeigte sich auch in Verminderung des Quickwertes auf 40 - 60% (Normalwert: 80 - 120%), einer Verlängerung der PTT auf 60 - 70 sec. (Normalwert: bis 55 sec.), sowie einer entsprechenden TEG-Kurve. 4 Patienten wiesen unter dem klinischen Bild schwerster diffuser Blutung erhebliche substitutionsbedürftige Defekte des Gerinnungspotentials auf mit:

Absinken der Thrombocyten auf 15 000 bis 25 000/mm^3
Erniedrigung der Einzelfaktoren auf 20 bis 40%.

Zeichen einer massiv gesteigerten fibrinolytischen Aktivität mit Verkürzung der Euglobin-Lyse-Zeit auf weniger als 2 Stunden wurde nicht beobachtet.
Damit ergibt sich eine Parallelität unserer Befunde zu anderen in jüngster Zeit mitgeteilten Untersuchungsergebnissen (5, 10, 14).

Die Therapie bestimmten zwei Gesichtspunkte:

1. Behandlung der direkten und indirekten Verletzungsfolgen, wie Blutung, Atem-

insuffizienz, Stoffwechselentgleisung u. a., also primär des Schocks mit Volumenersatz durch Blut und Plasma und Zufuhr großer Flüssigkeitsmengen zur Erhaltung der Nierenfunktion. Auf die Affinität höhermolekularer Dextrane zu Thrombocyten und Gerinnungsfaktoren sei hingewiesen (4, 14). Bei 3 Patienten wurde zusätzlich eine Infusion von 250 ml Na-Bicarbonat bzw. THAM verabreicht, um einer häufig entstehenden metabolischen Acidose sofort entgegenzuwirken. Sie entwickelten trotz schwerster multipler Verletzungen keine Verbrauchskoagulopathie.

2. Zur spezifischen Gerinnungstherapie wurde sofort eine Dauertropfinfusion mit 10 000 I. E. Heparin in 500 ml Laevulose pro 12 Stunden mit einem Ziel der Durchbrechung der gesteigerten intravasalen Gerinnung eingeleitet und durchschnittlich 3 - 8 Tage fortgesetzt bis zur Stabilisierung des Haemostasepotentials. Der Wert dieser Therapie ist vielfach bestätigt (3, 5, 8, 10, 14). Das Ausmaß der Heparinwirkung ist aus der Verlängerung der Thrombinzeit auf das 1 1/2 bis 2-fache der Norm (Normalwert: 14 - 18 sec.) ersichtlich. Eine Überdosierung des Heparins, ablesbar aus TZ >180 sec., kann Zeichen einer fehlerhaften Infusionsgeschwindigkeit oder beginnender Niereninsuffizienz mit verminderter Heparintoleranz sein. Sie ist leicht korrigierbar durch Drosselung der Zufuhr bis zum Erreichen neuer therapiegerechter Einstellung. In angegebener Dosierung blieb die Operationsfähigkeit der Patienten erhalten: es wurden Osteosynthesen, Laparotomien und Zweihöhleneingriffe durchgeführt. Allein unter dieser Maßnahme überwanden 33 und 37 unserer Patienten ihre Verbrauchskoagulopathie. Meist kam es schon nach wenigen Stunden zum Anstieg der Thrombocytenzahl und der plasmatischen Gerinnungsfaktoren. Bei ausgeprägter Verminderung des Haemostasepotentials muß eine gezielte Substitution von gerinnungsaktiven Plasmaproteinen wie Frischplasma, Fibrinogen, Kryopraezipitat, Cohn I und Human-PPSB erfolgten, die aber erst nach Einleitung einer Heparintherapie begonnen werden darf. Dies war jedoch nur bei 4 unserer Unfallpatienten notwendig. An dieser Stelle sei an Hand von Kurven der typische Ablauf einer Verbrauchskoagulopathie demonstriert.

Die Substitution von quantitativen und qualitativen thrombocytären Störungen ist problematisch, da die Wirksamkeit von Thrombocytenkonserven wesentlich vom Herstellungsdatum abhängt. Spenderfrischem Blut und Frischplasma wurde deshalb der Vorzug gegeben. Auf ältere Konserven wurde nach Möglichkeit verzichtet, da sie durch Lagerung vermehrt prokoagulatorische Valenzen und Thrombocytenaggregate enthalten, die alle üblichen Transfusionsfilter passieren. Eine Entscheidung über die Bedeutung von Kallikreinihibitor muß dem Abschluß diesbezüglicher Untersuchungen vorbehalten bleiben.

Mit einer Therapie in der angegebenen und praktizierten Form ließ sich in allen 37 Fällen eine Besserung des Haemostasedefektes erreichen, so daß kein Verletzter an den Folgen einer Verbrauchskoagulopathie verstarb. Die Heparindauertropfinfusion wurde trotz ausgeglichenen Haemostasepotentials fortgesetzt, wo schwerwiegende Komplikationen erwartet wurden oder vorlagen, so bei Beatmungspatienten u. U. bis zu 10 Wochen.

Zusammenfassung

In der Unfallchirurgie muß bei vielen Verletzten mit Haemostasestörungen, insbesondere mit der Verbrauchskoagulopathie und den daraus resultierenden Blutungskomplikationen gerechnet werden. Deshalb ist der Diagnostik und Therapie dieser Störung erhöhte Aufmerksamkeit zu schenken. Anhand der Erfahrungen

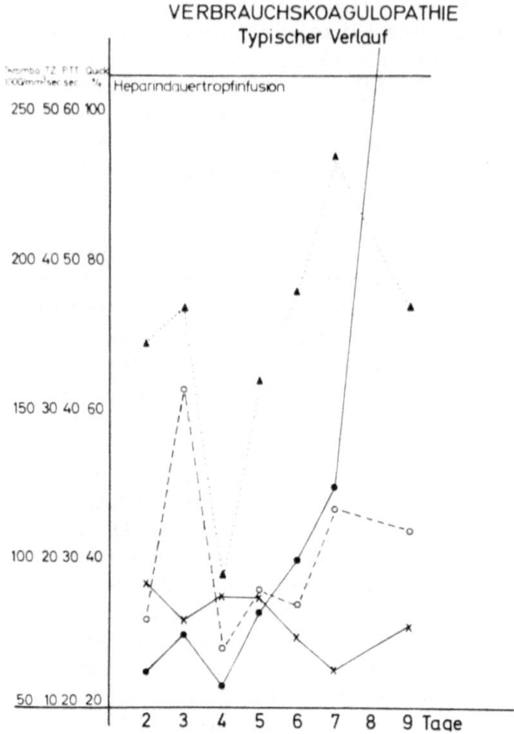

Abb. 5. Thrombo: —, TZ: —, PTT: ----, Quick: o---o

mit 58 z. T. polytraumatisierten Patienten bewährte sich, selbst unter Operationen, die Infusionstherapie mit 10 000 I. E. Heparin pro 12 Stunden für mehrere Tage bis zur Normalisierung des Haemostasepotentials. Eine regelmäßige Kontrolle des Gerinnungsstatus ist unerläßlich. Wenn Gerinnungsuntersuchungen nicht sofort realisiert werden können, sollte dennoch eine prophylaktische Heparintherapie in der angegebenen Dosierung eingeleitet werden.

Literatur

1. BEGEMANN, H.: Klinische Haematologie. Thieme-Verlag, Stuttgart 1970
2. BERGENTZ, S.-E.: Ursachen der disseminierten intravaskulären Gerinnung im Schock. In: Schock, F.K. Schattauer-Verlag, Stuttgart 1970
3. BRUNSWIG, D., B. HOMANN, E. RICHTER: Verbrauchskoagulopathie bei schweren, unfallbedingten Schockzuständen. Med. Klinik 67 (1972) 768
4. GRUBER, U. F.: Blutersatz. Springer-Verlag, Heidelberg-Berlin 1968
5. HABERLAND, G. L., L. KOSLOWSKI, P. MATIS: Trasylol in der Schocktherapie. Med. Welt 23, (1972) 1049
6. HARDAWAY, R. M.: Microcirculation, Hemostasis and Shock. F.K. Schattauer-Verlag, Stuttgart 1970
7. HEENE, D. L.: Zur Diagnostik der Verbrauchskoagulopathie. Bibl. Haemat. (Basel) 32 (1970) 270
8. LASCH, H. G., K. HUTH, D. L. HEENE, G. MÜLLER-BERGHAUS, M. H. HÖRDER, H. JANZANIK, G. MITTERMAYER, W. SANDRITTER: Die Klinik der Verbrauchskoagulopathie. Dtsch. Med. Wschr. 107, (1971) 718

9. NEUHOF, H., H. G. LASCH: Schock, Mikrozirkulation und Haemostase. Dtsch. Med. Wschr. 38 (1970) 1937
10. POPOW, S., H. EGLI, M. DOHMEN: Therapie und Prophylaxe der disseminierten intravaskularen Gerinnung. Med. Welt 20 (1969) 2458
11. PERLICK, E., A. BERGMANN: Gerinnungslaboratorium in Klink und Praxis. II. Auflage, Thieme-Verlag, Leipzig 1971
12. SMITH, J. J., D. J. McDERMOTT, V. Th. WIEDMEIER: RES und Schockmechanismus. In: Schock, F.K. Schattauer-Verlag, Stuttgart 1970
13. VINAZZER, H.: Die postoperative Thrombosebereitschaft. F.K. Schattauer-Verlag, Stuttgart 1969
14. ZIMMERMANN, W. E., Ch. MITTERMAYER, M. HIRSCHAUER, W. VOGEL: Schockzustände, Erkennung und Intensivtherapie. In: Therapeutische Berichte - Bayer 2 (1972)

HEPATITIS NACH TRANSFUSION VON GEWASCHENEN ERYTHROZYTEN UND VOLLBLUT, EINE VERGLEICHENDE STUDIE

Von E. Götz, A. Schäfer und H. Thoma

Unter der Vorstellung, das Hepatitis-Virus befinde sich nur im Serum des Blutes und nicht an den Erythrozyten, hat sich z. T. die Auffassung durchgesetzt, gewaschene Erythrozyten übertragen Hepatitis weit weniger als Vollblut. Klinische Beobachtungen z. B. nach Transfusion von tiefgefrorenen Erythrozyten scheinen diese Auffassung zu bestätigen.

Aus diesem Grunde wurden den Patienten der Chirurgischen Universitätsklinik München nach Möglichkeit gewaschene Erythrozyten anstatt Vollblut transfundiert. Ob dadurch eine Verminderung der Hepatitisfrequenz erreicht wurde, versuchten wir, in einer vergleichenden, prospektiven Studie zu objektivieren.

Seit März 1970 wurden Patienten der allgemeinen Chirurgie, der Gefäßchirurgie und der Urologie verschiedener Altersklassen, denen Vollblut oder gewaschene Erythrozyten transfundiert worden waren, über 6 Monate nach der letzten Transfusion beobachtet. Es wurden in die Studie nur Patienten aufgenommen, die sich freiwillig den Kontrollen unterziehen wollten, die anamnestisch keine Lebererkrankung hatten und deren Transaminasen vor der ersten Transfusion im Normbereich lagen. Im Abstand von 3 - 4 Wochen wurden die Patienten nach Symptomen einer Hepatitis befragt und die SGPT (Serum-Glutamat-Pyruvat-Transaminase) mit dem UV-Test bestimmt. Bei Werten über 18 mU/ml wurde der Patient zur weiteren Abklärung in die Medizinische Klinik überwiesen. Die gewaschenen Erythrozyten stammten aus einer Blutbank und wurden aus Vollblutkonserven in Glasflaschen durch dreimaliges Waschen mit Ringerlösung hergestellt. Die Vollblutkonserven enthielten 100 ml ACD-IG Stabilisator und 400 ml Blut von Spendern, deren Transaminasen unter 18 mU/ml lagen und die Australia-Antigen und -Antikörper negativ waren.

Im Verlauf unserer Studie überblicken wir jetzt 206 Patienten und können klare Tendenzen erkennen. Von dieser Zahl verstarben 29 im Beobachtungszeitraum ohne an Hepatitis erkrankt zu sein. Die restlichen 177 teilen sich in eine Gruppe von 97 Patienten, denen nur gewaschene Erythrozyten, und in eine von 80, denen Vollblut transfundiert worden war. (Abb. 1). Patienten der Vollblut-Gruppe hatten z. T. zusätzlich gewaschene Erythrozyten erhalten. Geht man jedoch von der Annahme aus, daß Vollblut die größere Hepatitis-Gefahr in sich birgt, kann man alle Patienten, die Vollblut erhalten haben, in einer Gruppe zusammenfassen.
In beiden Gruppen erkrankten jeweils 10 an Hepatitis, was einem Prozentsatz von 10, 3 bzw. 12, 5 entspricht. Ein signifikanter Unterschied zwischen beiden Gruppen läßt sich im Chi-Quadrat-Test auch auf 10% Niveau nicht nachweisen. Eine nähere Betrachtung der Gruppen nach Anzahl der transfundierten Konserven ergibt folgendes Bild (Abb. 2). In der ersten Gruppe wurde weniger transfundiert als in der zweiten, nämlich 270 Konserven auf 97 Patienten, was einer durchschnittlichen Konservenzahl von 2, 8 pro Patient entspricht, gegenüber 538 auf 80 mit einer durchschnittlichen Konservenzahl von 6, 7 pro Patient. Von den 538 Konserven der 2. Gruppe waren über die Hälfte Vollblut. Diese Zahlen erklären

	Anzahl	Hepatitis
gewaschene Erythrozyten	97	10 = 10, 3%
Vollblut gew. Erythroz.	80	10 = 12, 5%
Summe	177	20 = 11, 3%

gestorben: 29; ohne Hepatitis
Beobachtete Fälle: 206

Abb. 1

		Anzahl	Kon-serven	Kons./Pat.	Hepatitis	Kon-serven	Kons./Pat.
1	gew. Erythroz.	97	270	2, 8	10 = 10, 3%	43	4, 3
2	V. B. gew. Ery.	80	538	6, 7	10 = 12, 5%	97	9, 7

Abb. 2

Konserven-Zahl		Anzahl	Hepatitis	%
1 - 2	nur g. E.	54	3	5, 6
	V. B. + g. E.	68	5	7, 3
3 - 5	nur g. E.	35	4	11, 4
	V. B. + g. E.	60	5	8, 3
	nur g. E.	8	3	37, 5
	V. B. + g. E.	49	10	20, 4

Abb. 3

den, wenn auch nicht signifikanten, Unterschied von 2, 2% in der Hepatitisfrequenz beider Gruppen. Betrachten wir die Konservenzahl der Hepatitisfälle, so zeigt sich, daß den Erkrankten in beiden Gruppen mehr Erythrozyten bzw. Vollblut transfundiert worden war als dem Durchschnitt ihrer Gruppe. Wie bei früheren Studien, z. B. von Creutzfeldt, beobachtet, zeigt sich auch bei uns die Tendenz einer mit zunehmender Anzahl transfundierter Konserven steigenden Hepatitishäufigkeit. Teilt man das beobachtete Patientengut in Gruppen (Abb. 3), denen 1-2, 3-5 oder über 5 Konserven verabreicht wurden, so wird dies besonders deutlich bei dem Patientenkollektiv, das nur gewaschene Erythrozyten erhalten hat. Berücksichtigt man das gesamte Beobachtungsgut unabhängig davon, ob Vollblut oder gewaschene Erythrozyten transfundiert wurden, ist die Steigerung nicht so stark. Man hat vielmehr den Eindruck, daß die Progression der Hepatitisfrequenz bei gewaschenen Erythrozyten stärker zunimmt als bei Vollblut.

Abschließend bleibt zu erwähnen, daß alle Einflüsse, die das Auftreten einer Lebererkrankung begünstigen könnten, wie z. B. Injektionen und Bluttransfusionen vor der Kliniksaufnahme, Alter, Diagnose, Therapie, Alkoholbelastung, Infektionsgefährdung usw. in allen Gruppen der Nichterkrankten wie der Erkrankten in gleicher Weise verteilt sind.

Wir stellen somit fest, daß die Auffassung, Hepatitis werde durch gewaschene Erythrozyten weniger übertragen als durch Vollblut nicht bestätigt werden konnte.

DIE FETTUTILISATION UNTER DER INTENSIVTHERAPIE

Von P. Rudolph und M. Bartoschek

Wie in der peroralen hängen auch in der parenteralen Ernährung die biochemischen Stottwechselvorgänge von einer möglichst ausgewogenen Zufuhr der drei Hauptnährstoffe: Kohlenhydrat, Fett und Eiweiß ab.
Bisher war die Herstellung einer die 3 wichtigsten Nährstoffe enthaltenden Infusion vorwiegend aus technischen Gründen gescheitert. Mit Nutrifundin hergestellt von der Fa. Braun Melsungen - wurden diese Schwierigkeiten überwunden, so daß dieses Lösungsgemisch Fortschritte erwarten ließ.

Die vorliegende Arbeit setzte sich zum Ziel, diese Kombinationslösung im akuten Versuch mit der üblichen transvenösen Ernährungsform zu vergleichen, wobei besonderer Wert auf die Fettverwertung und -klärung sowie die KH-Utilisation gelegt wurde.

Die Untersuchungen erfolgten an 12 stoffwechselgesunden, überwiegend kontrolliert beatmeten Patienten der Intensivstation im Durchschnittsalter von 51 Jahren. In der mindestens 2-tägigen Vorperiode erhielten die Kranken pro Tag folgende, in unserer Klinikapotheke hergestellte Infusionen:

1000 ml einer 4,5%igen bedarfsadaptiert angenäherten DL-AS-Lösung
1500 ml einer hochkalorischen, Invertzucker und Äthanol enthaltenden Infusion sowie
500 ml einer Vollelektrolytlösung unter Zusatz von ca. 15000 IE Heparin täglich.

Durch Zusatz energiereicher Kohlehydratkonzentrate in Form von Laevulose ergab sich ein tägliches Kalorienangebot von etwa 2200. Das Heparin diente, wie vorhin ausgeführt, u.a. zur Prophylaxe einer Verbrauchskoagulopathie, Flüssigkeits- und Elektrolytbilanz waren stets ausgeglichen.

Die eigentliche Versuchsperiode erstreckte sich über 3 Tage in folgender Weise:
Am 1. Tag, d.h. in unmittelbarem Anschluß an die Vorperiode wurde in 4 Stunden 1 l Nutrifundin mit Hilfe einer elektronisch gesteuerten Pumpe, dem Infusomaten, verabreicht. Die Zusammensetzung dieses Infusionsgemisches zeigt die Abb. 1.

In dieser Lösung liegt der Aminosäurezusammensetzung eine Konzeption zugrunde, die als Blutspiegel- oder auch Utilisationsadaptiert bezeichnet wird. Insgesamt werden pro 1000 ml Flüssigkeit 38 g Fett, 100 g Xylit und 60 g Aminosäuren infundiert, dies sind ziemlich 1000 Kcal.
Am 2. Tag erhielten die Patienten in derselben Zeit eine analoge Fett- und Aminosäuremenge in 1 l Flüssigkeit und
Am 3. Tag eine vergleichbare Fett- und Xylitmenge in ca 1400 ml Volumen.

Daneben wurden stündlich ca 600 IE Heparin verabreicht. Die jeweils restlichen 20 Stunden wurden mit 1500 ml des oben genannten Kohlehydratgemisches unter

1000 ml der Öl-in-Wasser-Emulsion enthalten:

L-Leucin	5,80 g	Sojaöl, fract.	38,00 g
L-Isoleucin	3,30 g	Sojaphosphatid, fract.	3,80 g
L-Lysin	3,60 g		
L-Methionin	2,70 g		
L-Phenylalanin	3,30 g		
L-Tryptophan	1,10 g		
L-Threonin	2,65 g		
L-Valin	3,15 g		
L-Ornithin	6,10 g		
Glycin	7,25 g		
L-Alanin	10,70 g	Xylit	100,00 g
L-Prolin	5,85 g		
L-Tyrosin	0,80 g		
L-Asparagin	2,10 g		
L-Serin	1,60 g		

L-Aminosäuren 60 g	Fett 38 g	Kohlenhydrat 100 g

α-Amino-Stickstoff	7,47 g/L
Gesamt-Stickstoff	8,74 g/L

Kalorienwert: 1000 ml = 1000 kcal

Abb. 1. Nutrifundin®

entsprechendem Elektrolytzusatz überbrückt. Peroral wurde über die Magensonde allenfalls etwas ungesüßter Tee gegeben.

Zu Beginn der Untersuchungen, dann stündlich bis zum Infusionsende und schließlich 6 Stunden nach Versuchsbeginn wurden ca 20 ml Blut für die blutchemischen Untersuchungen entnommen. Aus den unter Verwendung üblicher Nachweismethoden untersuchten Metaboliten des Fett- und Kohlehydratmetabolismus sowie sonstiger Serumbestandteile wie den Werten des Säure-Basen-Haushalts etc. konnten nur einige graphisch dargestellt werden.

Die statistische Berechnung erfolgte durch paarweisen Vergleich korrespondierender Meßwerte unter Anwendung des t - Testes.

Die Abbildung 2 stellt das Verhalten von Laktat und Pyruvat im Serum dar. Der jeweilige Ausgangswert - im Diagramm als AW bezeichnet - liegt stets im Koordinatenkreuz, während die betreffenden Differenzen kurvenmäßig dargestellt wurden.

Wie Sie sehen, steigt der Milchsäurespiegel am 1. und 3. Tag signifikant an und fällt bei Gabe des 2. Infusionsgemisches ebenso deutlich unter das Ausgangsniveau ab. Die Pyruvatkonzentration verhält sich ähnlich, nur unterbleibt hier das starke Absinken im 2. Versuchszeitraum.

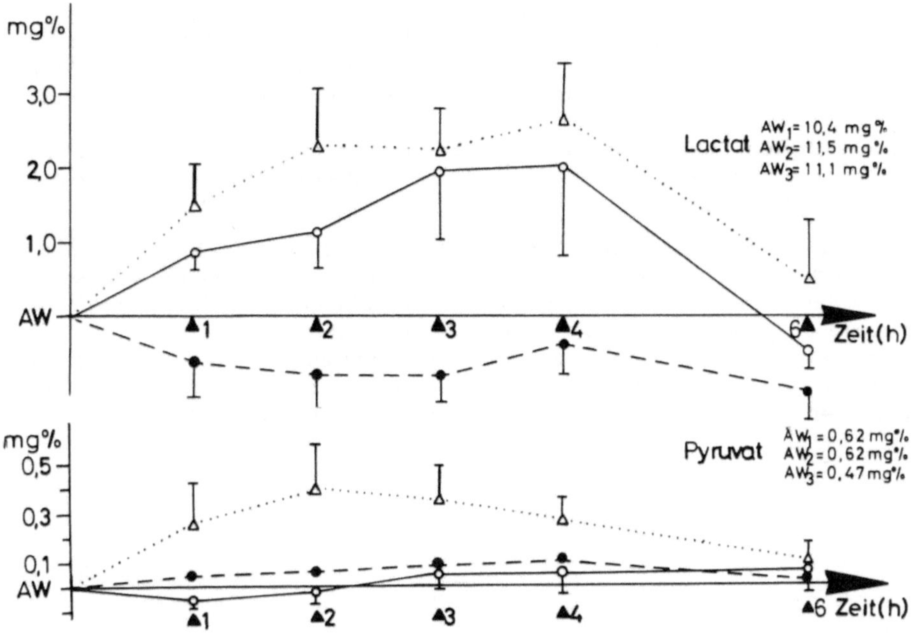

Abb. 2. Serumveränderungen von Lactat und Pyruvat

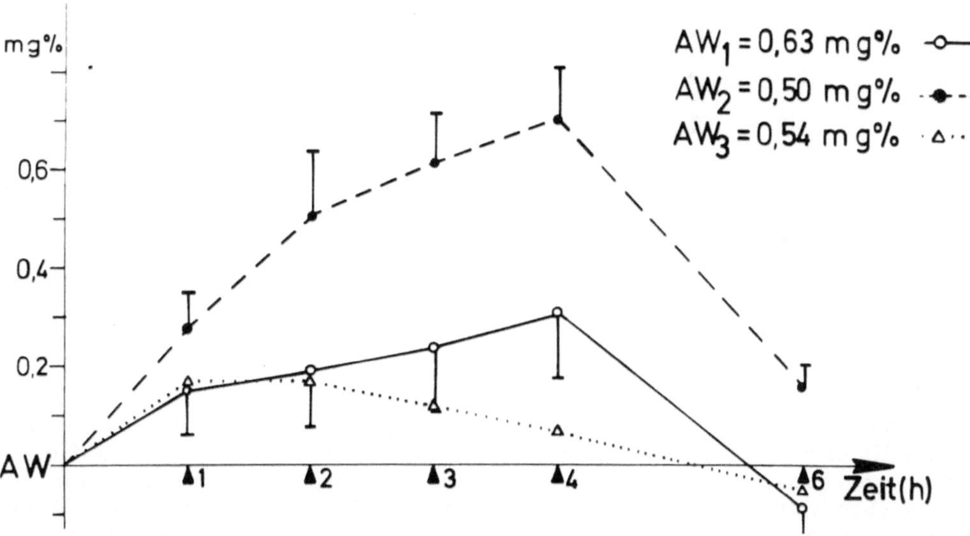

Abb. 3. Serumveränderungen von ß-Hydroxybutyrat

Der Verlauf dieser Serumkomponenten, die als Substrate des Kohlehydratmetabolismus den Abschluß der Glykolyse bilden, offenbart ganz deutlich, daß am 2. Tag ein Mangel an verbrennbaren Zuckern vorliegt. Beim 3. Infusionsgemisch indessen steigen die entsprechenden Konzentrationen stark an, während im Falle des Nutrifundin's eine Mittelstellung mit Verschiebung des Laktatspiegels nach oben resultiert.
Diese würde bedeuten, daß eine parenterale Ernährung ohne Kohlehydrate unökonomisch ist, da der energieliefernde Emden - Meyerhof -Abbau nicht ausreichend genutzt wird.

Die Abb. 3 zeigt das Verhalten der ß-Hydroxybuttersäure, deren Konzentration in allen Gruppen - wenn auch unterschiedlich - ansteigt. Die Zunahme der Ketonkörper im Serum nach Fettinfusionen wird heute als Zeichen einer akuten Utilisation angesehen, wobei allerdings ein exakter quantitativer Rückschluß auf das Ausmaß der Fettverbrennung nicht ohne weiteres möglich ist. In diesem Beispiel würde demnach - im Gegensatz zu vorhin - die 2. Infusionskombination am günstigsten abschneiden, während Nutrifundin wiederum eine Mittelstellung einnimmt.

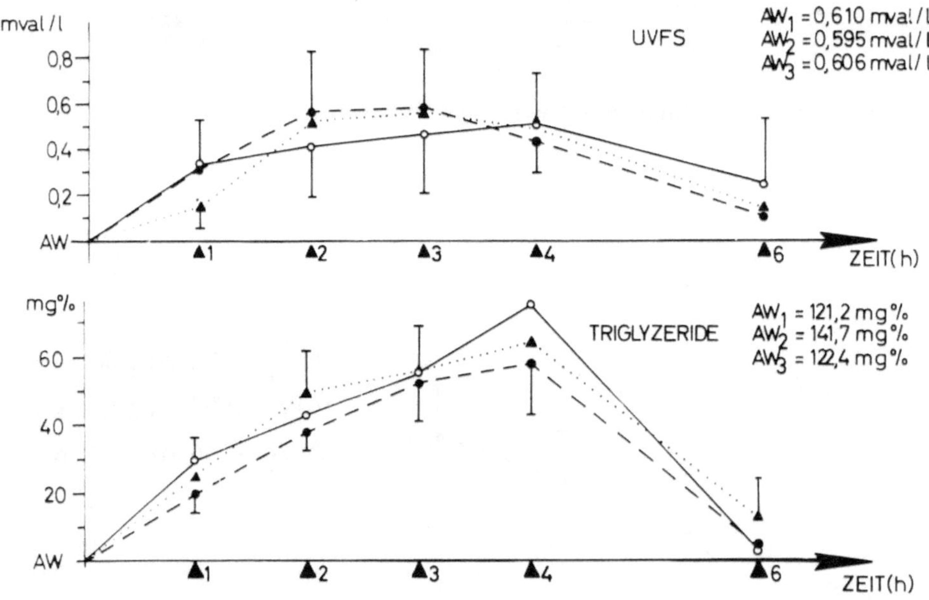

Abb. 4. Serumveränderungen von UVFS und Triglyzeriden

Die Serumkonzentrationen der Triglyceride und die der freien Fettsäuren steigen bei allen Untersuchungsgruppen zunächst kräftig an, um bei Versuchsende den Ausgangswert praktisch wieder erreicht zu haben. Diese Tatsache spricht für einen raschen Klärungsmechanismus von im Blut befindlichen Fettpartikeln. Eine differenzierende Aussage zwischen den einzelnen Gruppen nach den Regeln der Statistik ist hier nicht möglich.

Während die Zunahme des Neutralfettspiegels logisch erscheint - die Fettinfusionen bestehen zu über 85% aus Triglyceriden - erfolgt der Anstieg der freien Fettsäuren bereits während der Infusion unerwartet. Die Ursache liegt wohl im gleichzeitig verabreichten Heparin, welches die fettspaltenden Enzyme nicht nur aktiviert, sondern auch ihre Ausschüttung ins Blut fördert. Als Folge stellt sich eine verstärkte intravasale Lipolyse schon während der Infusion ein, welche ohne Heparin nicht im gleichen Maße stattfindet.

Der Kurvenverlauf der Triglyceride läßt Rückschlüsse auf den Klärmechanismus, nicht aber - wie man heute weiß - auf die akute Fettverwertung zu. Letztere beträgt nämlich nach neueren Untersuchungen von ECKART und Mitarbeitern lediglich max. 30% des verabreichten Fettes in 24 Stunden. Über den Verbleib des restlichen, nicht genutzten Fettes lassen sich gegenwärtig nur Vermutungen anstellen. Offenbar wird es vorübergehend in verschiedenen Geweben abgelagert.

Die übrigen Meßwerte zeigen abgesehen von einer Harnstoff-N-Erhöhung keine Auffälligkeiten. Der Säure-Basen-Status bleibt weitgehend unbeeinflußt. Der Anstieg des Harnstoffes läßt im Rahmen unserer Versuchsanordnung keine eindeutige Interpretation zu, wenngleich eine vermehrte Energieausnutzung von Aminosäuren zu Harnstoff - in der 3. Gruppe trat nämlich eine derartige Zunahme nicht auf - naheliegt.

Zusammenfassung

Zusammenfassend läßt sich feststellen, daß auch in der Intensivmedizin die Ökonomie der bei der Fettklärung dem Blute entzogenen Lipidmengen äußerst fraglich ist.
Ein Infusionsgemisch, welches wie Nutrifundin die 3 Hauptnährstoffe in einem ausgewogenem Verhältnis enthält, wird offenbar am gleichmäßigsten verwertet, da die normalen Ernährungsbedingungen weitgehend nachvollzogen werden.
Der Klärmechanismus kann durch Heparin stark beschleunigt werden, so daß es als Antidot bei irrtümlich raschen Fettinfusionen im akuten Stadium verwendet werden kann.

Zusammenfassung

In einer vergleichenden Untersuchung an 12 Patienten der Intensivstation wurde die Fettverwertung und -klärung bei parenteraler Ernährung mit verschiedenartig zusammengesetzten Fettinfusionen untersucht. Dabei stellte sich heraus, daß eine Infusionskombination, welche die 3 Hauptnahrstoffe in einem ausgewogenen Verhältnis enthält unter Berücksichtigung der Kohlehydratverwertung am günstigsten abschneidet. Mögliche Ursachen wurden diskutiert. Außerdem wird auf die Beschleunigung der Fettklärung durch Heparin hingewiesen.

Literatur

1. BEISBARTH, H.: "Parenterale Ernährung, Fettemulsionen und Fettstoffwechsel". Zschr. f. Ernähr. Wiss., Suppl. 10, 73 (1971)
2. BERGMEYER, H. U., BERNT, E.: "Enzymatische Bestimmung von Ketonkörpern im Blut". Enzymol. biol. clin. 5, 65 (1965)
3. BÜCHER, Th. et al.: Unveröffentlichte Schriften
4. BÜNTE, H.: "Möglichkeiten und Grenzen der künstlichen Ernährung". Materia, Medica Nordmark, XVI/11, 479 (1964)
5. DECKNER, K., BRAND, K. und KOFRANYI, E.: "Untersuchungen über die Verträglichkeit und biologische Wertigkeit von parenteral verabreichten Aminosäure-Mustern". Klin. Wschr. 13, 795 (1970)
6. ECKART, J., KEDENBURG, C.-P. und TEMPEL, G.: "Untersuchungen zur Utilisation parenteral verabreichter Fette in der frühen postoperativen Phase". Med. und Ernähr. 12, 154 (1971)
7. ECKART, J., TEMPEL, G. und SCHAAF, H.: "Parenterale Ernährung beim Intensivpflegepatienten". Mels. Med. Mitteil. 46, 43 (1972)

7a. ECKART, J., TEMPEL, G., SCHURNBRAND, SCHAAF, H. und WITZKE, G.: Vortrag auf dem int. Ernähr. Kongress, Mexiko 1972

8. HELLER, L.: "Stickstoffbilanzen bei verschiedener parenteraler Ernährung". In "Fortschritte der par. Ernährung", Pallas Verlag, Lochham bei München, S. 30 (1967)
9. HOHORST, H. J. in H. U. BERGMEYER: "Methoden der enzymatischen Analyse". Verlag Chemie, Weinheim, Bd. II, S. 1425 (1970)
10. KINSELL, L. W., MICHAELIS, G. D. und IMAICHI, K.: "Metabolism of intravenously administered C_{14}-Tripalmitin". Amer. J. Clin. Nutr. 16, 97 (1965)
11. KOFRANYI, E.: "Die biologische Wertigkeit gemischter Proteine". Die Nahrung, 11, 863 (1967)
12. KNAUFF, H. G., MAYER, G., SCHOLL, W. und MILLER, B.: "Über die Stickstoffbilanz bei parenteraler Ernährung mit verschiedenen Aminosäurelösungen." Deutsch. Med. Wschr. 94, 1057 (1969)
13. LANG, K. und FEKL, W.: "Aminosäurestoffwechsel und parenterale Ernährung". Med. und Ernähr. 10, 205 (1969)
14. MEHNERT, H. und FÖRSTER, H.: "Stoffwechselkrankheiten: Biochemie und Klinik". Georg Thieme Verlag, Stuttgart 1970
15. PEZOLD, F. A.: "Untersuchungen und Beobachtungen über intravenöse Fettinfusionen in der Inneren Klinik". In: "Parenterale und Sonden-Ernährung", D. Steinkopff-Verlag, Darmstadt, S. 169 (1963)
16. SAILER, S., SANDHOFER, F. und BRAUNSTEINER, H.: Klin. Wschr. 39, 585 (1961)
17. SCHULTIS, K., L'ALLEMAND, D. H., GERLACH, H.-J., HINTERSEHER, W. und EULER, H.: "Über den Einfluß monosaccharidhaltiger Infusionslösungen auf den Kohlehydrat- und Fettstoffwechsel unter Operationen in Narkose". Vortrag auf dem Anaesthesistenkongress in Bern, 1. - 4. 9. 1971
18. SCHULTIS, K. und RICK, W.: "Experimentelle Ergebnisse zur Toxikologie und Utilisation intravenös applizierter Fettemulsionen". In "Fortschritte der parenteralen Ernährung", Lochham bei München, Pallas-Verlag, S. 5 (1967)
19. VOSS, U. und SCHNELL, J.: "Parenterale Ernährung mit einer aminosäurehaltigen Fettemulsion im Tierversuch", Med. und Ernähr. 11, 71 (1970)

20. WENZEL, M.: "Klinische Erfahrungen mit einer kombinierten Fett-Aminosäuren-Kohlenhydratlösung". Med. und Ernähr. 13, 100 (1972)
21. WITZEL, L., BERG, G., GRABNER, W. und BERGNER, D.: "Parenterale Ernährung mit einer kombinierten Fett-Kohlenhydrat-Aminosäurelösung". Med. und Ernähr. 11, 177 (1970)
22. WOLFRAM, G.: "Stoffwechsel intravenös verabreichter Fette". Mels. Med. Mitteil. 46, 25 (1972)
23. ZÖLLNER, N.: "Die Verwendung von Fettemulsionen bei der parenteralen Ernährung". In "Parenterale und Sonden-Ernährung", D. Steinkopff-Verlag, Darmstadt, S. 130 (1963)

NEBENWIRKUNGEN BEI DER BEHANDLUNG DER METABOLISCHEN ALKALOSE MIT Cl-IONEN

Von M. Doehn

Die metabolische Alkalose, charakterisiert durch einen erhöhten Standardbikarbonwert (SB) im Serum, gehört bei Intensivpflegepatienten zu den verhältnismäßig häufig auftretenden Störungen des Säure-Basen-Haushaltes. Zu den unerwünschten Nebeneffekten einer metabolischen Alkalose zählt in erster Linie die Linksverschiebung der Sauerstoffdissoziationskurve für Hämoglobin, was zwar zu einer erleichterten Sauerstoffbindung an den Erythrozyten, aber eben auch zu einer erschwerten Sauerstoffabgabe in der kapillaren Phase mit der Gefahr einer Gewebshypoxie führt. Allein diese Überlegung macht eine rasche und wirkungsvolle Therapie erforderlich. Substituiert man nun - den Entstehungsmechanismus berücksichtigend - den mit einer metabolischen Alkalose oft vergesellschafteten Kaliummangel, so nimmt man ebenso wie bei der Gabe von Carboanhydrasehemmern oder Aldosteronantagonisten den verzögerten Wirkungseintritt in Kauf. Schneller zum Ziel führt die Zufuhr von H^+- bzw. Cl^--Ionen. Ammoniumchlorid erscheint hierfür nicht geeignet, da das freiwerdende Ammoniak toxische Wirkungen besitzt. Bei der Therapie mit 1/10 n Salzsäure ist zu bedenken, daß verhältnismäßig große Infusionsvolumina zur Korrektur benötigt werden. Stärkere Salzsäurekonzentrationen sollen die Gefahr der Hämolyse sowie der Thrombosebildung beinhalten.

Die genannten Nebenwirkungen sind bei der Therapie mit Aminosäurehydrochlorid nicht bekannt geworden. Wir verwenden daher seit 1966 zur Behandlung der metabolischen Alkalose Lysinhydrochlorid, und zwar in 1-molarer Lösung. Dabei war immer wieder aufgefallen, daß es unter dieser Therapie zu einem Anstieg des Serumkaliumspiegels kam, ohne daß Kalium substituiert worden war.

Auf der Abb. 1 sieht man Veränderungen des Serumkaliumspiegels, wie sie 1-5 Stunden als routinemäßig durchgeführte Kontrolle der Therapie gemessen wurden.

Es stellt sich also die Frage nach dem Ausmaß und der Dauer eines nach Lysinhydrochlorid festgestellten Kaliumanstieges und zweitens, ob Lysinchlorid und Kalium gleichzeitig gegeben werden dürfen.
Um diese Frage beantworten zu können, infundierten wir Patienten mit einer metabolischen Alkalose je nach Ausmaß 2-5 mäq Lysinchlorid/pro kg Körpergewicht innerhalb einer Stunde. Gemessen wurden Kaliumgehalt sowie Standardbikarbonatwert vor der Infusion sowie 10 min, 40 min und 70 min nach Infusionsende.

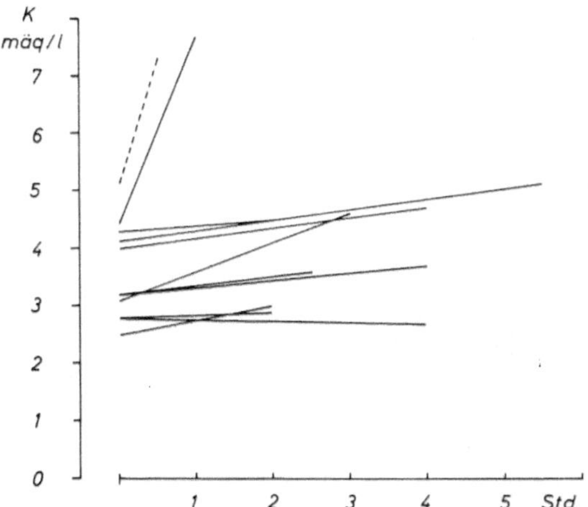

Abb. 1. Serumkaliumwerte vor und nach Lysinhydrochloridinfusionen

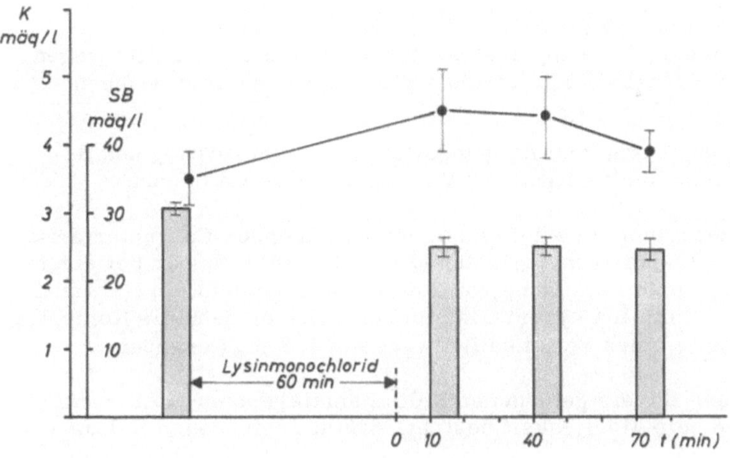

Abb. 2. Serumkaliumwerte nach korrigierter metabolischer Alkalose. (n=7)

Es zeigte sich, daß nur bei 7 der 16 Patienten ein normalisierter Standardbikarbonatwert mit der errechneten Lysinmenge erreicht werden konnte. Dabei stieg der Serumkaliumgehalt von 3,5 mäq auf 4,5 an und war nach 70 Minuten auf 3,9 mäq zurückgegangen.

Bei den restlichen 9 Patienten konnte eine Normalisierung des Standardbikarbonatwertes nicht erreicht werden. Aber auch hier stieg der Serumkaliumwert von einem Ausgangswert von 3,7 mäq auf 5,1 mäq an und war nach 70 Minuten auf 4,8 mäq zurückgegangen.

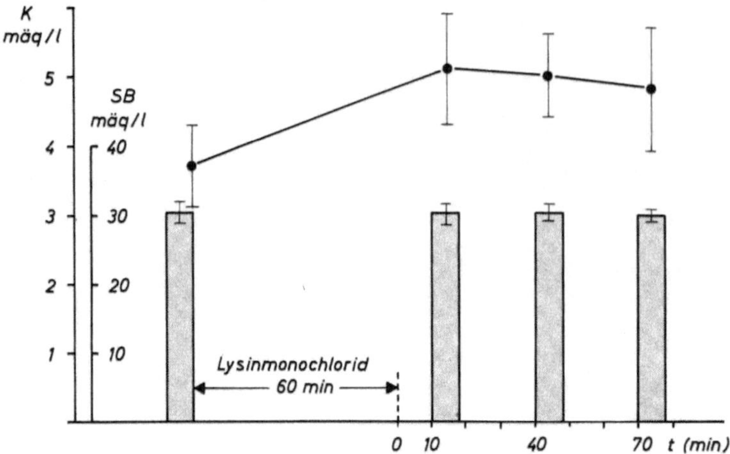

Abb. 3. Serumkaliumwerte nach nicht vollständig korrigierter metabolischer Alkalose. (n=9)

Aus diesen Befunden müssen folgende Schlüsse gezogen werden:

1. Bei Ausgleich einer metabolischen Alkalose durch Lysinchlorid sollte wegen der dadurch induzierten Hyperkaliämie niemals gleichzeitig Kalium gegeben werden.

2. Lysinchlorid führt unabhängig vom Ausgangswert zu einem Anstieg des Serumkaliumwertes und kann somit zu gefährlicher Hyperkaliämie führen.

Abschließend soll die Bedeutung dieser Befunde durch folgenden Fall unterstrichen werden. Bei einem 30-jährigen Patienten (Prot. Nr. 781/70) war bei einem Serumkaliumwert von 5,1 mäq nach Gabe von 200 ml Lysinchlorid ein Herzstillstand aufgetreten, wahrscheinlich hyperkaliämischer Genese, denn die Kontrolle nach der Reanimation hatte einen Serumkaliumwert von 7,3 mäq ergeben.

Eine eindeutige Erklärung für die gefundenen Kaliumanstiege kann z. Zt. nicht gegeben werden. Da aber die Möglichkeit besteht, daß die gefundenen Kaliumanstiege Folge der induzierten Aminosäureimbalanz sind, sollte man nach anderen Wegen zur Behandlung der metabolischen Alkalose suchen.

ERFAHRUNGEN BEI DER ANERKENNUNG VON INTENSIVPFLEGE-EINHEITEN IN SCHLESWIG-HOLSTEIN

Von J. Eichler

Vom Sozialministerium des Landes Schleswig-Holstein wurden im Gesetz- und Verordnungsblatt von 1971 Richtlinien über die Anerkennung von Intensivpflege-Einheiten an Krankenhäusern erlassen.
Für die Zulassung wurde ein Prüfungsausschuß eingesetzt, dem Vertreter der Landesregierung, der Landesverbände der gesetzlichen Krankenkassen, der Krankenhausträger und zwei Ärzte (1 Internist, 1 Anaesthesist) angehören.

Für die Intensivpflege-Einheit wird der erhöhte Pflegesatz gezahlt, der für die ersten drei Tage einen Zuschlag des dreifachen und für alle weiteren Tage des zweifachen Pflegesatzes beträgt.

Die erlassenen Richtlinien umfassen Mindestvoraussetzungen für die Anerkennung von Intensivpflege-Stationen.
Gefordert werden:

1. Räumliche Trennung von anderen Stationen

2. Medizinisch-technische Einrichtungen:
   a) elektronische Anlagen zur Dauerüberwachung und Registrierung der Körperfunktionen. Anfangs wurde - insbesondere von den Vertretern der Krankenkassen - die Ansicht vertreten, daß nur Monitore mit 3 - 4 Meßeinheiten anerkannt werden sollten. Diese Herren, mit denen die Zusammenarbeit ausgezeichnet war, ließen sich davon überzeugen, daß für 50% der Betten ein EKG - Puls - Monitor als ausreichend anzusehen ist.
   Die übrigen Geräte sollen außer der Herzfrequenz noch mindestens die Atmung und Temperatur registrieren. Für die gesamte Station wird mindestens ein Gerät zur EEG - Ableitung für die Todeszeitbestimmung gefordert. Ein Gerät soll auch die Möglichkeit zur blutigen Blutdruckmessung ermöglichen, wie sie für die moderne Schockbehandlung heute allgemein gefordert wird.
   b) maschinelle Beatmungs- und Absauggeräte (ohne genaue Festlegung der Zahl)
   c) Defibrillator und Schrittmacher
   d) Möglichkeiten zur Unterkühlung. Auch hier wurde die ursprüngliche Fassung "Geräte zur Unterkühlung" reduziert.
   e) zentrale Gasversorgungsanlage
   f) Apparatur zur Blutgasanalyse
   g) Mikrohämatokrit-Zentrifuge
   h) laufende Laborüberwachung über 24 Stunden. Ein Zentrallaboratorium wird als ausreichend angesehen

3. Für eine durchgehende ärztliche und pflegerische Betreuung der Patienten über 24 Stunden ist eine entsprechende personelle Besetzung nachzuweisen.
   a) Der Bedarf an Pflegepersonal orientiert sich am Bettenschlüssel von mindestens 1:1, daneben muß eine leitende Stationsschwester für die Einheit vorhanden sein.

b) Für jeweils 2 Betten soll ein Arzt zur Verfügung stehen, dazu ein Oberarzt für die Einheit.

4. Die Leitung von Intensivstationen des operativen Fachbereichs obliegt grundsätzlich, die von interdisziplinären Stationen in der Regel dem Anaesthesisten; im konservativ-internen Fachbereich obliegt die Leitung dem Internisten.

5. Die Bettenzahl der Intensiv-Stationen soll 5% der allgemeinen chirurgischen und internistischen Betten nicht überschreiten.

Nicht eingegangen wird in der Verordnung auf den Platzbedarf. Dies geschah mit Rücksicht darauf, daß die jetzigen Intensivpflege-Stationen in bereits bestehenden Gebäuden untergebracht werden müssen.

Anerkannt wurden bisher in Schleswig-Holstein 4 chirurgische und 3 interne Intensivpflege-Einheiten.

Aus der Sicht der Zulassungskommission ergab sich folgendes Bild:

1. Grundsätzlich wurden von allen Kliniken die als maximal angegebenen 5% an Intensivbetten beantragt, obgleich - wie sich später herausstellte, der Bedarf hierfür nicht überall vorlag. Außerdem waren manche Krankenhäuser auf Dauer nicht in der Lage, die geforderte personelle Besetzung zu gewährleisten.

2. Die geforderte Anzahl von Geräten war nicht immer vorhanden, so daß nicht alle beantragten Intensivpflege-Betten anerkannt werden konnten. Jedoch wurden auch Kompromißlösungen akzeptiert.

3. Schwierigkeiten in der Anerkennung entstanden in einigen Fällen dadurch, daß Kollegen nicht zwischen: Aufwach-Einheit, Wachstation und Intensivpflege-Einheit zu unterscheiden wußten.
   Für die Aufwach-Einheit und die Wachstation wird der erhöhte Pflegesatz nicht gezahlt. - Die Intensivpflege beginnt dort, wo vitale Funktionen bedroht oder bereits ausgefallen sind. Eine Verwässerung des Begriffes "Intensivpflege" dürfte nur die Anerkennung weiterer Einheiten erheblich erschweren.

4. Der Zuschlag zum Pflegesatz bedeutet sicher für den Verwaltungsleiter eines Krankenhauses einen willkommenen Zuschuß, um sein Defizit zu mindern. Der leitende Anaesthesist sollte jedoch hier der Verwaltung gegenüber eine ganz klare Stellung, auch in bezug auf die personelle Besetzung der Intensivpflege-Station, beziehen.
   Sofern wirklich eine Intensivpflege durchgeführt wird, dürfte der angegebene Stellenschlüssel nur knapp ausreichen.
   Man muß in diesen Fällen auch die Argumente der Vertreter der Krankenkassen verstehen, für die die Anerkennung von Intensivpflege-Einheiten eine zunehmende finanzielle Belastung bedeutet.

Zusammenfassung

Wenn auch wegen des Personalschlüssels eine gewisse Größe der Intensiv-Behandlungseinheit notwendig wird, um eine rationelle Besetzung zu ermöglichen, sollte man diese nicht mit mindestens 6 Betten festlegen. Andererseits wird eine zu große Intensivpflege-Station organisatorisch zu unübersichtlich. - Für kleinere Krankenhäuser sollte man, im Interesse der uns anvertrauten Patienten, eher eine geringere Zahl, dafür aber "echte" Intensivpflege-Betten einrichten.

Zwar wird dies in manchen Fällen den Verzicht auf den erhöhten Pflegesatz bedeuten, jedoch werden die einer Intensivpflege bedürftigen Patienten dann wahrscheinlich besser betreut, als auf einer größeren und nur mangelhaft besetzten Station.

Sowohl von einzelnen Bundesländern als auch der Deutschen Gesellschaft für Anaesthesie und Wiederbelebung (DGAW) liegen z. T. erheblich abweichende Richtlinien vor. Es dürfte gut sein, durch die DGAW eine definitive Empfehlung zu erarbeiten, um innerhalb der Bundesrepublik Deutschland eine Koordinierung zu erreichen.

SPÄTERGEBNISSE NACH INTENSIVTHERAPIE - EINE STUDIE ZUR ERFASSUNG DER SPÄTSCHICKSALE VON INTENSIVTHERAPIEPATIENTEN

Von R. Klose, O. Hildebrand, I. Harstad, H. Lutz, K. Peter und J. -P. Striebel

Mit der Einrichtung von Intensivbehandlungseinheiten wurden Möglichkeiten geschaffen, Patienten, die sich an der Grenze zwischen Leben und Tod bewegen, zu überwachen und zu behandeln. Nur so kann diesen vitalbedrohten Patienten die größtmöglichste Chance für ein Überleben gegeben werden. Angesichts des großen personellen, apparativen und finanziellen Aufwandes in solchen Einheiten - verglichen mit den oft enttäuschenden Ergebnissen - scheint sich jedoch immer wieder die Frage zu stellen, ob dieser Einsatz gerechtfertigt und wünschenswert ist. Für den Einzelfall wird man im vorhinein - also zum Zeitpunkt der Aufnahme - diese Frage selten beantworten können, da uns hinreichend sichere Kriterien für die Prognose meistens fehlen. Auch wenn SPENCER (1) nur eine Senkung der Gesamtmortalität von nicht mehr als 10% durch die Intensivtherapie annimmt, so sind wir doch der Meinung, daß selbst das Überleben eines einzelnen Patienten und seine Rückkehr in seinen früheren Lebenskreis allen Einsatz gerechtfertigt hat. Darüber hinaus sollte nicht vergessen werden, daß die in der Intensivmedizin gewonnenen Erfahrungen allen anderen Patienten zu Gute kommen.

Nur allzu oft verlieren wir leider die nur kurzfristig auf der Intensivtherapiestation behandelten Patienten aus den Augen, so daß wir uns - gesamt betrachtet - kaum ein rechtes Bild über das weitere Schicksal dieser Menschen machen können. So lag die mittlere Liegezeit unserer Patienten bei 6,8 Tagen. Die Kritik an der aufwendigen Intensivmedizin stützt sich dann auf die augenblicklichen Mißerfolge - die Gesamtschau fehlt.

Im folgenden möchte ich Ihnen über das Schicksal von 297 Patienten berichten, die in den ersten 18 Monaten seit Eröffnung unserer Intensivtherapiestation im Juli 1970 behandelt wurden. Die Befragung der aus der Klinik entlassenen Patienten erfolgte in den Monaten August/September 1972 mit Hilfe eines Fragebogens oder in einem direkten Gespräch.

Die Abbildung 1 zeit die Gesamtverteilung unseres Krankengutes. Die punktierten Säulen entsprechen dem Anteil der von der Intensivtherapiestation wieder entlassenen Patienten. Die größte Gruppe - ganz allgemein als "chirurgische Risikofälle" bezeichnet - umfaßt 111 Patienten, entsprechend 37,3%. Es handelt sich um chirurgisch Kranke, bei denen jederzeit mit lebensbedrohlichen Störungen gerechnet werden mußte. In diese Gruppe haben wir demnach einerseits Patienten eingereiht, bei denen nichtchirurgische Begleiterkrankungen ein besonderes Risiko darstellten, z. B. schwere chronische Nieren- oder Herzinsuffizienz, vorausgegangener Myocardinfarkt, andererseits aber auch Patienten, die durch Art und Ausdehnung des operativen Eingriffes gefährdet waren, z. B. Skoliosenaufrichtungen mit drohender Ateminsuffizienz, Neck Dessection mit möglichem Glottisödem - und weiterhin Patienten mit intraoperativen Komplikationen, vor allen Dingen schweren Hämorrhagien und Hypotensionen. Wie zu erwarten, überlebte der Großteil der Patienten - 94%.

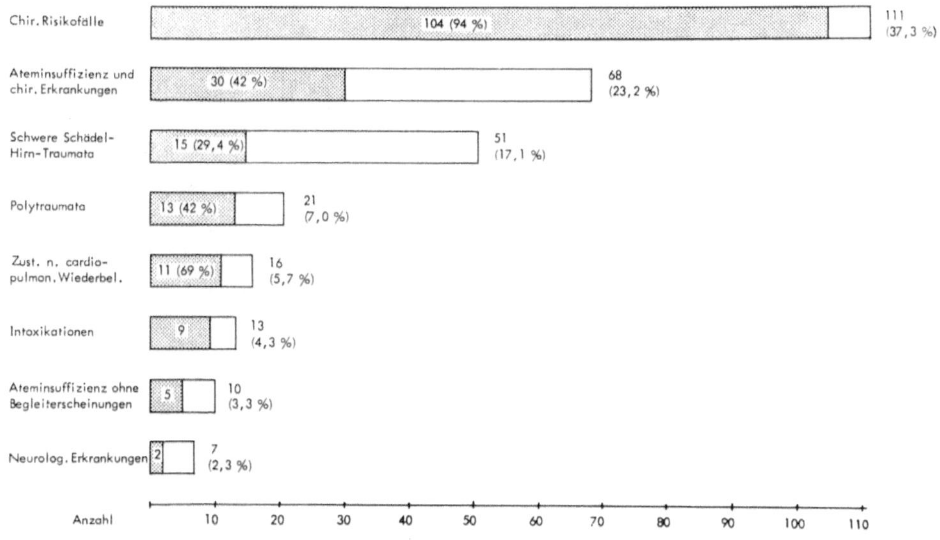

Abb. 1. Aufschlüsselung des behandelten Patientengutes nach Krankheitsgruppen

Die zweitgrößte Gruppe umfaßt 68 chirurgische Patienten, entsprechend 23,2% des Gesamtkrankengutes, die wegen einer ausgeprägten Ateminsuffizienz und notwendiger Respiratortherapie aufgenommen wurden. In den weitaus meisten Fällen handelte es sich - entsprechend dem Großteil unseres Operationsgutes - um schwere entzündliche Baucherkrankungen, also Peritonitiden verschiedenster Genese einschließlich septischer Schockzustände. Mitberücksichtigt wurden aber auch Patienten mit ausgeprägten broncho-pulmonalen Erkrankungen, welche zu einer bedrohlichen postoperativen Ateminsuffizienz geführt hatten. 30 Kranke - also etwa 42% - dieser Gruppe überlebten auf der Intensivtherapiestation.
51 schwere Schädel-Hirn-Verletzte mit Bewußtlosigkeit, d.h. Hirncontusionen und intracranielle Blutungen bilden mit 17,1% die nächst größere Gruppe. Nur 15 Patienten, also knapp 30% (29,4%) konnten von der Intensivtherapiestation verlegt werden.
Polytraumata ohne Beteiligung des Zentral-Nervensystems waren mit 21 Fällen vertreten. Aus dieser Gruppe wurden 42% auf die chirurgischen Allgemeinstationen überwiesen.

Interessant ist weiterhin die Gruppe der Patienten nach cardio-pulmonaler Wiederbelebung. Sie umfaßt 16 Patienten, von denen 69% überlebten.

Auf die anderen Kollektive soll nicht näher eingegangen werden, aus der Darstellung ist aber zu entnehmen, daß der Behandlungserfolg ebenso wie bei den anderen Krankheitsgruppen zwischen 30 und 70% lag.

Die Abbildung 2 gibt eine Aufschlüsselung des Krankengutes nach Altersgruppen. Es findet sich eine nahezu gleichmäßige Verteilung von 10 - 15% auf die mittleren Altersgruppen. Der hohe Anteil von 69 Patienten, entsprechend 23,2%, im 6. Lebensjahrzehnt ist zu einem Drittel durch Beatmungspatienten in Kombi-

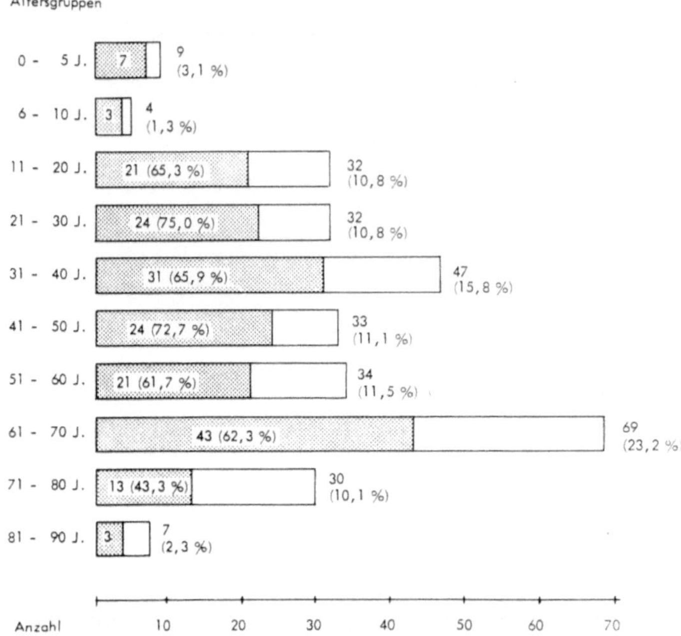

Abb. 2. Aufschlüsselung des behandelten Patientengutes nach Altersgruppen

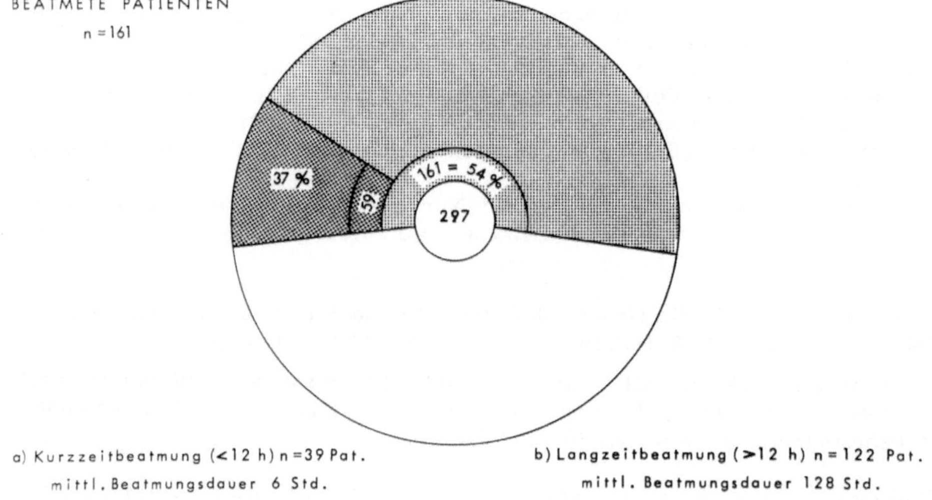

Abb. 3. Beatmungsfälle. Von 297 Pat. wurden 161 beatmet, davon überlebten 59 (37%)

nation mit schweren Baucherkrankungen bedingt. Es folgen postoperative chirurgische Risikofälle und Schädel-Hirn-Verletzungen. Die punktierten Säulen stellen wieder die von der Intensivtherapiestation verlegten Patienten dar. Im Durchschnitt waren es 60 - 75%. Erstaunlich ist, daß dieses Verhältnis ebenso für die Gruppe der 60 - 70-jährigen zutrifft und daß auch bei Patienten über 70 Jahren eine Überlebensquote von mehr als 40% erzielt werden konnte.

39 Patienten wurden Kurzzeit beatmet, (Abb. 3) d. h. weniger als 12 Stunden, die mittlere Beatmungsdauer lag bei 6 Stunden. Eine Langzeitbeatmung von mehr als 12 Stunden wurde bei 122 Patienten durchgeführt; die mittlere Beatmungsdauer betrug 128 Stunden. Somit wurden 161 Kranke, also mehr als die Hälfte des Gesamtkrankengutes, während der Behandlung auf der Intensivtherapiestation beatmet. Allein die große Zahl der Beatmungspatienten zeigt, daß es sich um intensivtherapiebedürftige Patienten handelte. Von diesen 161 Beatmeten, konnten 59, also nahezu 40%, die Station wieder verlassen.

Die Abbildung 4 gibt einen Überblick über das Schicksal unserer Patienten. 108 Patienten verstarben auf der Station. Von den aus der Intensivtherapiestation verlegten 189 Patienten verstarben 29 während ihres weiteren Klinikaufenthaltes auf den allgemeinen Pflegestationen. Der Großteil dieser Patienten verstarb an unheilbaren Grundleiden oder infolge akuter Ereignisse. 160 Patienten konnten schließlich nach Hause entlassen werden. Das sind 54%, also mehr als die Hälfte aller von uns behandelten Kranken. Von diesen starben bis zum Nachuntersuchungszeitpunkt nochmals 12 Patienten.

Zum Untersuchungszeitpunkt lebten insgesamt also nach 148 Patienten, also ca. 50%. Wie es diesen ehemaligen Patienten geht, zeigt die Abbildung 5. 132 Patienten, fast 90% - bezogen auf alle noch Lebenden - konnten in ihren früheren Lebensbereich zurückkehren. Nicht alle diese Patienten sind gesund und beschwerdefrei. Wir mußten in diese Gruppe auch ehemalige Patienten einbeziehen, die bereits früher, vor ihrer Klinikaufnahme, nicht gesund waren, deren Leiden aber sich nicht verschlimmert hat, so z. B. die bettlägrige Greisin aus dem Altersheim, die dorthin in gleichem Zustand zurückkehrte, oder der chronisch Niereninsuffiziente, der weiterhin einer Dialysebehandlung wie zuvor bedarf.

Die zweite Gruppe umfaßt 6 Patienten (4%), die infolge ihrer Erkrankung nicht mehr voll arbeitsfähig sind bzw. immer noch Beschwerden klagen. Ein 8jähriges Mädchen ist nach einem Schädel-Hirn-Trauma leicht wesensverändert. Ein 25-jähriger Bodenleger mußte angeblich wegen häufiger Kopfschmerzen nach einer schweren Contusio cerebri seinen Beruf aufgeben und ist jetzt Speditionskaufmann. Man darf also annehmen, daß das schwere Schädel-Hirn-Trauma nicht zu einem Intelligenzdefekt geführt hat. Nach cardio-pulmonaler Wiederbelebung zeigt ein 8jähriges Mädchen eine geistige Retardierung. Nicht voll arbeitsfähig sind 3 weitere Patienten aus unterschiedlichster Ursache.

In der dritten Gruppe sind 10 Patienten (6,7%) zusammengefaßt, die nicht mehr arbeitsfähig sind bzw. sich vorzeitig berenten lassen mußten. Als Folge einer schweren Schädel-Hirn-Verletzung besteht bei einer jetzt 29jährigen Patientin ein erheblicher geistiger Defektzustand, man muß von Debilität sprechen. Zwei weitere Schädel-Hirn-Traumatiker sind geistig weitgehend unauffällig, aber vorzeitig berentet worden. Bei je 2 Patienten führte eine hohe Querschnittslähmung, ein Malignom bzw. eine Polytraumatisierung zur Arbeitsunfähigkeit.

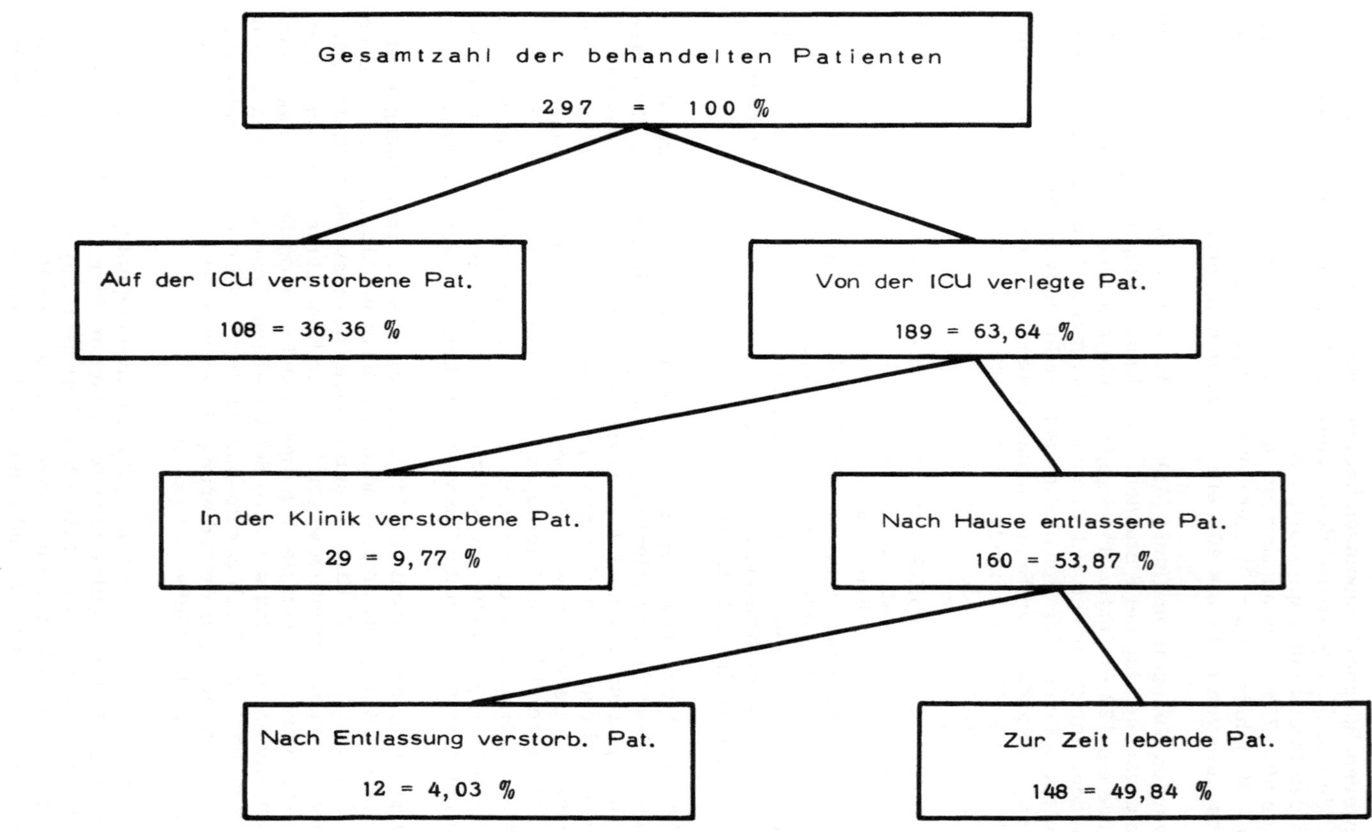

Abb. 4. Schicksal der 297 auf der Intensivtherapiestation behandelten Patienten

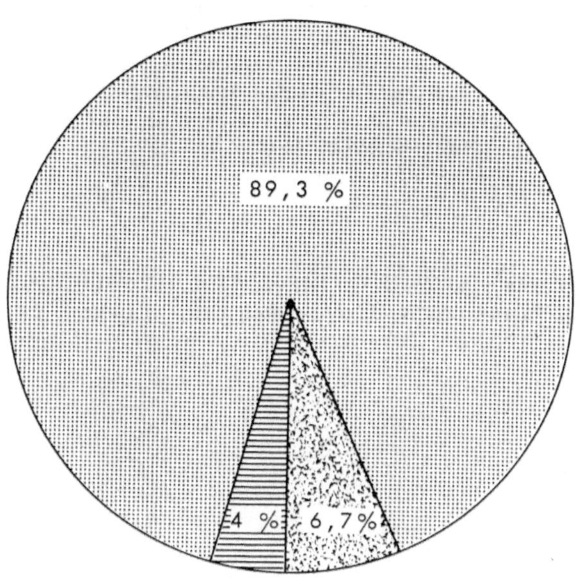

Abb. 5. Spätschicksal von 148 intensivtherapiebedürftigen Patienten, die aus der Klinikbehandlung entlassen werden konnten

Wie bereits erwähnt, vermutet SPENCER eine Abnahme der Gesamtmortalität von nicht mehr als 10% durch die Intensivtherapie. Ein solches Urteil ist - wie der Autor selbst sagt - sehr schwierig. Darüber hinaus ist ein Vergleich zwischen den einzelnen Untersuchungen kaum möglich, da sowohl das Krankengut als auch die Indikation zur Aufnahme auf eine Intensivtherapiestation außerordentlich different sind. An dem Erfolg der Intensivmedizin und der Schaffung entsprechender Einheiten kann eigentlich heute niemand mehr ernsthaft zweifeln. Auf der Grundlage unseres Krankengutes, das sicherlich repräsentativ ist für eine interdisziplinäre Intensivtherapiestation, müssen wir zu einer positiven Einstellung kommen. Über die Hälfte aller behandelten Patienten konnte in ihre häusliche Umgebung wieder entlassen werden. Andererseits sind wir der Meinung, daß der Erfolg oder Mißerfolg der Intensivtherapie nicht allein an Letalitätsquoten gemessen werden darf. Dennoch muß dem Vorwurf, daß auf Intensivtherapiestationen körperliche als auch geistige Krüppel mit allen Mitteln und allem Ehrgeiz am Leben erhalten werden, widersprochen werden. Unsere Untersuchungsergebnisse beweisen jedenfalls das Gegenteil - 90 % der Überlebenden sind wieder voll in ihren alten Lebenskreis integriert. Diese Zahlen dürfen aber nicht darüber hinwegtäuschen, daß es immer wieder Einzelfälle gibt, die durch unsere intensiven Maßnahmen zwar überleben, aber doch u.U. geistige Defekte unterschiedlichster Graduierung zurückbehalten. Dies betrifft insbesondere die Gruppe der schweren Schädel-HirnTraumatiker und der Patienten nach cardiopulmonaler Wiederbelebung. Wenn wir den Sinn in der Intensivtherapie darin sehen, jedem Menschen eine letzte Chance zum Überleben zu geben, dann müssen wir konsequenterweise auch eine gezielte und optimale Rehabilitation für unsere Patienten - und seien es auch nur wenige - fordern. Mit dem Überleben allein sollten wir uns nicht zufriedengeben. Leider fehlt es, wie die tägliche Praxis zeigt, an entsprechenden Abteilungen, die die Nachsorge des speziellen Krankengutes einer Intensivtherapiestation übernehmen. Uns scheint, daß hier ein weites, noch nicht genügend beachtetes Aufgabengebiet liegt.

Literatur

SPENCER, G. T.: Special Care Units. In: W. D. WYLIE u. H. C. CHURCHILL-DAVIDSON, A Practice of Anaesthesia, Lloyd-Luke Ltd., London, 1972

INTRAKRANIELLE DRUCKÜBERWACHUNG IM POSTOPERATIVEN STADIUM

Von W. Gobiet, W. J. Bock und J. Liesegang

Zur Überwachung des intrakraniellen Druckes, insbesonders bei neurochirurgischen Patienten, hat die Messung des Liquordruckes über eine Ventrikeldrainage eine weite Verbreitung gefunden (LUNDBERG, TROUPP). Dieser Methode haften jedoch eine Reihe von Nachteilen an. Im Vordergrund steht die Infektionsgefahr, die durch die Eröffnung der Liquorräume bei längerer Verweildauer des Katheters gegeben ist. Zum anderen ist bei stark erhöhtem intrakraniellen Druck die Ventrikelpunktion oft nicht möglich.

Ausgehend von den Arbeiten von COE und NORNES versuchten wir deshalb die Dauerüberwachung des intrakraniellen Druckes im epiduralen Raum vorzunehmen, d. h. zwischen harter Hirnhaut und Knochen. Dadurch kann der Meßvorgang ohne Eröffnung der schützenden Hüllen des Gehirns vorgenommen werden (GOBIET). Von der meßtechnischen Seite wird dies dadurch ermöglicht, daß heute zuverlässige Miniaturdruckaufnehmer angeboten werden, die in ihren Ausmaßen so klein gehalten sind, daß die Implantatition ohne negative Einflüsse auf das Gehirn erfolgen kann.
Der von uns eingesetzte Druckaufnehmer der Firma Sensotec[+] ist ca. 2 mm hoch und 6 mm breit. Der aktive Teil ist eine mit Halbleiterdehnungsmeßstreifen belegte Membran, deren Spannungsänderung bei Biegung ein Maß für den Druck gibt. Als Meßgerät benutzen wir ein Siemens Elektromanometer mit automatischem Nullabgleich.

Die Einlage erfolgt nach Sterilisation mit Detergicide® und Eichung auf Körpertemperatur durch ein gesondertes Bohrloch auf der kontralateralen Operationsseite. Vorher wurde die Dura auf ca. 2 x 4 cm vom Knochen abgelöst. Abb. 1 zeigt auf einem Gehirnquerschnitt die Lage des epiduralen Druckaufnehmers im Vergleich zum Ventrikelkatheter zur Liquordruckmessung.

In einer Voruntersuchung konnte gezeigt werden, daß die epidural gewonnenen Werte representativ für den Schädelinnendruck sind. Abb. 2 zeigt die Ergebnisse bei gleichzeitig gemessenem epiduralen- und Liquordruck. Die 45° Linie entspricht Druckgleichheit. Es zeigt sich, daß beide Werte linear ansteigen, mit leicht höheren epiduralen Drücken im hohen Bereich.

Die anfangs aufgetretenen Schwierigkeiten, die durch unkontrollierte Nullpunktdrift der Meßsonden bedingt waren, können als überwunden gelten. Es ist der Fa. Sensotec und uns gelungen zwei verschiedene brauchbare Verfahren zur Nacheichung der Sonde während laufender Messung zu entwickeln. Das eigene Verfahren hat den Vorteil, daß die bis jetzt gelieferten Sonden nachträglich damit ausgerüstet werden können.

[+]Deutscher Vertreter: Burster KG Gernsbach, Talstr. 7

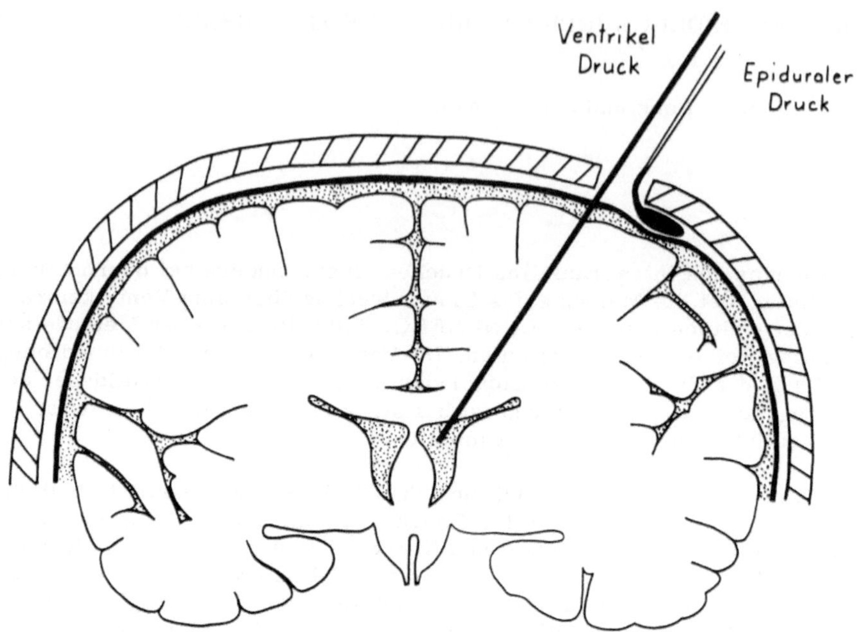

Abb. 1. Prinzip der epiduralen- und ventrikulären Druckmessung

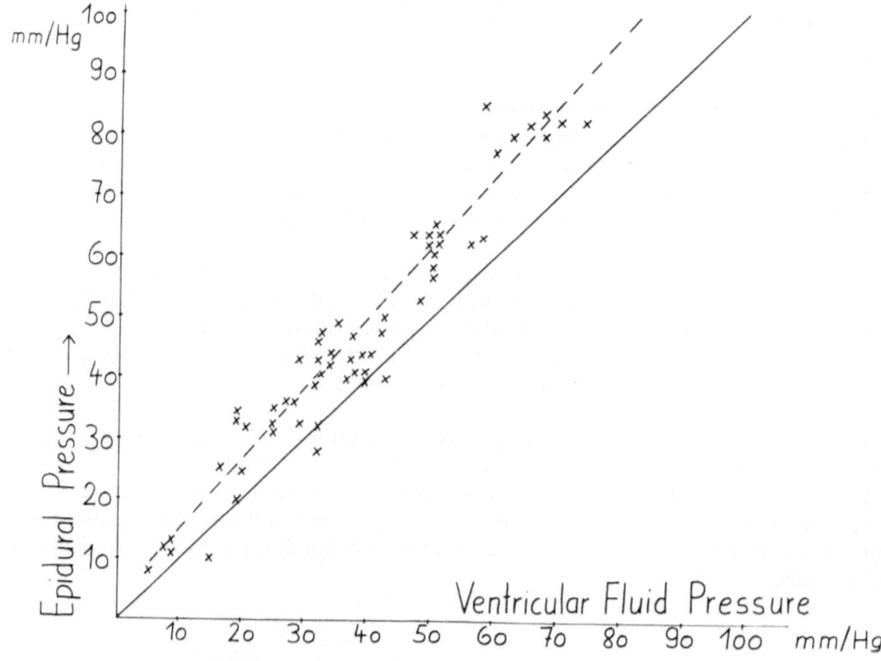

Abb. 2. Zusammenhang zwischen Epidural- und Liquordruck

Wir haben die epidurale Druckmessung bei über 70 Patienten angewandt. Die Meßdauer betrug zwischen 1-5 Tage. Für den Patienten nachteilige Folgen konnten nicht beobachtet werden. Bedingt durch die Kleinheit der Sonden ist auch die Entfernung ohne größeren Aufwand möglich. Dies hat sich im klinischen Betrieb als sehr positiv erwiesen.

Der Wert des Verfahrens soll an einer besonderen Patientengruppe erläutert werden. Wir haben aus unserem Material 16 Messungen bei schwersten gedeckten Schädel-Hirntraumen ausgewählt. Diese Patienten zeigten alle Zeichen der Hirnstammschädigung mit Streckkrämpfen, Atemstörungen, Kreislauf- und Temperaturdysregulationen. Bei 11 von diesen Patienten konnten zusätzlich extreme Hirndrucksteigerungen bis über 70 mm/Hg beobachtet werden, während bei den übrigen 5 der Hirndruck normal oder nur leicht erhöht war. Da bei diesem Kollektiv das klinische Bild keinen Anhalt für den zusätzlichen Hirndruck ergab, konnte als Richtlinie für die Therapie nur die Druckmessung verwendet werden. Die Behandlung konnte ebenfalls gezielt erfolgen. Während bei einigen Patienten die einmalige Gabe einer hyperosmolaren Lösung genügte, den Druck für längere Zeit im Normbereich, also unter 25 mm/Hg zu halten, waren bei anderen Dauerinfusionen von S 40 im Bypass über mehrere Stunden und bis 1500 ml notwendig, um den Druck wenigstens in einem mittleren Bereich zwischen 25 - 50 mm/Hg zu halten (Abb. 3).

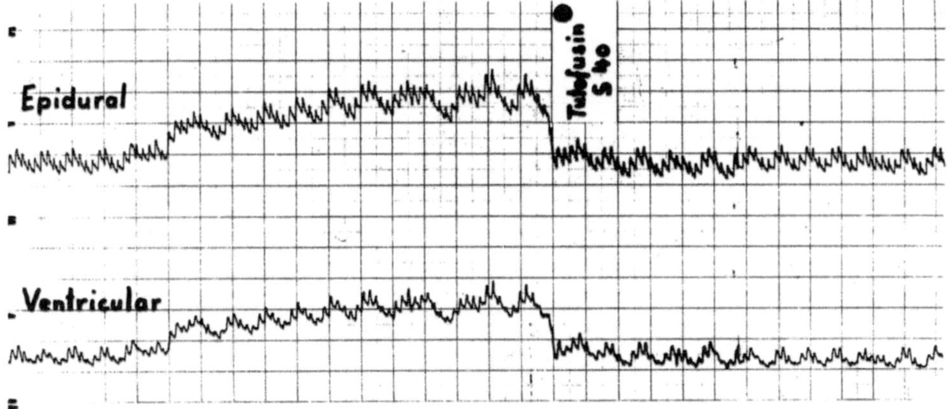

Abb. 3. Registrierung während steigendem Druck und Senkung durch hyperosmelare Lösung

Die epidurale Druckmessung bietet somit eine wertvolle Hilfe bei der Überwachung von Patienten nach Hirneingriffen und nach schweren Schädelhirntraumen. Die beginnende Hirnschwellung kann frühzeitig erkannt und therapiert werden. Auf der anderen Seite können unnütze und für den Patienten sogar schädigende Maßnahmen, wie forcierte Entwässerung, unterbleiben.

Literatur

1. COE, J. E., NELSON, J. W.: Technique for continous intracranial pressure recording. J. Neurosurg. 27, 307-375 (1967)
2. GOBIET, W., BOCK, J. W., LIESEGANG, J.: Long time monitoring of epidural pressure in man. In: Intracranial Pressure Springer Verlag-Heidelberg (in Druck)
3. NORNES, H. M. D., MAGNES, B.: Miniatur transducer for intracranial pressure monitoring in man. Acta Neurol. Svandinav. 46, 203-214 (1970)
4. LUNDBERG, N., TROUPP, H., LORIN, H.: Continous recording of the ventricular fluid pressure in patients with severe acute traumatic brain injury. J. Neurosurg. 25, 581-590 (1965)
5. TROUPP, H., VALTONEN, S., VAPALATHI, M.: Intraventricular pressure after administration of dehydrating agents to severely brain injury patients. Acta Neurochirurgica 24, 89-95 (1971)

STOFFWECHSELVERÄNDERUNGEN BEIM INTENSIV-PFLEGEBEDÜRFTIGEN SCHÄDELHIRNTRAUMA

Von J. Hausdörfer, W. Heller, P. Oldenkott und Ch. Stolz

Die Beurteilung von Schädelhirntraumen ist dadurch erschwert, daß es aufgrund des klinischen Befundes in den meisten Fällen nicht möglich ist, insbesondere im Frühstadium eine Aussage über den Schweregrad der Verletzung und den daraus zu erwartenden Verlauf zu machen. An 80 Patienten mit Schädelhirntraumen unterschiedlichen Schweregrades wurde daher untersucht, ob durch die Erfassung biochemischer Parameter eine derartige Aussage ermöglicht wird, bzw. erleichtert werden kann.

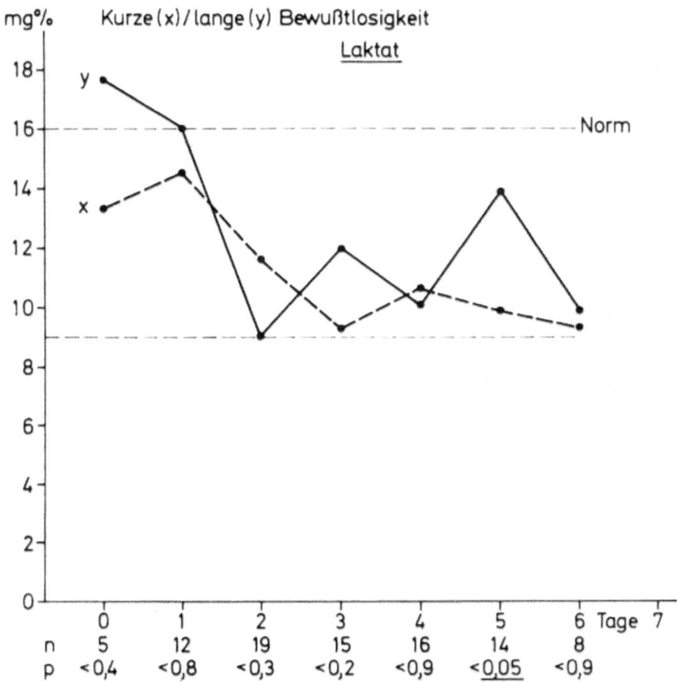

Abb. 1. Laktatwerte im Vergleich mit der Länge der Bewußtlosigkeit

Folgende Parameter wurden aus dem venösen Blut bestimmt: Laktat, Pyruvat, ATP, 2,3-Diphosphoglycerat, Harnsäure, CPK, Alpha-HBDH, Fruktose-1,6-Diphosphat-Aldolase sowie die Transaminasen und die LDH. Die Blutentnehmen erfolgten aus einem zentralen Katheter oder aus der V. jugularis interna jeweils am Unfalltag (Tag 0) und unter Grundumsatzbedingungen an den darauf folgenden Tagen bis zur Normalisierung bzw. Stabilisierung der Werte. Untersucht wurden stoffwechselgesunde jüngere Patienten mit Schädelhirntraumen der Schweregrade

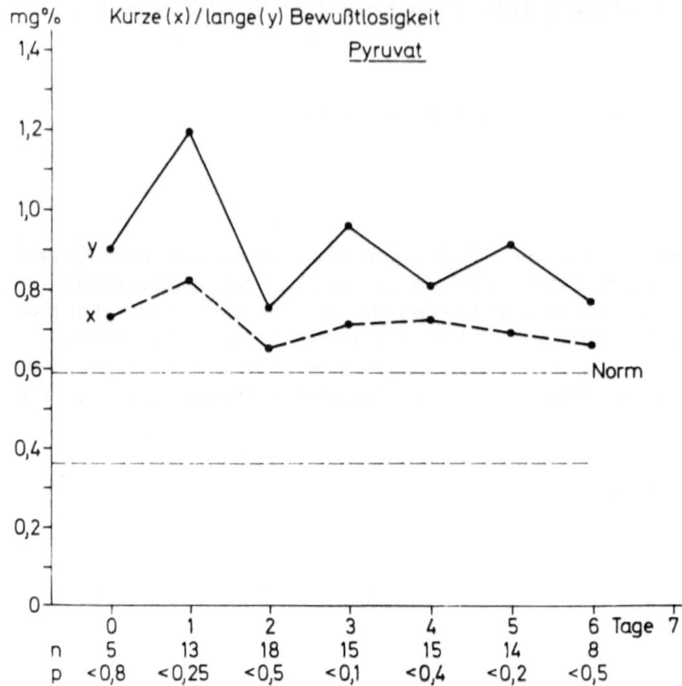

Abb. 2. Pyruvat und Bewußtlosigkeitsdauer

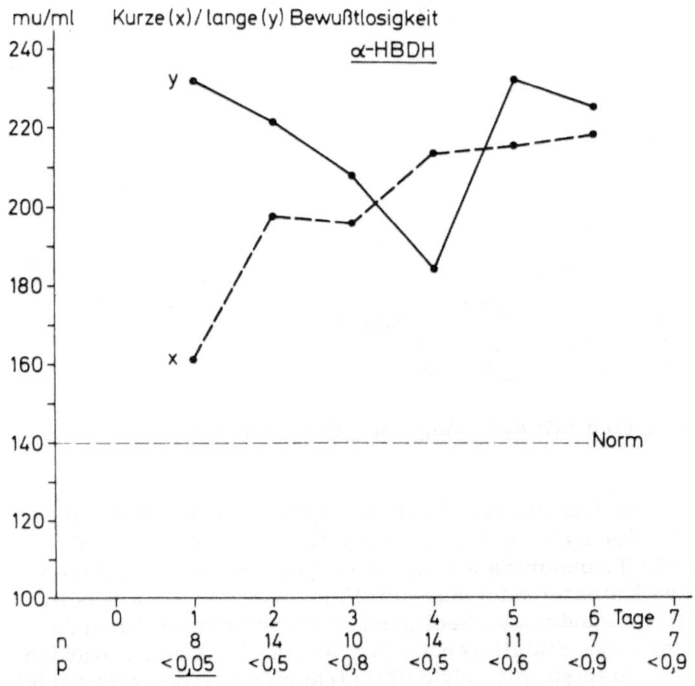

Abb. 3. Alpha-HBDH und Dauer der Bewußtlosigkeit

II und III, die in einigen Fällen mit Gesichtsschädel- und Extremitätenverletzunden vergesellschaftet waren. Initial wurde die notwendige Schockbekämpfung und der Ausgleich der Schockbedingten metabolischen Störungen durchgeführt. Zur Standardisierung der Untersuchungsbedingungen erfolgte die parenterale Ernährung durch Zufuhr xylit-, elektrolyt- und aminosäurehaltiger Lösungen mit ausreichender Kalorienzahl. Als wesentlicher Kohlenhydratbestandteil wurde Xylit verwendet, um nicht durch eine infusionsbedingte Laktatsteigerung das Untersuchungsbild zu verschleiern. Nach Wiedereinsetzen der Peristaltik erfolgte eine kombinierte parenterale/enterale Ernährung mit Hilfe handelsüblicher Sondennahrungen. Das cerebrale Sauerstoffangebot ist bei der hirnödembedingten Verlängerung der Diffusionsstrecke eingeschränkt. Alle Patienten wurden deshalb auch bei klinisch nicht manifester Ateminsuffizienz in den ersten Tagen künstlich beatmet; wobei die Normoventilation blutgasanalytisch kontinuierlich kontrolliert wurde.
In der Literatur sind Untersuchungen beschrieben, die in Tierversuchen an Gehirnschnitten besonders die Laktat- und Pyruvatverhältnisse beim experimentellen Schädelhirntrauma darstellen (6, 7, 14). Die Bedeutung und prognostische Wertung hoher Laktat- und Pyruvatwerte nach Schädelhirntrauma bzw. Hypoxie und Schock wurden mehrfach beschrieben (3, 4, 10, 11, 12, 15). Hierher gehört auch eine Arbeit von Bés u. a. (1) über einen biologischen Test zur Bestimmung des Hirntodes.

In einer ersten Untersuchungsreihe korrellierten wir daher die Dauer der Bewußtlosigkeit der Patienten mit entsprechenden biochemischen Stoffwechselveränderungen, wobei uns das Verhalten des Laktats, des Pyruvats und der Alpha-HBDH am eindrucksvollsten erschien. (Abb. 1, 2, 3)
Es ist aus diesen Parametern also erkennbar, daß sich die entscheidenden Veränderungen in den ersten posttraumatischen Tagen abspielen, eine Tatsache, die unsere Arbeitsgruppe auch in anderem Zusammenhang feststellen konnte

Eine besondere Bedeutung erlangte unsere Enzymuntersuchungsreihe bei der Unterscheidung des Schweregrades der Schädelhirntraumen in Bezug auf die Gesamtmortalität unabhängig von Sekundärerkrankungen. Hier waren eindeutige Aussagen möglich (Abb. 4). Schon am Aufnahmetag und an den drei Folgetagen lag der Laktatwert bei Patienten , die das Trauma auf kürzere oder längere Zeit nicht überlebten, statistisch signifikant über den bei den Überlebenden gefundenen Werten. Letztere überstiegen nur anfangs wenig die Norm und unterschieden sich deutlich von den am 1. und 2. Tag sehr hohen Werten der tödlich Verletzten, selbst wenn deren Kreislauffunktionen noch über viele Tage erhalten werden konnten. Auch hier war eine klinische Unterscheidung anfangs oft nicht möglich. Erst mit dem dann wieder einsetzenden Anstieg der Laktatwerte am 6. und 7. Tag mit statistischer Signifikanz über die Vergleichswerte war auch klinisch der vorgegebene schicksalsmäßige Verlauf in den meisten Fällen klar. Es ist wiederum zu erkennen, daß dieses Verhalten in den ersten Tagen von prognostischer Bedeutung ist (Abb. 5).
Ähnlich wie aus dem Laktatverhalten zu erwarten, änderte sich das Pyruvat bei diesen Patienten mit der genannten im wesentlichen auf den Schädelhirnbereich beschränkten Schädigung, die einen Vergleich klinisch wertvoll macht. Statistisch ergaben sich für das Pyruvat signifikant erhöhte Werte wiederum am 1. und 2. Tag. Eine prognostische Aussage über den weiteren Verlauf erscheint uns damit erleichtert.
Die Werte für ATP verliefen jeweils im Normbereich, lagen aber, und dies besonders am 2. Tag nach der Schädigung, signifikant unterhalb der Vergleichs-

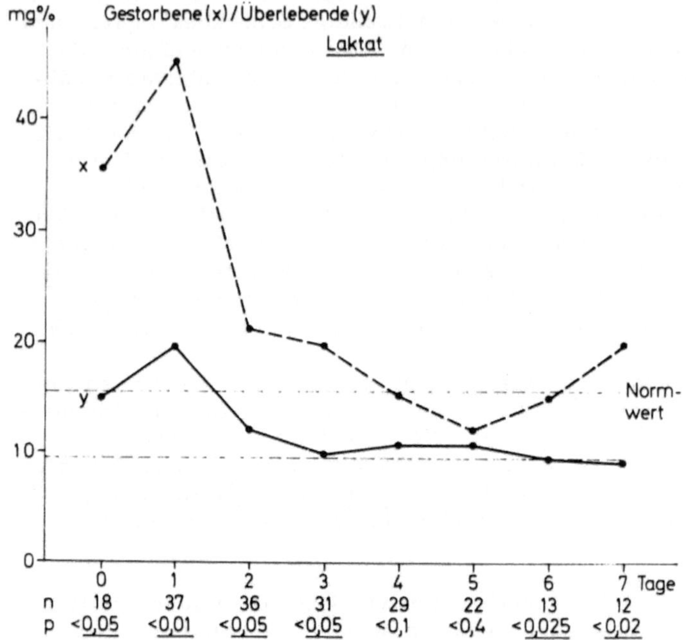

Abb. 4. Laktat und Mortalität beim Schädelhirntrauma

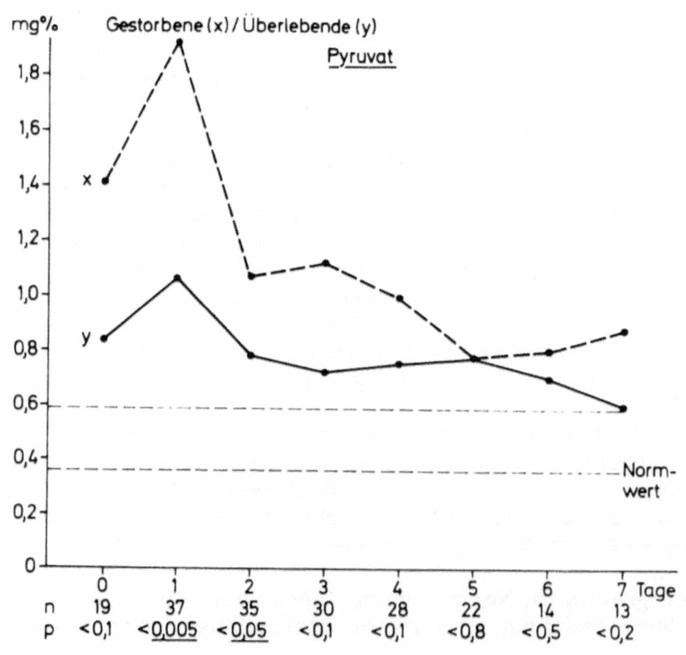

Abb. 5. Pyruvatwerte verglichen mit der Mortalität beim Schädelhirntrauma

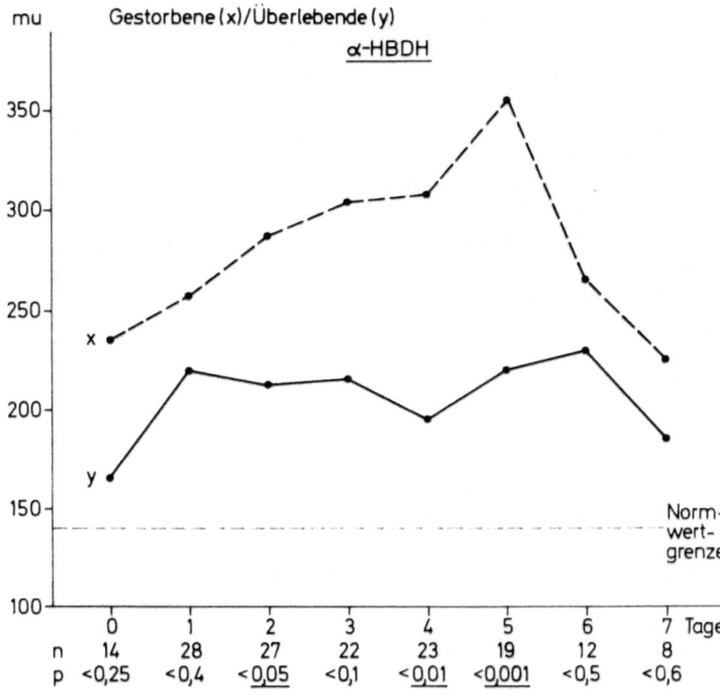

Abb. 6. Alpha-HBDH-Werte bei Patienten die an einem Schädelhirntrauma verstarben oder dieses überlebten

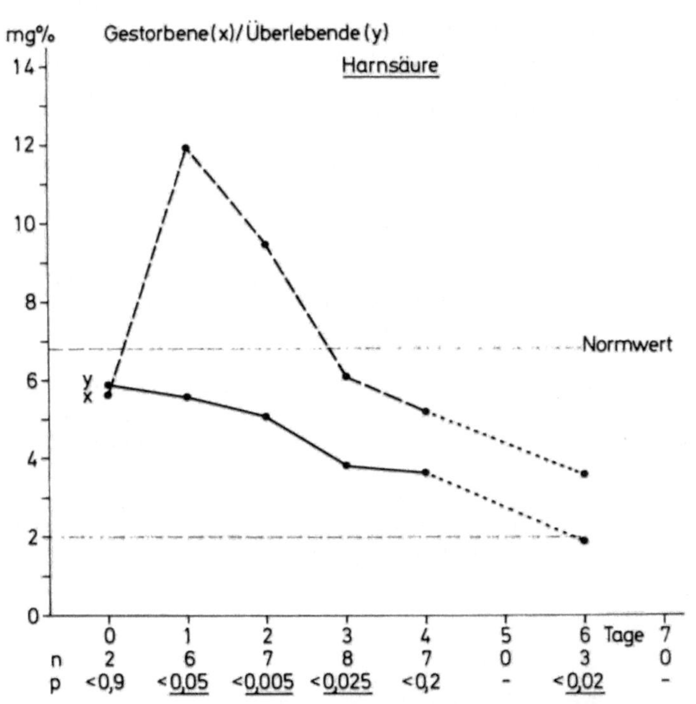

Abb. 7. Harnsäureveränderungen bei verschieden schweren Schädelhirntraumen

gruppe, die sich aus den Überlebenden zusammensetzt.
Die Aldolase- und besonders die 2, 3-Diphosphoglyceratwerte des Tages 0 und 1 waren statistisch signifikant in der gleichen Richtung wie die ATP verändert (Abb. 6).
Bei der prognostischen Beurteilung der Schädelhirntraumen kommt wiederum der Bestimmung der Alpha-HBDH besondere Bedeutung zu. Die Werte lagen in jedem Fall weit über den Ergebnissen der nicht tödlich verletzten Patienten mit statistischer Signifikanz am 2., 4. und 5. Tag (Abb. 7).
Die Bestimmung der Harnsäure ließ ebenfalls eine deutliche Unterscheidung der Patienten auf den postkontusionellen Verlauf und die Mortalität hin zu. Hier waren wiederum statistisch signifikante Differenzen am 1., 2. und 3. Tag nach der Verletzung auffällig.

Vergleicht man diese Ergebnisse mit den Angaben über Untersuchungen anderer Arbeitsgruppen, so konnten wir die dort beschriebenen Laktat- und Pyruvatanstiege nach Schädelhirntraumen (1, 6, 10) im Hinblick auf die prognostische Bedeutung für diese Art von Schädigung ausweiten.

Die Erhöhung der ATP-Werte beim Schädelhirntrauma ist wohl in erster Linie mit einer Zellmembranschädigung und erhöhtem Verlust der untergehenden Hirnzelle an energiereichen Phosphaten zu erklären. BRAASCH (2) hat diese Vermutung in Bezug auf die infarktgeschädigte Myokardzelle hin ausgesprochen.
In einer Untersuchung von SANDERS (8) wird das Einsetzen von Konvulsionen mit dem Abfall des ATP-Spiegels in der Hirnzelle korrelliert.
Aldolase und 2, 3-Diphosphoglycerat sind als Parameter des Kohlenhydratstoffwechsels deutlich tangiert und müssen wohl in einen Zusammenhang mit der schweren ZNS-Zellschädigung gebracht werden.
Harnsäurebestimmungen könnten bei erhöht gefundenen Werten die eingreifende Alternation des Nukleotidbestandes der geschädigten Hirnzelle signalisieren.
Die Alpha-HBDH bringt den im Adrenalinstress bevorzugt auftretenden Abbau der Fette in ketogene Substanzen zum Ausdruck.
Sämtliche genannten Parameter korrellierten in ihrem Verhalten mit den blutgasanalytisch erfaßbaren Veränderungen des Säurebasenhaushaltes, auf die jedoch im Rahmen der heutigen Thematik nicht eingegangen werden kann.
Zusammenfassend läßt sich sagen, daß das Gesamtspektrum der aufgeführten Bestimmungen in den entscheidenden ersten Tagen nach dem Trauma trotz klinisch ähnlicher Zustandsbilder doch schon eine zuverlässige Aussage über den Ausgang der schweren Traumatisierung zuläßt. Andererseits kann die Wirksamkeit therapeutischer Maßnahmen (z. B. einer Hypothermiebehandlung) mit Hilfe dieser Untersuchungsmethoden beurteilt werden.

Schädelhirntraumen können bei gleichen klinischen Zustandsbildern eine schwere Schädigung vorstellen, das Ausmaß der aktuellen Zellschädigung bleibt aber damit zunächst unklar. Da eine morphologische Beurteilung in der Klinik nicht möglich ist, bieten entsprechende Stoffwechseluntersuchungen, die den zellulären Zustand ausreichend gut widerspiegeln, einen Ausweg, so daß wir hoffen, mit Hilfe dieser Parameter über die klinische Verlaufsdiagnostik hinaus zu einer frühzeitigen prognostischen Aussage zu kommen.

Literatur

1. BÉS, A., ARDUS, L., LAZORTHES, Y., ESCANDE, M., DELPLA, M. and VERGNE, J. P. M.: Hemodynamic and Metabolic Studies in "Coma Dépasse", A Search for a Biological Test of the Brain. In: M. Brock, C. Fieschi, D. H. Ingvar, N. H. Lassen, K. Schürmann, Cerebral Blood Flow, Springer, Berlin, 1969
2. BRAASCH, W., GUDBJARNSON, S. und BING, R. J.: Reparative Vorgänge im Herzmuskel nach experimentellem Koronarverschluß. Herzinfarkt und Schock. VI. Symposion der Deutschen Gesellschaft für Fortschritte auf dem Gebiet der Inneren Medizin. Herausgegeben von L. Heilmeyer und H. J. Holtmeier, Thieme, Stuttgart 1968
3. COHEN, P. J.: The Metabolic Function of Oxygen and Biochemical Lesions of Hypoxia. Anesthesiology 37, 160-163 (1972)
4. HUCKABEE, W. E.: Relationships of Pyruvate and Lactate during Anaerobic Metabolism, III. Effect of Breathing Low - Oxygen Gases J. Clin. Invest. 37, 264-71 (1958)
5. KAASIK, A. E., NILSON, L., SIERJÖ, B. K.: The Effect of Arterial Hypotension upon the Lactate, Pyruvate and Bicarbonate Concentrations of Brain Tissue and internal CSF and upon the Tissue Concentration of Phosphocreatinine, Acta Physiol. Scand. 78, 448-458 (1970)
6. MEYER, J. S., KONDO, A., NEMURA, F., SAKAMOTO K., TERAURA, T.: Cerebral Hemodynamics and Metabolism Following Experimental Head Injury. J. Neurosurg. 32, 304 (1970)
7. SAMII, M., REULEN, H. J., FENSKE, F., HASE, U., SCHÜRMANN, K.: Energy Metabolism, Lactate/Pyruvate Ratio and Extracellular Space in Cortex and White Matter Adjacent and Distant from a Local Freezing Point. In: M. Brock et al., Cerebral Blood Flow, Springer, Berlin 1969
8. SANDERS, A. P., KRAMER, R. S., WOOSHALL, B. et al.: Brain Adenosin Triphosphate, Decreased Concentration Precedes Convulsion Science 169, 206-208 (1970)
9. SIESJÖ, B. K., ZWETNOW N. N.: Effects of Increased Cerebrospinal Fluid pressure upon Adenine Nucleotids and upon Lactate and Pyruvate in Rat brain Tissue, Acta Neurol. Scand. 46, 187-202 (1970)
10. STOECKEL, H., HOYER, S.: Hirndurchblutung und Hirnstoffwechsel nach schweren Hirntraumen, Prakt. Anästh. u. Wiederbel. 6, 431 (1971)
11. SCHWEIZER, O., HOWLAND, W. S.: Prognostic Significance of High Lactate Levels. Anesth. Analg. 47, 383-388 (1968)
12. VITEK, V., COVLEY, R. A.: Blood Lactate in the Prognosis of Various Forms of Shock: Ann. Surg. 173/2, 308-313 (1971)
14. WEIL, M. H., AFIFI, A. A.: Experimental and Clinical Studies on Lactate and Pyruvate as Indicators of the Severity of Acute Circulatory Failure (Shock), Circulation 41, 989-1001 (1970)
15. ZUPPING, R.: Cerebral Acid-Base and Gas Metabolism in Brain Injury J. Neurosurg. 33, 498-505 (1970)

ENZYMVERÄNDERUNGEN BEI DER HYPOXISCHEN HYPOXIE

Von Ch. Stolz und W. Heller

Bei etwa 30 Patienten mit Schädel-Hirn-Traumen, die nicht direkt nach dem Unfallereignis in unsere Behandlung gekommen waren und blutgasanalytisch eine deutlich verminderte Sauerstoffaufnahme infolge insuffizienter Eigenatmung, also das Bild einer hypoxischen Hypoxie zeigten, wurden folgende Parameter des Enzymspektrums bestimmt: SGOT, SGPT, LDH sowie die LDH-Isoenzyme 1, 4 und 5, ferner Cholinesterade und Acetylcholinesterase, MDH, ICDH und CPK und als Substrat die Neuraminsäure. Um Vergleichsmöglichkeiten zur Blutgasanalyse zu haben, wurden als saure Metaboliten zusätzlich Lactat und Pyruvat bestimmt. Zur Erkennung und Beurteilung des Ausmaßes der jeweiligen Hypoxie erfolgten regelmäßige arterielle blutgasanalytische Kontrollen. Diese Labordaten sollen jedoch in diesem Zusammenhang nicht diskutiert werden.

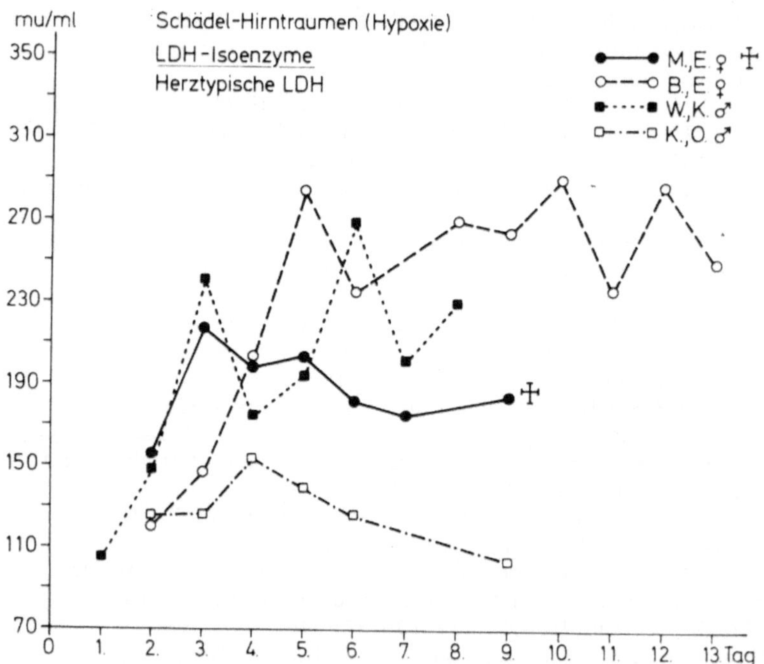

Abb. 1. Verhalten des Isoenzym 4 der LDH bei der Hypoxie

Der Verlauf der Enzymkurven zeigt bei hypoxischen Zuständen ein relativ gleichförmiges Verhalten, lediglich die SGPT scheint sich uncharakteristisch zu verhalten. Wir fanden bei der SGOT, der LDH und deren Isoenzym 1 und 4 (Abb. 1) sowie bei der CPK und der MDH (Abb. 2) immer sofort einen permanen-

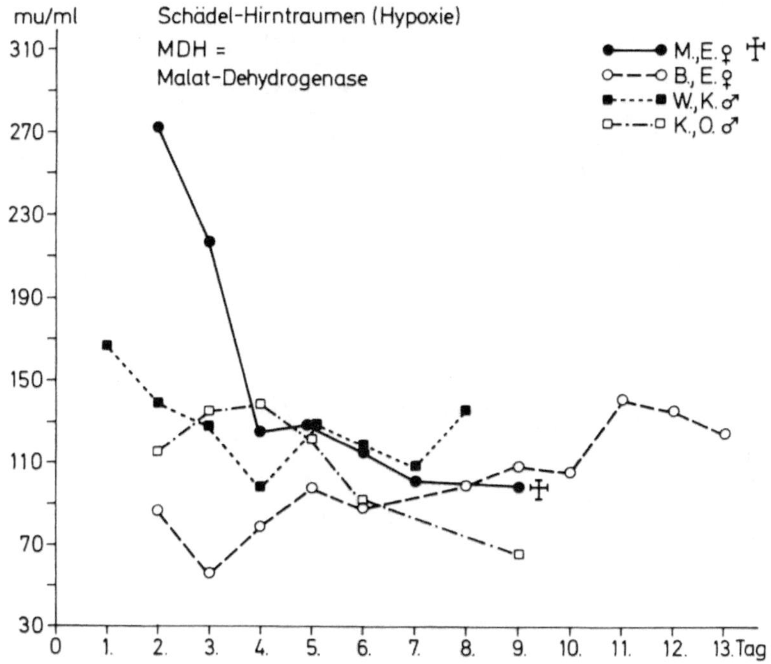

Abb. 2. Verhalten der Malatdehydrogenase (MDH) bei der Hypoxie

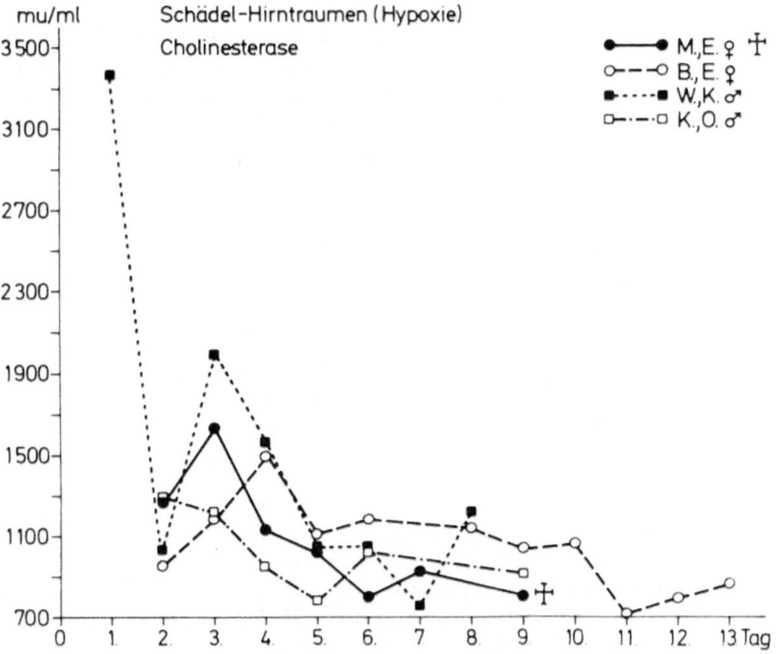

Abb. 3. Verhalten der Cholinesterase bei der Hypoxie

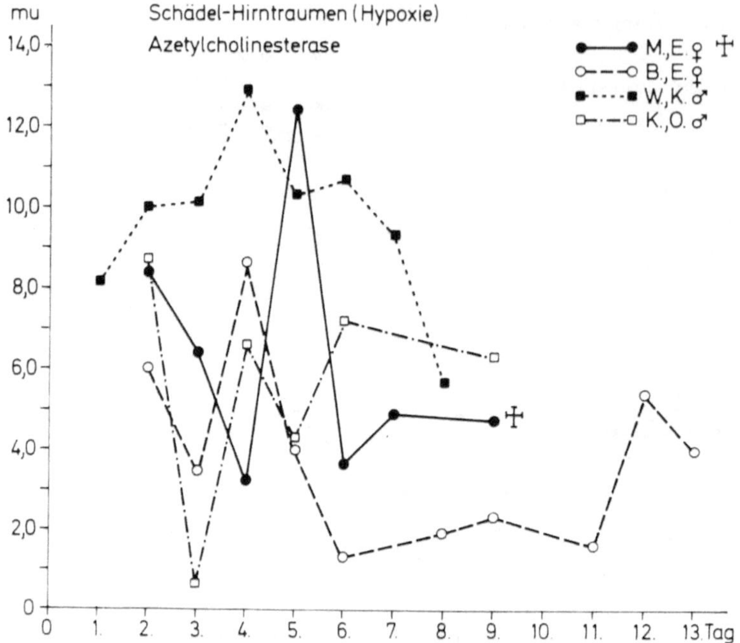

Abb. 4. Verhalten der Acetylcholinesterase bei der Hypoxie

ten Aktivitätsanstieg bis zum Tode bzw. einen Abfall bei Besserung des klinischen Bildes. Umgekehrt verhalten sich dagegen das Isoenzym 5 der LDH sowie die Cholinesterase und Acetylcholinesterase, die einen kontinuierlichen Abfall aufweisen bei den Patienten, die nicht überlebt haben (Abb. 3, 4). Eine Besserung des Krankheitsbildes kündigte sich durch einen Wiederanstieg dieser Parameter an. Während wir glauben, daß die Veränderungen der SGOT, der CPK und der Isoenzyme 1 und 4 der LDH nur die Folgen der Hypoxie am Herzmuskel widerspiegeln, nehmen wir an, daß die MDH und die ICDH als Enzyme des Zitronensäurezyklus in ihren Veränderungen eine Aussage über das Ausmaß der hypoxisch bedingten mitochondrialen Schädigung gestatten.

Das wesentliche Substrat für die MDH stellt die L-Apfelsäure dar. Die nächste Stufe im Zitronensäurezyklus bildet dann in der Regel die Oxalessigsäure, unter pathologischen Bedingungen kann es jedoch auch als Stoffwechselnebenweg zum Auftreten von Brenztraubensäure und CO_2 kommen. Gerade dieser letztere Mechanismus könnte im Zustand der Hypoxie in den Vordergrund treten und somit eine Erklärung für den noch zu diskutierenden Pyruvatanstieg darstellen. Jede Hypoxie beinhaltet eine schwere energetische Zellmembranschädigung. Das Auftreten hoher MDH-Aktivitäten im Verlauf derartiger pathologischer Geschehnisse läßt daher vermuten, daß es neben der cytoplasmatischen MDH zusätzlich zu einer Freisetzung des mitochondrialen Enzyms kommt. Von Bedeutung erscheint uns in diesem Zusammenhang die Tatsache, daß sich die höchsten MDH-Aktivitäten im Gehirn, dem Herzmuskel und der Leber finden, den Organen, die im Zustand der Hypoxie auch für den Kliniker die ersten und schwersten Schädigungen erkennen lassen. Da das pH-Optimum der MDH, ebenso wie das der ICDH, im sauren Bereich liegt, wird die Bildung saurer Metaboliten auf dem eben beschriebenen Stoffwechselnebenweg durch die jede Hypoxie begleitende Acidose noch verstärkt.

Die Besprechung der Ergebnisse der Enzymuntersuchungen bei Patienten mit chronischen Hypoxiezuständen erfolgt anhand charakteristischer Einzelbeispiele, da eine Diskussion von Mittelwerten aufgrund der unterschiedlichen Ausgangsverhältnisse kein einheitliches Bild ergibt. Außerdem ist der weitere Verlauf der Enzymkurven von der Schwere der Organschädigungen abhängig. Anhand der Enzymwerte, die meistens dem klinisch sichtbaren Verlauf um 8 Stunden vorauseilen, ist zu erkennen, daß der 2. bis 4. Tag nach dem hypoxischen Ereignis kritisch ist. Für die MDH findet man die höchsten Aktivitätswerte in der Regel innerhalb der ersten 12 Stunden nach Eintritt der Hypoxie. Das Ausmaß des MDH-Anstiegs ist abhängig von der Dauer und dem Schweregrad der hypoxischen Schädigung.

Das Verhalten der Acetylcholinesterase und der Cholinesterase bei der chronischen Hypoxie ist dem bei der akuten Hypoxie vergleichbar. Während es bei der akuten Hypoxie zu einem permanenten Abfall beider Parameter bis zum Tode kommt, wird bei der chronischen Hypoxie primär ein Anstieg und dann erst ein massiver Abfall beobachtet. Dieser steht wiederum in Abhängigkeit zur Schwere der Hypoxie.
Vergleicht man den Verlauf der Acetylcholinesterase und der Neuraminsäure von Patienten mit einer Chronischen Hypoxie, so zeigt sich sowohl bei der Acetylcholinesterase als auch bei der Neuraminsäure ein nahezu gleichsinniges Verhalten. Die Acetylcholinesterase verläuft bei Patienten, die nicht überlebt haben, nach einem initialen Anstieg in einem treppenförmigen Abfall bis zum Tode. Bei der Neuraminsäure zeigt sich wie bei den Überlebenden ein initialer Anstieg, jedoch wesentlich weniger ausgeprägt, dem sich dann ein massiver Abfall kurz vor dem Tode anschließt. Unter diesem Blickwinkel ist bei der Beurteilung der Verlaufskurven beider Parameter festzustellen, daß ihre Überschneidung bei den überlebenden Patienten etwa 24-48 Stunden früher erfolgt als bei jenen, die später verstorben sind.

VERÄNDERUNGEN DES FETTSTOFFWECHSELS BEI DER HYPOXISCHEN HYPOXIE

Von W. Heller und Ch. Stolz

Durch die moderne Intensivüberwachung und Intensivtherapie können wir in den letzten Jahren zunehmend Krankheitsbilder mit schweren respiratorischen und metablischen Störungen beobachten, die in früheren Jahren keiner Therapie mehr zugänglich waren. Zu diesen Krankheiten gehören auch jene, die infolge akuter Geschehnisse oder chronischer pulmonaler Ereignisse bzw. cardialer Insuffizienzzustände akute oder chronische hypoxische Zustände aufweisen mit allen ihren metabolischen Folgen, die nur durch eine Beatmungsbehandlung am Leben erhalten werden können. Um den klinischen Befund mit den biochemischen Parametern korrelieren zu können, bedienten wir uns der allgemeinen Einteilung und unterschieden in hypoxische, ischämische, anämische und toxische Formen der Hypoxie, wobei wir unter einer hypoxischen Hypoxie einen Sauerstoffmangel infolge eines verminderten Sauerstoffangebots oder einer diffusionsbedingten verminderten Sauerstoffaufnahme verstehen. Wir führten die Untersuchungen daher an etwa 30 Kranken mit isolierten Schädel-Hirn-Traumen durch, die nicht direkt nach dem Unfallereignis in unsere Behandlung gekommen waren und blutgasanalytisch eine deutlich verminderte Sauerstoffaufnahme infolge insuffizienter Eigenatmung zeigten. Dieses Patientenkollektiv wurde auch deswegen ausgewählt, da hier nicht mit frakturbedingten Alterationen des Fettstoffwechsels zu rechnen war, wie durch ausgedehnte Untersuchungen unserer Arbeitsgruppe zur Fettembolie bereits dargelegt werden konnte.

Zur Erkennung und zur Beurteilung des Ausmaßes der jeweiligen Hypoxie erfolgten regelmäßige blutgasanalytische Kontrollen, außerdem untersuchten wir den ATP-Gehalt im Vollblut, um einen Anhalt über das Ausmaß der Veränderungen energetischer Prozesse zu bekommen. Das Verhalten der Blutgase und des Säure-Basen-Haushaltes soll jedoch in diesem Rahmen nicht diskutiert werden. Aus dem Fettstoffwechsel untersuchten wir folgende Parameter: unveresterte Fettsäuren, veresterte Fettsäuren, Neutralfett, freies Glycerin, Gesamtglycerin Gesamtcholesterin, freies und verestertes Cholesterin, ß-Lipoproteide, Phosphatide und Gesamtlipide. Wegen der unterschiedlichen Ursachen und dem dadurch bedingten verschiedenen Ausmaß der Hypoxie sowie dem zwangsläufig nicht immer einheitlichen Zeitpunkt der Untersuchung lassen sich die einzelnen Fälle nicht im statistisch exakten Sinne miteinander vergleichen, so daß mit unseren im folgenden wiedergegebenen Untersuchungsergebnissen vor allem die Tendenz der Veränderungen und des Verlaufes biochemischer Parameter während und nach hypoxischen Zuständen herausgestellt werden soll. Ein Vergleich der einzelnen Patienten untereinander erfolgte daher mit Hilfe der Regressionsmethode, um auf diese Weise eine statistische Absicherung ermöglichen zu können.
Ein Korrelat des bei jeder Hypoxie zu erwartenden Zusammenbruchs der energetischen Stoffwechselvorgänge stellt selbstverständlich das Verhalten des ATP dar. In allen Fällen akuter und chronischer Hypoxie war daher ein vom Ausmaß der Hypoxie abhängiger mehr oder weniger starker Abfall des ATP festzustellen. Dieses Verhalten sie an einem Fall mit chronischer Hypoxie demonstriert. Bei-

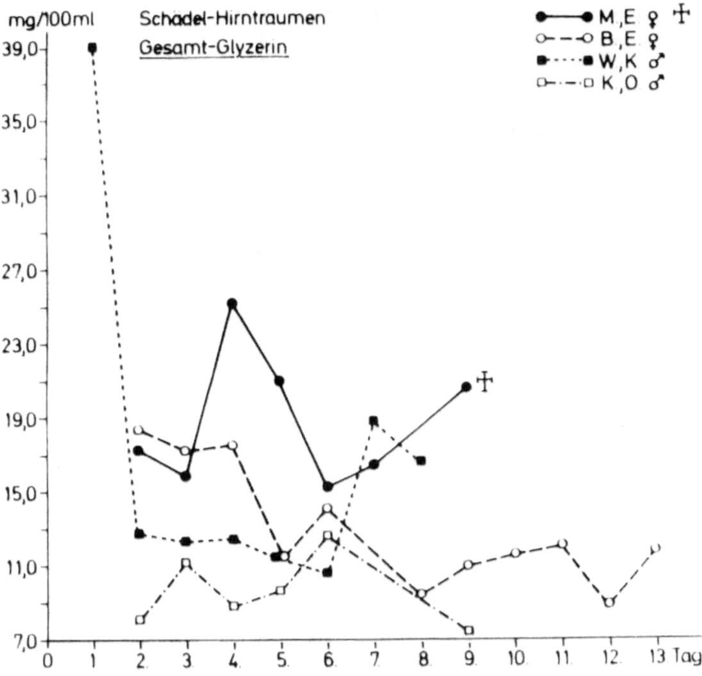

Abb. 1. Verhalten des Gesamtglycerins bei der hypoxischen Hypoxie

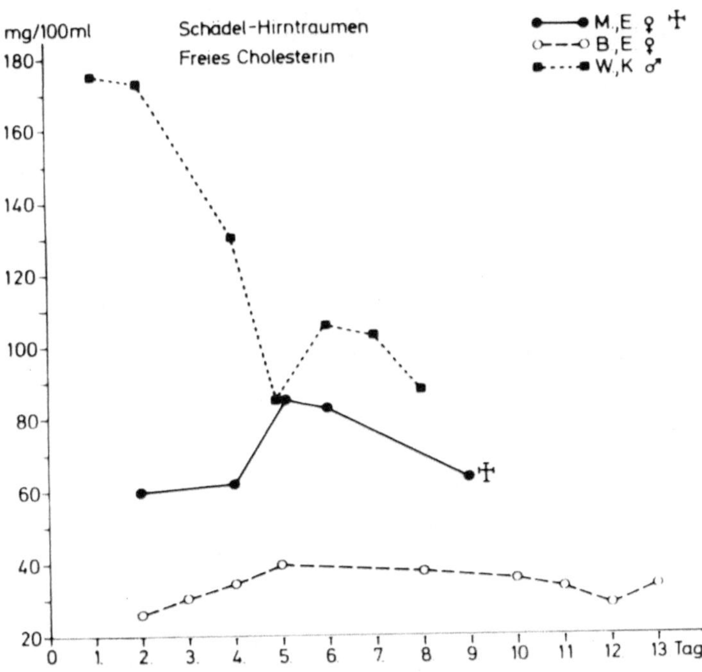

Abb. 2. Verhalten des freien Cholesterin bei der hypoxischen Hypoxie

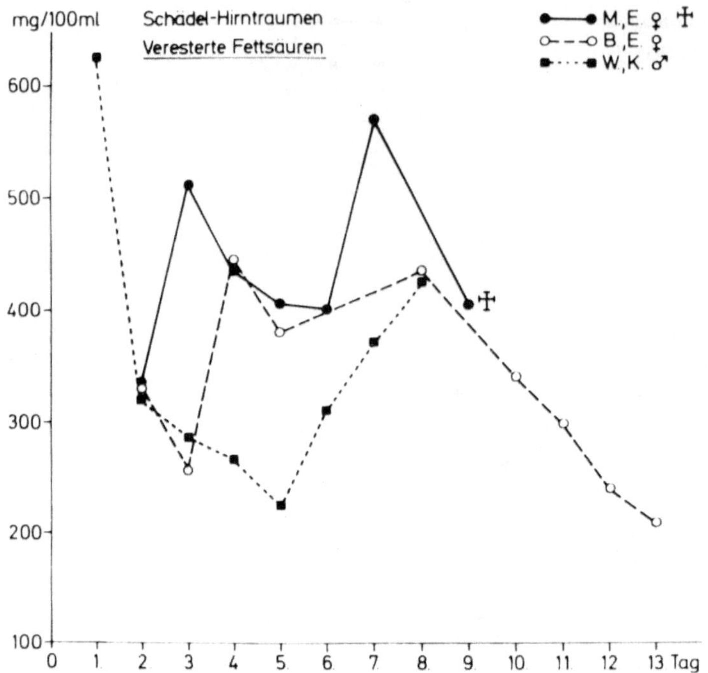

Abb. 3. Verhalten der veresterten Fettsäuren bei der hypoxischen Hypoxie

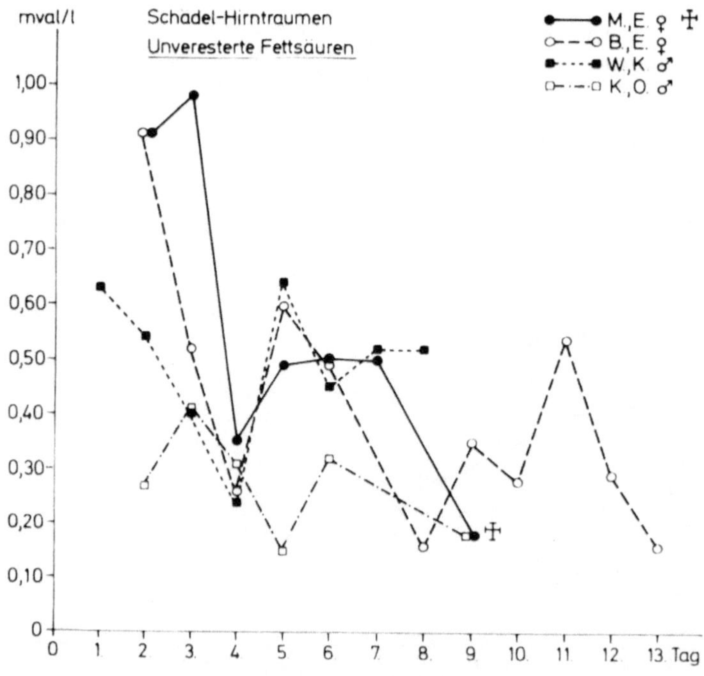

Abb. 4. Verhalten der unveresterten Fettsäuren bei der hypoxischen Hypoxie

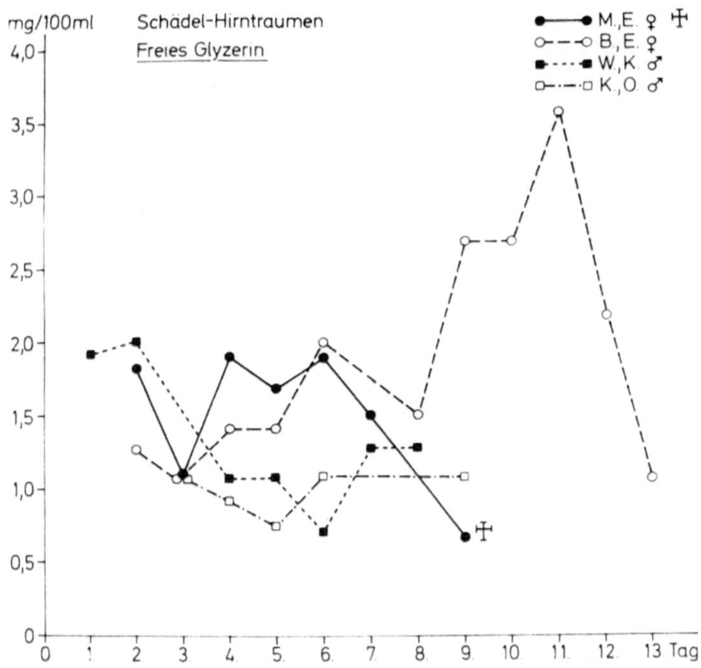

Abb. 5. Verhalten des freien Glycerin bei der hypoxischen Hypoxie

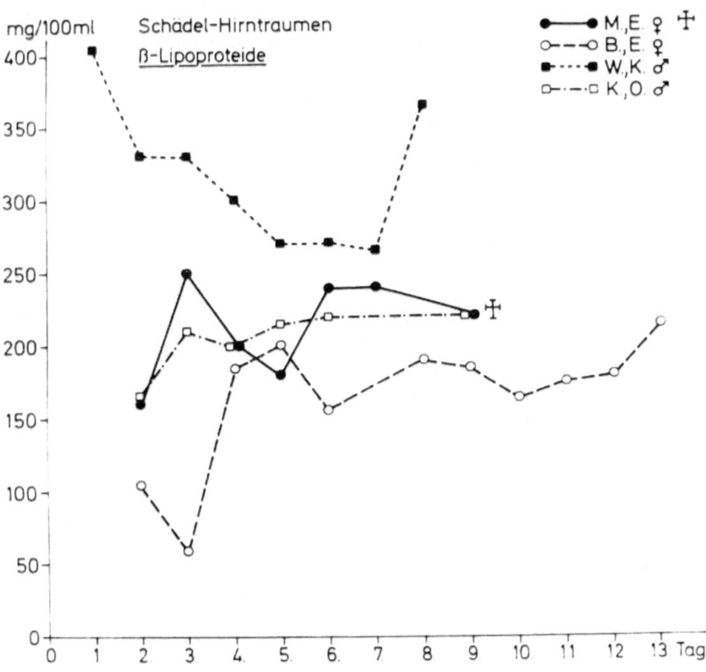

Abb. 6. Verhalten der ß-Lipoproteide bei der hypoxischen Hypoxie

jeder Hypoxie ist sowohl eine respiratorische als auch, abhängig von dem Ausmaß der Stoffwechselentgleisungen, metabolische Azidose zu erwarten, die auch bei den eigenen Untersuchungen durch den Lactat- und Pyruvatanstieg dokumentiert wird.

Das Verhalten der einzelnen Fettfraktionen bietet ein weitgehend einheitliches Bild. In Abhängigkeit von der Schwere der Hypoxie wird ein initialer Schwund der Gesamtlipide, des Gesamtcholesterins und des Gesamtglycerins beobachtet (Abb. 1), wobei der Abfall in den ersten zwei Tagen nach der Hypoxie besonders charakteristisch ist. Ähnlich verhalten sich freies Cholesterin (Abb. 2), veresterte Fettsäuren (Abb. 3) und das Neutralfett. Ein gegenläufiges Verhalten in den ersten Tagen nach der Hypoxie zeigen jedoch die unveresterten Fettsäuren (Abb. 4) und das freie Glycerin (Abb. 5), während sie anschließend nahezu gleichsinnig mit den bereits genannten Parametern verlaufen. Gleichfalls tritt bei allen Patienten ein initialer Schwund der ß-Lipoproteide (Abb. 6) auf. Dieser ist meist charakteristischer als derjenige der veresterten Fettsäuren und des Neutralfetts. Während bei den akuten hypoxischen Hypoxien ein permanenter Abfall der ß-Lipoproteide bis zum Tode zu beobachten ist, spiegelt der spätere Verlauf bei einer Besserung die allmählich eintretende Erholungsphase durch einen langsamen Anstieg dieses Parameters wider, welcher dem klinischen Bild entspricht.

Vergleicht man diese bei Patienten mit reiner Hypoxie gewonnenen Veränderungen des Fettstoffwechsels mit solchen, die bei Patienten mit Rippenserienfrakturen verbunden mit Lungenkontusionen ermittelt wurden und die neben einer Hypoxie noch frakturbedingte Alterationen des Fettstoffwechsels aufwiesen, so zeigen sich deutlich statistisch signifikante Differenzen vor allem beim veresterten Cholesterin, den veresterten Fettsäuren, den ß-Lipoproteiden und den Phosphatiden. Noch auffälliger zeigen sich diese Differenzen bei den Patienten, bei denen eine Fettembolie nachgewiesen werden konnte. Wir glauben daraus mit Sicherheit schließen zu können, daß die von uns dargelegten Veränderungen des Fettstoffwechsels tatsächlich auf die Hypoxie zurückzuführen sind.

Zusammenfassung

Zusammenfassend können wir feststellen, daß eine differenzierte Beobachtung der aufgeführten Parameter bei den akuten Hypoxien wesentlich exakter möglich ist als bei chronischen hypoxischen Zuständen, da uns bei letzteren die Ausgangslage meist nicht bekannt ist. Dennoch ist zu vermuten, daß das Maximum oder Minimum der Veränderungen bei der akuten Hypoxie wesentlich früher und rascher auftritt als bei einem chronischen Geschehen. Als besonders relevant für die Einschätzung des Schweregrades einer Hypoxie und die Beurteilung des zu erwartenden klinischen Verlaufs erweisen sich die MDH, ICDH, Acetylcholinesterase und Cholinesterase, ATP, Lactat und Pyruvat sowie die ß-Lipoproteide.

VERÄNDERUNGEN HÄMODYNAMISCHER PARAMETER IN DER POSTOPERATIVEN FRÜHPHASE NACH HERZCHIRURGISCHEN EINGRIFFEN

Von S. Piepenbrock, G. Hempelmann und H.G. Borst

Im Anschluß an herzchirurgische Eingriffe ist eine Überwachung der frischoperierten Patienten auf einer Intensivstation erforderlich. Insbesondere gilt es, alle Parameter zur Beurteilung der Herz-Kreislaufverhältnisse in regelmäßigen Abständen - oder wann immer es notwendig erscheint - zu gewinnen. Dazu zählen unter anderem Blutdruck (RR), Herzfrequenz (HF), Ekg-Monitoring, links- sowie rechtsatriale Drucke, Herzzeitvolumen (HZV), arterielle und venöse Blutgase und die Urinausscheidung. Mit Hilfe dieser Information versucht man mehr oder weniger genaue Anhaltspunkte über die Kreislaufsituation der einzelnen Patienten zu erhalten.

Die bisher vorliegenden Untersuchungen über hämodynamische Veränderungen in der postoperativen Frühphase nach herzchirurgischen Eingriffen weisen nur wenige Meßwerte, meist 1 bis 4 in den ersten 3 Tagen nach der Operation, auf (1, 9, 10, 11, 19, 20, 21, 23, 27). Um einen genaueren Einblick in die Veränderungen und besonders in die dynamische Entwicklung der Kreislaufverhältnisse nach Herzoperationen zu gewinnen, haben wir die wichtigsten Parameter, unter anderem das Herzzeitvolumen (Kälteverdünnungsmethode, 7, 8, 12, 13, 15, 24, 25, 28) in stündlichen Abständen über 24 Stunden, sowie nach 48 und 72 Stunden bei insgesamt 60 Patienten gemessen. Die von uns untersuchten Probanden im Alter von 24 - 60 Jahren (x = 43 Jahre) wurden vorwiegend aufgrund erworbener Herzklappenfehler operiert (n = 55). Im einzelnen sind folgende Operationen durchgeführt worden: ASD-Verschluß -- 5; Mitralcommissurotomie -- 9; Mitralklappenersatz -- 19; Aortenklappenersatz -- 21 und Doppelbzw. Dreifachklappenersatz -- 6. Nach der Einteilung der New York Heart Association wiesen je 7 Patienten den klinischen Schweregrad II und IV auf, sowie 46 den Schweregrad III (16).

Die Veränderungen des systolischen und diastolischen Blutdrucks sowie der Herzfrequenz sind in Abb. 1 dargestellt. Die Blutdruckwerte am Abend vor der Operation und vor Narkosebeginn (45 min. nach Prämedikation) waren im Gegensatz zur Herzfrequenz unverändert. 10 Minuten nach Narkosebeginn (überwiegend mit Morphin oder synthetischen Morphinderivaten) fand sich ein signifikanter Blutdruckabfall. Unmittelbar postoperativ bestand in Übereinstimmung mit FISHMAN u. Mitarb. (4) ein deutlich erhöhter Blutdruck, der durch induzierte Hypervolämie bei Operationsende sowie Umlagerung, Transport und damit teilweise verbundener Vasokonstriktion bei noch erniedrigter Körpertemperatur erklärt werden könnte. Hypoxie und Hyperkapnie ließen sich aufgrund von blutgasanalytischen Untersuchungen als Ursache hierfür ausschließen. Schon am Blutdruck sieht man einen deutlichen Abfall auf Minimalwerte von der 3. postoperativen Stunde an; ab der 7. postoperativen Stunde ist eine steigende Tendenz bis zur 72. Stunde nachweisbar. Die postoperativ signifikant erhöhte Herzfrequenz nahm dagegen kontinuierlich bis zur 24. Stunde ab. Am zweiten Tag fanden wir eine Frequenzerhöhung, die unter anderem durch verminderte arterielle p02-Werte bei Spontanatmung und geringerer Analgesierung bedingt war.

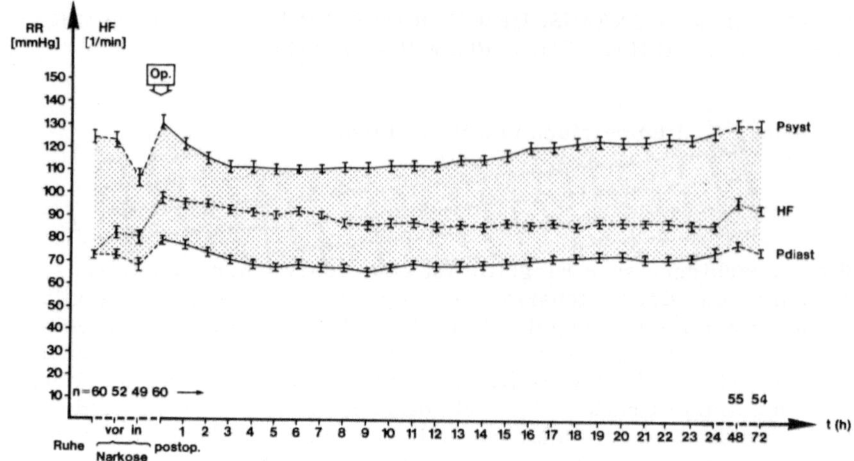

Abb. 1. Blutdruck (RR) und Herzfrequenz (HF) vor sowie nach herzchirurgischen Eingriffen (n = 60)

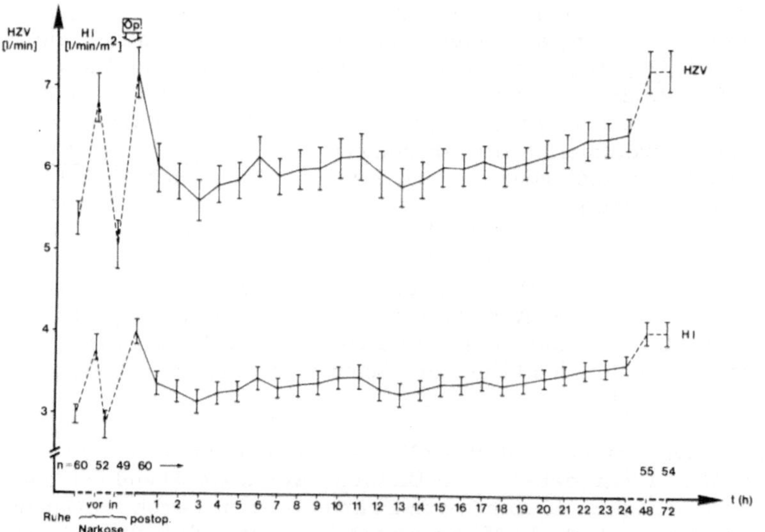

Abb. 2. Herzzeitvolumen (HZV) und Herzindex (HI) vor sowie nach herzchirurgischen Eingriffen (n = 60)

Bisher war man der Meinung, daß in der postoperativen Frühphase nach herzchirurgischen Eingriffen für gewöhnlich ein gegenüber dem Ausgangswert erniedrigtes Herzzeitvolumen vorhanden sei (11, 17, 18, 21). Bei diesen Untersuchungen hat es sich jedoch jeweils um Einzelmessungen 3 - 6 Stunden nach der Operation gehandelt.

Unsere Ergebnisse zeigen, daß unmittelbar nach der Operation das Herzzeitvolumen bzw. der Herzindex signifikant erhöht war. Drei Stunden später wurde ein Minimalwert von im Mittel 3,13 $l/min/m^2$ erreicht, der etwa dem präoperativen Wert entsprach. Nach einem geringen Anstieg kam es 12 - 14 Stunden nach

Operationsende zu einem weiteren Minimalwert, in der Regel gegen Mitternacht. Von diesem Zeitpunkt an fanden wir einen kontinuierlichen Anstieg für den Herzindex mit deutlich erhöhten Werten am 2. und 3. postoperativen Tag. In Übereinstimmung mit den Autoren ist diese ansteigende Tendenz nach dem postoperativen Minimum in der Regel unabhängig vom jeweiligen Herzvitium, wobei das Ausmaß jedoch in Abhängigkeit vom Schweregrad, Operationsverlauf etc. - somit im wesentlichen in Abhängigkeit von der myokardialen Reserve variieren kann (9, 11, 17, 18, 21).

Die Schlagvolumen- bzw. Schlagindexveränderungen zeigen deutlich die Frequenzabhängigkeit der HZV-Werte. Obwohl der Schlagindex postoperativ gegenüber dem Ausgangswert erniedrigt war, fanden wir ein signifikant erhöhtes Herz-

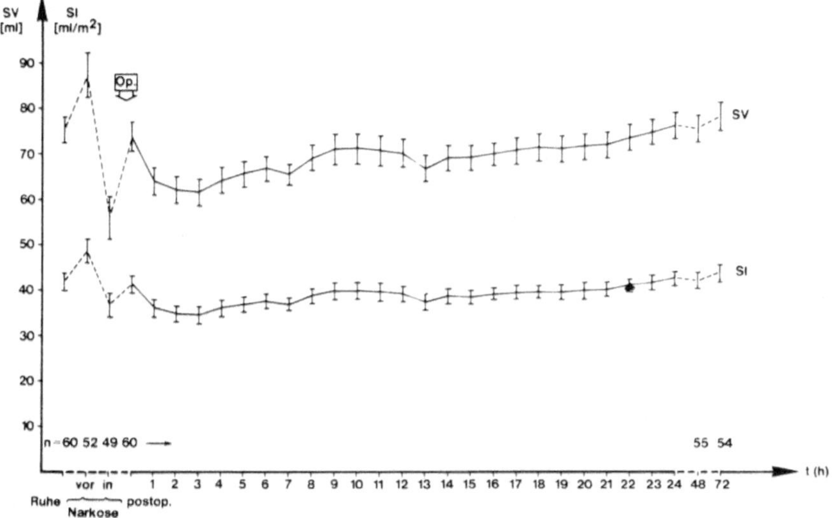

Abb. 3. Schlagvolumen (SV) und Schlagindex (SI) vor sowie nach herzchirurgischen Eingriffen (n = 60)

zeitvolumen, was ausschließlich durch eine Frequenzsteigerung von 73/min auf 98/min bedingt war. Am Verlauf der Schlagindexkurve wird die myokardiale Depression 3 Stunden nach Operationsende ebenfalls sichtbar. Trotz kontinuierlich abnehmender Herzfrequenz war es im Verlauf der postoperativen Periode zu einem Anstieg des Herzindex aufgrund einer Schlagindexzunahme gekommen. Wie beim Herzindex fand sich auch beim Schlagindex neben dem Minimalwert 3 Stunden nach Operationsende ein weiteres Minimum gegen Mitternacht, was sich vielleicht durch biologische Schwankungen im Sinne des Tag-Nachtrhythmus erklären läßt

Abbildung 4 zeit die Mittelwerte für den links- und rechtsatrialen Druck, der bei 33 Patienten gleichzeitig gemessen wurde. Eine konstante Beziehung beider Drucke zueinander war nicht feststellbar. Da das rasche Erkennen eines isolierten Linksherzversagens nur durch regelmäßige Kontrolle des linksatrialen Drucks möglich ist, halten wir besonders nach operativer Korrektur eines Mitralklappenfehlers und auch Aortenklappenfehlers einen linken Vorhofkatheter für vorteilhaft

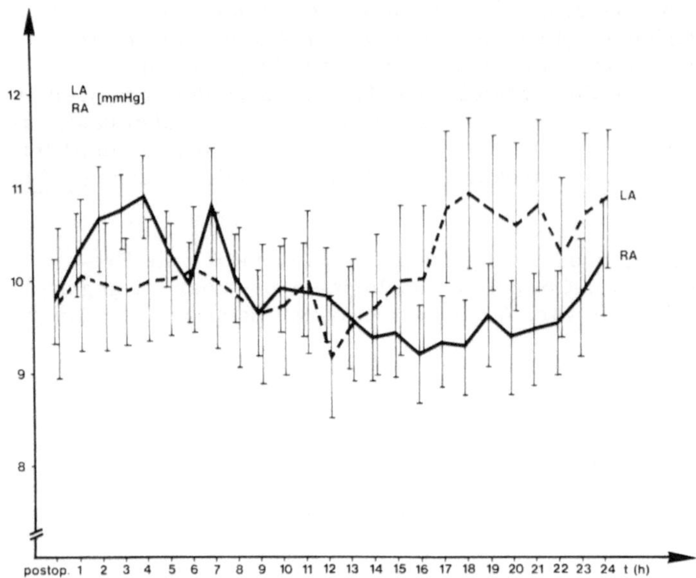

Abb. 4. Veränderungen rechtatrialer (RA) und linksatrialer (LA) Drucke nach herzchirurgischen Eingriffen

(2, 3, 4, 14, 22). Abgesehen von Druckmessungen (qualitative und quantitative Beurteilung aus dem Kurvenverlauf) bietet der linksatriale Katheter weitere Vorzüge:

1. Möglichkeit einer Linksherz-HZV-Messung
2. Kontrolle der Funktionstüchtigkeit einer Mitralklappe durch Kontrastmittelinjektion
3. Möglichkeit einer Ekg-Ableitung über eine Elektrolytbrücke (wichtig bei schwer erkennbaren P-Zacken) (4)
4. Entnahme arteriellen Blutes für Blutgasanalysen

Bei sorgfältiger Pflege ist ein Offenhalten des Katheters über mehrere Tage möglich. Wir möchten jedoch davor warnen, selbst bei Verstopfen dieses Katheters unmittelbar postoperativ, diesen vor dem 2. - 3. Tag zu entfernen. Ein nicht in unserem Kollektiv aufgeführten Patient mußte wegen einer intrathorakalen Nachblutung rethorakotomiert werden; intraoperativ stellte sich heraus, daß der zu früh gezogene linksatriale Katheter (versehentliches Herausziehen beim Umlagern des Patienten) Ursache dieser Nachblutung war.

Daß die von uns routinemäßig durchgeführte Therapie mit 0,2 mg/kg Droperidol 1 bis 2 Stunden postoperativ nicht Ursache der cardiadepressiven Phase aufgrund einer eventuellen relativen Hypovolämie war, sieht man anhand der Vorhofdrucke; die Aufhebung der Vasokonstriktion wurde nur unter gleichzeitiger Volumenzufuhr durchgeführt.

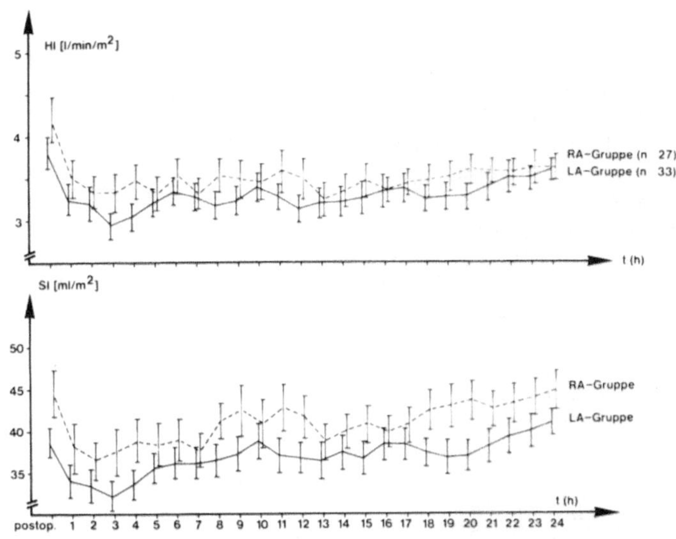

Abb. 5. Vergleichende Messungen von Herzindex (HI) und Schlagindex (SI) nach herzchirurgischen Eingriffen: a) Rechts-Linksherz-HZV (n = 27) ----
b) Linksherz-HZV (n = 33) ———

Bei 33 Patienten erfolgte die Bestimmung des Herzzeitvolumens postoperativ durch Indikatorinjektion in den linken Vorhof (Linksherz-HZV, während bei 27 Patienten die Injektion über einen rechtsatrialen Katheter (Rechts-Linksherz-HZV) erfolgte (Abb. 5). Die Thermosonde lag in beiden Gruppen im descendierenden Teil des Aortenbogens (8) Der parallele Verlauf der Herzindex- sowie Schlagindexkurven beider Gruppen ist deutlich. Weiterhin fällt auf, daß die Herzindexwerte der Rechts-Links-HZV-Gruppe jeweils über denen der Linksherz-HZV-Gruppe lagen (ca. 0,25 $l/min/m^2$). Dieses findet seine Erklärung in dem Indikatorverlust während der Lungenpassage. Für klinische Verlaufsbeobachtungen ergibt die Rechts-Linksherz-HZV-Messung zwar leicht erhöhte Werte, die bei Berücksichtigung dieses Fehlers jedoch durchaus verwertbar sind. Neben der Linksherz-HZV-Messung halten wir jedoch die in letzter Zeit durch SWAN-GANZ Ballonkatheter (5, 6, 26) wesentlich erleichterte reine Rechtsherz-HZV-Messung für die genauere (aber auch teuere) Methode.

Wie unsere Ergebnisse zeigen, ist man heute in der Lage, ohne großen Mehraufwand eine subtilere Überwachung besonders herzchirurgischer Patienten durchzuführen. Daß dieser Mehraufwand gerechtfertigt ist, zeigen die immer besser werdenden Ergebnisse, die sicher nicht nur durch verbesserte Operationstechniken bedingt sind. Weiterhin läßt sich feststellen, daß abgesehen von der intraoperativen Phase die ersten 3 - 6 Stunden postoperativ bezüglich der Hämodynamik als kritische Phase zu bezeichnen sind, die durch eine gezielte Gabe positiv inotrop wirkender Substanzen wie z. B. Isoprenalin, Isoproterenol, Calcium, Digitalis oder Glucagon, sowie durch adäquate Volumensubstitution und Gabe kaliumhaltiger Glucose-Insulin-Infusionen überbrückt werden kann.

Literatur

1. ASKNES, E. G., CAPPELEN, Chr., HALL, K. V.: Cardiac output and regional (femoral) bloodflow in the early postoperativ period after heart surgery. Acta Chir Scand. Suppl. 357, 299 (1966)
2. BERGLUND, E.: Ventricular function. VI. Balance of left and right ventricular output: relation between left and right atrial pressures. Amer. J. Physiol. 178, 381 (1954)
3. BORST, H. G.: Postoperative Störungen im kleinen Kreislauf nach extrakorporaler Zirkulation. Thoraxchir. vask. Chirur. 17, 478 (1969)
4. FISHMAN, N. H., HUTCHINSON, J. C., ROE, B. B.: Controlled atrial hypertension: A method for supporting cardiac output following open heart surgery. J. Thorac. Cardiovasc. Surg. 52, 777 (1966)
5. FORRESTER, J. S., GANZ, W, DIAMOND, G., McHUGH, Th., CHONETLE, D. W., SWAN, H. J. C.: Thermodilution cardiac output determination with a single flow-directed catheter. Amer. Heart J. 83, 306 (1972)
6. GANZ, W., DONOSO, R., MARCUS, H. S., FORRESTER, J., SWAN, H. J. C.: A new technique for measurement of cardiac output by thermodilution in man. Amer. J. Card. 27, 392 (1971)
7. GETHMANN, J. W., HELLIGE, G., HENSEL, I., KNOLL, D., MARTEL, J.: HZV-Messung nach der Methode von SLAMA-PIIPER; besonders das Problem der absoluten Eichung. Anaesthesist (im Druck)
8. HEMPELMANN, G., HELMS, U., WALDHAUSEN, E., DALICHAU, H., WALTER, P., PIEPENBROCK, S.: Kreislaufuntersuchungen über CT 1341, einem Steroid-Anaesthetikum, bei Patienten mit angeborenen und erworbenen Herzfehlern. Anaesthesist (im Druck)
9. YASHAR, J. J., HALLMANN, G. L., LEACHMAN, R. P., COOLEY, D. A.: Cardiac output and blood volume changes after open-heart surgery. J. Thor. Cardiovasc. Surg. 61, 724 (1971)
10. KIRKLIN, J. W., THEYE, R. A.: Cardiac performance after open intracardiac surgery. Circulation 28, 1061 (1963)
11. KLOSTER, F. E., BRISTOW, J. D., STARR, A., McCORD, C. W., GRISWOOD, H. E.: Serial cardiac output and blood volume studies following cardiac valve replacement. Circulation 31 (suppl. 2), 127 (1965)
12. KOCHSIEK, K., HEIMBURG, P., HARMJANZ, D.: Der Einfluß des sogenannten zentralen Blutvolumens auf den Ablauf von Indikatorverdünnungskurven. Z. Kreisl.-Forsch. 54, 113 (1961)
13. KRAYENBÜHL, H. P.: Die Dynamik und Kontraktilität des linken Ventrikels. S. Karger, Basel, New York (1969)
14. LEITZ, K. H., HEMPELMANN, G., BORST, H. G.: Postoperative Hämodynamik nach Mitralklappenersatz. Thoraxchir. vask. Chirurg. 20, 313 (1972)
15. MEISNER, H., HAGL, S., STECKMEIER, B., GLANERT, S., GAMS, E., MESSMER, K.: Fehlerquellen der Kälteverdünnungsmethode. Langenbecks Arch. Chir. Suppl. Chir. Forum 285 (1972)
16. New York Heart Association Classification: In Friedberg, C. K.: Disease of the heart. Philadelphia: W. B. Saunders Co. 1966
17. RASTELLI, G. C., KIRKLIN, J. W.: Hemodynamic state early after replacement of aortic valve with ball valve prothesis. Surg. 61, 873 (1967)
18. RASTELLI, G. C., KIRKLIN, J. W.: Hemodynamic state early after prothetic replacement of mitral valve. Circulation 34 448 (1966)
19. REHDER, K., KIRKLIN, J. W., THEYE, R. A.: Physiologic studies following correction of atrial septal defect and similar lesion. Circulation 26, 1302 (1962)

20. RESNEKOV, L., FORDHAM, R., ROSS, D.: Hemodynamic effects of isopropylnoradrenaline sulfate following aortic valve homograft replacement. Brit. Heart J. 30, 38 (1968)
21. ROTHLIN, M.: Das Herzminutenvolumen nach Operationen am Herzen. Huber, Bern, Stuttgart, Wien 1971
22. SARIN, C. L., YALAV, E., CLEMENT, A. J., BRAIMBRIDGE, M. V.: The necessity for measurement of left atrial pressure after cardiac valve surgery. Thorax 25, 185 (1970)
23. SATTER, P.: Das Verhalten des Herzminutenvolumens und die Kontrolle des Operationserfolges bei intrakardialen Eingriffen. Forschungsberichte des Landes Nordrhein-Westfalen Nr. 1574, 1966
24. SCHORER, R.: Die Technik der Thermoinjektionsmethode mit Direktanzeige zur Bestimmung des Herzzeitvolumens. Prakt. Anaesth. 2, 28 (1967)
25. SLAMA, H., PIIPER, J.: Direktanzeigendes Rechengerät zur Bestimmung des Herzzeitvolumens mit der Thermo-Injektionsmethode. Z. Kreisl.-Forsch. 53, 322 (1964)
26. SWAN, H. J. C., GANZ, W., FORRESTER, J., MARCUS, H., DIAMOND, G., CHONETTE, D.: Catheterization of the heart in man with use of a flow-directed balloon-tipped catheter. N. Engl. J. Med. 283, 447 (1970)
27. THEYE, R. A., KIRKLIN, J. W.: Physiologic studies following surgical correction of ventricular septal defect. Circulation 27, 530 (1963)
28. WESSEL, H. U., PAUL, M. H., JAMES, G. W., GRAHN, A R.: Limitations of thermal diluttion curves for cardiac output determinations. J. appl. Physiol. 30, 643 (1971)

BEEINFLUSSUNG DER HÄMODYNAMIK UND NIERENFUNKTION DURCH GLUCAGON IN DER FRÜHPHASE NACH HERZCHIRURGISCHEN EINGRIFFEN

Von U. Helms, G. Hempelmann, K. H. Rumpf und G. Karliczek

Die positiv inotrope und chronotrope Wirkung von Glucagon, einem in den alpha-Zellen des Pankreas gebildeten Polypeptidhormon, ist am isolierten Herzmuskelpräparat (7), am Herz-Lungen-Präparat (7) sowie an herzgesunden Tieren (7, 22, 21) und Menschen (2, 17) nachgewiesen. Bei chronischer Herzinsuffizienz dagegen wird die Wirkung bezweifelt (3, 10, 16, 29). Auch die Ergebnisse nach Herzoperationen sind uneinheitlich (1, 2, 3, 18, 28, 29). Aus diesem Grund setzten wir Glucagon erneut in der Frühphase nach cardiochirurgischen Eingriffen ein, zu einem Zeitpunkt, in dem ein Minimum der Herzleistung zu erwarten ist, nämlich 2-3 Stunden nach der Operation (19). Neben den hämodynamischen Parametern - Blutdruck (RR), zentraler Venendruck (ZVD), Herzfrequenz (HF), Herzzeitvolumen (HZV), Schlagvolumen (SV) - überprüften wir die diuretische und saluretische Wirkung des Pharmakon anhand der Serum- und Urinelektrolyte (Natrium, Kalium, Chlor), der Urinvolumina und der Kreatininclearance (über einen Zeitraum von 90 bzw. 180 Minuten).

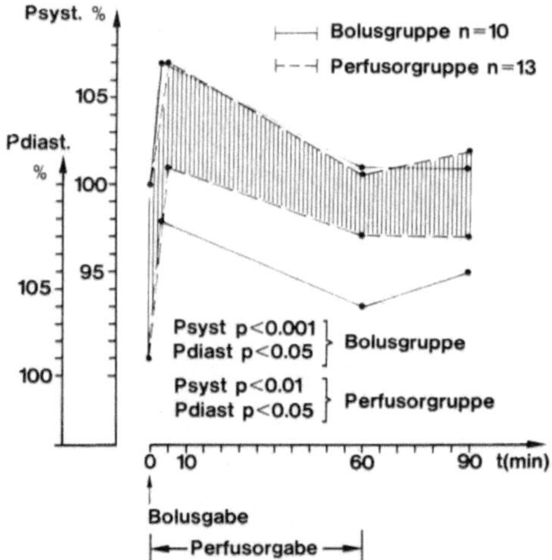

Abb. 1. Prozentuale Veränderung des systolischen und diastolischen Blutdrucks nach Glucagon (a)Bolusgabe; b) Bolusgabe + Perfusorgabe)

10 Patienten erhielten eine einmalige Glucagondosis von 0,06 mg/kg rasch intravenös (Bolusgruppe); 13 Patienten erhielten eine intravenöse Bolusininjektion von 0,06 mg/kg Glucagon und anschließend die gleiche Menge mittels Perfusor über 60 Minuten infundiert (Perfusorgruppe). Bei 12 Patienten dieser Perfusorgruppe wurden neben den hämodynamischen Parametern die diuretischen und saluretischen Bestimmungen vorgenommen.

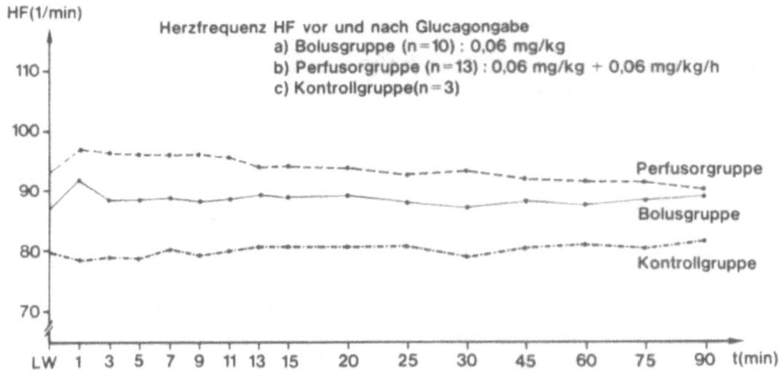

Abb. 2. Veränderung der Herzfrequenz nach Glucagon(a)Bolusgabe; b)Bolusgabe + Perfusorgabe)

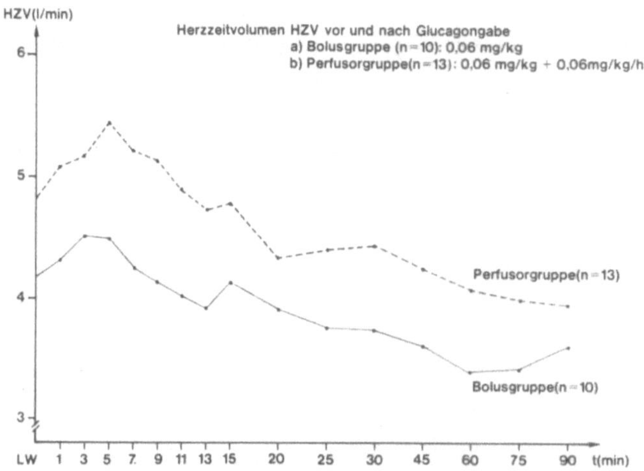

Abb. 3. Verhalten des Herzzeitvolumens nach Glucagon-Applikation (a)Bolusgabe; b)Bolusgabe + Perfusorgabe)

Die Kontrollgruppe (n = 3) erhielt kein Glucagon, dafür physiologische NaCl-Lösung. Außerdem wurden hierzu die Ergebnisse von 60 postoperativ in gleicher Weise kontrollierten Herzpatienten herangezogen (19).

Sowohl für den systolischen als auch für den diastolischen Blutdruck fanden wir einen kurz anhaltenden, signifikanten Anstieg, der in der Perfusorgruppe erwartungsgemäß etwas länger bestand, jedoch in keinem Fall bis zum Ende der Glucagon-Applikation (Abb. 1). Die von uns applizierte Glucagonmenge reichte im Gegensatz zur langanhaltenden glycogenolytisch-hyperglycämischen Stimulation (6, 20) nicht für eine langdauernde Steigerung des Blutdrucks aus.

Wir fanden eine signifikante Erhöhung der Herzfrequenz, wie sie auch übereinstimmend in der Literatur beschrieben wird (1, 2, 7, 29). Sie ist jedoch in un-

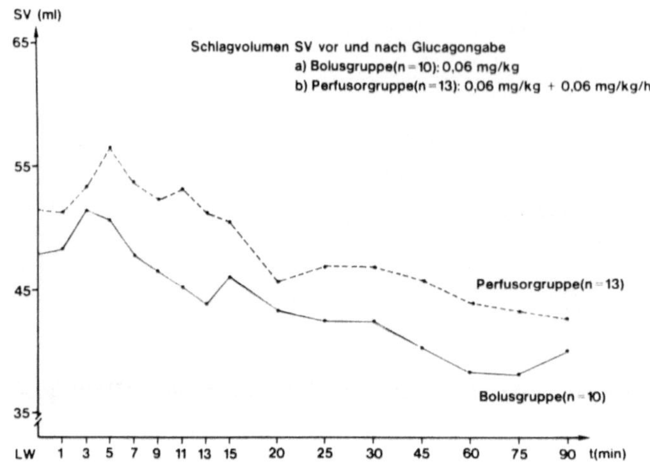

Abb. 4. Veränderung des Schlagvolumens nach Glucagon(a) Bolusgabe; b) Bolusgabe + Perfusorgabe)

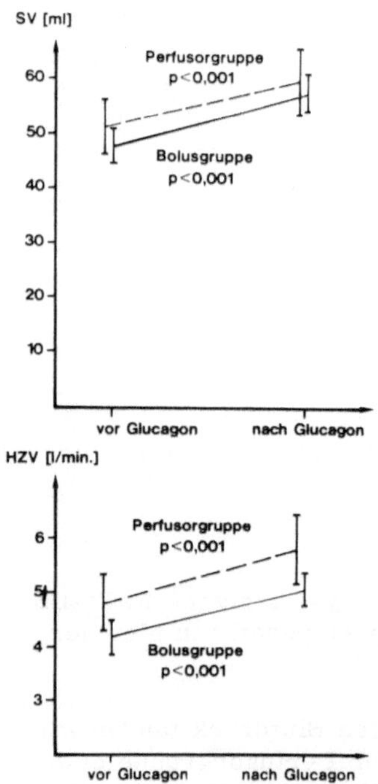

Abb. 5. Individuelle Steigerung von Schlagvolumen und Herzzeitvolumen nach Glucagon(a) Bolusgabe; b) Bolusgabe + Perfusorgabe)

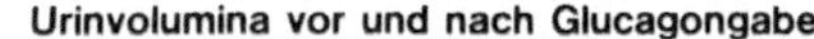

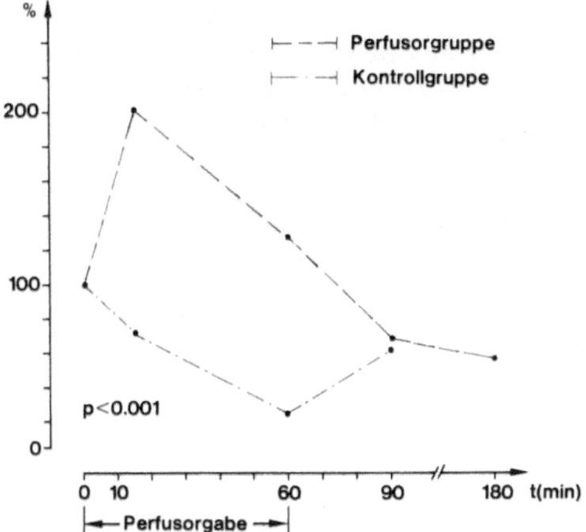

Abb. 6. Veränderungen der Urinvolumina nach Glucagon (Bolusgabe + Perfusorgabe)

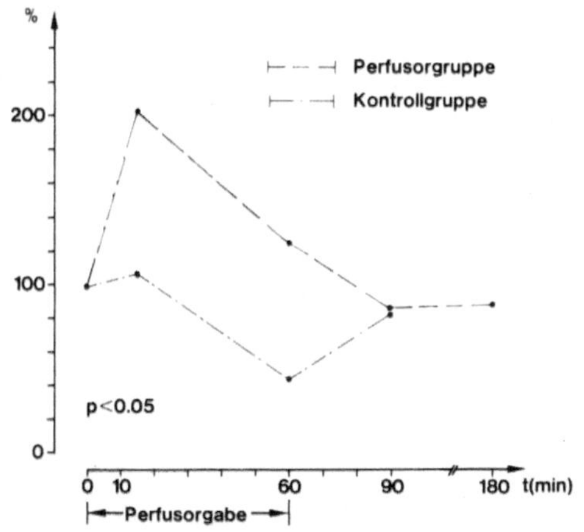

Abb. 7. Prozentuale Veränderung der Kreatininclearance durch Glucagon(Bolusgabe + Perfusorgabe)

seren Versuchen kurzfristig und hält in der Perfusorgruppe nur bis zur 11. Minute an (Abb. 2).

Wie auch ARMSTRONG und Mitarb. (1) fanden wir, daß der initiale Blutdruckanstieg und die Herzzeitvolumenzunahme nicht allein durch eine Frequenzerhöhung bedingt waren, sondern durch eine echte myocardiale Stimulierung, ausgedrückt durch eine Erhöhung des Schlagvolumens (Abb. 3, Abb. 4). Dies gilt sowohl für die Bolus- als auch Perfusorgruppe.

Unter Berücksichtigung der unterschiedlich schnellen Ansprechbarkeit der Patienten auf Glucagon (28, 14), haben wir die jeweiligen Ausgangswerte für das HZV mit den individuellen Maxima verglichen, wie es von VAUGHN und Mitarb. (28) vorgeschlagen wurde. Aufgrund dieser Auswertung ergibt sich eine HZV-Steigerung von 21% sowohl in der Bolus- als auch in der Perfusorgruppe, wobei die Maxima zwischen der 5. und 6. Minute (5, 4-5, 9) erreicht wurden (Abb. 5).

Das Urinvolumen stieg bis zur 15. Minute signifikant an ($p < 0,001$), um dann abzufallen, wobei der 60-Minutenwert noch deutlich über dem Ausgangswert lag. Ein gleiches Verhalten fanden wir für die Kreatininclearance ($p < 0,05$).

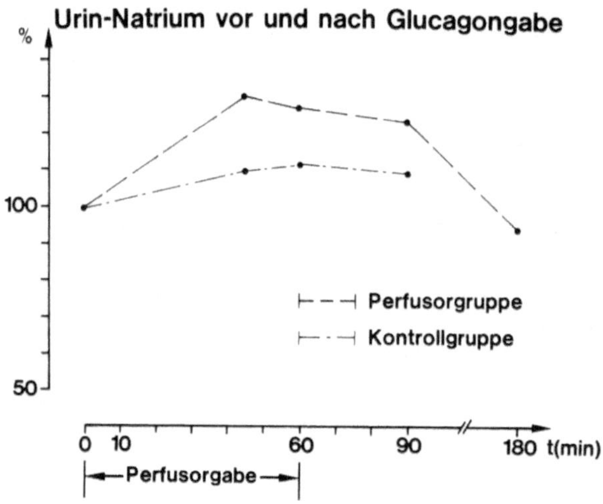

Abb. 8. Veränderung des Urin-Natrium durch Glucagon (Bolusgabe + Perfusorgabe)

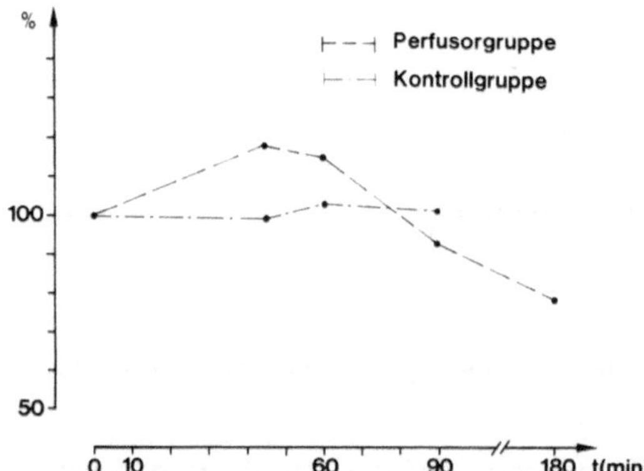

Abb. 9. Veränderung des Urin-Chlor durch Glucagon (Bolusgabe + Perfusorgabe)

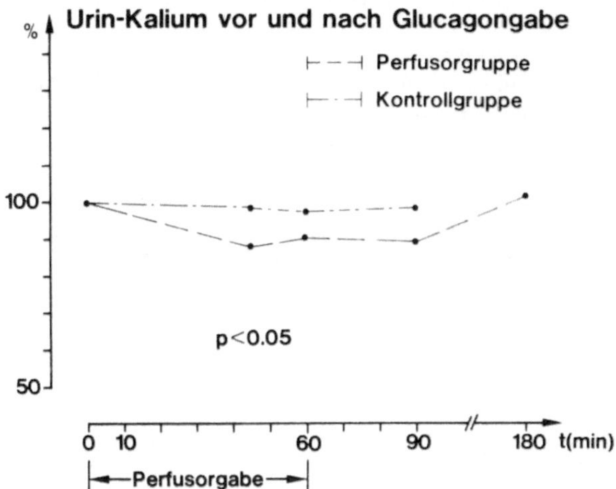

Abb. 10. Veränderung des Urin-Kalium durch Glucagon (Bolusgabe + Perfusorgabe)

Einer deutlichen, wenn auch nicht signifikanten Natriurie (Abb. 8) und Chlorurie (Abb. 9) steht eine signifikante Verminderung der Kaliumausscheidung (Abb. 10) entgegen ($p < 0,05$), die sowohl in Beziehung zur gegenregulatorischen Insulinsekretion (20) zu sehen ist, als auch eine Besonderheit bei Patienten nach herzchirurgischen Eingriffen in extracorporaler Zirkulation und dadurch bedingten niedrigen Kaliumwerten darstellt. An Hundenieren (20) und bei gesunden Probanden (25) kommt es ansonsten ebenfalls zu einer Kaliurie. Daß die diuretische Wirkung nicht durch die induzierte Hyperglycämie bedingt ist, beweist das Verteilungsmuster der Salurese in unseren Versuchen (25, 5). Dies macht wahrscheinlich, daß neben der Erhöhung der glomerulären Filtration, ausgedrückt durch die Kreatininclearance, renaltubuläre Angriffspunkte vorliegen (5, 20, 23, 26, 27). Verschiedene Autoren haben Permeabilitätsänderungen (5, 25) und Änderungen des transmembranösen Aktionspotentials nach Glucagon bzw. cyclischer 3'-5'- AMP nachgewiesen (12).

Aufgrund unserer Ergebnisse und der von ARMSTRONG et al. (1), GOLD et al. (10) u. a. Autoren nachgewiesenen Unterschiede der inotropen Wirkung von Glucagon einerseits und betareaktiver Katecholamine andererseits, läßt sich der Einsatz und die zu erwartende Wirkung des Polypeptidhormons ersehen. Glucagon ist wirksam an nicht digitalisierten Patienten und additiv wirksam bei digitalisierten Probanden (9) durch Stimulierung des Adenylcyclasesystems mit nachfolgender Aktivierung der cyclischen 3',5'-AMP - eine Wirkung, die auch durch Catecholamine erzielbar ist, dann aber (im Gegensatz zur Glucagonstimulation) durch Betareceptorenblocker aufgehoben werden kann (16, 9, 8). Diese Stimulation der Adenylcyclase durch Glucagon ist aber in größerem Umfang nur bei herzgesunden Patienten, bei leicht herzinsuffizienten oder bei akut herzinsuffizienten Patienten möglich; sie ist aufgehoben oder nur gering bei chronischer Herzinsuffizienz (3, 16, 29). Hierdurch sowie durch die nicht immer bezüglich ihres klinischen Schweregrades einheitlichen Patientengruppen, lassen sich die unterschiedlichen Ergebnisse in der Literatur erklären.

Da unsere Patienten alle dem klinischen Schweregrad III und IV der New York Heart Association zuzuordnen sind, erklärt sich hierdurch der geringe Effekt der Glucagonstimulation; daß nur die Einzelgabe und nicht die Perfusorgabe wirksam war, findet seine Erklärung entweder im Auftreten einer Tachyphylaxie (4, 7, 25) oder in der zu geringen Konzentration am Herzen , da für Glucagon am Herzen eine eindeutige Dosis-Wirkungsbeziehung besteht (22).

Abschließend ist festzustellen, daß wir Glucagon nur in Fällen einer akuten Herzinsuffizienz (z. B. nach Commissurotomie oder bei akut hypoxischem Herzversagen) oder bei Herzinsuffizienz durch Gabe hoher Dosen eines Betareceptorenblockers (z. B. intraoperativ nach Entfernung eines Phäochromocytoms) einsetzen und dann nur zusätzlich zur Standardtherapie. Dabei gelten als Kontraindikation die Hypokaliämie (cave Hypokaliämie bei extrakorporaler Zirkulation), der Diabetes mellitus und Phäochromocytom.

Weiterhin nehmen wir Abstand von der Glucagonapplikation (von 0,06 mg:kg) über einen Zeitraum von mehreren Tagen, bis die Ursache tierexperimentell gefundener pulmonaler hyaliner Emboli gefunden ist, welche nach hoher Applikation von Glucagon 4-5 Tage später auftraten (24).

Aufgrund einer gerade abgeschlossenen Untersuchung von HEMPELMANN und Mitarb. halten wir die Glucagoneinzelgabe im Abstand von 15 Minuten für sehr wirksam.

Literatur

1. ARMSTRONG, P. W., GOLD, H. K., DAGGE, W. M., AUSTEN, W. G. and SANDERS, Ch. A.: Hemodynamic evaluation of glucagon in symptomatic heart disease. Circulation 44, 51 (1971)
2. AVENHAUS, H., LÜDERITZ, B., STRAUER, B. E., BOLTE, H.-D., RIECKER, G.: Kardiale Wirkungen von Glucagon. Dtsch. med. Wschr. 96, 7012 (1971)
3. BROGAN, E., KOZONIS, M. C., OVERY, D. C.: Glucagon therapy in heart - failure. Lancet 1, 482 (1969)
4. ELLIS, S., BECKETT, S. B.: Mechanism of the potassium mobilizing action of epinephrine and glucagon. J. Pharmacol. exp. Ther. 142, 318 (1968)
5. ELRICK, H., HUFFMANN, E. R. et al.: Effects of glucagon on renal function in man. J. Clin. Endocr. 18, 813 (1958)
6. ELRICK, H., WHIPPLE, N., ARAI, Y., HLAD, C. J.: Further studies on the renal action of glucagon. J. Clin. Endocr. 19, 1274 (1959)
7. FARAH, A., TUTTLE, R.: Studies on the pharmacology of glucagon. J. Pharmacol. exp. Ther. 129, 49 (1960)
8. GLICK, G., PARMLEY, W. W., WECHSLER, A. S., SONNENBLICK, E.: Glucagon: Its enhancement of cardiac output performance in the cat and dog and persistance of its inotropic action despite beta receptor blockade with prop anolol. Circulation Res. 22, 789 (1968)
9. GLICK, G.: Glucagon: A perspective. Circulation XLV, No. 3, (1972)
10. GOLD, H. K., PRINDLE, K. H., LEVEY, G. S., EPSTEIN, S. E.: Effects of experimental heart failure on the capacity of glucagon to augment myocardial contractility and activate adenyl cyclase. J. of Clin. Investigation 49, 999 (1970)
11. GREENBERG, B. H., TSAKIRIS, A. G., MOFFIT, E. A., FRY, R. L.: Hemodynamic and metabolic effects of glucagon in patients with valvular heart disease. Amer. J. of Cardiology 23, 116 (1969)

12. GREENSPAN, K., EDMANDS, R. E., FISCH, C.: Electrophysiologic aspects of glucagon inotropy. Amer. J. of Cardiology 23, 116 (1969)
13. KLEIN, S. W., MORCH, J. E., MAHON, W. A.: Cardiovascular effects of glucagon in man. Can. med. Ass. J. 98, 1161 (1968)
14. KUMAR, R., SHAMA, S. V. R. K.: Experimental myocardial infarction. Circulation XLV, 55 (1972)
15. LINHART, J. W., BAROLD, S. S., COHE, L. S., HILDNER, F. J., SAMET, Ph.: Cardiovascular effects of glucagon in man. Amer. J. Cardiology 22, 706 (1968)
16. LVOFF, R., WILCKEN, D. E. L.: Glucagon in heart failure and in cardiogenic shock. Circulation 45, 534 (1972)
17. PARMLEY, W. W., GLICK, G., SONNENBLICK, E. H.: Cardiovascular effects of glucagon in man. New Eng. J. Med. 279, 12 (1968)
18. PARMLEY, W. E., MATLOFF, J. M., SONNENBLICK, E.: Hemodynamic effects of glucagon in patients following prosthetic valve replacement. Circulation 39 and 40, (suppl. I) 163, (1969)
19. PIEPENBROCK, S., HEMPELMANN, G., BORST, H.-G.: Hämodynamische Veränderungen in der direkten postoperativen Phase nach herzchirurgischen Eingriffen. Jahrestagung der Dtsch. Gesellsch. für Anaesthesie und Wiederbelebung, Hamburg 1972
20. PULLMANN, T. N., LAVENDER, A. R., AHO, I.: Direct effects of glucagon and excretion of inorganic ions. Metabilism 16, 358 (1967)
21. REGAN, T. J., LEHAN, P. H., HENNEMANN, D. H., BEHAR, A., HELLEMS, H. K.: Myocardial metabolic and contractile response to glucagon and epinephrine. J. of Laboratory and Clin. Med. 63, 638 (1964)
22. SATTLER, R. W., V. ZWIETEN, P. A.: The positiv inotropic action of glucagon on the cat heart in situ. Kl. Wschr. 50/531-533 (1972)
23. SERRATTO, M., EARLE, D. P.: Effects of glucagon on renal function in the dog. Proc. Soc. Exptl. Biol. Med. 102, 701 (1952)
24. SHEDDEN, W. I. H.: Intravenous glucagon. Lancet (2), 1421 (dez. 1971)
25. SIMANIS, J., Goldberg, L. I.: The effect of glucagon on sodium, potassium, and urine excretion in patients in congestive heart failure. Amer. Heart J. 81, 202 (1971)
26. STAUB, A., SPRINGS, V., STOLL, F., ELRICK, H.: A renal action of glucagon. Proc. Soc. exp. Biol. 94, 57 (1957)
27. STOWE, N. T., HOOK, J. B.: Alterations in renal hemodynamic as a possible mechanism of the natriuretic action of glucagon. Pharmacologist 10, 163 (1968)
28. VAUGHN, C. C., WARNER, H. R., RUSSELL, M. N.: Cardiovascular effects of glucagon following cardiac surgery. Surgery 67, 204 (1970)
29. WILLIAMS, J. F., CHILDRESS, R. H., CHIP, J. N., BORDER, J. F.: Hemodynamic effects of glucagon in patients with heart disease. Circulation 39, 38 (1969)

AUTOMATISCHE DAUERÜBERWACHUNG VON PATIENTEN MIT HERZRHYTHMUSSTÖRUNGEN AUF DER INTENSIVSTATION DURCH KLEINCOMPUTER ("TRENDANALYSE")

Von G. Breithardt, U. Gleichmann und L. Seipel

Rhythmusstörungen stellen eine häufige Komplikation in der postoperativen Phase nach kardiochirurgischen Eingriffen dar (1, 2, 3, 4). Die bisher übliche Überwachung des Elektrokardiogramms auf dem Monitor ist abhängig von der Aufmerksamkeit des Pflegepersonals und gestattet keine exakte zeitliche Zuordnung der beobachteten Rhythmusstörungen. Aus diesen Nachteilen ergibt sich die Notwendigkeit einer automatischen und kontinuierlichen EKG-Überwachung. Eine komplette Diagnostik der verschiedenen Formen von Rhythmusstörungen durch Computer ist jedoch noch problematisch. Daher erscheint es sinnvoll, sich zunächst auf die quantitative Erfassung von Extrasystolen zu beschränken und auf eine weitere Differenzierung zu verzichten. Dies ist heutzutage durch handelsübliche Kleincomputer möglich, die die Herzfrequenz und die Häufigkeit von Extrasystolen im on-line Betrieb registrieren.

Im folgenden wollen wir über unsere Erfahrungen mit zwei derartigen Systemen berichten. Beide Geräte - als Gerät I+ und II++ bezeichnet - stellen Prozeßrechner dar, die prinzipiell gleichartig arbeiten. In einem initialen Lernprozeß werden einige QRS-Komplexe gespeichert. Treten während der anschließenden Arbeitsphase Abweichungen von diesem Muster auf, die bestimmte Kriterien erfüllen, so werden diese als Extrasystolen registriert. Gerät I bildet von den einzelnen QRS-Komplexen mehrere Analogfunktionen und deren Differentialquotienten, die bei Über- oder Unterschreiten bestimmter Grenzwerte eine Abweichung von der normalen QRS-Morphologie erkennen lassen. In der ursprünglichen Bauweise des Gerätes wurden ventrikuläre Extrasystolen nur dann erkannt, wenn die drei Kriterien "Vorzeitigkeit, atypische QRS-Morphologie und postextrasystolische Pause "gleichzeitig erfüllt waren. Durch einen Umbau des Gerätes standen drei weitere, einzeln wählbare Kriterien zur Verfügung (Tab. 1). Hierdurch war es erst möglich, supraventrikuläre und nicht wesentlich vorzeitig einfallende ventrikuläre Extrasystolen zu erfassen.

Tabelle 1. Kriterien zur Erkennung von Extrasystolen

	Gerät I		Gerät II
I	Vorzeitigkeit	V	Vorzeitigkeit
II	Vorzeitigkeit und atypisches QRS	VI	Verbreitertes QRS
III	Vorzeitigkeit, atypisches QRS und postextrasystolische Pause		
IV	atypisches QRS		

Hersteller: +Gerät I: American Optical
++Gerät II: Hewlett Packard

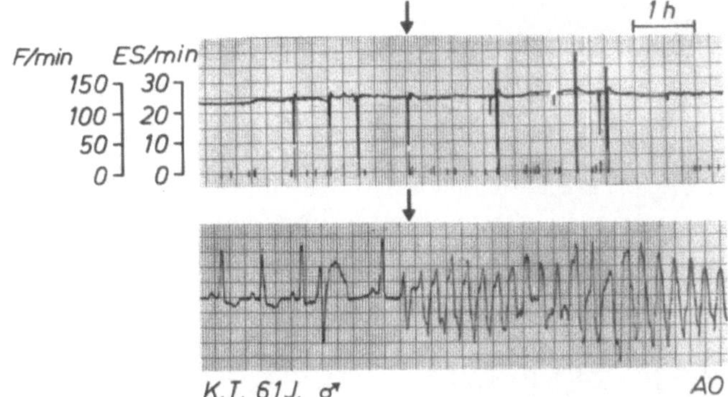

Abb. 1. Originalregistrierung mit Gerät I: Die Herzfrequenz ist an der fortlaufenden horizontalen Linie ablesbar; die Zahl der Extrasystolen/Minute wird durch senkrechte Balken dargestellt. Es sind zahlreiche Phase von Kammertachykardie (spike-artiger Anstieg der Herzfrequenz) und Kammerflimmern (Abfall der Herzfrequenzlinie, da bei zu hoher Kammerfrequenz der Zählmechanismus refraktär ist) zu erkennen, die durch vorzeitig einfallende ventrikuläre Extrasystolen ausgelöst wurden (unten Original-EKG)

G e r ä t II mißt dagegen entweder die Breite oder Dauer des QRS-Komplexes und vergleicht sie mit der als normal gelernten oder es bestimmt die Vorzeitigkeit (Tab. 1). Beide Geräte besitzen zusätzlich Alarmeinrichtungen ("besonders vorzeitiger QRS-Komplex", "Salven", häufige Extrasystolen", "Artefakt"). Das EKG, das zum Alarm geführt hat, wird über eine Verzögerungseinrichtung auf einem zusätzlichen EKG-Schreiber ausgeschrieben.

Unsere Erfahrungen mit diesen beiden Geräten haben inzwischen erkennen lassen, daß die Überwachung des EKG's auf dem Monitor durch das Pflegepersonal mit erheblichen Fehlern belastet ist. In vielen Fällen konnten wir feststellen, daß kurzdauernde ernstzunehmende Rhythmusstörungen der Beobachtung entgangen waren, insbesondere dann, wenn mehrere EKG's auf einem Monitor gleichzeitig zu beobachten waren. So führten vereinzelt auftretende ventrikuläre Extrasystolen bei einem Patienten mit frischem Herzinfarkt zu zahlreichen Episoden von Kammertachykardien mit Übergang in Kammerflimmern. Die ersten, deutlich vorzeitig einfallenden Extrasystolen waren bei der Routineüberwachung übersehen worden und wurden nur durch die automatische EKG-Überwachung rechtzeitig erfaßt (Abb. 1). In einem anderen Fall wurden mehrere kurze Phasen mit Bigeminus registriert. Auch diese waren bei der üblichen Überwachung übersehen worden (Abb. 2).

Neben der intensiveren Erfassung kurzdauernder, jedoch potentiell gefährlicher Rhythmusstörungen ermöglicht die Trendanalyse die Beurteilung, ob eine eingeleitete antiarrhythmische Behandlung wirksam ist. So bewirkten häufige ventrikuläre Extrasystolen bei einem Patienten mit kombiniertem Aortenvitrium eine zunehmende Verschlechterung der Hämodynamik. Durch Gabe von Lidocain konnten die Extrasystolen wirksam unterdrückt werden, traten jedoch nach Reduzierung der Dosis erneut auf (Abb. 3).

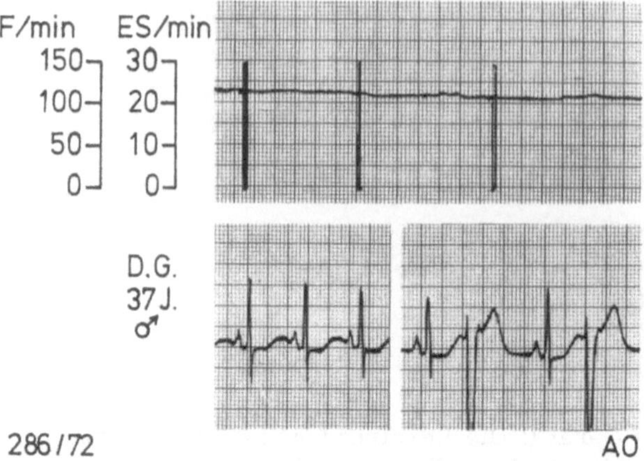

Abb. 2. Originalregistrierung mit Gerät I: Mehrere kurze Phasen mit Bigeminus. Diese sind durch senkrechte Balken im oberen Streifen markiert; das vom Alarmschreiber ausgeschriebene Original-EKG rechts unten

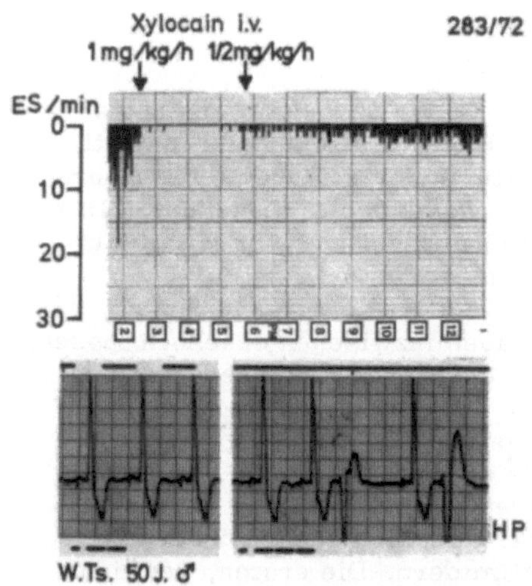

Abb. 3. Originalregistrierung mit Gerät II: (Die Herzfrequenz hier nicht dargestellt). Man erkennt deutlich den Erfolg der antiarrhythmischen Behandlung. Nach Dosisreduktion erneut, jedoch in geringerer Zahl, ventrikuläre Extrasystolen. Links unten das "gelernte" EKG, recht unten ein bei Alarmbedingungen ausgeschriebener Streifen

Um die Sensibilität und Spezifität der benutzten Geräte zu beurteilen, bestimmten wir die Fehlerhäufigkeit, indem wir das EKG von Patienten mit Rhythmusstörungen auf Band speicherten und beiden Geräten zur Beurteilung anboten. Es zeigte sich, daß bei einem regelmäßigen Sinusrhythmus mit supraventrikulären oder ventrikulären Extrasystolen beide Geräte nur wenige Extrasystolen übersahen, also falsch negative Resultate angaben (0 bis 1%). Falsch positive Befunde bei der Erfassung ventrikulärer Extrasystolen fanden sich, bezogen auf die Zahl der wirklich vorhandenen Extrasystolen, in 4% bei Gerät I (Kriterium III, Tab. 1) und in nahezu Null% bei Gerät II (Kriterium VI, Tab. 1). Dagegen wurden bei absoluter Arrhythmie bei Gerät I je nach Wahl des Kriteriums nur 74, 75 bzw. 97% der vorhandenen ventrikulären Extrasystolen entdeckt (Kriterium II, III bzw. IV, Tab. 1), während gleichzeitig die Zahl der falsch positiven deutlich zunahm (23, 43 bzw. 45%). Dagegen waren die Befunde bei Testung von Gerät II bei absoluter Arrhythmie nur geringfügig schlechter als bei Sinusrhythmus (falsch negative Resultate: 9%, falsch positiv: 2, 2%).

Diese Ergebnisse lassen die Problematik der von Gerät I benutzten Kriterien "Vorzeitigkeit, atypisches QRS und postextrasystolische Pause" erkennen. Ein Teil der ventrikulären Extrasystolen wird durch diese Kombination bei Vorhofflimmern wegen der schwankenden Periodendauer nicht erkannt, da sie nicht vorzeitig genug einfallen und nicht von einer postextrasystolischen Pause gefolgt werden. Entsprechend läßt sich die hohe Zahl falsch positiver Befunde erklären, da die QRS-Morphologie bei Vorhofflimmern gering wechselt und die Kriterien der Vorzeitigkeit und der postextrasystolischen Pause spontan erfüllt sein können. Besonders störanfällig ist das Kriterium "atypisches QRS", weil schon geringe Abweichungen der QRS-Morphologie, z. B. durch Lagewechsel des Patienten, als atypisch erkannt werden können. Im Gegensatz dazu ist die Messung der QRS-Breite weniger störanfällig, wie die Resultate bei Gerät II zeigen.

Insgesamt läßt sich feststellen, daß mit beiden Geräten eine kontinuierliche quantitative Erfassung von Extrasystolen möglich ist. Voraussetzung für eine einwandfreie Registrierung ist jedoch eine genaue Kenntnis der Eigenschaften der benutzten Geräte.

Literatur

1. DIETZEL, W., MÜLLER, C., SCHMITZ, W.: Postoperative Überwachung nach Eingriffen mit der Herz-Lungen-Maschine. Der Anaesthesist 18, 8 (1969)
2. KREUZER, H.: Postoperative Rhythmusstörungen nach Mitralklappenersatz, Thoraxchirurgie 20, 324 (1972)
3. SMITH, R., GROSSMAN, W., JOHNSON, L., SEGAL, H., COLLINS, J., DALEN, J.: Arrhythmias following cardiac valve replacement, Circulation 45, 1018 (1972)
4. BREITHARDT, G., GLEICHMANN, U., LOOGEN, F., SEIPEL, L.: Erfahrungen mit der automatischen Erfassung von Extrasystolen durch Hybridcomputer auf der Intensivstation, Ztschr. Kreislaufforschg. Z. Kardiol. 62, 526 (1973)

DER EINSATZ DES COMPUTERS BEI DER ÜBERWACHUNG SCHWERKRANKER PATIENTEN IN DER INTENSIVPFLEGE

Von B. H. Zimmermann

In Intensivpflegestationen besteht heute weitgehend die Forderung, durch automatische Messung der Vitalfunktionen kritische Situationen rechtzeitig anzuzeigen. Die Grenzwertmeldung mit bettseitigen Meßgeräten bietet zur Lösung des Problems einen wertvollen Beitrag. Die Erfahrung zeigt (1, 2, 3, 4, 5), daß sich durch den Einsatz eines Computers eine noch wirkungsvollere Überwachung erzielen läßt.

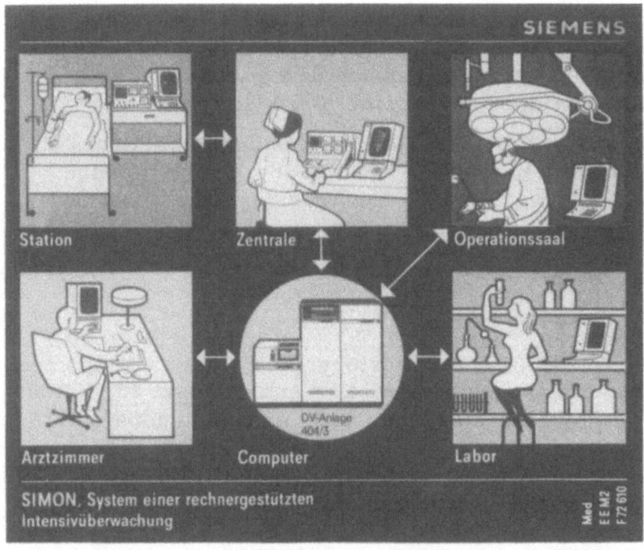

Abb. 1. System einer rechnergestützten Intensivüberwachung

Ein System der rechnergestützten Intensivüberwachung (Abb. 1) hat als Hauptaufgabe die Analyse der an der Bettseite anfallenden Meßwerte. Dabei untersucht der Computer die gemessenen Daten im Zusammenhang untereinander und im Zusammenhang mit vorangehenden Meßwerten. Bestehende oder sich anbahnende kritische Zustände werden durch Ausgabe einer Meldung auf dem Bildschirm eines Sichtgerätes in der Schwestern-Zentrale, im Arztzimmer und gegebenenfalls am Krankenbett angezeigt.

Beispielsweise kann die Meldung "Herzfrequenz steigt, systolischer Blutdruck fällt" ausgegeben werden, wenn mit hoher Wahrscheinlichkeit angenommen werden muß, daß der zeitliche Verlauf der Meßwerte zu einer Krise führt. Ein System der rechnergestützten Intensivüberwachung ist also in der Lage, qualifiziertere und durch Trendberechnung in vielen Fällen frühere Alarme zu liefern als es durch einfache Grenzwertmelder mit bettseitigen Meßgeräten möglich ist. Therapeutische Maßnahmen können dadurch früher durchgeführt werden. Die Abweichungen vom physiologischen Sollzustand des Patienten sind ebenso wie die therapeutischen Korrekturen kleiner.

In Intensivpflegestationen werden hauptsächlich die Größen Herzfrequenz, arterieller, atrialer und venöser Blutdruck, Atemfrequenz und Körpertemperatur überwacht. Darüber hinaus werden in zunehmendem Maße weitere respiratorische Parameter in die Überwachung einbezogen. Die Überwachung des Sauerstoff- und Kohlendioxydpartialdrucks des Blutes wird an Bedeutung zunehmen.

Mit Hilfe geeigneter Programme lassen sich aus den primären Meßwerten zahlreiche Größen ableiten, die für eine fortlaufende Überwachung von Wichtigkeit sind.

Aus der arteriellen Druckkurve ergeben sich systolischer und diastolischer Druck, Mitteldruck, Amplitude und 1. Ableitung. Unter Verwendung der Herzfrequenz läßt sich das Pulsdefizit berechnen. Wurde das Herzzeitvolumen mit einer geeigneten Methode bestimmt, so kann ferner aus der arteriellen Druckkurve fortlaufend ein Schätzwert für Herzzeitvolumen und Herzindex gewonnen werden (7).

Aus respiratorischen Meßwerten ergeben sich z. B. endexspiratorischer CO_2-Partialdruck, CO_2-Abgabe, O_2-Aufnahme, Atemminutenvolumen, Atemzugvolumen und respiratorischer Quotient. Bei künstlicher Beatmung können bei geeigneter Anordnung der Geräte Inspirationsarbeit, Compliance und nichtelastischer Widerstand bestimmt werden (1).

Ferner sei auf die Möglichkeiten einer on-line EKG-Analyse hingewiesen (3, 6).

Ein System der rechnergestützten Intensivüberwachung übernimmt neben der Analyse bettseitig gemessener Parameter umfangreiche weitere Aufgaben. Bekannt geworden sind vor allem:

- Auswertung der Blutgasanalyse
- Auswertung von Farbstoffverdünnungskurven
- Überprüfung der Laborwerte auf Normalbereichsüberschreitung
- Überwachung der Respiratoreinstellungen
- Automatische Infusion (4)

Bei entsprechender Auslegung des Systems werden sämtliche Daten über Zeiträume von mehreren Tagen gespeichert. Der Computer kann damit selbsttätig Berichte anfertigen. Der Arzt und die Schwester werden von einem großen Teil der bei der Dokumentation anfallenden Arbeiten befreit.

Darüber hinaus können sämtliche Daten auf dem Bildschirm jedes Sichtgerätes dargestellt werden. Die Wahl einer bestimmten Darstellung geschieht durch Drücken der entsprechenden Tasten einer leicht bedienbaren, mit den Sichtgeräten verbundenen Tastatur (Abb. 2).

Das medizinische Personal hat damit die Möglichkeit, sich zu jeder Zeit in der Schwestern-Zentrale, im Arztzimmer und am Krankenbett über den Zustand eines Patienten zu informieren. Zum Beispiel können dargestellt werden:

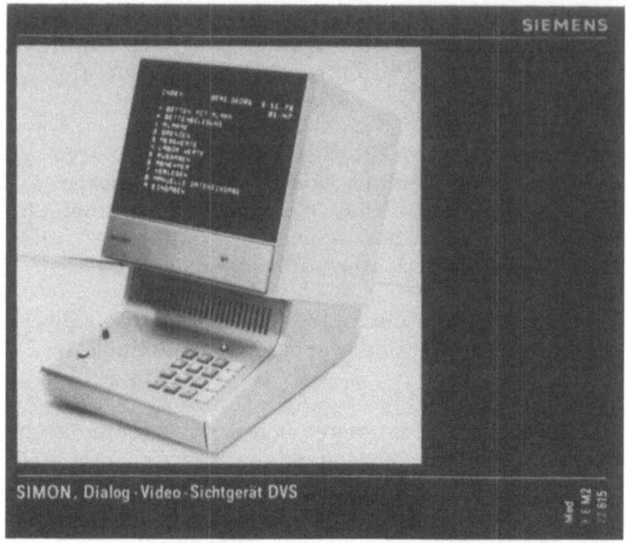

Abb. 2. Sichtgerät mit Tastatur

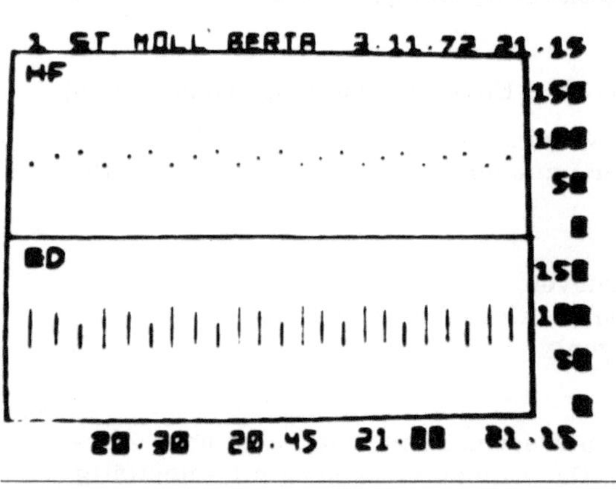

Abb. 3. Herzfrequenz HF und Blutdruck BD über 1 Stunde dargestellt auf dem Bildschirm eines Sichtgerätes

- Alarmzustand
- Meßwerte in beliebigen Kombinationen über wählbare Zeiten (Abb. 3)
- Laborergebnisse (Abb. 4)
- Notizen (Abb. 5)
- Respiratoreinstellungen
- Ergebnisse der Blutgasanalyse (Abb. 6)

Der Arzt und die Schwester verfügen damit über eine Informationsquelle, die den bisherigen klassischen Methoden überlegen ist.

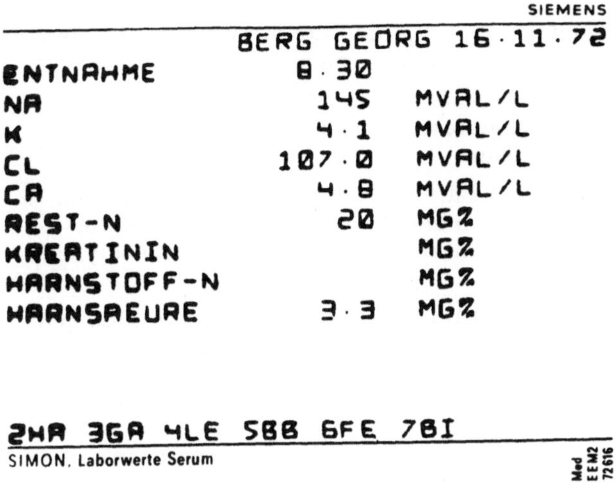

SIEMENS

```
                 BERG GEORG 16.11.72
ENTNAHME               8.30
NA                      145   MVAL/L
K                       4.1   MVAL/L
CL                    107.0   MVAL/L
CA                      4.8   MVAL/L
REST-N                   20   MG%
KREATININ                     MG%
HARNSTOFF-N                   MG%
HARNSAEURE              3.3   MG%


2HA 3GA 4LE 5BB 6FE 7BI
```

SIMON, Laborwerte Serum

Med EEM2 72616

Abb. 4. Laborergebnisse dargestellt auf dem Bildschirm eines Sichtgerätes

SIEMENS

```
NOTIZEN        BUCH KARL    3.11.72

  21.00 EXTREMITAET KALT
        TUEPFEL.FLECKEN
  21.01 TRACHEOTOMIERT
  21.02 KATHETER
        LAGEGERECHT
        GESPUELT
  21.03 PUPILLEN
        REAKTION
        NICHT SEITENGLEICH
```

SIMON, Notizenausgabe

Med EEM2 72611

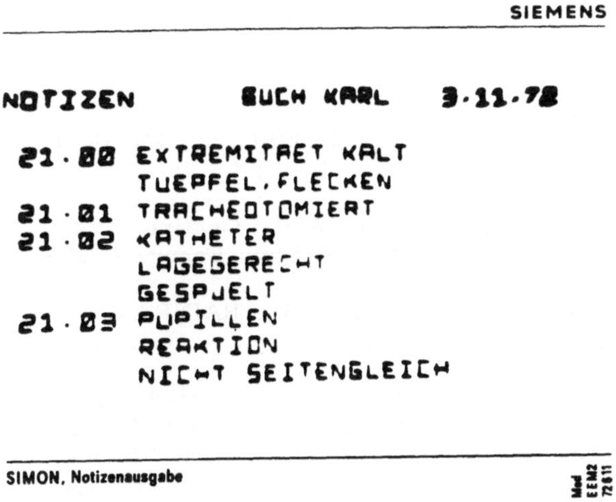

Abb. 5. Notizen dargestellt auf dem Bildschirm eines Sichtgerätes

SIEMENS

```
                BUCH KARL     3.11 72
ENTNAHME             20.30
PH                    7.49*
BASENUEBER            4.9*  MVAL/L
PUFFERBASE           50.7*  MVAL/L
STANDARD BI          29.5*  MVAL/L
ACTUAL BI            29.2*  MVAL/L
PCO2                 39.6   MMHG
CO2                  33.3*  MVAL/L
PO2                  97.0   MMHG
O2S                  97.4   %
DEKOMPENSIERTE METABOLISCHE
           ALKALOSE
1SE 2HA 4LE 5BB 6FE 7BI
```

SIMON, Ergebnisse einer Blutgasanalyse

Med EEM2 72613

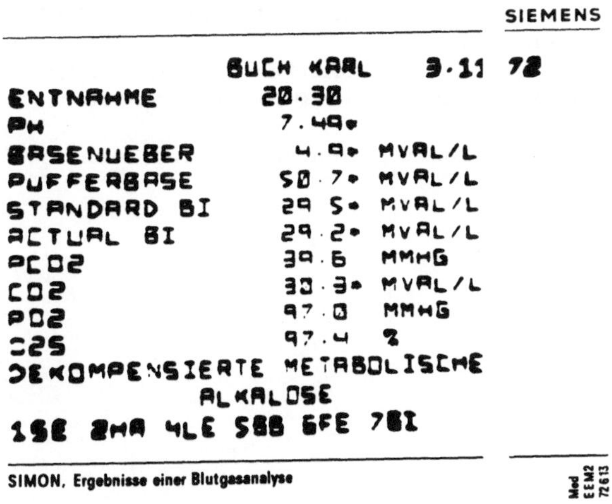

Abb. 6. Blutgasanalyse-Ergebnisse dargestellt auf dem Bildschirm eines Sichtgerätes

Systeme der rechnergestützten Intensivüberwachung sind für die verschiedensten Anwendungsgebiete bekannt geworden. Im allgemeinen müssen an derartige Systeme folgende Forderungen gestellt werden:

- Das System sollte aus den gemessenen Variablen Alarme ableiten, die über eine einfache Grenzwertmeldung hinausgehen
- Da therapeutische Maßnahmen in lebensbedrohlichen Situationen innerhalb von 3 Minuten einsetzen müssen, hat für eine rechtzeitige Alarmierung eine Meßwertübernahme in den Computer möglichst oft zu erfolgen. Eine Datenanalyse alle 30 sec wird als ausreichend angesehen.
- Um die Kosten niedrig zu halten, sollte ein Kleinrechner verwendet werden und das System für eine Überwachung von bis zu 32 Betten geeignet sein.
- Das System muß stufenweise aufbaubar sein.
- Bei Ausfall des Computers oder bei Wartungsarbeiten darf die Überwachung nicht vollständig zusammenbrechen. Da eine Doppelung des Systems hohe Kosten verursacht, ist eine Dezentralisierung durch Meßwertvorverarbeitung an der Bettseite angezeigt.

Literatur

1. OSBORN, J. J., BEAUMONT, J. O., RAISON, J. C. A., RUSSEL, J., GERBODE, F.: Measurement and Monitoring of acutely ill patients by digital computer. Surgery 64, 1057 (1968)
2. JENSEN, R. E., SHUBIN, H., MEAGHER, P. F., WEIL, M. H.: On-line computer monitoring of the seriously-ill patient. Med. & Biol. Engng. 4, 265 (1966)
3. LEWIS, F. J., DELLER, S., QUINN, M., LEE, B., WILL, R., RAINES, J.: Continuous patient monitoring with a small digital computer. Computers and Biomed. Research 5, 411 (1972)
4. KOUCHOUKOS, N. T., SHEPPARD, L. C., KIRKLIN, J. W.: Automated system for detection and treatment of impaired cardiac performance following cardiac operations. The 2nd International Conference on "The Place of the Digital Computer in the Intensive Care Unit", Rotterdam, The Netherlands, 1972
5. HUGENHOLTZ, P. G., MILLER, A. C.: Computers in intensive care. Hartbulletin, Netherlands Heart Foundation, 1971
6. HAYWOOD, L. J., MURTHY, V. K., HARVEY, G. A., SALTZBERG, S.: On-line real time computer algorithm for monitoring the ECG waveform. Computers and Biomed. Research 3, 15 (1970)
7. WARNER, H. R.: Experience with computer-based patient monitoring. Anesthesia and Analgesia 47, 453 (1968)

PRAKTISCHE FRAGEN ZUR ÜBERWACHUNG DER HERZTÄTIGKEIT+)

Von H. v. Bünau und E. Hilz

Die Überwachungsgröße EKG hat in der apparativen Patientenüberwachung unserer Tage eine überragende Bedeutung. Einen quantitativen Beleg für diesen Tatbestand gibt unter anderen auch eine Untersuchung des schwedischen Instituts für Planung und Rationalisierung von Krankenhäusern (1).

Auf Grund einer repräsentativen Meinungsumfrage unter skandinavischen Anaesthesisten und Internisten empfiehlt das Institut den Krankenhäusern für die Intensivüberwachung eine Grundausrüstung, wie in der Tabelle 1 dargestellt. Auf dieser Grundausrüstung soll sich nach der Idee des genannten Instituts die Gesamtausrüstung der Intensivabteilung nach Maßgabe der speziellen Erfordernisse der einzelnen Klinik aufbauen. Die auch hier wieder erscheinende überragende Stellung der apparativen EKG-Überwachung hat zahlreiche Ursachen im Technischen und Medizinischen.

Tabelle 1. Grundausrüstung für 10 Pflegebetten nach SPRI-Rapport Nr. 8/71

Geräte für	ICW	CCW
EKG	6 Stück	10 Stück
Blutdruck	1 Stück	2 Stück
Temperatur	4 Stück	-
Atemfrequenz	-	-
EEG	-	-

Der prinzipielle Aufbau von EKG-Monitoren hat für den Moment einen gewissen Standard erreicht und die Unterschiede der Erzeugnisse verschiedener Hersteller liegen heute mehr im Detail der Ausführung der einzelnen in Abb. 1 gezeigten Funktionsbausteine.

Die Anwendung des EKG-Monitoring ist unserer Beobachtung zufolge in praxi heute uneinheitlich. Als audiovisuell kann man die Arbeitsweise bezeichnen, die sich auf die Beobachtung der EKG-Kurvendarstellung bzw. die akustische Beobachtung des Pulsmelders abstützt. Diese Arbeitsmethode verwendet Herzfrequenzmesser und Alarmgeber nurmehr orientierend.

+) Originaltitel des Referats: "Technische Probleme bei der Entwicklung von Geräten und Systemen zur Patientenüberwachung".

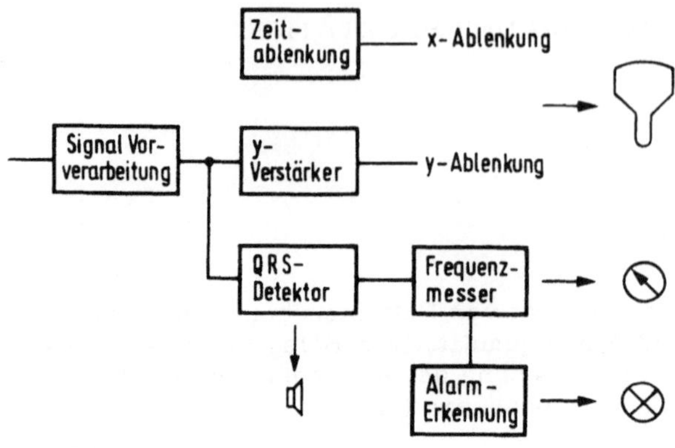

Prinzipieller Aufbau von EKG-Überwachungsgeräten Abb. 1

Eine zweite Arbeitsweise betont automatische Messung und Alarmierung als den Überwachungsvorgang und verwendet das Oszilloskop orientierend.

Die Vorteile der am Oszilloskop orientierten Arbeitsweise liegen in der schnellen Beurteilungsmöglichkeit für die Qualität der Messung neben einer Information über Periodik, Arrhythmie undForm des Ablaufs der Einzelerregung.

Die Vorteile einer an der automatischen Alarmierung orientierten Arbeitsweise liegen demgegenüber in der Kontinuität der Überwachung in Anbetracht des fast immer vorhandenen personellen Engpasses der Kliniken.

Wir möchten auf die Möglichkeiten und Grenzen der an zweiter Stelle genannten Arbeitsweise aus technischer Sicht näher eingehen.

Die Qualität der automatischen EKG-Überwachung hängt von der Zuverlässigkeit ab, mit der das Alarmereignis erfaßt wird. Es ist heutzutage nicht schwer, Detektoren zu bauen, welche die normale rhythmische Herzaktion erfassen. Für die Erkennung der einzelnen elektrischen Herzerregung reichen einfache Kriterien aus und es ist zweifellos eine Tatsache, daß bei sorgfältiger Elektrodenanlage ein sehr hoher Prozentsatz der klinischen, auch pathologisch deformierten EKG kein Problem für solche einfachen QRS-Detektoren darstellt. Dies entspricht der Erfahrung früherer Jahre (2).

Die Überwachungsaufgabe ist jedoch mit dem pathologischen EKG des stationären Patienten in der ganzen Breite der Variation des Erscheinungsbildes verbunden. Der QRS-Detektor, dessen Aufgabe die zuverlässige Signalisierung der einzelnen Ventrikelerregungen ist, arbeitet also unter den Bedingungen äußerst veränderlicher Kurvenformen für den Erregungsaufbau und unter allen Bedingungen der Herzrhythmik und Arrhythmie.

Das schmale QRS des Kleinkindes, das plumpe QRS der autonomen Kammersystole sollen einzeln und ohne Verwechselung mit T- oder P-Wellen oder den Impulsen künstlicher Schrittmacher erkannt werden.

Das dreieckige oder sinusähnliche EKG, das in ventrikulären Tachykardien und im Zustand des Flatterns oder Flimmerns auftritt, soll einzeln erkannt werden.

Ektopische Erregungen sollen unabhängig von ihrer zeitlichen Lage zur Regelsystole erfaßt werden.

Frequenzbereiche von oberhalb 200 min^{-1} bis hinab zum bradykarden EKG kommen zur Verarbeitung. Plötzliche Frequenzwechsel oder Asystolie müssen unmittelbar erkannt werden.

Spontane Änderungen im Erregungstyp bedingen überdies häufig einen plötzlichen Amplitudenwechsel, so z. B. wenn der neue ektopische Erregungszustand eine ungünstige Projektion auf die Ableitungslinie ergibt. Auch hier soll der QRS-Detektor dem Ereignis unmittelbar folgen.

Es entspricht dem Stand der Technik, daß QRS-Detektoren heute nicht nur ein Merkmal verarbeiten, sondern gleichzeitig mehrere Merkmalextraktoren haben. Die Entscheidung darüber, ob ein QRS vorliegt, erbringt dabei für jeden Augenblick ein nachgeschaltetes Entscheidungsnetzwerk.

Ein gängiges Merkmal ist z. B. das Erscheinen von Energie in einem bestimmten Frequenzbereich. Im allgemeinen liegen die Mittenfrequenzen derartiger Bandpaßfilter irgendwo im Bereich von 10 - 20 Hz. Vorhandenes Ausgangssignal oberhalb einer Schwelle gilt als positive Bestätigung für QRS.

Eine Bestätigung für QRS kann ebenso die relativ höchste kardioelektrische Spannung oberhalb von beispielsweise 0, 2 mV sein.

Es kann auch das Signal oberhalb einer relativ zum letzten QRS-Maximum zeitgesteuert fallenden Schwelle zur Signalisierung eine nächste Kammererregung herangezogen werden, wenn dies Signal gleichzeitig außerhalb einer vom letzten Maximum gesteuerten Totzeit liegt. Die Totzeit soll bei M- und W-förmigen QRS verhindern, daß das Netzwerk fälschlich ein zweifaches Signal meldet. Die Totzeit liegt demzufolge etwa bei 150 ms.

Abb. 2 zeigt, daß sich QRS-Detektoren, - auch solche zur gleichzeitigen Verarbeitung von mehreren ganz unterschiedlichen Merkmalen des EKG-Signals - durchaus analytisch beschreiben lassen. Die Und- und Oder-Verbindung von Einzelentscheidungen ist das Mittel zur Verminderung der Wahrscheinlichkeit für ein Versagen des QRS-Detektors gegenüber einem vorgelegten EKG. Dieser einzig denkbare Weg schließt aber auf prinzipielle Weise den Versagensfall nicht aus.

Von der Praxis her muß bekannt werden, daß dieser theoretischen Möglichkeit zu falsch positiven und falsch negativen Feststellungen des QRS-Detektors entspricht, daß die automatischen Kontroll- und Alarmeinrichtungen heute in Grenzfällen gelegentlich "aussteigen". Dabei ist der "blinde Alarm" (falsch positiv) durch den bekannten ermüdenden Effekt beim klinischen Personal für den Patienten letztlich ebenso gefährlich wie die falsch beurteilte negative Patientensituation.

Zusammenfassend stellt sich also die Situation so dar: Der für die automatische Alarmierung wichtige Nachweis der elektrischen Einzelerregung des Herzens ist in der Regel der Fälle unproblematisch.

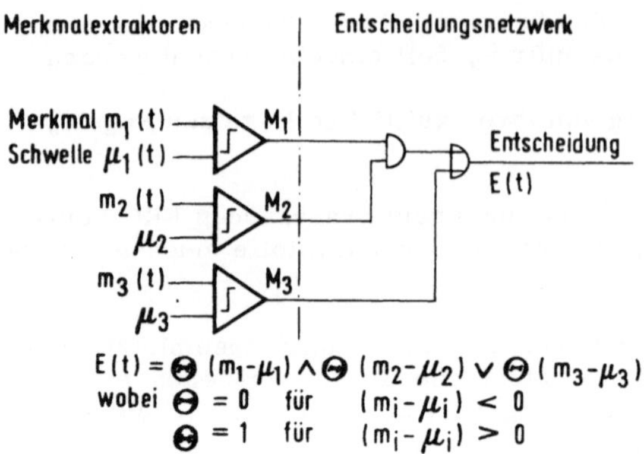

Gleichzeitige Verarbeitung mehrerer EKG-Merkmale

Abb. 2

In Grenzfällen versagt dieser Nachweis jedoch. Verfahren zur Minderung der Versagensfälle sind bekannt. Es ergibt sich aber die Frage, welcher Aufwand für die Standard-Überwachungsgeräte vertretbar ist, wenn sich dieser Aufwand allein auf Fälle großer Seltenheit bezieht, die dadurch noch stärker vereinzelt werden, daß nur wenige davon einer automatischen Kontrolle und nicht der Beobachtung durch Sitzwachen überantwortet sind.

Es ist in diesem Zusammenhang zu erwägen, ob es möglich ist, bereits heute, ähnlich wie etwa in der Elektrokardiographie, die Mindestmerkmale der Leistungsfähigkeit von Monitoren unter Berücksichtigung der medizinischen Notwendigkeiten und des sich ergebenden Aufwandes festzulegen.

Nur auf diese Weise entständen unabhängige Abnahme-, Vergleichs- und Prüfkriterien für die in Kliniken zum Einsatz kommenden Geräte.

Literatur

1. ERIKSSON, S.: Enkät om utrustningar för övervakning paa intensivbehandlings- och hjärtinfarktavdelningar. SPRI Rapport 8/71
2. STEINBREITHNER, K. et al.: Probleme der patientennahen elektronischen Überwachung. Verlag der Wiener Med. Akademie

Sonnabend, den 25. November 1972, 9.00 Uhr, Hörsaal A

IV. Hauptthema

Derzeitiger Stand und zukünftige Möglichkeiten in der Intensivmedizin

Vorsitzende: Herr K. Wiemers-Freiburg
Herr O. H. Just-Heidelberg

DIE STELLUNG DES FACHGEBIETES ANAESTHESIOLOGIE IN DER INTENSIV-MEDIZIN

Von H. W. Opderbecke

Die heutige und zukünftige Stellung unseres Faches Anaesthesiologie innerhalb der Intensivtherapie hängt von den wissenschaftlichen Leistungen ab, die wir zu diesem wichtigen Kapitel der Medizin beigesteuert haben und beisteuern werden, aber auch von den äußeren Voraussetzungen, die den Vertretern unseres Fachgebietes zur Verfügung stehen, um sich auf diesem Gebiet klinisch und wissenschaftlich zu betätigen.

Ohne einen umfassenden historischen Überblick geben zu wollen, seien doch zwei Faktoren erwähnt, die m. E. die wichtigsten Bausteine der Basis gebildet haben, auf der wir in der Intensivmedizin heute stehen: Es sind erstens die Definition unseres Fachgebietes in der neuen ärztlichen Weiterbildungsordnung mit der ausdrücklichen Erwähnung der Intensivtherapie als Bestandteil unseres Faches und zweitens die Vereinbarung mit den Internisten, genauer gesagt, mit der "Arbeitsgemeinschaft für internistische Intensivmedizin" über die "Organisation der Intensivmedizin am Krankenhaus". Sie hat einen drohenden Konflikt zwischen der Anaesthesie und der Inneren Medizin auf dem Gebiet der Intensivbehandlung verhindert, der sicher zu nichts Gutem geführt hätte, und die Voraussetzungen für eine partnerschaftliche Kooperation geschaffen.

Nachdem diese Basis als Voraussetzung unserer Betätigung in der Intensivmedizin geschaffen ist, stellt sich die Frage, wie unsere Situation in der Praxis aussieht, in der Realität des kleinen, mittleren und größeren Krankenhauses. Um einen Überblick über den heutigen Stand dieser organisatorischen Bedingungen zu gewinnen, wurde von uns eine Umfrage veranstaltet und an insgesamt 375 Anaesthesie-Abteilungen Fragebögen versandt. 257 Kollegen haben dankenswerterweise geantwortet. In Tabelle 1 ist das Ergebnis in einer ersten Überschlagsrechnung aufgezeichnet. Da sich nur 68% der angeschriebenen Anaesthesie-Abteilungen an der Umfrage beteiligt haben, ist das Verhältnis zwischen Krankenhäusern mit und ohne Intensiveinheit nicht repräsentativ. Man muß nämlich annehmen, daß in der Gruppe der Unbeteiligten ein höherer Anteil an Krankenhäusern ohne Intensiveinheit vorhanden ist. Innerhalb des gewonnenen Zahlenmaterials ergeben sich jedoch recht interessante Anhaltspunkte.

Bei der Aufgliederung des Materials mußten die Universitäts-Abteilungen unberücksichtigt bleiben, da sie sich als zu heterogen ohne Zwang in kein Schema hätten einfügen lassen. Ausgewertet wurden demnach die Antworten von 237 Anaesthesie-Abteilungen kleiner, mittlerer und größerer Krankenhäuser.

Gliedert man diese Krankenhäuser der Größe nach in Häuser bis zu 300 Betten, von 300 - 500, von 500 - 800 und über 800 Betten, so ergibt sich folgendes Bild (Abb. 1): Von 45 Krankenhäusern unter 300 Betten besitzen 16 keine und 3 nur eine interne Intensiveinheit, 12 eine gemeinsame operativ-interne unter Leitung des Anaesthesisten und 13 eine interdisziplinäre operative Einheit. In der Gruppe der Krankenhäuser von 300 - 500 Betten tritt der Anteil der Häuser ohne In-

Tabelle 1. Ergebnis der Umfrage

Anzahl der angeschriebenen Anaesthesie-Abteilungen	375	
Anzahl der eingegangenen Antworten	252	
Davon Universitäts-Abt.	15	
Krankenhaus-Abt.	237	
Keine Intensiveinheit		33 = 14%
Nur interne Intensiveinheit		10 = 4%
Gemeinsame Operativ-interne Intensiveinheit		66 = 28%
Getrennte Operative und Interne Intensiveinheit		79 = 33%
Nur operative Intensiveinheit		24 = 10%
Fachgebundene Operative (chirurg.) Intensiveinheit		25 = 11%

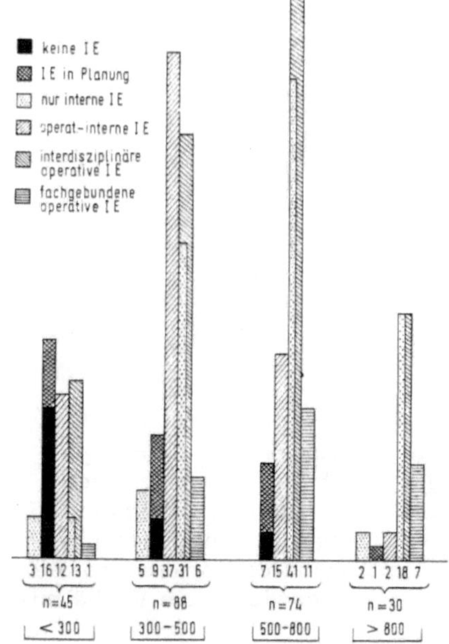

Abb. 1. Organisationsformen der Intensiveinheiten (IE) in Abhängigkeit von der Krankenhausgröße

tensiveinheit deutlich zurück. Der Hauptanteil besteht hier aus Häusern mit einer gemeinsamen operativ-internen Einheit. Bei der nächstfolgenden Gruppe (500 - 800 Betten) dominieren die Häuser mit getrennter operativer und interner Einheit. Hier macht sich auch schon ein höherer Anteil an fachgebundenen operativen Einheiten bemerkbar. Dabei handelt es sich in der Regel um chirurgische Wachstationen, die nicht vom Anaesthesisten geleitet werden, der hier nur beschränkte Kompetenzen besitzt. Diese Gruppe gewinnt bei Krankenhäusern über 800 Betten prozentual gesehen eine noch größere Bedeutung. Trotzdem überwiegen auch hier die Häuser mit getrennter interner und interdisziplinärer operativer Intensiveinheit, letztere unter anaesthesiologischer Leitung. Es kann somit konstatiert werden, daß von 205 Häusern mit Intensiveinheiten 169 dem Anaesthesisten die Leitung der operativ-internen oder operativen Einheit anvertraut haben.

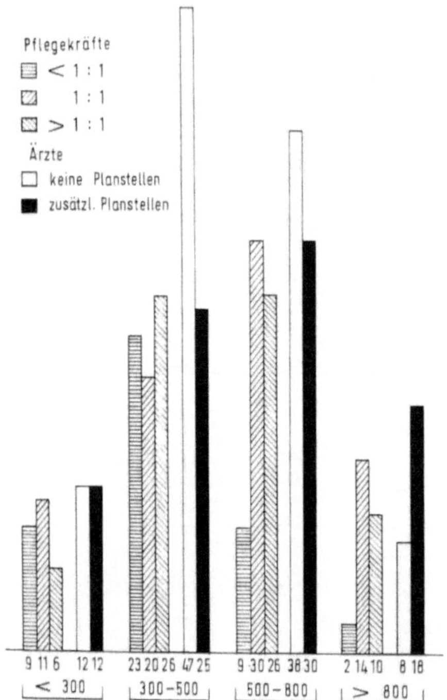

Abb. 2. Personalbesetzung der IE

Wie steht es nun mit der personellen Besetzung dieser Einheiten mit Pflegekräften? Bei Beibehaltung der vier Krankenhausgruppen haben wir hier unterschieden zwischen einem Betten-Personal-Verhältnis von unter 1:1 und über 1:1 (Abb. 2). Dabei gehen wir davon aus, daß zur Versorgung einer Intensiveinheit als Minimum ein Stellenplan im Verhältnis von 1:1 erforderlich ist; dort wo die Intensivbehandlung gegenüber der Intensivüberwachung überwiegt, ein Verhältnis von mehr als 1:1.

Überraschenderweise schneiden die kleinen Häuser bei der Besetzung mit Pflegekräften recht gut ab: 17 Häuser verfügen über einen Stellenplan auf der Basis 1:1

oder über 1:1, nur bei 9 Einheiten ist ein unzureichender Stellenplan festzustellen. Bei den 300 - 500 Betten großen Häusern sind etwa je ein Drittel mit weniger als 1:1 ungenügend, mit 1:1 gerade ausreichend und mit über 1:1 planstellenmäßig gut ausgestattet. In den nächsten beiden Gruppen verbessern sich die Verhältnisse in der Weise, daß nur noch 14% bzw. 8% der Intensiveinheiten ein Betten-Personal-Verhältnis von unter 1:1 besitzen.

Nicht ganz so günstig steht es mit der ärztlichen Besetzung. Die Frage, ob für die Intensiveinheit eigene ärztliche Planstellen zur Verfügung stehen, beantwortete die Gruppe unter 300 Betten nur zur Hälfte, die Gruppe von 300 - 500 Betten sogar nur zu einem Drittel mit "ja". Alleine in der Gruppe von über 800 Betten verfügen 2 von 3 Anaesthesie-Abteilungen über zusätzliche ärztliche Planstellen für ihre Intensiveinheit.

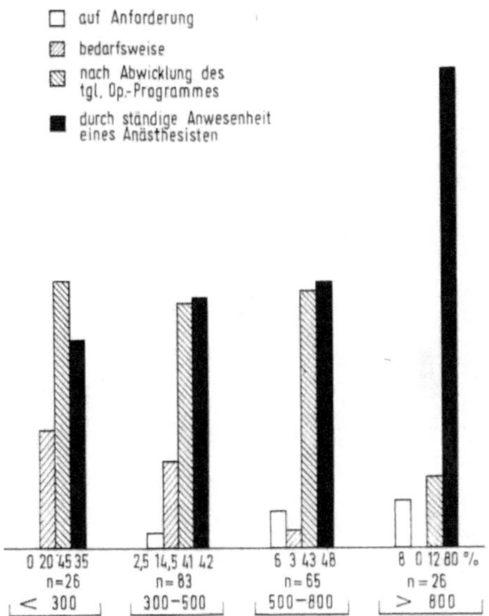

Abb. 3. Ärztlicher Einsatz auf der IE

Dem entspricht auch das Ergebnis einer weiteren Fragestellung (Abb. 3): "Erfolgt die ärztliche Versorgung der Intensiveinheit

1. auf Anforderung
2. bedarfsweise
3. nach Abwicklung des täglichen Operationsprogrammes oder
4. durch ständige Anwesenheit eines Anaesthesisten?"

Nur etwa die Hälfte aller Krankenhäuser bis zu 800 Betten haben die Möglichkeit, auch während des Operationsprogrammes regelmäßig einen Arzt auf der Intensiveinheit einzusetzen. Lediglich die Gruppe über 800 Betten weist in dieser Hinsicht zufriedenstellende Verhältnisse auf.

Eine letzte Fragestellung befaßt sich mit der Zusammenarbeit im Bereich der Intensivmedizin zwischen dem Anaesthesisten einerseits und den Vertretern der operativen Fächer, insbesondere dem Chirurgen sowie dem Internisten andererseits. Als Antwort konnte gewählt werden:

1. sehr gut
2. gut
3. mit Einschränkung gut
4. nicht immer reibungslos
5. schwierig oder schlecht.

Die Gruppenunterteilung der Krankenhäuser erfolgte dieses Mal nicht nach ihrer Größe, sondern nach der Organisationsform der Intensiveinheit (Abb. 4):

a) gemeinsame operativ-interne Einheit
b) getrennte operative und interne Einheit
c) fachgebundene operative Einheit.

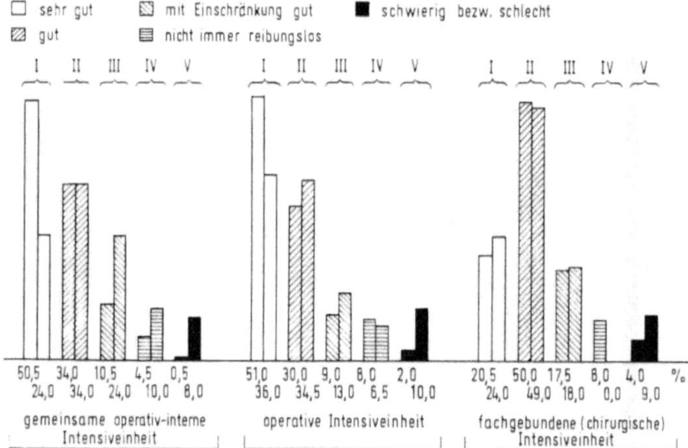

Abb. 4. Ärztliche Zusammenarbeit auf der IE (erste Säule: operative Fächer, zweite Säule: Internisten)

Es fällt auf, daß in den ersten beiden Gruppen die Kooperation mit den Internisten nicht ganz so uneingeschränkt mit "sehr gut" und "gut" beurteilt wird, wie mit den Chirurgen. Insbesondere trifft dies für die Gruppe der gemeinsamen operativ-internen Einheiten zu. Andererseits ist auf den fachgebundenen operativen Einheiten (chirurg. Wachstationen) die Zusammenarbeit mit dem Chirurgen deutlich schlechter als auf interdisziplinären Einheiten. Insgesamt gesehen wird aber die Zusammenarbeit mit den Chirurgen überwiegend als "sehr gut" und "gut" beurteilt, die Zusammenarbeit mit den Internisten zwar nicht ganz so uneingeschränkt positiv, immerhin aber doch noch in 84% der Antworten mit "sehr gut" bis "mit Einschränkung gut" (Tabelle 2).

Zusammenfassend kann das Ergebnis der Umfrage folgendermaßen interpretiert werden:
Zunächst ist eine außerordentlich große Aufgeschlossenheit der Krankenhausträger bei der Einrichtung neuer Intensiveinheiten festzustellen. Auch in der Gruppe der Krankenhäuser ohne Intensiveinheit findet sich in 17 von 33 Fällen die Angabe, daß eine Intensiveinheit vorbereitet würde oder geplant sei. Nimmt man unsere im November 1968 in Nürnberg veranstaltete Tagung über die "Planung, Organi-

Tabelle 2. Interdisziplinäre Zusammenarbeit

<table>
<tr><th colspan="4">mit den operativen Fächern</th><th colspan="4">mit den Internisten</th></tr>
<tr><td>I</td><td>sehr gut</td><td>47,0%</td><td rowspan="3">91%</td><td rowspan="3">84%</td><td>30,0%</td><td>sehr gut</td><td>I</td></tr>
<tr><td>II</td><td>gut</td><td>33,5%</td><td>36,0%</td><td>gut</td><td>II</td></tr>
<tr><td>III</td><td>mit Einschränkung gut</td><td>10,5%</td><td>18,0%</td><td>mit Einschränkung gut</td><td>III</td></tr>
<tr><td>IV</td><td>nicht immer reibungslos</td><td>7,0%</td><td rowspan="2">9%</td><td rowspan="2">16%</td><td>7,0%</td><td>nicht immer reibungslos</td><td>IV</td></tr>
<tr><td>V</td><td>schwierig bzw. schlecht</td><td>2,0%</td><td>2,0%</td><td>schwierig bzw. schlecht</td><td>V</td></tr>
<tr><td></td><td colspan="3">n = 191</td><td colspan="3">n = 175</td><td></td></tr>
</table>

sation und Einrichtung von Intensivbehandlungseinheiten" als Ausgangspunkt, so kann von einer geradezu explosionsartigen Entwicklung gesprochen werden. Es scheint dabei für den Krankenhausträger keine Frage mehr zu sein, die Leitung interdisziplinärer Einheiten dem Anaesthesisten zu übertragen. Daß die Personalbesetzung mit dieser expansiven Entwicklung nicht Schritt halten konnte, erscheint verständlich.
Als umso erfreulicher ist es zu bezeichnen, daß in Abhängigkeit von der Krankenhausgröße immerhin 40% der Intensiveinheiten ein Betten-Pflegepersonal-Verhältnis von 1:1, 31% sogar von über 1:1 besitzt.

Weniger erfreulich dagegen sieht es mit der ärztlichen Versorgung aus. Nur 45% der Anaesthesie-Abteilungen verfügen über eigene Planstellen für ihre intensivmedizinischen Aufgaben und nur 46% sind in der Lage, die Intensiveinheit auch während des laufenden Operationsprogrammes regelmäßig ärztlich zu besetzen. Das setzt uns nicht in Erstaunen, denn wir wissen, wieviel Anaesthesie-Abteilungen, zumal an kleinen und mittleren Krankenhäusern, personell kaum in der Lage sind, das tägliche Operationsprogramm ordnungsgemäß abzuwickeln.

Wenn wir mit Bedauern, aber zugleich mit dem notwendigen Blick für die Realitäten diese Tatsache unumwunden feststellen, gewinnt die Zusammenarbeit mit den Vertretern der anderen beteiligten Disziplinen ein umso größeres Gewicht. Hier hat unsere Umfrage die erfreuliche Tatsache ergeben, daß die Zusammenarbeit mit den operativen Fächern, insbesondere mit den Chirurgen, in der Intensivmedizin überwiegend mit "sehr gut" und "gut" bezeichnet wird. Sicherlich hat die enge Kooperation mit diesen Kollegen im Operationssaal gegenseitigen Respekt und Verständnis für die Belange des anderen Fachgebietes entstehen lassen, eine Basis der Zusammenarbeit, die sich nun auch auf die gemeinsame Arbeit in der

Intensivmedizin überträgt. Diese Basis fehlt bei der Zusammenarbeit mit den Internisten, die insgesamt nicht ganz so, noch nicht ganz so positiv beurteilt wird. Es ist zu wünschen, daß sich auch in unserem Verhältnis zu den Internisten auf den verschiedenen Intensiveinheiten engere Kontakte entwickeln, auch hier der für die Intensivmedizin so verhängnisvolle und schädliche Ausschließlichkeitsanspruch von beiden Seiten überwunden und an die Stelle des "nebeneinander", vereinzelt sogar "gegeneinander" ein "miteinander" wird, mit dem einzigen Motiv einer optimalen Versorgung der uns anvertrauten Patienten.

Wenn wir im weiteren Verlauf dieser Tagung über "Limitierende Faktoren in der Intensivbehandlung" diskutieren werden, sind wir u. a. auch gehalten, von den äußeren Voraussetzungen für die Intensivmedizin an unseren Krankenhäusern auszugehen, wie sie sich aus unserer Umfrage ergeben haben. Diese sind:

1. Die erkennbare Bereitschaft der Krankenhausträger, den Bedürfnissen nach Einrichtung von Intensiveinheiten freizügig nachzukommen, wohl auch unterstützt durch die spezielle Pflegesatzregelung für anerkannte Intensivbehandlungseinheiten in einigen Bundesländern.
2. Die überwindbaren Schwierigkeiten in der angemessenen Besetzung dieser Intensiveinheiten mit qualifizierten Pflegekräften, überwindbar nicht zuletzt durch unsere Pläne, Voraussetzungen für eine geregelte Weiterbildung zur Fachschwester für Anaesthesie und Intensivpflege zu schaffen.
3. Der zweifellos bestehende Engpaß in der durchgehenden ärztlichen Besetzung von Intensiveinheiten, der sich m. E. nur in enger Zusammenarbeit mit den übrigen beteiligten Disziplinen überwinden läßt.

EXTRAKORPORALER GASAUSTAUSCH MIT DER MEMBRANLUNGE - EINE NEUE METHODE ZUR BEHANDLUNG DER SCHWEREN AKUTEN RESPIRATORISCHEN INSUFFIZIENZ

Von W. Zapol und K. Falke

Der Ersatz der Herz- und Lungenfunktion durch extrakorporale Blutzirkulation mit Gasaustausch war bis vor wenigen Jahren nur für einige Stunden ohne intolerable Schädigung des menschlichen Organismus möglich. Die Hauptursache dafür lag in der schweren Schädigung von Blutbestandteilen (Hämolyse, Eiweißdenaturierung), wie sie durch den direkten Kontakt von Gas und Blut in den herkömmlichen Herz-Lungen-Maschinen ("Bubble" - und Filmoxygenatoren) auftritt.

Erst die Einführung der Membranlunge (Membranoxygenator), in der Gas- und Blutphase durch eine dünne Silicongummimembran getrennt und damit Blutschädigungen signifikant vermindert sind, erlaubte langdauernde extrakorporale Blutzirkulation mit Gasaustausch. Die bis jetzt längsten und erfolgreichen "Langzeitperfusionen" mit der Membranlunge wurden von KOLOBOW und seinen Mitarbeitern mit der von ihnen selbst entwickelten Spiralmembranlunge durchgeführt. Die längste tierexperimentelle Perfusion dauerte 16 Tage und die längste klinische Perfusion zur Behandlung einer schwersten pulmonalen Insuffizienz 9 1/2 Tage.

Funktion und Konstruktion der Membranlunge

Die funktionellen Mindestanforderungen an eine Membranlunge bestehen in einer Kapazität für Gasaustausch und Blutflow, wie sie Grundumsatzbedingungen entsprechen. Eine standardisierte Methode zur Definition der Gasaustauschqualitäten einer künstlichen Lunge wurde von GALLETTI und Mitarb. beschrieben.

Die Höhe des Sauerstoff-Kohlendioxyd-Austauschs ist in erster Linie eine Funktion der zur Verfügung stehenden Membranoberfläche. In den bisher zur klinischen Anwendung gekommenen Membranlungen werden etwa 30 - 60 ml O_2 und CO_2 pro m^2 Membranoberfläche ausgetauscht (Abb. 1). Je nach metabolischen oder hämodynamischen Gegebenheiten und nach der Größe eines Individuums sind deshalb verschiedene Größen (1 - 6 m^2) von Membranlungen erforderlich. Eine Vergrößerung der Gasaustauschkapazität kann auch durch Nacheinanderschaltung und eine Zunahme der Blutflowkapazität durch Parallelschaltung kleiner Einheiten erreicht werden. Entsprechend unseren Erfahrungen ist für sicher ausreichenden extrakorporalen Gausaustausch während normothermer Ganzkörperperfusion etwa 1 m^2 Membranoberfläche pro 10 kg Körpergewicht (KG) erforderlich. Für partiellen Bypass, wie er bei klinischen Langzeitperfusionen angewendet wird, genügen kleinere Einheiten (ca. 0,5 m^2 pro 10 kg KG).

Die Effektivität der O_2-Aufnahme in einer Membranlunge hängt außer von den Diffusionscharakteristika der Silicongummimembran und dem Partialdruckgradienten zwischen Gas- und Blutphase auch von der Dicke des Blutfilms ab ("bondary layer"), der sich auf der Membran insbesonders bei laminaren Flowverhältnissen bildet. Die Zeit, die erforderlich ist, einen Blutfilm zu oxygenieren,

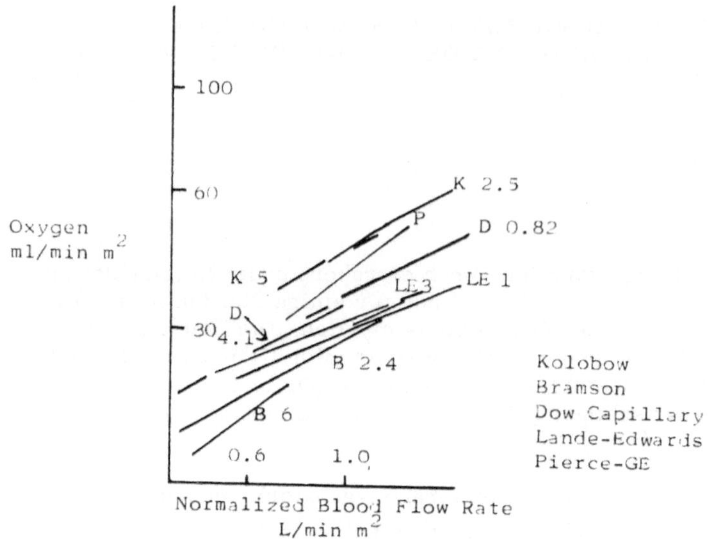

Abb. 1. Vergleich der Sauerstoffaufnahme verschiedener Membranlungen mit der des Travenol-Microporous-Oxygenators (wiedergegeben mit Genehmigung von P. GALLETTI)

nimmt mit der zweiten Potenz seiner Dicke zu. In der Membranlunge sind der Verdünnung des Blutfilms wegen der damit verbundenen Zunahme des Strömungswiderstandes für Blut Grenzen gesetzt. Eine bessere Vermischung in der Blut-Membran-Kontaktzone und damit eine höhere O_2-Aufnahme erzeugt man mit Hilfe von Unregelmäßigkeiten der Membranoberfläche oder bei der Spiralmembranlunge zusätzlich durch Vakuumoscillationen.

Die Effektivität der CO_2-Abgabe wird in erster Linie von den Eigenschaften der Membran und von dem in der Membranlunge erzeugten Diffusionsgradienten zwischen Blut und Gasphase bestimmt. Die Dicke eines Blutfilms spielt hier wegen der relativ großen Löslichkeit des CO_2 nur eine untergeordnete Rolle.

Weitere für die klinische Anwendbarkeit wichtigen Eigenschaften von Membranlungen sind der Widerstand gegenüber Blutflow und die Größe des erforderlichen Füllvolumens.

Die gegenwärtig zur klinischen Anwendung kommenden Membranlungentypen sind die nach 1. Bramson, 2. Landé-Edwards, 3. Peirce-General-Electric und 4. Kolobow. Diese lassen sich in ihrer Bauweise alle auf das "Sandwich"-Prinzip zurückführen, das zuerst von CLOWES und Mitarb. im Tierexperiment angewandt worden ist. Hinsichtlich der funktionellen und konstruktiven Details verweisen wir auf die vor kurzem erschienenen Übersichten von DRINKER und von SCHULTE.

Technik der Langzeitperfusion

Wichtige technische Voraussetzung für einen wirksamen extrakorporalen Gasaustausch ist die gleichmäßige Drainage großer Blutminutenvolumina (50 - 100 % des Herzzeitvolumens) aus einer oder mehreren großen Venen des Patienten. Hierfür eigenen sich besonders dünnwandige, federstahlverstärkte Polyurethankanülen, die sich durch größtmöglichen inneren Durchmesser, gute Flexibilität und "Nonkinking" auszeichnen. Abbildung 2 zeigt eine solche Kanüle in situ, die bis zu 5,5 l Blut pro Minute förderte.

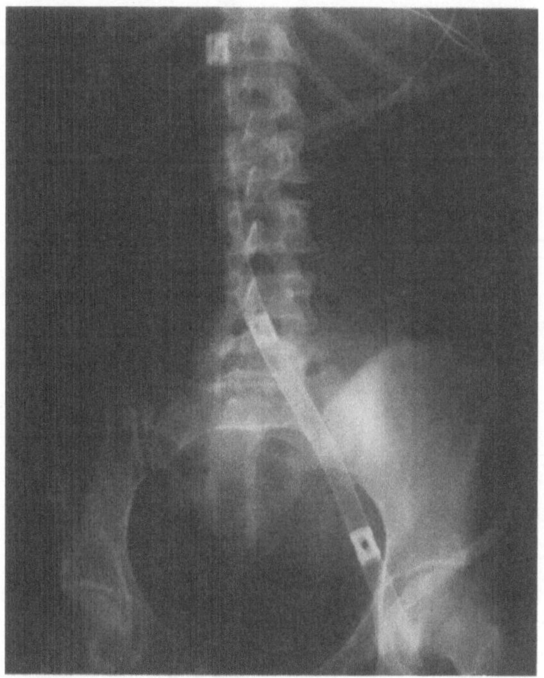

Abb. 2. Polyurethankanüle in der Vena cava inferior bei einer 47 kg schweren Patientin, maximale Blutdrainage 5,5 l/min

Über einen Silicongummischlauch gelangt das Blut zunächst in ein kleines Reservoir (ca. 100 ml) und wird dann durch eine nichtokklusive Rollerpumpe mit Schlagvolumina von ca. 70 ml durch die Membranlunge zurück in den Patienten gepumpt (Abb. 3). Der Blutreturn kann venös oder arteriell (Vena jugularis int., Arteria femoralis) erfolgen. Die Effektivität der O_2-Aufnahme wird bei der Spiralmembranlung nach KOLOBOW durch eine in Abbildung 4 gezeigte Gasversorgungseinrichtung gesteigert (siehe auch Abb. 1, Daten für 2,5 m^2 Kolobow-Lunge, ca. 60 ml O_2-Aufnahme bei 1,5 l pro Minute und m^2 Blutflow).

Nach der Freilegung der Gefäße und vor Kanülierung muß der Patient mit einer Dosis von 3 mg/kg KG heparinisiert werden. Als Erhaltungsdosis geben wir 0,3 - 0,8 mg/kg KG Heparin in Abhängigkeit vom Ausfall der Gerinnungszeiten (nach Lee-White bei 37°C) und der Urinausscheidung. Die Gerinnungszeit halten wir nach Hills und unseren eigenen Erfahrungen über 20 Minuten (bei Thrombozythenzahlen über 50 000/mm^3).

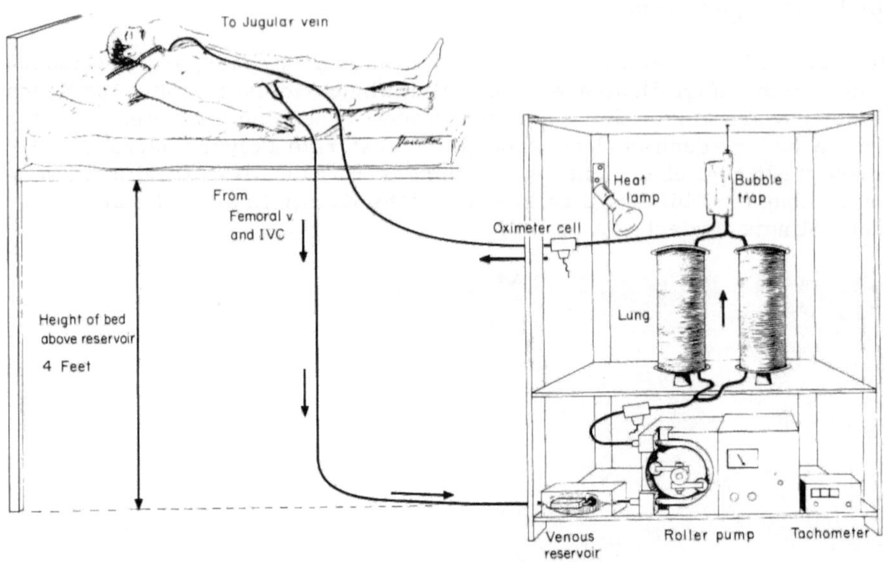

Abb. 3. Extrakorporales Kreislaufsystem mit Spiralmembranlungen. Anstelle der Vena jugularis kann auch die Arteria femoralis für Blutreturn verwendet werden

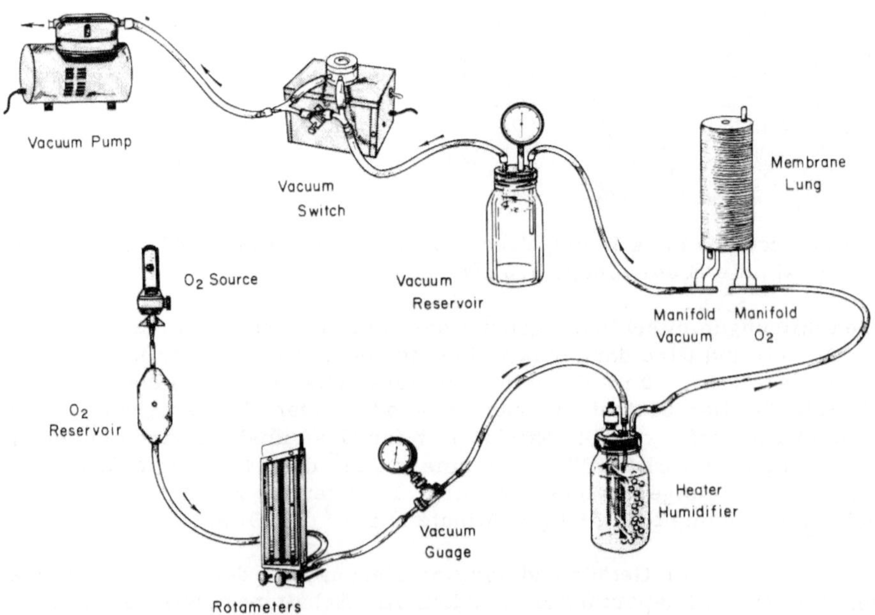

Abb. 4. Gasversorgungseinrichtung der Spiralmembranlunge nach KOLOBOW

Klinische Anwendung

Die gegenwärtig zur Diskussion stehenden klinischen Indikationen für Langzeitperfusionen mit der Membranlunge sind:

1. Schwerstes mit konventionellen Mitteln der Therapie irreversibles Lungenversagen, gekennzeichnet durch arterielle Hypoxie trotz Beatmung mit reinem Sauerstoff,
2. Rechts-Herzinsuffizienz bei vorübergehend hohem pulmonalen Gefäßwiderstand und
3. Länger dauernde Operationen am offenen Herzen.

Unter 1. fallen alle Erscheinungsformen respiratorischer Insuffizienz, die unter das von ASHBAUGH beschriebene "akute Atemnotsyndrom" fallen. Dazu gehören die poststraumatische pulmonale Insuffizienz, Fettembolie, Rauchinhalation, Aspirations-, Virus- und bakterielle Pneumonien. Eine besondere Indikation stellt die respiratorische Insuffizienz infolge akuter Zunahme des pulmonalen Blutflusses nach Korrektur kongenitaler Herzvitien dar.
Schwere akute Lungenveränderungen gehen häufig mit einer Zunahme von pulmonalem Gefäßwiderstand und Blutfluß einher, so daß die Annahme gerechtfertigt erscheint, daß die beiden zuerst genannten Indikationen oft gleichzeitig auftreten.

Die Entscheidung, ob ein Patient mit der Membranlunge (wie unter 1. und 2.) behandelt werden soll, muß zu einem Zeitpunkt gefällt werden, wenn keine Aussicht mehr besteht, die bestehende Schädigung durch künstliche Beatmung mit reinem Sauerstoff und anderen konventionellen Mitteln der Therapie (Tracheobronchialtoilette, inotropische Unterstützung, Diurese, Antibiotika) zu bessern und die Erkrankung noch nicht in ein irreversibles Stadium übergegangen ist. Für diese schwierige Aufgabe existieren bis jetzt keine allgemeingültigen Richtlinien. Als besonderes Problem stellt sich die Frage nach der Grenze einer sinnvollen Beatmungstherapie hinsichtlich der Dauer der Anwendung von reinem Sauerstoff und der Höhe endexspiratorischer Drucke. Aus den Ergebnissen der Arbeitsgruppen um HILL und LANDĚ und durch unsere eigenen Erfahrungen haben sich bis jetzt folgende Kriterien als Hilfsmittel für eine frühzeitige Indikationsstellung zur Anwendung der Membranlunge ergeben: 1. progressive klinische Verschlechterung mit Abfall des arteriellen pO_2 unter Beatmung mit reinem Sauerstoff und positiv-endexspiratorischem Druck (maximal bis 15 cm H_2O), 2. niedrige Compliance (des gesamten respiratorischen Systems beim Erwachsenen etwa unter 0,025 l/cm H_2O (normal 0,1 l/cm H_2O)), 3. röntgenologisch diffuse Verschattung beider Lungen und 4. Lungenbiopsie: potentiell reversible Veränderungen.

Als prognostisch ungünstige Faktoren gelten bestehende hämorrhagische Komplikationen (gastrointestinal, frische Wunden), Gerinnungsstörungen, Lungenruptur (als Folge hoher Beatmungsdrucke) mit liegenden Thoraxdrainagen und die Dauer der Beatmungstherapie mit extrem hohen Beatmungsdrucken (3 - 5 Tage inspiratorische Drucke über 50 cm H_2O, endexspiratorische Drucke 10 - 15 cm H_2O) und reinem Sauerstoff.

Nach dem Beginn einer Langzeitperfusion aus pulmonaler Indikation sollte die Reduzierung der inspiratorischen Sauerstoffkonzentration auf ein nicht toxisches Niveau, im Optimalfall auf 21%, eine Verminderung der hohen inspiratorischen und endexspiratorischen Beatmungsdrucke auf etwa 20 zu 5 cm H_2O und der Beatmungsfrequenz auf 8 - 12 pro Minute möglich sein. Erst dann kann damit gerechnet werden, daß der Heilungsprozeß in der Lunge beginnt.

Tabelle 1. Überlebende von 46 auf der Welt durchgeführten Langzeitperfusionen zur Behandlung akuter pulmonaler Insuffizienz (Stand Februar 1973)

Perfusionsteam	Alter	Route	Blutflow (l/min)	Dauer des Bypass (Tage)	Art der Lungenerkrankung
HILL et al. (BRAMSON-Lung)	24	V/A	3-3.6	3	Traumatische Schocklunge
HILL et al. (BRAMSON-Lung)	19	V/A	3.8	5	Fettembolie
SCHULTE et al. (BRAMSON-Lung)	10	V/A	1-1.3	2	Postoperative Tetralogie
JOSEPH et al. (PEIRCE-G. E. -Lung)	36	V/V	2-3	5	Pneumocystis Carinii
DRINKER et al. (LANDÉ-Lung)	25	V/A	2-3	3	Goodpasture Syndrom
KOLOBOW et al. (KOLOBOW-Lung)	11	V/V	2	9 1/2	Pneumocystis Carinii
GANNON et al. (LANDÉ-Lung)	46	V/A	1.2-2.4	2 1/2	Influenza-A Pneumonie
HILL et al. (BRAMSON-Lung)	Daten noch nicht bekannt				

Wie bereits erwähnt, besteht die Möglichkeit veno-venös (praepulmonaler Bypass) oder veno-arteriell (partieller cardio-pulmonaler Bypass) zu pumpen. Die Ergebnisse aller bisher durchgeführten Langzeitperfusionen erlauben die Annahme, daß die venoarterielle Methode in der Regel die erfolgversprechendere Methode ist. Dabei kommt es zu einer Verminderung des pulmonalen Blutflow, der Volumenbelastung des rechten Ventrikels und des Pulmonalarteriendruckes. Die Nachteile bestehen in einer oft schlechten Oxygenation der oberen Körperhälfte bei Verwendung der Gefäße der Leistenbeuge als Ort der Kanülierung und in dem Risiko der Einschwemmung von Emboli in den großen Kreislauf. Die veno-venöse Perfusion bewirkt zwar bessere Sauerstoffsättigung im gesamten Kreislauf, aber sie ist oft mit einer zusätzlichen Volumenbelastung des rechten Herzens und des Pulmonalkreislaufs verbunden. Bei beiden Methoden kann es zu unerwünschten Rezirkulationserscheinungen kommen.

Die Hauptkomplikation derzeitiger Langzeitperfusionen sind schwerste, unkontrollierbare Blutungen sowohl als Folge der Heparinisierung als auch infolge von Gerinnungsstörungen als Begleiterscheinung von Sepsis. Die Lösung dieses Problems scheint bei der Entwicklung von nicht-thrombogenen Polymeroberflächen zu liegen, deren Verwendung den Verzicht auf Heparin erlaubt. Gegenwärtig können wir diesem Problem jedoch nur durch eine Verbesserung der Kontrolle des Heparineffekts begegnen.

Unsere eigenen klinischen Ergebnisse haben wir bereits anläßlich der Tagung der DGAW 1972 ausführlich dargestellt. Tabelle 1 zeigt die acht Welt-Überlebenden von 46 Langzeitperfusionen, die uns bis Februar 1973 bekannt geworden sind. Wir sind durch diese erste Erfolgsbilanz sehr ermutigt, und es ist unsere Überzeugung, daß mit anwachsender klinischer Erfahrung der verschiedenen Perfusionsteams die Erfolgsaussichten bei klinischen Langzeitperfusionen zunehmen werden.

Literatur

ASHBAUGH, D. G., PETTY, T. L., BIGELOW, D. B., HARRIS, T. M.: Continuous positive-pressure breathing (CPPB) in adult respiratory distress syndrome. J. Thorac. Cardiovasc. Surg. 57, 31 (1969)

CLOWES, G. H. A., jr., HOPKINS, A. L., NEVILLE, W. E.: An artificial lung dependent upon diffusion of oxygen and carbon dioxide through plastic membranes. J. Thoracic Surg. 32, 630 (1956)

DRINKER, P. A.: Progress in Membrane Oxygenator Design. Anaesthesiology 37, 242-260 (1972)

GALLETTI, P. M., RICHARDSON, P. D., SNIDER, M. T., FRIEDMAN, L. J.: A standardized method for defining the overall gas transfer of artificial lungs. Trans. Amer. Soc. Artif. Organs 18, 359 (1972)

HILL, J. D., FALLAT, R., COHN, K., EBERHART, R., DONTIGNY, L., BRAMSON, M. L., OSBORN, J. J., GERBODE, G.: Clinical cardiopulmonary respiratory insufficiency. Trans. Amer. Soc. Artif. Int. Organs 17, 355 (1971)

HILL, J. D., O'BRIEN, G. T., MURRAY, J. J., DONTIGNY, L., BRAMSON, M. L., OSBORN, J. J., GERBODE, F.: Prolonged extracorporeal oxygenation for acute post-traumatic respiratory failure (shock-lung syndrome). New Eng. J. Med. 286, 629 (1972)

HILL, J. D., De LEVAL, M. R., FALLAT, R. J., BRAMSON, M. L., EBERHART, R. C., SCHULTE, H. D., OSBORN, J. J., BARBER, R., GERBODE, F.: Acute Respiratory Insufficiency: Treatment with prolonged extracorporeal oxygenation. J. of Thoracic and Cardiovascular Surgery 64, 551 (1972)

KOLOBOW, T., SPRAGG, R., PIERCE, R., ZAPOL, W.: Extended term (to 16 days) extracorporeal blood gas exchange with the spiral membrane lung in unanesthetised lambs. Trans. Amer. Soc. Artificial Int. Organs 17, 350 (1971)

LANDE, A. J., CARLSON, R. G., PATTERSON, R. H., BAXTER, J., LILLEHEI, C. W.: Cardiac surgery with disposable membrane lungs. Trans. Amer. Soc. Artif. Organs 18, 532 (1972)

SCHULTE, H. D., BIRCKS, W., DUDZIAK, R.: Erste Erfahrungen mit der Bramson-Membran-Lunge. Thoraxchirurgie 20, 54 (1972)

SCHULTE, H. D.: Membranoxygenatoren zur prolongierten assistierten extrakorporalen Zirkulation. Dtsch. med. Wschr. 98, 508 (1973)

ZAPOL, W., FALKE, K.: Die Behandlung akuter respiratorischer Insuffizienz mit dem Membranoxygenator. Sonderdruck bei der Jahrestagung der Deutschen Gesellschaft für Anaesthesie und Wiederbelebung 1972.

Diskussionsbemerkung zum Vortrag von ZAPOL, Hamburg, 24. 11. 1972.
Von R. DUDZIAK

Seit 1971 beschäftigt sich unsere Arbeitsgruppe theoretisch und praktisch mit den Problemen der Verwendung von Membranoxygenatoren zur Langzeitperfusion. Hierfür benutzen wir den von BRAMSON und GERBODE entwickelten Membranoxygenator. Nachdem mein Kollege SCHULTE in zahlreichen in vitro Rezirkulationsversuchen die Voraussetzungen für die praktische Anwendung des Oxygenators geschaffen hat, haben wir das Gerät zuerst für das Studium der einzelnen Funktionskreisläufe an Hunden getestet. Die guten Ergebnisse dieser tierexperimentellen Untersuchungen ermunterten uns zur klinischen Anwendung des Membranoxygenators, mit dessen Hilfe inzwischen mehrere langdauernde Herzoperationen durchgeführt wurden.

Der eigentliche Anwendungszweck dieser Maschine besteht aber in der Durchführung einer sog. Langzeitperfusion. Hierfür eignen sich neben der von Herrn ZAPOL erwähnten Ateminsuffizienz auch diejenigen Patienten, bei denen das Herz aufgrund einer vorübergehend verminderten Energiereserve, die für eine adäquate Perfusion des Gewebes notwendige Schlagarbeit, nicht aufbringen kann. Diese Situation kann z. B. dann entstehen, wenn es infolge einer länger dauernden Ischämie des Herzmuskels während der Herzoperation, postoperativ zum Versagen des linken Ventrikels kommt. Einen solchen Fall möchte ich Ihnen kurz vorstellen.

Bei einem 10-jährigen Mädchen wurde ein partieller AV-Kanal unter Verwendung eines großen Kunststoff-Patch versorgt. Etwa 30 Stunden nach Beendigung des Eingriffes verschlechterte sich der Zustand der Patientin zusehends. Sie zeigte klinisch und röntgenologisch ein eindeutiges Lungenödem. Die medikamentöse Behandlung sowie künstliche Beatmung mit einem Engström-Respirator unter Anwendung eines hohen endexpiratorischen Druckes (PEEP + 5 cm H_2O) erbrachte keine Besserung des Zustandes. Trotz einer weiteren Erhöhung des endexpiratorischen Beatmungsdruckes bis zu 10 cm H_2O, konnte bei 100% O_2 nur ein arterieller Sauerstoffpartialdruck von 39 bis 52 mm Hg erzielt werden. Unter der Vorstellung, daß es sich um einen kardiogenen Schock mit Lungenödem (Ischämiebelastung des Herzens während der Korrektur 43 Minuten) handelte, wurde mit einem partiellen veno-arteriellen Bypass begonnen. Zuerst perfundierten wir mit 30% des errechneten, minimal notwendigen Herzminutenvolumens. Da sich keine Besserung des Zustandes erkennen ließ, wurde nach 4 1/2 Stunden zusätzlich die linke V. iliaca nach proximal und distal kanüliert. Dabei gelang es, den proximalen Katheter bis in den rechten Vorhof vorzuschieben.
Erst 17 1/2 Stunden nach Beginn der Perfusion und Fortsetzung der künstlichen Beatmung bildete sich das Lungenödem zurück. Erstmals wurde im arteriellen Blut des Kindes ein Sauerstoffpartialdruck über 90 mm Hg gemessen. Von diesem Zeitpunkt an besserte sich der Zustand des Kindes merklich. Die Zentralisation löste sich langsam, das Kind bekam wieder warme Extremitäten. Nach 42 Stunden und 30 Minuten partieller veno-arterieller Perfusion waren klinisch und röntgenologisch Zeichen eines Lungenödems nicht mehr nachweisbar. Daraufhin wurde die Perfusion nach 42 Std. und 43 Min. beendet. Der gute Zustand des Kindes hielt unter Engström-Beatmung an, so daß wir uns nach Zuwarten über 2 1/2 Stunden zur Dekanülierung der Gefäße entschlossen.
Im Verlauf nach Perfusionsende wurde das Kind über weitere 30 Stunden mit dem Engström-Respirator kontrolliert und 18 Stunden mit einem Bird-Respirator assistiert beatmet, danach extubiert.
Einige Wochen später konnte das Mädchen unsere Klinik in einem sehr guten AZ verlassen.

DIE ASSISTIERTE ZIRKULATION - INDIKATION UND TECHNISCHE DURCHFÜHRUNG

Von M. Schaldach und I. Vogel

Einleitung

Die ständig zunehmenden Herz- und Kreislauferkrankungen und die bestehenden Schwierigkeiten, mit den herkömmlichen Methoden refraktäre Insuffizienzzustände des Herzens zu durchbrechen, machen neue wirkungsvollere Therapeutika erforderlich. Hierbei gewinnen die verschiedenen Methoden der mechanischen Kreislaufentlastung an Bedeutung. Die zur teilweisen oder vollständigen Übernahme der Herzfunktion erforderliche mechanische Energie muß hierbei dem Kreislaufsystem von außen zugeführt werden.

Obwohl die technische Entwicklung bereits einen beachtlichen Stand erreicht hat, sind dennoch viele Probleme bis heute nicht gelöst, so daß ein implantierbarer Totalersatz des Herzens nicht zu verwirklichen ist. Einfacher zu realisieren ist dagegen die zeitweise Überbrückung korrigierbarer Insuffizienzzustände des Herzens durch temporäre Kreislaufentlastung. Dabei wird die Pumparbeit des Herzens entweder vollständig oder teilweise solange übernommen, bis die vom Herzen aufgebrachte Energie ausreicht, die Funktion wieder selbst auszuüben. Der akute Herzinfarkt und postoperative Herzinsuffizienzzustände mit drohendem kardiogenem Schock sind heute das Hauptindikationsgebiet für Kreislaufentlastungssysteme.

Der kardiogene Schock

Der Begriff wird für sehr unterschiedliche Zustandsbilder verwendet. Nach der heutigen Auffassung gilt, daß allen Schockformen gemeinsame pathogenetische Mechanismen zugrunde liegen, deren Auslösung allerdings durch spezifische ätiologische Faktoren erfolgt (10, 12, 27). Der Schock läßt sich unabhängig von seiner Phänomenologie als Zustand und Folge einer anhaltenden Verminderung der Kapillardurchblutung beschreiben, wodurch die Gewebe in relativ kurzer Zeit zunächst funktionell, später morphologisch geschädigt werden (5, 20). Hämodynamisch handelt es sich beim kardiogenen Schock um eine Störung in der Systole, d.h. der linke Ventrikel ist nicht mehr in der Lage, ein ausreichendes Herzminutenvolumen auszuwerfen. Die weitere haemodynamische Konsequenz ist der Blutdruckabfall und die Lungenstauung. Aufgrund des verminderten Minutenvolumens und des Druckabfalls kommt es zur reflektorischen Gegenregulation. Ein Abfall des "Istwertes" beeinflußt über die afferente Reflexbahn das sympathoadrenale System und führt über nervale und humorale Mechanismen zur peripheren Vasokonstriktion und zu einer erhöhten Herzaktivität (Abb. 1a).

Die Vasokonstriktion und damit die Zentralisation sind der Beitrag der peripheren Gefäße, die Vitalorgane ausreichend zu durchbluten. Besteht die Vasokonstriktion über eine längere Zeitspanne, bzw. wird sie medikamentös übermäßig intensiviert, so fördert dieses Kompensationsprinzip das Entstehen des therapie-

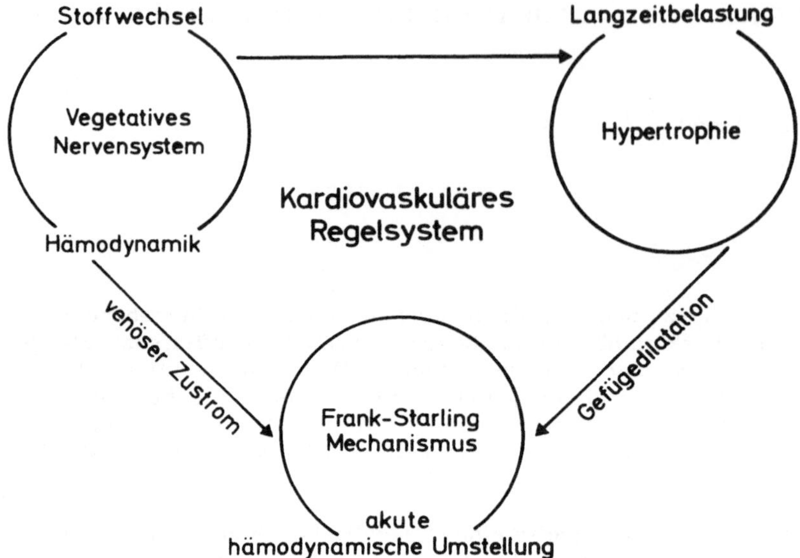

Abb. 1a. Biokybernetischer Regelkreis zur Erklärung der kardiovaskulären Kompensationsmechanismen

fraktären Schockstadiums, wobei der gestörte Säure-Basenhaushalt, die Hypoxie und die Gerinnungsstörungen in einen Circulus vitiosus führen können. Die wesentlichen kardialen Anpassungsmechanismen erfolgen über das vegetative Nervensystem, den Frank-Starling-Mechanismus und die Hypertrophie (Abb. 1b) (36).

Das in Abb. 2 nach BUCHBORN modifizierte Schema erläutert die Ätiologie unter Berücksichtigung der pathogenetischen Faktoren und gestattet eine Einordnung in mehrere Schockgrundtypen mit den entsprechenden Kompensationsmechanismen. Neben den ausgeführten Schockursachen kann das Herz auch sekundär bei jeder anderen Schockform in den Circulus vitiosus einbezogen werden.

Die kardiovaskulären Kompensationsmechanismen laufen spontan ab und verbessern in vielen Fällen unterstützt durch Medikamente, die Herzkreislaufsituation. Dennoch bleiben 80 - 100% der Patienten im manifesten kardiogenen Schock trotz modernster medikamentöser Behandlungsmethoden therapierefraktär. Diese unverändert hohe Letalität zwingt zur Neuorientierung in der Therapieform. Hierbei kommt der Technik der mechanischen Kreislaufunterstützung besondere Bedeutung zu, die in den vergangenen Jahren eine starke Entwicklung erfahren hat. Die ersten klinischen Erfolge rechtfertigen bereits jetzt den beschrittenen Weg, den Circulus vitiosus durch mechanische Entlastung des Herzens mit gleichzeitig erhöhter System- und Coronardurchblutung zu durchbrechen. Die Kreislaufentlastung läßt sich vereinfacht nach dem in der Abb. 3 dargestellten Schema verstehen. Für den Therapieerfolg ist zu beachten, daß im manifesten kardiogenen Schock der Bereich, in dem eine Kompensation noch erfolgen kann, bereits überschritten ist (9).

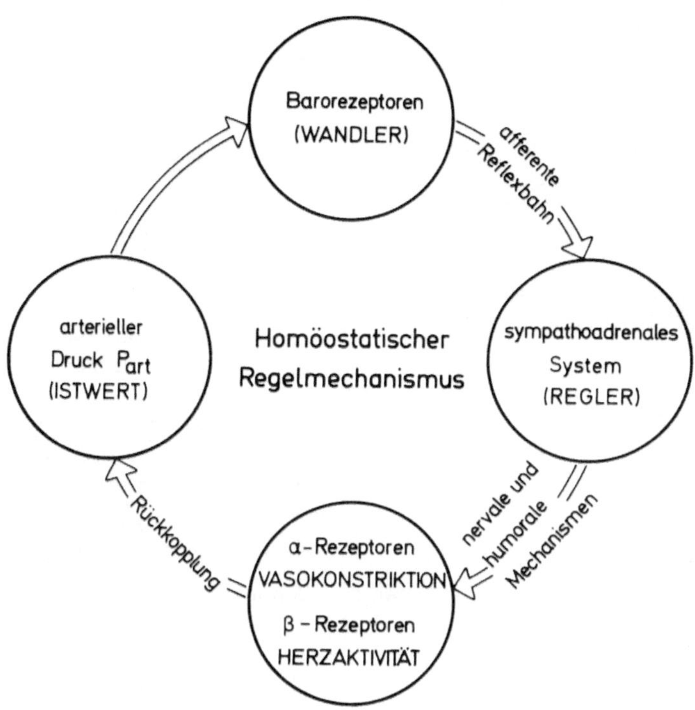

Abb. 1b. Kardiale Anpassungsmechanismen als Regelungsschema

Methoden zur Kreislaufentlastung

Das zu benutzende Kreislaufentlastungssystem richtet sich nach der Art der vorliegenden Herzinsuffizienz. Irreversible Herzinsuffizienzzustände sind nur mit der Implantation eines permanent entlastenden Systems oder mit einem Totalersatz des Herzens zu beheben. Reversible Insuffizienzen verlangen eine temporäre Kreislaufentlastung, die am stehenden Herzen sämtliche Pumpfunktionen, am schlagenden Herzen die Senkung der Druck- und Volumenarbeit bei gleichzeitiger Aufrechterhaltung der peripheren Zirkulation bewirken muß.

Die zur temporären Kreislaufunterstützung entwickelten Verfahren nutzen sowohl das Prinzip der Volumen- als auch das Prinzip der Druckentlastung aus. Verschiedene Verfahren sind in der Abb. 4 schematisch zusammengestellt. Die Herzentlastung ist mit einer Arbeitsverminderung des Myokards gleichzusetzen: sie kann sowohl in einer Änderung der Druckarbeit $(dA = V\,dp)_{V\,=\,const}$ als auch der Volumenarbeit $(dA = p\,dV)_{p\,=\,const}$ erfolgen. Die Verminderung der Volumenarbeit läßt sich dabei durch eine Volumenumleitung als Links- oder Rechtsherzbypass erreichen, während die Druckentlastung durch eine Impedanzänderung des

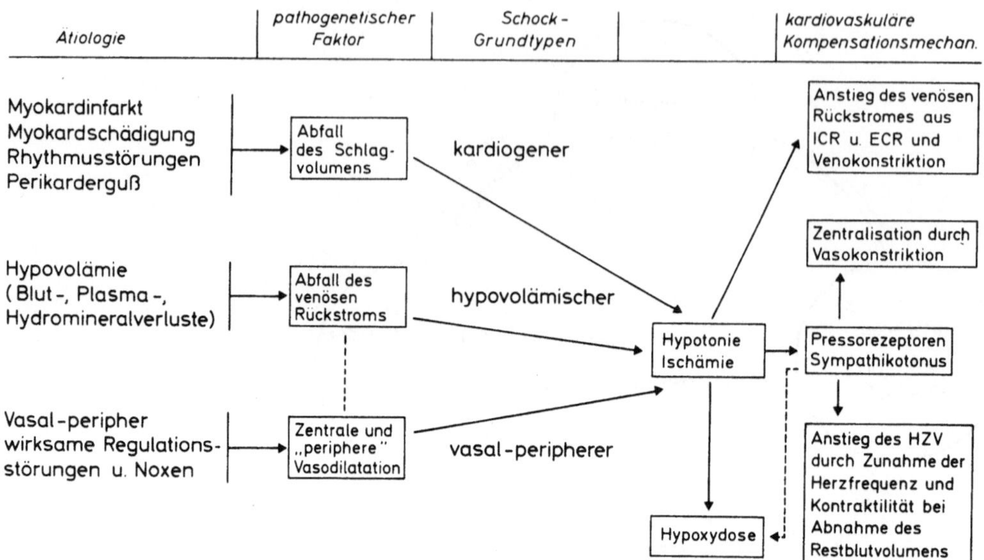

Abb. 2. Ätiologische und pathogenetische Faktoren des Schocks

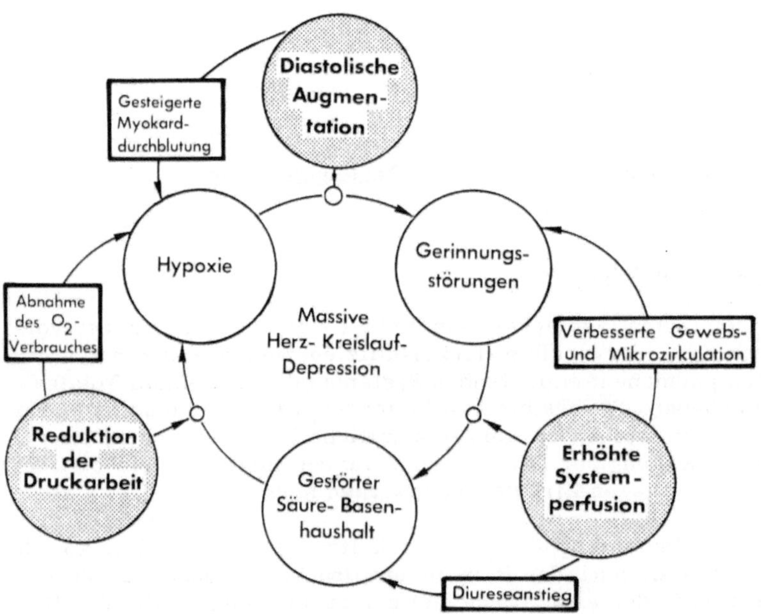

Abb. 3. Durchbrechung des beginnenden Circulus vitiosus durch Kreislaufentlastungssysteme

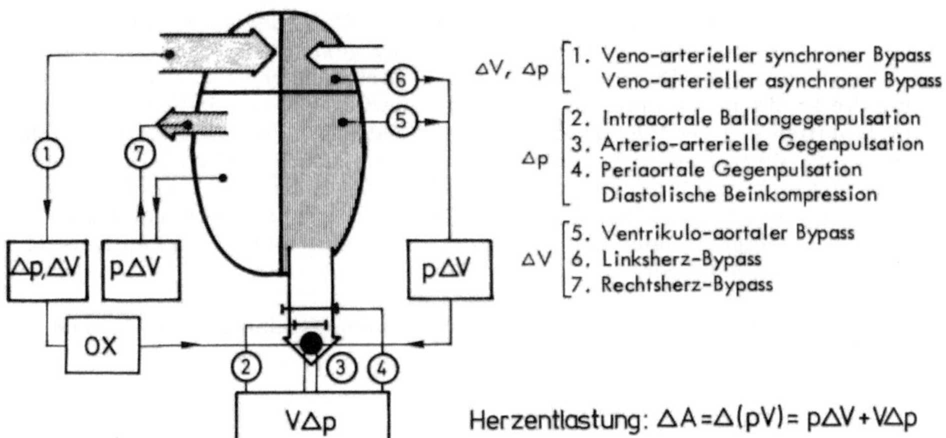

Abb. 4. Schematische Darstellung der volumen-, druckentlastenden Verfahren

System	Autor	Anordn. des Systems		Verhältn. z. Herzaktion		Entlastung						Trauma			
												Gewebe		Blut	
		intern	extern	synchr.	asynchr.	Volumen	Druck	total	partiell	temporär	permanent	Thorakotomie	Gefäßfreilegung		Oxygenator
Pneum. Ventrikelmassage	ANSTADT	X		(X)	X					X		X		-	
Veno-arterieller Bypass	LILLEHEI		X		X	X		X	X	X		X	X	[3]	X
Linksherzbypass Hilfsventrikel parallel	DE BAKEY HINGLAIS BÜCHERL BEDNARIK	X	X		X	X		X	X	X		X		[3]	
transventr. aort.	LA TREILLE	X			X	X			X	X		X			
transseptal	DENNIS-SENNING		X		X	X			X	X			X	[2]	
transarteriell	ZWART-KOLFF		X	(X)	X	X		X	X	X			X	-	
Periaort. komp.	FURMAN	X		X			X		X	X		X		-	
Zwerchfellmanschette	KANTROWITZ	X		X			X		X	X		X		-	
arterio-arterielle Gegenpulsation	CLAUSS HARKEN BIRTWELL		X	X			X		X	X			X	[3]	
diast. Beinkompression	SOROFF-BIRTWELL		X	X			X		X	X				-	
intraaortaler Ballon	KOLFF-MOULOPOUL.		X	X			X		X	X			X	-	
Hilfsventrikel in Serie	KANTROWITZ	X		X			X		X	X		X		-	
veno-art. part. syn. Bypass	GOLDMAN		X	X		X	X		X	X			X	[3]	X
ventrikulo-aort. tot. synchr. Bypass	BERNHARD LA FARGE	X		X	X	X	X	X			X	X		-	
Kunstherz	DE BAKEY	X		X		X	X	X			X	X		[1]	

Abb. 5. Vergleichende Zusammenstellung der Kreislaufentlastungsverfahren

linken oder rechten Ventrikels entsteht. Darüber hinaus kommen kombinierten druckentlastenden Verfahren Bedeutung zu. Der veno-arteriell synchrone Bypass entlastet z. B. beide Kammern. In Abb. 5 sind die zur Zeit bekannten Verfahren zusammengestellt (41), ein Teil davon befindet sich bereits in klinischer Erprobung.

Für die klinische Anwendung sind bei dem derzeitigen Stand der assistierten Zirkulation nur Methoden geeignet, deren Anwendung die geringste Gefahr für den Patienten mit sich bringen. Der hämodynamische Wirkungsgrad muß jedoch ausreichen, um die kritische kardiale Situation zu überwinden, ohne daß der Anschluß bzw.die Implantation mit großen Traumen für den Patienten verbunden sind. Dazu gehören vor allem die mit einer Thorakotomie verbundenen Verfahren, die vorwiegend in der Herzchirurgie einzusetzen sind (1). Daneben sind solche Verfahren nur bedingt anwendbar, bei denen das Blut erheblich geschädigt wird. Ihre Anwendung ist auf wenige Stunden beschränkt und daher für den klinischen Einsatz nur in Ausnahmefällen geeignet (29).

Für die in der Intensivmedizin anwendbaren Entlastungssysteme gelten folgende Kriterien (27):

klinisch
1. Stabilisierung des Myokardstoffwechsels
2. wirksame Reduzierung der Herzarbeit
3. Vermeidung einer Traumatisierung von Gewebe und Blut

technologisch
1. einwandfreie Synchronisation zur Herzaktion
2. Vermeidung von Ansaug- und Reibungseffekten, sowie Gefäßflattern, was zu Vorhof- und Gefäßwandschädigungen führen könnte
3. zeitlich unbegrenzte Anwendung durch Auswahl geeigneter Materialien

organisatorisch
1. schnelle Einsatzmöglichkeit
2. einfache Handhabung
3. geringer personeller Aufwand

Diese Bedingungen erfüllt, von den in der Abb. 5 zusammengestellten Verfahren nur die intraaortale Ballongegenpulsation, die schnell einsatzfähig und einfach zu handhaben ist, keinen großen chirurgischen Eingriff erfordert und eine minimale Bluttraumatisierung zur Folge hat (3, 4, 6, 11, 13, 17, 18, 19, 24, 31, 42, 44).

Aufgrund der herznahen Wirkung dieses Gegenpulsationssystems ist eine optimale Entlastung des linken Ventrikels und eine wesentlich verbesserte Koronarperfusion mit signifikanter Reduktion des myokardialen Energieverbrauchs zu erreichen. Die intraaortale Ballongegenpulsation (IABP) hat sich nach der experimentellen Erprobung bereits klinisch bewährt und schließt eine wesentliche Lücke in der Intensivmedizin.

Die intraaortale Ballongegenpulsation

Die ersten Entlastungssysteme nach dem Prinzip der Ballongegenpulsation wurden in Europa Ende der sechziger Jahre von NAVRATIL und Mitarbeitern (26), entwickelt. Ihnen folgten die Arbeitsgruppen von EFFERT (7) und BEDNARIK. In die gleiche Zeit fällt die Entwicklung des im Folgenden näher dargestellten Entlastungsverfahrens (2, 32, 33, 39).

Bei der intraaortalen Ballongegenpulsation ist das Entlastungssystem als Ballonkatheter in der Aorta thoracica angeordnet. Dabei wird der Ballon in Lokalanaesthesie über eine Femoralarterie bis an den Abgang der A. subclavia oder bis in den Aortenbogen eingeführt. Sein Füllvolumen beträgt etwa 30 ml (Abb. 6). Die

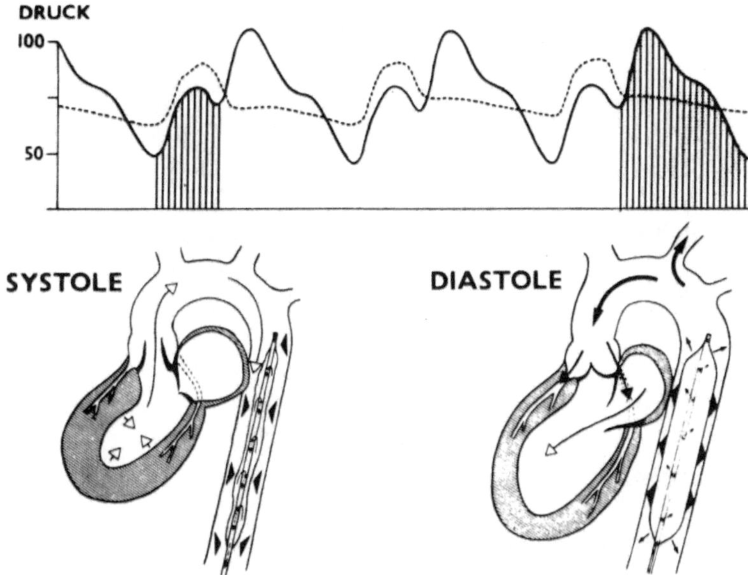

Abb. 6. Intraaortale Ballongegenpulsation

Kreislaufentlastung wird erreicht, indem direkt vor Beginn der Austreibungsphase das im Ballon befindliche Gas sehr schnell abgesaugt wird, was zu einer Reduzierung des zentralen Aortenvolumens führt. Die resultierende Volumenverschiebung setzt die Kreislaufimpedanz an der Aortenwurzel herab. Damit öffnet sich die Aortenklappe bei erniedrigtem enddiastolischen Aortendruck. Für die Austreibung des Schlagvolumens genügt, wegen des geringen äußeren Widerstandes, ein erniedrigter Ventrikeldruck. Dem Entleerungsvorgang in der Systole folgt in der Diastole unter Energiezufuhr von außen die Füllung des Ballons, gekoppelt mit einer dem Gasvolumen entsprechenden Volumenverschiebung. Ein Teil des verdrängten Blutvolumens strömt retrograd zur Aortenwurzel und führt am Anfang der Diastole, d. h. zum Zeitpunkt des geringsten Strömungswiderstandes des Koronargefäßsystems zu einer zusätzlichen Perfusion des Myokards. Neben der Verbesserung der Kreislaufparameter ist die vernachlässigbare Bluttraumatisierung durch den Ballonkatheter hervorzuheben, da weder Reibungseffekte noch hohe Blutflußgeschwindigkeiten auftreten (21).

Die hämodynamische Wirksamkeit der mechanischen Kreislaufentlastung ist eng mit den mechanischen Eigenschaften des Gefäßsystems verbunden. So ist der erreichbare Gegenpulsationseffekt - die diastolische Druckanhebung und die systolische Druckabsenkung - davon abhängig, wie effektiv eine intraaortale Volumenverschiebung ΔV und eine Druckänderung Δp in der Nähe der Aortenklappe umgesetzt werden kann. Die Druckamplitude ist umso geringer, je peripherer die Volumenänderung erfolgt, so daß die Druckwelle aufgrund der elastischen Eigenschaften des Gefäßsystems stark gedämpft ist. Eine wirksame Volumenverschiebung muß in unmittelbarer Nähe der Aortenklappe erfolgen, um die kapazitive Dämpfung gering zu halten. Für den Wirkungsgrad einer Volumenverschiebung in der Aorta sind also vor allem deren elastische Eigenschaften von Bedeutung (14).

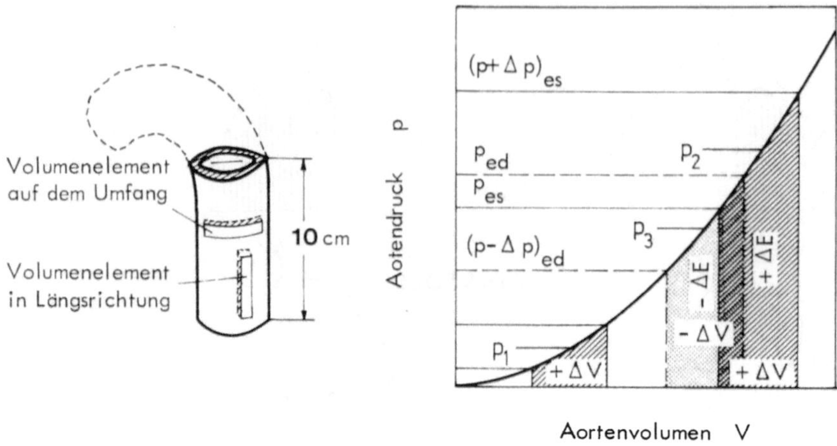

Abb. 7. Druck-Volumencharakteristik der Aorta zur Veranschaulichung der Wirkungsweise der IABP

Eine maximale Entlastung des linken Ventrikels läßt sich durch eine möglichst starke systolische Absenkung des arteriellen Druckes vor der Aortenklappe erreichen, d.h. die durch eine Ballonentleerung vorgegebene Volumenabnahme muß über die Elastizität der Aortenwand zu einer möglichst starken Druckabsenkung führen. In der Diastole soll die Füllung des Ballons keinen kurzfristigen Druckanstieg erzeugen, sondern eine die gesamte Erschlaffungsphase des Ventrikels andauernde Druckwelle aufbauen, die die Voraussetzung einer verbesserten Koronarperfusion erfüllt. Für die technische Realisierung dieses Druckverlaufs müßte mit der IABP ein individuell angepaßter Druck- und Volumenverlauf vorgegeben werden, wenn sich die elastischen Eigenschaften der Aortenwand nicht ausnutzen ließen. Hierbei übernimmt die Windkesselfunktion die Aufgabe eines Druckspeichers und vereinfacht die technische Lösung des Steuersystems; das Entleeren und Füllen des Ballonkatheters erfolgt nach fest programmierbaren Zeiten, ohne daß ein spezieller Druckverlauf eingehalten werden muß.

Aus zahlreichen Untersuchungen über die elastischen Eigenschaften der Aorta ist bekannt, daß Druck und Volumen nichtlinear zusammenhängen (13), vielmehr steigt der Druck abhängig von der Elastizität der Gefäßwand und dem arteriellen Ausgangsdruck stärker an als das Volumen. Die Druck-Volumencharakteristik der Aortenwand (Abb. 7) läßt einige wichtige Schlußfolgerungen über die Effektivität des intraaortalen Gegenpulsationssystems zu. Erfolgt in der Aorta eine Volumenänderung (Δ V) durch Be- und Entlüften des Ballons, so resultiert daraus eine Druckänderung (Δ p), die in ihrem Betrag vom Arbeitspunkt auf der Aortenkennlinie abhängt. Die Druckamplitude nimmt bei der vorgegebenen Volumenänderung umso größere Werte an, je größer die Steigung der Druck-Volumenkurve im Arbeitspunkt ist. Bei einem niedrigen Ausgangspunkt p_1 ist die effektive Druckamplitude stets kleiner als bei einem höheren Ausgangsdruck p_2. Hieraus folgt, daß die Möglichkeit von außen die Energie $V \cdot \Delta p$ auf das Kreislaufsystem zu übertragen unso geringer ist, je niedriger der aortale Druck bei Entlastungsbeginn ist. Für die Herzentlastung ist die Druckänderung wirksam, die sich ab-

abhängig vom Arbeitspunkt aus der Volumenabnahme bei Entlüftung des Ballons ergibt (schraffierte Fläche in Abb. 7). Die vom Entlastungssystem aufzubringende Arbeit zur diastolischen Volumenverschiebung in die Koronararterien und die Peripherie bringende Arbeit zur diastolischen Volumenverschiebung in die Koronararterien und die Peripherie ist in Abb. 7 gerastert dargestellt und errechnet sich analog zur Herzentlastung aus dem Produkt des Ballonvolumens und der im Arbeitspunkt erreichbaren Druckänderung. Die unterschiedlichen Werte des enddiastolischen Druckes führen zu unterschiedlichen Arbeitspunkten bei der Berechnung der aufzubringenden Energie für die systolische Druckentlastung und die diastolische Augmentation, d.h. die Druckentlastung erfolgt stets bei einem geringeren Aortendruck als das Füllen des Ballons für die diastolische Augmentation.

Bei niedrigen arteriellen Druckwerten, wie sie im kardiogenen Schock auftreten, verliert die IABP an Effektivität. Ein möglichst großes Ballonvolumen ist daher anzustreben, um initial zur Verbesserung des kardialen Zustandes in den günstigeren Bereich der Kennlinie zu gelangen. Dem gleichen Zweck dient eine Volumensubstitution, die den Ausgangsdruck, wenn auch nur kurzfristig, erhöht, um die hämodynamischen Folgen des Schocks mit Hilfe der Kreislaufentlastung zu durchbrechen.

Die für den Wirkungsgrad der Kreislaufentlastung wichtige Elastizität der Aorta ist vom biologischen Alter des Patienten, insbesondere von der arterio-sklerotischen Veränderung der Gefäßwand, wie Abb. 8 zeigt, abhängig. Auffallend ist die Zunahme der Steigung bei vorgegebenem Arbeitspunkt. Dies führt zwar in der Systole zu einer effektiveren Herzentlastung, bewirkt aber in der Diastole wegen der geringeren Windkesselfunktion der Aorta einen nur kurzfristigen Druckanstieg, der retrograd für eine zusätzliche Perfusion des Myokards nur verringert wirksam wird. Obwohl diese Betrachtungen nur qualitativ sind, erlauben sie dennoch eine Reihe von Phänomenen zu erklären, die für die klinische Anwendung von entscheidener Bedeutung sind. Speziell läßt sich bei extremer Hypotonie die Erfolglosigkeit der IABP erklären und bestätigt, daß sich nur durch einen rechtzeitigen Entlastungsbeginn die Prognose für den Patienten günstiger beeinflussen läßt. Die Effektivität der IABP hängt entscheidend davon ab, daß das Entleeren und das Füllen des Ballonkatheters synchron und phasenstarr zur Herzaktion erfolgt. Bei der technischen Ausführung müssen daher insbesondere die verschiedenen Zeitkonstanten des Antriebsystems und des Füllvorganges berücksichtigt werden. Während KANTROWITZ (16, 17) und NAVRATIL (26) den Füllvorgang von der R-Zacke steuern, benutzen die Arbeitsgruppen BLEIFELD (13), BREGMAN (4) und SCHALDACH (32) die Triggerung der Ballonentleerung durch die R-Zacke. Die letztgenannte Methode läßt die gesamte Diastole für die Augmentation ausnutzen. Darüber hinaus bietet sich vom technischen Standpunkt der Vorteil, Fehlsteuerungen durch Arrhythmien zu unterdrücken.

Die Notwendigkeit der Synchronisation der Gegenpulsation läßt sich anschaulich am zeitlichen Verlauf des Aortendruckes in Abb. 9 zeigen, in der für verschiedene Zeitkonstanten des Entleerungsvorganges der resultierende Druckverlauf in der Aorta schematisch dargestellt ist. Unter der Voraussetzung einer systolischen Druckabsenkung um 40 Torr, die einem typischen Arbeitspunkt der Aortenkennlinie entspricht, ergibt sich bei einer Entlüftungszeit von 75 ms der Kurvenverlauf (1). Eine Verkürzung der Entleerungszeiten < 75 ms senkt den Klappenöffnungsdruck nicht mehr ab und ist hämodynamisch unwirksam. Der andere Extremwert führt zum Kurvenverlauf (2) bei 150 ms. Zur Zeit der Klappenöffnung ist der Ballon nocht nicht entleert, so daß der volle Entlastungseffekt erst nach einem

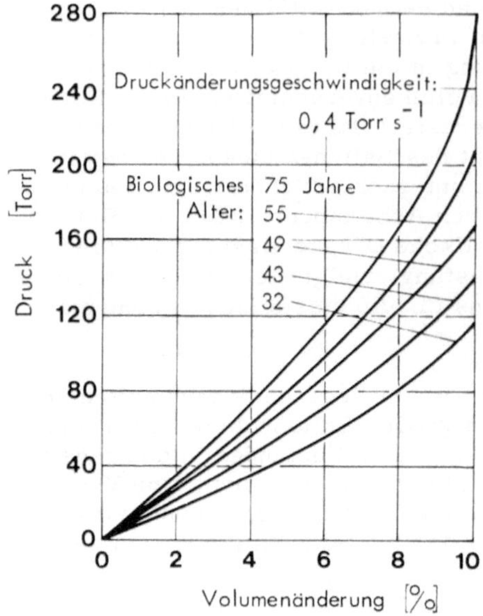

Abb. 8. Einfluß des Alters auf die Druck-Volumencharakteristik der Aorta

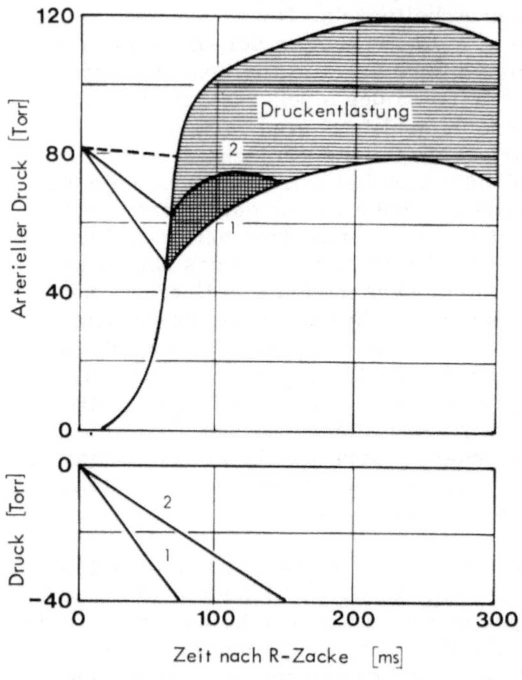

Abb. 9. Zeitlicher Verlauf des Aortendruckes bei verschiedenen Entleerungszeiten

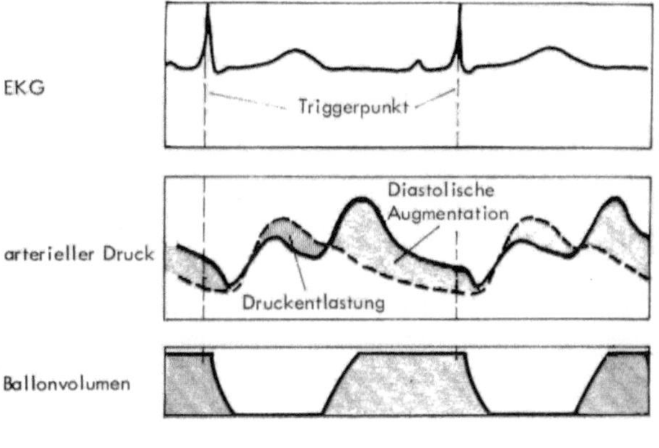

Abb. 10. Zeitliche Zuordnung von EKG und arteriellem Druck mit und ohne IABP

Zwischenmaximum wirksam wird. Tierexperimentell konnte bestätigt werden, daß das Druckintegral über die Austreibungsphase unverändert bleibt, solange die Entleerungszeit < 125 ms,vom steilsten Anstieg der R-Zacke an gerechnet, nicht überschreitet. Dieser Richtwert ist für alle IABP-Antriebssysteme bindend, wenn mit der R-Zacke die Entlüftung gesteuert wird.

Tierexperimentelle Untersuchungen und klinische Erfahrungen haben gezeigt, daß diese Modellbetrachtungen die tatsächlichen Verhältnisse gut wiedergeben und wichtige Informationen über die Synchronisation der IABP enthalten (34, 37, 39).

Der vollständige Verlauf während einer Herzaktion ist in Abb. 10 dargestellt. Die Triggerung erfolgt mit dem steilsten Anstieg der R-Zacke. Wegen der elektrischen, mechanischen und gasdynamischen Zeitkonstanten vergeht bis zur Entleerung des Ballons eine systemspezifische Zeit, die bei den meisten Verfahren in der Größenordnung 10 ms liegt. In Abhängigkeit vom Insuffizienzgrad wird eine Entleerungszeit von 180 - 240 ms gewählt, nach der die Auffüllung des Ballons erfolgt. Die vorliegenden experimentellen Ergebnisse und klinischen Erfahrungen zeigen, daß sich die Steuerung der Entlüftung wegen höherer Sicherheit bei auftretenden Arrhythmien und verbesserter diastolischer Augmentation gegenüber anderen Steuerverfahren als günstiger erwiesen haben.

Elektromagnetisch betriebene Ballonpumpe

Das Füllen und Entleeren des Ballonkatheters erfolgt am einfachsten durch ein vom EKG gesteuertes Ventil, das den Ballon herzsynchron mit einem Druck- bzw. Unterdruckreservoir verbindet. Die Füllungs- und Entleerungsgeschwindigkeiten beeinflussen die physiologische Wirksamkeit des Verfahrens und hängen von der jeweiligen Druckdifferenz, der geometrischen Abmessung des Katheters, der Art des Gases und den Zeitkonstanten der Steuerung ab. Neben der Schnelligkeit muß bei der Konstruktion eines Ballongegenpulsationsgerätes die Sicherheit für den Patienten berücksichtigt werden. Insbesondere bietet die Verwendung eines Druckreservoirs, das direkt auf den Ballon geschaltet wird, die Gefahr, daß bei einem technischen Versagen eine plastische Verformung und eine Ruptur des Ballons auf-

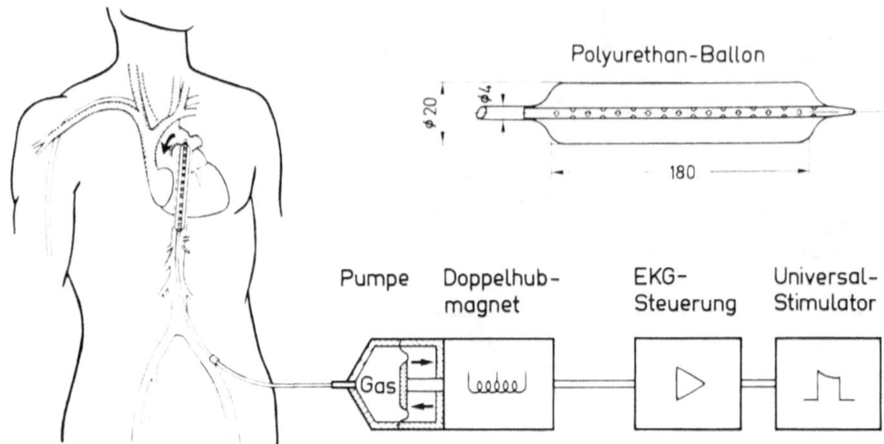

Abb. 11. Schema der IABP mit elektromagnetischem Antriebssystem

treten kann. Die massive Gasembolie bedeutet für den Patienten ein so hohes Risiko, daß eine klinische Anwendung dieses Verfahrens nicht vertretbar ist. Die Sicherheit pneumatisch betriebener Geräte läßt sich nur durch ein Zweikreissystem verbessern. Das im Ballon zu verschiebende Gasvolumen wird in einer Füllkammer durch eine Membran vom Antriebskreis getrennt. Füll- und Treibgas können eine unterschiedliche Zusammensetzung haben, so daß sich durch geeignete Wahl der Parameter eine hohe Füll- und Absauggeschwindigkeit erreichen läßt. Dennoch bleibt bei diesem Verfahren die Abhängigkeit von einem extremen Druck- und Unterdruckreservoir bestehen. Die Verwendung von Druck- und Volumenpumpen zum Betrieb des Zweikreissystems bietet hinsichtlich der Flexibilität keine Vorteile, vielmehr ist durch den erhöhten technischen Aufwand die geforderte Wartungsfreiheit eingeschränkt.

Der für die Klinik geforderte handliche Aufbau läßt sich durch ein elektromagnetisches Antriebssystem erreichen. Das Funktionsprinzip eines eigenen Aggregats ist in Abb. 11 dargestellt. Der Ballon - als abgeschlossenes System - wird durch eine elektromagnetisch betriebene Doppelmembranpumpe gefüllt und entleert. Die Steuerung des Magneten erfolgt durch ein vom Patienten entweder extern oder intrakardial abgeleitetes EKG. Das Antriebsaggregat kann wegen seiner geringen Abmessungen unmittelbar in die Nähe des Patienten gebracht werden. Das Verfahren ist schnell, der einfache Aufbau schließt Fehlbedienungen weitgehend aus, das Antriebssystem ist wartungsfrei und sofort einsatzbereit. Im Gegensatz zu pneumatisch betriebenen Aggregaten können Funktionsstörungen aufgrund undichter Druckleitungen und Ventile nicht auftreten.

Die physiologische Wirksamkeit der IABP hängt davon ab, daß das Füllen und Entleeren des Ballons phasenstarr zur Herzaktion erfolgt. Für die Synchronisation der Ballongegenpulsation bietet sich das EKG an, da die elektrische Erregung des Herzens der meachnischen Aktion um etwa 60 ms vorausgeht. Die zeitliche Zuordnung von EKG, Aorten- und Ventrikeldruck mit und ohne Entlastung, sowie des Füllungszustandes des Ballonkatheters ist in Abb. 12 dargestellt. Die Auslösung des Entlastungsvorganges mit dem steilsten Anstieg der R-Zacke bringt den

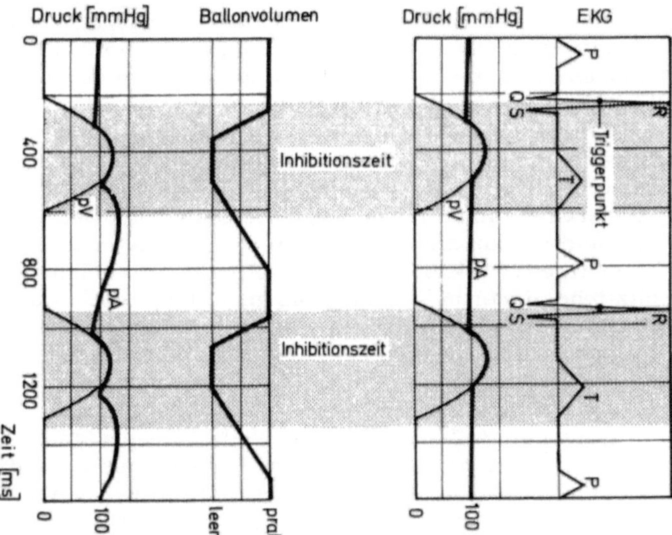

Abb. 12. Wirkungsweise der intraaortalen Kreislaufentlastung mit Hilfe eines Ballonkatheters. Zeitlicher Verlauf des EKG's, des Ventrikel-(p_V) und Aortendruckes (p_A) mit (2) und ohne (1) Kreislaufentlastung sowie des Ballonvolumens

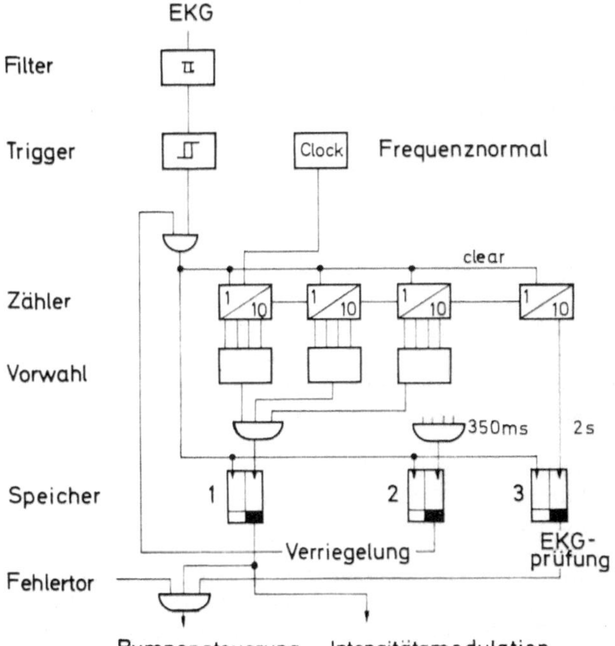

Abb. 13. Blockschaltbild der Synchronisationseinheit

Vorteil, daß bei Einführung einer Refraktärzeit, die im hier beschriebenen Verfahren etwa 350 ms beträgt, frustrane Extrasystolen den Steuervorgang nicht beeinflussen können. Dagegen können mechanisch wirksame Extrasystolen durch sofortige Entlüftung des Ballons unwirksam gemacht werden, so daß damit die gefährliche Belastung des linken Ventrikels vermieden wird. Zum Angleich der Kreislaufentlastung an den Zustand der Insuffizienz läßt sich die Entlüftungsperiode des Ballons im Bereich von 180 - 240 ms digital einstellen. Je geringer die Kontraktilität des linken Ventrikels ist, umso länger wird die Dauer der Deflation gewählt. Dadurch läßt sich vermeiden, daß die diastolische Druckwelle in die Kontraktionsphase fällt. Der richtige Wert kann dem arteriellen Druckverlauf entnommen werden. Als zusätzliche Sicherungsvorkehrung gestattet der Zeitgeber (vgl. Abb. 13) im Falle des Ausbleibens von R-Zacken - bei Asystolien oder Artefakten - die Entlüftung des Ballons innerhalb von 2 Sekunden nach dem letzten Steuerimpuls. Diese automatische Entleerung verhindert die Blockierung der Aorta. Die notwendige Korrelation der Signale wird erreicht, indem mit Hilfe eines Amplitudendiskriminators aus der R-Zacke des EKG's ein Steuersignal für den Zeitgeber erzeugt wird, der die digitalen Zähler am Beginn jedes Zyklus auf Null stellt und die Speicher setzt. Die von einem Frequenznormal erzeugten Impulse werden solange aufsummiert, bis die für die Entleerungs-, Refraktär- und EKG-Prüfzeit eingestellten oder festprogrammierten Werte erreicht sind.

Die Wirksamkeit der IABP auf den Herzstoffwechsel zeigen tierexperimentelle Ergebnisse, bei denen nach Koronarligatur mit zeitlich unterschiedlichem Entlastungsbeginn die Konzentration der Stoffwechselkomponenten bestimmt wurden. Sowohl hämodynamische Daten als auch Stoffwechselgrößen zeigen eine eindeutige Abhängigkeit vom Zeitpunkt des Entlastungsbeginns.

Die Absenkung des linksventrikulären Spitzendruckes um etwa 25% läßt sich einerseits auf die Senkung des protosystolisch reduzierten Aortendruckes, andererseits auf die erhebliche Senkung des im kardiogenen Schock erhöhten enddiastolischen Ventrikeldruckes zurückführen. Unter den Bedingungen des geringeren Austreibungswiderstandes nehmen die Flußgrößen bei der Kreislaufentlastung entscheidend zu und führen gemeinsam mit der Anhebung des diastolischen Aortendruckes zu einer Verbesserung der koronaren Durchblutung mit einem Anstieg der linksventrikulären Leistung. Außerdem läßt sich die nach der Myokardschädigung auftretende Herzrhythmusstörung beseitigen. Angiographisch kann eine schnelle retrograde Auffüllung des ischämischen Myokardbereichs über Kollateralen nachgewiesen werden. Verbunden mit einer Senkung des peripheren Gefäßwiderstandes verbessert sich die periphere Durchblutung infolge eines erheblichen Anstiegs des mittleren Aortendruckes (22, 23, 29, 30).

Während die IABP die Laktat-Akkumulation im Infarktbereich nicht beeinflußt, läßt sich im überlasteten, nichtischämischen Ventrikelbezirk - selbst zwei Stunden nach Koronarligatur - sofort nach Entlastungsbeginn noch eine signifikante Senkung des inzwischen erhöhten Laktatspiegels nachweisen (Abb. 14 und 15). Setzt die IABP bereits wenige Minuten nach der Koronarligatur ein, so kann im nicht-infarzierten Bereich ein Laktatanstieg verhindert werden (Abb. 14). Der Energiestatus wird am Quotienten ATP/AMP beurteilt. Im ischämischen Areal bewirkt die intraaortale Ballongegenpulsation bei frühzeitigem Einsatz eine Konservierung des Energiestatus, d.h. sie verhindert eine Reduzierung des ATP-Spiegels, wie sie ohne Kreislaufentlastung eindeutig auftrat. Am funktionell belasteten, nicht ischämischen Myokard ist mit Entlastungsbeginn durch die IABP ein eindrucksvoller Anstieg des Quotienten im Sinne einer Verbesserung der Energiereserven zu beobachten (Abb. 16). Zwischen arteriellem Mitteldruck und

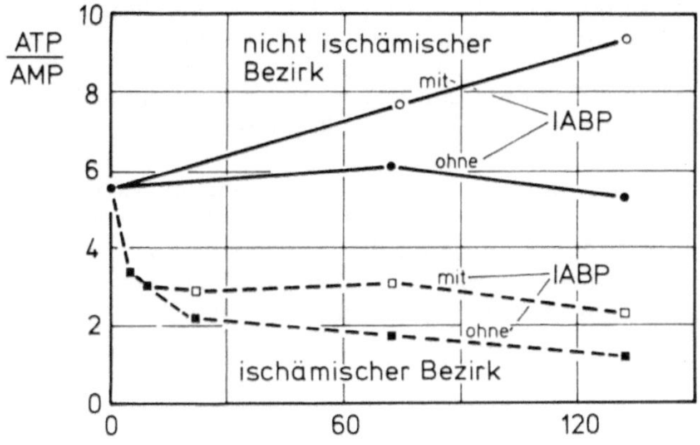

Abb. 14. Einfluß der IABP auf den Laktat-Spiegel im nicht-ischämischen Ventrikelbezirk

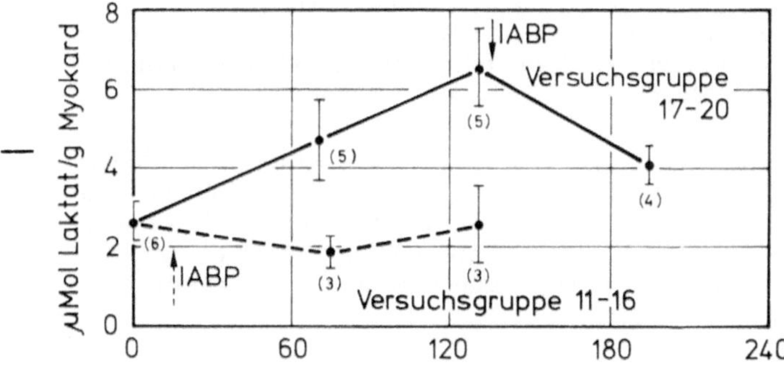

Abb. 15. Laktat im ischämischen Ventrikelbezirk

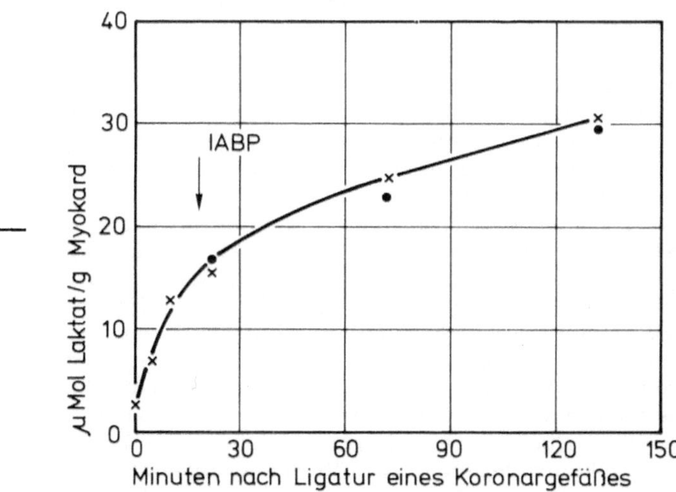

Abb. 16. Energiestatus des ischämischen und nicht-ischämischen Bezirks und ihre Abhängigkeit von der Kreislaufentlastung

Laktat im Myokard läßt sich eine enge Korrelation nachweisen. Unabhängig vom Einsatzpunkt der Kreislaufentlastung gilt am insuffizienten Herzen eine Abhängigkeit des myokardialen Laktatspiegels vom arteriellen Mitteldruck und dem enddiastolischen Ventrikeldruck, die auf die Zunahme der Koronardurchblutung aufgrund des angehobenen Perfusionsdruckes durch die IABP zurückzuführen ist.

Hämodynamische und biochemische Ergebnisse beweisen eine signifikante Verbesserung des Funktionszustandes des Herzmuskels als Folge der Kreislaufentlastung - insbesondere des funktionell überbelasteten Restmyokards durch eine wesentlich verbesserte Versorgung mit Sauerstoff und Substraten, die zur Erhaltung des Energiestatus der funktionsfähigen Herzmuskelzelle erforderlich sind (40).

Klinische Indikation für die IABP

Obwohl sich die in den vergangenen Jahren von mehreren Arbeitsgruppen weiterentwickelte Methode der IABP nach den vorliegenden klinischen Berichten als technisch ausgereift und physiologisch effektiv erwiesen hat, fehlt dennoch die aufgrund der Schockprognose zu erwartende breite klinische Anwendung. Anhand eigener Erfahrungen sollen zur Überwindung noch bestehender Vorbehalte daher die Indikationsstellung und klinischen Ergebnisse diskutiert werden.

Die Anwendung der intraaortalen Ballongegenpulsation ist bei akuter Linksherzinsuffizienz und drohendem kardiogenem Schock - unabhängig von der Genese - indiziert. Der Einsatz erstreckt sich auf alle Patienten in kardiogenen Krisensituationen mit überwiegender Linskherzinsuffizienz. Den größten Erfolg verspricht die Ballongegenpulsation bei reduzierter Koronardurchblutung. Hier greift das Verfahren ursächlich ein (8).

Der Einsatz der Entlastung muß aufgrund der vorliegenden Erfahrungen so früh wie möglich erfolgen und die Indikation so weit wie möglich gestellt werden:

> Spricht der Patient auf die eingeleitete Pharmakotherapie nicht in kürzester Zeit an, so ist die mechanische Unterstützung sofort einzusetzen, denn bei irreversiblen Schockzuständen und im Terminalstadium kann die Entlastung nicht mehr effektiv werden.

Das Hauptanwendungsgebiet im internistischen Bereich ist der Myokardinfarkt. Erfahrungsgemäß führen ausgedehnte Herzinfarkte of zu Komplikationen, die trotz intensiver Therapieversuche unbeeinflußbar bleiben. Schwere Rhythmusstörungen und gehäuft auftretendes Kammerflimmern sollten nicht erst abgewartet werden. Das Vorliegen einer spontanen höhergradigen Sinustachykardie bei ausgeglichenem Volumendefizit sollte bereits zur Bereitstellung des Entlastungssystems führen. Der prophylaktische Einsatz der Ballonentlastung ist vertretbar, da ausgedehnte Herzinfarkte von einer labilen Kreislauflage begleitet sind, die in kürzester Zeit zum Herz-Kreislaufversagen führen können. Bei ausgebildetem kardiogenen Schock hat der Einsatz der IABP geringe Aussicht auf Erfolg. In Nekrose übergegangenes Herzmuskelgewebe ist trotz erhöhten Perfusionsdruckes im Koronargefäßsystem nicht zu regenerieren. Gehen Herzversagenszustände bei Intoxikationen und Myokarditiden mit einer überwiegenden Linksherzinsuffizienz einher, so ist ihre Behandlung mit der IABP absolut indiziert. Ebenso ist ein akutes Linksherzversagen auf der Grundlage vaskulär-degenerativer Veränderungen bei medikamentös-therapeutischer Resistenz mit dem Entlastungssystem zu beheben. Ausgeprägte degenerative Myokardveränderungen, wie sie bei hochgradiger Myokardfibrose oder chronischer Linksherzinsuffizienz erworbener Herzfehler vorliegen, sind mit der IABP in bezug auf Langzeiterfolg nicht mehr effektiv zu behandeln.

Eine Indikation für die Anwendung der IABP besteht auch, wenn arteriosklerotisch degenerative Vorgänge im Aortenbereich die Elastizität des Gefäßes vermindert haben. Die Augmentationswirkung der Gegenpulsation wird dadurch zwar verringert, der Versuch einer verbesserten Koronarperfusion sollte wegen des geringen Risikos bei der hohen Sterblichkeitsrate dieser Patienten dennoch gewagt werden. Nur in vereinzelten Fällen mit schwer veränderter arteriosklerotischer Aorta konnten nach einwöchiger permanenter Ballongegenpulsation intramurale hämorrhagische Aortenwandveränderungen nachgewiesen werden (16).

Bedeutung kommt dem protektiven Einsatz des Ballonentlastungsverfahrens bei der Koronardiagnostik zu. Durch die temporäre Unterstützung werden koronarangiographische Untersuchungen bei kardialen Krisensituationen ermöglicht, die einer optimalen diagnostischen Abklärung wegen der gefährdeten Belastung sonst nicht zugeführt werden können (8, 25). Über die Phase der koronarangiographischen Untersuchung hinaus ist unter IABP die Zeit bis zu einem ursächlichen koronarchirurgischen Eingriff zu überbrücken. Durch die Entlastung bis zum Anschluß des Patienten an die Herz-Lungenmaschine und über eine gewisse Zeit nach Beendigung des Bypass-Operation sind nach ersten klinischen Erfahrungen wesentlich bessere Langzeitergebnisse in der chirurgischen Behandlung von Herzinfarkten zu erzielen.

Leitsymptom für die mechanische Entlastung durch die intraaortale Ballongegenpulsation im chirurgischen Bereich ist das nach herzchirurgischen Eingriffen auftretende low-output Syndrom. Alle am offenen Herzen durchgeführten Operationen bergen die Gefahr eines postoperativen Linksherzversagens in sich. Unter den zur Zeit noch bestehenden Bedingungen der zeitlich stark limitierten Anwendung von Herz-Lungenmaschinen ist ein temporärer Einsatz der IABP bei erschwertem Abgang vom extrakorporalen Kreislauf die Therapie der Wahl. Der Anschluß des Entlastungssystems sollte in derartigen Situationen sofort nach Abgang von der Herz-Lungenmaschine erfolgen, die Erholungschancen für den linken Ventrikel steigen dadurch erheblich.

Oft erfolgen notwendige Reoperationen nach Eingriffen am Herzen unter den Bedingungen einer Linkherzinsuffizienz und vermindern unter diesen Kautelen die Aussicht auf ein Überleben. In diesen Fällen, die bereits bei der Narkoseeinleitung von einem Herzversagen bedroht sind, ist die IABP als Unterstützungs- und Schutzmaßnahme absolut indiziert und verbessert die operativen Ergebnisse der Zweit- und Wiederholungseingriffe. Ob ein kurzfristiger Anschluß der IABP bei sonstigen Narkosezwischenfällen, verbunden mit Herzinsuffizienzzuständen immer möglich sein wird, wird die Praxis zeigen. Besonders vereinfacht ist die Anwendung der IABP bei retrograder Perfusion des extrakorporalen Kreislaufs, bei der die A. femoralis freipräpariert ist, und so ein sofortiger Anschluß der IABP vor oder nach dem Eingriff unproblematisch wird.

Als Richtwerte für den Einsatz der IABP sollten folgende Parameter gelten:

1. Beginnende Kreislaufzentralisierung, Abfall der Hauttemperatur, Blässe bzw. Zyanose, kalter Schweiß, Bewußtseinsstörungen, Diureseeinschränkung auf 30 ml/h

2. Sinustachykardie (bei Ausschluß von Volumenmangel)

3. Abfall des arteriellen Druckes auf 120 Torr beim Hypertoniker
   100 Torr beim Normotoniker
4. Anstieg des mittleren Pulmonalarteriendruckes über 25 Torr unter normotonen Bedingungen
5. Anstieg des zentral-venösen Druckes über 20 cm Wassersäule
6. Abfall der arterio-venösen Sauerstoffdifferenz auf 35%
7. Ausbleiben des anhebenden Effektes auf den arteriellen Druck nach 2 x 100 ml Volumensubstitution bei gleichzeitigem Anstieg des ZVD
8. Abfall des Sauerstoffpartialdruckes (pO_2) auf 70 Torr

Liegen bei Linksherzinsuffizienz gleichzeitig inkurable organische Leiden oder degenerative Hirnerkrankungen vor, so ist die IABP nicht indiziert. Ebenso ist die Kreislaufentlastung bei hämodynamisch bedeutsamer Rechtsherzinsuffizienz kontraindiziert. Bei Herzstillstand ist eine Steuerung des Entlastungssystems durch Zwangssynchronisation oder Herzmassage möglich. Unter den Bedingungen der Asystolie sollte aber im Prinzip von der Anwendung der IABP abgesehen werden. Bei kardialen Krisensituationen, die mit anderen schweren Erkrankungen verbunden sind, ist der Einsatz der IABP in Abhängigkeit vom Schwerezustand und der Prognose von Fall zu Fall zu überprüfen.

Bei der Auswertung der klinischen Fälle ergab sich eine eindeutige Korrelation zwischen Einsatzpunkt sowie Dauer der Entlastung und dem Therapieeffekt. Nach den vorliegenden Erfahrungen ist sicher, daß eine Mindestdauer der mechanischen Unterstützung trotz korrigierter Kreislauflage eingehalten werden muß, um therapeutische Dauererfolge zu erreichen. Die während der Entlastung erzielte Stabilisierung des Kreislaufs ist bei vorzeitigem Abbruch der Unterstützungsmaßnahme nur temporär aufrechtzuerhalten, und führt nicht selten zu plötzlicher kritischer Verschlechterung und zum Exitus. Die dann zum Teil eingetretenen morphologischen Veränderungen lassen sich auch bei sofortigem Wiedereinsatz der IABP nicht mehr beheben. Die zeitliche Mindestdauer für die mechanische Unterstützung sollte daher nicht unter 24 Stunden liegen. Darüber hinaus wird das Behandlungsergebnis entscheidend vom rechtzeitigen Entlastungsbeginn beeinflußt. Hier gilt, daß das Auftreten von Gegenregulationsmaßnahmen des Organismus im kardiogenen Schock bereits das Signal für den unverzüglichen Einsatz der mechanischen Unterstützung darstellt, soll ein Fortschreiten der Schocksymptomatik verhindert und das Übergehen in einen therapierefraktären Zustand aufgehalten werden. Wird die IABP vor Erschöpfung der Kompensationsmechanismen begonnen, so bestehen optimale Ausgangsbedingungen für eine erfolgreiche Unterstützung des traumatisierten Herzens.

Das hier beschriebene Kreislaufentlastungssystem wurde inzwischen an mehreren Kliniken erfolgreich eingesetzt. Insgesamt wurden über 130 Patienten mit dieser Methode behandelt. In den meisten Fällen gelang es, den medikamentös nicht mehr beeinflußbaren Schockzustand mit Hilfe der IABP zu durchbrechen, und innerhalb kürzester Zeit eine eindeutige Besserung und spätere Stabilisierung der Kreislaufsituation zu erreichen (15, 34, 39).

Diskussion

Die Behebung therapierefraktärer kardiogener Schockzustände erfordert mechanische Entlastungssysteme, die den bereits geschädigten Organismus weder zusätzlich belasten, noch gefährden. Besondere Aufmerksamkeit sind der Traumatisierung von Blut und Gewebe sowie der Synchronisation des Hilfssystems zu widmen. Erhebliche Gewebstraumen entstehen immer dann, wenn große operative Eingriffe erforderlich sind. So scheiden bei der Behandlung des kardiogenen Schocks diejenigen Systeme aus, deren Anwendung mit einer Thorakotomie verbunden ist. Die peripher anzuschließenden Systeme bedürfen dagegen lediglich einer Arteriotomie und sind daher in vielen Fällen besser geeignet. Darüber hinaus ist die Schädigung der Blutbestandteile zu berücksichtigen, die infolge hoher Strömungsgeschwindigkeiten in englumigen Kathetern oder durch Zwischenschaltung von Oxygenatoren entstehen kann.

Nach MONROE (23), SONNENBLICK (35, 38) und SARNOFF (30) wird der Sauerstoffverbrauch des Myokards vorwiegend von der Druckentwicklung während der isometrischen Phase und der Geschwindigkeit des Druckanstiegs bestimmt. Durch Drucksenkung läßt sich der Energieverbrauch stark reduzieren, so daß die auf diesem Prinzip beruhenden Verfahren eine erhebliche Verbesserung des energetischen Status herbeiführen, ohne besonders aufwendig und belastend zu sein. Die beim Herzinfarkt durch Dyskinesie größerer Myokardanteile und Überlastung des Restmyokards bedingten Versagenszustände sind ein besonderes Indikationsgebiet für schnelle druckreduzierende Maßnahmen. Deshalb kommt den in dieser Richtung wirkenden Methoden bei der Behandlung des Myokardinfarktes und des kardiogenen Schocks besondere Bedeutung zu.

Die klinischen Erfahrungen ergänzen die tierexperimentellen Ergebnisse: Unter hypodynamen Herzkreislaufbedingungen steigt der Perfusionsdruck in den Koronarien durch den Einsatz der IABP an. Die dadurch eröffneten Kollateralen bewirken im ischämischen Bereich eine Verbesserung der Oxygenierung und Versorgung des noch regenerationsfähigen Myokards. Noch funktionsfähige kontraktile Elemente lassen sich unter diesen Umständen erhalten. Erfolgt die verbesserte Myokardperfusion bevor der Herzmuskel irreversibel geschädigt ist, so verhindert die bessere nutritive Versorgung nicht nur die Ausbreitung der Ischämiezone, sondern schränkt sie unter Umständen sogar ein.

Untersuchungen des Durchflusses aus dem Infarktgebiet mit der Isotopenclearencemethode beweisen die beschleunigte Koronarzirkulation nach dem Einsatz der IABP (7). Der infarzierte Myokardbereich erfährt infolge eines beschleunigten Blutdurchtritts über Kollateralen eine bessere und schnellere Auffüllung unter IABP. Durch den gesteigerten Sauerstoffantransport ist unter den Bedingungen noch erhaltener kontraktiler Elemente eine Verkleinerung der Ischämiezone möglich (7, 40); im anderen Fall kann die diastolische Druckanhebung die weitere Ausbreitung des Infarktes durch verbesserte Energiebereitstellung im nicht-ischämischen Myokard aufhalten. In Nekrose übergegangenes Herzmuskelgewebe ist durch erhöhten Perfusionsdruck im Koronargefäßsystem nicht mehr zu regenerieren.

Die genaue Kenntnis der vorausgegangenen medikamentösen Therapie und der Trend der hämodynamischen und klinischen Parameter bestimmen den rechtzeitigen Einsatz der IABP und sind Voraussetzung für eine erfolgreiche Behandlung. Der Einsatz der IABP muß erfolgen, wenn die medikamentöse Therapie keinen Einfluß auf die Schocksituation zeigt. Im akuten Fall vermeidet eine schnelle Entscheidung den oft beobachteten plötzlichen Eintritt in den irreversiblen Schock beim Nichtansprechen auf Medikamente.

Die wesentlichen Faktoren für den Behandlungserfolg sind die präzise Indikationsstellung, der rechtzeitige Therapiebeginn und die ausreichend lange Durchführung der mechanischen Kreislaufunterstützung.

Zusammenfassung

Der derzeitige Stand der assistierten Zirkulation zeigt, daß für den klinischen Einsatz nur Verfahren geeignet sind, die neben ihrer hämodynamischen Effektivität eine Traumatisierung von Blut und Gewebe vermeiden, kurzfristig einsatzfähig und einfach zu handhaben sind. Diese Kriterien treffen zur Zeit nur auf die intraaortale Ballongegenpulsation (IABP) zu, deren Anschluß lediglich die Freilegung der A. femoralis erfordert.

Der durch die IABP bewirkte Gegenpulsationseffekt - diastolische Druckanhebung durch Füllen des Ballonkatheters und protosystolische Drucksenkung in der Aorta durch Entleerung des Ballons, ist von der Umsetzung der intraaortalen Volumenverschiebung in einer Druckänderung in der Aortenwurzel abhängig. Für den Wirkungsgrad sind die elastischen Eigenschaften der Aorta von Bedeutung. Die Windkesselfunktion der Aorta wird bei der IABP als Druckspeicher ausgenutzt und vereinfacht die technische Lösung des Steuerungssystems, so daß die Entleerung und Füllung des Ballons nach fest programmierbaren Zeiten vorgenommen werden kann.

Das hier beschriebene elektromagnetisch angetriebene Gerät steuert den Entlastungsvorgang direkt von der jeweils zur Herzaktion gehörigen R-Zacke des EKG's; daraus ergibt sich bei Arrhythmien eine besondere Sicherheit für die Synchronisation. Diese direkte Steuerung verhindert einerseits Fehlaktionen bei Rhythmusstörungen und nutzt andererseits die gesamte Diastole für die Augmentation aus, woraus sich im Gegensatz zu anderen Ballonentlastungsverfahren eine erhebliche Verbesserung der Koronardurchblutung erreichen läßt. Die Füllung des Ballons erzeugt in der Diastole nicht nur einen kurzfristigen Druckanstieg, sondern baut eine die gesamte Erschlaffungsperiode des Ventrikels andauernde Druckwelle auf, die die Voraussetzung einer verstärkten Koronarperfusion ist.

Tierexperimentell konnte nachgewiesen werden, daß die intraaortale Ballongegenpulsation zu einer Verbesserung der Energie- und Stoffwechsellage des Herzens und zu einer Korrektur der kardialen Dekompensation führt. Unter diesem Aspekt ergeben sich breite Anwendungsmöglichkeiten für chirurgisches und internistisches Krankengut.

Die Indikation für die Unterstützungsmaßnahme muß vornehmlich in Abhängigkeit vom zeitlichen Verhalten bestimmter hämodynamischer Parameter und vom klinischen Aspekt des Patienten erfolgen. Erste Anzeichen einer Kreislaufzentralisation mit peripherer Minderdurchblutung rechtfertigen bereits den sofortigen Entlastungsbeginn. Vor Eintritt eines extremen Blutdruckabfalls, einer Anurie oder eines Lungenoedems ist die IABP einzusetzen. Die zeitliche Mindestdauer für die mechanische Unterstützung sollte bei 24 Stunden liegen, um eine endgültige Kreislaufstabilisierung zu erreichen.

Die an mehreren Herzzentren mit dem beschriebenen Ballonentlastungssystem inzwischen gesammelten ersten Erfahrungen beweisen, daß die IABP die moderne Intensivmedizin ergänzt und die Prognose bei akuter Linksherzinsuffizienz und kardiogenem Schock erheblich verbessert.

Literatur

1. BERNHARD, W., LA FARGE, C., BANKOLE, M., BORNHORST, W., BUTTON, L.: Biventricular bypass: Physiologic studies during induced ventricular failure and fibrillation. J. Thorac. Cardiovascul. Surg. 62, 859 (1971)
2. BLASER, R., SCHALDACH, M.: Kinetisches Verhalten eines Antriebssystems für die intraaortale Ballonpumpe. Biomed. Technik 16, 5 (1971)
3. BLEIFELD, W.: Assistierte Zirkulation. Dtsch. Med. Wschr. 95, 775 (1970)
4. BREGMAN, D., GOETZ, R. H.: A failsafe cardiac system for intra-aortic balloon pumping. Trans. Amer. Soc. Artif. Int. Organs 18, 505 (1972)
5. BUCHBORN, E.: Schock und Kollaps. In: Handbuch Innere Medizin 4. Auflage IX/1 952 Springer Verlag, Berlin-Göttingen-Heidelberg (1960)
6. BUSSMANN, W. D., BLEIFELD, W., IRNICH, W., MEYER, J., MEYER-HARTWIG, K.: Vergleichende hämodynamische Untersuchungen bei Ballonpulsation mit geradem (Aorta descendens) und gebogenem Ballon (Aortenbogen). Biomed. Technik 16, 90 (1971)
7. BUSSMANN, W. D., BLEIFELD, W., MEYER, J., IRNICH, W., EFFERT, S.: Verkleinerung der Ischämiezone beim Herzinfarkt durch die intraaortale Ballonpulsation. Verhandl. Dtsch. Ges. Kreislaufforschung 37, 314 (1971)
8. CHATTERJEE, S., ROSENSWEIG, R.: Evaluation of intra-aortic balloon counterpulsation.. J. Thorac. Cardiovascul. Surg. 61, 405 (1971)
9. CHIDSEY, C. A.: Dysfunction of the sympathic nervous system in heart failure. In: Factors of the sympathetic myocardial contractility p. 497 Ed. by Tanz, R. D., Kavaler, F. and J. Roberts. Academic Press, New York-London (1967)
10. EMMERICH, R., LEMBCKE, W.: Schock und Schockbehandlung. Thieme Verlag Leipzig (1970)
11. FURMAN, S., WHITMAN, R., STEWART, J., PARKER, B., MCMULLEN, M.: Proximity to aortic valve and unidirectionality as prime factors in counterpulsation effectiveness. Trans. Amer. Soc. Artif. Int. Organs 17, 153 (1971)
12. HEUBLEIN, B., PARSI, R. A.: Zur Problematik der Behandlung des kardiogenen Schocks. Dtsch. Ges. Wesen 25, 732 (1971)
13. IRNICH, W., BLEIFELD, E., MEYER-HARTWIG, K., BISPING, H.: Die physiologischen und technischen Grundlagen der Ballonpulsationsmethode. Zschr. Kreislaufforschung 61, 339 (1972)
14. IRNICH, W., MEYER-HARTWIG, K., BLEIFELD, W.: Modelluntersuchungen zur intraaortalen Ballonpulsation. Biomed. Technik 16, 9 (1971)
15. KALMAR, P., SCHALDACH, M., BLEESE, N., LUCKMANN, E.: Klinische Erfahrungen mit der intraaortalen Ballonpumpe. Langenbecks Arch. Chir. Suppl. Chir. Forum 321 (1972)
16. KANTROWITZ, A.: Clinical application of phase shift balloon pumping. Symp. Circul. Assist. in Heart Failure and Shock by Drugs and Devices. Amer. Coll. Cardiol. Boston (1969)
17. KANTROWITZ, A., KRAKAUER, J. S., ROSENBAUM, A., BUTNER, A. N., FREED, P. S., JARON, D.: Phase-shift balloon pumping in medically refractory cardiogenic shock. (Results in 27 patients). Arch. Surg. 99, 739 (1969)

18. KENNEDY, J. H.: Assisted circulation: An extended concept of cardiopulmonary resuscitation in man. JAAMI 4, 237 (1970)
19. KOLFF, W. J., MOULOPOULOS, S. D., KWAN-GETT, C. S., KRALIOS, A.: Mechanical assistance to the circulation: The principle and the methods. Progr. Cardiovascul. Dis. 12, 243 (1969)
20. KREUZER, H.: Schock. In: Pathologische Physiologie. Grosse-Brockhoff, F.: Springer-Verlag, Berlin-Heidelberg-New-York (1969)
21. LEINBACH, R. C., NYILAS, E., CAULFIELD, J. B., BUCKLEY, M. J., AUSTEN, W. G.: Evaluation of hematologic effects of intra-aortic balloon assistance in man. Trans Amer. Soc. Artif. Int. Organs 18, 493 (1972)
22. LOCHNER, W., ARNOLD G.: Koronarer Perfusionsdruck und Kontraktilität. In: Herzinsuffizienz Georg Thieme Verlag Stuttgart 1968
23. MONROE, R. G.: Myocardial oxygen consumption during ventricular contraction and relaxation.Circul. Res. 14, 294 (1967)
24. MOULOPOULOS, S. D., TOPAZ, S., KOLFF, W. J.: Diastolic balloon pumping (with carbon dioxide) in the aorta-mechanical assistance to the failling circulation. Amer. Heart J. 63, 669 (1962)
25. MUNDTH, E. D., BUCKLEY, M. J., LEINBACH, R. C., DE SANCTIS, R. W., SANDERS, C. A., KANTROWITZ, A., AUSTEN, G. W.: Myocardial revascularisation for the treatment of cardiogenic shock complicating acute myocardial infarction. Surgery 70, 78 (1971)
26. NAVRATIL, J., DEUTSCH, M., WOLNER, E.: Experimentelle Erfahrungen und klinische Aspekte der mechanischen Kreislaufunterstützung. Wiener Klin. Wschr. 82, 731 (1970)
27. PIPPIG, L.: Erkennung und Behandlung des kardiogenen Schocks. Wiederbelebung und Organersatz Suppl. 1, 48 (1971)
28. POWELL, W. J. Jr., DAGGETT, W. M., MAGRO, E. A., BIANCO, J. A., BUCKLEY, M. J., SANDERS, C. A., KANTROWITZ, A. R., AUSTEN, W. G.: Effects of intraaortic balloon counterpulsation on cardiac performance, oxygen consumption, and coronary blood flow in dogs. Circ. Res. 26, 753 (1970)
29. ROSSELOT, E., GOLD, H., VYDEN, J. K., LANG, T. W., GOLDMAN, A., CORDAY, E.: Venoarterial pulsatile circulatory assist in the treatment of resistent ventricular fibrillation. Amer. J. Cardiol. 27, 46 (1971)
30. SARNOFF, S. H., BRAUNWALD, E., WELCH, G., CASE, R. B., STAINSBY, W. N., MACRUZ, R.: Hemodynamic determination of the oxygen consumption of the heart with special reference to the tension-time index. Amer. J. Physiol. 192, 148 (1958)
31. SCHALDACH, M.: Einwirkung der intraaortalen Ballongegenpulsation auf Hämodynamik und Koronardurchblutung im refraktären kardiogenen Schock beim Menschen. 3. Tagung der Arbeitsgemeinschaft Int. Intensivmedizin Aachen (1971)
32. SCHALDACH, M., DITTRICH, H.: Regelungsprobleme bei Kreislaufentlastungspumpen. Thorax. Vaskul. Chir. 18, 370 (1970)
33. SCHALCACH, M., VOGEL, I., WARNKE, H., DRESSLER, L., SCHNEIDER, M., FAHLE, S., WITTE, J., PORSTMANN, W.: Experimental and clinical experience with intraaortic balloon pumping. J. Cardiovascul Surg.
34. SCHALDACH, M., VOGEL, I., SCHNEIDER, M.: Klinische Erfahrungen zur Indikation und Effektivität eines intraaortalen Ballongegenpulsationssystems bei der Behandlung ischämischer Herzerkrankungen. Zschr. Ges. Innere Medizin 27, 1017 (1972)
35. SONNENBLICK, E. H., PARMELEY, W. W., URSCHEL, C. W.: The contractile of the heart as expressed by force-velocity relations. Amer. J. Cardiol. 23, 488 (1969)

36. URBASZEK, W.: Kardiale Anpassungs- und Kompensationsmechanismen und ihre Störungen bei der kontraktilen Insuffizienz chronisch überbelasteter Herzen. Zschr. Inn. Med. 26, 189 (1971)

37. URBASZEK, W., GÜNTHER, K., ASCHENBACH, H., SPLITH, G., TRENKMANN, H., LIEBOLD, F.: Die Hämodynamik bei hypodynamer Kreislaufsituation im Tierexperiment beim Einsatz der intraaortalen Ballonpulsation und der elektrischen Doppelstimulation des Herzens. Zschr. Ges. Innere Med. 26, 417 (1971)

38. URSCHEL, C.W., EBER, L., FORRESTER, J., MATLOFF, J., CARPENTER, R., SONNENBLICK, E.H.: Alteration of mechanical performance of the ventricle by intraaortic balloon counterpulsation. Amer. J. Cardiol. 25, 546 (1970)

39. VOGEL, I.: Die Bedeutung der intraaortalen Ballongegenpulsation bei der Behandlung der akuten Linksherzinsuffizienz. Habilitationsschrift (1973)

40. VOGEL, I., KRAUSE, E.-G., KLOPPICK, E., SCHNEIDER, M., WOLLENBERGER, A.: Einfluß der intraaortalen Ballongegenpulsation auf die Hämodynamik und den Herzstoffwechsel des nicht-ischämischen und ischämischen linken Ventrikels. Zschr. Exper. Chir. 6, 290 (1973)

41. VOGEL, I., SCHALDACH, M.: Mechanische Unterstützung des Herzens. Zschr. Exper. Chir. 5, 136 (1972)

42. WOLNER, E., ENENKEL, W., THOMA, H., DEUTSCH, M., FASCHING, W., RABERGER, G., NAVRATIL, J.: Assistierte Zirkulation mit Hilfe einer intraaortalen Ballonpumpe. Langenbecks Arch. 72, 326 (1969)

43. WELKOWITZ, W., MOLONY, D.A., POTTER, J.L., GRABOWY, E.M., JARON, D., YAHR, W.Z., KANTROWITZ, A.: A portable electronic-pneumatic ventricular assist driving system. IEEE Trans. BME 16, 58 (1969)

44. YAHR, W.Z., BUTNER, A.N., KRAKAUER, J.S., PHILLIPS, S.J., FREED, P.S., JARON, D., KANTROWITZ, A.: Intra-aortic phase-shift balloon pumping in the treatment of cardiogenic shock. JAAMI 3, 100 (1969)

KLINIK DER ANWENDUNG DER INTRAAORTALEN BALLONPUMPE

Von P. Kalmar, N. Bleese und M. Schaldach

Indikation

Die Verwendung der intraaortalen Ballonpumpe ist indiziert beim kardiogenen Schock bzw. beim low output-Syndrom nach Herzoperationen, sofern die Ursache in einer überwiegenden Linksinsuffizienz zu suchen ist. Voraussetzung für die Verwendung dieser Methode ist nicht zu hohes biologisches Alter und das Fehlen von sicheren Zeichen für irreversible Organschäden.

Tabelle 1. Indikation für den Einsatz der IABP

1. Beginnende Kreislaufzentralisation
   Abfall der Hauttemperatur
   Blässe bzw. Zyanose
   Kalter Schweiß
   Bewußtseinsstörungen
   Diureseeinschränkung auf 30 ml/h
2. Sinustachykardie
   (bei Ausschluß von Volumenmangel)
3. Abfall des arteriellen Druckes auf 120 Torr bei Hypertonikern
   100 Torr bei Normotonikern
4. Anstieg des mittleren Pulmonalarteriendruckes auf 25 Torr
   (unter normotonen Bedingungen)
5. Anstieg des zentralvenösen Druckes über 20 cm Wassersäule
6. Abfall der arterio-venösen Sauerstoffdifferenz auf 35%
7. Ausbleiben des anhebenden Effektes auf den arteriellen Druck
   nach 2 x 100 ml Volumensubstitution bei gleichzeitigem Anstieg
   des ZVD
8. Abfall des Sauerstoffpartialdruckes auf 70 Torr

Klinische Symptome, die die Indikation zur IABP-Therapie stellen, sind in Tabelle 1 dargestellt. Diese sind: Zentralisation, d.h., kalte, marmorierte, schwitzige Haut, verminderte Urinproduktion in Form einer Oligurie bzw. Anurie, ferner Erhöhung der $AVDO_2$ trotz Belüftung, Abfall des arteriellen systolischen Druckes und Anstieg des zentralen Venendruckes bzw. des Pulmonalisdruckes.

Tabelle 2. Klinische Daten von 12 mit der IABP behandelten Patienten

Nr.	Name	Geschl.	Alter	Diagnose	IABP in Std.	IABP überlebt	Ausgang	$AVDO_2$ (Vol. %)	
								vorher	während
1.	R. L.	männl.	47	Not-ECC, Aneurysmaresektion	113	5 Tage	gestorben	8,0	4,0
2.	E. L.	männl.	49	Herzinfarkt	50	28 Tage	gestorben	7,5	5,0
3.	F. H.	männl.	73	Herzinfarkt	36	35 Tage	gestorben	8,0	5,0
4.	E. J.	weibl.	36	Aneurysmaresektion	3	1 Jahr	überlebt	8,0	4,0
5.	H. L.	männl.	42	Aortenklappenersatz	2	3 Mon.	überlebt	keine Angaben	
6.	G. H.	männl.	40	Doppelklappenersatz	40	-	gestorben	7,0	5,0
7.	H. P.	männl.	36	Not-ECC, Aortenklappenersatz	31	-	gestorben	6,5	5,0
8.	U. R.	weibl.	45	Herzinfarkt	48	3 Std.	gestorben	8,0	8,0
9.	M. G.	männl.	65	Herzinfarkt	5	5 Std.	gestorben	6,0	5,5
10.	D. K.	männl.	41	Postop. Herzinfarkt Subval. Aortenstenose-Operation	2	-	gestorben	9,5	8,0
11.	U. D.	weibl.	36	Mitralvitium-Rezidiv Postop. Rechtsinsuff.	14	-	gestorben	8,5	8,5
12.	H. C.	männl.	60	Trippelbypass	1	-	gestorben	keine Angaben	

Chirurgische Prozedur

Die intraaortale Ballonpumpe wird transfemoral in die Aorta eingeführt. Dazu wird die Femoralarterie subinguinal oberhalb der Gabelung freigelegt, nach Gabe von 2500 bis 5000 Einheiten Heparin i. v. wird das Gefäß zentral und peripher abgeklemmt, die Vorderwand wird auf eine Länge von etwa 12 bis 14 mm inzidiert. Auf den Pumpkatheter wird eine 8 mm starke, am Ende 45 bis 60 Grad stark abgeschrägte Dacronprothese gezogen. Nach Abnahme der zentral liegenden Klemme wird der Ballon soweit in die Aorta vorgeschoben, bis man einen Widerstand verspürt. Je nach Dringlichkeit wird entweder jetzt mit dem Pumpen begonnen oder zuerst die Prothese End-zu-Seit mit der Femoralarterie anastomosiert, die Prothese um den Pumpkatheter abgedichtet und die Wunde sorgfältig verschlossen. Im zweiten Fall wird erst nach Beendigung der chirurgischen Prozedur mit dem Pumpen begonnen.
Die Lage des Katheters ist dann optimal, wenn das zentrale Ende etwa in Höhe des Abganges der A. subclavia sinistra liegt.

Klinische Resultate

Die Daten von 12 mit der intraaortalen Ballonpumpe in Hamburg behandelten Patienten zeigt Tabelle 2. Der jüngste behandelte Patient war 36 Jahre, der älteste 73 Jahre alt. Vier der behandelten Patienten waren Kranke der Intensivstation der 1. Medizinischen Klinik und hatten kardiogene Schockzustände nach Herzinfarkt. Das sind die Patienten 2., 3., 8. und 9. Bei den übrigen 8 Patienten wurden verschiedene Arten von Herzoperationen durchgeführt.
Bei zehn der Patienten stand eine Linksinsuffizienz im Vordergrund, bei den Patienten Nr. 6 und Nr. 10 eine Rechtsherzinsuffizienz, die eigentlich keine echte Indikation für die IABP ist.
Am längsten wurde die Behandlung bei Patient Nr. 1 mit 113 Stunden durchgeführt. Mit Hilfe der Ballonpumpenbehandlung konnte bei 6 der 12 Patienten die kardiale Ursache der Erkrankung erfolgreich behandelt werden. Bei den anderen 6 war die Behandlung ohne Effekt. Die Obduktion ergab in 4 Fällen eine Infarzierung von mindestens 70% der Muskulatur der linken Kammer.

Patient Nr. 1 starb 5 Tage nach Beendigung der Pumptherapie an Schocklunge, Patient Nr. 2 28 Tage später an Pneumonie und Patient Nr. 3 7 Wochen später an Urosepsis. Patient Nr. 4 und Nr. 5 konnten geheilt entlassen werden.
Aus den vielen klinischen Daten zeigt die Tabelle die arteriovenöse Sauerstoffdifferenz in Volumenprozenten ausgedrückt vor und während der Therapie. Man sieht, daß bei den meisten Patienten als Ausdruck der Besserung der Herzleistung eine erhebliche Verkleinerung der $AVDO_2$ zu verzeichnen war. Keine nennenswerte Änderungen oder solche, die auf die fortschreitende Schocksymptomatik zurückgeführt werden können, fanden sich bei den Patienten, bei denen die Pumpbehandlung ohne Erfolg geblieben war.

Klinische Parameter der Wirksamkeit der IABP-Therapie

Abbildung 1 zeigt den schematischen Druckverlauf während einer intraaortalen Pumpbehandlung. Man sieht, daß die diastolische Füllung des Ballons zu einer Druckkurve in der Diastole führt, wobei die Entleerung des Ballons in der Systole eine Reduktion der ursprünglich spontanen Druckspitzen bewirkt. Die

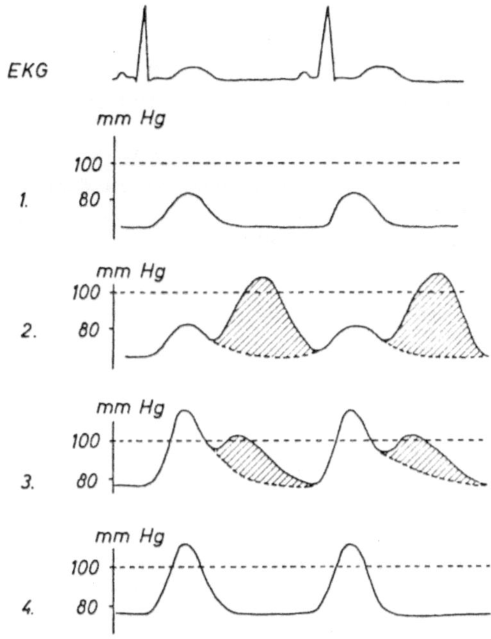

1. peripherer arterieller Blutdruck vor der IABP-Therapie

2. während der IABP-Therapie bei ungenügender Spontanleistung der linken Kammer

3. während der IABP-Therapie bei genügender Spontanleistung der linken Kammer

4. nach Abstellen der IABP

Abb. 1. Schemat. Verhalten des peripheren art. Blutdruckes vor, während und nach Behandlung mit der IABP

Ausprägung dieser bei der Druckregistrierung zu beobachtenden Phänomene und deren Veränderung im Laufe der Behandlungsphase ist in der Regel ein gutes Zeichen für die Erholung des Myokards. Besteht eine weitgehende Normalisierung der Myokardfunktion, so ist die Pumpwirkung nicht mehr effektiv, dies führt dazu, daß die ursprünglich vorhandene diastolische Augmentation verschwindet und die Reduktion des systolischen Spontandruckes nicht mehr wahrnehmbar ist. Ist diese Situation erreicht, sollte man die Pumpbehandlung noch 6 bis 12 Stunden länger fortsetzen und dann erst probeweise für einige Minuten, dann für einige Stunden die Pumptherapie unterbrechen. Es hat sich gezeigt, daß die Entfernung des Pumpballons erst nach 24-stündiger Stabilisierung der Kreislaufsituation angezeigt ist.
Hierbei muß beachtet werden, daß wegen mehr oder minder ausgeprägter thrombotischer Auflagerungen an der Einführungsstelle des Ballonkatheters in die Femoralarterie routinemässig eine antero- und retrograde Thrombektomie mit einem Fogarty-Katheter vor Verschluß der Arteriotomie durchgeführt werden soll.

Zusammenfassung

Nach Schilderung der Indikation zur intraaortalen Ballonpumpen-Therapie werden die Daten von 12 in Hamburg mit dieser Methode behandelten Patienten vorgetragen.
Bei der Hälfte der Patienten war die Therapie bezüglich der kardialen Ausgangssituation wirksam gewesen. Vier Kranke dieser Gruppe starben an zusätzlichen Organschäden, wie Schocklunge, Bronchopneumonie und Urosepsis. Bei zwei Patienten war die Therapie erfolgreich, sie haben überlebt.

EINFLÜSSE, DIE DIE ISCHAEMIETOLERANZ DES KÜNSTLICH STILLGELEG - TEN HERZENS BESTIMMEN

Von P. Kalmar, N. Bleese, U. Kirsch, H. Pokar und G. Rodewald

In der offenen Herzchirurgie ergibt sich bei einer Reihe von Operationen die Notwendigkeit, das Herz künstlich stillzulegen. Die Ischaemietoleranzzeit eines gesunden normothermen Herzens liegt in der Größenanordnung von 60 Minuten. In der Kardiochirurgie sind aber die zu operierenden Herzen in verschiedenem Maße vorgeschädigt. Somit ist es erforderlich, intraoperativ die Ischaemietoleranz des Herzens künstlich zu verlängern, das heißt, den Sauerstoffbedarf zu senken oder den Abbau der energiereichen Phosphate zu blockieren. Das Erste kann durch Hypothermie, das Zweite durch Verwendung von kardioplegischen Substanzen erreicht werden. Experimentelle und klinische Untersuchungen ergaben, daß das von KIRSCH eingeführte Kardioplegin wirksam die Ischaemietoleranz verlängert (4, 5, 6, 7). Nach den Postulaten von BRETTSCHNEIDER (1) sind bei der Ischaemietoleranz folgende Faktoren von großer Bedeutung:

vor der Ischaemie die Speicherung von Energiereserven und Reduktion des Energieumsatzes,

während der Ischaemie kleiner Energieumsatz und

nach der Ischaemie Möglichkeiten der raschen Erholung.

Eine experimentelle Untersuchung am Meerschweinchenherzen von IMHOLZ (3) zeigt, gemessen an dem Zeitpunkt des Totenstarreeintritts, daß die Narkosemittel in folgender Reihenfolge die Ischaemietoleranz am wenigsten beeinflussen:

Neuroleptanalgesie; tiefe, kurze Halothannarkose; flache, lange Halothannarkose; Äther; Nembutal; Cyclopropan und Urethan. Gewisse Differenzen gegenüber den Resultaten von BRÜCKNER, SPIECKERMANN u. a. (2, 8) sind wahrscheinlich methodischer Art. In der Klinik ist die Neuroleptanalgesie bei Herzoperierten wegen Begünstigung der routinemässig durchgeführten postoperativen Belüftung unseres Erachtens besser als Halothan. Erfahrungen anderer Zentren mit verschiedenen Narkosemitteln scheinen aber zu zeigen, daß diese nicht wesentlich die postoperativen Resultate in der Herzchirurgie beeinflussen.
Die Rolle der verschiedenen Faktoren, die die Ischaemietoleranz des Herzens beeinflussen und somit zur Besserung der postoperativen Mortalität führen, wird an dem Beispiel des Hamburger Kollektivs von einfachen ersten Mitralklappenersatzpatienten gezeigt. Die klinischen Daten, wie Mortalität und die Rolle der Herzinsuffizienz dabei, ferner die Änderung des Vorgehens in zwei verschiedenen Kollektiven zeigt die Tabelle 1.
Beim ersten isolierten Mitralklappenersatz sank die Mortalität von 18% in einem Kollektiv on 118 Patienten in der Periode von 1967 bis 1969 auf 7% bei den letzten 98 Operierten. Herzinsuffizienz war bei 11 der im ersten Kollektiv Verstorbenen und nur bei einem bei den letzten ad exitum gekommenen Todesursache.

Das Narkoseverfahren ist in beiden Perioden unverändert gewesen. Als Ischaemiemethode wurde 1967 noch einfache Aortenabklemmung in Normothermie, später auch in diesem Kollektiv Kardioplegin nach KIRSCH (7) benutzt. Im zweiten Kollektiv wurde ausschließlich Kardioplegie benutzt. Die Dauer der Ischaemie betrug im ersten Kollektiv im Mittel 30 Minuten, im zweiten Kollektiv

Tabelle 1. Mortalität und Änderungen der Therapie bei Patienten mit Erstersatz der Mitralklappe

	1967 - 1969 n (%)	1970 - 1972 n (%)
Total	118	98
Mortalität	21 (18%)	7 (7%)
davon an Herzinsuffizienz gestorben	11	1
Narkose	NLA	idem
Ischaemie im Mittel	30 min	40 min
Myokardprotektion	Teilweise durch Kardioplegin	Kardioplegin
ECC	Hämodilutio Rygg-Kyrsgaard Bubbel-Oxygenator	idem idem Perfusion länger Äquilibrierung des Perfusates besser Oxygenierung besser Blutfilter
Intensivpflege	Postop. assistierte Belüftung RA-Druck $AVDO_2$	idem idem idem LA-Druck Wasserentzug Albumin-Infusion Blutfilter Kalorien-Zufuhr Infektionskontrolle

war sie 10 Minuten länger. Die Extrakorporalzirkulation wurde in beiden Perioden mit der Hämodilutionsmethode mit Hilfe eines RYGG-KYVSGAARD-BUBBEL-Oxygenators durchgeführt. In der zweiten Periode mit geringerer Mortalität wurde das Vorgehen insofern geändert, daß das Perfusat besser äquilibriert wurde, die Oxygenierung wurde optimiert und Blutfilter wurden benutzt.

In der Intensivpflege war bereits in der ersten Periode eine postoperative Belüftung für die ersten 18 Stunden durchgeführt worden, regelmäßig wurde der

Vorhofdruck rechts und der arteriovenöse Sauerstoffdifferenz gemessen. In dem zweiten Kollektiv kam hinzu: Regelmäßige Messung des linksatrialen Druckes, in einigen Fällen zusätzliche Messung des Pulmonalarteriendruckes, bessere Überwachung der Lungentätigkeit durch rigorosen Wasserentzug und Gabe von 20%igen Albumininfusionen, Benutzung von Transfusionsfiltern auch bei Einzelblutübertragungen und eine bessere Infektionskontrolle.

Analysiert man diese Faktoren, so ergibt sich, daß in der Hamburger Herzchirurgie die Reduktion der ursprünglich 18%igen Mortalitätsrate auf 7% bei dem einfachen Mitralklappenersatz mit hohem Anteil an kardialen Todesursachen, neben Besserung der extrakorporalen Zirkulation in erster Linie auf die Intensivierung der postoperativen Betreuung zurückzuführen ist. Auch jetzt werden Herzinsuffizienzzustände in der Intensivpflege beobachtet. Durch frühzeitige Erfassung der kritischen Meßdaten werden aber rechtzeitig die erforderlichen Maßnahmen ergriffen.

Danach scheint uns primär nicht wesentlich zu sein, welche Narkotika verwendet werden, sondern wie gut die Erfahrung der Anaesthesisten mit den von ihnen verwendeten Mitteln ist, wie die Patienten praeoperativ vorbereitet und postoperativ behandelt werden.

Literaturverzeichnis

1. BRETSCHNEIDER, H. J.: Überlebenszeit und Wiederbelebungszeit des Herzens bei Normo- und Hypothermie. Verh. Dtsch. Ges. Kreislaufforschung 30, 11 (1964)
2. BRÜCKNER, J. B., SPIECKERMANN, P. G., LOHR, B., GREBE, D., NORDECK, E., BRAUN, U., EBERLEIN, H. J., BRETSCHNEIDER, H. J.: Überlebens- und Wiederbelebungszeiten des ischaemischen Myokards bei verschiedenen Narkosearten NLA Symposion Bremen, Schattauer 1970
3. IMHOLZ, H.: Untersuchungen zum Einfluß verschiedener Narkoseverfahren auf den Eintritt der ischaemischen Kontraktur des Meerschweinchen-Herzens. Inaugural-Dissertation Hamburg 1972
4. KALMAR, P., KIRSCH, U., RODEWALD, G.: Klinische Erfahrungen mit Aspartaten bei ischaemischem Herzstillstand. Kolloquium über K-Mg-Aspartat Hamburg 1971 (in Vorbereitung)
5. KALMAR, P., BLEESE, N., KIRSCH, U., LUTZ, G., POKAR, H., RODEWALD, G.: Kombination von Kardioplegie und Coronarperfusion bei Herzoperationen in Normothermie. Thoraxchirurgie 20, 427 (1972)
6. KIRSCH, U.: Untersuchungen zum Eintritt der Totenstarre am ischaemischen Meerschweinchen-Herzen in Normothermie. Arzneim. Forschung 20, 1071 (1970)
7. KIRSCH, U., KALMAR, P., RODEWALD, G.: Induced ischemic Arrest, Clinical Experience with Cardioplegia in open Heart Surgery. J. Thorac. Cardiovasc. Surg. 63, 121 (1972)
8. SPIECKERMANN, P. G., BRÜCKNER, J. B., BRAUN, U., GREBE, D., HELLBERG, K., LOHR, B., EBERLEIN, H. J., BRETSCHNEIDER, H. J.: Vergleichende Untersuchungen über den Einfluß verschiedener Narkosearten auf die Stoffwechsel der energiereichen Phosphate im ischaemischen Hundemyokard. NLA Symposion Bremen, Schattauer 1970

OXYGEN TRANSPORT: PHYSIOLOGICAL AND PHARMACOLOGICAL PRINCIPLES

By M. B. Laver

Recent definition of the relationship between the hemoglobin affinity for oxygen and metabolic activity of erythrocytes has stimulated extensive studies into its physiological relevance. Although various conditions have been defined as associated with altered erythrocyte metabolism, the ultimate effect on the economy for oxygen turnover remains to be defined. Unfortunately the concept "oxygen transport" appears to mean many things to different people, a fact that further complicates the study of regulation. To sort this matter out I have divided the following presentation into three parts. First, I shall consider the terminology used to describe the hemoglobin-oxygen relationship and the principal factors which influence this interaction. Second, I will describe briefly a physiological model we have conceived to clarify the effect of altered affinity states on blood flow. Finally, I will conclude with a brief presentation of recent work designed to establish feasibility of pharmacological manipulation whenever changes in affinity appear warranted.

A typical dissociation curve for adult human blood at 37°C is shown in figure 1 at two different values for plasma pH. Changes in pH are known to affect the

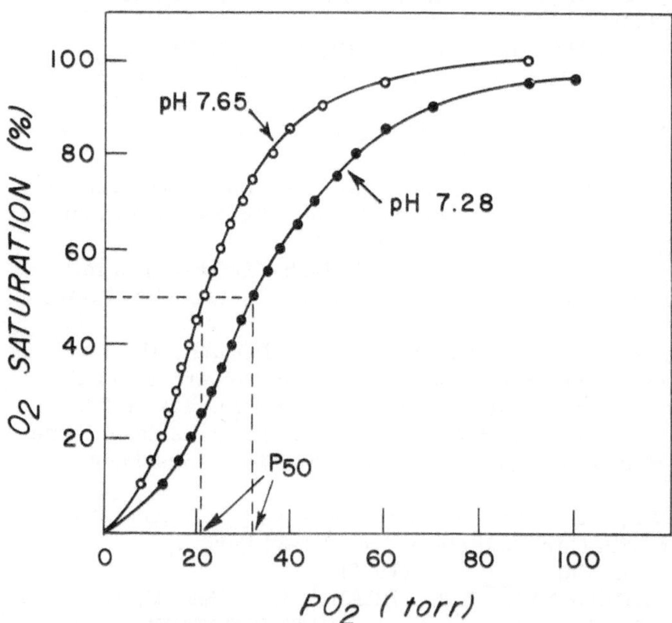

Fig. 1. The affinity of hemoglobin for oxygen is altered by a change in pH. When the plasma pH rises from 7.28 to 7.65 then the affinity is increased and P_{50} (i.e., P_{O_2} at 50 per cent saturation) will diminish

"position" of the curve (Bohr effect). When plasma pH is high (e.g. 7.65)+ per cent saturation is higher at a particular value for P_{O2} than at low pH. We speak also of a higher affinity for oxygen in this case, and characterize the increase in pH by a "shift" of the curve to the left and a decrease in pH by a "shift" to the right. Precise graphic position of the dissociation curve is given by the P_{50} or P_{O2} at 50 per cent saturation. Thus at pH 7.65 P_{50} is 20.5 torr and 30.3 torr at pH 7.28. Additional calculation of the effect produced by a change in pH on P_{50} is possible from the standard dissociation curve for whole blood in man (7).

Studies performed in recent years have shown that changes in the metabolic state of the red cell can have a profound effect on hemoglobin-oxygen affinity (2). Because of exclusively anaerobic metabolism, the erythrocyte derives its energy from the conversion of glucose to lactate (figure 2). Intermediate products of glycolysis include several phosphorylated organic compounds of which 2, 3 diphosphosglycerid acid (2, 3 DPG) is probably the most important in man when

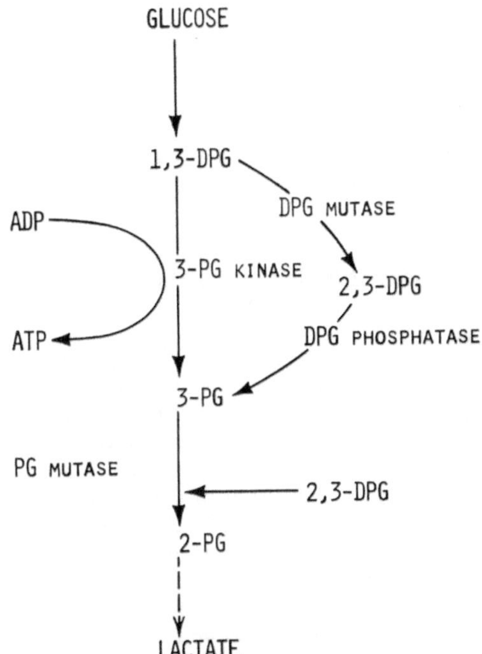

Fig. 2. Abbreviated schema indicating the anaerobic pathway of red cell glycolysis. Changes in 2, 3 DPG concentrations can occur secondary to a pH-induced change in DPG mutase or DPG phosphatase activities. Addition of excess substrate (e.g., glucose, inorganic phosphorus, etc., will also enhance 2, 3 DPG formation)

considered in terms of its influence on oxyhemoglobin dissociation. An increase in the RBC 2, 3 DPG concentration causes the affinity of hemoglobin for oxygen to decrease, an effect similar to that seen with an increase in hydrogen ion concentration (figure 3). The converse applies when 2, 3-DPG concentration falls. Several conditions are associated with a chronic rise in red cell 2, 3 DPG concentrations including anemia, chronic hypoxemia due to sojourn at altitude or

+ Normally intra-erythrocyte pH is approximately 0.2 pH units below that of plasma. This difference remains essentially constant throughout the clinical range of plasma pH variations.

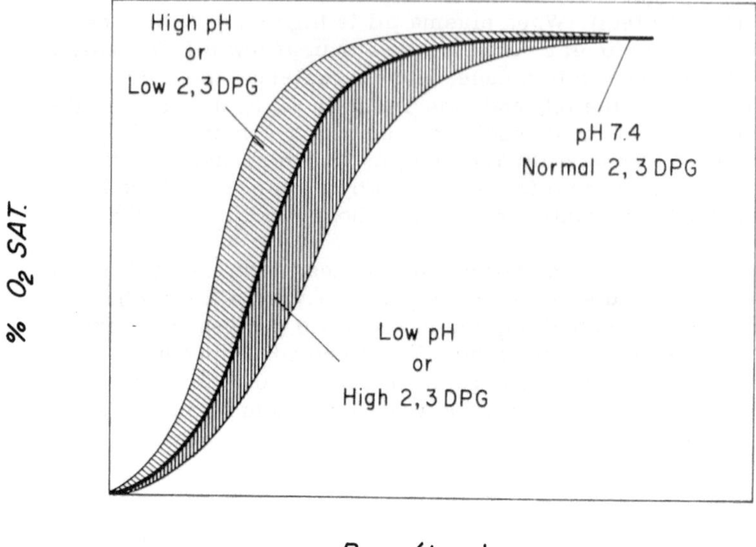

Fig. 3. Changes in red cell 2, 3 DPG concentration will alter the hemoglobin-O_2 affinity. A rise in 2, 3 DPG will lower affinity (similar to the effect produced by a fall in pH) and a decrease in 2, 3 DPG will raise it

congenital heart disease and metabolic disorders associated with hyperphosphatemia.

On rare occasions, one may find an altered affinity of hemoglobin for oxygen due to congenital alteration in the hemoglobin molecule. Figure 4 is the hemoglobin dissociation curve of a 12 year old girl of Chinese ancestry who was referred for study because of asymptomatic polycythemia. Analysis of whole blood revealed a significant increase in affinity with P_{50} at pH 7.40 of 12.8 torr. The 2, 3 DPG concentration was normal at 0,78 moles/mole Hb.[+] Detailed study of structure indicated the presence of hemoglobin Bethesda with a substitution of histidine for tyrosine in position 145 of the ß-chain (3). This experiment of nature is interesting because it demonstrates a potential mechanism for compensation whenever affinity is increased. If oxygen consumption is to be satisfied at near normal cardiac output and an arteriovenous O_2 content difference, then the increased affinity must be compensated for by a rise in red cell mass. Similarly, a congenital defect associated with a marked decrease in affinity (Hemoglobin Seattle, figure 5)[++] is associated with a reduction in red cell mass (8).

[+] There appears to be no unanimity in the expression of 2, 3-DPG concentrations. Presented in terms of moles/mole Hb eliminates the change introduced by alteration in red cell size (i. e., moles/ml RBC) and provides consistency in units of measurement vis-a-vis such values as moles/g Hb.

[++] This situation is not strictly true for patients with hemoglobin Seattle; part of the low hematocrit value is secondary to recurrent hemolysis. However, it has been shown that erythropoietin secretion is diminished in this situation, suggesting absence of a hypoxemic stimulus.

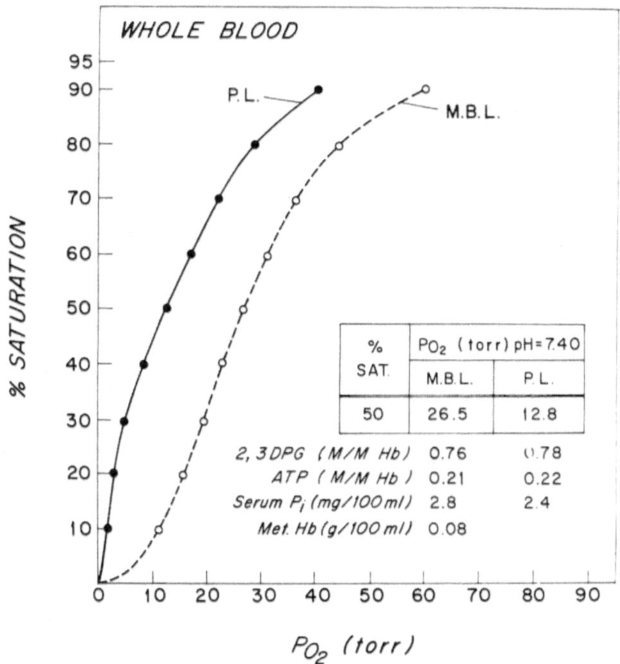

Fig. 4. Whole blood oxyhemoglobin dissociation curve at pH 7.40 from a 12 year old female of Chinese ancestry with asymptomatic polycythemia. Conformation of the curve and its position relative to the normal (MBL) are reminiscent of the finding whenever the carbon monoxide concentration is increased. (Reproduced with permission from BUNN, H. F., BUCKLEY, T., DAVIS, W. E., DRYSDALE, J. W., BURKE, J. F., BECK, W. S., LAVER, M. B.: Structural and functional studies on hemoglobin Bethesda, a variant associated with compensatory erythrocytosis. J. Clin. Invest. 51:2299-2309, 1972)

The practical lesson drawn from these two examples can be related to our constant desire to evaluate clinically the adequacy of hemoglobin and/or hematocrit levels. Since the affinity relationship is labile, it is difficult to establish proper numbers as guidelines to therapy. By and large, the hemodynamic consequences of progressive diminution of red cell mass are controlled by changes in systemic vascular resistance. The latter is more influential in producing an increased blood flow rather than the decrease in O_2 mass. The expression "oxygen transport", obtained by multiplying cardiac output or index by the arterial O_2 content, has gained acceptance over the years as an indicator of adequate O_2 supply with surprisingly little data to validate this assumption. It is more likely that regulation of blood flow varies according to regional differences in oxygen requirement and analyses based simply on consideration of total flow (i. e., cardiac output) and levels of arterial oxygenation are simplistic and should be abandoned.

Storage of whole blood in acid-citrate-dextrose (ACD) solution has a pronounced effect on the erythrocyte 2, 3 DPG concentration (figure 6), and massive transfusion in man is associated with a persistence of this defect for varying periods

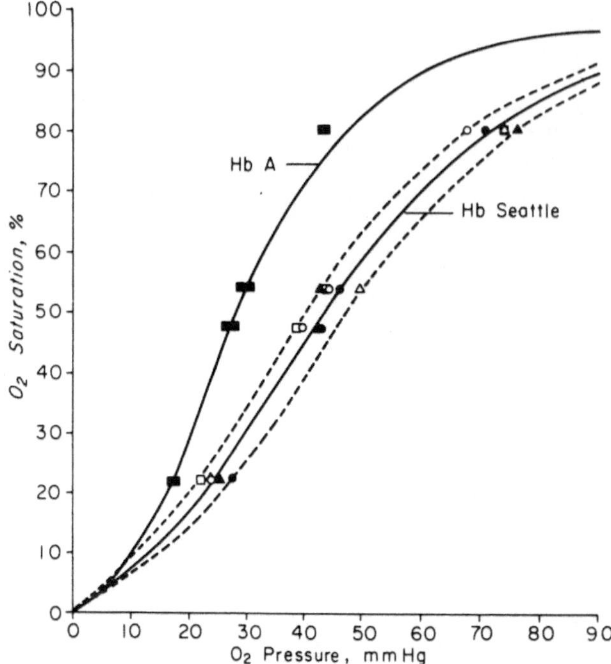

Fig. 5. Oxyhemoglobin dissociation curve at pH 7.40 of a hemoglobin solution with very low affinity for oxygen (Hb Seattle) compared with Hb A from an otherwise normal adult. The shift of the curve to the right (Hb Seattle) results in a reduced stimulation of renal erythropoietin production and red cell mass is well below normal (see also Figure 4). A similar situation prevails in patients with chronic renal failure (the high serum inorganic phosphorus concentration leads to an increase in RBC 2,3 DPG and hemoglobin affinity for oxygen decreases; the anemia is secondary to renal disease).
(Reproduced with permission from STAMATOYANNOPOULOS, G., PARER, J.T., FINCH, C.A.: Physiologic implications of a hemoglobin with decreased oxygen affinity (hemoglobin Seattle). New Eng. J. Med. 281:915-919, 1969)

of time (1). Figure 7 demonstrates an extreme example of this situation and raises some questions regarding interpretation of clinical hemoglobin concentrations. At time of study, patient's red cell demonstrated a high affinity for oxygen typical for 2,3 DPG depletion. ($P50_{7.40}$ = 17.5 torr versus 26.5 torr for normal control) However, in view of the patient's severe metabolic acidosis (P_{CO_2} = 37 torr and pH 7.11) the calculated affinity in vivo is markedly different ($P50_{pH\ 7.11}$ = 36.5 torr). Considering the precarious circumstances, the decrease in affinity found in vivo is more appropriate for the low hemoglobin level (see also figure 5). These results raise some interesting questions regarding our frequent enthusiasm to correct all states of metabolic acidosis by the administration of alkalinizing agents until pH is normalized. The patient's curve in figure 7 (E.S.) has similar affinity characteristics as that of normal blood (MBL) titrated to pH 7.78. In other words, administration of alkalinizing agents in quantities sufficient to establish an in vivo pH of 7.40 would be tantomount to inducing severe metabolic alkalosis (pH 7.78) in an otherwise normal individual.

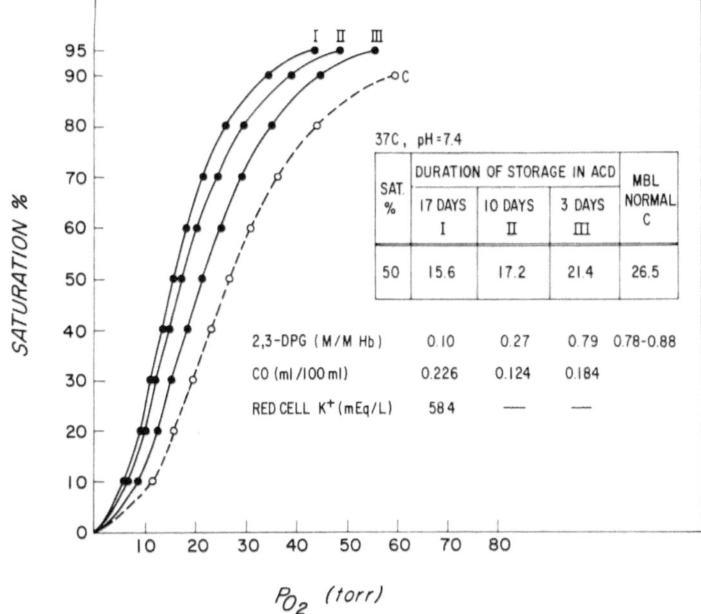

Fig. 6. Storage of whole blood in acid-citrate-dextrose solution is associated with a fall in red cell 2, 3 DPG concentration. This decrease is accompanied by an alteration in oxygen affinity proportional to the decrease in 2, 3 DPG. Curves I, II and III were plotted at pH 7.40 from blood stored for 3, 10 and 17 days. Note that near time of expiration (21 days) 2, 3 DPG concentrations have fallen to values approximately ten per cent of control

Several methods for prevention of 2, 3 DPG loss during storage have been proposed and it is likely that a number will find their way into clinical use in the near future.

Figure 8 indicates the consequences of a change in the hemoglobin-oxygen affinity relationship on a blood flow in an organ such as the heart where the arteriovenous oxygen content difference is large. Since coronary venous P_{O_2} fluctuates little despite marked alterations in blood flow an increase in affinity must be associated with a higher flow if oxygen consumption ($\dot{V}_{O_2}$) remains constant. These considerations have predictive value and have been applied by DUVELLEROY et al. (4) to a model describing coronary blood flow (CBF) regulation. Applicability of this model was tested in the denervated heartlung preparation by MEHMEL et al (5) (see figure 9). Although preliminary experiments utilized changes in pH as means to alter the affinity of hemoglobin for oxygen, the measured changes in flow agreed remarkably well with the changes predicted by the model. Of particular interest is the fact that the increase in blood flow required for a particular change in affinity is dependent on the magnitude of oxygen consumption ($\dot{V}_{O_2}$). When $\dot{V}_{O_2}$ is high, flow must rise considerably more for the same decrease in P_{50}.

Although changes in affinity were obtained by a change in pH (which may exert an independent effect on coronary blood flow) the agreement with the predicted va-

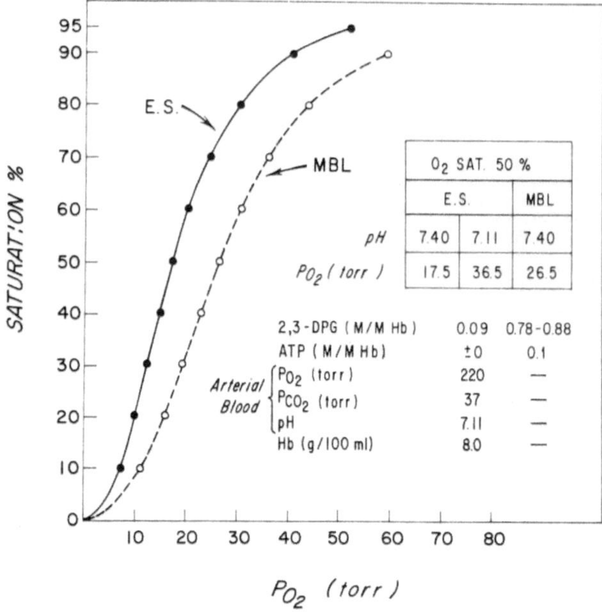

Fig. 7. The hemoglobin-oxygen interaction at pH 7.40 in a year old male who received 56 units (26 liters) ACD blood during and 24 hours following cystectomy and formation of an ileal loop conduit. Persistent intra-abdominal bloeding was probably secondary to abnormalities in the clotting mechanism. Note that at the time of sampling there was severe metabolic acidosis (pH 7.11) secondary to a persistent "low-flow" state. The patient died approximately one hour after the sample was obtained. The concentration of 2,3 DPG should be compared to values obtained after 17 days of storage as shown in figure 6

lues suggests close dependence on the mode of oxygen delivery. Preliminary confirmation of this response for man was obtained in a survey of cardiac output plotted at P_{50} of measured arterial pH in 29 patients, (8 "controls" and 21 patients who had either undergone cardiac surgery for an acquired defect - aortic or mitral valve replacement, coronary artery by-pass graft - or emergency operation for an extensive intra-abdominal problem (9) (see figure 10)). According to these data, the relationship between flow and affinity is apparently present in man as well. The findings deserve comment with respect to the "oxygen transport" concept usually invoked to describe the adequacy of O_2 delivery. Figure 10 indicates that the highest cardiac index is found in patients whose in vivo P_{50} is lowest (for theoretical considerations see figure 8). "Oxygen transport" ist generally expressed as a product of cardiac index and the arterial O_2 content. Since the O_2 content differed little in these patients, the plot shown applies equally if the abscissa is labelled "oxygen transport" in lieu of cardiac index and demonstrates an interesting paradox; namely that the highest "transport" values are obtained when P_{50} (or affinity) is lowest, a situation that is unlikely to have practical physiological meaning.

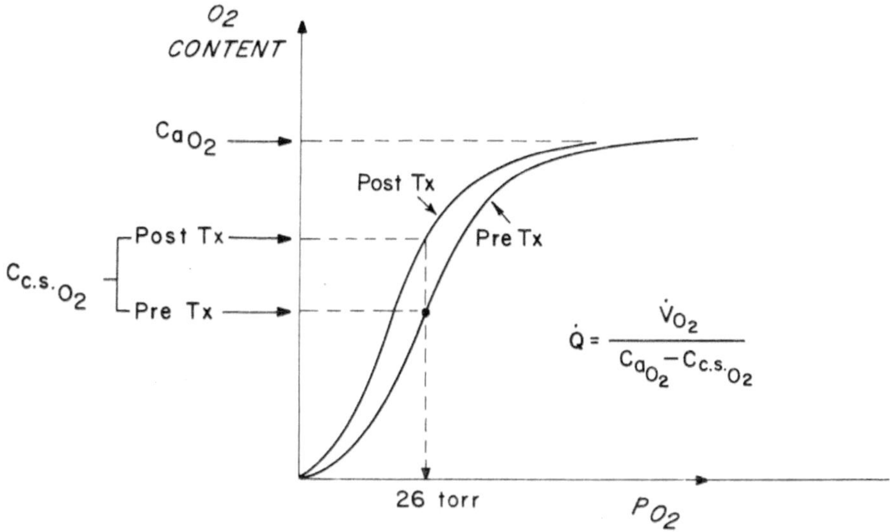

Fig. 8. Changes in oxygen affinity must be associated with a marked change in blood flow in an organ such as the heart where the arteriovenous O_2 content difference is large (AVO_2) and the venous P_{O_2} relatively constant. Thus, an increase in affinity (i.e., a lowering in P_{50}) from before (Pre Tx) to after (Post Tx) transfusion must be associated with a narrowing of the AVO_2 difference and an increase in coronary blood flow if myocardial O_2 consumption (V_{O_2}) remains constant (see insert)

Further test of the relationship between hemoglobin-oxygen affinity and organ blood flow in the animal experiment will have to await development of appropriate controlling mechanisms designed to alter rapidly red cell metabolism in order to either change the 2, 3 DPG concentration or alter affinity by direct interaction with hemoglobin. Given appropriate concentrations of substrate (i.e., glucose, inorganic phosphate, etc.) erythrocytes are capable of a marked increase in 2, 3 DPG concentrations in vitro. Unfortunately, the quantities required make this application in vivo difficult. A clue to a possible direct chemical attack arose from recent experiments carried out by ROSENTHAL, LITWIN and LAVER (6). Injection of contrast media for angiography during cardiac catheterization in children with congenital heart disease revealed a significant increase in affinity (P_{50} decreased) immediately following injection and persisting for as long as 45 minutes after administration. Clarification of this phenomenon, sought by in vitro studies using hemoglobin solutions at constant pH, revealed a direct affinity lowering effect, diametrically opposite to that found with whole blood. Further studies indicated that this property is exhibited by other iodinated organic compounds used clinically for contrast studies. Subsequent investigations have identified iodinated organic compounds related to benzoic acid capable of altering the hemoglobin-oxygen interaction. We have found that orthoiodo sodium benzoate (OISB) is effective (i.e., lowered affinity of hemoglobin for oxygen) both in hemoglobin solutions and in intact red cells (figures 11 and 12). Of further interest is the fact that the meta- (MISB) and para- (PISB) isomers do not exert this effect, nor is it produced to an equal degree when solutions of sodium chloride or sodium iodide of equivalent ionic strength are added to a hemoglobin solution.

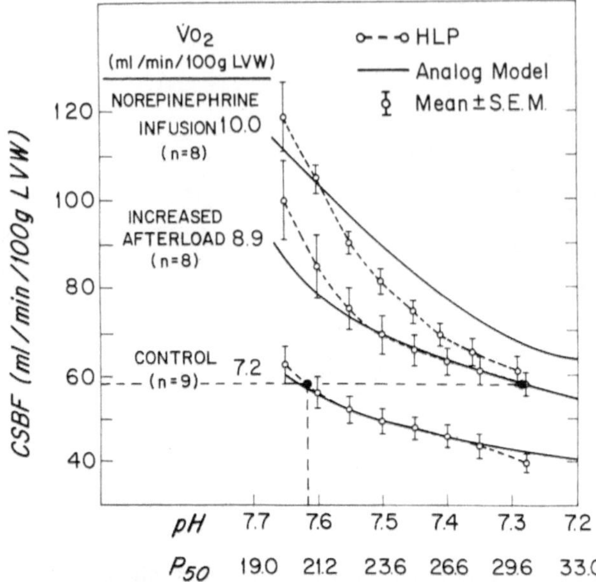

Fig. 9. The affinity of hemoglobin for oxygen was altered in the canine blood perfused, denervated heartlung preparation by the addition of TRIS-buffer. The abscissa indicates the pH and the corresponding P_{50} calculated from the data of Rossing and Cain (J. Appl. Physiol. 21, 195-201 (1966).
Solid lines indicate the changes in blood flow predicted by the analog model while the dashed lines represent the values found in the experiment. Note that the changes in flow required for a step change in affinity are dependent on the oxygen consumption ($\dot{V}O_2$).
(Reproduced with permission from MEHMEL, H., DUVELLEROY, M. A., LAVER, M. B.: Response of coronary blood flow to pH induced changes in hemoglobin-O_2 affinity. J. Appl. Physiol. 35, 485-489 (1973).

Administration of OISB intravenously to an anesthetized animal is associated with a marked hemodynamic response probably secondary to a hyperosmolar effect (see figure 13). The binding between OISB and hemoglobin is loose and persistence of the affinity-lowering effect requires constant infusion to offset rapid loss in the urine.

Despite the numerous limitations presented by potential toxic effects, the demonstration that a family of organic compounds can alter oxygen affinity of hemoglobin rapidly and reversibly suggests that a true pharmacology of oxygen transport may be an area deserving of further study.

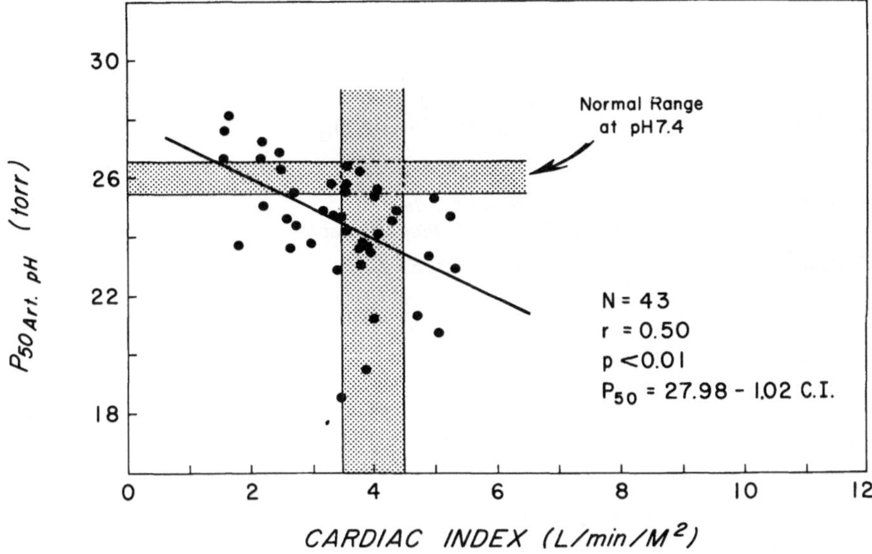

Fig. 10. The relationship between cardiac index and P_{50} at measured arterial pH was found significant post-operatively in 29 patients who had undergone open heart or major abdominal surgery. Since the arterial O_2 content varied little between patients, a plot using the product of cardiac index times arterial O_2 content ("oxygen transport") on the abscissa will result in a nearly identical relationship.
(TRICHET, B., et al. Unpublished observations)

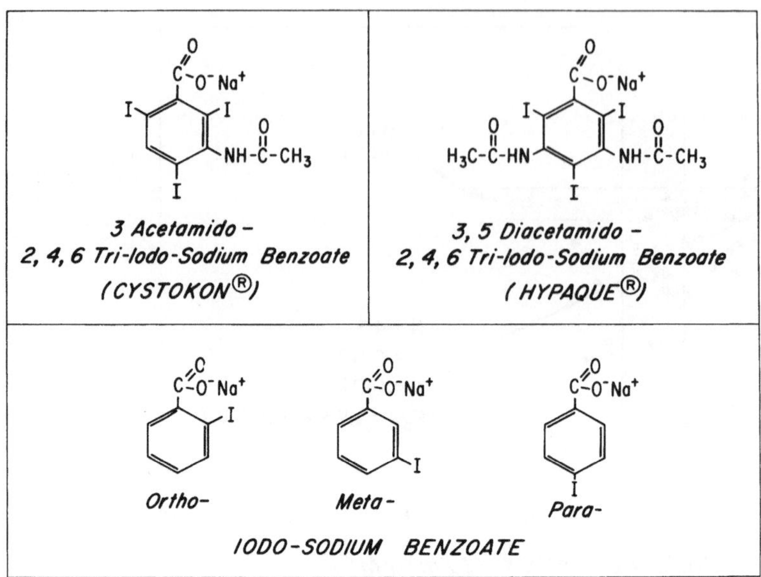

Fig. 11. Upper panel illustrates the structural formula for 2 iodinated organic compounds, used as a contrast media, and found to lower the oxygen affinity of hemoglobin solutions at constant pH. The affinity-lowering effect is enhanced on a mole/mole Hb basis by removal of one diacetamido group as in CYSTOKON^R. Further simplification has indicated that a similar change can be produced by the ortho form of iodo sodium benzoate (OISB) but not its meta or para isomers. The effect induced by tri- and mono-iodosodium benzoates is readily reversible by dialysis.

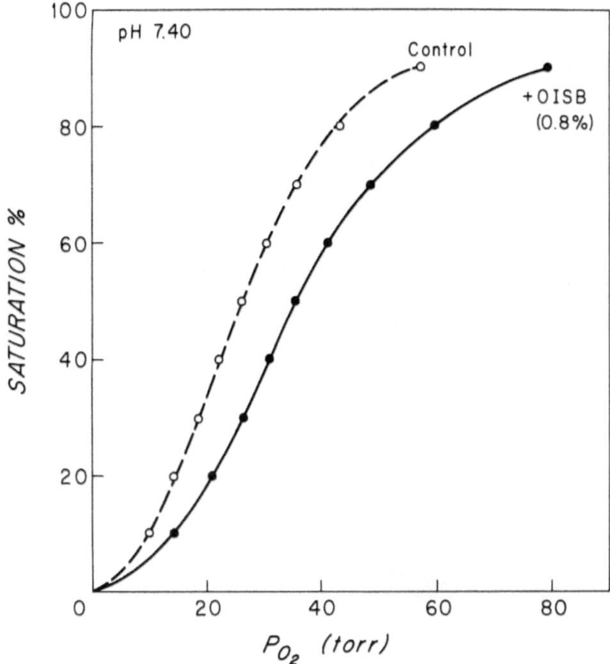

Fig. 12. Addition of OISB to whole blood (0.8% final concentration) produced a significant decrease in oxygen affinity when plasms pH remained constant at pH 7.40

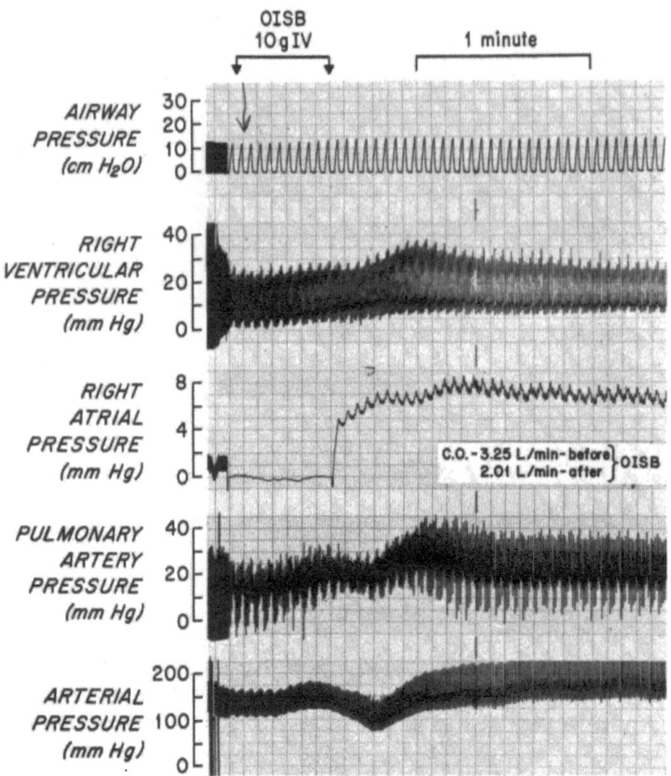

Fig. 13. Hemodynamic consequences of an intravenous injection of a bolus of OISB (10 g) over a period of 30 seconds in a dog anestheitized with 0.5% halothane in oxygen under controlled ventilation. The marked rise in systemic and pulmonic vascular resistances is probably secondary to the hyperosmolarity produced by the OISB

References

1. BROENNLE, M., TUNG, C., BUCHMANN, B., LAVER, M. B.: Oxyhemoglobin dissociation following massive transfusion in man. Fed. Proc. 29, 329 (1970)
2. BUNN, H. F., JANDL, J. H.: Control of hemoglobin function within the red cell. New. Eng. J. Med. 282, 1414-1420 (1970)
3. BUNN, H. F., BUCKLEY, T., DAVIS, W. E., DRYSDALE, J. W., BURKE, J. F., BECK, W. S., LAVER, M. B.: Structural and functional studies on hemoglobin Bethesda, a variant associated with compensatory erythrocytosis. J. Clin. Invest. 51, 2299-2309 (1972)
4. DUVELLEROY, M. A., MEHMEL, H., LAVER, M. B.: The hemoglobin-oxygen equilibrium and coronary blood flow; an analog model. J. Appl. Physiol. 35, 480-484 (1973)
5. MEHMEL, H., DUVELLEROY, M. A., LAVER, M. B.: Response of coronary blood flow to pH induced changes in hemoglobin-O_2 affinity. J. Appl. Physiol. 35, 485-489 (1973)

6. ROSENTHAL, A., LITWIN, S. B., LAVER, M. B.: Effect of contrast media used in angiocardiography on hemoglobin-oxygen equilibrium. Invest. Radiology. - In Press
7. SEVERINGHAUS, J. W.: Blood gas calculator. J. Appl. Physiol. 21, 1108-1116 (1966)
8. STAMATOYANNOPOULOS, G., PARER, J. T., FINCH, C. A.: Physiologic implications of a hemoglobin with decreased oxygen affinity (hemoglobin Seattle). New Eng. J. Med. 281, 915-919 (1969)
9. TRICHET, B.: Unpublished observations

AUTOMATION IN THE ASSESSMENT OF MYOCARDIAL FUNCTION

By P. G. Hugenholtz and A. C. Miller

Introduction

In the past two decades death due to cardiovascular disease has increased at an alarming rate within most of the world's industrialized nations (1). Although the geatest strides against this disease can be made in primary prevention, for the next 2 decades we will be faced with increasing mortality and morbidity before basic research in the cause and prevention of heart disease starts to pay off.

Three areas have begun developing recently to counteract this increase (2): 1. early detection of cardiovascular disease, or of its risk factors, through mass screening and, 2. the development of intensive care units for the observation and treatment of the acutely ill patient and 3. surgical treatment of coronary vascular disease. All of these fields rely heavily on technology and all are attempting to integrate the digital computer within their framework. The need for the computer technology arises in the main from the sheer enormity of these tasks and the impracticability of application on a mass scale without some form of automation. In the Netherlands, mass screening of just the male population, annually, aged 40 - 64, which makes up approximately 12% of the population, would require almost one million ECG's to be collected and read yearly (3). It's estimated that some 750 nurses and 500 conventional coronary care unit beds are needed to handle the 30.000 patients admitted yearly in Dutch hospitals suffering from acute coronary heart disease (4). The surgical requirements completely exceed the local facilities.

While it may be clear that assistance from computer technology is needed and its use and effectiveness should be quickly explored, great care and discretion must be exercised lest we squander millions of dollars and untold energy in a pursuit that would prove fruitless. Medical science can derive considerable benefits from computer technology only if it is applied in a reasonable manner.

This paper discusses the application of computers to the field of intensive care monitoring and the development of a Computer Assisted Intensive Care Unit (CAICU) at the Thorax Center of the University Hospital and Medical Faculty at Rotterdam, The Netherlands.

Computer Assisted Intensive Care Monitoring

Intensive care must be thought of as an organizational concept. Its antecedents are the post-operative recovery room, the Coronary Care Unit, and the "Shock" unit. It is an organization primarily consisting of medical personnel and specialized equipment. Its goal is to provide a system whereby acutely ill patients can be monitored, major complications are anticipated (nearly as obligatory events) and state-of-the-art treatment applied on a continuous basis during the relatively short period (3-5 days) required by the body to stabilize after an acute disturbance in the cardiovascular system.

Since a major problem in one of the body's main regulatory functions, such as the cardiovascular system, often results in disturbances to other functions (respiratory, kidney, etc.), the ICU must be prepared to recognize and cope with difficulties in a variety of areas. This requires a specially trained nursing staff (at the Thorax Center, 5 additional months of training are given to all incoming nurses) and doctors trained in the field such as cardiology, surgery, anesthesiology and physiology. Because the patient is in a critical state and must be constantly attended to by such personnel, adequate communication by those responsible for the patients care is essential.

It was decided at the inception of the Thorax Center in 1969 that engineering and computer sciences would play a vital role in the development of the Intensive Care Unit. It should be said that this was done in all innocence because as we began to explore the problem, we realized that it was extremely difficult, a priori, to define this role. Some aspects seemed logical. For example, it was strongly felt that the computer system could relieve some of the burden of continuous monitoring from the nursing staff, provide a speedier and more consistent detection of life-threatening changes in the patient's state than available by conventional means, and maintain a central file of relevant data for each patient which would be continuously available to the clinical staff. It was decided that whatever system was to be developed, it would have to be extremely flexible since it would undoubtedly undergo extensive growth and modification as we became more sophisticated in the use of the computer as a general tool for patient monitoring.

Design Constraints

The ICU at the Thorax Center consists of three main areas: coronary care, post-operative care, and respiratory care. There are a total of 19 beds which are divided relatively equally amongst the three areas. The ICU is divided into five self contained nursing stations. There is a distinction made between two levels of monitoring: Maxi-care and Mini-care. Ten beds are of the former and nine beds of the latter type. Their difference was in the number of channels of data, which varied from 8 to 1 channel of simultaneously and continuously transmitted data. It was necessary to design the computer system so that it could meet the constraints imposed by this organization.

We wanted the computer system to be economically practical. That is, that the per day patient cost should not be greatly increased by the inclusion of the computer system within the Unit. This greatly limited the type of computer which we could choose and somewhat limited the type of programs which could be developed.

General Design Goals

Since it was not possible for the system to be fully specified before work on it began, an open ended approach was developed. This approach, we believed, would take advantage of the dynamic features of medical and computer technology, put few limitations and restrictions on the system realization, while providing a powerful method for program development.

1. The hardware system should be modular and reliable. The Thorax Center had need for computing power to serve other activities in addition to the ICU (real-time experiments, statistical analysis, and development work).

It was decided to design the computer facility consisting of two main computers, rather than one large machine because this could give a higher degree of modularity and reliability. The two computer sub-systems were so designed as to allow either computer to perform the ICU monitoring task. Components such as the Television Display System (TDS) which because of their expense could not be duplicated, and which had vital system functions such as communication of "Alarms", were supplemented by other and less expensive devices.

In the case of the "Alarm" function of the TDS, special lights at the bedside and nurses stations augment the alpha-numeric output of "Alarms" and with failure of the TDS, provide at least indicators of impending difficulties to the clinical staff.

2. The software system should be modular and reliable. In a modular system each component is given a well-defined function within the system. A component can undergo considerable internal modification without affecting the behaviour of other system components since its function remains constant. This gives the advantage of developing components independently, substituting new programs in the place of older ones, and dynamic configuration of components without extensive re-writes of the overall system. It greatly decreases system testing and debugging. Specifications and manipulations of the system are greatly enhanced by the modular nature of the component.

Reliability of the software system consists of: adequate testing (discussed later), comprehensive error checking and diagnosis of system components (both hardware and software), alternative methods of performing system functions if failure occurs within a component, and fail-safe protection of vital patient data.

3. It should be possible to add new components to the system as they are needed. This is extremely important in the early stages of development when it is both difficult to specify the exact computer resources needed, and much of the computational power ultimately required for the monitoring system would have little value. By adding additional computing resources as they are needed, the cost of the computer system can be spread over time and more thought and analysis can be given to each component. Also, great savings in cost and increase in power can be achieved by taking advantage of new advances made in computer technology.

New software components should be easily included within the system. An example of the advantage to be made within this area is the planned insertion of "time-trend" analysis programs within our monitoring system. It was not possible to develop these programs until the primary application modules (arrhythmia detection, hemodynamic analysis, and general operating system) were developed and tested within the ICU. These time-trend programs require extensive data bases and a great deal of research, and study, since they operate on data which has only become available with the advent of the CAICU. Because these programs operate on results of analysis made by the primary application programs, they can be tested outside the operating system and introduced without disturbance to already existing system facilities.

4. Application and system programming should be clearly separated. Basically, the application programmer and systems programmer have very different spheres of activity. Of course it is extremely important that

there be good interaction between the two and a reasonable level of understanding of each other's requirements. The system programmer must deal with the development of an extremely sophisticated real-time operating system. His program is maximizing the through-put of the computer facility. He must work intimately with the actual computer at the machine level. It should also be said that he has the advantage of much work which has been done on real-time system design and can interact extensively with others engaged in related areas, such as process control, time-sharing and multi-user application, like airline reservation systems. The application programmer must, however, occupy himself with investigation and formulation of computing algorithms for the analysis of physiological parameters. He must interact to a great deal with clinicians and have a comprehensive understanding of the medical problem for which he is expected to program. He should not be burdened with system problems although he should have an adequate knowledge of the computer on which he works, the resources available to him and the operation of the system as a whole.

At the Thorax Center the operating system attempts to make the actual programming of application modules as simple as possible. For instance, the expansion of application modules to serve a variety of beds is a system function. The application programmer, by following a few simple and well defined rules, can write his program as if it were to serve only one bed, and the system dynamically expands its capabilities to as many beds as are needed by providing the swapping in and out of patient specific data and routing the results of the program to the proper data base (5).

5. The system should have extensive facilities for program testing and evaluation. Much time is spent in this area. We felt that by providing extensive facilities for these functions, the system would grow more rapidly. During the first stages of testing, programs will be run within a special operating system on the noncommitted PDP-9. This system will be able to access actual patient data and the results of the monitoring system. However, its output is internally directed to the programmer and cannot interfere in any way with the monitoring system. The results of the program can be compared to other programs running within the monitoring system. There are also facilities for testing programs on known data sets.

Once a program has been independently tested and inserted within the monitoring system, the executive system provides facilities for monitoring the effeciency of the program. Statistics such as the average execution time, and memory requirements are available to the programmers. If an error is detected within a component, the component can be isolated and details as to the failure transmitted to the operator. To gain extensive knowledge about the results of programs which are still in an experimental stage, possibilities exist within the operating system to isolate and direct the results of the program to mass storage devices for later analysis by the programmer.

6. Whenever reasonable, programs should be written in a machine independent manner. Although this does not increase the efficiency of the system, it does make it possible for programs to be exchanged between CAICU's which have different hardware configurations. No one CAICU can be expected to provide programs to cover the entire area of ICU monitoring. It is essential that thought be given to this problem and that CAICU's cooperate with one another in the development and evaluation of programs. Machine independent

programming also allows advantages to be taken from new developments within the computer fields, such as new computers, without redesigning or rewriting the system.

At the Thorax Center, much work is being done within this area of software engineering and techniques such as meta-compilers (6) are being investigated.

Developing the System

Initially, two main areas for participation by the computer system were assigned: Patient Surveillance and Communication.

Patient surveillance is the rapid detection of life-threatening changes in the patient's state. It is the system's primary function and requires constant monitoring of vital patient indices such as the circulatory system. To start with, we chose a triad consisting of arrhythmia detection, hemodynamic monitoring and trend analysis. These were chosen because arrhythmias are the most serious and common problems confronting cardiac patients, hemodynamics because it gives detailed information as to the heart function, and trend analysis because we felt that it would have a predictive value. To date, a 1-lead arrhythmia program based on R-R intervals provided by analogue preprocessing has been developed, tested (7) and is in daily use, a 3-lead spatial-velocity ECG program is presently undergoing testing (8), while a program based on intracardiac leads will be tested this summer.

Programs for Arterial Pressure, Venous Pressure and Temperature analysis have been written, tested and are in daily use. The Swan-Ganz balloon type catheter has been employed for Pulmonary Artery Pressure monitoring in over 150 patients.

Communication within the system is essentially the routing and maintenance of information. It is the interface between the clinical staff and the surveillance system.

The components of the communication system are:

a. Alarm indication and handling
b. Vital signs
c. Graphics (Soft copy and Hard copy)
d. Storage and maintenance of patient data bases on disc (24 hour window)
e. Calibration
f. Census functions
g. Nurses reports (every eight hours)
h. Doctors reports (every 24 hours)
i. Permanent medical records
j. Maintenance of a long term data base for retrospective statistical analysis
k. Medications, fluid balance, laboratory reports, etc.

These components reflect five fundamental ideas.

1. The computer system must be able to indicate in a meaningful way the current status of the patient. Only essential information (information which could actually alter the treatment of the patient) should be provided. Structures must exist for resolving competing transactions between

components of the monitoring system and the user (clinical staff). To this purpose, an "Alarm" handling system was developed to resolve situations where various application programs react to a change in the patient's condition in the same way (but independently) and each tries to indicate this to the user.

2. The communication system should be simple to use. Nurses and doctors should not be required to become computer operators. We chose television monitors, a sixteen key keyboard, two types of sound indicators (one for serious "Alarms" and another for messages or "Warnings") and a panel of lights to indicate on which bed(s) the computer has an "Alarm".

Terminals are provided at each bedside (19), each nurses station (5), and at a variety of other sites (11). The communication system uses a "Menu" or tree structure for allowing the user to direct (command) it.

3. Graphics is the easiest way to digest large amounts of related data. Providing a speedy means of gathering an overview on the dynamic state of a patient can be quite important in the ICU where many doctors are involved with the care of several patients.
In a crisis situation a doctor is forced to a decision in a matter of minutes as to treatment. Graphics can be a vehicle in providing much more information to the doctor or nurse than could be reasonably detected from conventional charts within the time constraints often imposed in the ICU.

4. Many routine and administrative jobs done presently by the nursing staff can be performed by the computer. A great deal of time is spent by nurses in the typical ICU in filling in charts, calculating fluid balances, checking on medication schedules, etc. All these tasks can be performed very simply by the computer system.

5. The ICU system should be treated in a scientific manner; its performance as a system monitored and the data subject to careful scrutiny. With careful retrospective analysis of the system as a whole and its components, it should be possible to evaluate its effectiveness in handling of patient care and increase its performance.

Results to Date

The computer facility came into existence in the early part of 1969. Work was started on the monitoring system during the summer of that year and by May 1970, a prototype was operational. The prototype was able to monitor four beds simultaneously and support five terminals.

This system was tested extensively on piglets. During the fall of 1970, the ICU was completed and cables were laid to the computer. The cable system is formed from more than 6.000 wires, 100 isolation amplifiers, 200 relays and 80 jumper cards, and required considerable time and effort to develop. At the same time all necessary expansions to the computer facility were made. This included an interface for 36 keyboards, analogue input channels for 64 signals, a 36 bit relay output buffer and 36 bits of digital input. The ICU has been opened to patients on January 1, 1971 and the computer system became operation some three months later. Presently it is used on 15 beds.

Although it is much too early to evaluate the performace of the system, especially since it had never been tested in a clinical situation, we have found that its flexible nature has proven advantageous during the development phase and feel that most of our options remain open. On a purely systems level, the criteria set out in the initial design have been satisfied. It remains to be seen whether the method proves itself realistic and productive.

The simple one lead survey program for rythm disturbances has been tested in detail in 18.000 beats in 10 patients. While this type of evaluation is encouraging, a real test of efficacy would be to compare the performance of the system against the actual recognition rate by the nursing staff under clinical conditions. Such an evaluation is presently in progress and includes the assessment of the real value of the various alarms messages flashed by the system. An early indication of the value of the latter are the complaints by the nursing staff, when the system is periodically inoperative for software development. Several instances have occurred in the SCU where patient management postoperatively broke down (and led to serious hypotensive states) when man-induced calibration errors led to erroneous statements by the computer system and consequently inappropriate treatment. In these circumstances the computer dependent attitude of the nursing staff was a clear indication of the development of trust in the system. Other workers (9 - 12) have shown the efficacy of a closed loop approach in the management of postoperative blood transfusions. While these are incomplete bits of evidence, they constitute encouraging signs during this development stage.

Experience with the continuous monitoring of the pulmonary artery pressure and the intermittent measurement of the pulmonary capillary wedge pressure in over 150 patients has shown its predictive value in the onset of left ventricular failure and as a guide in fluid replacement therapy. In fact when in 40 patients a detailed comparison was made between pulmonary capillary wedge pressure (PCW) and the occurrence of S3, S4 and pulmonary rales and the appearance of the chest Xray at six hour intervals in 40 consecutive patients with suspected myocardial infarction (MI), the following was found:

In 12 of 26 in whom S3 was present, PCW was $<$ 10 mmHg and in 14 $>$ 10 mmHg. S4 occurred in 28, 14 had PCW $<$ 10 mmHg and 14 $>$ 10 mmHg. In those without S3 or S4, PCW was always normal. Presence of rales correlated with elevated PCW ($\Sigma^2 = 19.1$, $p < 0.001$) but PCW could not be predicted from rales. PCW was normal in 23 with rales present and elevated without rales in 4. While interstitial edema and vascular changes on Xray occurred in 30 instances, 13 had PCW $\leqslant$10 mmHg (grade III + IV). The following conclusion is reached: Although a general correlation exists between the level of PCW and signs of cardiac dysfunction in MI, PCW was a consistently better indicator than the indirect parameters, which showed variable and unpredictable lag times. These data indicate that computer monitoring of PCW, despite its difficulty (which actually is less than frequent physical examination and Xray taking) is of great significance in the ICU. When continuous information of oxygen saturation is also available to the system vital data on the state of the patient is added. Decreases in mixed venous blood oxygen saturation (O_2sat) indicate reduced cardiac output and have been shown to carry prognostic significance in the critically ill. However, the need for frequent sampling, and difficulties with off-line analysis has hampered the general utilization of this parameter in the I. C. U. A modification of fiberoptic oximetry for cardiac catheterization by plastic or specially designed .001" glass fibers inserted in an otherwise unmodified Swan-Ganz balloon catheter and the development of solid state oximetry including light emitting diodes has made utilization in the ICU practical and economically attractive. O_2 saturation was monitored from 15 to 36 (average 22) hours, in 12 patients after the balloon catheter was floated without fluoroscopy into the pulmonary artery. No complications or clot formation were encountered. Comparison with conventionally determined O_2 saturation showed high correlation in 120 instances (r = 0. 98, S. E. E. 2%) without drift. In 4 patients the same system was employed for cardiac output determination after injection of cardiogreen in the right atrium. Continuous oximetry and simultaneous pulmonary artery pressure by means of disposable fiberoptic catheters has now become an essential part of the monitoring routine.

A further modification of this type of automation has been developed in Alabama, where diagrams showing the relationship between filling pressure and stroke work (obtained from arterial pressure and cardiac output) have been obtained on the on-line monitoring system. Thus minute by minute or hour by hour assessment of the state of the cardiac pump has now become within reach.

A further step was taken by the group in Alabama (KIRKLIN, SHEPPARD (9))and recently at the surgical department at the Peter Bent Brigham (MORGAN, COLLINS and co-workers (12)). They have shown that closing the loop, i. e. having automatic blood infusion take place when filling pressure decrases below certain levels, has a beneficial effect on the post-operative blood pressure level. In fact, KIRKLIN and co-workers attribute their decreased post-operative mortality mainly to this improved and smoother handling of the post-operative patient (9). Other applications of automation may be in the cardiac catheterization laboratory since under these circumstances the body is invaded by one or more catheters, which can serve as sensors of the on-line system. This system, Cath-11, is based on a PDP-11 16 K computer and specifically intended to aid in cardiac catheterization by automating many executive and all data-gathering, -reduction, and -management phases of the procedure. Interaction is the minimum necessary to accomplish desired functions while permitting deviation from usual methods on request. Results can be viewed in various formats, in soft- or hard-copy form, at any desired level of detail, at any time. All results for each patient are saved on special-format dectape.

In "survey mode", all information available from current pressure-catheter positions is computed, stored, and displayed in summary. In "display mode", correlations of results can be examined. In "investigative mode", special procedures requiring more interaction (i. e. dilutions, pacing test, withdrawal) are requested and controlled. Survey mode is entirely controlled by keyboard "setup", "run", "accept-reject", and "cancel" buttons and is normal operating condition; display and investigate modes utilize tree-structured menus and keyboard data-entry features. Current mode can be changed as desired.

All clinical calculations are performed by Fortran programs; their I/O, including output formattings, is handled by the system. Cath-11 includes software for A. P. development and modification at source level (with special handler for jobdt. For interfacing A. P.'s to system, and for tailoring system to individual needs; this software runs on any PDP-11 Dos type system.

Its present capabilities are:

A. As survey mode programs:

1. Left ventricular pressure
2. Right ventricular pressure
3. Left atrial pressure
4. Right atrial pressure
5. Vascular resistances
6. Valve areas, gradients, flows etc.
7. Arterial pressure
8. Venous pressure

B. As special function programs:

1. Atrial pacing test
2. Oximetry (Fick, Shunts)
3. Cardiac output by thermo-dilution
4. Cardiac output by dye-dilution
5. Quantitative analysis of cineangiofilms for intracardiac volumes

possibly:

6. Cardiac output by pressure contour

Future additions are,

1. E.C.G. monitoring (from the intensive care system)
2. Cardiac output by electro-magnetic flowmeter
3. Phonocardiogram analysis (for systolic time intervals)
4. Catheter withdrawal pressure measurements

The hardware configuration is:

1 - PDP-11/20, 8K core
1 - ASR 33 terminal
1 - TU 11 dectape control
1 - TU 56 dectape transport
1 - VT 01-A storage display
1 - AA 11-A dac subsystem (storage display interface)
1 - AD 01-A ADC subsystem (catheter data input)
1 - DR 11-A device register interface
1 - KW 11-P crystal clock
1 - undefined calibration apparatus
1 - undefined catheterization lab matrix/function keyboard

Options:

Storage display hardcopy attachment (Tektronix 4601, not final).
Any supportable terminal to replace ASR-33.
Video scan-converter. To replace VT01-A.

Conclusion

Perhaps the most important thing we had to understand was that although we each had our own disciplines (computer science, engineering, cardiology or cardio-surgery) and felt competent within these disciplines, we were embarking on a project for which our previous experience and present skills could only provide partial insights. A computer used as a glorified, albeit powerful, calculator is a simple thing to understand but a computer used to augment and extend one's ability to watch, to remember and to decide is an order of magnitude more difficult to comprehend.

Not only do we wish the computer to perform certain tasks which we ourselves could perform efficiently (as opposed to solving partial differential equations) like monitoring ECG's for arrhythmias, but we are asking it to do this continuously and on many patients simultaneously. Yet continuous monitoring (observation) lies well out of our range of experience. The data is simply not available to us directly and in this regard the computer has a real creative role.

The real advantages to be made in the CAICU will come not from imitating the doctor's methods but by taking advantage of those attributes of the computer for which there exists no human analogue, and perhaps the greatest advantage to come out of this new technology lies not in the computer at all, but arises from the clarity of thought, the organization of knowledge and the discipline we ourselves must achieve a new before we are able to apply the know how of today in the most efficacious manner.

Acknowledgements

The authors would like to express their appreciation to the scientific and medical personnel of the Thorax Center who have actually done most of the work. This work was supported in part by the Ministry of Education and Sciences, The Netherlands, by PHILIPS N. V., The Netherlands, and by Digital Equipment Corporation, Maynard, Massachusetts.

References

1. HAAS, J. H. DE, HEMKER, H. C., SNELLEN, H. A. (Eds).: Ischaemic Heart Disease. Leiden University Press, 1970, Chapter II
2. CACERES, C. A., & DREIFUS, L. S. (Eds.).: Clinical Electrocardiography and Computer. Academic Press, 1971
3. HAAS, J. H. DE.: Ischaemic Heart Disease in the Netherlands: Facts and Figures. Netherlands Heart Foundation, 1969
4. HUGENHOLTZ, P. G., MILLER, A. C.: Computers in Intensive Care. Hartbulletin, 2, 5, 1971. Netherlands Heart Foundation
5. MILLER, A. C., HARRIS, P. R.: Zeelenberg, K., & ENGELSE, W.: "A Multi-Bed Executive for an Intensive-Care Patient Monitoring System", DECUS Proceedings, Spring, 1970
6. WEGNER, P.: Programming Languages Information Structures and Machine Organization. McGraw-Hill Book Company, 1968, Appendix I

7. HOARE, M.R., HUGENHOLTZ, P.G., & MILLER, A.C.: "Arrhythmia Diagnosis with a Digital Computer", presented at the Utrecht Conference on Cardiac Arrhythmias and Their Treatment. Utrecht, The Netherlands, November 1970
8. REY, W., LAIRD, J. D., HUGENHOLTZ, P. G.: "P-wave Detection by Digital Computer", Computers and Biomedical Research, 4, 509 (1971)
9. SHEPPARD, L. C., ACTON, J. C., KOUCHOUKOS, N. T., KIRKLIN, J. W.: "Clinical Measurement Technics and Algorithms for Automated Intensive Care", presented at The Place of the Digital Computer in the Intensive Care Unit, Symposium, Rotterdam, The Netherlands, September 1970
10. MILLER, A. C., HOARE, M. R., REY, W., LAIRD, J. D., ARNTZENIUS, A. C., HUGENHOLTZ, P. G.: Two Approaches to Arrhythmia Detection by Digital Computer in the Coronary Care Unit. Folia Med. Neerl., 14, 209 (1971)
11. MEESTER, G. T., ZEELENBERG, C., BERNARD, N.: De Computer in de Cardiologie, Hartbulletin, 2, 76 (1971)
12. Computer-Assisted Patient Monitoring. Measuring for Medicine and The Life Sciences, Volume 6, No 2. February 1972

PODIUMSDISKUSSION

Limitierende Faktoren der Intensivbehandlung

Diskussionsleiter: Herr P. LAWIN (Hamburg)

Diskussionsteilnehmer: Herren H. FINKEMEYER a. G. (Hamburg), P. FRITSCHE (Homburg/Saar), U. GESSLER a. G. (Nürnberg), H.-N. HERDEN (Hamburg), P. G. HUGENHOLTZ a. G. (Rotterdam), O. H. JUST (Heidelberg), H. G. LASCH a. G. (Gießen), M. B. LAVER a. G. (Boston, USA), H. W. OPDERBECKE (Nürnberg), W. WEISSAUER (Freising), K. WIEMERS (Freiburg) und E. ZYLMANN a. G. (Hamburg)

Die Diskussion ergab, daß limitierende Faktoren einzelner Organe oder Organsysteme als allgemeingültige Richtlinien für den Beginn oder Abbruch intensivtherapeutischer Maßnahmen nicht zu finden sind. Wie physiologischerweise die Organsysteme im positiven Sinne miteinander korrelieren, so kommt es in vielen Fällen bei Ausfall eines Organes im fortgeschrittenen Stadium der Intensivtherapie letztendlich zu einer negativen Beeinflussung anderer Funktionsbereiche. Der behandelnde Arzt muß somit in jedem Einzelfalle auf dem Boden der vorliegenden komplexen Organschädigungen und des individuellen Krankheitsverlaufes diese Entscheidung alleine bzw. in Übereinstimmung mit den übrigen mitbehandelnden Ärzten anderer Fachgebiete treffen. Eine so gefällte Entscheidung findet auch die Zustimmung im überwiegenden Teil des juristischen Schrifttums, in dem die Meinung vertreten wird, daß es gerechtfertigt erscheint, eine Intensivbehandlung, die unter Würdigung aller Faktoren als chancenlos angesehen werden muß, nicht mehr einzuleiten bzw. mit dem größtmöglichen therapeutischen Aufwand fortzusetzen (WEISSAUER, Freising). Auf die finanziellen Grenzen des Gemeinwesens wurde besonders hingewiesen (ZYLMANN, Hamburg), eine Tatsache, die von den Ärzten bei ihren Entscheidungen auch mitberücksichtigt werden sollte. Eine Beendigung der intensivtherapeutischen Maßnahmen bei der schweren Schädigung nur eines Organsystems zu entscheiden, wurde von den verschiedenen Spezialisten (Atmungsorgane LAVER, Boston; Gerinnung LASCH, Gießen; Niere GESSLER, Nürnberg) abgelehnt. Eindeutig vom medizinischen und juristischen Standpunkt gleichermaßen ist der Ausfall aller Hirnfunktionen. Der nachweislich gesicherte Hirntod berechtigt zum Einstellen aller ärztlichen Bemühungen (FINKEMEYER, Hamburg). Der kombinierte Ausfall zweier und mehrerer Organsysteme, z. B. die schwere Funktionsbeeinträchtigung der Lungen- und Nierenfunktion wird nur in den seltesten Fällen nach Übereinstimmung der meisten Podiumsdiskussionsteilnehmer trotz aller medikamentösen und apparativen Maßnahmen zum Behandlungserfolg führen. Die klinische Beurteilung, der bisherige Krankheitsverlauf, die Prognose des Grundleidens und die blutchemischen Parameter wie die Herz-Kreislaufbefunde sind im Einzelfalle die Fakten, die die Entscheidung des Arztes zur Reduzierung der therapeutischen Maßnahmen beeinflussen.

Sonnabend, den 25. November 1972, 9.00 Uhr Hörsaal B (Parallelsitzung)

V. Hauptthema

Experimentelle Anaesthesie

Vorsitzende: Herr R. Schorer-Tübingen
Herr J. B. Brückner-Berlin

AUFGABEN DER EXPERIMENTELLEN ANAESTHESIOLOGIE

Von J. O. Arndt

Ohne die Anwendung der deduktiven Erkenntnismethode des "experimentum naturae" wäre weder der enorme Fortschritt der Medizin während der letzten hundert Jahre möglich gewesen noch ist ihre zukünftige Weiterentwicklung ohne Experiment denkbar; denn die Alternative, die Rudolf Virchow warnend so umschrieb: "Erst kommt die Vermutung, dann die Behauptung, dann der Glaube und dann der Fanatismus" wird auch in Zukunft keine tragfähige Basis sein. Rationales ärztliches Handeln basiert auf der Anwendung allgemeiner Gesetze, die aus experimentell nachprüfbaren Einzelantworten abgeleitet werden. So gesehen bedeutet Experimentieren letztlich Fragenstellen (N. B. die richtigen!). Nur durch kompromißloses Festhalten an diesem Prinzip ist der gefährliche Irrweg zu umgehen, aufgrund einer zufälligen Beobachtung zu verallgemeinern.

Diese Prämisse galt und gilt für die Medizin ganz allgemein. Die Aktualität der experimentellen Medizin hängt damit zusammen, daß seit etwa zehn Jahren im In- und Ausland ein Trend zu beobachten ist innerhalb der verschiedenen Kliniken experimentelle Abteilungen zu institutionalisieren (ZUCKSCHWERDT 1966, BRENDEL 1968, SPECHTMEYER 1968). Schrittmacher dieser Entwicklung war in Deutschland die Experimentelle Chirurgie, die inzwischen wegen ihrer anerkannten Erfolge durch Einrichtung von Lehrstühlen fest im universitären System verankert wurde (BRENDEL 1968, ZUCKSCHWERDT 1966). Experimentelle Anaesthesiologie, die der Referent als Physiologe laut Ernennungsurkunde des Ministers für Wissenschaft und Forschung des Landes Nordrhein-Westfalen seit November 1970 an der Universität Düsseldorf in Lehre und Forschung zu vertreten hat, setzt also zunächst nur diesen Trend fort und hat die gleichen Aufgaben, die im Auftrag fixiert sind, zu erfüllen wie die experimentelle Medizin generell.

Je nach dem klinischen Fachgebiet wird die personelle Besetzung und apparative Ausstattung einer experimentellen Abteilung unterschiedlich sein. Die Anaesthesiologie ist von der Arbeitsmethodik her mit ihrer Abhängigkeit von technischen Hilfsmitteln und der Notwendigkeit, differenziert in die Homöostase des Organismus eingreifen zu müssen, nahe verwandt mit der Physiologie und kann ohne Zwang als angewandte Physiologie verstanden werden. Das kommt aufgrund ihrer geschichtlichen Entwicklung (SEVERINGHAUS 1972) aber auch aufgrund ihrer wissenschaftlichen Aktivitäten zum Ausdruck, z. B. sind in einem Lehrbuch über Atmungsphysiologie etwa 100 Anaesthesisten zitiert, die Grundsätzliches zum Verständnis der Atemphysiologie beigetragen haben (NUNN 1969).

Ehe auf das Spezielle eingegangen wird, erscheint es lohnend, zunächst einmal die Hintergründe für die Aktualität der experimentellen Medizin zu beleuchten und zu fragen, ob die Institutionalisierung der Experimentellen Anaesthesiologie, die ja bisher außer in Düsseldorf und Berlin an keiner deutschen Universität existiert, überhaupt berechtigt ist. Eine derartige Betrachtung ist umso nützlicher, als daraus die Aufgaben der experimentellen Medizin generell innerhalb der heutigen Klinikstruktur deutlich werden. Drei Aspekte sind bei der Debatte zu berücksichtigen: 1. Der politische Auftrag an die Universitätsklinik, die Trias Lehre und Forschung und Klinik zu vertreten, 2. die Effektivität und Qualität experimentell-klinischer Forschung angesichts ihrer immer stärker werdenden Abhängigkeit vom Einsatz komplizierter technischer Hilfsmittel und 3. Lösungsmöglichkeiten für die sich aus Punkt 1 und 2 ergebenden Probleme.

Der politische Anspruch an die Universitätskliniken, Lehre und Forschung und Klinik als Einheit zu vertreten, wird trotz mancher Unsicherheiten in der Hochschulpolitik grundsätzlich aufrechterhalten. Dazu ein Zitat des Ministers für Wissenschaft und Forschung des Landes Nordrhein-Westfalen bei der Einbringung des Gesamthochschulentwicklungsgesetzes im Landtag:

> "Die Forschung muß in der Gesamthochschule erhalten und intensiviert werden. Lehre ohne ständige Impulse aus der Forschung vertrocknet und fällt hinter den Erkenntnisstand der jeweiligen wissenschaftlichen Disziplin zurück. Die berechtigte Sorge um die Lehrkapazität, um ihre finanzielle und organisatorische Bewältigung darf uns nicht vergessen lassen, wie eng Forschung und Lehre verbunden sein müssen, wenn die Studenten nicht die Kenntnisse und Methoden von gestern für ihre Arbeit in der Gesellschaft von morgen lernen sollen".

Hier wird für die Zukunft ein klarer Ausgangspunkt gesetzt und mit Recht gesagt, warum an der Einheit von Forschung und Lehre grundsätzlich festgehalten werden muß.

Allerdings kann dieser Anspruch zukünftig nur dann erfüllt werden, wenn an den Universitätskliniken, die zusätzlich auch die Verantwortung für die Betreuung von Kranken tragen, zeitgemäße Voraussetzungen dafür geschaffen werden. Es hat sich nämlich gezeigt, daß die Effektivität und die Qualität der experimentell-klinischen Forschung mit den hohen Investitionen nicht schrittgehalten hat (SCHÄFER 1963, BRUNS und FISCHER 1968). Das liegt nur zum Teil daran, daß klinische Forschung häufig nicht wegen ihrer selbst, sondern häufig aus Zwang zur Publikation der besseren Aufstiegschancen wegen betrieben wird. Vielmehr liegt die Hauptursache für diese Fehlentwicklung in der Komplizierung der Forschung; denn ernstzunehmende Forschung ist heute nur noch durch Spezialisierung, mit aufwendigen Versuchsanordnungen und unter Einsatz komplizierter technischer Hilfsmittel, die ein entsprechend hohes Maß an Methodenkritik erfordern, möglich. Nur noch in glücklichen Ausnahmefällen wird deshalb ein Kliniker diese Anforderungen sozusagen "nebenher" erfüllen können. Deshalb kam SCHÄFER aufgrund seiner Analyse zu dem Schluß, daß experimentelle Forschung grundsätzlich in die Hand des experimentell und methodisch geschulten Theoretikers gehöre. Gerade bei der Formulierung des Forschungsproblems und bei der Versuchsplanung kommt es darauf an, die Methodik und insbesondere die Möglichkeit, neue Methoden zu entwickeln, richtig einzuschätzen. Dazu gehört neben Kenntnissen vor allem jahrelange experimentelle Erfahrung (KREBS 1972).

Wie kann sich nun die Klinik der Mitarbeiter bzw. der Mitverantwortung eines Theoretikers versichern? Eine Lösung wäre, qualifizierte Mitarbeiter für 1 oder 2 Jahre in einem Fach der theoretischen Medizin in Methodik zu schulen. Das ist aber nur dann sinnvoll, wenn vorher bereits das klinische Forschungsvorhaben formuliert ist und der Betroffene in eine bestimmte Arbeitsmethode eingearbeitet wird. Meistens jedoch wird nicht dieser Weg beschritten, sondern der Betroffene wird ohne bestimmte Zielrichtung in einem theoretischen Institut einer Arbeitsgruppe zugeteilt, beschäftigt sich dort mit klinikfremden Problemen und lernt Methoden, die auf seine klinische Fragestellung häufig nicht anwendbar sind. Gegen diesen Weg ist auch einzuwenden, daß er nur selten zu der Kontinuität einer Arbeitsrichtung innerhalb einer Klinik beitragen wird, weil der primär klinisch Interessierte die Forschung nur selten zu seiner Hauptaufgabe machen wird.

Auch die weitere Alternative, das Potential der theoretischen Fächer für die klinisch-experimentellen Fragen zu nutzen, bietet keine allgemeine Lösung. Zu selten ist der Theoretiker bereit, sich mit kliniknahen Problemen zu befassen, weil er primär seinen eigenen Fragestellungen nachgeht und im allgemeinen zu weit von der Klinik entfernt ist, um die klinischen Probleme zu durchschauen. Hier werden übrigens in Zukunft die Verständigungsmöglichkeiten weiter eingeschränkt, weil sich die theoretischen Fächer in verstärktem Maße in Richtung auf die reinen Naturwissenschaften entwickeln. Die Zahl der in den theoretischen Fächern permanent beheimateten Naturwissenschaftler steigt ständig, so daß sogar vorgesehen werden muß, diesen Personenkreis durch ein Aufbaustudium für seine Lehraufgaben im Rahmen des vorklinischen Medizinstudiums vorzubereiten.

Demnach ist die Einrichtung selbständiger klinischer Forschungsabteilungen unter der Leitung eines Theoretikers vor allem dort, wo kein Zentrum für klinische Grundlagenforschung zur Verfügung steht, die praktikabelste Lösung des aufgezeigten Dilemmas, was übrigens auch im Einklang mit der Vorstellung des Wissenschaftsrates und der Deutschen Forschungsgemeinschaft steht (Empfehlungen des Wissenschaftsrates 1968, BRUNS und FISCHER 1968).

Nach zweijähriger Erfahrung des Referenten ist es auf diesem Wege relativ schnell möglich, innerhalb der Klinik einen Kristallisationspunkt für die an experimenteller Arbeit interessierten Kliniker zu schaffen. Die experimentelle Abteilung bietet neben personellen, räumlichen und technischen Voraussetzungen vor allem das Forum für die Diskussionen, die für die Präzisierung eines geplanten Forschungsprojektes notwendig sind, sowie Beratung beim Entwurf der Experimente, beim technischen Aufbau des Versuchsstandes und bei der Datenanalyse.

Darüber hinaus kann sie wegen der Fluktuation des wissenschaftlichen Personals an den Universitätskliniken die Kontinuität einer Forschungsrichtung und damit den effektivsten Einsatz der technischen Möglichkeiten durch Lenkung des intellektuellen Potentials garantieren. Das darf nicht als Versuch zur Beschneidung der individuellen Entfaltungsmöglichkeiten mißverstanden werden, es geht vielmehr darum, soweit wie möglich bei der Formulierung neuer Forschungsvorhaben die technischen Möglichkeiten der Abteilung im Auge zu haben. Dieses Gebot besteht vor allem dann, wenn z. B. im Rahmen der Sonderforschungsbereiche der Deutschen Forschungsgemeinschaft projekt-orientierte Einrichtungen zur Verfügung gestellt wurden, die nämlich nur durch Forschungsplanung effektiv im Sinne der Intentionen der Deutschen Forschungsgemeinschaft genutzt werden können.

Neben dieser Aufgabe im Rahmen der experimentell-klinischen Forschung hat nun insbesondere die Experimentelle Anaesthesiologie Lehraufgaben zu erfüllen, allerdings weniger unter dem Blickwinkel der Studentenausbildung, sondern mehr im Sinne des Graduierten-Studiums; denn die Weiterentwicklung des Arztes zum Facharzt wird in Zukunft gleichrangig neben der Ausbildung des Medizinstudenten zum Arzt stehen. Gerade unter diesem Aspekt erwächst der Experimentellen Anaesthesiologie eine besondere Verantwortung. Der Anaesthesiologe muß nämlich wegen seiner Abhängigkeit vom Einsatz technischer Hilfsmittel, die umso komplizierter werden, je aufwendiger und eingreifender operiert wird, in besonderem Maße in der Methodik geschult werden. Zudem sind viele Operationen nur möglich geworden, weil der Anaesthesiologe differenziert in die homöostatischen Regelmechanismen des Organismus eingreifen kann. Erinnert sei hier nur an die assistierte bzw. kontrollierte Beatmung, die künstliche Hypothermie, die kontrollierte Blutdrucksenkung, den künstlichen Herzstillstand, die Infusions- und Transfusionstherapie sowie an den Einsatz der Herz-Lungen-Maschine. Die Aufzählung soll lediglich verdeutlichen, daß nur derjenige die differenzierten Eingriffe in die Homöostase des menschlichen Organismus zum Nutzen des Kranken wagen kann, der in der Physiologie und Pathophysiologie geschult ist und die Funktionsprinzipien der verschiedenen Organsysteme und ihre gegenseitige Wechselwirkung versteht. Das früher obligatorische Halbjahr in einem theoretischen Fach sollte diese Voraussetzungen schaffen. Wenn davon abgegangen wurde, dann nicht, weil eine derartige Ausbildung jetzt für überflüssig gehalten würde, sondern weil die frühere Lösung nicht immer den erhofften Effekt zeitigte. Meistens wurden die Betroffenen mit klinikfernen Problemen betraut, die in einem halben Jahr weder zu durchschauen noch zu lösen waren. Hier kann die Experimentelle Anaesthesiologie bessere Voraussetzungen schaffen, weil der angehende Anaesthesiologe sicher leichter für die Bearbeitung kliniknaher Probleme zu motivieren ist.

Natürlich ist die funktionsgerechte Eingliederung der experimentellen Abteilung in die Klinik nicht allein von Willenserklärungen abhängig, sondern auch von der Motivation des Theoretikers für die kliniknahe Arbeit. Eine wichtige Voraussetzung für eine sachliche Zusammenarbeit zwischen Klinik und experimenteller Abteilung ist, daß der Leiter der Klinik und der der experimentellen Abteilung gleichberechtigt sind und daß die experimentelle Abteilung durch einen eigenen Sachetat und durch eigene Personalstellen die nötige Unabhängigkeit hat, was sich am ehesten im Rahmen eines Department-Systems realisieren läßt (ZUCKSCHWERDT 1968, BRUNS und FISCHER 1968, Empfehlungen des Wissenschaftsrates 1968).
Die Aufgeschlossenheit des Leiters der experiemtellen Abteilung gegenüber klinischen Problemen kann nach eigener Erfahrung am besten durch seine regelmäßige Teilnahme am Ausbildungsprogramm für Anaesthesisten und an der klinischen Routinearbeit erheblich gefördert werden. Der Theoretiker sollte bereit sein, wenigstens 1 - 2 Jahre klinisch zu arbeiten, denn nur durch eigene Anschauung wird erkennbar, welche klinikrelevanten Fragestellungen anstehen und wie sie überhaupt experimentell bewältigt werden können. Dieser Weg ist nicht leicht, er bietet aber zusätzlich auch eine einzigartige Möglichkeit, die gelegentlich auf der einen oder anderen Seite bestehenden Vorurteile abzubauen.
Überhaupt erscheint die Mitverantwortung des Theoretikers für die Klinik ein entscheidender Faktor für die Integration der Theorie in die Praxis zum Nutzen der Forschung, der Lehre und gleichermaßen des Patienten zu sein. Ein gutes Beispiel dafür ist die klinische Physiologie in Schweden, die sich dort anders entwickelte als z. B. in Deutschland (GRAF und STRÖM 1966). Sie trägt in Schweden Mitverantwortung in der Klinik, weil in ihren Händen die Diagnostik liegt, sofern sie besondere apparativ-methodische Kenntnisse erfordert. Seit 1956 gibt es in Schweden den Facharzt für klinische Physiologie. Er muß während seiner fünfjährigen Ausbildungszeit 1-2 klinisch-physiologisch, 2 Jahre wissenschaftlich in einem physiologischen Institut, 6 Monate in der Inneren Medizin und 6 Monate in einem Fach freier Wahl in einem klinischen oder theoretischen Fach tätig sein.

Nicht ohne Skepsis, besonders wegen der augenblicklich noch problematischen Situation der experimentellen Abteilungen innerhalb der Klinikstruktur, hat der Referent die Herausforderung durch Übernahme dieser Aufgabe angenommen. Er hat die Erfahrung gemacht, daß von der Klinik das Gespräch gesucht wird. Der eigene Blickwinkel wurde erweitert durch die einzigartige Möglichkeit, die Tragfähigkeit von Theorien in der Praxis durch eigene Anschauung zu überprüfen. Das wissenschaftliche Interessengebiet wurde wesentlich erweitert und die langjährige eigene wissenschaftliche Arbeitsrichtung erhielt wesentliche Impulse aus der Klinik. Die Bilanz nach zweijähriger Tätigkeit in der Experimentellen Anaesthesiologie ist positiv, freilich muß es anderen überlassen werden zu beurteilen, ob die Erwartung hinsichtlich der Effektivität und Qualität experimentell-klinischer Forschungsarbeit erfüllt wurde.

Literatur

1. BRENDEL, W.: Experimentelle Chirurgie in Deutschland. Medizinische Klinik 15, 561-565 (1963)
2. BRUNS, W. und F. W. FISCHER: Denkschrift zur Lage der Medizinischen Forschung in Deutschland. Franz Steiner Verlag GmbH Wiesbaden (1968)
3. GRAF, H. und G. STRÖM: Klinische Physiologie. Entwicklung, Organisation und Aufgaben dieses Fachgebietes in Schweden. Dtsch. med. Wschr. 19, 911-918 (1966)
4. KREBS, H. A.: Wissenschaftliche Forschung in der heutigen Medizin. Deutsches Ärzteblatt 36, 2286-2290 (1972)
5. NUNN, J. F.: Applied respiratory physiology, London Butterworths (1969)
6. ROBSON, J. G.: Research in anesthesiology. Anesthesia and Analgesia Vol. 42, No. 1 117-120 (1963)
7. SCHÄFER, H.: Die Medizin heute. Theorie, Forschung, Lehre. R. Poper & Co. Verlag München (1963)
8. SEVERINGHAUS, J. W.: The impact of anesthesiology upon respiratory physiology. Anesthesia. Proceedings of symposium organized by the institute of anesthesiology at the university of Nijmegen on January 21-22 (1972)
9. SPECHTMEYER, H.: Klinische Pharmakologie in den USA. Die Medizinische Welt 19, 1833-2077 (1968)
10. ZUCKSCHWERDT, L.: Experimentelle Chirurgie im Rahmen der Gesamtchirurgie. Deutsche Medizinische Wochenschrift 14, 617-621 (1966)
11. Empfehlungen des Wissenschaftsrates zur Struktur und zum Ausbau der medizinischen Forschungs- und Ausbildungsstätten (1968)
12. Hochschulpolitik in Nordrhein-Westfalen. Der Minister für Wissenschaft und Forschung des Landes Nordrhein-Westfalen

EXPERIMENTELLE ANAESTHESIE AM MODELL DES WACHEN GANZTIERES

Von K. Peter und H. Lutz

Maßnahmen des Anaesthesisten greifen tief und entscheidend in die Regulationsmechanismen und Vitalfunktionen des Patienten ein. Der Anaesthesist muß deshalb bestrebt sein, seine Kenntnisse über diese Zusammenhänge zu erweitern. Hierzu kann die klinische und tierexperimentelle Forschung dienen.

Tierexperimentelle Untersuchungen sind für die klinischen Erkenntnisse deshalb wichtig, weil hier unter standardisierbaren und reproduzierbaren Bedingungen Untersuchungsmethoden angewendet werden können, wie dies beim Menschen im gleichen Maße nicht möglich ist. Hierzu dient das große Warmblüterexperiment (BRETSCHNEIDER 1969).

Wir können unterscheiden in:

1. akute Versuche an narkotisierten und nicht trainierten oder vorbehandelten Versuchstieren und
2. chronische Experimente an wachen und trainierten Versuchstieren

Die heute erkennbare Tendenz, vermehrt Experimente am wachen und trainierten Versuchstier durchzuführen, kann für Unerfahrene den Eindruck erwecken, daß diese Methodik neuartig ist. Wir kennen jedoch aufwendige Untersuchungen von GREGG und Mitarb. (1963, KHOURI und GREGG 1963, KHOURI und Mitarb. 1965) am wachen Tier, die schon vor einigen Jahren begonnen worden sind. Auch andere Arbeitsgruppen befassen sich seit langem mit den besonderen Möglichkeiten des wachen Tieres, z. B. RUSHMER (1959) (Abb. 1) und SCHMIER (1965) (Abb. 2).

Die heutige technische Ausrüstung eines Forschungslabors erlaubt ganz allgemein am wachen Tier aufwendige Untersuchungen. Als Zielsetzung für die anaesthesiologische Forschung kommen in erster Linie Kreislaufanalysen in dieser Form des Tierexperiments in Frage.

Veränderungen des Gesamtkreislaufs und der einzelnen Kreislaufanteile einschließlich des Herzens können so erfaßt werden ohne eine Beeinflussung durch eine vorhergehende Narkose. Sicherlich sind am narkotisierten und nicht trainierten Versuchstier bestimmte Faktoren verändert.

So kommt es unter anderem

zu einer Dämpfung der zentralen Steuerung.

Zur Veränderung bestimmter Kreislaufgrößen, etwa des Blutdrucks und der Herzfrequenz.

Zu einer Tonusverminderung der Gefäße nach Anwendung sehr vieler Narkotika und damit zu einer Verminderung des Gesamtströmungswiderstandes sowie nicht zuletzt

zu einer veränderten Dynamik und Energetik des Herzens.

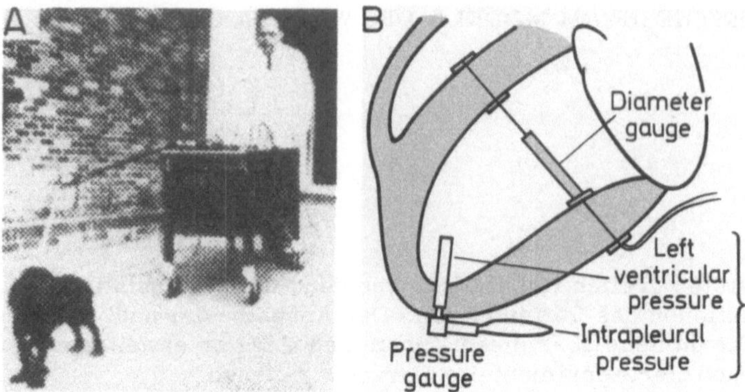

Abb. 1. Messung des Ventrikeldurchmessers des linksventrikulären Druckes und des Intrapleuraldruckes am wachen Tier (R. F. RUSHMER)

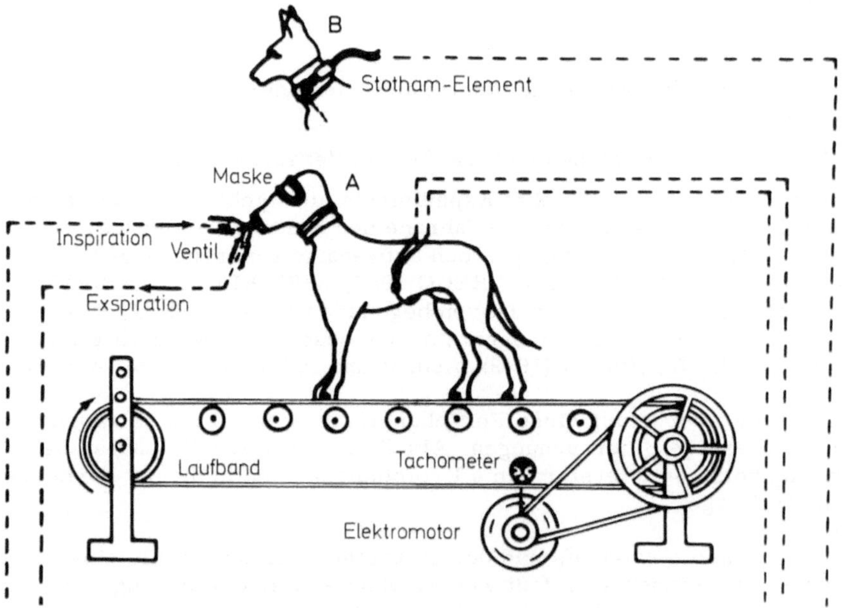

Abb. 2. Kreislaufuntersuchungen mit chronisch implantierten Meßelementen am wachen Tier

Die Ausgangslage des narkotisierten Tieres ist also verändert.

Um keinen falschen Eindruck zu vermitteln, möchte ich bereits an dieser Stelle betonen, daß aus methodischen Gründen jedoch nicht auf Experimente am Organpräparat, z. B. am Herz-Lungen-Präparat, oder auf akute Experimente am narkotisierten und nicht trainierten Tier verzichtet werden kann.

Messung mittels chron. implantierter arterieller Katheter			
	n = 51 große Bastarde	n = 100 Beagle	n = 7 Harrier
P_s (mmHg)	134 ± 17	153 ± 19	191 ± 32
P_d (mmHg)	75 ± 14	76 ± 15	91 ± 16
$\bar{P}$ (mmHg)	100 ± 13	110 ± 15	134 ± 22
$Fr_{cor.}$ (Schl. /min)	69 ± 15	83 ± 17	77 ± 14

Abb. 3. Kreislaufwerte (Blutdruck und Herzfrequenz) am wachen, ruhenden Tier (Hunde verschiedener Rassen)

Bei der Auswahl der Versuchstiere sind solche vorzuziehen, deren physiologische Größen sich mit menschlichen Verhältnissen in etwa vergleichen lassen. So werden von den meisten Autoren Hunde verwendet, obwohl Erfahrungen unter anderem auch mit Affen und Schweinen bestehen. Die Kreislaufverhältnisse des Hundes sind in weiten Bereichen mit Menschen vergleichbar, auch wenn einige Besonderheiten, wie z. B. die veränderte Vagus- und Sympathikusrelation, berücksichtigt werden müssen. Ein wesentlicher Faktor der für die Verwendung von Hunden spricht, ist zudem die Tierhaltung. Der Hund als Haustier ist an Menschen leicht zu gewöhnen und vor allem leicht zu trainieren und ist ein gut untersuchtes Versuchstier, dessen Reaktionen bekannt sind.

Aber auch bei dieser Spezies gibt es Streuungen der Kreislaufgrößen, unter anderem sind rassische Unterschiede zu bedenken. Die folgende Abbildung (Abb. 3) demonstriert die Ruhewerte verschiedener Hunderassen. So zeigt sich, daß Harrier nur für bestimmte Fragestellungen, z. B. für die Hypertonieforschung, herangezogen werden sollten.
Die Herzfrequenz des Hundes in Ruhe ist auf Grund des vermehrten Vagustonus grundsätzlich geringer als beim Menschen. Vor Versuchsbeginn werden beim wachen Tier jedoch ungefähr vergleichbare Werte gemessen. Herzfrequenzen über 100/min deuten auf einen schlechten Trainingszustand des Tieres hin und sollten Grund sein den Versuch abzubrechen.

Die registrierten Meßgrößen richten sich nach der Fragestellung des Untersuchers. Die häufigsten Meßstellen etwa zur Druck- und Flußbestimmung sind:

Arteria und Vena femoralis
Aorta
Carotis
Pulmonalarterie
Sinus coronarius
rechtes Herz
linkes Herz und schließlich
die Coronararterie

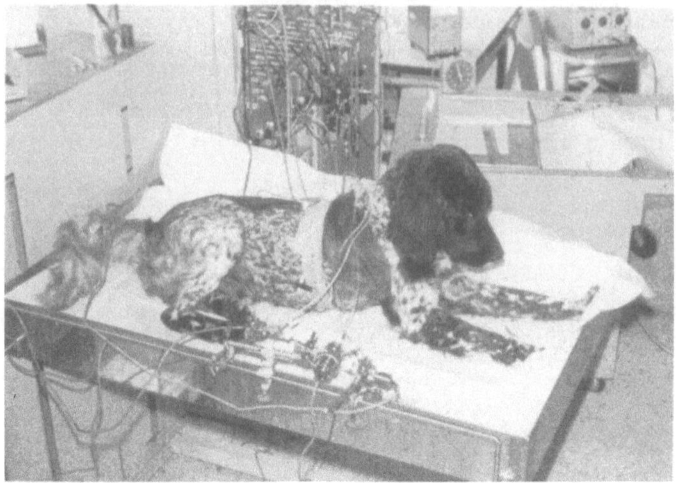

Abb. 4. Wacher, trainierter Hund nach Anschluß an die Meßapparaturen vor Beginn des Versuches (nach K. DIETMANN)

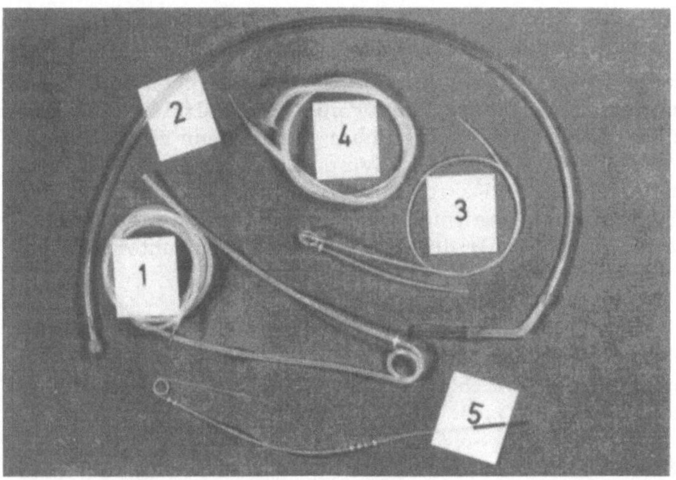

Abb. 5. Verschiedene Gefäßkatheter zur Messung des Blutdrucks am Hund, Nr. 1 Katheter für normalkalibrige Arterien und Venen, Nr. 2 Ventrikelkatheter, Nr. 3 und 5 Katheter für englumige Gefäße, Nr. 4 Sinus coronarius-Katheter

Grundsätzlich ist es wünschenswert, möglichst viele Meßdaten gleichzeitig zu erfassen, Fragestellung und Belastbarkeit des Hundes bestimmen jedoch, welche und wieviele Methoden durchgeführt werden sollen (Abb. 4).

Folgende Programme werden angewandt:

Die Implantation von Gefäßkathetern (Abb. 5) zur schmerzlosen Injektion von Substanzen und zur Entnahme von Blut aus den verschiedensten Regionen. Z. B. die Bestimmung der Blutgase, des Säure-Basen-Haushaltes sowie Messung verschiedener Substanzen und ihrer Konzentrationen im Blut.

Mit relativ geringem Aufwand ist der arterielle und venöse Blutdruck sowie die Herzfrequenz zu bestimmen. Dieses Programm kann je nach Fragestellung erweitert werden auf die Bestimmung des Volumens, z. B. des Herzzeitvolumens mit den Indikatorverdünnungsmethoden und mit elektromagnetischen Flußmeßköpfen.

Die Technik hat uns in den letzten Jahren seit der ersten Konstruktion eines Flußmeßkopfes durch WETTERER in den 30er Jahren Meßköpfe zur Verfügung gestellt, die auf Grund ihrer Miniaturgröße an nahezu sämtlichen Gefäßen angelegt werden können (Abb. 6). Hierdurch ist es möglich, Durchblutung und Widerstandsänderungen in einzelnen Organgebieten zu erfassen, z. B. der Leber, der Lunge an den Extremitäten und auch an den Coronararterien.

Die herzdynamischen Veränderungen können durch Registrierung der Druckveränderungen in Vorhöfen und Kammern über implantierte Katheter beurteilt werden. Auch hier hat die Technik durch Verkleinerung der Druckaufnehmer die Möglichkeit gegeben, diese Parameter direkt am Entstehungsort unverzerrt zu messen. Dazu ist der Druckaufnehmer in die Spitze des implantierten Katheters eingebaut. Auf die Problematik dieser diffizilen Methodik kann nicht näher eingegangen werden. Eine gleichzeitige Messung der Strömung in den Coronararterien und der Aortenwurzel bringen hier noch weitere Informationen (Abb. 7).
Mit der aufgeführten Auswahl von Meß- und Untersuchungsmethoden können sehr verschiedene Fragestellungen bearbeitet werden.

Diskutiert, in größeren Versuchsreihen jedoch noch nicht überprüft, sind Lungenfunktionsprüfungen am wachen Tier. Gut trainierte Tiere, Hunde beispielsweise, sind in der Lage eine Atemmaske über längere Zeit zu tolerieren. Wünschenswert zur exakten Messung wäre jedoch ein sicherer Zugang zur Lunge, z. B. über eine Tracheotomie. Erste Versuche in dieser Richtung sind ermutigend verlaufen, es fragt sich jedoch, inwieweit derartige Ergebnisse für die Humanmedizin Bedeutung gewinnen können.

Experimente am wachen Tier zur Hirndurchblutungsmessung sind theoretisch möglich. Dabei können die arterielle CO_2-Spannung bzw. der Blut-pH-Wert als Regulativ der cerebralen Durchblutung nur schwierig auf einem gewünschten Niveau gehalten werden.

Auf die einzelnen Geräte und Apparaturen kann hier aus zeitlichen Gründen nicht eingegangen werden.

Es sollen noch einige typische Fehlermöglichkeiten aufgezeigt und auf allgemeine Probleme des Experiments am wachen Versuchstier hingewiesen werden.

Folgende Komplikationen können zum Ausscheiden des Tieres aus dem Programm zwingen. Dabei ist in biologische und technische Gründe zu unterscheiden:

In der ersten Gruppe dominieren Gefäßverletzungen. Dazu kann es bereits während der Operation beim Anlegen der Flußmeßköpfe, z. B. an Aorta und Coronararterien kommen, aber auch später kann sich diese tödliche Komplikation ereignen, wenn die Gefäßwand an bestimmten Prädilektionsstellen durch die Meßköpfe rupturieren (Abb. 8). Weiterhin kann es zu Verkantungen der kleinen Gefäße kommen.

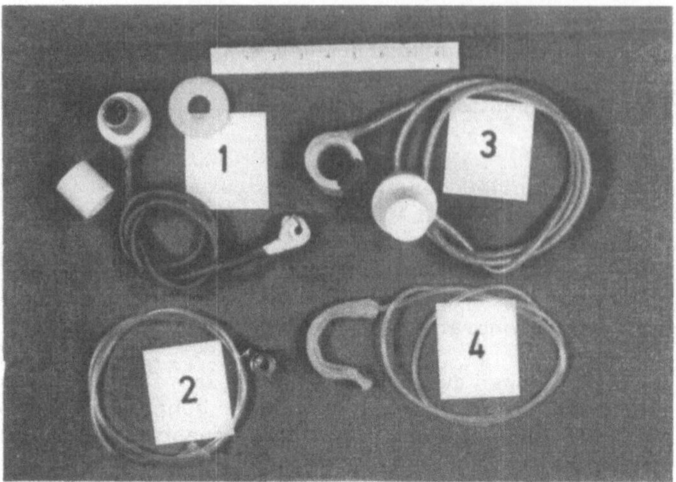

Abb. 6. Verschieden dimensionierte elektromagnetische Flußmeßköpfe für Koronararterien und Aorta

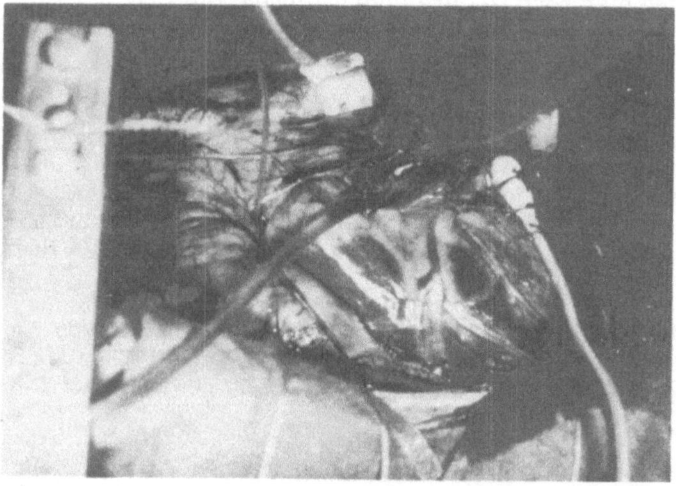

Abb. 7. Messung der Koronardurchblutung mit pneumatischer Verschlußmanschette sowie der Aortendurchblutung unter Versuchsbedingungen

Aber auch die gebräuchlichen Katheter können bei sehr langer Liegezeit an der Berührungsstelle ihrer Spitze mit der Gefäßwand Arrosionen hervorrufen und so kann das lange Zusammenspiel zwischen Katheterspitze und Gefäßwand zur Ruptur führen (Abb. 9). Besonders gefährdet ist in diesem Sinne der Sinus coronarius.

Zur Vermeidung von Thrombosen werden die implantierten Katheter regelmäßig mit Heparinlösung gespült.

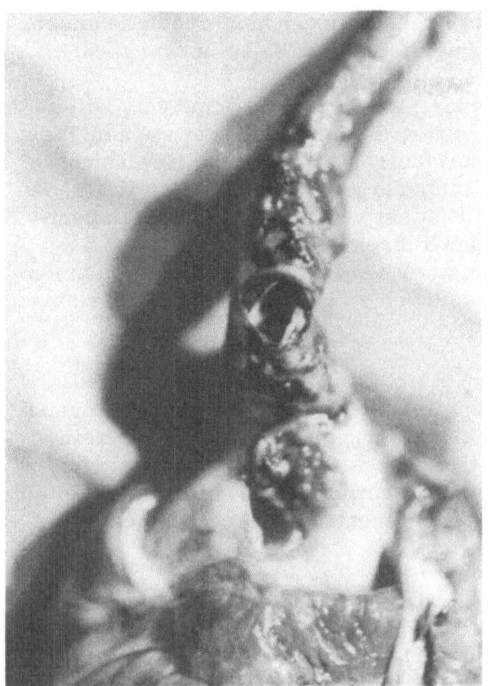

Abb. 8. Aortenruptur nach dreiwöchigem korrekten Sitz eines Aortenflowmeters

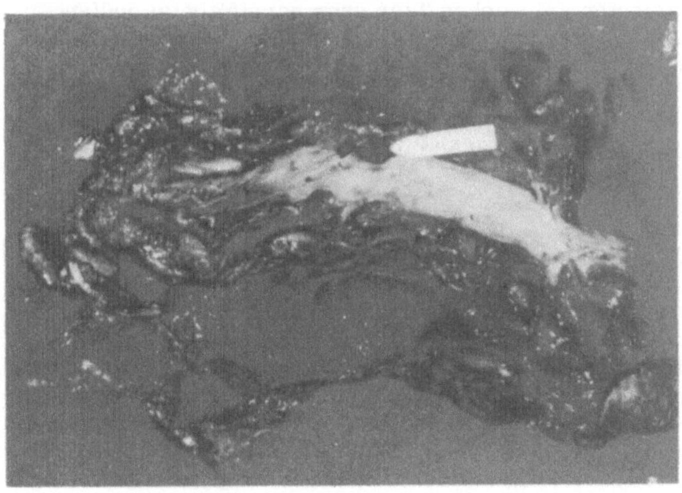

Abb. 9. Eröffnung der Aortenwand nach 24tägiger Lage eines Katheters

Technische Komplikationen sind bei Kathetern zur Druckmessung in den Gefäßen selten. Eine Schwierigkeit besteht im Herausleiten der Meßanschlüsse aus dem tierischen Organismus. Wir führen alle Anschlüsse subcutan zum Rücken der Tiere heraus. Hier ist jedoch eine potentielle Infektionsquelle vorhanden. Aus diesem und anderen Gründen werden den Tieren frühzeitig Antibiotika appliziert.

Häufig sind technische Komplikationen bei den hochempfindlichen Meßaufnehmern. Sie werden durch dauernde mechanische und chemische Einflüsse hervorgerufen.

Diese technischen Fehler sind weitgehend lösbar. Die größeren Schwierigkeiten liegen aber auf einem anderen Gebiet. So erfordern Experimente am wachen Tier in besonderem Maße ständige Pflege und regelmäßigen Umgang und Gewöhnung mit dem Versuchstier. Die Tiere müssen in sauberen, genügend großen Käfigen untergebracht sein. Sie müssen in ständigem Kontakt vor allem mit dem Experimentator stehen. Der ruhige Meßraum muß den Tieren vertraut sein. Nur so gelingt es, ein Tier mit zuverlässigen Ausgangswerten in den Versuch zu nehmen und zu reproduzierbaren, vergleichbaren Messungen zu kommen, deren Streuung nicht zu groß ist.

Unter Berücksichtigung der angeführten, jedoch nicht vollständig aufgezählten biologischen und technischen Komplikationsmöglichkeiten, ist eine genaue Angabe der Erfolgsquoten nur von Arbeitsgruppe zu Arbeitsgruppe möglich. Allgemein gilt, daß sich die Dauer, in der die Hunde als funktionstüchtige Versuchsmodelle benutzt werden können, mit steigender Anzahl implantierter Meßaufnehmer verkürzt, und daß sich ebenso die Anzahl der funktionstüchtigen Tiere zahlenmäßig verringert.

Meine Damen und Herren, das Experiment am wachen, trainierten Versuchstier bietet große Möglichkeiten für die gezielte anaesthesiologische Forschung. Bei der schnellen technischen Entwicklung werden sich weitere Möglichkeiten ergeben, z. B. durch die Telemetrie.

Dies alles kann jedoch nur dann voll ausgenutzt werden, wenn der aufwendigen technischen Ausrüstung ein hoher persönlicher Einsatz entspricht. Deshalb ist die Notwendigkeit von Experimenten am wachen Tier sehr sorgfältig zu prüfen. Der vorwiegend klinisch tätige Untersucher, wie es der Anaesthesist im allgemeinen ist, muß streng abwägen, ob er diesen großen Aufwand bringen kann.

Derartige Untersuchungen haben ihre besondere Indikation. Sie können den akuten Versuch am narkotisierten Tier ergänzen, aber nicht ersetzen.

Zusammenfassung

Das große Warmblüterexperiment an wachen und trainierten Versuchstieren erlaubt in besonderem Maße die Anwendung von Untersuchungsmethoden unter standardisierbaren und reproduzierbaren Bedingungen. In erster Linie kommen bei dieser Form des Tierexperimentes Kreislaufanalysen in Frage, da Veränderungen der Hämodynamik erfaßt werden können, ohne eine Beeinflussung durch eine vorhergehende Narkose. Trotz einiger Besonderheiten, wie z. B. eine veränderte Vagus- und Sympathikusrelation, eignet sich der Hund als Versuchstier sehr gut, da er in weiten Bereichen mit Menschen vergleichbare Kreislaufgrößen besitzt, leicht an Menschen zu gewöhnen und zu trainieren ist und zudem ein gut untersuchtes Versuchstier darstellt, dessen Reaktionen bekannt sind. Als Meßstellen zur Druck- und Durchflußbestimmung kommen nahezu sämtliche Gefäße, einschließlich Koronargefäßen in Frage. Obwohl es wünschenswert wäre möglichst viele Meßdaten gleichzeitig zu erfassen, bestimmen insbesondere die Belastbarkeit des Tieres und die sich ergebenden Komplikationsmöglichkeiten technischer und biologischer Art welche und wieviele Methoden im einzelnen durchgeführt werden können. Unter den biologischen Komplikationen dominieren Gefäßverletzungen, zu denen es durch die Flußköpfe und auch durch die Katheter kommen kann. Technische Komplikationen betreffen vorwiegend Flußmeßköpfe und sehr viel seltener Katheter. Die einwandfreie Funktion der hochempfindlichen Meßaufnehmer wird durch mechanische und chemische Einflüsse gestört. Ein besonderes Problem stellt die erforderliche ständige Pflege und Betreuung der Versuchstiere dar. Es sollte bei dem notwendigen großen persönlichen Einsatz sorgfältig geprüft werden, ob das große Warmblüterexperiment am wachen und nicht trainierten Tier den eigenen Möglichkeiten entspricht. Wenn dies der Fall ist, dann können Fragestellungen bearbeitet werden, die mit keinem anderen Modell vergleichbar zu lösen wären.

Literaturverzeichnis

1. BRETSCHNEIDER, H. J.: Die Bedeutung des großen Warmblüterexperiments für die physiologische Lehre und Forschung. DMW 94, 877 (1969)
2. GREGG, D. E.: Physiology of the coronary circulation. The George E. Brown Memorial Lecture. Circulation 27, 1128 (1963)
3. KHOURI, E. M., GREGG, D. E.: Miniature electromagnetic flow meter applicable to coronary arteries. J. Appl. Physiol. 18, 224 (1963)
4. KHOURI, E. M., GREGG, D. E., RAYFORD, C. R.: Effect of Exercise on Cardiac Output, Left Coronary Flow and Myocardial Metabolism in the Unanesthetized Dog. Circ. Res. XVII, 427 (1965)
5. RUSHMER, R. F., SMITH, O. A.: Cardiac control. Physiol. Rev. 39, 41 (1959)
6. SCHMIER, J.: Der Gaswechsel laufender Hunde und seine Beeinflussung durch experimentelle Reizung der Milznerven. R. NEUENFELD, Inaugural-Dissertation, Heidelberg 1965

BEZIEHUNGEN ZWISCHEN DEM DEHNUNGSVERHALTEN DES NIEDERDRUCKSYSTEMS UND DEM HERZZEITVOLUMEN BEI RATTEN

Von U. Bank, U. Faber, J. Riedel, M. Goepel, E. v. Alvensleben und H. W. Reinhardt

Nach FRANK, STRAUB und STARLING (3, 12) ist der Füllungsdruck am isolierten Herzen mitbestimmend für die Größe des Schlagvolumens. Im intakten Kreislauf wird der Füllungsdruck durch den zentralvenösen Druck (P_{ZV}) repräsentiert. Neben der Herzkraft (Inotropie) und dem Auswurfwiderstand beeinflußt der P_{ZV} die Größe des Schlagvolumens.

Die Größe des P_{ZV} wird mitbestimmt von der Druckvolumencharakteristik des Niederdrucksystems ($\Delta P/\Delta V$). Der individuelle Verlauf von $\Delta P/\Delta V$ wird durch das Dehnungsverhalten des Niederdrucksystems festgelegt.

Das Ziel unserer Untersuchungen war, die Druckvolumencharakteristik des Niederdrucksystems der Ratte aufzunehmen, um die Zusammenhänge zwischen dem Verlauf von $\Delta P/\Delta V$ und dem Herzzeitvolumen (HZV) studieren zu können. Da möglicherweise das Narkoseverfahren das Dehnungsverhalten beeinflußt, haben wir zunächst zwei verschiedene Narkoseverfahren angewandt.

Methodik

Die Untersuchungen wurden an 51 männlichen Ratten durchgeführt. Ein Teil der Untersuchungen (Druckvolumencharakteristik, Blutvolumenbestimmungen) wurde an Wistar-Ratten (n = 32, KG 246 $\pm$ 15 g), der zweite Teil (Entblutung und Retransfusion) an Sprague-Dawley SPE-Ratten (Liste 1 der Deutschen Gesellschaft für Versuchstierkunde), (n = 19, KG 373 $\pm$ 44) durchgeführt. Bis unmittelbar vor Versuchsbeginn hatten die Tiere freien Zugang zu Futter (ALTROMIN-Standard) und Wasser.

Narkoseverfahren: 1. 13 Ratten erhielten eine einmalige, intraperitoneale Injektion von 90 mg/kg KG Thiopental (TRAPANAL[R]). 2. 38 Ratten wurden durch Halothan-O_2-Inhalation (Fluß im Spülsystem 41 O_2/min, Spontanatmung) narkotisiert (7). Während der Narkoseeinleitungszeit (3 - 4 Min.) betrug die Halothankonzentration 2,5 - 3,5 Vol.%, im weiteren Verlauf 1,0 - 1,5 Vol.%.

Die Körpertemperatur der Tiere wurde durch einen regelbar geheizten Tieroperationstisch zwischen 37 und 38°C gehalten. Alle Untersuchungen wurden in Rechtsseitenlage durchgeführt.

Vorbereitende Operationen. Die arterielle Druckmessung und die Entblutung wurde über einen Dreiwegehahn, verbunden mit einem Polyäthylenkatheter, der durch die rechte Arteria carotis in den Aortenbogen vorgeschoben worden war, durchgeführt. Ein weiterer Katheter zur P_{ZV}-Messung wurde über die Vena jugularis, ein Injektionskatheter über die Vena jugularis der Gegenseite in die Nähe des rechten Vorhofes gebracht. Eine Thermosonde (Thermistor von 18 kΩ bei 20°C) lag in der Aorta ascendens.

Die Präparationszeit betrug 30 - 60 Minuten. Arterieller und zentralvenöser Druck wurden über Druckaufnehmer (Statham) fortlaufend registriert (Hellige, Meßbrücke, Schreiber Fa. Schwarzer). Außerdem wurde das Elektrokardiogramm (EKG) mit Stichelektroden von der Körperoberfläche abgeleitet. Aus dem EKG wurde die Herzfrequenz bestimmt. Als P_{ZV} gelten die am Ende der Diastole gemessenen Werte, die durch Zuordnung des Kammerkomplexes des EKG's zur registrierten zentralvenösen Druckkurve gewonnen wurden.

Die Messung des Herzzeitvolumens erfolgte mit der Kälteverdünnungsmethode. Das Injektionsvolumen betrug 100 µl 0,9%iger Kochsalzlösung mit Raumtemperatur. Die von der in dem Aortenbogen liegenden Thermosonde gemessenen Temperaturänderungen wurden mit einem Temperaturmeßgerät (Fa. Knauer) registriert, sie lagen zwischen 0,15 und 0,2 ^{o}C. Die Temperaturzeitkurven wurden auf einem Kompensationsschreiber (Hitachi 165) aufgezeichnet. Die Abb. 1 zeigt die Originalregistrierung zweier HZV-Kurven. Die Korrektur der Kälterezirkulation erfolgte graphisch (vergl. 11). Die korrigierten Flächen wurden planimetriert und das HZV nach der von FEGLER (2) modifizierten Stewart-Hamilton-Formel berechnet.

Das Plasmavolumen (V_P) wurde als Jod 131-Albuminverteilungsraum bestimmt. Das Blutvolumen, (V_B) wurde nach

$$V_B = V_P \cdot \frac{100}{100\text{-Hkt}}$$

errechnet.

Die oben mitgeteilten Parameter wurden einzeln oder kombiniert unter folgenden experimentellen Bedingungen untersucht:

1. Ohne weitere experimentelle Eingriffe (Kontrollen)
2. Nach Entblutung und Retransfusion jeweils innerhalb 1 Minute
3. Nach Transfusion von frischem Rattenblut
4. Nach Entblutung ohne Retransfusion
5. Nach Entblutung und Retransfusion nach 15 Minuten

Alle Meßwerte werden als Mittelwerte und Standardabweichung angegeben. Statistische Signifikanz wurde mit dem t-Test nach Student geprüft ($P < 0,005$).

Ergebnisse:

Beziehungen zwischen zentralvenösem Druck und Blutvolumen im Niederdrucksystem der Ratte bei verschiedenen Narkoseverfahren.

Die zu Beginn der Experimente in Thiopentalnarkose gemessenen P_{ZV}-Werte betrugen 0,0 ± 0,5 cm H_2O. Sie lagen damit durchschnittlich um 1,6 cm H_2O niedriger, als die Ausgangswerte in Halothannarkose (1,6 ± 0,5 cm H_2O). Für beide Narkoseverfahren wurden schnelle Änderungen des Blutvolumens durchgeführt. (siehe Methodik, "Änderungen des Blutvolumens", 2).

Ordnet man diese Volumenänderungen den gleichzeitig registrierten Änderungen des zentralvenösen Druckes zu, so ergeben sich für beide Narkoseverfahren unterschiedliche Verläufe von $\Delta P / \Delta V$ (Abb. 2). In Halothannarkose sind bei gleichen Volumenänderungen die Druckänderungen größer als in Thiopentalnarkose.

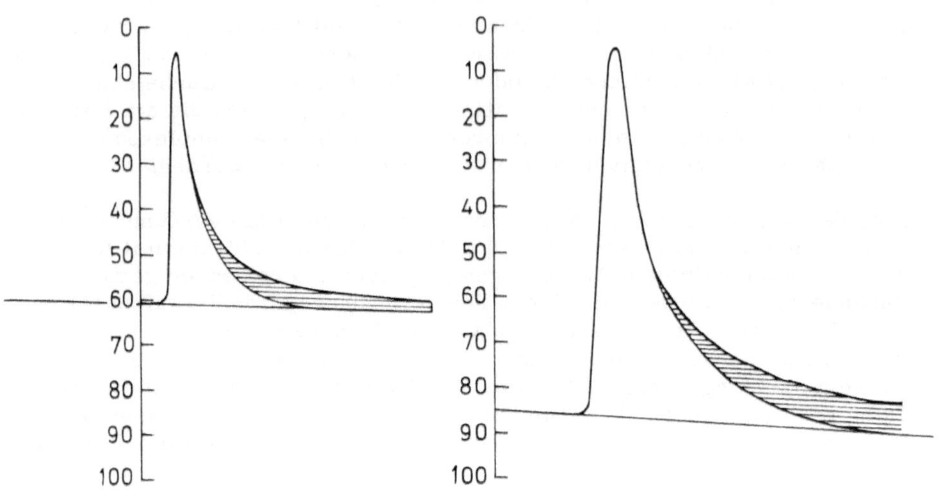

Abb. 1. Originalregistrierung von 2 "Kälteverdünnungskurven", deren Flächen nach Korrektur der Rezirkulation (siehe Text) die Grundlage für die Berechnung der Herzzeitvolumina bilden.
l i n k s : Ausgangswert
r e c h t s : nach Entnahme von ca. 20% des Blutvolumens

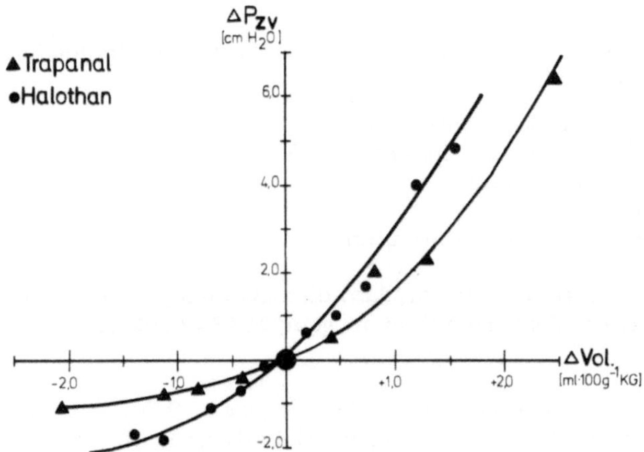

Abb. 2. Änderung des zentralvenösen Druckes (siehe Text) (Δ P_{ZV}) nach akuten Änderungen des Blutvolumens (Δ Vol.) bei trapanal- und halothannarkotisierten Ratten (Druck-Volumencharakteristik) (Mittelwerte von 20 Versuchen)

Außerdem verlaufen beide Kurven im Bereich der Volumenverminderung flacher, als im Bereich der Volumenerhöhung. Der unterschiedliche Verlauf der in Abb. 2 mitgeteilten Kurven (Δ P/Δ V) kann durch verschiedene Ausgangsblutvolumina bedingt sein.

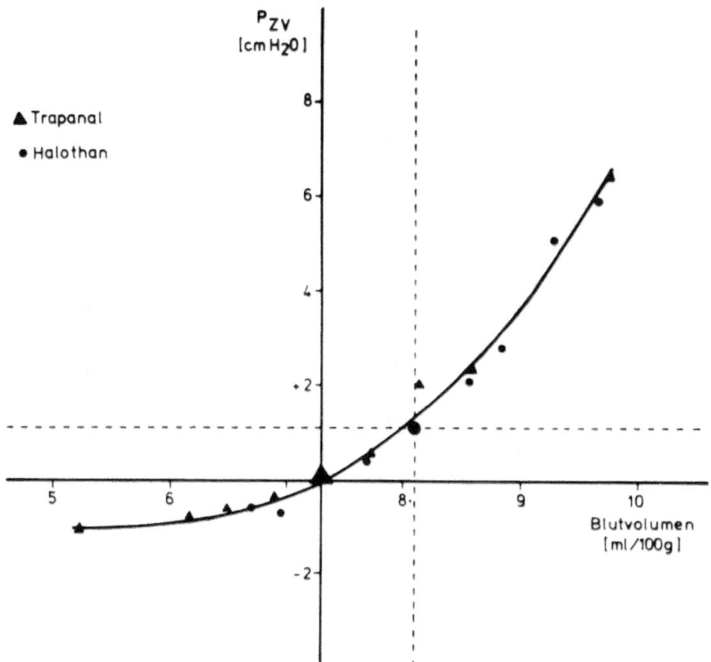

Abb. 3. Zentralvenöser Druck (P_{ZV}) und Blutvolumen bei trapanal- und halothannarkotisierten Ratten. Die Schnittpunkte der Koordinatensysteme geben das Ausgangsblutvolumen und Ausgangs-P_{ZV} für Halothannarkose (gestricheltes System) und für Trapanalnarkose (dick ausgezogenes System) wieder.
(Volumenänderungen siehe Text)
(Mittelwerte von 20 Versuchen)

Für beide Narkoseverfahren wurden daher die Ausgangsplasmavolumina bestimmt. (Umrechnung in Blutvolumina siehe Methodik)

Das Plasmavolumen betrug in Halothannarkose 30 Min. nach Narkosebeginn 4,49 $\pm$ 0,51 ml/100 g KG, in Thiopentalnarkose 4,41 $\pm$ 0,34 ml/100 g KG; nach 150 Min Narkosezeit 4,51 $\pm$ 0,46 ml/100 g KG (Halothan) und 3,96 $\pm$ 0,24 ml/100 g KG (Thiopental). Das Plasmavolumen in Thiopentalnarkose war damit im Mittel nach 150 Min um 12% kleiner als in der Halothannarkose. In Abb. 3 ist die Beziehung zwischen dem Blutvolumen (Ausgangsblutvolumen für das Narkoseverfahren plus Volumenänderung) und dem dazugehörigen Venendruck aufgetragen. Die ungleichen Ausgangsblutvolumina bewirken, daß jetzt alle Meßwerte einem Kurvenzug zuzuordnen sind.

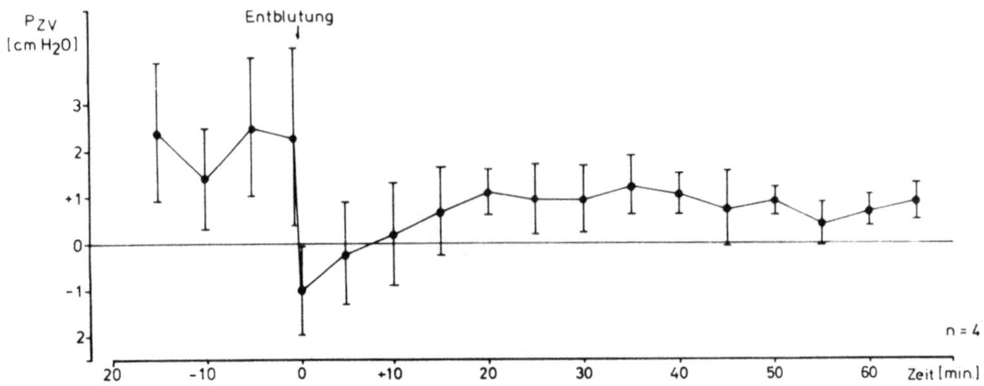

Abb. 4. Zentralvenöser Druck (P_{ZV}) vor und nach Entnahme von 20% des Blutvolumens bei halothannarkotisierten Ratten. (Mittelwerte von 4 Einzelversuchen)

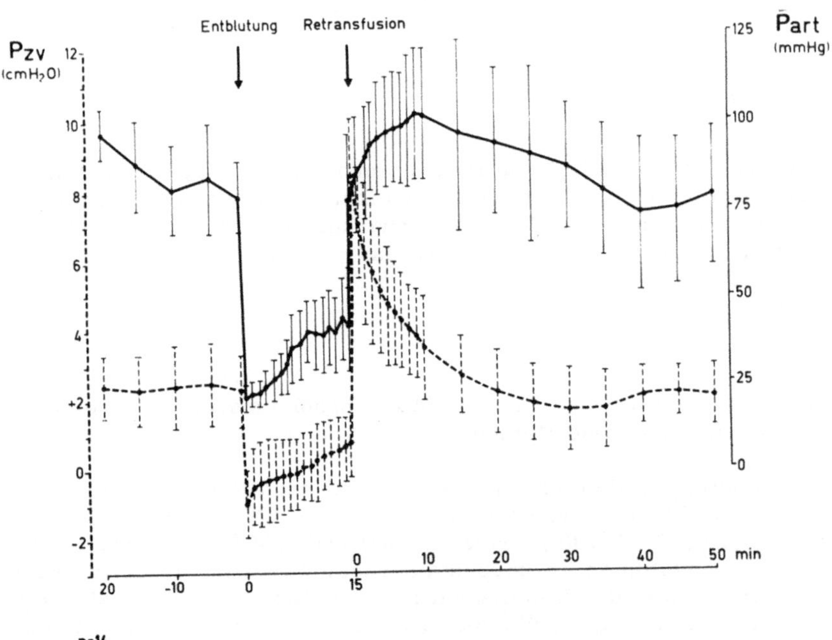

Abb. 5. Zentralvenöser Druck (P_{ZV}) (linke Ordinate) und arterieller Mitteldruck ($\overline{P}_{art}$) (rechte Ordinate) nach Entnahme von 20% des Blutvolumens und Retransfusion des entnommenen Blutes 15 Minuten später bei halothannarkotisierten Ratten. (Mittelwerte und Standardabweichungen von 14 Einzelversuchen)

Verhalten des P_{ZV} unter verschiedenen hämodynamischen Bedingungen (Entblutung und Retransfusion) in Halothannarkose

a) Entblutung

Nach Entblutung von 20% des geschätzten totalen Blutvolumens fällt der P_{ZV} von 2,39 $\pm$ 1,02 cm H_2O auf - 1,0 $\pm$ 1,0 cm H_2O (Abb. 4). In den folgenden 15 Min. steigt der P_{ZV} kontinuierlich wiederum im Mittel auf + 0,8 cm H_2O an. Im weiteren Beobachtungszeitraum (65 Min.) ändert sich das P_{ZV} dann nicht mehr, der Ausgangsdruck wird nicht wieder erreicht (Abb. 4).

b) Entblutung und Retransfusion

Wird nach einer Entblutung in der gleichen Größenordnung wie oben das entnommene Blutvolumen nach 15 Min. retransfundiert, steigt der Venendruck auf 8,6 $\pm$ 1,7 cm H_2O. Innerhalb der folgenden 10 Min. kommt es zu einem kontinuierlichen Abfall des P_{ZV} bis in den Bereich des Ausgangswertes. In den folgenden 50 Min. ändert der P_{ZV} nicht mehr (Abb. 5).

Das Herzzeitvolumen in Halothan- und Barbituratnarkose und unter verschiedenen hämodynamischen Bedingungen

a) HZV in Halothan- und Barbituratnarkose ohne experimentelle Eingriffe

Während der Halothannarkose (n = 9) betrug das HZV 28,6 $\pm$ 3,9 ml/100 g KG · min. Während einer Narkosezeit von 200 Min. waren keine signifikanten Abweichungen vom Ausgangswert nachweisbar (Abb. 6). In Thiopentalnarkose (n = 6)

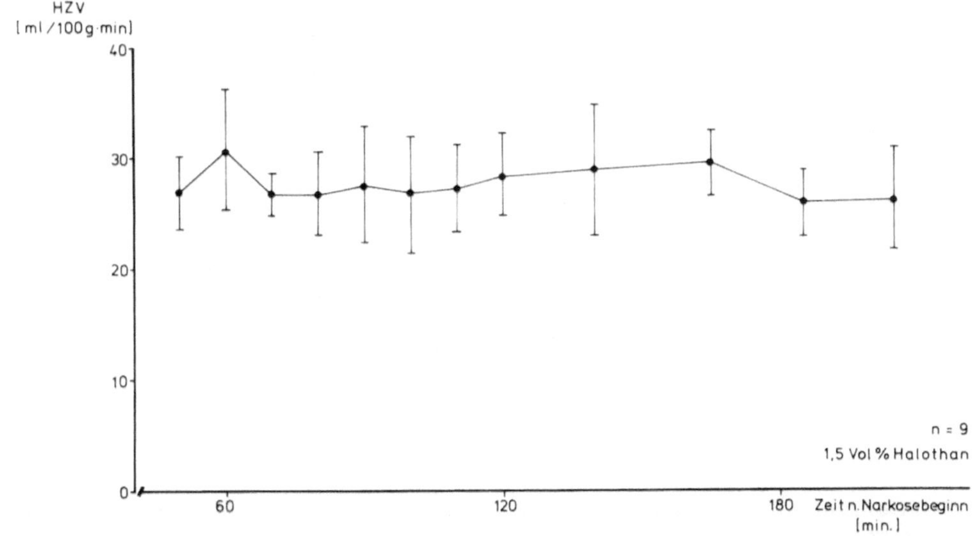

Abb. 6. Herzzeitvolumen von halothannarkotisierten Ratten. (Mittelwerte und Standardabweichungen von 9 Einzelversuchen)

war das HZV 25,9 ± 3,9 ml/100 g KG · min. Alle HZV-Einzelbestimmungen in Halothan- und Thiopentalnarkose (60. - 120 Min.) wurden miteinander verglichen. Der für die Thiopentalnarkose gefundene Wert lag signifikant ($p < 0,0025$) unter dem in Halothannarkose gefundenen Wert.

b) HZV nach schneller Entblutung ohne Retransfusion in Halothannarkose

Nach Entblutung von 20% des geschätzten Blutvolumens fällt das HZV von 29,0 ± 4,4 ml/100 g KG · min. auf 14,5 ± 4,7 ml/100 g KG · min. ab (n = 5). Im weiteren Verlauf steigt es kontinuierlich an und beträgt nach 15 Min. 22,1 ± 4,0 ml/100 g KG · min. In den folgenden 60 Minuten wurden etwa 75% des Ausgangswertes (Abb. 7) erreicht.

c) HZV nach Entblutung und Retransfusion in Halothannarkose

Wird nach einer Entblutung in der gleichen Größenordnung wie oben das entnommene Blutvolumen nach 15 Minuten retransfundiert, so erreicht das HZV bei allen Tieren den Ausgangswert.

Arterieller Mitteldruck ($\overline{P}_{art.}$) und Herzfrequenz (HF) unter verschiedenen hämodynamischen Bedingungen (Entblutung und Retransfusion) in Halothannarkose

Nach der Entblutung von 20% des geschätzten Blutvolumens fällt $\overline{P}_{art.}$ von 85 ± 14 mmHg auf 21 ± 3 mmHg ab. 15 Minuten später ist $\overline{P}_{art.}$ spontan wieder auf 41 ± 12 mmHg angestiegen.

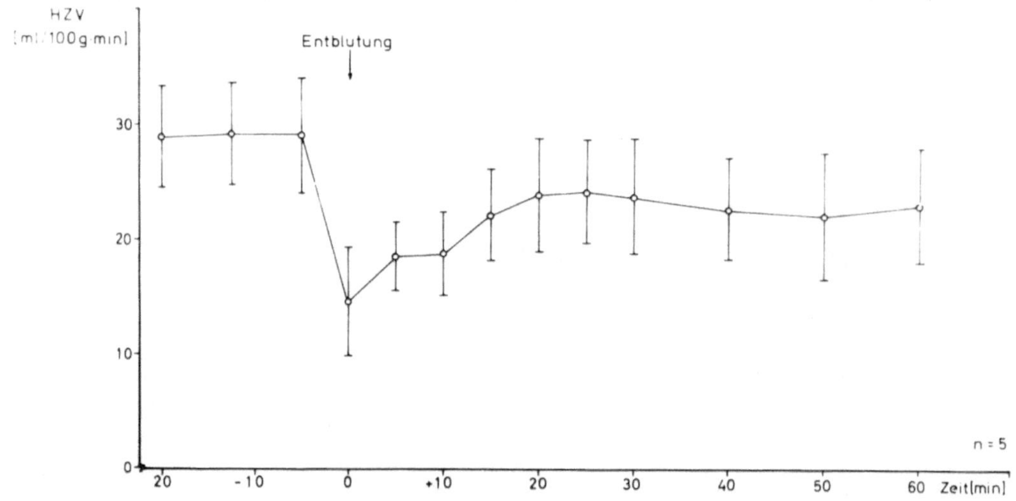

Abb. 7. Herzzeitvolumen nach Entnahme von 20% des Blutvolumens bei halothannarkotisierten Ratten. (Mittelwerte und Standardabweichungen von 5 Einzelversuchen)

Wird nach einer Entblutung in der gleichen Größenordnung wie oben das entnommene Blutvolumen nach 15 Min. retransfundiert, steigt $\bar{P}_{art.}$ schnell auf 77 $\pm$ 19 mmHg an und erreicht damit den Ausgangswert (85 $\pm$ 14 mmHg). In dem weiteren Beobachtungszeitraum (50 Min.) ändert sich $\bar{P}_{art.}$ dann nicht mehr (Abb. 5).

Die Herzfrequenz verhielt sich nach der Entblutung unterschiedlich. Unmittelbar nach der Entblutung wurde bei den Tieren, denen eine Thermosonde zur Messung des HZV implantiert worden war, ein signifikanter Abfall der Herzfrequenz von 332 $\pm$ 25/Schläge/Min. auf 247 $\pm$ 43 Schläge/Min. (26%) beobachtet. 15 Minuten später betrug die Herzfrequenz 285 $\pm$ 29 Schläge/Min. und war damit noch signifikant erniedrigt. Bei den Tieren, bei denen keine Thermosonde gelegt worden war, änderte sich die Herzfrequenz nach der Entblutung nicht.

Ein typischer Einzelversuch mit dem Verlauf der Größen von P_{ZV}, HZV, HF und $P_{art.}$ und SV (Schlagvolumen ist in Abb. 8 wiedergegeben.

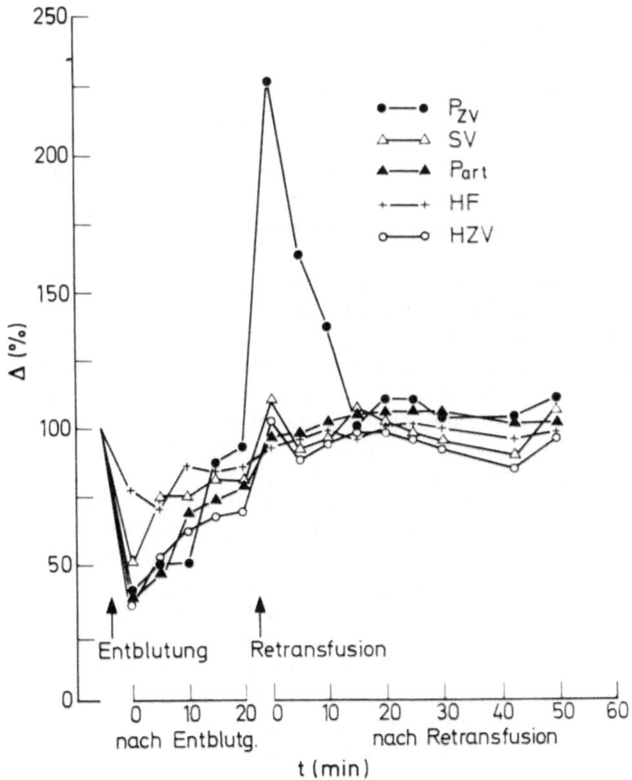

Abb. 8. Die Änderungen von HZV, Herzfrequenz (HF), arteriellem Mitteldruck ($P_{art.}$), Schlagvolumen (SV) und zentralvenösem Druck in Halothannarkose nach Entnahme von 20% des Blutvolumens und Retransfusion des entnommenen Blutes 15 Minuten später
(typischer Versuchsverlauf)

Diskussion

Die stufenweise Entblutung führt zu einem gut reproduzierbaren Abfall des P_{ZV}. Die Werte sind - führt man die Entblutung schnell durch - mit dem absoluten Blutvolumen zu korrelieren, wie sich eindeutig aus den Experimenten bei verschiedenen Narkoseverfahren ableiten läßt. Dabei liegen die niedrigsten Werte unter unseren Bedingungen bei - 1 cm H_2O.

Auffallend ist, daß die Abnahme des P_{ZV} nach Volumenentnahme erheblich geringer ist, als der Anstieg des P_{ZV} nach gleichgroßer Volumengabe. Sehr wahrscheinlich ist die so gewonnene Kurve die absolute Volumencharakteristik des Niederdrucksystems der Ratte. Sie ist in ihrem Verlauf bekannten Dehnungskurven (z. B. Ruhedehnungskurve des Herzens) sehr ähnlich, wobei bei der Ratte das "normale" Blutvolumen im Bereich des Übergangs vom "steilen" zum "flachen" Teil der Kurve liegen würde.

So könnte der flache Teil der so gewonnenen Kurve beeinflußt sein durch
1. transkapillären Einstrom von interstitieller Flüssigkeit aus dem intravasalen Raum
2. Mobilisierung von Blut aus peripheren Kreislaufabschnitten
3. Tonusänderungen im Niederdrucksystem.

Folgendes spricht gegen diese Einwände: Geringe Volumenänderung (bis 15% des Blutvolumens) (4) sollen keine Tonusänderungen im Niederdrucksystem hervorrufen. In diesen Studien wurden mehr als 15%, nämlich bis zu 25% des Blutvolumens entnommen. Die sofortige Retransfusion ergab die Wiedereinstellung des Ausgangswertes, der Kurvenverlauf veränderte sich nicht, was zur Annahme einer korrekten Wiedergabe der Durckvolumenbeziehung berechtigt.

Ohne Retransfusion steigt der P_{ZV} IM Verlauf von 20 Min. kontinuierlich auf ca. 50% des Ausgangswertes an. Dies weist darauf hin, daß die oben beschriebenen Prozesse - allerdings mit zeitlicher Verzögerung - wirksam werden. Prinzipiell ist es möglich, die Einstromrate aus dem Interstitium in den intravasalen Raum durch Plasmavolumenbestimmungen zu erfassen. So zeigten die von uns etwa 15 Min. nach der Entblutung gemessenen Plasmavolumina, daß zwar ein Einstrom stattgefunden haben mußte, beim Vergleich von Einzelversuchen differierten die berechneten Einstromraten jedoch so stark, daß eine zuverlässige Quantifizierung nicht möglich war. Damit entfällt für die Interpretation des Anstiegs des P_{ZV} eine Trennung von tonus- und volumenbedingter Komponente. Sicher scheint dagegen, daß Tonusänderungen stattgefunden haben; nach Retransfusion des entnommenen Blutes kommt es (15 Minuten nach Entnahme) - bezogen auf die Druckvolumencharakteristik - zu einem Anstieg des P_{ZV}, der den erwarteten Wert weit übersteigt, selbst wenn man annimmt, daß 100% des entnommenen Blutvolumens eingeströmt sind. Da bisher von uns noch keine Messungen des Verhaltens des P_{ZV} bei kleinen Volumenänderungen (bis zu 15%) durchgeführt wurden, kann keine Aussage darüber gemacht werden, ob auch bei der Ratte geringe Volumenänderungen ohne Tonusänderungen im Niederdrucksystem möglich sind.

Das von uns gemessene Herzzeitvolumen von Ratten in Barbituratnarkose liegt im Bereich der in der Literatur mit der Thermodilutionsmethode gewonnenen Ergebnisse (1, 5, 6). Das Injektionsvolumen kann als ausreichend betrachtet werden (8+. HZV-Messungen in Halothannarkose liegen uns zum Vergleich nicht vor.

Von besonderem Interesse ist nun, wie sich die durch unterschiedlich methodisches Vorgehen geänderten P_{ZV}-Werte auf die Größe des HZV auswirken. Entsprechend dem niedrigeren Blutvolumen in Thiopentalnarkose gegenüber der Halothannarkose war auch bei der Thiopentalnarkose der P_{ZV} niedriger. Da das HZV in Thiopentalnarkose kleiner als in Halothannarkose war, liegt die Vermutung nahe, daß zwischen Blutvolumen, zentralvenösem Druck und Schlagvolumen ein Zusammenhang besteht, eine Annahme, die durch die bei beiden Narkoseverfahren vergleichbaren Herzfrequenzen unterstützt wird. Für eine unterschiedliche Herabsetzung der Herzkraft durch beide Narkoseverfahren findet sich kein Anhaltspunkt.

Es lag daher nahe, auch akute Änderungen des P_{ZV} auf eine Korrelation mit dem HZV zu überprüfen. Für den Bereich der Volumenverminderung mit spontanem Wiederanstieg des P_{ZV} läßt sich ein Zusammenhang gut nachweisen (Abb. 9). Auffällig, und wahrscheinlich nur für den Rattenkreislauf gültig, ist die ebenfalls positive Korrelation zwischen $\bar{P}_{art.}$ und HZV (Abb. 9) in diesem Bereich. Sie läßt den Schluß zu, daß unter diesen Bedingungen eine Erhöhung des peripheren Gesamtwiderstandes ausbleibt.

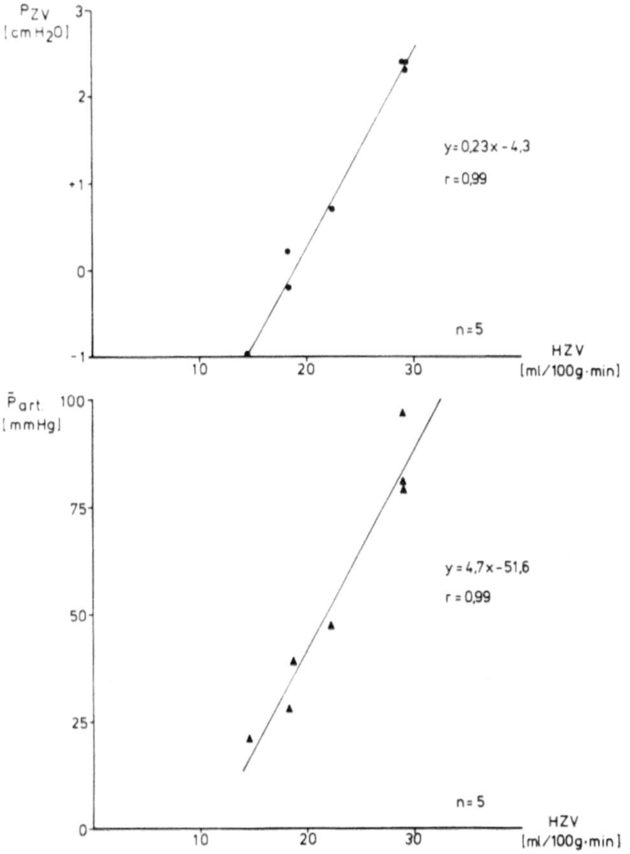

Abb. 9. Beziehung zwischen dem zentralvenösen Druck (P_{ZV}), dem arteriellen Mitteldruck ($\bar{P}_{art.}$) und dem Herzzeitvolumen (HZV) nach Entnahme von 20% des Blutvolumens bis zur Retransfusion 15 Minuten später (vergl. dazu Abb. 8 und 10) (Mittelwerte von 5 Einzelversuchen)

Andererseits darf es als ziemlich sicher gelten, daß eine akute Erhöhung des P_{ZV} über den Ausgangswert hinaus nicht mit einer weiteren Erhöhung des HZV verbunden ist (Abb. 10).

Insgesamt läßt sich aus den vorgelegten Daten ableiten, daß die Ratte auf Verminderung des Blutvolumens offenbar sehr empfindlich mit der Verminderung des Herzzeitvolumens reagiert. Die Ursache dafür könnte darin liegen, daß in einem bestimmten Bereich das Blutvolumen über den zentralvenösen Druck die Größe des Herzzeitvolumens bestimmt, und andere Kompensationsmechanismen für die Aufrechterhaltung des HZV, z. B. die Zunahme der Herzfrequenz bei Blutvolumenverminderung, die bei Hund und Mensch beobachtet wird, nicht zur Verfügung stehen.

Darüber hinaus lassen diese Ergebnisse erkennen, daß der "Dynamik des Niederdrucksystems" zur Aufrechterhaltung der Kreislaufverhältnisse größere Bedeutung zukommt, als dies allgemein angenommen wird.

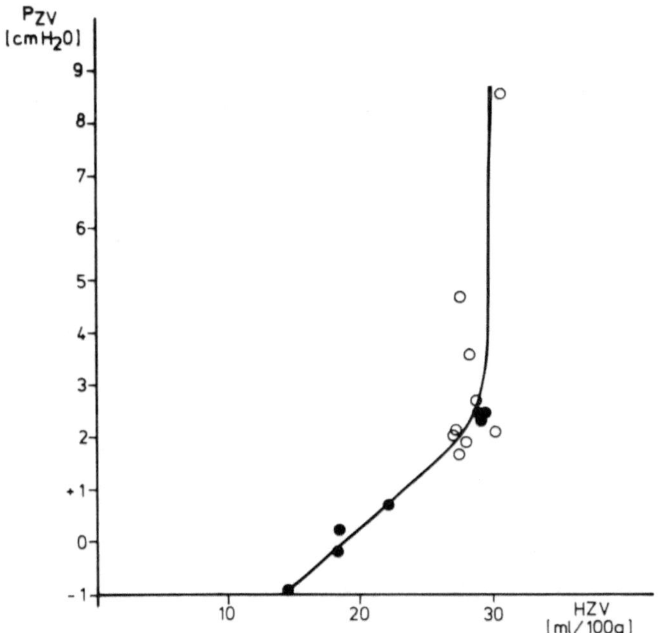

Abb. 10. Beziehung zwischen dem zentralvenösen Druck (P_{ZV}) und dem Herzzeitvolumen nach Entnahme von 20% des Blutvolumens bis zur Retransfusion (o) (vergl. Abb. 9) und nach Retransfusion (o) vergl. Abb. 8)
(Mittelwerte aus 5 Einzelversuchen)

Zusammenfassung

An Ratten wurde die Beziehung zwischen dem zentralvenösen Druck (P_{ZV}) und dem Herzzeitvolumen (HZV) (Kälteverdünnung) untersucht.

P_{ZV} und Blutvolumen stehen über eine Druck-Volumen-Charakteristik miteinander in Beziehung, die u. a. durch Tonusänderungen im zentralvenösen Bereich modifiziert werden kann.

Bei 2 verschiedenen Narkoseverfahren (Thiopental, 90 mg/kg KG) und Halothan (O_2-Spontanatmung, 1,5 Vol.%) wurde ein unterschiedliches P_{ZV} gefunden (Thiopental: 0,0 ± 0,5 cm H_2O; Halothan: 1,6 ± 0,5 cm H_2O). Das Plasmavolumen war nach 150 Minuten Halothannarkose 4,51 ± 0,46 ml/100 g KG und nach gleich langer Thiopentalnarkose 3,96 ± 0,24 ml/100 g KG und damit bei der Barbituratnarkose um ca. 12% kleiner. Das während der Thiopentalnarkose gemessene HZV (25,9 ± 3,9 ml/min · 100 g KG) war signifikant kleiner als das bei der Halothannarkose gemessene HZV (28,6 ± 3,9 ml/min · 100 g KG).

Damit führt bei Ratten ein erniedrigtes Blutvolumen - hier verursacht durch das Narkoseverfahren - über einen erniedrigten P_{ZV} zu einer Verringerung des HZV. Nach Entnahme von 20% des Blutvolumens fällt P_{ZV} von 2,39 ± 1,02 cm H_2O auf 1,0 ± 1,0 cm H_2O.

Ohne Retransfusion des Blutes steigt P_{ZV} in den folgenden 15 Minuten spontan bis auf etwa 50% des Ausgangswertes wieder an; das HZV fällt auf 14,4 ± 4,7 ml/min · 100 g KG und beträgt nach 15 Min. wieder 22,1 ± 4,0 ml/min · 100 g KG.

Abfall und spontaner Wiederanstieg von HZV und P_{ZV} sind eng miteinander korreliert.

Der P_{ZV}-Anstieg nach Retransfusion hingegen, der erheblich höher ist als er nach der Größe der Volumengabe zu erwarten gewesen wäre, ist nicht mit einem HZV-Anstieg über den Ausgangswert hinaus verbunden.

Literatur

1. DAWSON, C. A., NADEL, E. R., HORVATH, S. M.: Cardiac output in the cold-stressed swimming rat. Amer. J. Physiol. 214 (2):320-325 (1968)
2. FEGLER, G.: Measurements of cardiac output in anesthetized animals by a thermo-dilution method. Quart. J. exp. Physiol. 39, 153 (1954)
3. FRANK, O.: Zur Dynamik des Herzmuskels. Z. Biol. 32, 370 (1895)
4. GAUER, O. H., HENRY, J. P., BEHN, C.: The regulation of extracellular fluid volume. Annual Rev. Physiol. 32, 547-595 (1970)
5. HANWELL, A., LINZELL, J. L.: Validation of the thermodilution technique for the estimation of cardiac output in the rat. Comp. Biochem. Physiol. Vol. 41A, 647-657 (1972)
6. INMS, F. J., JONES, M. T., NEAME, R. L.: Determination of cardiac output in the anaesthetized rat. J. Physiol. 215, 8P (1971)
7. KACZMARCZYK, G., GOEPEL, M., REINHARDT, H. W.: Arterielle Blutgase von Wistarratten während Barbiturat- und Halothanlangzeitnarkose in Normothermie. Referate d. 39. Tg. Dt. Ges. Physiol. Springer-Verlag (1972)

8. LIN, Y.-Ch., DAWSON, C. A., NADEL, E. R., HORVATH, St. M.: Reliability of cardiac output measured by thermodilution method in small animals. Comp. Biochem. Physiol., Vol. 34, 245-250 (1970)

9. REINHARDT, H. W., HENNINGS, E., GOEPEL, M., KACZMARCZYK, G.: Central venous pressure, arterial pressure and heart rate during acute blood volume changes in rats. Proc. Internat. Union Physiol. Sci. Vol. IX (1971)

10. SAPIRSTEIN, L. A., SAPIRSTEIN, E. H., BREDEMEYER, A.: Effect of Hemorrhage on the Cardiac Output and its Distribution in the Rat. Circ. Res. Vol. VIII, p. 135 (1960)

11. SPIECKERMANN, P. G., BRETSCHNEIDER, H. J.: Vereinfachte quantitative Auswertung von Indikationsverdünnungskurven. Arch. Kreisl.-Forsch. 55, 211 (1968)

12. STARLING, E. H.: Linacre lecture on the law of the heart. Cambrdige 1915, Longmans, Green & Co., London (1918)

NIERENDURCHBLUTUNG UND FILTRATIONSFRAKTION BEIM WACHEN UND NARKOTISIERTEN HUND

Von U. Kuhl, B. Blüher, K. Fahrenhost, I. Blendinger, B. Hochheimer, G. Kaczmarczyk+ und H. W. Reinhardt+

Studien zur Volumen- und Osmoregulation bedingen bestimmte experimentelle Voraussetzungen: die Systeme des Organismus, die der Einstellung und Aufrechterhaltung der Homöostase dienen, müssen während der Untersuchung möglichst ungestört funktionieren. Mit hinreichender Sicherheit gilt dies nur für wache Versuchstiere unter standardisierten Ernährungs- und Umweltbedingungen.
So kann der Einfluß, den Narkoseverfahren auf die Volumen- und Osmoregulation nehmen, nur dann zutreffend beschrieben werden, wenn ein individueller Vergleich mit Messwerten im nicht narkotisierten Zustand möglich ist.
Wir haben versucht, nach den oben genannten Kriterien Untersuchungen an Hunden durchzuführen.

Wir berichten über das Verhalten der Nierendurchblutung (RBF), des arteriellen Druckes ($\bar{P}_{art}$) und der glomerulären Filtrationsrate (GFR) nüchtern und nach der Nahrungsaufnahme (pp.) bei chronisch salzarmer und salzreicher Ernährung, sowie bei einer Halothan-O_2-Narkose.
In der Tat lassen sich für die Nierendurchblutung und die glomeruläre Filtrationsrate systematische Änderungen nachweisen, die über die sog. "peritubuläre Kontrolle" der Flüssigkeitsresorption in der Niere (WINDHAGER, 1968 (7)) Bedeutung im Rahmen homöostatischer Prozesse besitzen können.

Methodik

Die mitgeteilten Ergebnisse stammen von 2 weiblichen Hunden (Str., 15,4 kg Körpergewicht und Hu., 12,1 kg Körpergewicht), die einzeln in Stoffwechselkäfigen gehalten wurden. Die Fütterung erfolgte einmal täglich um 8.30 Uhr.
Das Futter war zusammengesetzt aus in Wasser gekochtem Reis (3 ml Wasser/g Reis) und frischem Pferdefleisch. Die Futtermenge richtete sich nach dem Körpergewicht. Eine tägliche Kalorienzufuhr von 48 Kal/kg KG war in der Kontrollperiode zur Konstanthaltung des Körpergewichtes der Hunde ausreichend.
Mit dem Futter erhielten die Hunde pro Tag 0,5 - 0,8 meq/kg KG Natrium als Chlorid. Bei salzreicher Ernährung wurden 14.0 meq/hg KG zugesetzt.
Die mitgeteilten Meßwerte stammen aus Untersuchungsabschnitten, bei denen mindestens seit 5 Tagen die entsprechende Nahrungsform gefüttert worden war. Nach etwa 3 Wochen hatten sich die Hunde gut an diese Bedingungen gewöhnt. In Halothan-O_2-Narkose wurde nun die linke Nierenarterie durch einen Flankenschnitt retroperitoneal freigelegt und nach sorgfältigem stumpfem Abschieben der Nerven ein elektromagnetischer Flußmeßkopf (Fa. Elmetra; Durchmesser bei Str. 4,0, bei Hu 3,5 mm) knapp neben der Aorta um die Nierenarterie gelegt. Distal davon wurde eine pneumatische Occlusionsmanschette implantiert, Flußmesserkabel und Manschettenschlauch locker unter der Haut verlegt und im Nacken des Hundes ausgeleitet.

+ Mitglieder IAG Berlin-Transplant

Nach Einheilung konnte mit der aufblasbaren Manschette jederzeit der 0-Flußpunkt an der Nierenarterie eingestellt werden. Wenige Tage später erfolgte in einer 2. Operation der Einbau von Teflonkathetern mit Silikonummantelung in die linke Art. carotis und die rechte Vena jugularis, wie dies von BASSENGE und BRECHTELSBAUER (pers. Mitteilung) angegeben wurde (1). Durch diese vorbereitenden Operationen war neben der kontinuierlichen Messung der Nierendurchblutung über den sicheren arteriellen Zugang die kontinuierliche Messung des arteriellen Blutdruckes möglich.
Die GFR wurde als Inulinclearance bestimmt (4,0% Inutest, Lävosangesellschaft, Linz, Initialinfusion 3,75 ml/min über 12 Min; Erhaltungsinfusion 0,5 ml/min). Die Harnsammelperioden betrugen jeweils 30 min. Am Ende jeder Periode wurde die Harnblase über einen Verweilkatheter durch Spülung entleert. Mit der Infusion wurde bei pp-Messungen 5 - 15 min nach der Nahrungsaufnahme begonnen. Da für die Inulinverteilung im Extrazellulärraum bis zur Einstellung eines Fließgleichgewichtes mindestens 30 min benötigt werden, stammen die ersten Werte für die GFR aus der Harnsammelperiode 30 - 60 min nach Beginn der Infusion.

Die Gesamtbeobachtungszeit betrug bei Str. 32 Tage und bei Hu. 36 Tage. Bei Hu. wurden die Untersuchungen durch Aortenruptur, verursacht durch den art. Katheter, beendet.
Die vor und nach den Durchblutungsmessungen ermittelten Eichkurven für die elektromagnetischen Flußmesser waren nahezu identisch. Ein Empfindlichkeitsverlust während der Meßperiode kann daher ausgeschlossen werden. Alle Meßwerte werden als Mittelwerte und Standardabweichung angegeben. Statistische Signifikanz wurde mit dem t-Test nach Student geprüft ($P < 0,001$).

Ergebnisse

Bei Str. wurde an 19 Tagen morgens vor der Nahrungsaufnahme der Ruhe - RBF bestimmt. Er lag zwischen 222 und 318 ml/100 g NG. Unabhängig vom Ausgangswert kam es mit einer Ausnahme nach der Nahrungsaufnahme zu einem Anstieg des RBF. Die Beziehung zwischen dem Nüchtern-RBF und dem Maximum des postprandialen Anstiegs des RBF sind in Abb. 1 wiedergegeben. Absolut betrug der Durchblutungsanstieg im Mittel 109 ml/min · 100 g NG, was einer maximalen postprandialen Zunahme des RBF von 42 $\pm$ 11% entspricht. Ein Unterschied zwischen den postprandialen Werten bei salzarmer (RBF = + 36 $\pm$ 6,3%) und salzreicher Ernährung (RBF = 46 $\pm$ 12,5%) konnte statistisch nicht gesichert werden.

In Abb. 2 ist der zeitliche Verlauf der prozentualen Änderung aller RBF-Werte nach salzreicher Nahrungsaufnahme von Str. für 9 Tage wiedergegeben. Der Zeitpunkt 0 bedeutet: Ende der Nahrungsaufnahme. Für die Nahrungsaufnahme wurde zwischen 3 und 10 min benötigt. Δ RBF = 0 ist der 100% Bezugswert des RBF vor der Nahrungsaufnahme. Aus dieser Darstellung geht hervor, daß schon unmittelbar nach der Nahrungsaufnahme ein Anstieg des RBF, wenn auch unterschiedlicher Ausprägung vorhanden war. Zwischen der 40. und 60. Minute nach dem Ende des Fressens deutet sich eine geringfügige weitere Steigerung des RBF an. Zwischen der 70. - 90. Minute pp. nimmt der RBF wieder ab, was in einer fehlenden Signifikanz gegenüber dem Ausgangswert zum Ausdruck kommt (vergleiche Abb. 4). Zwischen der 2. und 3. Stunde pp. werden die RBF-Nüchternwerte annähernd wieder erreicht.

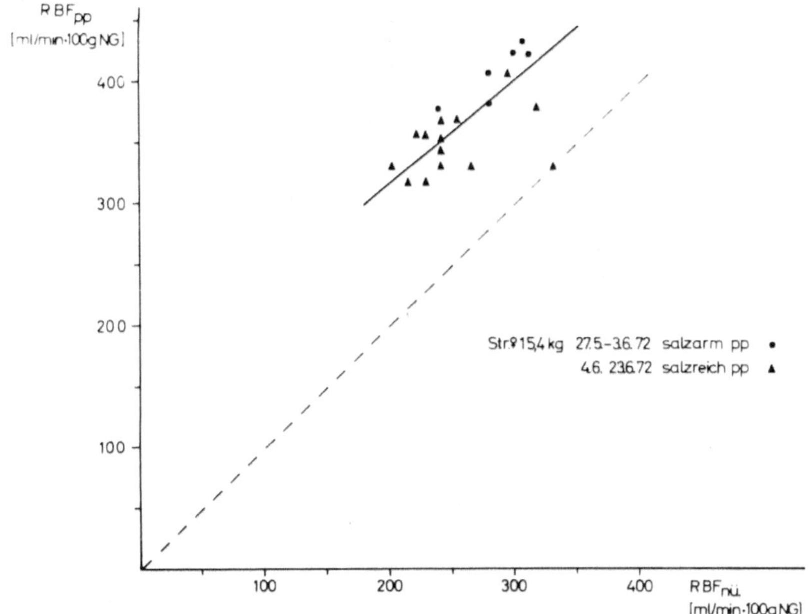

Abb. 1. Höchstwerte der postprandialen Nierendurchblutung (RBF_{pp}) gegenüber der Nüchterndurchblutung ($RBF_{nü}$) des gleichen Tages.
(nach chron. salzarmer/salzreicher Ernährung)
(------ Identitätslinie)
(——— Regressionsgrade pp-Werte, $y = 0,86x + 14,65$ $r = 0,83$)
20 Beobachtungstage

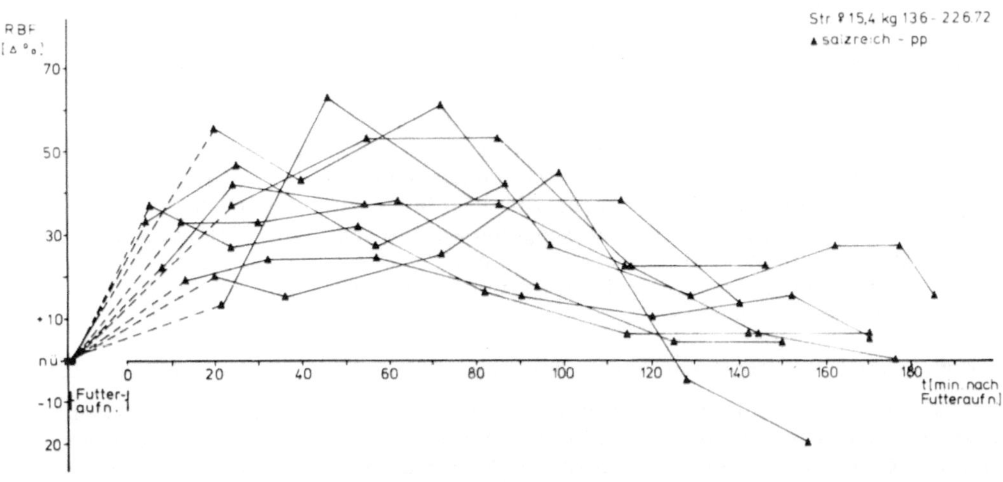

Abb. 2. Zunahme der Nierendurchblutung in Prozenten des Ausgangswertes (Δ RBF %) bis zu 3 Stunden nach der Nahrungsaufnahme bei Str. Alle gemessenen Werte sind zeitgerecht aufgetragen. Während der Nahrungsaufnahme fanden keine Messungen statt (durch ----- Linien angedeutet)

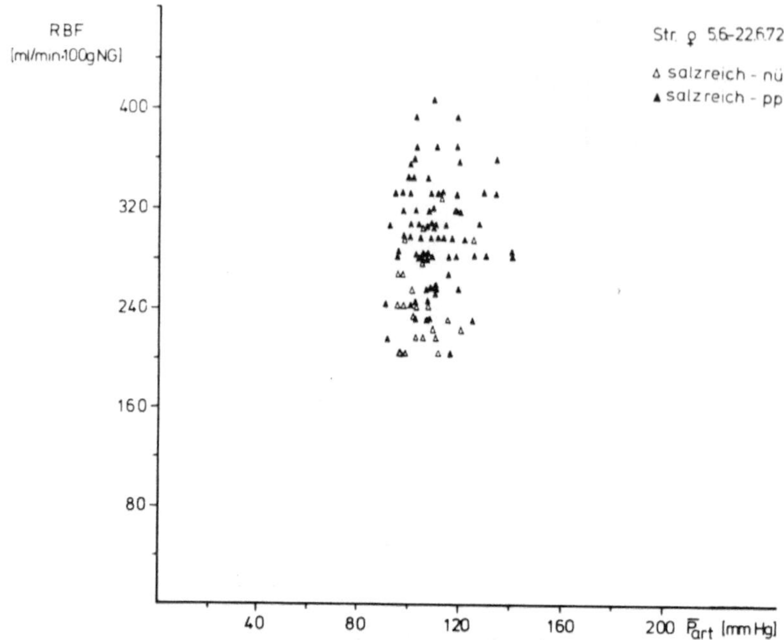

Abb. 3. Nierendurchblutung und arterieller Mitteldruck bei chronisch salzreicher Ernährung, nüchtern und postprandial

Die simultane Bestimmung des mittleren P_{art} gestattet unter diesen Bedingungen die Überprüfung der Beziehung zwischen Druck und Fluß, sie ist für den nüchternen Zustand und nach salzreicher Ernährung in Abb. 3 wiedergegeben. Unabhängig von $\overline{P}_{art}$ liegen die nüchtern gemessenen RBF-Werte niedriger als die postprandialen. Offenbar ist der pp. RBF-Anstieg nicht mit einer entsprechenden Änderung des art. Mitteldruckes verbunden.

Abb. 4 gibt in der oberen Kurve die jeweils zu 30 Minutenperioden zusammengefaßten RBF-Werte der Abb. 2 wieder. Darunter sind die gleichzeitig bestimmten arteriellen Mitteldrucke aufgetragen. Bis 30 min bestimmten GFR gsaufnahme ist $\overline{P}_{art}$ signifikant gegenüber dem Ausgangswert erhöht, der RBF jedoch bis zur 60. Minute. Daraus geht klar hervor, daß nur für die Zeit unmittelbar nach der Nahrungsaufnahme eine positive Korrelation von Perfusionsdruck und Nierendurchblutung nachweisbar ist.

In Abb. 5 ist die Filtrationsfraktion der Niere $FF = \frac{GFR}{RBF} \cdot 100$ von der 45. bis zur 135. Minute nach Beginn der Inulininfusion wiedergegeben. Die Filtrationsfraktion wurde aus der über 30. min bestimmten GFR und dem Mittelwert der über diesen Zeitraum gemessenen Nierendurchblutung errechnet.

Von der 45. bis zur 135. Minute pp. kommt es bei Str. an 5 Tagen zu einem kontinuierlichen Anstieg der FF. (Der Versuch vom 22.6. wurde nach 75 Minuten wegen technischer Komplikationen abgebrochen.) An 3 Tagen (14., 16., und 26.6.)

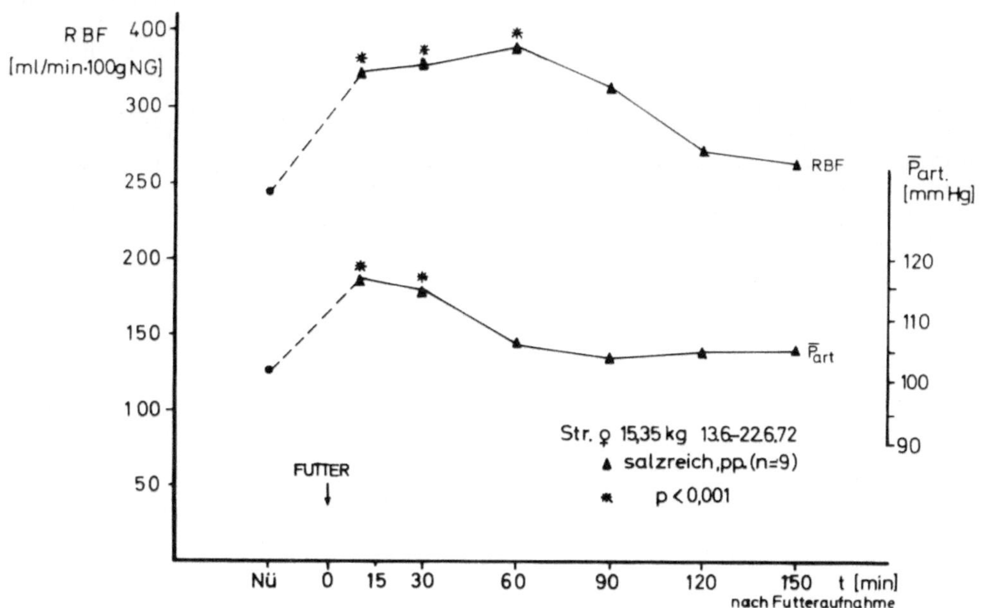

Abb. 4. Nierendurchblutung (Ordinate li.) und art. Mitteldruck (Ordinate re.) nüchtern und nach salzreicher Nahrungsaufnahme
Mittelwerte aus 9 Beobachtungstagen
* signifikant gegenüber dem Nüchternwert

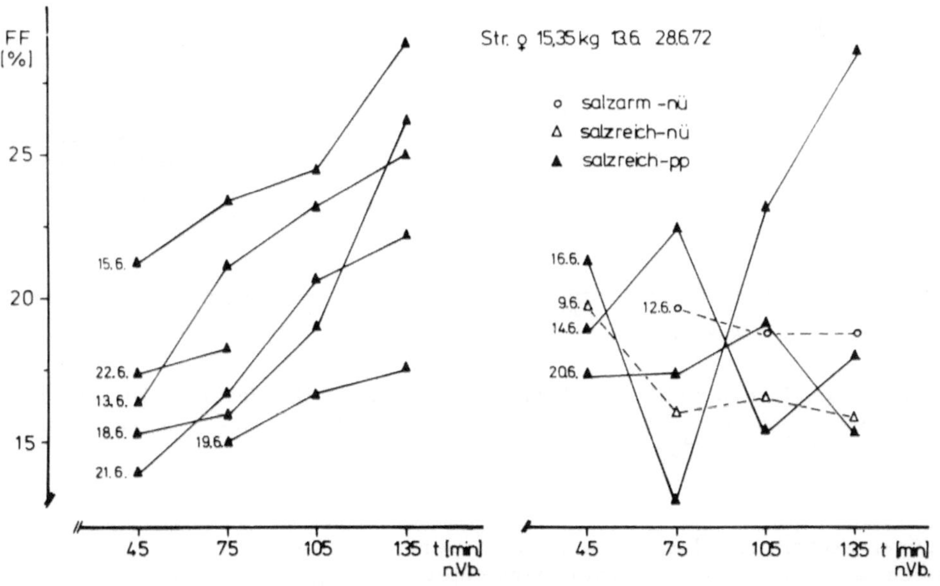

Abb. 5. Filtrationsfraktion 45 - 135 min nach Beginn (n. VB.) der zur GFR-Bestimmung notwendigen Inulininfusion, nüchtern und nach Nahrungsaufnahme

wird ein unregelmäßiger pp.-Verlauf der FF beobachtet, postprandiale Anstiege überwiegen jedoch. An 2 Tagen wurde der gleiche Versuch am nüchternen Hund durchgeführt (9. und 12. 6.), ein Anstieg der FF wurde dabei nicht beobachtet.

In einer weiteren Untersuchung wurde bei Hu. überprüft, wie sich $\overline{P}_{art}$, RBF, GFR und FF bei einer Halothan-O_2-Narkose verhalten. Ein Vergleich dieser Daten ist nur möglich, wenn der Wachzustand als Kontrolle dient. Bei Hu. wurden daher zunächst nüchtern und ohne Narkose zwischen 8 und 12 Uhr vormittags die oben angegebenen Messungen durchgeführt und am darauffolgenden Tag in einer 4stündigen Narkose wiederholt.

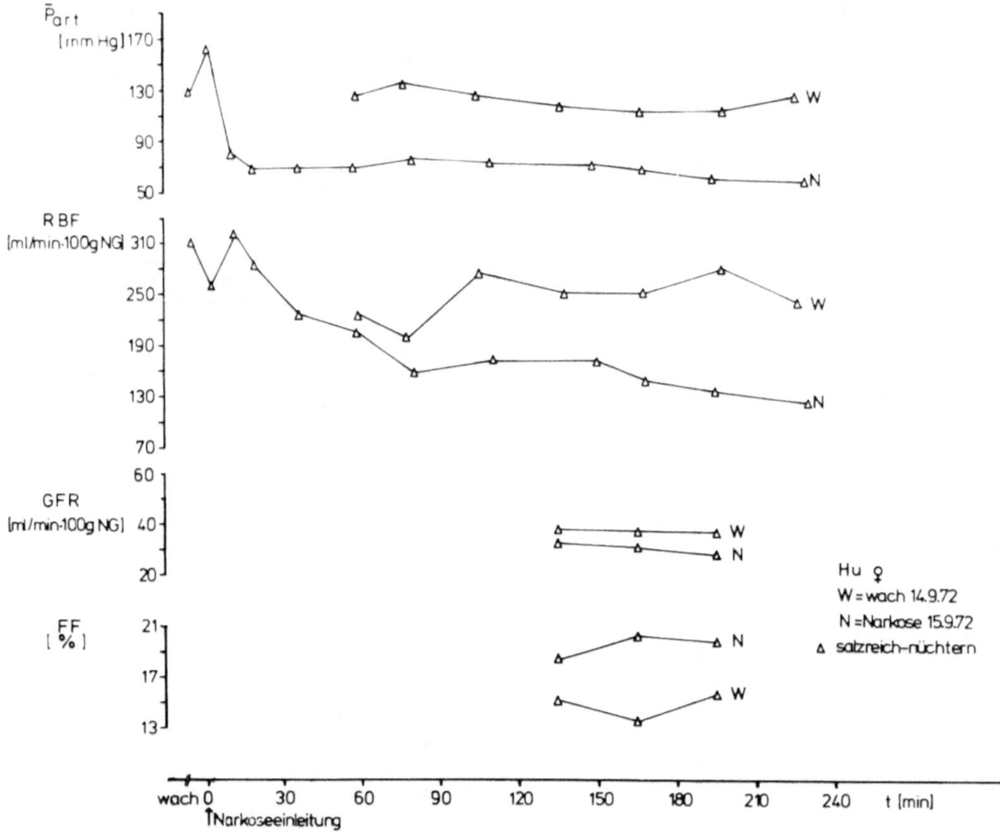

Abb. 6. Arterieller Mitteldruck, Nierendurchblutung, Glomeruläre Filtrationsrate und Filtrationsfraktion, nüchtern wach (w) und in Hal.-O_2-Narkose (N) an 2 aufeinander folgenden Tagen

Bei dieser experimentellen Narkose (ohne operativen Eingriff) haben wir ohne Rücksicht auf Zeit- oder Steuerungsparameter, wie P_{art}, Herzfrequenz, Analgesie oder ähnliches, die Halothankonzentration im Inspirationsgemisch mit 1 Vol.% (Vapor, Fa. Draeger) konstant gehalten. Das endexp. CO_2 konnte mit einem Atemminutenvolumen von 2 Litern (Engstroem-Respirator) konstant gehalten werden.

Wir sind uns der Problematik bewußt und weisen darauf hin, daß die beobachteten Änderungen durch den sek. Abfall des art. Druckes mitbedingt sein können. Der Einfluß einer nicht halothaninduzierten P_{art}-Senkung auf die hier gemessenen Parameter wäre gesondert zu überprüfen.

Die Ergebnisse dieser Untersuchung sind in Abb. 6 wiedergegeben. Nach Einleitung der Narkose (13 mg Epontol und 1,5 mg Succinylcholin pro kg KG) kommt es zu einem deutlichen Blutdruckanstieg,der nicht mit einer Änderung der Nierendurchblutung verbunden ist. Nach wenigen Minuten ist $\bar{P}_{art}$ auf 60 - 80 mm Hg abgefallen. Dieser arterielle Druckbereich wird während der gesamten Narkosezeit eingehalten. Der RBF fällt im Vergleich zum arteriellen Druck deutlich langsamer ab.

Von der 90. bis zur 240. Minute der Narkose sind Abnahmen des arteriellen Druckes mit einer gleichzeitigen Verminderung der Nierendurchblutung verbunden, d.h. die Nierendurchblutung erfolgt in diesem Bereich druckpassiv, sie liegt damit außerhalb des autoregulierten Bereichs.
Zwischen der 120. und 180. Minute wurde die GFR in der oben angegebenen Weise bestimmt. Sie ist gegenüber dem Wachzustand mit 30,4 ml/min · 100 g NG um 20% geringer. Berechnet man die FF für diesen Zeitraum, so wird sie in der Narkose um 30% höher als im Wachzustand gefunden (FF wach: 14,85, Narkose: 20,12 ± 0,98). Dies ist darauf zurückzuführen, daß der RBF stärker abgesunken ist als die GFR.

Diskussion

Die vorgelegten Befunde lassen erkennen, daß es nach der Nahrungsaufnahme zu einem deutlichen, lang anhaltenden Anstieg der Nierendurchblutung kommt. Dauer und Ausprägung des Durchblutungsanstieges sind dabei selbst am gleichen Hund unterschiedlich. Systematische Untersuchungen zu diesem Thema liegen bisher nicht vor. RUSHMER et al. (9) beschrieben 1960 postprandial eine fragliche Abnahme des RBF. BEHRENBECK und REINHARDT (2) fanden dagegen in wenigen Experimenten mit technisch nicht ganz ausgereiften Flußmessern pp. Durchblutungsanstiege.

Die Durchblutung eines Organs wird grundsätzlich durch den Quotienten $\Delta P/R$ bestimmt. ΔP symbolisiert den treibenden Druck, R den Organwiderstand. Andererseits läßt sich R aus $\Delta P/I$ berechnen. Der treibende Druck ist die Differenz von arteriellem und venösem Druck. Zur korrekten Angabe von R wäre daher die Bestimmung von P_{ven} erforderlich gewesen. Da der Druck in der Nierenvene in diesen Versuchen nicht gemessen wurde, wurden Kalkulation für R mit konstantem P_{ven} durchgeführt.

Unmittelbar nach der Nahrungsaufnahme kommt es bei einem kleineren Teil der Beobachtungen zu einer geringen Widerstandszunahme, in der Mehrzahl der Fälle nimmt jedoch der intrarenale Widerstand ab.
Einheitlich kommt es auf dem Gipfel des RBF-Anstieges zur maximalen Widerstandsverminderung.

Die Ursachen für die pp. Abnahme des intrarenalen Strömungswiderstandes sind unklar. Ob ein Zusammenhang mit dem Salzgehalt der Nahrung besteht kann aus den bisher vorliegenden Daten nicht eindeutig beantwortet werden.

FRONEK et al. (1968) (4), sowie VATNER et al. (1970) (10) haben, wenn auch an anderen Organen, an wachen Hunden postprandiale hämodynamische Änderungen untersucht. Ihre Ergebnisse stimmen darin überein, daß es während der Nahrungsaufnahme zu einem Anstieg des Herzminutenvolumens, des art. Druckes und der Herzfrequenz kommt. In dieser Phase nimmt dagegen die Durchblutung der Art. mesenterica sup. ab. 10 bis 30 Minuten nach der Nahrungsaufnahme (10) sind alle Werte in den Ausgangsbereich zurückgekehrt, etwa 5 bis 15 Minuten nach Beendigung der Nahrungsaufnahme wird ein BF-Anstieg in der Art. mesenterica nachweisbar.
Der postprandiale Verlauf des arteriellen Blutdruckes stimmt mit unseren Werten ziemlich gut überein. Es ist daher damit zu rechnen, wie dies auch die oben genannten Arbeitsgruppen vermuten, daß die Präsentation des Futters und die Nahrungsaufnahme selbst zu einer allgemeinen, wenn auch kurzdauernden Sympathicusstimulation führen, was in der Erhöhung des Herzzeitvolumens und des $\overline{P}_{art}$ zum Ausdruck käme.

Geht man davon aus, daß, solange eine Blutdruckerhöhung vorliegt, auch ein Sympathicotonus überwiegend ist, so würde dies für den Teilkreislauf der Niere bedeuten, daß sich möglicherweise 2 unterschiedliche Prozesse überlagern: 1. Der Anstieg des RBF, der unmittelbar nach der Nahrungsaufnahme erfolgt, wäre auf einen nachlassenden Sympathicotonus zurückzuführen. 2. Die Durchblutungsvermehrung, die nach Rückkehr des $\overline{P}_{art}$ zum Ausgangswert noch vorhanden ist, könnte sowohl eine ß-adrenerge Stimulation, als auch eine Stimulation des Parasympathicus bedeuten (10). Erst kürzlich wurde von HARDT et al. (5) durch Untersuchungen an wachen Hunden die Existenz von ß-Receptoren an der Nierenstrombahn weiter abgesichert.
Mit der pp.-RBF-Änderung sind Änderungen der Filtrationsfraktion verbunden. Aus technischen Gründen wurde zu Beginn des Durchblutungsanstieges keine GFR bestimmt. Wir verfügen daher nur über FF-Berechnung, die mit abnehmendem RBF zu korrelieren sind. In der überwiegenden Zahl der Untersuchungen wird eine systematische Zunahme der FF, beginnend etwa auf dem Höhepunkt des RBF-Anstieges gefunden. Da das glomeruläre Ultrafiltrat nahezu eiweißfrei ist, bedeutet eine Zunahme der FF einen Anstieg des kolloidosmotischen Druckes in den peritubulären Kapillaren des proximalen Tubulus. 1968 fanden LEVY und WINDHAGER (7) in Mikropunktionsexperimenten, daß im proximalen Tubulus die Flüssigkeitsresorptionsrate um so größer ist, je höher die Filtrationsfraktion und damit der kolloidosmotische Druck ist. An Hunden erhielten KRAMER et al. (6) Anhaltspunkte dafür, daß nach Infusion von 0,9% NaCl-Lösung bei abnehmendem peritubulärem onkotischen Druck die %-Na-Rejection (Natriumausscheidung in Prozenten der filtrierten Natriummenge) zunimmt.

In unseren Untersuchungen wird nun nachgewiesen, daß die FF am wachen Hund unter "normalen" Bedingungen systematischen Änderungen unterworfen ist und so der Mechanismus der "peritubulären Kontrolle" wirksam werden kann. Mit steigender FF kommt es zu einer Erleichterung des sog. "Endstreckentransportes" im proximalen Tubulus und damit je nach Einstellung der Resorptionskapazität im distalen Nephron (Aldosteron, ADH) zu einer Beeinflussung der Flüssigkeitsausscheidung im Endharn.
Damit wären die Prozesse, die die Änderung der Nierendurchblutung bewirken als Teile eines volumenregulierenden Prinzips zu identifizieren. Vieles spricht dafür, daß sie nur im wachen Zustand wirksam werden können, was auf eine Beteiligung des ZNS hinweist (vergleiche: cephalische Phase der Verdauung). Andererseits ist in diesem Zusammenhang der oft beschriebene Befund eines in

der Narkose verminderten Harnminutenvolumens erwähnenswert.
Zur Zeit werden eine in der Narkose verminderte GFR (3, 8), sowie ein erhöhtes ADH-Potential dafür verantwortlich gemacht (8). Da wie in der hier mitgeteilten Untersuchung der RBF jedoch stärker abfallen kann als die GFR, was in Übereinstimmung zu DEUTSCH (3) zu einer nicht unbeträchtlichen Erhöhung der FF führt, müßte dieser Befund als weiterer antidiuretischer Faktor während der Narkose mit in Betracht gezogen werden.

Zusammenfassung

An zwei wachen gewöhnten weiblichen Hunden wurde unter standardisierten Ernährungs- und Umweltbedingungen bei chronisch kochsalzreicher und kochsalzarmer Ernährung, sowie in Halothan-O_2-Narkose die Nierendurchblutung (RBF), die glomeruläre Filtrationsrate (GFR) und der mittlere arterielle Druck gemessen ($\overline{P}_{art}$).
Die Filtrationsfraktion (FF) wurde errechnet.
Nach der Nahrungsaufnahme kommt es zu einem Anstieg der Nierendurchblutung von etwa 180 Minuten Dauer. Das Maximum des Durchblutungsanstiegs liegt zwischen der 40. und 60. Minute und beträgt maximal + 42% gegenüber dem Nüchternwert.
Der RBF-Anstieg ist nur unmittelbar nach der Nahrungsaufnahme mit einem Anstieg von $\overline{P}_{art}$ verbunden.
Daraus resultiert postprandial eine Abnahme des intrarenalen Strömungswiderstandes. Von der 45. Minute postprandial an steigt die FF (GFR/RBF · 100).
In Halothan-O_2-Narkose fallen RBF und $\overline{P}_{art}$ unterschiedlich schnell ab. Die FF ist gegenüber dem Wachzustand deutlich erhöht.
Die FF beeinflußt die Größe des peritubulären onkotischen Druckes, der seinerseits die Resorption aus dem proximalen Tubulus unterstützt. Aus diesen, unter verschiedenen Bedingungen beobachteten systematischen Änderungen der FF wird geschlossen, daß die Vorgänge, die die Größe der Nierendurchblutung bestimmen, Bedeutung für die Einstellung und Aufrechterhaltung der Homöostase der Körperflüssigkeiten besitzen.
In der Narkose ist die erhöhte FF mit für die in der Regel bestehende Antidiurese verantwortlich.

Literatur

1. BASSENGE, E. und BRECHTELSBAUER, H.: (persönliche Mitteilung). Physiol. Inst. d. Universität München
2. BEHRENBECK, D. W., REINHARDT, H. W.: Untersuchungen an wachen Hunden über die Einstellung der Natriumbilanz. II. Postprandiale Elektrolyt- und Wasserbilanz bei unterschiedlicher Kochsalzzufuhr. Pflügers Arch. ges. Physiol. 295, 280-292 (1967)
3. DEUTSCH, S. M., GOLDBERG, W., STEPHAN, W., WEN-HSIEU WU: Effects of halothane anesthesia on renal function in normal man. Anesthesiology 27, 793 (1966)
4. FRONEK, K., STAHLGREN, L. H.: Systemic and regional hemodynamic changes during food intake and digestion in nonanesthetized dogs. Circulation Res. 23, 687-692 (1968)
5. HARDT, D., GROSS, R., KIRCHHEIM, H.: Nachweis einer ß-adrenergen Dilatation der Nierengefäße am wachen Hund. Pflügers Arch. ges. Physiol. 327, 152-166 (1971)

6. KRAMER, K., BOYLAN, J. W., KECK, W.: Regulation of total body sodium in the mammalian organism. Nephron 6, 379 (1969)
7. LEWY, J. E., WINDHAGER, E. E.: Peritubular control of proximal tubular fluid reabsorption in the rat kidney. Amer. J. Physiol. 214, 943 (1968)
8. MAZZE, J. R., SCHWARTZ, F. D., SLOCUM, H. C., BARRY, K. G.: Renal function during anesthesia and surgery. 1. The effects of halothane anesthesia. Anesthesiology 24, 279 (1963)
9. RUSHMER, R. F., FRANKLIN, D. L., van CITTERS, R. L. and SMITH, O. A.: Changes in peripheral Blood Flow Distribution in Healthy Dogs. Circulation Res. 9, 675-687 (1961)
10. VATNER, S. F., FRANKLIN, D., van CITTERS, R. L.: Mesenteric vasoactivity associated with eating and digestion in the consious dog. Amer. J. Physiol. 219, 170-174 (1970)

EINFLUSS WIEDERHOLTER HALOTHANNARKOSEN AUF DIE PHARMAKOKINETIK VON BROMSULPHTHALEIN (BSP)

Von I. Rietbrock

Akute, zeitlich begrenzte Belastungen mit 2 Vol% Halothan über 5 Tage wie subnarkotische, chronische Applikationen von 0, 5 Vol% Halothan, tgl. 2 Std., über 4 Wochen, führen bei Ratten zu einer Zunahme des Lebergewichtes, zu einem Anstieg der $NADPH_2$-Cytochrom C Reduktase, zu einer Verkürzung der Hexobarbitalschlafzeit und zu einer erhöhten N-Demethylierung von Aethylmorphin in Lebermikrosomen (LINDE und BERMAN, 1971; RIETBROCK, I. und Mitarb., 1972; RIETBROCK, I. und RICHTER, 1972). Der gesteigerte Umsatz von Fremdstoffen ist die Folge einer vermehrten Synthese mikrosomaler Enzyme in der Leber, die als Enzyminduktion bezeichnet wird (CONNEY und Mitarb., 1960; REMMER, 1962).

Tabelle 1. Eliminationskonstanten und Halbwertzeiten von BSP vor und am 3. Tag nach Halothanvorbehandlung weiblicher Ratten (ca 200 g). Halothandosis: 2 Vol%, tgl. 1 Stunde über 5 Tage und 0, 5 Vol%, tgl. 2 Stunden, über 4 Wochen. BSP-Dosis: 50 mg/kg iv.

	Phase I			Phase II		
Vorbehandlung	A (mg%)	K_1 (min^{-1})	$t_{1/2}$ (min)	B (mg%)	K_2 (min^{-1})	$t_{1/2}$ (min)
Kontrollen	81, 4	0, 1954	3, 55	23, 4	0, 0766	9, 05
Halothan 2 Vol% 5 x 1 Std.	78, 7	0, 2433	2, 84	20, 8	0, 0745	9, 30
Kontrollen	105, 8	0, 2214	3, 13	41, 2	0, 0607	11, 43
Halothan 0, 5 Vol% 24 x 2 Std.	101, 4	0, 3332	2, 08	19, 4	0, 0795	8, 72

Neben mikrosomalen Enzymen können auch zytoplasmatische Enzyme induziert werden. So ist seit langem bekannt, daß Phenobarbital die Konjugation von Sulfadimethoxin und BSP zu polaren, wasserlöslichen Metaboliten beschleunigt (REMMER, 1964; FUJIMOTO und Mitarb., 1965; SCHELLHAS und Mitarb., 1965; GOGL, 1971). Ob diese Eigenschaft auch das Halothan besitzt, sollte daher geprüft werden. Als Testsubstanz eignet sich das Bromsulphthalein (BSP). Die BSP-Elimination ist ein komplexes Geschehen, bei dem folgende Vorgänge successiv bzw. simultan ablaufen:

1. Verschwinden von BSP aus dem Plasma und Aufnahme in die Leberzelle,
2. Metabolisierung von BSP zu polaren Konjugaten und
3. die Ausscheidung von freiem und konjugiertem BSP mit der Galle.

Diese einzelnen Parameter können durch Halothan mehr oder weniger beeinflußt werden.

Weibliche Ratten mit einem Körpergewicht von 200 g inhalierten 2 Vol% Halothan, tgl. 1 Stunde, an 5 aufeinander folgenden Tagen. Anschließend wurden am 1. 3. 7. und 14. Tag nach der letzten Halothangabe zunächst jeweils 20 mg/kg BSP intravenös injiziert und 5 min später die Plasmakonzentrationen an BSP ermittelt. An jedem Untersuchungstag wurden 1 bis 2 Kontrolltiere mitgeführt und in einer Gruppe zusammengefaßt (Abb. 1).

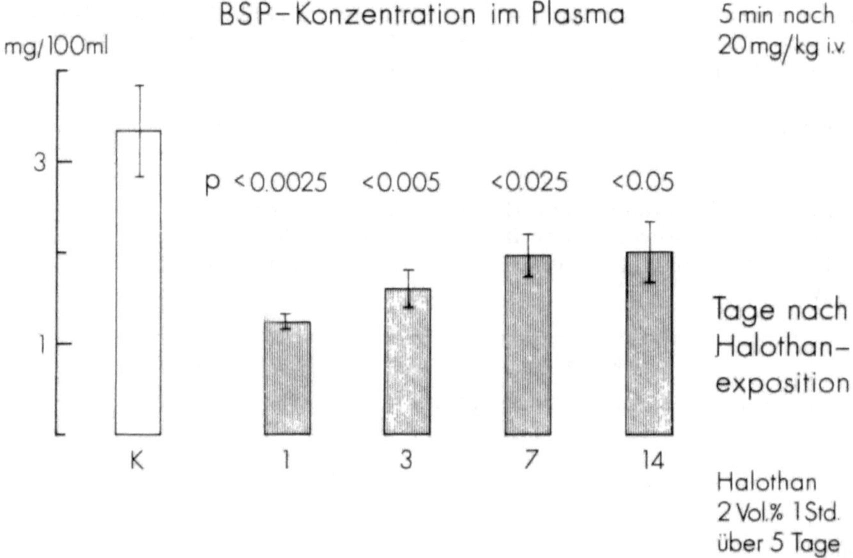

Abb. 1. BSP-Konzentrationen im Plasma weiblicher Ratten 5 min nach Gabe von 20 mg/kg BSP i. v. vor und nach Behandlung mit 2 Vol.% Halothan, tgl. 1 Stunde, an 5 aufeinanderfolgenden Tagen. Die helle Säule symbolisiert den Mittelwert von 9 Kontrolltieren, die schraffierten Säulen stellen die Mittelwerte von je 7 Versuchstieren zu den angegebenen Zeiten nach der letzten Halothanexposition dar

Bei Halothan vorbehandelten Ratten sind gegenüber den Kontrolltieren die Konzentrationen im Plasma signifikant erniedrigt. Die BSP-Konzentration beträgt im Mittel nur 26,8% des Ausgangswertes am 1. Tag nach Absetzen des Halothans. In der Folgezeit gleichen sich die Plasmakonzentrationen der Versuchstiere denen der Kontrolltiere langsam an, sie sind jedoch am 14. Tag immer noch signifikant verschieden. Zur Klärung der Frage, ob die Beschleunigung der BSP-Elimination durch eine erhöhte Aufnahme in die Leberzelle, durch eine Steigerung der Metabolisierung zu polaren Konjugaten oder durch eine forzierte biliäre Sekretion zustande kommt, wurden detaillierte Untersuchungen am 1. Tag nach Halothanbelastung durchgeführt.

Ein Rattenkollektiv wurde mit 2 Vol% Halothan, tgl. 1 Stunde, an 5 Tagen, ein anderes mit 0,5 Vol% Halothan, tgl. 2 Stunden, über 4 Wochen vorbehandelt. Die BSP-Dosis betrug 50 mg/kg i.v. Bestimmt wurden die Konzentrationen an BSP im Plasma, in der Leber und in der Galle. Das mit der Galle ausgeschiedene BSP wurde papierchromatographisch in freies und metabolisiertes aufgetrennt (WERNZE, 1964).

Der Abfall der BSP-Konzentrationen im Plasma von unbehandelten und mit Halothan vorbehandelten Ratten ist in Abb. 2 dargestellt. Während der Versuchsdauer von 60 min liegen die BSP-Konzentrationen im Plasma bei den mit 2 Vol% vorbehandelten Tieren in den ersten 10 min, bei den mit 0,5 Vol% vorbehandelten

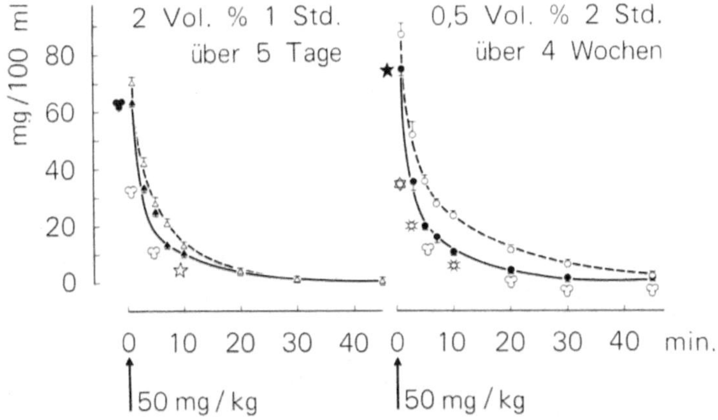

Abb. 2. BSP-Elimination weiblicher Ratten vor (gestrichelte Linie) und am 1. Tag nach Vorbehandlung mit 2 Vol.% Halothan, tgl. 1 Stunde, an 5 Tagen bzw. mit 0,5 Vol.% Halothan, tgl. 2 Stunden, über 4 Wochen (durchgezogene Linie, BSP-Dosis: 50 mg/kg i.v.). Jeder Punkt stellt den Mittelwert von je 8 Kontrolltieren bzw. Halothantieren dar ($\bar{x} \pm S\bar{x}$). ✶ $p<0,05$; ☆ $p<0,025$; ✡ $p<0,01$; ◁ $p<0,0025$; ✲ $p<0,0005$

Tieren von Anfang bis Ende signifikant niedriger als die der Kontrollratten. Die Gesamtelimination von BSP aus dem Plasma der Ratte verläuft exponentiell und kann durch zwei Exponentialfunktionen beschrieben werden (RICHARDS, 1965; GOGL, 1971). Bei halblogarithmischer Darstellung ergeben sich zwei Geraden mit den Neigungen K_1 und K_2, die die Ordinate zum Zeitpunkt O bei A und B schneiden. Die Summe dieser beiden einfachen Exponentialgleichungen.

$$X = A e^{-K_1 t} + B e^{-K_2 t}$$

ist der beobachtete Plasmaspiegel (Abb. 3). Solche Plasmakonzentrationsverläufe können durch ein sog. "Zwei-Kompartmentsystem mit Ausscheidung" am ein-

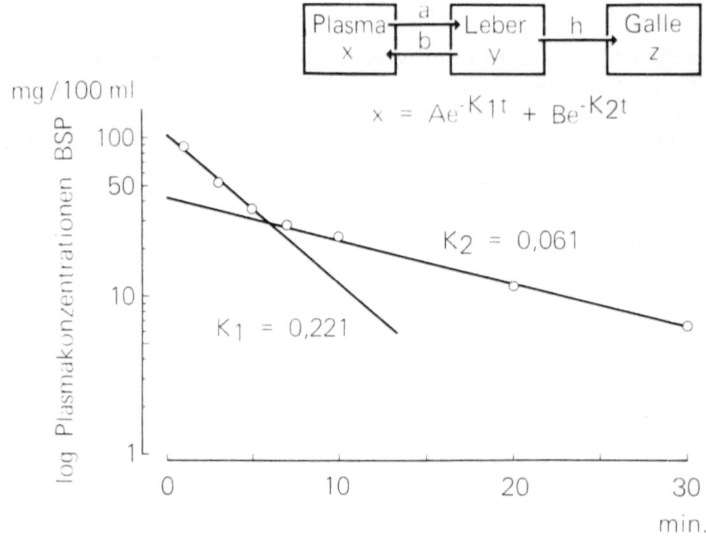

Abb. 3. Halblogarithmische Darstellung der BSP-Elimination aus dem Plasma von weiblichen Kontrollratten (BSP-Dosis 50 mg/kg i. v.)

fachsten erklärt werden. Phase 1 wird überwiegend durch die Geschwindigkeitskonstante a der Leberaufnahme bestimmt. Von der 5. Minute an verzögert sich die Eliminationsgeschwindigkeit, um dann ab der 10. Minute in die langsamere Phase überzugehen. Diese Phase ist in erster Linie durch die Geschwindigkeitskonstante h der biliären Exkretion festgelegt. Eliminationskonstanten, Halbwertzeiten und extrapolierte BSP-Konzentrationen der Kontroll- und Versuchstiere sind in Tab. 1 aufgeführt. Nach einer kurzfristigen Vorbehandlung mit 2 Vol% Halothan wird die Halbwertzeit von BSP in der ersten schnellen Phase von 3, 55 min auf 2, 84 min, nach einer längeren Vorbehandlung mit 0, 5 Vol% Halothan von 3, 13 min auf 2, 08 min verkürzt. In der zweiten langsamen Phase ist nur bei den mit 0, 5 Vol% vorbehandelten Ratten eine Beschleunigung der BSP-Elimination nachzuweisen.

Die Elimination von BSP aus dem Plasma infolge Aufnahme in das Leberparenchym wird durch Halothanvorbehandlung der Tiere offenbar erleichtert. So finden sich nach 1, 3 und 5 min nach BSP-Gabe bei Versuchstieren deutlich höhere Konzentrationen im Lebergewebe als bei unbehandelten Kontrolltieren. Nach 10 min haben sich die Konzentrationen in der Leber beider Kollektive weitgehend angeglichen (Abb. 4).

Mit der Aufnahme in die Leber beginnt die 2. Phase der BSP-Elimination, nämlich die Ausscheidung der Substanz mit der Galle (Abb. 5). Unabhängig von irgendeinem Fremdstoffangebot ist die Galleproduktion infolge direkter Halothan-

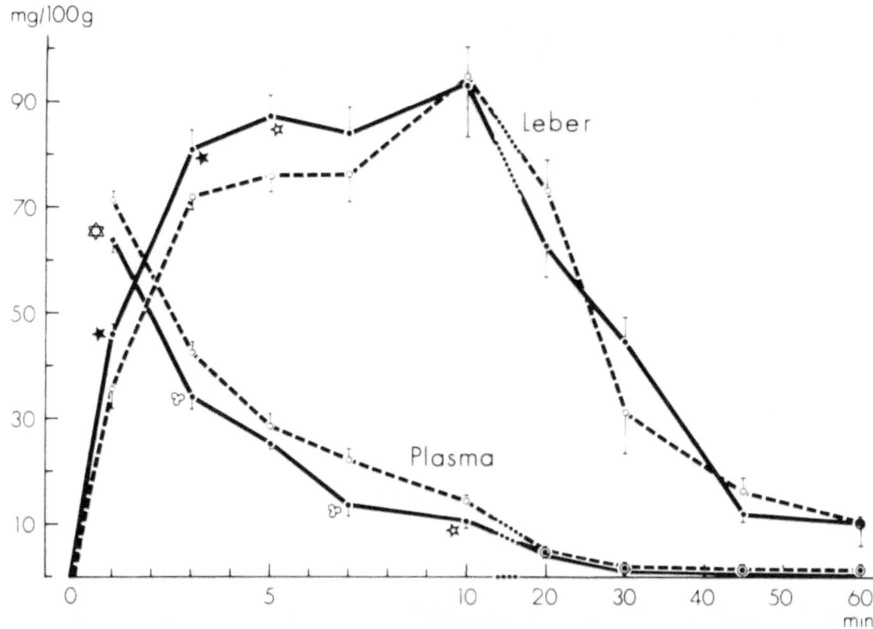

Abb. 4. BSP-Konzentrationen in Plasma und Leber vor (gestrichelte Linie) und am 1. Tag nach der letzten Exposition in 2 Vol.% Halothan, tgl. 1 Stunde an fünf aufeinanderfolgenden Tagen (durchgezogene Linie). Jeder Punkt stellt den Mittelwert von 6 - 8 Kontroll- bzw. Halothantieren dar ($\bar{x} \pm S\bar{x}$). ★ $p < 0,05$; ✫ $p < 0,025$; ✡ $p < 0,01$; ♧ $p < 0,0025$

einwirkung nach Vorbehandlung mit 2 Vol% um 30,3% und nach Vorbehandlung mit 0,5 Vol% um 68,5% gesteigert. Trotz der verstärkten Gallesekretion ist die Gesamtausscheidung von BSP mit 87,1 bzw. 86,1% gegenüber den Kontrollratten mit 79,8 bzw. 80,7% nur gering erhöht. Die Bestimmung des Gesamt-BSP je Zeitspanne ergibt jedoch, daß gegenüber den Kontrollen die vorbehandelten Ratten BSP anfangs sehr viel schneller exzernieren (Abb. 5).

Die durch Halothan induzierte Steigerung der exkretorischen Leberleistung während der ersten 30 min wird noch deutlicher erkennbar, wenn man das Gesamt-BSP in den freien, nicht metabolisierten Anteil einerseits und in den metabolisierten, die BSP-Konjugate umfassenden Anteil andererseits auftrennt. Wie Abb. 6 zeigt, ist für die nach Halothan-Vorbehandlung erfolgte Steigerung der Exkretion von Gesamt-BSP sowohl der freie wie der metabolisierte Anteil maßgebend. Die vorbehandelten Tiere scheiden freies und metabolisiertes BSP innerhalb der ersten 30 min wesentlich schneller aus, während in der zweiten Zeitspanne von 30 bis 60 min die Exkretionsrate an metabolisiertem BSP unter die der Kontrolltiere absinkt, freies BSP aber auch hier vermehrt ausgeschieden wird.

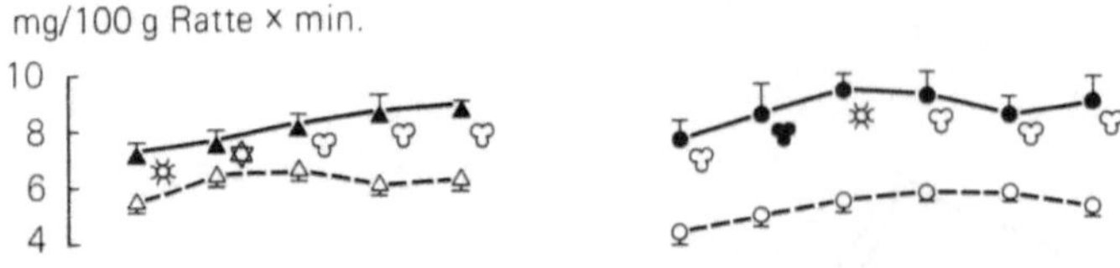

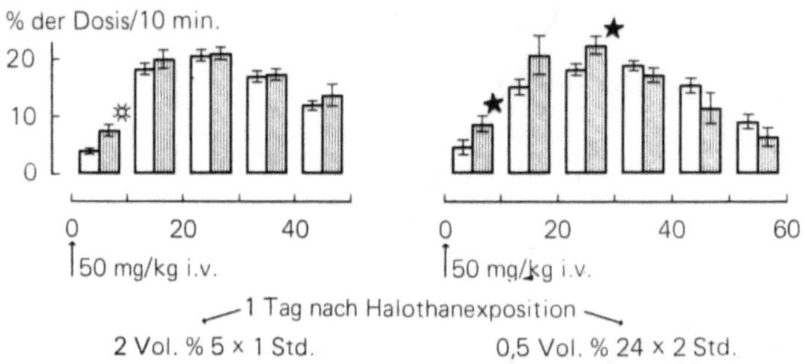

Abb. 5.

oben: Gallefluß weiblicher Ratten vor (gestrichelte Linie) und am 1. Tag nach Vorbehandlung mit 2 Vol.% Halothan, tgl. 1 Stunde an 5 Tagen bzw. mit 0,5 Vol.% Halothan, tgl. 2 Stunden, über 4 Wochen (jeweils durchgezogene Linie) in 10-minütigen Abständen.

unten: BSP-Auscheidung mit der Galle in % der Dosis in 10-minütigen Abständen nach intravenöser Injektion von 50 mg/kg BSP vor (helle Säulen) und am 1. Tag nach der Halothanvorbehandlung (s. oben, schraffierte Säulen) von je 7 - 8 Kontroll- wie Halothantieren ($\bar{x} \pm S\bar{x}$). ✦ $p < 0,05$; ✡ $p < 0,01$; ♣ $p < 0,005$; △ $p < 0,0025$; ✲ $p < 0,0005$

Im Vergleich zum Halothan hat Phenobarbital auf die Auscheidung von freiem unverändertem BSP keinen Einfluß (HORNEF, 1966). Die Ausscheidungsrate liegt sogar in beiden Zeitspannen unter der der Kontrolltiere. Die Mehrausscheidung von Gesamt-BSP geht überwiegend zu Lasten des metabolisierten BSP (siehe Abb. 6).

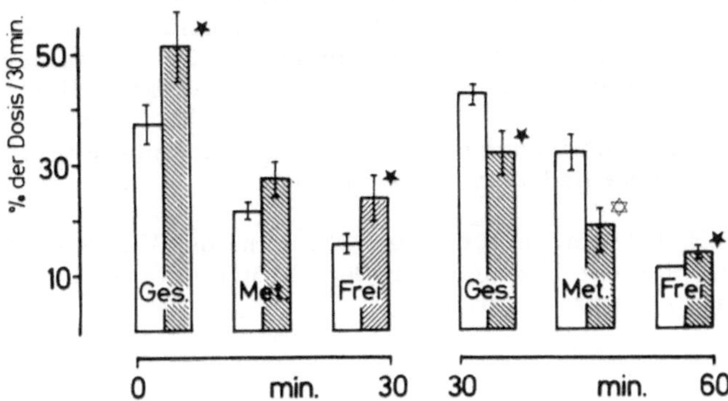

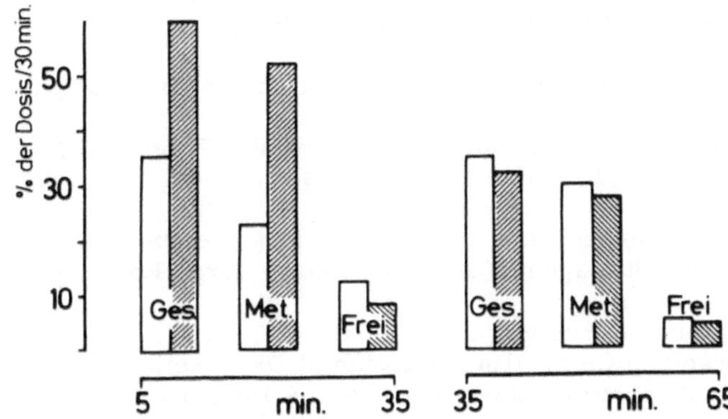

Abb. 6. Gesamt-BSP sowie freies und metabolisiertes BSP in der Galle (BSP-Dosis 50 mg/kg i.v.). Sammelperioden: 0-30 bzw. 30-60 min nach Halothan; 5-35 bzw. 35-65 min nach Phenobarbital.

oben: vor (helle Säulen) und am 1. Tag nach Vorbehandlung mit 0,5 Vol.% Halothan, tgl. 2 Stunden, über 4 Wochen (schraffierte Säulen).

unten: vor und am 2. Tag nach Vorbehandlung mit 50 mg/kg Phenobarbital i.p. an 5 aufeinanderfolgenden Tagen. (Die Werte wurden aus der Dissertation von HORNEF entnommen). ★ $p < 0,05$; ✡ $p < 0,01$

Zusammenfassung

Wiederholte Applikationen von Halothan in narkotischen und subnarkotischen Dosen an Ratten beschleunigen die Elimination von BSP aus dem Plasma, die Aufnahme von BSP in die Leber und seine Ausscheidung mit der Galle. Der Gallefluß ist, unabhängig vom BSP-Angebot, vermehrt. Es ist unbekannt, ob diese

Veränderungen in der Leber durch Halothan selbst oder durch seine Metabolite ausgelöst werden. An der erhöhten Clearance von BSP könnten folgende Faktoren maßgeblich beteiligt sein: eine Änderung der Proteinbindung von BSP im Blutplasma bzw. in der Leberzelle. Eine Erhöhung der Dissoziationsgeschwindigkeit von BSP aus dem Albuminkomplex würde die Blut- Leberpassage erleichtern und die Substanz in der Leberzelle stärker konzentrieren. Die höhere Konzentrierung steigert zusammen mit dem gleichzeitig verstärkten Galleﬂuß die effektive Exkretion an freiem BSP. Der vermehrten Synthese von BSP zu polaren, wasserlöslichen Konjugaten durch Halothaneinwirkung scheint im Gegensatz zum Phenobarbitaleffekt nur eine untergeordnete Bedeutung zuzukommen.

Herrn Priv. Doz. Dr. H. WERNZE (Zentrum für Innere Medizin, der Universität Würzburg) sind wir für die Hilfe bei der Durchführung der chromatographischen Analyse von BSP und Metabolite zu Dank verpflichtet.

Literatur

CONNEY, A. H., DAVISON, C., GASTEL, R., BURNS, J.J.: Adaptive increases in drug metabolizing enzymes induced by phenobarbital and other drugs. J. Pharmacol. exp. Ther. 130, 1 (1960)

FUJIMOTO, J. M., EICH, W. F., NICHOLS, H. R.: Enhanced sulfobromophthalein disappearance in mice pretreated with various drugs. Biochem. Pharmacol. 14, 515 (1965)

HORNEF, W.: Der Einfluß von Barbituraten auf die Elimination von Bromsulphthalein. Dissert. 1966, Tübingen

GÖGL, A.: Changes in Bromsulphophthalein (BSP) and Indocyanin-Green (ICG) metabolism in man after barbital induction. Acta physiol. Acad. Sci. Hung. 40, 367 (1971)

LINDE, H. W., BERMAN, M. L.: Nonspecific stimulation of drug-metabolizing enzymes by inhalation anesthetic agents. Anesth. Analg. Curr. Res. 50, 656 (1971)

REMMER, A.: Drugs as activators of drug enzymes: In: Brodie, B. B., Erdos, E. G. (Eds): Metabolic Factors Controlling Duration of Drug Action. Proc. First Int. Pharmacological Meeting, Stockholm, Vol. 6 Pergamon Press, Oxford P. 235 (1962)

REMMER, H.: Vermehrte Glucuronidierung von Sulfadimethoxin während und nach Phenobarbitalbehandlung bei Ratten. Naunyn-Schmiedebergś Arch. exp. Path. Pharmak. 247, 461 (1964)

RICHARDS, T. G.: The plasma concentration of bromosulphalein (BSP) after single intravenous injection in normal and abnormal human subjects. In: The Biliary System. Ed. W. Taylor, p. 567, Blackwell Scientific Publications, Oxford 1965

RIETBROCK, I., LAZARUS, G., OTTERBEIN, A.: Effect of halothane on the hepatic drug metabolizing system. Naunyn-Schmiedeberg's Arch. Pharmacol. 273, 422 (1972)

RIETBROCK, I., RICHTER, E.: Influence of repeated halothane anaesthesia on the activity of drug metabolizing enzymes in rat liver. Digestion 6, 301 (1972)

SCHELLHAS, H., HORNEF, W., REMMER, H.: Beschleunigung der Elimination von Bromsulfthalein (BSP) durch Phenobarbital. Naunyn-Schmiedebergs Arch. exp. Path. Pharmak. 251, 111 (1965)

WERNZE, H.: Erweiterte Funktionsdiagnostik der Leber mit Bromsulphthalein. Med. Klinik 59, 1533 (1964)

EXPERIMENTELLE UNTERSUCHUNGEN IN VIVO ZUR KATECHOLAMINSEKRETION AUS DEM NEBENNIERENMARK BEI METHOXYFLURANNARKOSE

Von C. Dreyer, D. Bischoff und M. Göthert

An 8 Katzen, die als Basisnarkoticum Pentobarbital (30 mg/kg, i.p.) erhalten hatten, wurde geprüft, ob Methoxyfluran die spontane Katecholamin(KA)-Freisetzung aus dem Nebennierenmark hemmt. Die KA-Konzentrationen im Blut der linken V. adrenolumbalis wurden spektrofluorometrisch nach HÄGGENDAL (1963) bestimmt. Vor Einleitung der Methoxyflurannarkose betrug die Adrenalin (A)-Sekretion 5,1, die Noradrenalin(NA)-Sekretion 3,7 ng/kg/min. Nach je 40-minütiger Einwirkung von 0,3 und 0,4 Vol. % Methoxyfluran fiel die Sekretion beider Katecholamine konzentrationsabhängig ab. Am Ende der Methoxyflurannarkose betrug die A-Sekretion nur noch 17%, die NA-Sekretion sogar nur noch 6% des Ausgangswertes. Eine Stunde nach Absetzen des Narkoticums war die KA-Sekretion wieder auf das Ausgangsniveau angestiegen. Entsprechende Veränderungen der KA-Freisetzung hatten auch LI et al. (1968) bei Hunden beobachten können.

Zur Klärung des Wirkungsmechanismus wurde an 7 Katzen untersucht, ob sich die Hemmwirkung des Methoxyflurans auch auf die gesteigerte KA-Freisetzung bei Reizung des N. splanchnicus erstreckt. Dafür legten wir eine Platinelektrode ca. 1 cm oberhalb der Nebenniere an den linken N. splanchnicus, der während der Versuche in Anlehnung an SCHÜMANN u. WERNER (1971) über 5 min mit 4 Volt, 1 msec und 10 Hz gereizt wurde. Die Blutentnahmen aus der V. adrenolumbalis begannen gleichzeitig mit der Reizung und dauerten 10 min. Vor Methoxyflurannarkose führte die elektrische Stimulation zu einer Sekretionssteigerung von A und NA auf 112 bzw. 154 ng/kg/min. Auch diese gesteigerte Sekretionsleistung wurde durch Einwirkung von Methoxyfluran konzentrationsabhängig (0,3 Vol. %, 0,4 Vol. %, 0,6 Vol. % jeweils 40 min) gehemmt. Bei der Endkonzentration von 0,6 Vol. % Methoxyfluran sank die A-Sekretion aus der stimulierten Nebenniere auf 12%, die NA-Sekretion sogar auf 4% des Ausgangswertes ab; 1 1/2 Stunden nach Absetzen des Narkoticums stieg die KA-Abgabe aus der stimulierten Drüse wieder an. Analog hatte sich in Perfusionsversuchen an isolierten Rindernebennieren herausgestellt (GÖTHERT, 1972), daß Methoxyfluran die durch Acetylcholin stimulierte KA-Freisetzung fast vollständig blockiert. Dementsprechend wird in vivo die KA-Freisetzung aus den Nebennieren durch Methoxyfluran auf die Weise vermindert, daß dieses Narkoticum die sekretionssteigernde Wirkung des aus den Nn. splanchnici freigesetzten Acetylcholins hemmt.

Schließlich untersuchten wir an 8 Katzen die Auswirkung von Methoxyfluran auf den pressorischen Effekt einer elektrischen Splanchnicusstimulation und die blutdrucksteigernde Wirkung einer Standarddosis NA (1 µg/kg). Die fortlaufende Messung des Blutdrucks erfolgte in der A. femoralis mit Hilfe eines Statham-Elements. Vor Narkose ergab die Reizung des N. splanchnicus einen Blutdruckanstieg um 95 mm Hg, während NA den Druck um 67 mm Hg steigerte. Nach Einatmung von 0,4 und 0,6 Vol. % Methoxyfluran nahm der pressorische Stimulationseffekt auf 61% bzw. 22% des Ausgangswertes ab, während der blutdrucksteigernde Effekt der NA-Standarddosis nicht signifikant erniedrigt wurde. Daraus ergibt sich, daß zumindest bei erhöhter Aktivität des sympathoadrenalen Systems die Verminderung der KA-Sekretion aus dem Nebennierenmark zum blutdrucksenkenden Effekt dieses Narkoticums beiträgt.

Literatur

GÖTHERT, M.: Anaesthesiologie und Wiederbelebung 70 (1972)
HÄGGENDAL, J.: Acta physiol. scand. 59, 242 (1963)
LI, T.-H., M.S. SCHAUL, and B.E. ETSTEIN: Anesthesiology 29, 1145 (1968)
SCHÜMANN, H.J., U. WERNER: Naunyn-Schmiedebergs Arch. Pharmak. 268, 71 (1971)

TIEREXPERIMENTELLE UNTERSUCHUNGEN ÜBER DEN EINFLUSS VON PENTOTHAL UND PROPANIDID AUF DIE NIERENFUNKTION

Von P. Lübke, E. Oberhausen und Ch. Trost

Zur Untersuchung der Nierenfunktion bedienten wir uns der renalen Ganzkörperclearance mit 131 J-Hippuran und des Isotopennephrogramms (1). Bei der Berechnung der Clearance (Abb. 1) muß die Änderung der Körperaktivität (m) in der Zeiteinheit (t) – ausgedrückt als Differentialquotient ($\frac{dm}{dt}$) – durch die Plasmaaktivität (Cp) zur Zeit (t) dividiert werden. Der Wert ($\frac{dm}{dt}$) wird durch numerische Differenzierung der Ganzkörperretentionskurve erhalten, der Wert (Cp) durch Messung einer Serumprobe.

Die zweite Abbildung (Abb. 2) zeigt den von uns benutzten Clearance-Meßplatz. Die Bleiabschirmung der Nieren-Blasengegend bei der Messung der Ganzkörperretentionskurve von oben ist gut zu erkennen. Mit den beiden unter dem Tisch angebrachten Meßsonden konnte eine Messung der Aktivität über je einer Niere (Isotopennephrogramm) oder über den Nieren und der Blase erfolgen (1).

Unsere Untersuchungen wurden an erwachsenen Bastardhunden vorgenommen. Ohne vorhergehende Prämedikation erfolgte die Narkoseeinleitung durch intravenöse Verabreichung von 20 mg/kg KG Pentothal. Nach endotrachealer Intubation beatmeten wir die Tiere mit dem Drägerpulmomaten mit Lachgas/Sauerstoff im Verhältnis 2 : 1 l/min, gleichzeitig relaxierten wir mit Succhinylbischolin im Dauertropf. Mit Hilfe eines intraarteriellen Katheters wurden erforderliche Blutentnahmen zur Bestimmung der 131 J-Hippuran-Clearance und eine fortlaufende Messung des arteriellen Blutdruckes durchgeführt.

Auf dem folgenden Bild (Abb. 3) sehen Sie ein völlig normales Isotopennephrogramm nach 20 mg/kg KG Pentothal intravenös. Auch die Ganzkörperretentionskurve links im Bild verläuft regelrecht. Die Clearancewerte lagen im Normbereich.

$$\text{Clearance} = \frac{\frac{dm}{dt}}{Cp}.$$

Abb. 1. Clearance-Formel zur Berechnung der renalen Ganzkörperclearance

Die hier wiedergegebenen Resultate erhielten wir, als wir einem Zufallsbefund nachgingen. Bei der Untersuchung der durch Propanidid hervorgerufenen Veränderungen der Nierenfunktion war der zeitliche Abstand zwischen der Einleitungsdosis Thiobarbiturate und der zu untersuchenden Dosis Propanidid zu kurz geraten.

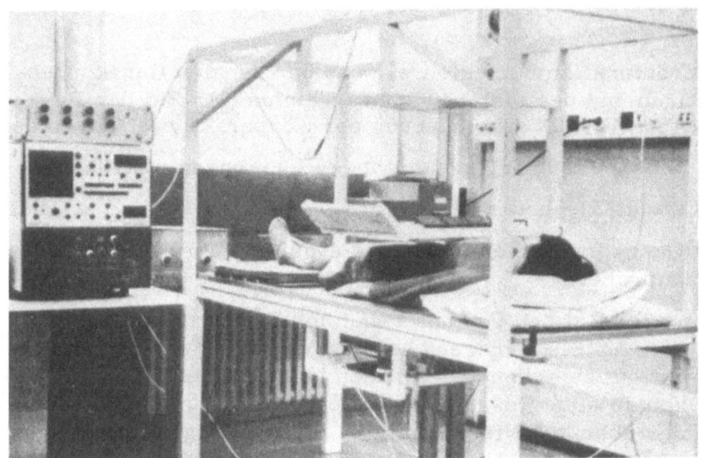

Abb. 2. Clearance-Meßplatz für klinische Anwendung

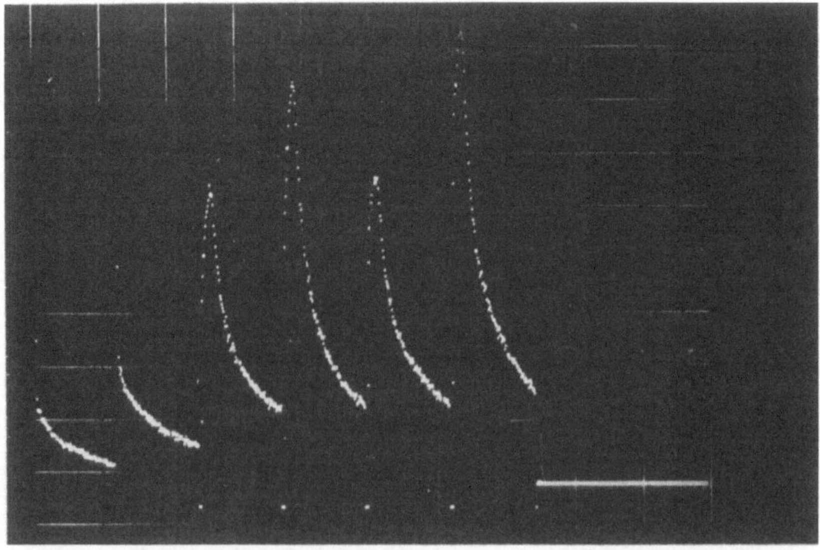

Abb. 3. Unauffälliges Isotopennephrogramm und unauffällige Ganzkörperkurve (links im Bild)

Das anfangs normale Isotopennephrogramm zeigte jetzt nach Injektion von 15 mg/ kg KG Epontol einen Wiederanstieg der Aktivität über beide Nieren (Abb. 4 a + b). 20 min nach Verabfolgung des Propanidid war noch kein Abfall der Aktivität und damit kein Anzeichen einer sich normalisierenden Nierenfunktion zu erkennen.

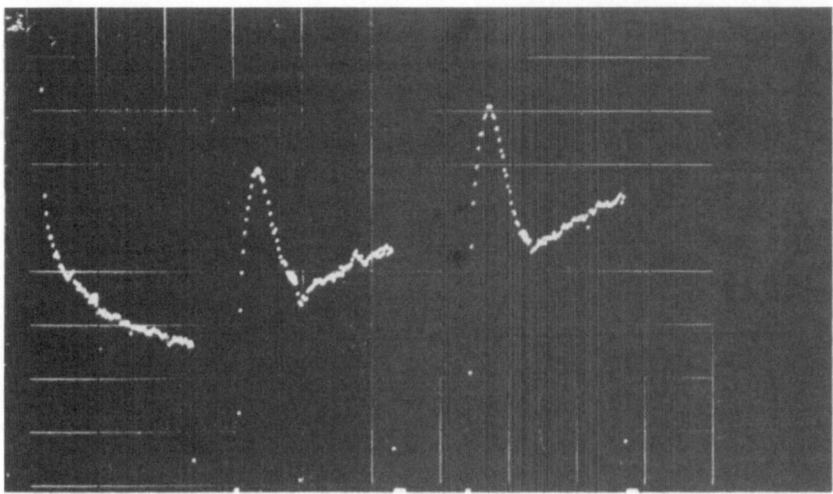

Abb. 4 a. Originalregistrierung nach Injektion von 15 mg/kg KG Propanidid

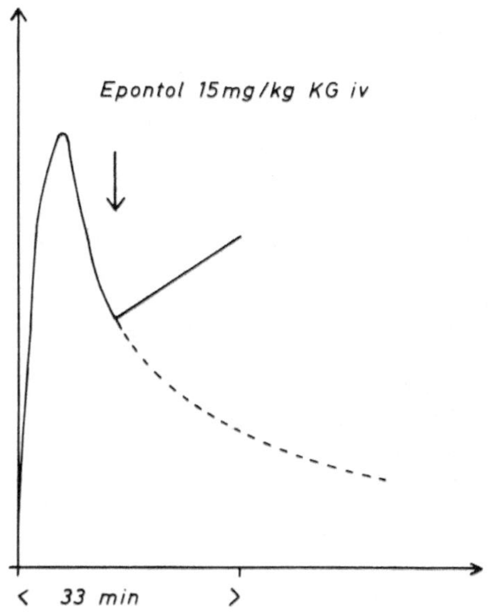

Abb. 4 b. Schematische Darstellung der Originaregistrierung; die gestrichelte Linie zeigt den normalen Verlauf eines Nephrogramms an

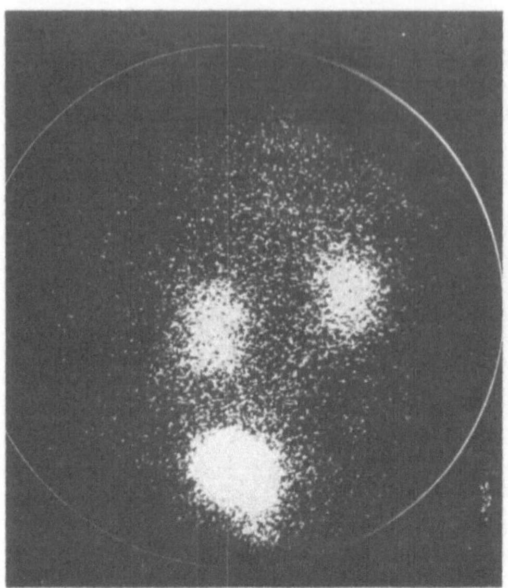

Abb. 5. Originalaufnahme der Nieren- und Blasenregion eines Hundes mit der Anger-Kamera nach Injektion von 131-J-Hippuran und vorheriger Verabfolgung von Thiopental und Propanidid

Aufnahmen mit Hilfe einer Anger-Kamera (Abb. 5) ließen erkennen, daß ein Harnabflußhindernis mit folgender Aktivitätsanreicherung im Nierenbecken nicht als Erklärung für den ungewöhnlichen Verlauf des Nephrogramms in Frage kam. Auf der Abbildung ist deutlich sichtbar, daß 131 J-Hippuran in die Blase abgeflossen ist, keine Anhäufung von Aktivität im Nierenbecken vorlag, sondern sich das Nierenparenchym darstellte.

Weitere Untersuchungen zeigten, daß diese Veränderungen des Isotopennephrogramms allein unter Pentothal nicht auftraten und die Schwere der Veränderungen am Nephrogramm abhängig von der zeitlichen Differenz der Verabfolgung von Barbiturat und Propanidid war. Die nächste Abbildung (Abb. 6) zeigt das Nephrogramm eines Hundes, der 60 min nach Narkoseeinleitung mit 20 mg/kg KG Thiopental 15 mg/kg Epontol intravenös erhielt. Die Kreislaufverhältnisse blieben dabei unauffällig, später stellten sich allerdings Zeichen einer Histaminliberation ein - eine Reaktion der Tiere auf den Lösungsvermittler Cremophor EL (2). Die Ganzkörperretentionskurve wies eine deutliche Abflachung auf als Zeichen einer verminderten Ausscheidung des 131 J-Hippurans. Die Nephrogramme über beiden Nieren zeigten ein Bild, wie man es klinisch bei entzündlichen oder toxisch bedingten Abflußstörungen findet (3). Die Durchblutungsphase über beiden Nieren war normal, die Sekretionsphase (5), d.h. die Anreicherung der Testsubstanz Hippuran in die Tubuluszelle war ebenfalls regelrecht, aber der Abtransport des Nuclids aus der Niere war gestört, ohne daß ein Harnabflußhindernis vorlag.

Bei Gabe eines schneller metabolisierten Barbiturates (5) (z.B. Brevimital) kamen die Veränderungen im Nephorgramm bei einer zeitlichen Differenz von 60 min zwischen Barbiturat und Propanidid weniger ausgeprägt zustande als bei Injektion von Thiopental und Epontol. Mit zunehmender Inaktivierung der Phar-

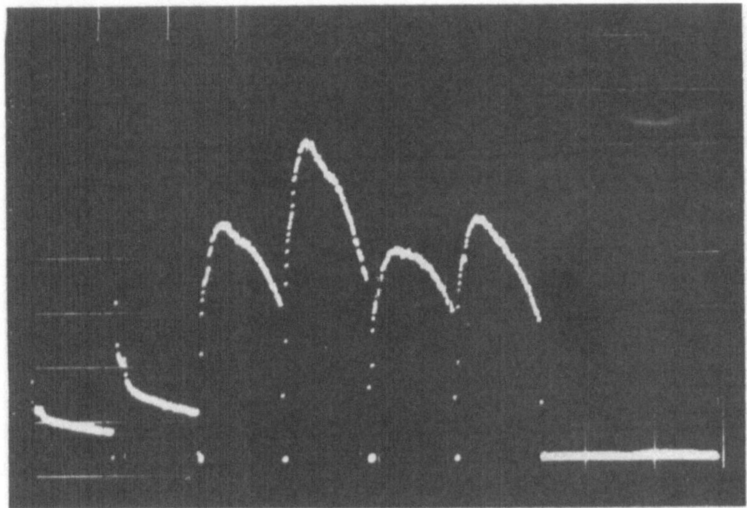

Abb. 6. Gestörte Isotopennephrogramme nach Verabreichung von Thiopental und Propanidid rechts im Bild, links Ganzkörperretentionskurve mit deutlicher Abflachung als Zeichen einer verminderten Aktivitätsabgabe aus dem Organismus

maka im Stoffwechsel war wieder eine Normalisierung des gestörten Isotopennephrogramms nachweisbar. Andererseits ließ sich durch zeitliche Zusammenführung der Injektion der beiden Narkotika das Ausmaß der Veränderungen im Nephrogramm verstärken. Letztendlich haben wir durch simultane Injektion von Epontol und Thiopental einen kompletten Ausflußstop für 131 J-Hippuran über den Nieren erzielen können. Durch kontinuierliche Zufuhr von Thiopental und Propanidin im Verhältnis 1 : 2 als Mischspritze konnte dieser Ausscheidungsstop der Niere für weit über eine Stunde aufrechterhalten werden. Dabei lagen die arteriellen Blutdruckwerte in Bereichen, die noch eine einwandfreie Harnbereitung gewährleisteten, wie auch unsere Messungen der Urinproduktion zeigten. Das letzte Bild (Abb. 7) zeigt im unteren Teil ein Isotopennephrogramm und darüber eine Ganzkörperretentionskurve eines Hundes, der 10 mg/kg KG Thiopental und 15 mg/kg Propanidid erhielt. Über einen Zeitraum von 50 min war keine Hippuran-Ausscheidung nachzuweisen, erst nach dieser Zeit deutete ein Aktivitätsabfall in Nephrogramm und Ganzkörperretentionskurve eine sich normalisierende Nierenfunktion an. Die vorher normalen Clearancewerte waren auf 50 bis 30% des Ausgangswertes reduziert.

Zusammenfassung

Offenbar kommt es durch die für die praktische Anaesthesie ungewöhnliche Kombination Thiopental - Propanidid zu Beeinträchtigungen des tubulären Transportsystems, die allein durch Clearance-Untersuchungen nicht faßbar sind. Anhand klassischer Clearance-Verfahren kann zudem nicht zwischen cardiovasculär bedingten Veränderungen der Nierenfunktion und solchen, die durch einen direkten Eingriff am Tubulus entstehen, differenziert werden. Wie unsere Untersuchungen zeigen, können aber unter manchen Bedingungen die Vorgänge am tubulären

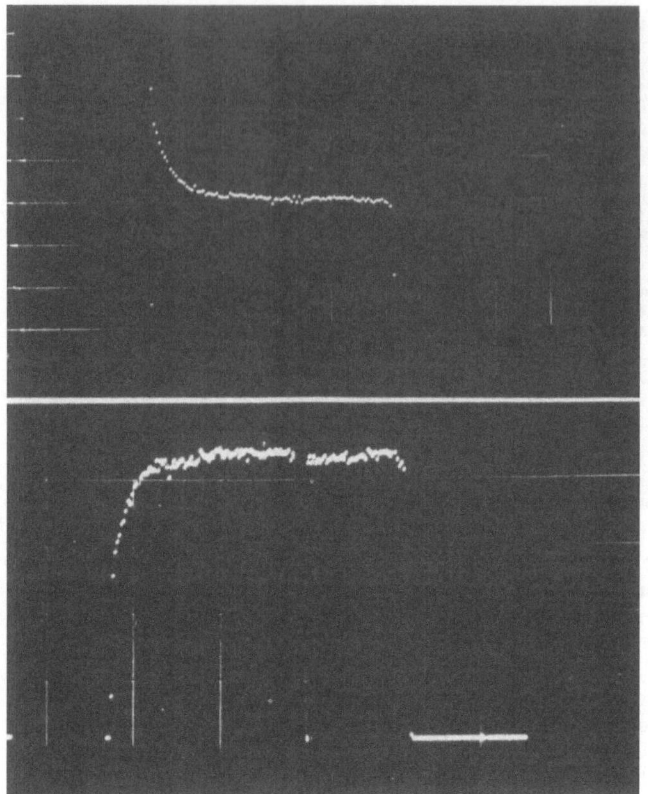

Abb. 7. Unterer Teil: Pathologisches Isotopennephrogramm mit fehlendem Abtransport von 131 J-Hippuran aus der Niere
Oberer Teil: Ganzkörperretentionskurve ohne abfallende Tendenz als Zeichen einer schwerwiegend gestörten 131 J-Hippuran-Ausscheidung
Erst im Endteil beider Kurven ist ein Abfall als Zeichen einer sich normalisierenden Ausscheidungsfunktion der Niere zu erkennen

Transportsystem im Vordergrund stehen. Unter diesen Umständen ist die Angabe des renal blood flow (RBF) oder des effective renal plasma flow (ERPF) bei unbekannt veränderter Extraktion nicht sinnvoll. Zur weiteren Klärung des Einflusses von Anaesthetika auf die Nierenfunktion scheint es daher geboten nach Methoden zu suchen, die das Verhalten des tubulären Transportes beschreiben.

Literatur

1. OBERHAUSEN, E.: Bestimmung der Nierenclearance mit dem Ganzkörperzähler. In: Nierenclearance, herausgegeben von R. Höfer, Fa. Hoechst
2. WIRTH, W., HOFFMEISTER, F.: Pharmakologische Untersuchungen mit Propanidid. In: Die intravenöse Kurznarkose mit dem neuen Phenoxyessigsäurederivat Propanidid, herausgegeben von K. HORATZ, R. FREY und M. ZINDLER, Springer-Verlag, Berlin-Heidelberg-New York 1965

3. WINKEL, K. zum: Nierendiagnostik mit Radioisotopen. Georg Thieme-Verlag Stuttgart 1964
4. TAPLIN, G. V.: zit. n. Karl zum Winkel (Nr. 3)
5. PARKE, D. V.: Biochemistry of the barbiturates in: Acute barbiturate poisoning, ed. by Henry Matthew. Amsterdam, Excerpta Medica 1971

THERAPIE-REFRAKTÄRE MYOKARDINSUFFIZIENZEN ALS MÖGLICHE FOLGE EINER SCHÄDIGUNG DER TRANSVERSALEN TUBULI DURCH HOHE DOSEN VERSCHIEDENER INHALATIONSNARKOTICA

Von H. J. Döring und R. R. Olbrisch

Praktisch alle gebräuchlichen klassischen Narkotica führen bekanntlich zu einer Dosis-abhängigen Reduktion der Kontraktionskraft des Herzens. Die Wirkungsweise der Narkotica am Myokard wurde jedoch - mit Ausnahme der Barbiturat-Verbindungen - noch nicht näher untersucht. Bekannt ist lediglich, daß Überdosen von Barbituraten im insuffizienten Herzen zu einer Anhäufung von ATP und Kreatinphosphat führen, da sie die Utilisation von energiereichem Phosphat durch Störung der elektro-mechanischen Koppelungsprozesse hemmen (vgl. FLECKENSTEIN, DÖRING u. KAMMERMEIER (1967)). Extra-Calcium, Sympathomimetica und Herzglykoside können hier nach unseren Untersuchungen die ATP-Sapltung am kontraktilen System reaktivieren und damit auch die Kontraktionskraft restituieren. In diesem Zusammenhang konnten wir vor einiger Zeit einen überraschenden Befund erheben: Im Gegensatz zu der Myokardinsuffizienz infolge Barbiturat-Überdosierung sind die Insuffizienzen durch Inhalationsnarkotica weitgehend Therapie-resistent.

Die vorliegenden Untersuchungen waren dazu bestimmt, die Ätiologie dieser irreversiblen Herzinsuffizienzen nach Überdosierung von Äthyläther, Chloroform, Fluothane, Penthrane und Chloräthyl näher zu analysieren und den Wirkungsmodus der Inhalationsnarkotica von dem der Barbiturate abzugrenzen.

Die Experimente wurden mit Rücksicht auf störend wirkende vasodilatatorische sowie zentral-nervöse Einflüsse der Narkotica am Herz-Lungen-Präparat des Meerschweinchens durchgeführt. Die Inhalationsnarkotica wurden mit der Atempumpe zugeführt, die Applikation der Barbiturate erfolgte in das Blutreservoir. Alle Narkotica wurden so dosiert, daß das Minutenvolumen einheitlich auf 1/3 der Norm, d.h. von 30 auf 10 ml absank. Hierzu wurde im allgemeinen etwa das Doppelte der narkotischen Dosis benötigt.

Abbildung 1 zeigt zunächst als Registrierbeispiel den Verlauf einer Herzinsuffizienz nach Verabfolgung von insgesamt 12,5 mg Nembutal/30 ml Blut. Typischerweise normalisierte sich hier die Herzleistung nach Gabe von 5 mg $CaCl_2$ augenblicklich. Evipan und Trapanal verhielten sich in dieser Hinsicht völlig identisch. Desgleichen konnten die Insuffizienz-Symptome regelmäßig auch durch Isoproterenol oder Strophantin behoben werden. Völlig anders verliefen dagegen die Versuche, in denen die kontraktile Insuffizienz mit einem Inhalationsnarkoticum erzeugt wurde. Abbildung 2 zeigt als Beispiel eine Registrierung nach Beatmung mit 2 Vol% Chloroform. Auch in diesem Experiment wurde auf dem Höhepunkt der Insuffizienz $CaCl_2$ verabreicht. Im Gegensatz zu der prompten Erholung der Barbiturat-geschädigten Herzen trat hier nur eine vorübergehende Steigerung der Förderleistung des Herzens ein. Auch zwei weitere $CaCl_2$-Gaben konnten die Kontraktionskraft nicht anhaltend normalisieren. Unter Auftreten von Arrhythmien kam es schließlich zu totalem Herzversagen.

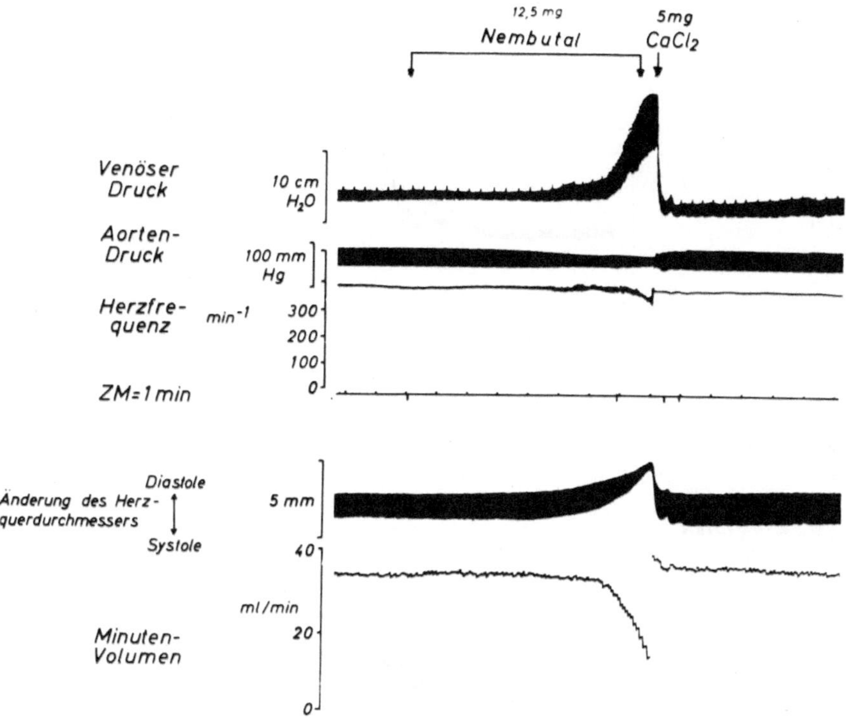

Abb. 1. Myokardinsuffizienz am Herz-Lungen-Präparat eines Meerschweinchens nach Gabe von 12,5 mg Nembutal (Pentothal-Na) pro 30 ml Blut. Charakteristischerweise kommt es hierbei zu einem Anstieg des venösen Druckes, zu einer Zunahme des Herzquerdurchmessers und zu einer Abnahme des Minutenvolumens. Nachdem die Förderleistung auf 10 ml abgesunken war, wurde dem Blut 5 mg $CaCl_2$ zugesetzt. Wie zu erwarten, normalisierte sich die Herzleistung daraufhin augenblicklich

Von insgesamt 58 Experimenten, in denen mit verschiedenen Inhalationsnarkoticis eine Myokardinsuffizienz erzeugt worden war, kam es nach Gabe von $CaCl_2$, Isoproterenol oder Strophanthin in nur einem einzigen Fall zu einer deutlichen Verbesserung der Herzfunktion. In 34 Fällen kam es im Anschluß an die Pharmaka-Gabe zu einem kurzfristigen Anstieg der Förderleistung mit Übergang in Extrasystolen, Kammerwogen oder Kammerflimmern und Herzstillstand. In 23 Versuchen war überhaupt keine Reaktion der insuffizienten Herzen zu verzeichnen. Im Gegensatz dazu sprachen 25 Herzen, bei denen eine Barbiturat-Insuffizienz erzeugt worden war, ohne Ausnahme prompt auf Extra-Calcium, Sympathomimetica oder Herzglykoside an.

Jeweils auf dem Höhepunkt der Insuffizienz bzw. einige Minuten nach der Verabfolgung von $CaCl_2$, Isoproterenol oder Strophanthin wurden die Herzen zur Analyse der energiereichen Phosphate in flüssigem Stickstoff eingefroren. Abbildung 3 gibt eine Zusammenfassung der Ergebnisse an maximal insuffizienten Herzen ohne Therapieversuch wieder. Der Übersichtlichkeit halber wurden hier nur die Quotienten Kreatinphosphat/Orthophosphat und ATP/ADP wiedergegeben. Wie

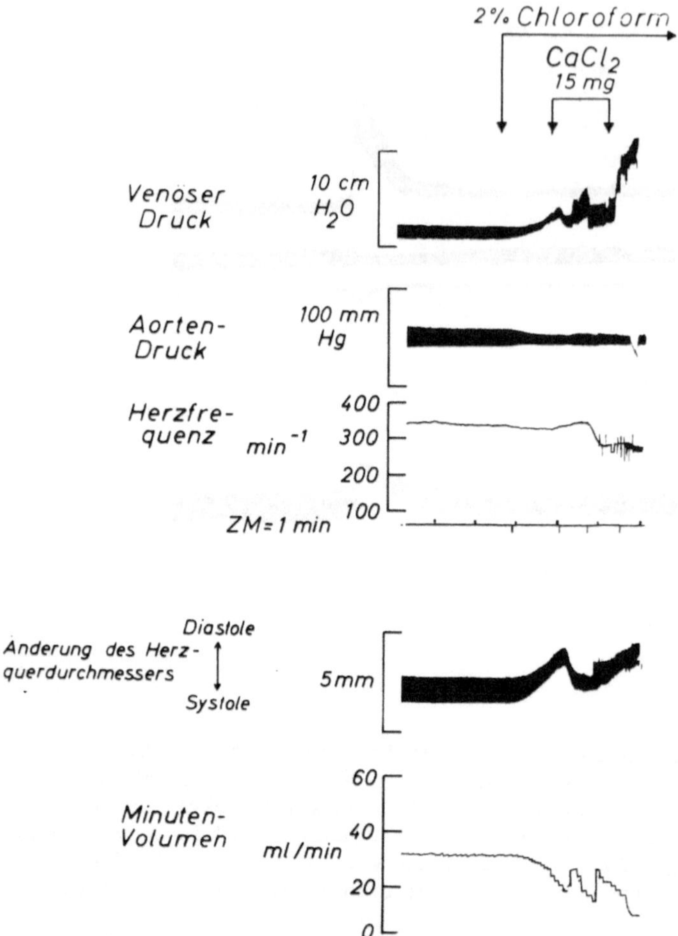

Abb. 2. Herzinsuffizienz infolge Beatmung mit 2 Vol% Chloroform in Luft. Durch Zugabe von 3 x 5 mg $CaCl_2$ ließ sich die Förderleistung des Herzens nicht anhaltend steigern. Nach einer Periode von Arrhythmien kam es schließlich zum Herzstillstand

nicht anders zu erwarten, war bei den Barbiturat-Insuffizienzen durch Trapanal, Nembutal und Evipan als Ausdruck des Minderverbrauchs an Kreatinphosphat und ATP ein Anstieg der Quotienten über die Norm festzustellen. Aber auch bei den mit Äther, Chloroform, Fluothane, Penthrane oder Chloräthyl behandelten Herzen ergaben sich ausnahmslos übernormal hohe Quotienten. Eine Störung der Energieproduktion in den Mitochondrien als Ursache der durch Inhalationsnarkotica ausgelösten Insuffizienzen ist somit unwahrscheinlich. In diesem Punkt korrelieren die Ergebnisse mit unseren früheren, am Gehirn erhobenen Befunden; denn auch hier war selbst bei Narkotica-Dosen, die zu völliger elektrischer Ruhe im ECG führten, keine Abnahme der ATP- und Kreatinphosphat-Bestände in der Hirnrinde zu verzeichnen (vgl. DÖRING u. OLBRISCH (1970)).

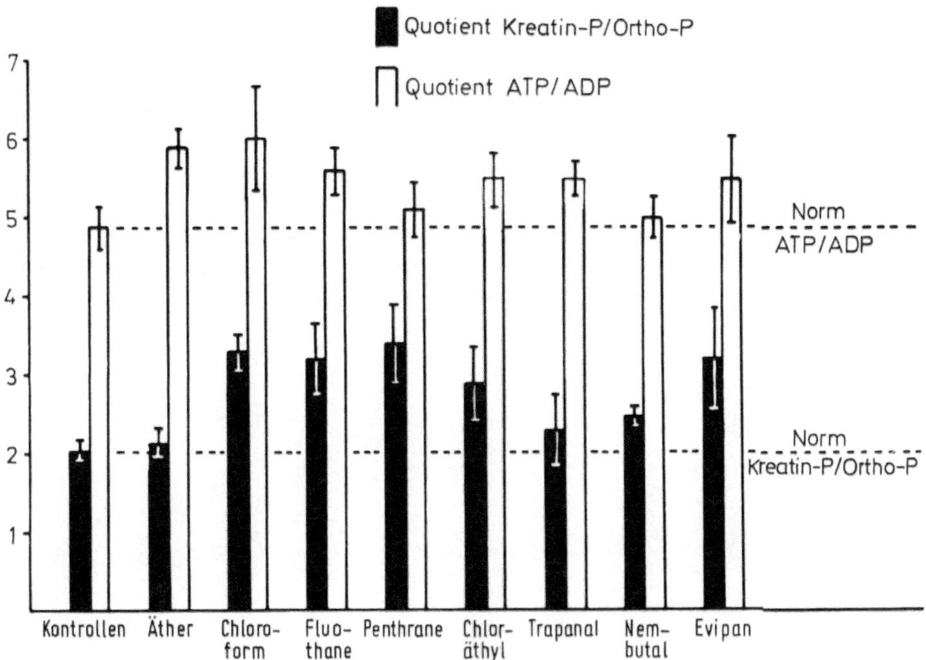

Abb. 3. Quotienten ATP/ADP und Kreatinphosphat/Orthophosphat im linken Ventrikelmyokard des Meerschweinchens auf dem Höhepunkt der Herzinsuffizienz nach Überdosierung verschiedener Narkotica. Absolutwerte in den Kontroll-Herzen (in µM/g Feuchtgewicht): Kreatinphosphat 7,4; Orthophosphat 3,8; ATP 3,5; ADP 0,8

Das Verhalten der energiereichen Phosphate im Myokard nach Behandlung der insuffizienten Herzen mit $CaCl_2$, Isoproterenol oder Strophanthin konnte in der Regel schon an der Beeinflussung der mechanischen Aktivität abgelesen werden: War unter der Therapie eine optimale Rückkehr der Funktion erreicht worden - wie bei den Barbiturat-Insuffizienzen - so kehrten auch die überhöhten Kreatinphosphat- und ATP-Werte zur Norm zurück. War dagegen eine therapeutische Behandlung erfolglos geblieben - wie bei den Insuffizienzen infolge Überdosierung der genannten Inhalationsnarkotica - so wurden unverändert hohe oder nur geringfügig reduzierte Bestände an Kreatinphosphat und ATP gefunden. Nach diesen Ergebnissen muß man annehmen, daß das Versagen einer Therapie mit $CaCl_2$, Isoproterenol oder Strophanthin bei den durch Inhalationsnarkotica ausgelösten Insuffizienzen auf einer mangelhaften Aktivierung der ATP-Umsetzungen an den Myofibrillen beruht.

Um diese offensichtliche Unterbrechung der normalen Reaktionskette der elektromechanischen Koppelung noch näher zu definieren, haben wir auch elektronenoptische Untersuchungen durchgeführt. Abb. 4 zeigt einen Ausschnitt aus einem Papillarmuskel auf dem Höhepunkt einer Nembutal-Insuffizienz. Hier finden sich - wie in Kontroll-Herzen - normal große transversale Tubuli und eine regelrechte Zeichnung der Myofibrillen. Abb. 5 zeigt dagegen ein Präparat aus einem Chlo-

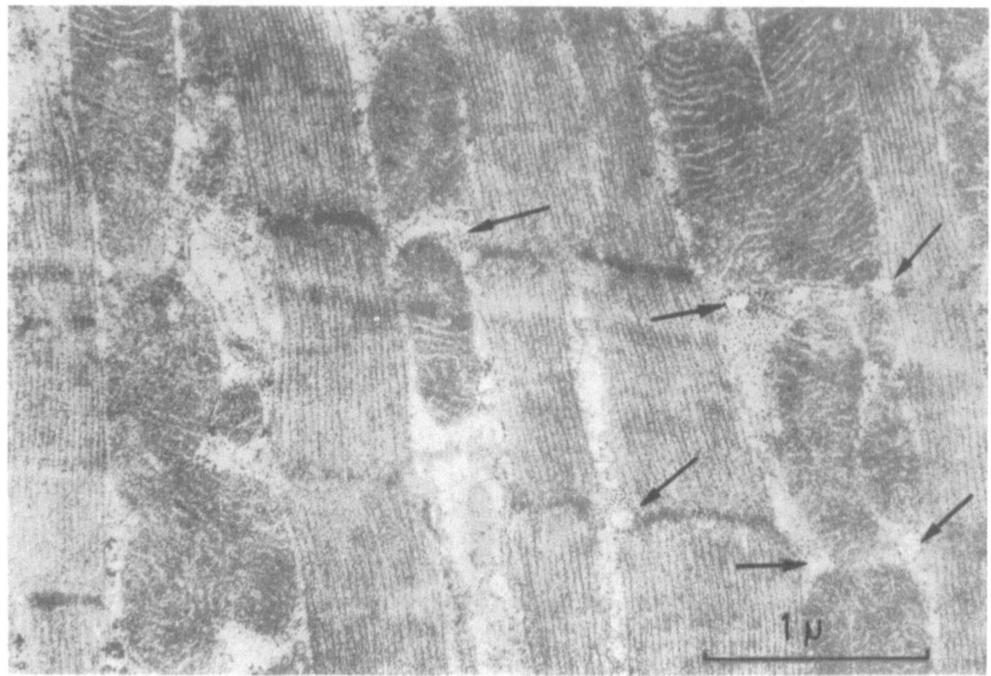

Abb. 4. Ausschnitt aus dem Papillarmuskel eines Meerschweinchen-Herzens nach Nembutal-Überdosierung. Die transversalen Tubuli (Pfeile) sind normal groß (Primärvergrößerung 6000 x)

roform-behandelten Herzen. Hier imponieren vor allem zahlreiche, regelmäßig angeordnete Vakuolen, die offenbar zu den transversalen Tubuli Beziehung haben. Diese auffälligen Veränderungen wurden auch bei den Insuffizienzen infolge Fluothane-, Äther- oder Penthrane-Überdosierung regelmäßig festgestellt. Die geringe Reversibilität der durch Inhalationsnarkotica bedingten Insuffizienzen beruht daher wahrscheinlich auf irreversiblen Strukturschäden am morphologischen Substrat der elektro-mechanischen Koppelung. Es ist in diesem Zusammenhang von Interesse, daß DOERR (1967) auch bei Myokarditiden sowie MÖSSLACHER et al. (1971) bei der Alkohol-Myokardiopathie eine ähnliche Vakuolisierung im System der transversalen Tubuli des Myokards gefunden haben.

Unsere Befunde führen somit zu der Auffassung, daß die Wirkung positiv-inotroper Substanzen, wie z. B. von Herzglykosiden, Sympathomimeticis oder von Extra-Calcium an das Vorhandensein intakter transversaler Tubuli geknüpft ist. Jede Zerstörung der tubulären Membranen durch Inhalationsnarkotica mit den Eigenschaften eines Lipoidlösungsmittels verhindert offenbar eine ausreichende Calcium-Versorgung der Myofibrillen bzw. der dort lokalisierten Myofibrillen-ATPase, woraus dann eine irreversible Hemmung in der Utilisation von energiereichem Phosphat durch das kontraktile System resultiert.

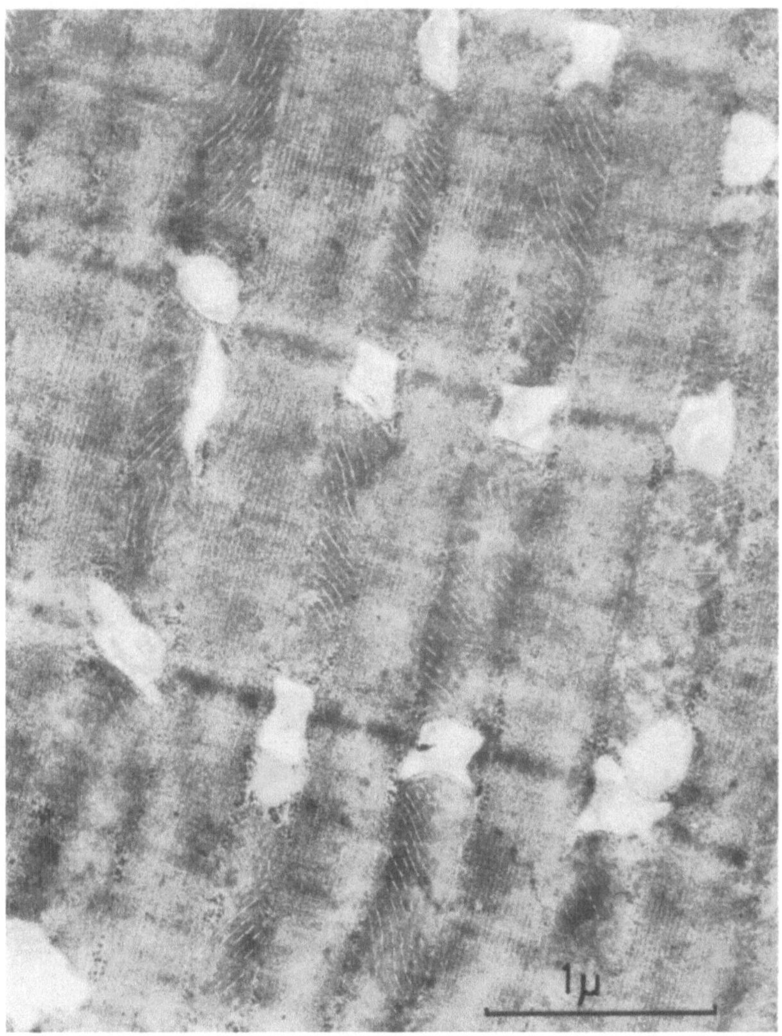

Abb. 5. Ausschnitt aus dem Papillarmuskel eines Meerschweinchens nach Beatmung mit 2 Vol% Chloroform. Die transversalen Tubuli sind maximal erweitert (Primärvergrößerung 6000 x)

Literatur

DÖRING, H. J., OLBRISCH, R. -R.: Elektrocorticogramm, Bestandspotential des Gehirns und energiereiche Phosphatfraktionen der Hirnrinde bei Narkoticum-Überdosierung, Ischämie und Cyanidvergiftung. Pflügers Arch. 319, 12 (1970)

DOERR, W.: Entzündliche Erkrankungen des Myokard. Verh. Dtsch. Ges. Path. 51. Tgg. S. 67 (1967)

FLECKENSTEIN, A., DÖRING, H. J., KAMMERMEIER, H.: Myokardstoffwechsel und Insuffizienz. Ärztl. Forschg. 21, 1 (1967)

MÖSSLACHER, H., SLANY, J., HANAK, H., STOCKINGER, L.: Alkoholmyokardiopathie. Vorläufige Mitteilung der elektronenoptischen Auswertung von Myokardbiopsiematerial. Z. Kreislaufforschg. 60, 303 (1971)

TIEREXPERIMENTELLE UNTERSUCHUNGEN ZUR WIRKUNG VON AETHYLPHENYLEPHRIN (EFFORTIL®) AUF CORONAR-, NIEREN- UND MUSKELDURCHBLUTUNG BEI HALOTHANINDUZIERTER KREISLAUFDEPRESSION +

Von J. Tarnow, J. B. Brückner, J. W. Gethmann, D. Patschke und A. Steiner

Einleitung

Ein Absinken des arteriellen Blutdruckes während einer Halothannarkose ist im Hinblick auf die druckabhängige Durchblutung wichtiger Organe eine unerwünschte Nebenwirkung, die besonders bei Risikopatienten auch bei vorsichtiger Halothandosierung häufig beobachtet wird. Es scheint inzwischen weitgehend Klarheit darüber zu bestehen, daß der Blutdruckabfall unter Halothannarkose - wie auch nach Barbituraten - überwiegend auf eine Beeinträchtigung der Kontraktionsfähigkeit des Myokards mit Abnahme von Schlag- und Herzzeitvolumen und weniger auf eine Verminderung des peripheren Gefäßwiderstandes zurückzuführen ist (2, 9, 14).
Die Kreislaufdepression unter Halothan ist reversibel, wenn die inspiratorische Halothankonzentration verringert wird; da jedoch aufgrund der physikalischen Gesetzmäßigkeiten einer Inhalationsnarkose und besonders bei schlechter Kreislaufsituation erst nach einiger Zeit mit einer wirksamen Senkung der Halothankonzentration auch am Myokard und mit einer Zunahme der Kontraktilität sowie einem Wiederanstieg des Blutdruckes zu rechnen ist, sollte besonders bei Risikopatienten diese Zeit mit positiv inotrop wirksamen und drucksteigernden Pharmaka überbrückt werden.

Wir haben in der Klinik bei der Behandlung halothanbedingter Hypotensionen gute Erfahrungen mit Aethylphenylephrin (Effortil®) gemacht, insbesondere wurden keine schwerwiegenden Rhythmusstörungen beobachtet, die bei der Kombination von Sympathomimetika mit Halothan sonst regelmäßig auftreten.
Da bisher nur wenige detaillierte Untersuchungen über die Kreislaufwirkungen von Effortil vorliegen (11, 18, 19, 20) und insbesondere Kenntnisse über die Beeinflussung wichtiger Teilkreislaufgebiete fehlen, haben wir in Tierexperimenten unter den Bedingungen einer Halothannarkose die Wirkung von Effortil auf allgemeine haemodynamische Parameter sowie auf die Coronar-, Nieren und Muskeldurchblutung untersucht. LOCHNER und Mitarb. (5) konnten im Tierexperiment einen Anstieg der coronarvenösen Sauerstoffsättigung unter Effortil nachweisen, die verwendeten Dosierungen waren jedoch extrem hoch und lassen daher kaum Rückschlüsse auf die Wirkung klinisch üblicher Dosen zu; die Coronardurchblutung wurde auch nicht direkt gemessen.

Methodik

Die Untersuchungen wurden an insgesamt 26 Hunden im Gewicht zwischen 23,5 und 40 kg durchgeführt. Die Narkose wurde mit 3 mg/kg Piritramid (Dipidolor®) intravenös eingeleitet. Danach wurden die Tiere mit 3 mg Diallylnortoxiferin (Alloferin®) relaxiert, intubiert und im geschlossenen System mit einem E n g-

+ Vortrag, gehalten auf der Jahrestagung der Deutschen Gesellschaft für Anaesthesie und Widerbelebung, Hamburg, November 1972

s t r ö m - Respirator (ER 300 LKB, Medical, Stockholm) kontrolliert normoventiliert. Die Narkose wurde mit einem Lachgas-Sauerstoffgemisch im Verhältnis 2:1 und Halothan aufrecht erhalten. Die Beatmung wurde durch fortlaufende Messung der endexspiratorischen Kohlensäurekonzentration (Uras-M, Fa. Hartmann und Braun), der inspiratorischen Sauerstoffkonzentration (Beckmann, Oxygen-Analyzer, Modell D 2) sowie durch wiederholte Blutgasanalysen (Methode nach ASTRUP) kontrolliert. Störungen des Säure-Basenhaushaltes wurden korrigiert. Alle Hunde erhielten eine Dauertropfinfusion mit 500 ml 10% Glukose (ca. 1 ml/min).

Über Seitenäste der Arteria femoralis und Arteria brachialis sowie der Vena brachialis wurden unter Röntgenkontrolle (Bildwandler der Fa. Siemens) verschiedene Katheter eingeführt, die über Druckwandler (Typ 4-327 - L 223 der Fa. Bell und Howell) folgende Messungen ermöglichten: Arterieller Druck, zentralvenöser Druck, Pulmonalarteriendruck, enddiastolischer linksventrikulärer Druck. Die Druckanstiegsgeschwindigkeit im linken Ventrikel wurde mit Hilfe eines Microkathetertipmanometers (Typ PC 350 der Fa. Millar, USA) und eines RC-Differentiators (Fa. Schubart, Wiesbaden) ermittelt. Das Herzzeitvolumen wurde mit der Kälteverdünnungsmethode in der Modifikation nach SLAMA und PIIPER (16, 17) mit dem Herzzeitvolumenmeßgerät BN 6560 (Fa. Fischer KG, Göttingen) gemessen; die Kälteverdünnungskurve wurde auf einem Kompensationsschreiber (Micrograph BD 5, Fa. Kipp und Zonen) mitgeschrieben. Der periphere Gesamtgefäßwiderstand wurde aus dem Quotienten mittlerer Aortendruck minus zentralvenöser Druck und dem HZV/kg berechnet. Nach Einführung der Katheter wurden die Hunde heparinisiert.
Bei 19 Hunden wurde von retroperitoneal her die rechte Nierenarterie freipräpariert und möglichst aortennah von einem elektromagnetischen Flußkopf umschlossen; ein weiterer Flußkopf wurde um die rechte A-brachialis gelegt. Es wurden Flußköpfe mit solchen Innendurchmessern ausgewählt, die zu einer geringfügigen Kompression der Arterien führten, so daß eine ausreichende Fixierung sowie ein guter Kontakt mit dem Gefäß gewährleistet war. Die Flußmessung erfolgte über Verstärker (Statham SP 2202) mit automatischem Nullabgleich. Die Flußköpfe wurden vor den Versuchen am Durchströmungsmodell geeicht. Der renale Gefäßwiderstand wurde aus dem Quotienten mittlerer Aortendruck minus zentralvenöser Druck und dem renalen Blutfluß/min · 100 g Feuchtgewicht errechnet. Bei 7 Hunden wurde über die rechte Vena jugularis ein Druckdifferenzkatheter nach BRETSCHNEIDER (4) zur Messung der Coronardurchblutung in den Sinus coronarius eingeführt und durch einen mit Kontrastmittel gefüllten Ballon gegen die Sinuswand abgedichtet und fixiert. Die korrekte Lage des Katheters wurde durch Röntgenkontrolle, durch Messung der Sauerstoffsättigung und nach Versuchsende autoptisch gesichert. Der Druckdifferenzkatheter wurde an einen Druckdifferenzrezeptor (Hewlett Packard, Waltham, Mod. 267 BC) angeschlossen, die Druckdifferenz über eine Trägerfrequenzbrücke (Fa. Hellige, Typ 19) verstärkt und anschließend analog radiziert. Das Meßergebnis wurde auf einen Schreiber und ein Digitalvoltmeter gegeben. Der coronare Gefäßwiderstand wurde aus dem Quotienten mittlerer diastolischer Aortendruck minus zentralvenöser Druck und dem Sinusdurchfluß/min · 100 g linker Ventrikel errechnet. Die Sauerstoffsättigung des arteriellen und coronarvenösen Blutes sowie das Hb wurde mit einem CO-Oximeter (Model 182, Instrumentation Laboratory, Inc) analysiert (Doppelbestimmungen). Der myokardiale Sauerstoffverbrauch wurde aus dem Produkt Coronarfluß/min · 100 g und der arterio-coronarvenösen Sauerstoffdifferenz errechnet.

Alle Drucke, eine Standard-EKG-Ableitung, renaler Blutfluß, die Durchblutung der Arteria brachialis sowie die Coronardurchblutung wurden auf einem 8-Kanalschreiber (EK 21 der Fa. Hellige) fortlaufend registriert. Die Narkosetiefe der Hunde wurde mit Hilfe eines Halothanvapor (Fa. Dräger) so reguliert, bis sich bei gleichbleibender inspiratorischer Halothankonzentration ein konstanter arterieller Mitteldruck von etwa 80 mm Hg eingestellt hatte. Die inspiratorische Halothankonzentration betrug durchschnittlich 1,2 Vol% und konnte an einem geeichten Narkometer (Fa. Hartman und Braun) exakt abgelesen werden. Ein Kreislauf- und Narkose-steady-state war etwa 4 Stunden nach Narkosebeginn erreicht.

Nach Durchführung von Kontrollmessungen wurden bei 13 Tieren 45 µg/kg und bei 6 Tieren 60 µg/kg Effortil innerhalb von 10 sec intravenös injiziert. Diese Dosen sind auch in der Klinik üblich. Bei den 7 Tieren mit Messung der Koronardurchblutung wurde nur eine Effortildosis geprüft (45 ug/kg). Die arterio-coronarvenöse Sauerstoffdifferenz und der myokardiale Sauerstoffverbrauch wurde in diesen Experimenten zum Zeitpunkt der Maximalwirkung von Effortil auf die Coronardurchblutung (d.h. nach ca. 30 sec) sowie 5 und 20 min nach der Injektion gemessen bzw. berechnet. Das HZV wurde bei allen Versuchen 1, 3, 5, 10, 20 und 30 min nach der Injektion von Effortil bestimmt. Die statistische Prüfung auf Signifikanz zwischen Kontrollwerten und Maximaländerungen erfolgte mit dem S t u d e n t - t -Test aus paarigen Einzelwerten. Nach Versuchsende wurden die Tiere seziert, die Lage der Katheter überprüft, der linke Ventrikel sowie die rechte Niere entnommen und gewogen.

Ergebnisse

Die Kontrollwerte (Abb. 1) vor der Injektion von Effortil zeigen, daß Halothan - im Gegensatz zur Opiatnarkose (21, 22, 8) - depressorisch auf das Myokard wirkt und zu einer Hypotension führt: Herzzeitvolumen und Schlagvolumen sind mit etwa 80 ml/kg · min bzw. 0,9 ml/kg erniedrigt, ebenso der Kontraktilitätsparameter dp/dt max mit etwa 1 100 mm Hg/sec; der arterielle Mitteldruck beträgt 80 mm Hg.

Nach 45 µg/kg Effortil i.v. stiegen bei gleichbleibender Herzfrequenz Herzzeitvolumen (von 77 auf 109 ml/kg · min nach 1 min, $P < 0,005$), Schlagvolumen (von 0,94 auf 1,28 ml/kg nach 1 min, $p < 0,005$) und dp/dt max (von 1 170 auf 1 570 mm Hg/sec nach 1 min, $p < 0,0005$) deutlich an. Auch der arterielle Mitteldruck (von 80 auf 102 mm Hg nach 3 min, $p < 0,0005$) sowie der Druck der Arteria pulmonalis (von 17 auf 22 mm Hg nach 3 min, $p < 0,005$) nahmen signifikant zu. Da der systolische stärker als der diastolische Aortendruck zunahm, vergrößerte sich die Blutdruckamplitude.

Der enddiastolische Druck im linken Ventrikel (Abb. 2) stieg von 11 auf 15, der zentrale Venendruck von 5 auf 7 mm Hg ($p < 0,0025$). Während der periphere Gefäßgesamtwiderstand im wesentlichen unverändert blieb oder initial sogar kurzfristig abfiel (von 1,0 auf 0,83 $\frac{\text{mm Hg}}{\text{ml/kg} \cdot \text{min}}$, p 0,005), führte Effortil zu einer leichten Zunahme des renalen Gefäßwiderstandes (von 0,20 auf 0,25 $\frac{\text{mm Hg}}{\text{ml/min} \cdot 100\ \text{g}}$ nach 5 min, $p < 0,0025$) und zu einer geringfügigen Abnahme der Nierendurchblutung (von 517 auf 463 ml/min · 100 g nach 10 min, $p < 0,05$). Die Muskeldurchblutung nahm dagegen in der ersten Minute fast um die Hälfte ab (von 40 auf 23 ml/min, $p < 0,0005$), um sich dann langsam wieder dem Ausgangswert zu nähern.

Die Kreislaufwirkungen der höheren Effortildosis (60 µg/kg) waren auch in quantitativer Hinsicht mit denen der 45 µg/kg-Dosis fast identisch, es kam auch nach

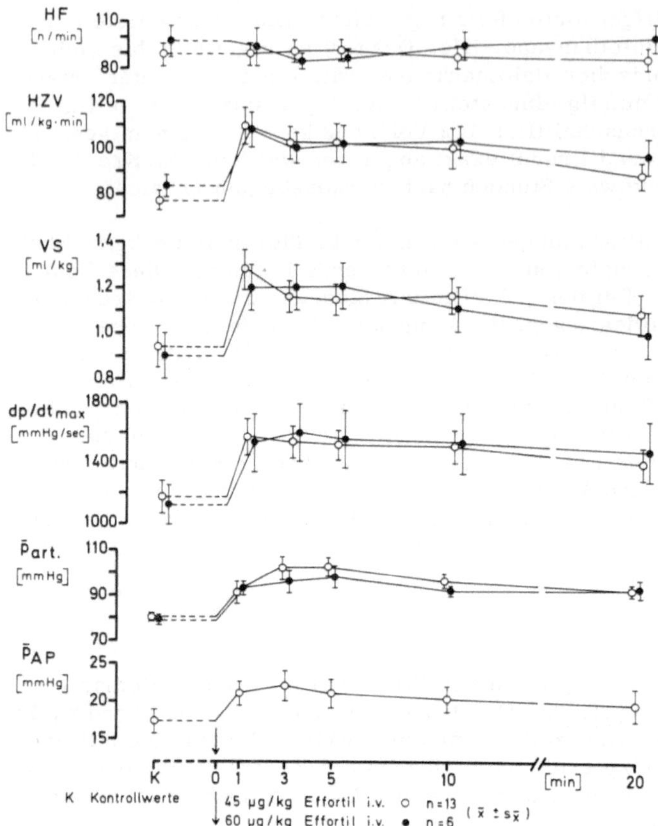

Abb. 1. Die Wirkungen von 45 µg/kg und 60 µg/kg Effortil i.v. auf Herzfrequenz (HF), Herzzeitvolumen (HZV), Schlagvolumen (VS), maximale Druckanstiegsgeschwindigkeit im linken Ventrikel (dp/dt max), arteriellen Mitteldruck ($\overline{P}_{art}$) und mittleren Pulmonalarteriendruck ($\overline{P}_{AP}$) (Mittelwerte und Standardabweichungen der Mittelwerte)

60 µg/kg zu keinem Anstieg des Gesamtwiderstandes und zu keiner stärkeren Beeinträchtigung der Nierendurchblutung.

Abb. 3 zeigt, daß die Effortilwirkung bereits nach etwa 20 sec einsetzte und schon vor Ablauf der ersten Minute ein Maximum erreichte: Die Wirkungsdauer betrug mehr als 30 min. Die Nierendurchblutung stieg in diesem Experiment - wie bei fast allen Versuchstieren - zunächst kurzfristig an, im weiteren Verlauf nahm die Durchblutung meist leicht ab.

Da Effortil bei den Untersuchungen mit Messung der Coronardurchblutung die gleichen Wirkungen auf die Gesamthaemodynamik hatte wie bei den Versuchen ohne Messung der Coronardurchblutung, wurden in Abb. 4 nur die für die Sauerstoffversorgung des Myokards entscheidenden Parameter dargestellt: Die Coronardurchblutung stieg in der 1. min von 60 auf 97 ml/min · 100 g ($p < 0,005$) an

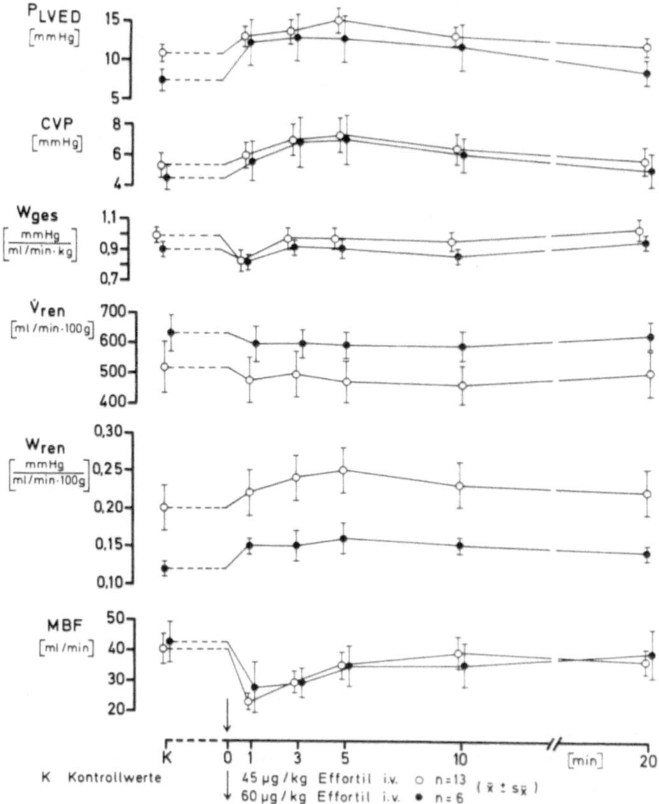

Abb. 2. Die Wirkungen von 45 µg/kg und 60 µg/kg Effortil i.v. auf den enddiastolischen Druck im linken Ventrikel (P_{LVED}), zentralen Venendruck (CVP), peripheren Gesamtgefäßwiderstand (W_{ges}), Nierendurchblutung ($\dot{V}_{ren}$), renalen Gefäßwiderstand (W_{ren}) und Muskeldurchblutung (MBF) (Mittelwerte und Standardabweichungen der Mittelwerte)

und blieb über die 20 min. hinaus erhöht (signifikant mit $p < 0,025$ bis zur 5. min). Gleichzeitig nahm kurzfristig der coronare Gefäßwiderstand ab (von 1,3 auf 1,1 $\frac{\text{mm Hg}}{\text{ml/min} \cdot 100 \text{ g}}$, $p < 0,025$ innerhalb der 1. min). Unter Zunahme der coronarvenösen Sauerstoffsättigung sank die arterio-coronarvenöse Sauerstoffdifferenz von 13 auf 10 Vol% ab ($p < 0,01$), der myokardiale Sauerstoffverbrauch nahm unter Effortil von 7,6 auf 0,1 ml/min · 100 g zu ($p < 0,05$).

Abb. 5 zeigt noch einmal das Verhalten der Koronardurchblutung unter Effortil anhand einer Originalregistrierung. Der maximale Anstieg der Coronardurchblutung trat innerhalb der 1. min auf, 10 min nach der Injektion war in diesem Versuch derKontrollwert fast wieder erreicht.
Rhythmusstörungen, zumeist in Form von ventrikulären Extrasystolen, wurden selten und immer nur kurzfristig beobachtet. Bei 4 der 20 Tiere, die 45 µg/kg erhielten, trat mehr als eine ventrikuläre Extrasystole pro 10 Herzaktionen auf. Nach der höheren Effortildosis wurde bei 1 der 6 Tiere Extrasystolen beobachtet.

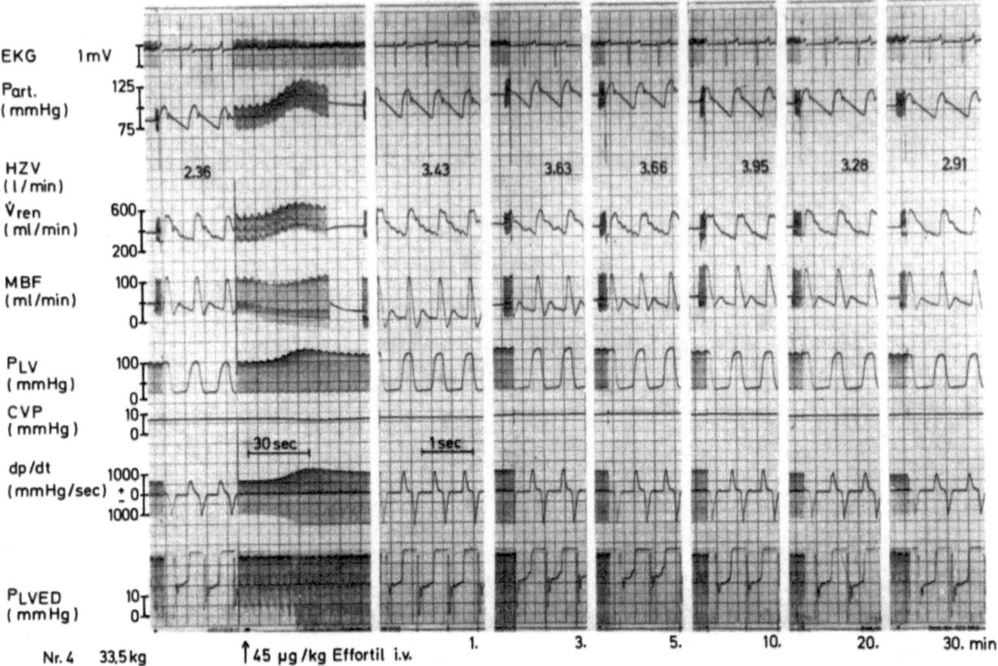

Abb. 3. Originalregistrierung der Wirkung von 45 µg/kg Effortil i.v. auf Nieren- und Muskeldurchblutung. Registrierung von oben nach unten: EKG, arterieller Druck, Durchblutung der rechten Nierenarterie, Durchblutung der linken A. brachialis, Druck im linken Ventrikel, zentralvenöser Druck, linksventrikuläre Druckanstiegsgeschwindigkeit und enddiastolischer Druck im linken Ventrikel

Diskussion

Da die Herzfrequenz unter Effortil gleich blieb, ist der Anstieg des Herzminutenvolumens ausschließlich auf eine Zunahme des Schlagvolumens zurückzuführen; sie ist - wie auch die Zunahme des Kontraktilitätsparameters dp/dt max - Ausdruck einer Beta-Rezeptoren stimulierenden Wirkung von Effortil: Wir konnten zeigen, daß der Anstieg dieser Parameter nach Vorbehandlung mit Propranolol ausbleibt (19). Unsere am Ganztier gewonnenen Ergebnisse ergänzen die an isolierten Rattenvorhöfen vorgenommenen Untersuchungen von OFFERMEIER (6), nach denen Effortil eine spezifische und ausgeprägte $Beta_1$-Affinität besitzt. Bei der Bewertung der Wirkung von Effortil auf den Kontraktilitätsparameter dp/dt max müssen jedoch Einflüsse der Vordehnung und Nachbelastung (enddiastolisches Volumen bzw. enddiastolischer Druck und diastolischer Aortendruck) mit berücksichtigt werden, da in unseren Untersuchungen beide Faktoren nicht konstant blieben.

Aus der Zunahme des Herzzeitvolumens und dem Anstieg des arteriellen Druckes nach Effortil ergibt sich eine Zunahme der äußeren Herzarbeit. Da die Coronardurchblutung stärker anstieg als der myokardiale Sauerstoffverbrauch, resultierte eine Abnahme der arterio-coronarvenösen Sauerstoffdifferenz; Effortil steigert

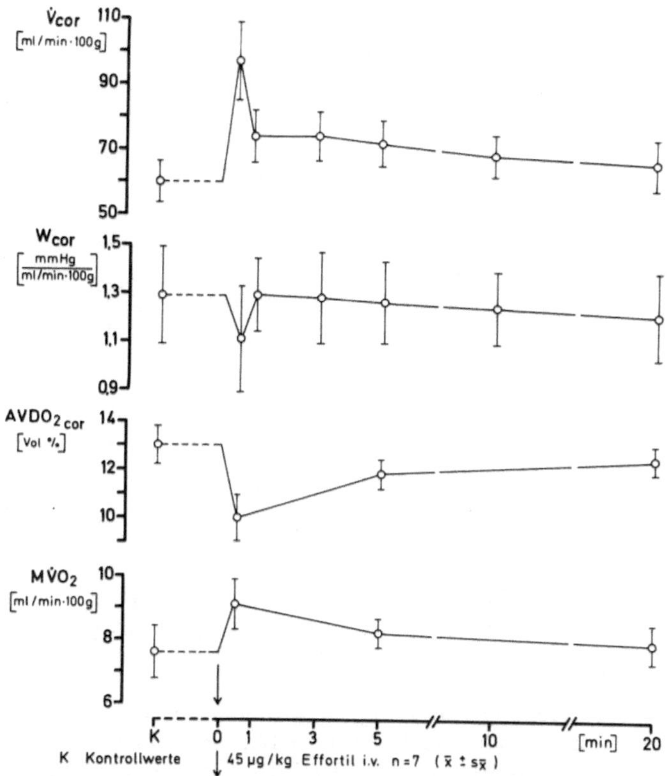

Abb. 4. Die Wirkung von 45 µg/kg Effortil i. v. auf Coronardurchblutung ($\dot{V}_{cor}$), coronaren Gefäßwiderstand (W_{cor}), arterio-coronarvenöse Sauerstoffdifferenz ($AVDO_{2\ cor}$) und myokardialen Sauerstoffverbrauch ($M\dot{V}O_2$)+ (Mittelwerte und Standardabweichungen der Mittelwerte)

also die Coronardurchblutung über den Sauerstoffmehrbedarf hinaus. Da überschlagmäßig der Anstieg des myokardialen Sauerstoffverbrauches geringer war als die Zunahme der äußeren Herzarbeit, ergibt sich außerdem eine Verbesserung des Wirkungsgrades für den linken Ventrikel unter Effortil.

Während der periphere Gesamtgefäßwiderstand unbeeinflußt blieb oder initial sogar abnahm, stieg der renale Gefäßwiderstand leicht an, ohne daß die Nierendurchblutung wesentlich beeinträchtigt wurde; dies gilt auch für die höhere Dosis. Unsere Ergebnisse stehen im Einklang mit Clearance-Untersuchungen von RENNER und Mitarbeitern, nach denen Effortil zu keiner Einschränkung des effektiven Nierenplasmastroms und des Glomerulumfiltrates führte (10).

Die Abnahme der Muskeldurchblutung und der Anstieg des renalen Gefäßwiderstandes sind, wie sich durch Vorbehandlung mit Phenoxybenzamin zeigen ließ (19), Ausdruck einer Stimulierung von Alpha-Rezeptoren, die jedoch, wie auch OFFERMEIER an isolierten Organen nachweisen konnte, im Ausmaß gegenüber den Beta-adrenergen Eigenschaften von Effortil in den Hintergrund tritt.

+Es wurde nicht berücksichtigt, daß der Coronarsinusfluß nur etwa 75% der Durchblutung des linken Ventrikels repräsentiert

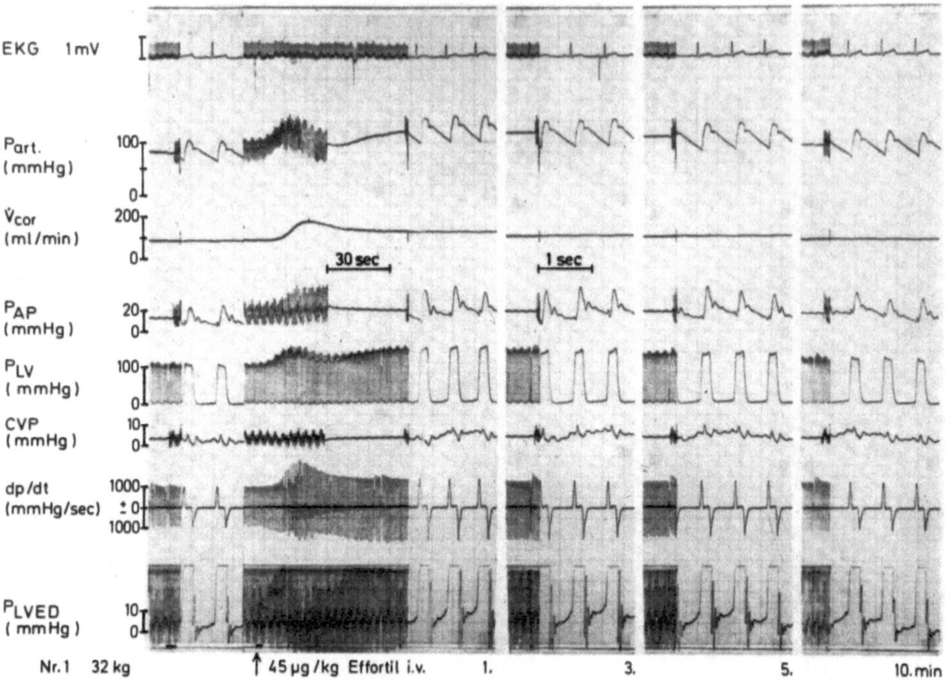

Abb. 5. Originalregistrierung der Wirkung von 45 µg/kg Effortil i.v. auf die Coronardurchblutung. Registrierung von oben nach unten: EKG, arterieller Druck, Coronardurchblutung, Pulmonalarteriendruck, Druck im linken Ventrikel, zentralvenöser Druck, linksventrikuläre Druckanstiegsgeschwindigkeit und enddiastolischer Druck im linken Ventrikel

In Übereinstimmung mit den Ergebnissen von ECHT (1) fanden wir einen Anstieg des zentralvenösen Druckes nach Effortil. Aufgrund von Untersuchungen mit der Venenverschlußplethysmographie kommt der Autor zu dem Ergebnis, daß Effortil den peripheren venösen Gefäßtonus erhöht; der Anstieg des zentralen Venendruckes wird somit als Folge einer venokonstriktorisch bedingten Volumenverschiebung aus der Peripherie in das intrathorakale Gefäßbett gedeutet. Diese Umverteilung erklärt die Zunahme des linksventrikulären enddiastolischen Druckes in unseren Versuchen und trägt vermutlich mit zur Erhöhung des Schlagvolumens bei (Frank - Starling-Mechanismus). Nach Blockade der venokonstriktorischen Wirkungen mit Phenoxybenzamin führte Effortil zu einer Abnahme sowohl des zentralen Venendruckes wie auch des enddiastolischen Druckes im linken Ventrikel (19). Da nach den Gesetzen der Haemodynamik bei einem Anstieg des enddiastolischen Druckes im linken Ventrikel der Druck im linken Vorhof ebenfalls anstiegen muß und bei Vorhofdrucken von mehr als 7 mm Hg retrograd stets auch der Druck in der Arteria pulmonalis zunimmt, ist zu vermuten, daß in unseren Versuchen ein Anstieg des linken Vorhofdruckes die Ursache für die Zunahme des Pulmonalarteriendruckes ist.

Beide Effortildosen führten auch quantitativ zu etwa gleichen Ergebnissen; daß die um 25% höhere Dosis keine stärkeren Wirkungen auf den Kreislauf hatte, könnte darauf beruhen, daß die geprüften Dosen im flach verlaufenden Anteil einer exponentiellen Dosiswirkungskurve liegen. Die Aufstellung einer Dosiswirkungs-Beziehung wurde unterlassen, da bei der Prüfung von mindestens 4 Dosen wegen der langen Wirkungsdauer von Effortil mit Kumulierungseffekten gerechnet werden mußte.

Aufgrund der vorliegenden Ergebnisse, die sich mit Erfahrungen bei der Verwendung von Effortil in der klinischen Anaesthesie decken (7), kann festgestellt werden, daß dieses Sympathomimetikum aufgrund seiner günstigen Wirkungen auf die Gesamthaemodynamik und wichtige Teilkreislaufgebiete für die Therapie einer Narkose-bedingten Kreislaufdepression geeignet erscheint, zumal - im Vergleich zu Noradrenalin (18) - keine schwerwiegenden Rhythmusstörungen unter Halothan beobachtet wurden.

Zusammenfassung

Bei 26 Hunden wurden unter den Bedingungen einer halothanbedingten Kreislaufdepression die Wirkungen von 45 µg/kg und 60 µg/kg Effortil i. v. auf allgemeine haemodynamische Parameter sowie auf die Coronar-, Nieren- und Muskeldurchblutung untersucht. Effortil führte bei gleichbleibender Herzfrequenz zu einem deutlichen Anstieg von Herzzeitvolumen, Schlagvolumen und dp/dt max. Der periphere Gesamtgefäßwiderstand blieb unverändert, der arterielle Mitteldruck sowie der Pulmonalarteriendruck stiegen signifikant an. Unter Zunahme des myokardialen Sauerstoffverbrauches stieg die Coronardurchblutung deutlich an, der coronare Gefäßwiderstand nahm kurzfristig ab. Da gleichzeitig die arterio-coronarvenöse Sauerstoffdifferenz kleiner wurde, steigerte Effortil die Coronardurchblutung über den myokardialen Sauerstoffmehrbedarf hinaus. Während der renale Gefäßwiderstand leicht zunahm, blieb die Nierendurchblutung nahezu unbeeinflußt; die Muskeldurchblutung nahm dagegen deutlich ab. Schwerwiegende Rhythmusstörungen wurden nicht beobachtet. Effortil kann aufgrund seiner günstigen haemodynamischen Eigenschaften, die sich mit guten Erfahrungen in der klinischen Anaesthesie decken, als geeignetes Pharmakon für die Therapie einer halothanbedingten Kreislaufdepression angesehen werden.

Summary

In 26 dogs with halothane-induced cardiovascular depression the effects of intravenous effortil (45 µg and 60 µg/kg) on hemodynamics and regional blood flow were studied: effortil increased cardiac output, stroke volume, maximum dp/dt, mean arterial and pulmonary arterial pressure, whereas heart rate and total peripheral resistance remained unchanged. The increased cardiac work after effortil caused an increased myocardial oxygen consumption and a rise in coronary blood flow; coronary resistance decreased initially. As coronary arteriovenous difference in oxygen decreased, effortil has coronary dilatatory properties. Although there was a moderate increase in renal vascular resistance, renal blood flow remained nearly unaffected, whereas muscle blood flow was significantly reduced. Severe cardiac arrhythmias were not seen. These experimental findings confirm our clinical experiences that effortil is a beneficial and safe agent in the treatment of halothane-induced cardiovascular depression.

Literatur

1. ECHT, M., LANGE, L.: Die Beeinflussung des venösen Gefäßtonus durch Effortil. Münch. med. Wschr. 114, 1418 (1972)
2. EGER, E.I., SMITH, N.T., STOELTING, R.K., CULLEN, D.J., KADIS, L.B., WHITCHER, C.E.: Cardiovascular effects of halothane in man. Anaesthesiology 32, 396 (1970)
3. GISINGER, E., GRABNER, G., KAINDL, F.: Zur Wirkung eines Adrianolderivates auf den Lungenkreislauf. Klin. Med. 10, 125 (1955)
4. HENSEL, I., BRETSCHNEIDER, H.J.: Pitot-Rohr-Katheter für die fortlaufende Messung der Coronar- und Nierendurchblutung im Tierexperiment. Arch. Kreisl.-Forsch. 62, 249 (1970)
5. LOCHNER, W., MERCKER, H., SCHÜRMEYER, E.: Die Wirkung vasoaktiver Pharmaka auf die Sauerstoffsättigung des Coronarsinusblutes. Arch. Exp. Path. Pharmakol. 227, 373 (1956)
6. OFFERMEIER, J., DREYER, A.C.: A comparison of the effects of noradrenaline, adrenaline and some phenylephrine derivates on alpha-, $beta_1$- and $beta_2$-adrenergic receptors. Med. J. 45, 265 (1971)
7. Oyama, T.: Cardio-stimulation of Effortil during fluothane anesthesia. Jap. J. Clin. Exp. Med. 4, 766 (1965)
8. PATSCHKE, D., BRÜCKNER, J.B., REINECKE, A., SCHMICKE, P., TARNOW, B., EBERLEIN, H.J.: Experimentelle Untersuchungen der Kreislaufwirkungen von CT 1341, einem neuen Steroidanaesthetikum Anaesthesist 21, 338 (1972)
9. PRYS-ROBERTS, C., GERSH, B.J., BAKER, A.B., REUBEN, S.R.: The effects of halothane on the interactions between myocardial contractility, aortic impedance and left ventricular performance. Brit. J. Anaesth. 44, 634 (1972)
10. RENNER, E., EDEL, H.H., GURLAND, H.J.: Vergleichende Untersuchungen über die Wirkung von Äthyladrianol und Noradrenalin auf die Nierenhaemodynamik des Gesunden. Med. Klin. 60, 546 (1965)
11. SCHNEIDER, K.W.: Untersuchungen über Veränderungen einiger Kreislaufgrößen unter der Wirkung sympathikomimetischer Substanzen. Arch. Kreisl. Forsch. 25, 1 (1957)
12. SCHNEIDER, K.W., HOCHREIN, H., PIPPIG, L.: Farbstoffuntersuchung der Kreislauffaktoren am Menschen und ihre Veränderungen durch verschiedene drucksteigernde Pharmaka. Cardiologia 38, 205 (1961)
13. SCHNEIDER, K.W.: Pathogenese und Therapie des Schocks. Materia Medica Nordmark 17, 331 (1965)
14. SEVERINGHAUS, J.W., CULLEN, S.C.: Depression of myocardium and body-oxygen consumption with fluothane. Anaesthesiology 19, 165 (1958)
15. SHIMOSATO, S.: Isovolemic intraventricular pressure change: An index of myocardial contractility under anesthesia. Anesthesiology 31, 327 (1969)
16. SLAMA, H., PIIPER, J.: Direktanzeigendes Rechengerät zur Bestimmung des Herzzeitvolumens mit der Thermo-Injektionsmethode. Z. Kreisl.-Forsch. 53, 322 (1964)
17. SPIECKERMANN, P.G.: Untersuchungen über die Fehlerbreite einiger Näherungsverfahren zur vereinfachten oder automatischen Auswertung von Thermodilutionskurven. Pflügers Arch. ges. Physiol. 291, 14 (1966)

18. TARNOW, J., BRÜCKNER, J. B., EBERLEIN, H. J., PATSCHKE, D., REINECKE, A., SCHMICKE, P.: Experimentelle Untersuchungen zur Beeinflussung der Haemodynamik in tiefer Halothannarkose durch Dopamin, Glukagon, Effortil, Noradrenalin und Dextran. Anaesthesist 22, 8 (1973)

19. TARNOW, J., BRÜCKNER, J. B., EBERLEIN, H. J., PATSCHKE, D., SCHMICKE, P., STEINER, A.: Hemodynamic responses to ethylphenylephrine (effortil R) during halothane-induced myocardial depression in the dog. Acta anaesth. scand. 17, 184 (1973)

20. UNNA, K.: Pharmakologische Untersuchungen über neue Sympatholabkömmlinge. Arch. Exp. Path. Pharmakol. 213, 207 (1951)

21. KETTLER, D., BRAUN, U., COTT, L. A., HEISS, H. W., HENSEL, I., MARTEL, J., PASCHEN, K., BRETSCHNEIDER, H. J.: Kombination von Piritramid und N_2O - ein neues Narkoseverfahren. Teil I: Tierexperimentelle Untersuchungen. Z. prakt. Anaesth. 6, 329 (1971)

22. HEMPELMANN, G., KETTLER, D., HOLZHÄUSER, H., HEMPELMANN, W., HENSEL, I., KARLICZEK, G., KIRCHNER, E.: Kombination von Piritramid und N_2O - ein neues Narkoseverfahren. Teil II: Untersuchungen am Menschen. Z. prakt. Anaesth. 6, 339 (1971)

TIEREXPERIMENTELLE UNTERSUCHUNGEN ZUR WIRKUNG EINER STROMA-FREIEN HAEMOGLOBIN-LÖSUNG IM HAEMORRHAGISCHEN SCHOCK

Von H. J. Simmendinger, R. Herrmann, J. Löbelenz und U. Rücker

Ein Blutersatz mit stromafreier Haemoglobin-Lösung läßt folgende Vorteile erwarten:

1. Im Gegensatz zu den üblichen Plasmaexpandern ist mit der Haemoglobin-Lösung neben dem Volumenersatz auch ein Sauerstoff-Transport möglich.
2. Gegenüber Konservenblut hat die Haemoglobin-Lösung den Vorteil einer blutgruppen-unabhängigen Übertragbarkeit sowie den Vorteil der Hepatitis-Sicherheit.

RABINER und Mitarbeiter konnten zeigen, daß die Infusion einer stromafreien Hb-Lösung im Gegensatz zur Infusion eines Erythrocyten-Haemolysates nicht zu einer Nierenschädigung führt. Es scheint daher lohnend, die Eignung einer solchen Hb-Lösung als Blutersatzmittel zu prüfen.

Methodik

Zur Untersuchung der Volumenwirkung und des Sauerstoff-Transportes wird ein standardisiertes haemorrhagisches Schockmodell gewählt, bei dem die Tiere die Schockdauer selbst bestimmen.
Die Versuche werden an insgesamt 16 Bastardhunden mit einem mittleren Gewicht von 25 kg durchgeführt.
Acht Tiere erhalten als Schocktherapie eine 6%ige Haemoglobin-Lösung[+].
Als Kontroll-Gruppe dienen acht Tiere, welchen der Plasmaexpander Gelifundol infundiert wird.

Versuchsablauf (Abb. 1)

Die Tiere werden bis zu einem arteriellen Mitteldruck von 40 mm Hg entblutet. Nach einer durchschnittlichen Schock-Dauer von 100 Minuten und einem mittleren Gesamtblut-Entzug von 48 ml/kg erfolgt die Infusion von Hb-Lösung bzw. Gelifundol bis zum Erreichen eines arteriellen Mitteldruckes von 100 mm Hg. Dieser Mitteldruck wird durch einen Windkessel, der mit einem Vorrats-Gefäß verbunden ist, für die Dauer von 2 Stunden aufrecht erhalten.
Nach Ablauf dieser Zeit wird die Verbindung zum Vorrats-Gefäß abgeklemmt und der Verlauf über weitere 2 Stunden nachbeobachtet. Diese Unterschiede zwischen beiden Gruppen werden mit dem t-Test auf Signifikanz geprüft.

+ Die Haemoglobin-Lösung enthält etwa 6 g% Hb und wurde uns von der Fa. Biotest, Frankfurt/Main, zur Verfügung gestellt. Bezüglich der Herstellung der Lösung darf auf BONHARD verwiesen werden.

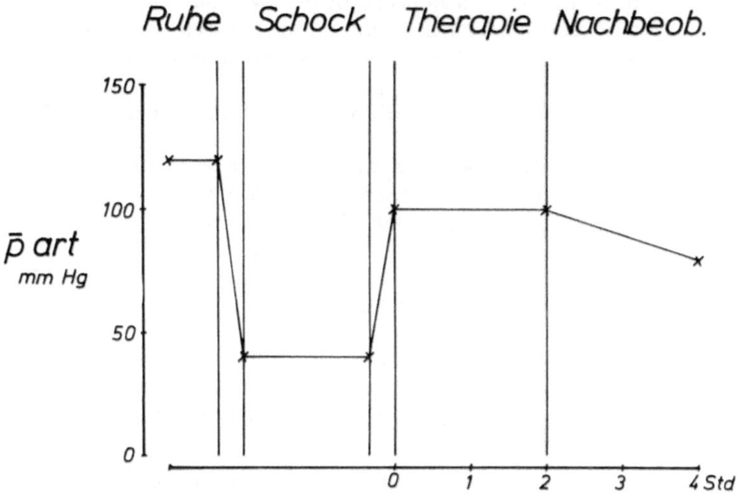

Abb. 1

Ergebnisse

Die Besprechung der Ergebnisse soll sich im wesentlichen auf die eigentliche Therapie-Phase beschränken, die von allen Versuchstieren überlebt wurde.

Blutvolumen, Infusionsvolumen, Urinausscheidung (Abb. 2)

Beide Gruppen benötigen für das Erreichen des arteriellen Mitteldruckes von 100 mm Hg die gleiche Menge Haemoglobin- bzw. Gelifundol-Lösung.

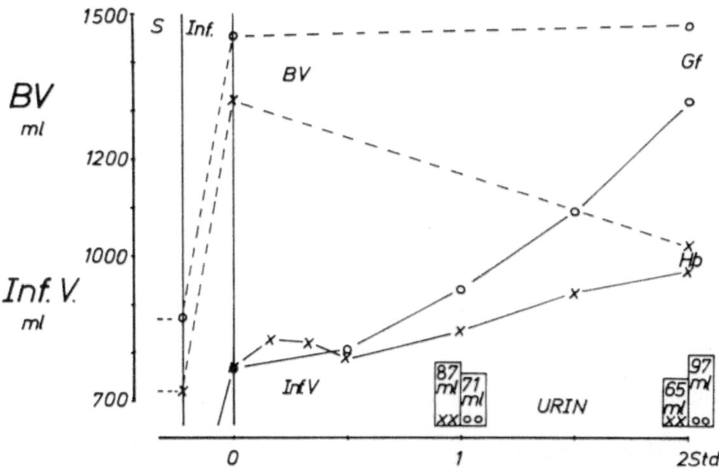

Abb. 2

Das mit dem Volemetron bestimmte Blutvolumen bleibt bei den Gelifundol-Tieren über den Verlauf der Therapie-Phase konstant, während es bei den Hb-Tieren am Ende der Therapie-Phase signifikant abfällt. Dies erklärt sich aus der unterschiedlichen Volumen-Aufnahme.
Die Gelifundol-Tiere nehmen wesentlich mehr Volumen aus dem Vorrats-Gefäß auf.
Die Urin-Ausscheidung ist bei beiden Gruppen ausreichend. Ein signifikanter Unterschied ergibt sich nicht. Die histologische Untersuchung der Nieren ergibt keinen Hinweis auf eine Nierenschädigung durch das Haemoglobin.

Herzzeitvolumen, Totaler Peripherer Widerstand (Abb. 3)

Das HZV wird mit der Thermodilutions-Methode bestimmt. Es steigt bei beiden Gruppen mit der Infusion von Schockwerten über den Ruhewert an. Im weiteren Verlauf fällt das HZV bei der Hb-Gruppe kontinuierlich um 50% ab, während es bei den Gelifundol-Tieren praktisch gleich bleibt.

Entsprechend verhält sich der Totale Periphere Widerstand (TPR): Der Widerstand steigt bei den Hb-Tieren bis zum Ende der Therapie-Phase um 100% an, während er bei der Gelifundol-Gruppe nicht wesentlich verändert ist.

Aus der Formel $HZV = \frac{Druck}{Widerstand}$ ergibt sich, daß der beobachtete Abfall des HZV bei den Haemoglobin-Hunden aus einer Erhöhung des totalen Widerstandes resultiert, da der arterielle Druck konstant gehalten wurde. Diese Widerstands-Erhöhung ist auch die Ursache der geringeren Volumen-Aufnahme der Hb-Tiere während der Therapie-Phase.

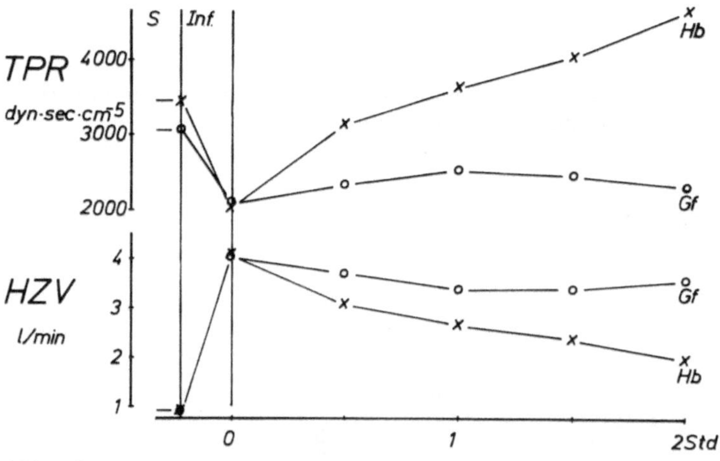

Abb. 3

Verteilung des Haemoglobins (Abb. 4)

Durch die Infusion wird der Haematokrit bei beiden Gruppen auf etwa 20% gesenkt. Bei den Hb-Tieren wird ein mittlerer Plasma-Hb-Spiegel von 2,8% erreicht.
Aus Blut-Volumen, Haematokrit und Plasma-Hb errechnet sich die Menge des zirkulierenden oder intravasalen Haemoglobins. Schon am Ende der Infusion, die

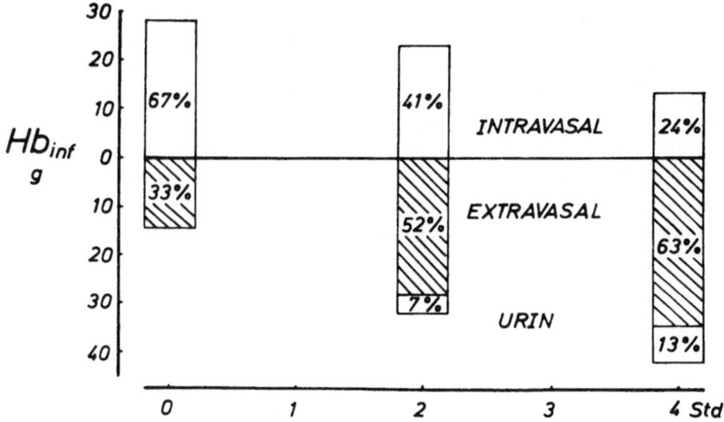

Abb. 4

durchschnittlich 15 Minuten dauert, sind nur noch 67% der infundierten Haemoglobin-Menge in der Blutbahn nachweisbar. Am Ende der Therapie-Phase befinden sich noch 41% des bis dahin infundierten Haemoglobins intravasal, 7% sind mit dem Urin ausgeschieden und 52% haben die Gefäßbahn verlassen.
Am Versuchsende sind noch 24% intravasal nachweisbar, 13% sind mit dem Urin ausgeschieden und 63% des Haemoglobins befindet sich im Interstitium. Aus dem Abfall während der Nachbeobachtungsperiode ergibt sich rechnerisch eine Mindest-Halbwertszeit des Haemoglobins von 144 Minuten.

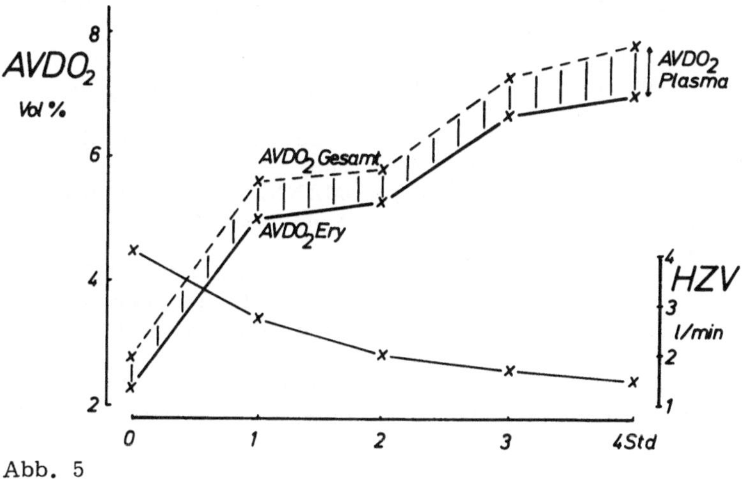

Abb. 5

Arteriovenöse O_2-Differenz (Abb. 5)

Abbildung 5 zeigt das Verhalten der arterio-venösen O_2-Differenz und des HZV bei den Hb-Tieren über den Verlauf der Therapie- und Nachbeobachtungs-Periode. Der O_2-Gehalt des Blutes und des Plasmas wurde mit einer modifizierten van-Slyke-Methode bestimmt.

Es zeigt sich, daß die $AVDO_2$ des Gesamtblutes entsprechend dem Abfall des HZV ansteigt. Aus der Abbildung geht ferner hervor, daß das infundierte Haemoglobin Sauerstoff transportiert. Die $AVDO_2$ des Plasma-Haemoglobins steigt jedoch nicht in gleichem Maße an, wie die des Gesamtblutes. Dies läßt darauf schließen, daß die Sauerstoff-Affinität des infundierten Haemoglobins erhöht ist - eine Beobachtung, die auch von SUNDER-PLASSMANN und Mitarb. gemacht wurde. Obgleich die Hb-Lösung nach BONHARD, im Gegensatz zu der von RABINER angegebenen Lösung 2,3-Diphosphoglycerat (DPG) enthält, führt möglicherweise der rasche Verlust dieser Substanz zu der beobachteten Erhöhung der O_2-Affinität.

Zusammenfassend kann folgendes gesagt werden:

1. Die Hb-Lösung restituiert Blutdruck und HZV nach einem haemorrhagischen Schock initial genauso gut wie der Plasmaexpander Gelifundol.
2. Der beobachtete vaso-konstriktorische Effekt der Hb-Lösung bedarf einer weiteren experimentellen Klärung.
3. Das infundierte Hb transportiert Sauerstoff und gibt Sauerstoff ab, wenngleich durch eine erhöhte O_2-Affinität die volle Ausnutzung des transportierten Sauerstoffs eingeschränkt ist.
4. Die Untersuchungen ergeben keinen Hinweis auf eine Nierenschädigung durch stromafreies Haemoglobin.

Literatur

BIRNDORF, I., LOPAS, H.: Effects of red cell stroma-free hemoglobin solution on renal function in monkeys. J. Appl. Physiol. 29, 573 (1970)

BONHARD, K.: Preparation and Examination of an Infusable Hemoglobin Solution in: MARTIN/NOWICKI: Synthese, Struktur und Funktion des Haemoglobins. J. F. LEHMANN, München s. 285, 1972

PERSKIN, G., O'BRIEN, K., RABINER, S. F.: Stroma-free hemoglobin solution: The "Ideal" blood substitute? Surgery 66, 185 (1969)

RABINER, F. S., HELBERT, J. R., LOPAS, H., FRIEDMANN, L. H.: Evaluation of a stroma-free hemoglobin solution for use as a plasma expander. J. Exp. Med., Vol. 126, No. 6, 1127 (1967)

SUNDER-PLASSMANN, L., JESCH, F., DEIFERT, J., FROHMANN, W., MESSMER, K.: The hemodynamic and hemorheological effects of a stroma-free hemoglobin solution. Preliminary report. 7. International Conference of the European Society for Microcirculation, Aberdeen 1972

UNSELD, H.: Der Einfluß einer stromafreien Haemoglobin-Lösung auf den Kreislauf und die Nierenfunktion im haemorrhagischen Schock. Langenbecks Archiv Chirurg. Suppl. Chir. Forum 403, 1972

CORONARDURCHBLUTUNG UND CORONARRESERVE IM HÄMORRHAGISCHEN SCHOCK

Von K. van Ackern, U. B. Brückner, B. Hakimi, J. Schmier und I. Simo

Im hämorrhagischen Schock finden sich deutliche Zeichen einer verminderten Herzfunktion. Als wesentliche Ursachen dafür werden myocarddepressorische Substanzen und eine eingeschränkte Coronardurchblutung angenommen. In der vorliegenden Versuchsreihe wird der Coronarfluß bei geschlossenem Thorax fortlaufend quantitativ gemessen. Außerdem wird geprüft, ob während der Hypotension eine Coronarreserve vorhanden bzw. das Coronarsystem maximal dilatiert ist.

6 narkotisierte, heparinisierte, gemischtrassige Hunde, mittleres Gewicht 30,3 kg, werden einem standardisierten hämorrhagischen Schock unterworfen. Der Schock wird so ausgelöst, daß aus der Arteria femoralis 50 ml/min, im Mittel 37,2 ml/kg, entzogen werden bis ein arterieller Druck von 40 mm Hg erreicht ist. Auf diesem Niveau wird der Blutdruck mit einem Windkessel fixiert. Nach spontaner Rücknahme von 35% der maximal abgegebenen Blutmenge von 44,3 ml/kg wird der Rest mit 50 ml/min reinfundiert.

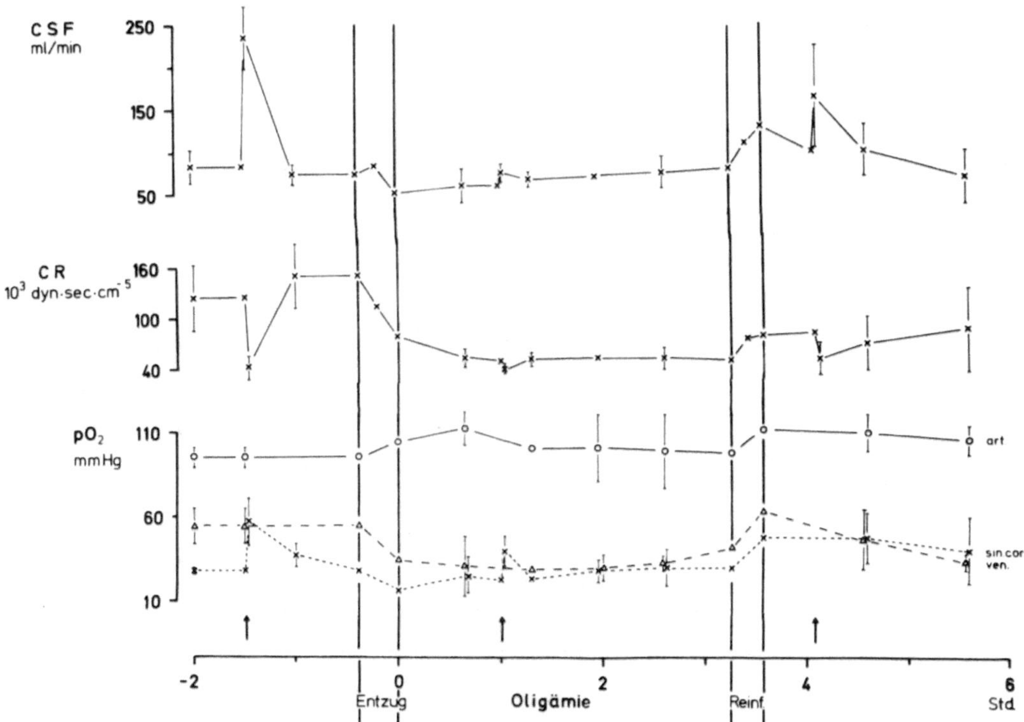

Abb. 1

Gemessen und registriert werden: Der Ausfluß aus dem Sinus coronarius mit einer elektromagnetischen Sonde, das Herz-Zeit-Volumen mit der Kälteverdünnungsmethode, die Herzfrequenz, am EKG ausgezählt, pO_2 und pH im arteriellen und venösen Blut sowie im Sinus coronarius mit einer Glaselektrode. Zur Prüfung der Coronarreserve werden wiederholt 0,2 mg/kg Dipyridamol (Persantin®) über 1 Minute intravenös injiziert. Wegen der bekannten Abhängigkeit der Größen dp/dt max und $\frac{dp/dt\ max}{I}$ von der bei der bekannten Zunahme der Schlagzahl der Herzfrequenz ist eine Bewertung der Druckanstiegsgeschwindigkeit im linken Ventrikel als Anhalt für eine Funktionsminderung des Myokards s.u. nicht möglich. Deshalb wird auf eine Wiedergabe dieser Parameter verzichtet.

Auf Abbildung 1 sind auf der Ordinate von oben nach unten aufgetragen: Die Mittelwerte von arteriellem Druck, Herz-Zeit-Volumen und das pH mit arteriellem, venösem und coronar-venösem Blut. Auf der Abszisse die Zeit in Stunden. Die Pfeile geben die Injektion von Dipyridamol an. Während der oligämischen Phase bei fixiertem arteriellem Druck nimmt das verminderte HZV kaum zu. Deutlich sind aber in dieser Phase die Reaktion auf Dipyridamol ($p < 0,005$). Nach Reinfusion des entzogenen Blutes werden die Ausgangswerte nicht mehr ganz erreicht. Mit zunehmender Schockzeit entwickelt sich eine vermehrte Acidose. Nach Blutentzug bleibt das venöse pH immer unter dem im Sinus coronarius. Es erreicht einen minimalen Wert von 6,9. Die Herzfrequenz steigt mit Blutentzug sofort von 130 bis auf 186 Schlägen/min an.

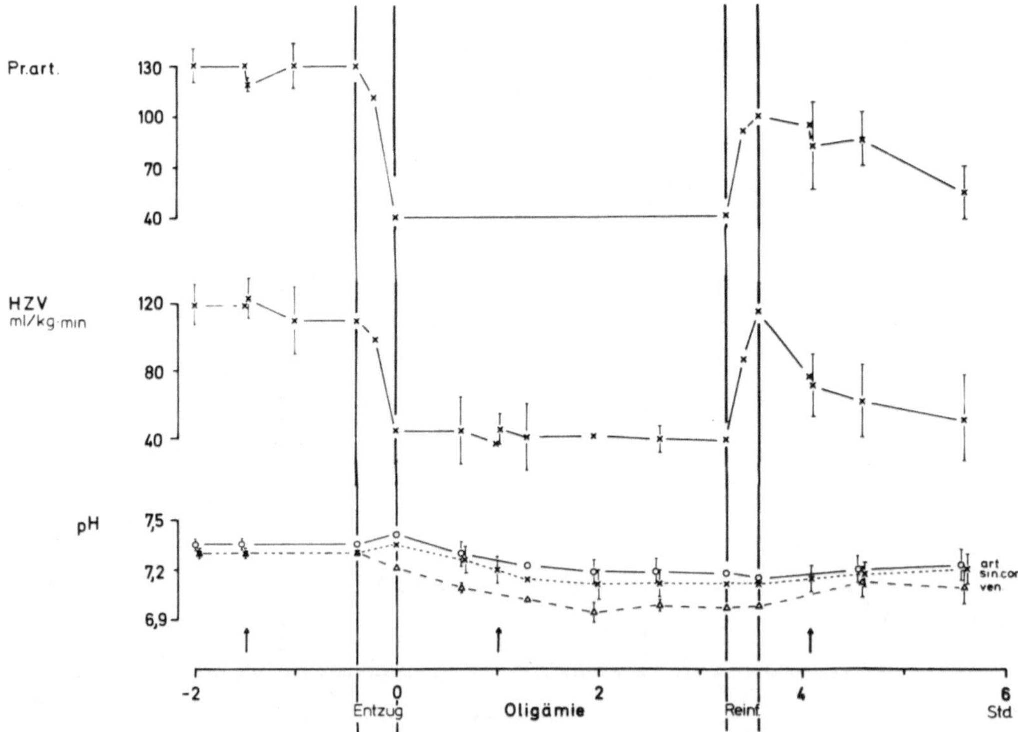

Abb. 2

In Abbildung 2 sind auf der Ordinate der Ausfluß aus dem Sinus coronarius, der Strömungswiderstand und der pO_2 im arteriellen, venösen und coronar-venösen Blut angegeben. Die Coronardurchblutung ist während der Hypotension von 40 mm Hg kurz nach Blutentzug mit $p < 0,02$ signifikant geringer als unter Ruhebedingungen. Bis zum Ende der Hypertoniephase steigt der Fluß auf 79 ml/min an. Er erreicht damit wieder den Ausgangswert, trotz des zu diesem Zeitpunkt um ein Drittel kritisch verminderten HZV und des niedrigen Blutdruckes. Der Widerstand im Coronarsystem ist signifikant vermindert ($p < 0,005$). Diese Befunde stimmen überein mit denen anderer Untersucher, trotz der zum Teil unterschiedlichen Versuchsmodelle (1, 2).

Zur Prüfung der Coronarreserve werden in Ruhe während der oligämischen Phase, 1 h nach Blutentzug und nach Reinfusion je 0,2 mg/kg Dipyridamol i. v. injiziert. Auch während der Oligämiezeit nimmt der Strömungswiderstand ab. Er sinkt um 20%, der Coronarfluß nimmt um 25% zu. Die Reaktion dauert im Mittel 11 min.

Während der Hypotonie wird eine vergrößerte arterio-venöse pO_2-Differenz gemessen. Sie beträgt maximal 70 mm Hg. Nach jeder Dipyridamol-Gabe nimmt der Sauerstoffpartialdruck im Sinus coronarius signifikant zu und überschreitet dabei immer den venösen Wert. Dem Herzen wird auch während des Schocks ausreichend Sauerstoff angeboten, der pO_2 im Sinusblut nimmt zu ($p < 0,001$).

Zusammenfassend ist festzustellen: Trotz des niedrigen Blutdrucks, des verminderten HZV und der Acidose wird die Coronarreserve nicht voll beansprucht. Die während des hämorrhagischen Schocks auftretende Funktionsminderung des Myocards ist nicht durch eine unzureichende Coronardurchblutung verursacht. Sie ist wahrscheinlich eine Schädigung vom Typ der Utilisationsstörung. Dafür sprechen auch der hohe pO_2 im Sinus coronarius und die Ansprechbarkeit des Herzens auf Strophanthin und andere Herzglykoside (3, 4).

Literatur

1. GRANATA, L., HUVOS, A., PASQUE, A., GREGG, D. E.: Left coronary dynamics during hemorrhagic hypotension and shock. Amer. J. Physiol. 216, 1583-1589 (1969)
2. HACKEL, D. B., GOODALE, W. T.: Effects of hemorrhagic shock on the heart and circulation of intact dogs. Circulation II, 628-634 (1955)
3. SCHMIDT, H. D., SCHMIER, J.: Nachweis der Kontraktilitätsschädigung des Herzens im späten hämorrhagischen Schock. Z. Kreislaufforsch. 54, 325-334 (1965)
4. SCHMIER, J.: Effect of ouabain on duration of hemorrhagic shock and survival rate of dogs. Fed. Proc. 21, 119 (1962)

UNTERSUCHUNGEN ZUR WIRKUNG EINER ISOLIERTEN KORREKTUR DER METABOLISCHEN AZIDOSE IM HAEMORRHAGISCHEN SCHOCK

Von U. Brückner, D. Patschke, A. Reinecke und J. B. Brückner

1. Einleitung

Während eines Schocksyndroms führt die Minderperfusion vieler Organe und Gewebe zu einem reduzierten Sauerstoffangebot an die Zellen des Organismus. Zur Deckung des Energiebedarfs im Funktions- und Erhaltungsstoffwechsel wird Energie teilweise durch anaerobe Glykolyse gewonnen. Dies hat einen intra- und extrazellulären Laktatanstieg und eine Verarmung der Pufferkapazität im Extrazellulärraum zur Folge. Die Wertigkeit der metabolischen Azidose unter den vielen pathophysiologischen Veränderungen im Schocksyndrom ist noch umstritten. Die Erhöhung der H^+-Ionen-Konzentration ist eine der auslösenden Faktoren der Verbrauchskoagulopathie. Sicher wird auch die Wirkung von Fermentsystemen verändert und die Ansprechbarkeit des Myocards auf Katecholamine herabgesetzt. Unter hypoxischen Bedingungen fördert die Azidose die Entstehung der Myocardinsuffizienz im Schock.

In dieser Arbeit soll über den Einfluß einer isolierten Korrektur der metabolischen Azidose auf die Hypoxietoleranz des Versuchstieres während einer standardisierten Hypovolaemie berichtet werden (11).

2. Methodik

Die Untersuchungen wurden an 10 Bastardhunden beiderlei Geschlechts im Gewicht zwischen 20 und 37 kg durchgeführt. Die Narkose wurde mit Fentanyl® (Firma Janssen, Düsseldorf) intravenös eingeleitet. Alle Versuchstiere erhielten nach der Einschlafdosis des jeweiligen Anaesthetikums zusätzlich 2,0 mg Alloferin® (Firma Hoffmann-La Roche, Grenzach) injiziert, wurden danach intubiert und bis zum Versuchsende mit einem Engström-Respirator (ER 301, Firma LKB-Medical, Stockholm) und Sauerstoff kontrolliert beatmet. Die Beatmung wurde so einreguliert, daß die mit einem Beckman-Oxymeter gemessene inspiratorische Sauerstoffkonzentration über 95% lag und das mit einem Ultrarot-Absorptions-Spektrometer (URAS 4, Firma Hartmann und Braun, Frankfurt/Main) kontinuierlich gemessene CO_2 endexspiratorische Werte um 5 Vol% aufwies. Während der Präparationszeit, die etwa 90 min betrug, wurde die Narkose durch fraktionierte kleine Gaben von Fentanyl unterhalten. Bis zum Entblutungsbeginn wurden im Mittel 0,03 mg/kg·h Fentanyl gegeben. Atmeten die Tiere gegen den Respirator an, so wurden geringe Relaxansmengen nachinjiziert. Bis zu Beginn der Entblutung erhielten die Versuchstiere im Mittel 0,12 mg/kg·h Alloferin®. Während des eigentlichen Schockversuchs wurden keine weiteren Anaesthetika oder Relaxantien mehr zugeführt.

Zur Messung des arteriellen und venösen Drucks wurden Katheter über Seitenäste der Arteria und Vena brachialis in die Aorta ascendens, bzw. in die Vena cava superior nahe der Einmündung in den rechten Vorhof, vorgeschoben. Die

Tabelle 1. Die Einzelwerte, Mittelwerte und deren Standardabweichungen für den mittleren Aortendruck, die Herzfrequenz, die Sauerstoffaufnahme in der Kontrollphase sowie das maximale Entblutungsvolumen und die Dauer der hypotensiven Phase für die Versuchstiere der Azidose-Gruppe und der Bikarbonat-Gruppe

	Nr.	kg	$\overline{P}_{Aorta}$ Kontr. (mm Hg)	Hf-Kontr. (1/min)	$\dot{V}_{O_2}$ Kontr. (ml/kg · min)	maximales Entblutungs-volumen (ml/kg)	t-$\overline{P}_{Aorta}$ 35 mm Hg (min)
Azidose-Gruppe	72	37,0	130,0	66,0	4,6	46,2	228,0
	73	26,0	110,0	80,0	5,2	59,2	273,0
	74	30,0	105,0	60,0	5,9	56,7	120,0
	75	30,0	110,0	46,0	5,5	66,7	227,0
	76	29,0	137,0	60,0	4,6	58,6	196,0
	$\overline{x}$	30,4	118,4	62,4	5,2	57,5	208,0
	$s_{\overline{x}}$	1,8	6,3	5,5	0,3	3,3	25,4
Bikarbonat-Gruppe	123	29,0	121,0	60,0	4,8	71,0	216,0
	124	19,5	124,0	54,0	7,6	65,9	215,0
	125	26,0	88,0	98,0	6,5	40,4	117,0
	127	28,0	116,0	66,0	5,6	54,3	137,0
	130	32,0	120,0	80,0	5,7	68,8	203,0
	$\overline{x}$	26,9	113,8	71,6	6,0	60,1	177,6
	$s_{\overline{x}}$	2,1	6,6	7,9	0,5	5,7	21,0

Entblutung erfolgte über einen großlumigen, in eine Arteria femoralis eingelegten Katheter, die Retransfusion über einen venösen Katheter. Die Sauerstoffaufnahme wurde kontinuierlich mit dem EHN-Spirometer (17) gemessen. Alle dabei erhaltenen Werte wurden auf 37°C Körpertemperatur ($\overline{Q\ 10}$: 1,7) STPD (14) und ml/kg · min umgerechnet. Die vor Entblutungsbeginn während eines Zeitraumes von 20 min gemessene mittlere Sauerstoffaufnahme des Versuchstieres diente als Ausgangswert zur Berechnung der während der hypovolaemischen Phase eingegangenen Sauerstoffschuld.

Nach Präparation, Heparinisierung und einer Kontrollperiode erfolgte die Entblutung in ein Reservoir, bis ein arterieller Mitteldruck von 35 mmHg erreicht

war. Von einem - im Einzelversuch zeitlich variierenden Punkt an - "uptake-Beginn" - ist dieses jedoch nur durch langsame Retransfusion aus dem Reservoir möglich. Die Niederdruckphase wurde solange ausgedehnt, bis 25% des maximalen Entblutungsvolumens zurückgegeben waren. Zu diesem Zeitpunkt - "25% uptake" - wurde die restliche Reservoirblutmenge dem Tier zurückgepumpt. Anschließend wurden die Versuchstiere drei Stunden beobachtet.
Arterieller und venöser Druck, endexspiratorisches CO_2 - und die EKG-Standardableitungen wurden mit einem Mehrfachschreiber fortlaufend registriert. Alle 30 min wurden die Parameter des Säure-Basen-Status nach der Astrup-Methode, sowie der Haematokrit bestimmt. Bestand vor Entblutungsbeginn eine metabolische Azidose, so erfolgte eine therapeutische Korrektur mit Natriumbicarbonat. Während des Versuches wurde das P_{CO_2} im Normbereich gehalten.

Bei 5 Versuchstieren (Fentanyl-Bikarbonat-Gruppe) wurde die metabolische Azidose während der Hypovolaemie durch eine kontinuierliche Infusion von im Mittel 2,5 mval/kg·h Natriumbicarbonat (8,4%-ig) korrigiert.

Die statistische Interpretation der Daten erfolgte mit dem Student-t-Test.

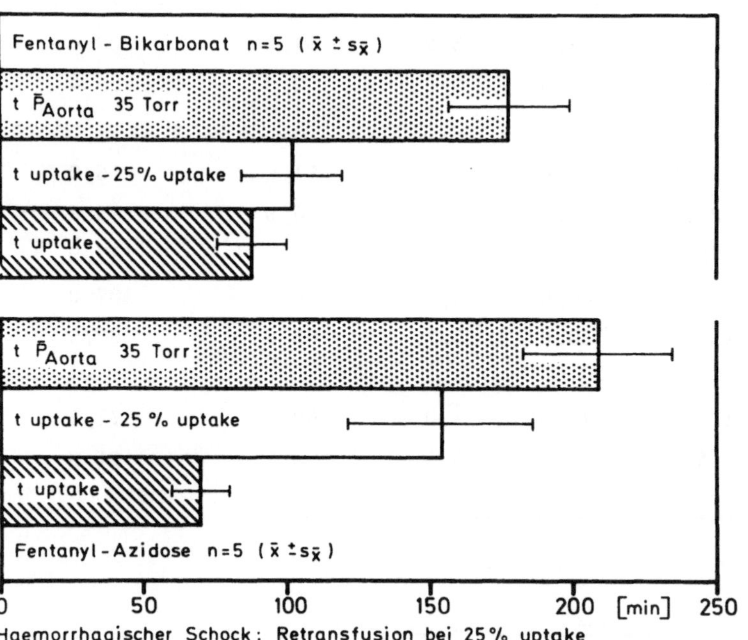

Abb. 1. Darstellung der mittleren Zeiten bis zu Beginn der Blutaufnahme aus dem Reservoir (t-uptake), von uptake bis zur Aufnahme von 25% des maximalen Entblutungsvolumens (t-uptake - 25% uptake) und die mittlere Gesamtdauer der hypotensiven Phase (Mitteldruck in der Aorta: 35 mmHg) bei den Versuchstieren mit Azidosekorrektur im Schock (Fentanyl-Bikarbonat) und bei nicht korrigierter Azidose (Fentanyl-Azidose). Dargestellt sind Mittelwerte und deren Standardabweichungen

3. Ergebnisse

In Abb. 1 werden die mittleren Zeiten von Entblutungsbeginn bis "uptake" (t-uptake), zwischen uptake und "25% uptake" (t-uptake - 25% uptake -) sowie die Gesamtzeit der hypotensiven Phase in den Versuchsgruppen "Fentanyl-Azidose" und "Fentanyl-Bikarbonat" vergleichend dargestellt. Die von den Versuchstieren tolerierte mittlere Dauer der Hypotension lag in der Fentanyl-Azidose-Gruppe bei 209 min und bei der Bikarbonat-Gruppe bei 179 min. Die beobachteten Unterschiede sind jedoch statistisch nicht signifikant. Auffallend war, daß in der Bikarbonat-Gruppe die Intervalle bis "uptake" und von "uptake" bis "25% uptake" etwa gleich lang waren (88 $\pm$ 12 min bzw. 102 $\pm$ 18 min), während in der Azidose-Gruppe, "t-uptake" (69 $\pm$ 9 min) gegenüber "t-uptake - 25% uptake" (175 $\pm$ 34 min) deutlich verkürzt war ($P < 0,001$).

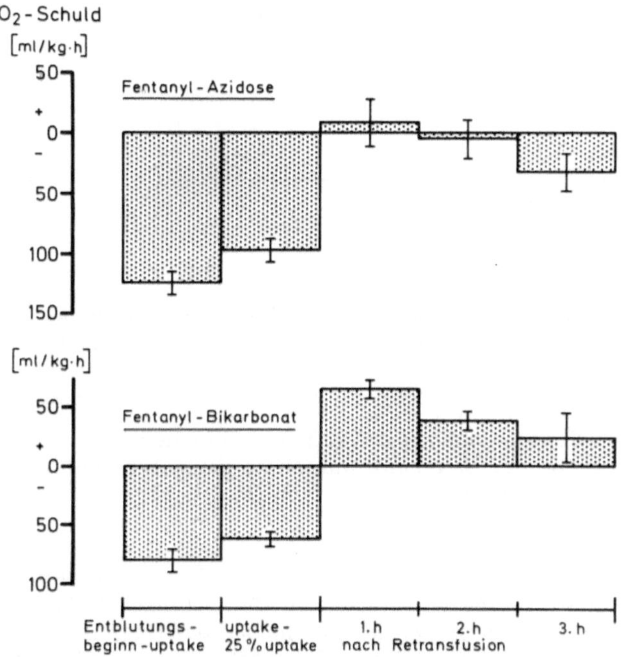

Abb. 2. Verhalten der mittleren Sauerstoffschuld pro Zeiteinheit während der einzelnen Phasen des Schockversuches bei den Versuchsgruppen mit und ohne Azidose-Ausgleich

Abb. 2 zeigt für die beiden Versuchsgruppen und die einzelnen Phasen des Schockversuches getrennt dargestellt, die mittlere Sauerstoffschuld pro Zeiteinheit. Während der hypovolaemischen Phase gingen alle Versuchstiere eine deutliche Sauerstoffschuld ein, die jedoch in der Bikarbonat-Gruppe im Vergleich zur Azidose-Gruppe signifikant ($P < 0,01$) geringer war. Nach Retransfusion zeigten beide Versuchsgruppen in der ersten Stunde nach Retransfusion eine überschießende Sauerstoffaufnahme. Bei den Versuchstieren mit unbehandelter Azidose wurde in der zweiten und dritten Stunde nach Retransfusion erneut eine Sauerstoffschuld eingegangen. Bei den Versuchstieren der Bikarbonat-Gruppe lagen die Werte für

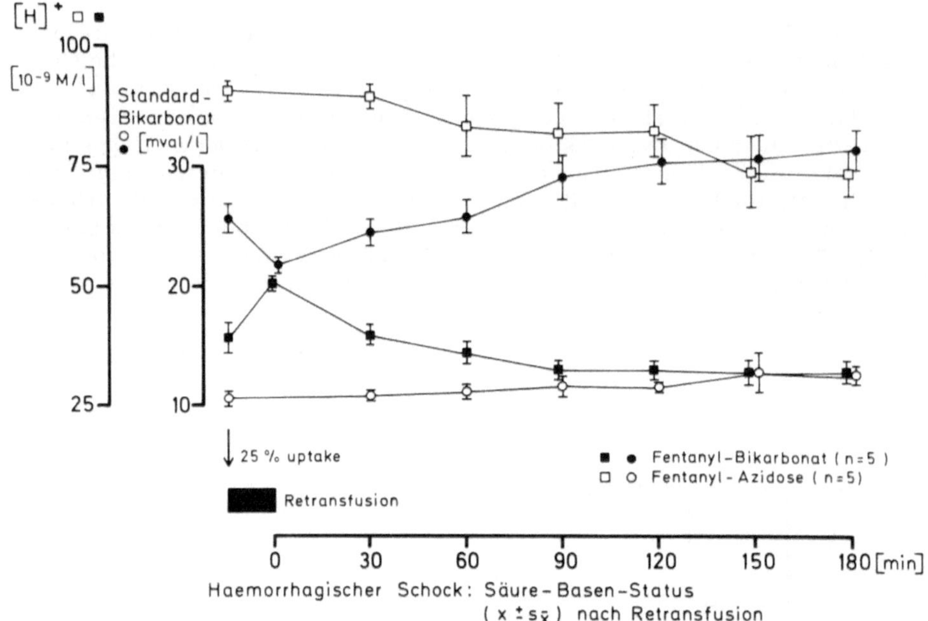

Abb. 3. Das Verhalten der metabolischen Komponente des Säure-Basen-Haushaltes bis zu 180 min nach Retransfusion bei den beiden Untersuchungsgruppen

die Sauerstoffaufnahme bis zu drei Stunden nach Retransfusion über den Kontrollwerten. Die beobachteten Unterschiede der Sauerstoffaufnahme nach Retransfusion zwischen den beiden Versuchsgruppen waren statistisch ($P < 0,01$) zu sichern.

In der Abb. 3 wurde für die beiden Versuchsgruppen getrennt das Verhalten der metabolischen Komponente des Säure-Basen-Haushaltes für 180 min nach Retransfusion dargestellt. Die Versuchstiere der Azidose-Gruppe hatten bei Beginn der Retransfusion (25% uptake) mit einer mittleren H-Ionen-Konzentration von 91 nM/l und einem mittleren Standard-Bikarbonat von 11 mval/l bei einem P_{CO_2} von 43,2 Torr eine ausgeprägte metabolische Azidose. Das Basendefizit und die erhöhte H-Ionen-Konzentration änderten sich nach Retransfusion nicht wesentlich. 180 min nach Retransfusion wurde noch eine mittlere H-Ionen-Konzentration von 74 nM/l, bei einem Standardbikarbonat von 12,6 mval/l und einem P_{CO_2} von 37 Torr beobachtet.

In der Bikarbonat-Gruppe lag zum Zeitpunkt 25%-uptake die gemessenen Werte des Säure-Basen-Haushaltes im Normbereich (H^+ : 40 nM/l; Standard-Bikarbonat : 25,7 mval/l; P_{CO_2} : 42 Torr). Nach Retransfusion waren die beobachteten Parameter geringfügig zur sauren Seite des Gleichgewichtes verschoben. In den drei Stunden nach Retransfusion konnte eine Erhöhung der Pufferbasen des Extrazellulärraums mit entsprechender Verminderung der H-Ionen-Konzentration beobachtet werden. 180 min nach Retransfusion war mit einer mittleren H^+-Konzentration von 32 nM/l bei einem P_{CO_2} von 40 Torr und einem Standard-Bikarbonat von 31,4 mval/l eine mittelgradige metabolische Alkalose eingetreten.

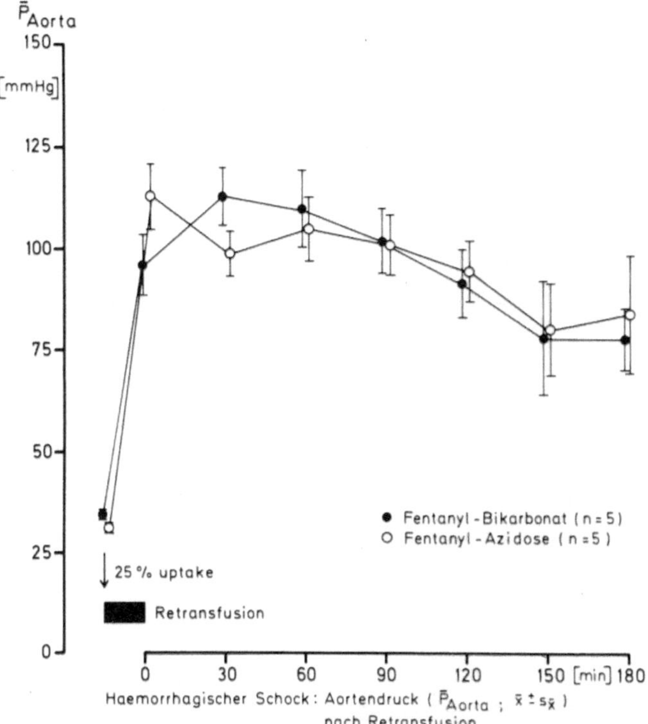

Abb. 4. Das Verhalten des arteriellen Mitteldrucks drei Stunden nach Beginn der Retransfusion in den beiden Versuchsgruppen mit und ohne Azidose-Ausgleich

In Abb. 4 wird das Kreislaufverhalten der Versuchstiere am Beispiel des mittleren arteriellen Drucks für die drei Stunden nach Retransfusion dargestellt. Unmittelbar nach der Retransfusion wurden mit 113 gegenüber 118 mm Hg (Azidose-Gruppe) bzw. 96 gegenüber 114 mm Hg (Bikarbonat-Gruppe) die Ausgangswerte vor Entblutungsbeginn nicht wieder erreicht. In der darauffolgenden dreistündigen Beobachtungsperiode war in beiden Versuchsgruppen eine langsam einsetzende Verschlechterung der Kreislaufparameter, als Zeichen des sich entwickelnden progressiven Schocks zu beobachten. Unterschiede im Kreislaufverhalten nach Retransfusion zwischen den beiden Versuchsgruppen waren nicht nachzuweisen.

Durch die Entblutung wurde der zentralvenöse Druck gesenkt (3 - 4 Torr), die Retransfusion bewirkte einen kurzfristigen Anstieg um 3 Torr. Zwischen beiden Versuchsgruppen bestanden keine Unterschiede im Verhalten des zentralvenösen Drucks während des gesamten Versuchsablaufs.

Tabelle 2 zeigt die Veränderungen des Haematokrits am Ende der einzelnen Beobachtungsintervalle in den beiden Versuchsgruppen. In der Bikarbonat-Gruppe kommt es während der hypotensiven Phase im Vergleich zur Azidose-Gruppe zu

Tabelle 2. Die mittleren Haematokrit-Werke ($\bar{x} \pm s_{\bar{x}}$) in der Kontrollphase und die Änderungen des Haematokrits während des Schockversuchs für die Azidose-Gruppe und die Bikarbonat-Gruppe

					min nach Retransfusion					
	Kontrolle vor Entblutung	uptake	25% uptake	Ende Retransfusion	30	60	90	120	150	180
Azidose-Gruppe n = 5	43,4±3,1	-11,8±2,2	+ 0,4±1,0	+0,4±1,0	+0,8±1,8	±0,0±2,5	+1,0±3,0	-1,0 ± 3,8	-1,0±3,1	+0,8±2,6
Bikarbonat-Gruppe (n = 5)	42,0±3,5	-17,0±3,4	-10,0±2,3	-6,6±2,4	-2,0±1,5	-1,2±1,8	-1,8±1,3	-0,4±1,4	-0,6±2,0	+2,0±2,0
t-Test	n. S.	n. S.	P 0,005	P 0,01	n. S.	n. S.	n. S.	n. S.	n. S.	n. S.

einer ausgeprägten Haemodilution ($P < 0,005$). Vom Zeitpunkt 30 min nach Retransfusion an, war zwischen den beiden Versuchsgruppen keine statistisch zu sichernde Differenz mehr festzustellen.

4. Diskussion

Die Minderung des Herzminutenvolumens und die Vasokonstriktion führen im Schock zu einer extremen Strömungsverlangsamung in den Kapillaren. Das Sauerstoffangebot sinkt und die Zellen gewinnen die Energie für den Stoffwechsel partiell durch anaerobe Glykolyse. Die dabei entstehende Milchsäure belastet die vorhandenen Puffersysteme; der pH wird gesenkt. Verlangsamung der Blutströmung, Azidose und Neutralisierung des endogenen Heparins führen zur Bildung von Mikrothromben mit nachfolgendem Zirkulationsstopp. Besonders im kleinen Kreislauf hat die disseminierte intravasale Gerinnung fatale Folgen auf die Sauerstoffaufnahme und über eine Minderung des venösen Rückstroms auch für die Herzleistung (9, 19). Verschiedene Teilaspekte des Kreislaufs werden auch direkt durch die Azidose beeinflußt. Eine geringe bis mittelgradige Erhöhung der Wasserstoffionenkonzentration wirkt im Sinne einer Kreislaufstimulation, die Durchblutung wichtiger Organe wird gesteigert. Bei der schweren Azidose ist dagegen eine Kreislaufdepression zu erwarten. Beobachtet wurden Bradykardie, Arrythmien, ein Venendruckanstieg sowie eine Reduzierung des Herzminutenvolumens und der myokardialen Kontraktilität (26, 34, 35, 36, 40). Die kardiovaskulären Antwortmechanismen und eine Erhöhung des Katecholaminspiegels sind eingeschränkt (13, 18, 20, 27). Unter den prädisponierenden Faktoren für einen Herzstillstand ist die Azidose, meist allerdings in Kombination mit respiratorischen Störungen zu nennen. Auch die Erfolgsquote von Wiederbelebungsmaßnahmen bei einem Kreislaufstillstand kann durch eine hochgradige Azidose stark eingeschränkt werden (5, 28, 29, 30, 31, 32). Die Befunde von DOWNING et al. sprechen allerdings dafür, daß bei fehlendem Sauerstoffmangel eine schwere Azidose die Myokardkontraktilität und die Ansprechbarkeit des Herzens auf Noradrenalin nur gering beeinflußt (15), eine Situation, die unter klinischen Bedingungen und im Schock meist nicht vorhanden ist.

Patienten im septischen (6, 16), traumatischen und hämorrhagischen (7, 22) Schock zeigen im Verhalten des Säure-Basenhaushaltes ein weites Spektrum möglicher Veränderungen. CLOUTIER et al. (12) beobachteten bei Schwerverletzten in etwa 2/3 der Fälle lediglich einen geringen Anstieg der Wasserstoffionenkonzentration des Extrazellulärraumes. Eine Minderung der Pufferkapazität wurde meist ausreichend respiratorisch kompensiert. Ein Vergleich der haemadynamischen Veränderungen mit den Parametern des Säure-Basen-Haushaltes ergab meist nur eine schwache Korrelation der Befunde. Lediglich die Beobachtung einer schweren, nicht kompensierten Azidose war mit einer niedrigen Überlebensrate korreliert.

Die Minderung der Pufferkapazität des intra- und extrazellulären Raumes als sekundärer Effekt der Sauerstoffmangelsituation ist nur ein Glied unter vielen gestörten Regelkreisen (41). Übergreifende positive Rückkoppelmechanismen sind sicher vorhanden. Der genaue Anteil ist dabei sehr variabel und auch schwierig zu quantifizieren. Eine isolierte therapeutische Korrektur wird, wie unsere Befunde zeigen, den Ablauf des Schocksyndroms und die Hypoxietoleranz nicht verändern. SELMONOWSKI et al. (29, 33, 38) zählen die Azidose mit zu den Faktoren, die zum Entstehen des irreversiblen Schocks beitragen. Eine isolierte Therapie der Azidose kann jedoch die irreversible Phase bei einer definierten Schädigung weder verhindern noch hinauszögern. Dagegen wird die Kombination einer therapeutischen Anhebung der Pufferkapazität mit anderen Maßnahmen, wie z. B. Beatmung mit Sauerstoff und Normalisierung des Blutvolumens die Überlebensrate nach einem Schocktrauma verbessern (1, 5, 21-25, 37). TRAGUS et al. (39) zeigten, daß eine sequentielle Korrektur der Azidose zusammen mit einer induzierten Hämodilution und einer Expansion des extrazellulären Flüssigkeitsvolumens im Experiment den Beginn der Aufnahme aus dem Reservoir verzögern und das aufgenommene Volumen pro Zeiteinheit vermindern. Die Überlebensrate der Versuchstiere bei Erreichen eines definierten Schweregrades des Schocks änderte sich jedoch im Vergleich zu den Kontrolltieren nicht.

Die von uns beobachtete geringere Sauerstoffschuld während der Hypovolämie und das Verhalten der Sauerstoffaufnahme nach Retransfusion in den Versuchen mit Azidoseausgleich deuten auf eine Verbesserung der Sauerstoffversorgung des Organismus während des Traumas im Vergleich zu den Tieren der Kontrollgruppe hin. Dieser Befund darf jedoch nicht isoliert gesehen werden. Die osmotische Wirkung der Bikarbonatinfusion bewirkte sekundär eine Hämodilution. Dies bedeutete eine Verbesserung der Fließeigenschaften des Blutes, Verhinderung von Aggregatbildung im Kapillarbereich und Optimalisierung des O_2-Angebotes bei einem gegebenen reduziertem Herzminutenvolumen. Die Befunde von BAUE et al. (2, 3) und BERGENTZ et al. (4) bestätigen diese Interpretation. Der Vergleich zugeführter äquimolarer NaCl- und $NaHCO_3$-Lösungen im hämorrhagischen Schock ergab keinen Vorteil zugunsten des Bikarbonats. Die Zufuhr von einer hypertonen Lösung im Schock bewirkt über eine Rückverteilung von Flüssigkeitsmengen intra-extrazellulär eine Expansion des Extrazellulärraumes, Verbesserung der Mikrozirkulation und Erhöhung der Überlebensrate unabhängig vom Grad der Azidose.

Eine Erhöhung der Pufferkapazität des Extrazellulärraumes muß nicht zwangsläufig mit einer intrazellulären Verminderung der Wasserstoffionenkonzentration parallel gehen. So konnte gezeigt werden (10), daß die Zufuhr von Natriumbikarbonat den intrazellulären pH wenig ändert oder sogar senken kann. Da H^+ - und HCO_3^- -Ionen die Zellmembran wesentlich langsamer als physikalisch gelöstes CO_2 passieren, kann eine Salzsäureinfusion bei gleichzeitiger Hyperventilation die intrazelluläre H-Ionen-Konzentration senken, während die Kombination: Zufuhr von Puffern mit Hyperkapnie eine intrazelluläre Azidose verstärkt. So überrascht der Befund (8) nicht mehr, daß eine Hyperventilation im Schock die Überlebensrate steigern kann. Diese Befunde sollten Anlaß dazu sein, das bisherige Therapieschema, das bei der klinischen Schockbehandlung oft zu einer grotesken Überschätzung der Bedeutung einer isolierten Korrektur der Azidose im Schock führt, zu überdenken.

5. Zusammenfassung

1. Am Modell eines standardisierten haemorrhagischen Schocks wurde untersucht, welchem Einfluß eine isolierte Korrektur der metabolischen Azidose mit Natriumbicarbonat auf die Hypoxietoleranz des Versuchstieres (Hund) hat.

2. Eine isolierte Korrektur der metabolischen Azidose führte zu keiner Verbesserung der Hypoxietoleranz im Vergleich zur Kontrollgruppe. Die mittleren Zeiten für die Hypotension (mittlerer Aortendruck 35 mmHg) bei Retransfusion zum Zeitpunkt der Aufnahme von 25% des maximalen Entblutungsvolumens lagen in der Kontrollgruppe (Azidose) bei 209 $\pm$ 26 min und in der Bikarbonat-Gruppe bei 178 $\pm$ 21 min.

3. Von den Versuchstieren mit Azidosekorrektur wurde während der Hypovolaemie eine geringere Sauerstoffschuld eingegangen und diese Gruppe wies nach Retransfusion eine deutlich größere überschießende Sauerstoffaufnahme im Vergleich zur Kontrollgruppe auf. Als mögliche Ursache dafür wird eine osmotisch-induzierte Haemodilution bei den Versuchstieren der Bikarbonat-Gruppe diskutiert.

4. Nach Retransfusion konnte in der Bikarbonat-Gruppe eine metabolische Alkalose beobachtet werden, während in der Kontrollgruppe die ausgeprägte metabolische Azidose weiter bestand.

5. Das Kreislaufverhalten der Versuchstiere beider Untersuchungsgruppen war nach Retransfusion identisch. Es kam immer zu einer langsam einsetzenden Abnahme des Perfusionsdrucks als Zeichen des beginnenden progressiven Schocks.

6. Literatur

1. BAUE, A. E., McCLERKIN, W. W.: A study of shock: Acidosis and the declamping phenomenon. Ann. Surg. 161, 41 (1965)
2. BAUE, A. E., TRAGUS, E. T., PARKINS, W. M.: Effects of sodium chloride and bicarbonate in shock with metabolic acidosis. Amer. J. Physiol., 212, 54 (1967)
3. BAUE, A. E., TRAGUS, E. T., PARKINS, W. M.: Effects of increased osmolality and correction of acidosis on blood flow and oxygen consumption in hemorrhagic shock. J. Surg. Res., 7, 349 (1967)
4. BERGENTZ, S. E., BRIEF, D. K.: The effect of pH and osmolality on the production of canine hemorrhagic shock. Surgery, 58, 412 (1965)
5. BLAIR, E., COWLEY, R. A., TAIT, M. K.: Refractory septic shock in man. Role of lactate and pyruvate metabolism and acid-base balance in prognosis. Amer. Surg., 31, 537 (1965)
6. BLAIR, E.: Acid-base balance in bacteremic shock. Arch. Intern. Med. 127, 731 (1971)
7. BRADLEY, M. D.: Profound shock associated with acidosis: Occurrence and treatment. Amer. Surg., 30, 589 (1964)
8. BRANDFONBRENER, M., WHANG, R.: Effect of respiratory alkalosis on survival in hemorrhagic shock. Circ. Res., 21, 461 (1967)
9. BROERSMA, R. J., BULLEMER, G. D., MAMMEN, E. F.: Blood coagulation changes in hemorrhagic shock and acidosis. Thromb. Diath. Haemorrh. 36, Suppl. 36: 171 (1969)
10. BROWN, E. B. Jr., KIM, W. G., HORHEAD, F. A. Jr.: Intracellular pH during metabolic acidosis of intracellular and extracellular origin. Proc. Soc. Exp. Biol. Med., 126, 595 (1967)
11. BRÜCKNER, U.: Die metabolische Komponente des Säure-Basen-Haushaltes im haemorrhagischen Schock. Inaguraldissertation Berlin 1973
12. CLOUTIER, C. T., LOWERY, B. D., CAREY, L. C.: Acid-base disturbances in hemorrhagic shock, in 66 secerely wounded patients prior to treatment. Arch. Surg. (Chicago), 98, 551 (1969)
13. DARBY, T. D., WATTS, D. T.: Acidosis and blood epinephrine levels in hemorrhagic hypotension. Amer. J. Physiol., 206, 1281 (1964)
14. Dokumenta Geigy: Wissenschaftliche Tabellen. Geigy AG, Basel (1968)
15. DOWNING, S. E. et al.: Cardiovascular responses to metabolic acidosis. Am. J. Physiol. 208, 237 (1965)
16. ELLIS, W., DODSON, M.: Severe septic shock treated successfully with sodium bicarbonate. J. Bone Joint Surg. (Brit.), 46, 746 (1964)

17. ENGSTRÖM, G. G., HERZOG, P., NORLANDER, O.: A method for the continuous measurement of oxygen consumption in the presence of inert gases during controlled ventilation. Acta Anaesth. Scand., 5, 115 (1961)
18. FORD, G. D., CLINE, W. H. Jr., FLEMIN, W. W.: Influence of lactic acidosis on cardiovascular response to sympathomimetic amines. Amer. J. Physiol., 215, 1123 (1968)
19. HARDAWAY, R. M., BREWSTER, W. R. Jr., ELOVITZ, M. J.: The influence of vasoconstriction and acidosis on dissemenated intravascular coagulation. Surg., 59, 804 (1966)
20. HIOTT, D. W., RICHARDSON, J. A.: Cardiac norephinephrine levels and contractile force responses with hemorrhagic shock, acidosis and sympathetic stimulation. Res. Commun. Chem. Pathol. Pharmacol., 2, 429 (1971)
21. IRVING, M. H., GILLETT, D. J., VARGA, D., HALMAGYI, D. F.: The effect of adrenergic blockade upon shock-induced lacticacidosis in sheep. Brit. J. Surg., 55, 780 (1968)
22. JAMES, P. M., BREDENBERG, C. E., Jr., COLLINS, J. A., HIGHTOWER, F.: Tolerance of lactate infusion by wounded in hemorrhagic shock. Am. Surg., 38, 124 (1972)
23. KING, J. A., LEVINE, R., RECKNAGEL, F. O., DRUCKER, W. R.: The metabolic effect of hemorrhagic shock on preexisting respiratory alkalosis. Surg. Forum, 19, 40 (1968)
24. MAKIN, G. S., WALDER, D. N.: The effect of phenoxybenzamine on muscle blood-flow and lactic acidosis in haemorrhagic shock in dogs. Brit. J. Surg., 57, 389 (1970)
25. MAKIN, G. S., WALDER, D. N.: The effect of retransfusion and beta-adrenergic blockade on muscle blood-flow and lactic acidosis in haemorrhagic shock in dogs. Br. J. Surg., 57, 851 (1970)
26. MAKIN, G. S.: Tissue perfusion and lactic acidosis in haemorrhagic shock: An experimental study. Ann. R. Coll. Surg. Engl., 48, 114 (1971)
27. MALM, J. R., MANGER, W. M., SULLIVAN, S. F., PAPPER, E. M., NAHAS, G. G.: The effect of acidosis on sympatho-adrenal stimulation. Particular reference of cardiopulmonary bypass. JAMA, 197, 121 (1966)
28. MANSBERGER, A. R., Jr., OLLODART, R. M., McLAUGHLIN, J. S., ATTAR, S., STRAUCH, M., IRANI, B., COWLEY, A.: Physiologic approach to the correction of hypotension: hemodynamic factors in refractory schock. Amer. Surg., 31, 571 (1965)
29. MANSBERGER? A. R. Jr., OLLODART, R. M., ATTAR, S., COWLEY, R. A., BUXTON, R. W.: Therapy of refractory shock. Ann. Surg., 161, 955 (1965)
30. MUIR, A. L., ANDERTON, J. L., LAWRIE, D. M., DONALD, K. W.: Circulatory effects of digoxin, acid-base correction, and volume loading in cardiogenic shock. Brit. Heart. J., 31, 794 (1969)
31. PERETZ, D. I., McGREGOR, M., DOSSETOR, J. B.: Lacticacidosis: A clinically significant aspect of shock. Canad. Med. Ass. J., 90, 673 (1964)
32. PERETZ, D. I., SCOTT, H. M., DUFF, J., DUSSETOR, J. B., MACLEAN, L. D., MCGREGOR, M.: The significance of lacticacidemia in the shock syndrome. Ann. Ny. Acad. Sci., 119, 1133 (1965)
33. SELMONOSKY, C. A., GOETH, R. H., STATE, D.: The role of acidosis in the irreversibility of experimental hemorrhagic shock. J. Surg. Res., 3, 491 (1963)
34. SIEGEL, H. W., DOWNING, S. E.: Reduction of left ventricular contractility during acute hemorrhagic shock. Amer. J. Physiol., 218, 772 (1970)

35. SILBERSCHMID, M., SAITO, S., SMITH, L. L.: Circulatory effects of acute lactic acidosis in dogs prior to and after hemorrhage. Amer. J. Surg. 112, 175 (1966)
36. SMITH, L. L., SILBERSCHMID, M., HINSHAW, D. B.: Atropine, Norepinephrine, and isoproterenol and the cardiac response to experimental lactic acidosis. Amer. J. Surg., 114, 267 (1967)
37. SCHWEIZER, O., HOWLAND, W. S.: Metabolic changes associated with hemorrhagic shock. Anesth. Analg. (Cleveland), 43, 420 (1964)
38. STEWART, J. S.: Tissue hypoxia and metabolic avidosis - significant factors? Postgrad. Med. J., 45, 518 (1969)
39. TRAGUS, E. T., PARKINS, W. W., BAUE, A. E.: The effects of sequential buffering, extracellular fluid replacement, and hemodilution in hemorrhagic shock. Surgery, 61, 795 (1967)
40. VERAGUT, U. P., SMITH, L. L.: Circulatory changes during prolonged respiratory acidosis in normal and hemorrhaged dogs. Surg. Gynec. Obstet, 119, 513 (1964)
41. WILSON, R. F., KROME, R.: Factos affecting prognosis in clinical shock. Ann. Surg., 169, 93 (1969)

DIE WIRKUNG EINER DAUERBEATMUNG MIT SAUERSTOFF AUF DIE LUNGE - TIEREXPERIMENTELLE UNTERSUCHUNGEN AM SCHWEIN

Von H. Reineke, J. Galle und W. Dick

Der erste Bericht über die Sauerstoffintoxikation, ihre Klinik und Pathologie datiert aus dem Jahr 1899 und ist seit dieser Zeit in der Literatur unter dem Namen LORAIN-SMITH-Effekt bekannt. Dieser Autor beschrieb damals bereits Lungenblutungen, ein alveoläres wie interstitielles Ödem und Atelektasen nach einer längeren Sauerstoffexposition (1). Als Folge einer Zunahme therapeutischer Maßnahmen mit Sauerstoff in den beiden letzten Dekaden stammen nähere praktische und theoretische Erkenntnisse jedoch erst aus neuerer Zeit (2-4).

Ziel unserer Untersuchungen war es, während einer 48stündigen Dauerbeatmung am Schwein den Einfluß reinen Sauerstoffes auf die Lungendynamik und Lungenmorphologie zu untersuchen.

Methodik und Material

14 Hausschweine wurden randomisiert und gleich stark auf 2 Gruppen verteilt. 7 Tiere wurden mit reinem Sauerstoff volumen- und frequenzkonstant normoventiliert (A), und 7 Kontrolltiere (B) mit einem Luft-Sauerstoffgemisch (FiO_2 0,25 - 0,35). Während des ganzen Versuches blieben die Tiere relaxiert und sediert. In 2stündigem Abstand wurden sie endotracheal abgesaugt und die Lungen gebläht. Wir führten Blut- und Atemgasanalysen[+] durch, bestimmten das Atemzugvolumen[+] und den Beatmungsdruck[+]. Die Werte nahmen wir auf einem X-Y-Schreiber[+] auf und gleichzeitig auf einem Mehrkanalregistriergerät[+]. Am Versuchsende wurden am noch lebenden Tier in Halothannarkose aus allen Lungenlappen je ein Präparat für die Mikroskopie entnommen

Als Versuchsparameter zur funktionellen Diagnostik werteten wir die statische Compliance (C), das Verhältnis Totraum zu Atemzugvolumen (VD/ Vt) und die Druckgrößen, die bei maximalem inspiratorischem Flow mit den elastischen und nicht elastischen Lungenwiderständen korrelierten (PC, PR). Die Messungen führten wir zu Versuchsbeginn, nach 4, 6, 12, 24 und 48stündiger Beatmung durch. Die in den folgenden Abbildungen dargestellten Werte ergaben sich aus den arithmetischen Mitteln vor und nach der Blähung zum jeweiligen Zeitpunkt. Die statistische Auswertung erfolgte nach dem Dunnet-T-Test.

Ergebnisse

1. Die Mittelwerte der Compliance (C) nahmen in der Gruppe A im Verlauf des Versuches kontinuierlich ab. Signifikant ($p \leq 0,001$) waren die Werte jedoch erst nach 48 Stunden. In der Gruppe B blieben sie nahezu konstant (Abb. 1).

[+]Technische Geräte, Erklärung am Schluß des Beitrages

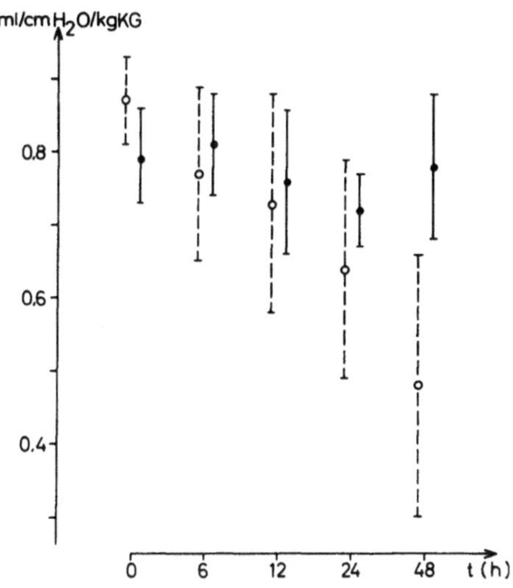

Abb. 1. Mittelwerte und Konfidenzintervalle (1%) der Compliance nach 48stündiger Beatmung mit Sauerstoff (---o---) und einem Luft-Sauerstoffgemisch (——o——)

2. Der Druck, der bei max. Flow mit den elastischen Lungenwiderständen korrelierte, (PC) nahm in der Gruppe A analog bis zur 48. Stunde signifikant zu, in der Gruppe B blieb er unbeeinflußt (Abb. 2). Ein Vergleich zwischen den beiden 48-Stunden-Werten ergab signifikante Unterschiede ($p \leq 0,001$).

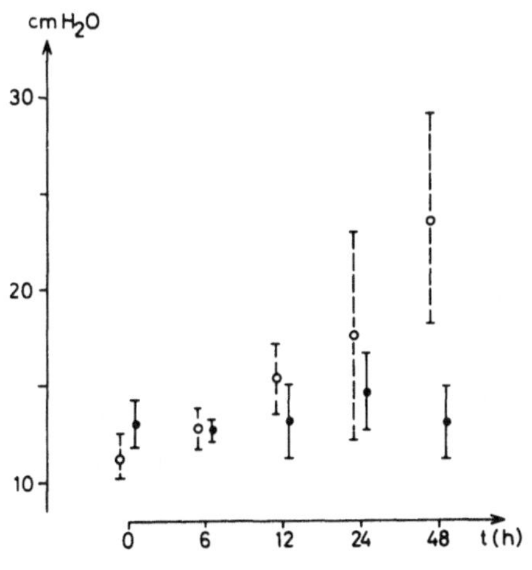

Abb. 2. Mittelwerte und Konfidenzintervalle (1%) von PC nach 48stündiger Beatmung mit Sauerstoff (---o---) und einem Luft-Sauerstoffgemisch (——o——)

3. Der Druck, der bei max. Flow mit den nicht elastischen Widerständen korrelierte, (PR), nahm in beiden Versuchsgruppen zu. Eine Signifikanz konnte weder im Versuchsablauf noch zwischen den beiden Gruppen nachgewiesen werden (Abb. 3).

4. Das Verhältnis Totraum zu Atemzugvolumen (VD/Vt) ergab in beiden Gruppen im Mittel eine Zunahme. Im Versuchsablauf wie auch bei einem Vergleich zwischen den beiden Gruppen ergab sich keine Signifikanz (Abb. 4).

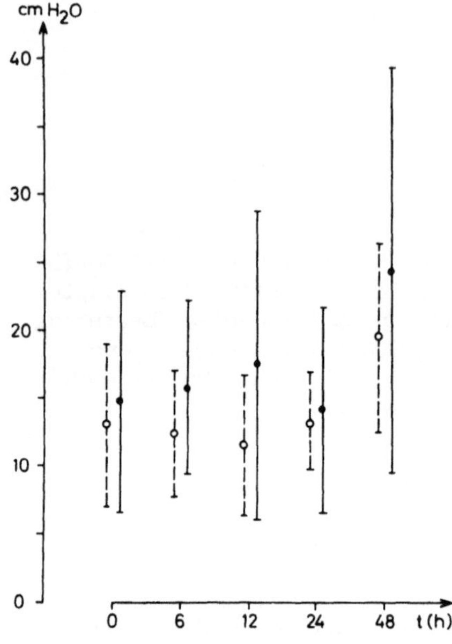

Abb. 3. Mittelwerte und Konfidenzintervalle (1%) von PR nach 48stündiger Beatmung mit Sauerstoff (---o---) und einem Luft-Sauerstoffgemisch (——o——)

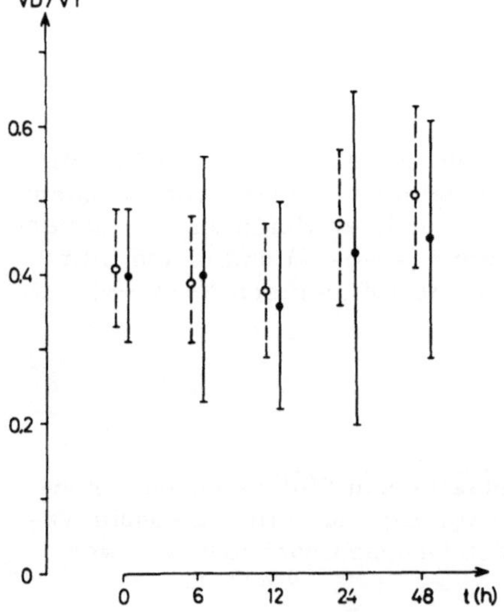

Abb. 4. Mittelwerte und Konfidenzintervalle (1%) von VD/Vt nach 48stündiger Beatmung mit Sauerstoff (---o---) und einem Luft-Sauerstoffgemisch (——o——)

5. Histologie: Die Lungengewichte bezogen auf 1 kg KG lagen in der Versuchsgruppe A im Mittel um 5 g über denen der Gruppe B. Die Lungen nach Sauerstoffexposition waren von festerer Konsistenz und rötlichem Aspekt. Histologisch fanden wir in einigen Lungenstücken hyaline Membrane die lokalisiert, niemals ubiquitär die Alveolaroberflächen ausgkleideten. Quantitativ waren sie wesentlich häufiger bei den mit Sauerstoff behandelten Tieren. Desgleichen wies die Versuchsgruppe A ausgeprägter alveoläre und interstitielle Ödemflüssigkeit auf. Die Lungensepten waren emphysematös, teilweise ödematös verbreitert und die Lymphgefäße gestaut. Es fanden sich atelektatische Gebiete neben stark überblähten Lungenpartien. Hier war eine Korrelation zu einer der beiden Beatmungsgruppen nicht eindeutig. Perivaskuläre Mikroblutungen schienen in der Gruppe A häufiger vorhanden zu sein.

Diskussion

An Hand einiger Parameter und morphologischer Untersuchungen haben wir den toxischen Einfluß reinen Sauerstoffs während einer 48stündigen Beatmung am Schwein nachgewiesen. Zum anderen sprechen unsere experimentellen Erfahrungen auch für einen nachteiligen Einfluß des Respirators auf die Lungenfunktion. Im Sinne einer spezifischen Sauerstofftoxizität sind die Veränderungen in der Gruppe A interpretierbar, in dem nämlich die Compliance und der mit den elastischen Widerständen korrelierende Druck sich signifikant veränderten. Hyaline Membrane und Ödemneigung sind stärker ausgeprägt, die $AaDO_2$ hat signifikant zugenommen. Als unmittelbare Respiratorfolge ist der Umstand zu deuten, daß wir in beiden Versuchsgruppen histologische Veränderungen gefunden haben, die sich lediglich graduell unterschieden. Pathogenetisch läßt es sich so erklären, daß der Sauerstoff in toxischer Konzentration primär die Endothel- und Epithelzellen schädigt und somit eine Exsudation von Plasma in das Interstitium und die

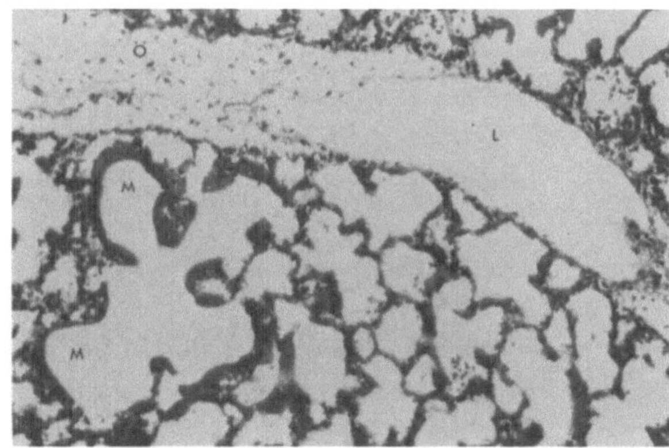

Abb. 5. Histologischer Befund einer Lunge nach 48stündiger Beatmung mit einem Luft-Sauerstoffgemisch.
Ö = Interstitielles Ödem
L = erweitertes Lymphgefäß
M = hyaline Membrane.
Mikroskopvergr. 1:175

Alveolen verursacht. Hierzu addieren sich die Respiratorfolgen, wobei es über ein venöses Abflußhindernis, Lymphrückstau und erhöhten Intravasaldruck zu einer zusätzlichen Flüssigkeitsextravasation kommt. Für diese mechanische Theorie spricht das in der Kontrollserie sehr isolierte Auftreten hyaliner Membrane, eines relativ eiweißarmen Transsudates und gestauter Lymphgefäße (Abb. 5).

Daß sich die nicht elastischen Widerstände in beiden Gruppen nicht sehr unterschieden haben, steht im Widerspruch zu den Untersuchungen von LAURENZI (5), der nach Sauerstoffapplikationen eine Abnahme der Ziliartätigkeit und eine Zunahme der Schleimviskosität festgestellt hat. Hiernach hätte man in der Versuchsgruppe A nach 48stündiger Beatmung einen deutlicheren Anstieg des PR's feststellen müssen als in der Kontrollgruppe. Eine Erklärung für das Ausbleiben haben wir nicht.

Zweifelsohne ist für das Ausmaß morphologischer und funktioneller Änderungen unter künstlicher Beatmung und reiner Sauerstoffgabe auch eine individuelle Disposition verantwortlich. Nur so lassen sich auch die in unseren Versuchen gefundenen, zum Teil deutlichen Unterschiede innerhalb der Gruppen erklären, nur so lassen sich auch in der Intensivtherapie Dauerbeatmungsfälle bei einer primär gesunden Lunge mit unterschiedlicher Änderung pulmonaler Parameter verstehen.

Zusammenfassung

Im Experimentalversuch haben wir je 7 Schweine mit reinem Sauerstoff volumenkonstant ventiliert (A), in einer Kontrollgruppe 7 Tiere mit einem Luft-Sauerstoffgemisch (B). Die Gruppe A zeigte einen signifikanten Abfall der Compliance, sowie eine damit korrelierende signifikante Zunahme von PC. VD/Vt und PR veränderten sich nicht signifikant. Histologisch wiesen beide Gruppen Zeichen einer Exsudation auf, die in der Gruppe A wesentlich deutlicher ausgebildet war. Die $AaDO_2$ nahm in der Gruppe A signifikant zu. Das Auftreten hyaliner Membrane in der Gruppe B kann entsprechend unseren Ergebnissen nicht wie bisher ausschließlich als Folge einer Sauerstoffintoxikation oder primärer Lungenerkrankung gedeutet werden, sondern muß auch als eine unmittelbare Respiratorfolge zu sehen sein.

+ Technische Geräte

Engström ER 200
Statham Element P 23 DB
Uras M
Schwarzer 8 Kanal Schreiber Varioscript
Pulmostar SM 8021
Mira Oxymeter 5021
Eschweiler-Combi-Analysator U CA3K

Literatur

1. SMITH, J. L.: The pathological effects due to increased oxygen tension in the air breathed. J. Physiol. 24, 19 (1899)

2. KISTLER, G. S., CALDWELL, D. R. B., WEIBEL, E. R.: Development of fine structural damage to olveolar and capillary lining cells in oxygen poisoned animals. J. Cell. Biol. 32, 605 (1967)
3. NASH, G., BLENNERHASSETT, J. B., PONTOPPIDAN, H.: Pulmonary lesions associated with oxygen therapy of hyaline membrane disease. New. Engl. J. Med. 276, 357 (1967)
4. PRATT, D. C.: The reaction of the human lung to enriched oxygen atmosphere. Ann. N. Y. Acad. Sci. 121, 809 (1965)
5. LAURENZI, G. A., YIN, S., GUARNERI, J. J.: Adverse effect of oxygen on tracheal mucus flow. New. Engl. J. Med. 279,333 (1968)

BLUTGASANALYTISCHE, HÄMODYNAMISCHE UND PATHOLOGISCHE UNTERSUCHUNGEN BEIM EINSATZ EINES HERZ-LUNGEN-RETTUNGSGERÄTES

Von G. Hempelmann, W. Hartmann, J. Gille, H. Fabel und P. Dickmann

An 11 verstorbenen Patienten im Alter von 12-83 Jahren ($\bar{x}$ = 56,5 Jahre) haben wir 1 - 2 Stunden post mortem Reanimationsversuche mit einem pneumatisch betriebenen Herz-Lungen-Rettungsgerät (HLR 50 - 90) simuliert.

Die transportable H-L-R Einheit ist abgesehen von den als Energiequelle dienenden Sauerstoff-Druckflaschen in einem leichten Koffer untergebracht, wobei der Kofferboden als Rückenunterlage dient. Der Patient kann mit vier Gurten an dieser Unterlage befestigt werden, wobei ein Massagestempel vor dem unteren Sternumdrittel zu liegen kommt. Eine pneumatische Thoraxkompression kann hiermit 60 x pro Minute durchgeführt werden; eine Beatmung erfolgt mit reinem Sauerstoff 12 x pro Minute.

Blut für arterielle und venöse Einzelanalysen (pO_2, pCO_2, pH) wurde jeweils vor und nach der 10 Minuten dauernden maschinellen extrathorakalen Herzmassage und automatischen Beatmung (über einen Endotrachealtubus) abgenommen. Daneben haben wir über einen in der A. femoralis liegenden Katheter den arteriellen pO_2 kontinuierlich mit einer polarographischen Mikromethode bestimmt (Abb. 1) (2, 5).

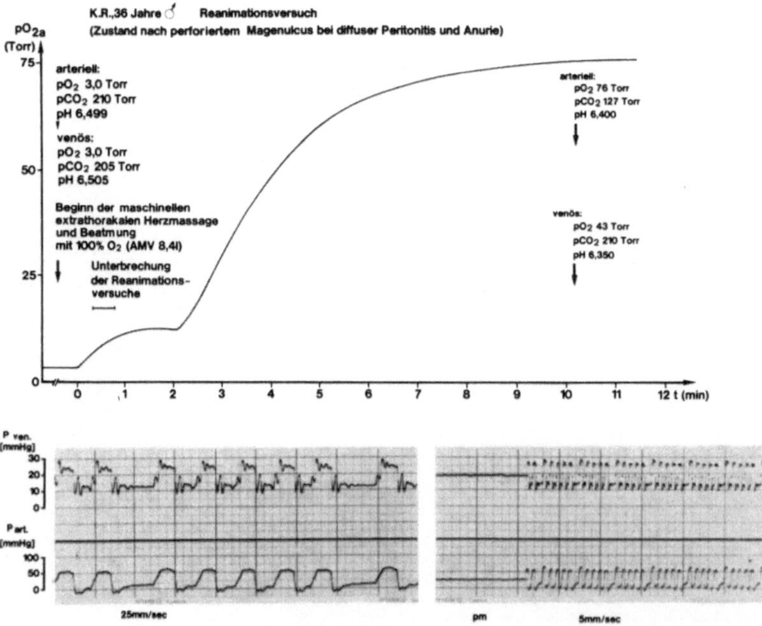

Abb. 1. Fortlaufende arterielle pO_2-Messung sowie arterielle und venöse Druckregistrierung während eines Reanimationsversuches mit einem H-L-R-Rettungsgerät

Mit Druckwandlern wurden er arterielle (A. femoralis) und venöse Druck (V. cava inferior) gemessen und auf einem Mehrfachschreiber (Hellige, Freiburg) registriert (Abb. 2). Nach Beendigung der maschinellen extrathorakalen Herzmassage führten wir eine m a n u e l l e extrathorakale Herzmassage unter Beibehaltung der automatischen Beatmung durch, wobei weiterhin arterielle und venöse Drucke, jedoch nur in Einzelfällen der arterielle pO_2 kontinuierlich gemessen wurden.

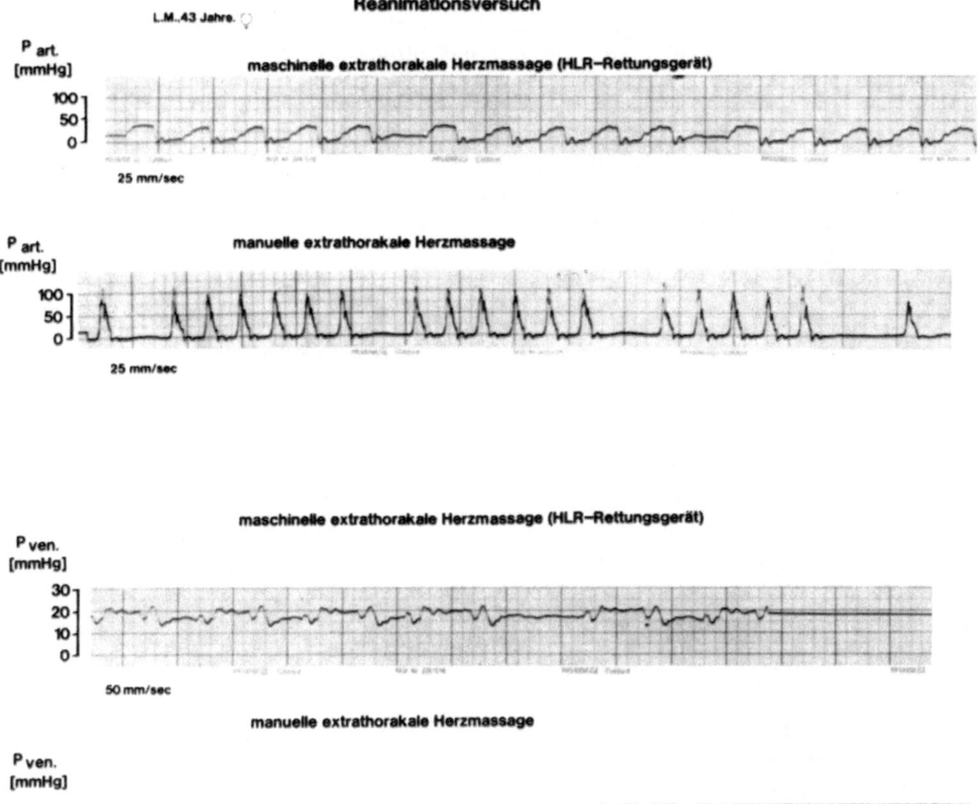

Abb. 2. Arterielle und venöse Druckmessungen während maschineller bzw. manueller extrathorakaler Herzmassage

Die Messung der Blutgaswerte erfolgte mit einem Makro-Eschweiler und Astrup-Gerät (pH) bei 38 Grad Celsius. Alle Meßwerte wurden auf die gemessene Körpertemperatur ($\bar{x}$ = 35 Grad C) umgerechnet, wobei die pH-Korrektur mit dem Rosenthal-Faktor (0,0147) erfolgte (6), die pCO_2-Korrektur nach der Formel $\Delta \log pCO_2 = 0,021 \times \Delta T$ (8) und die pO_2-Korrektur mit dem Faktor für anaerobe Temperaturveränderungen ($\Delta \log pO_2 = 0,0306 \times \Delta T$) (7) sowie mit dem Faktor für die pH-Abhängigkeit des Sauerstoffpartialdruckes (1). Für die 38-Grad-Meßwerte und die korrigierten Werte wurde der aktuelle Bikarbonatwert nach der Formel von HENDERSON-HASSELBALCH errechnet (8).

Standardbikarbonat- sowie Base-Excess-Werte (laut Definition nur für 38 Grad Celsius angegeben) wurden nach Konstruktion des Meßpunktes in einem für diese Extremwerte erweiterten Nomogramm (4) aus pH-Meßwert und errechnetem aktuellen Bikarbonatwert durch Abgriff gleicher Abschnitte auf der Buffer-Base Kurve und BE-Kurve nach einem Vorschlag von HEISLER (3) geometrisch ermittelt, da die konventionelle Ermittlung der Meßpunktsgeraden durch Parallelverschiebung der Nullpunktsgeraden in diesen pathologischen Blutgasbereichen nicht mehr zulässig ist.

Tabelle 1. Mittelwerte ($\bar{x}$), Standardabweichung (S) und Standardabweichung der Mittelwerte ($S_{\bar{x}}$) für Blutgase und Säure-Basenhaushalt vor sowie nach extrathorakaler maschineller Herzmassage und automatischer Beatmung mit einem Herz-Lungen-Rettungsgerät

		VOR REANIMATION				NACH REANIMATION			
		arteriell		venös		arteriell		venös	
		38°C	35°C	38°C	35°C	38°C	35°C	38°C	35°C
pO_2	$\bar{x}$	20,4	15,7	8,9	6,9	160,1	123,3	28,0	21,6
	S	18,8		10,1		114,2		22,5	
	$S_{\bar{x}}$	5,7		3,4		34,4		7,5	
pCO_2	$\bar{x}$	147,8	127,9	170,0	147,0	72,0	62,3	178,0	154,0
	S	53,9		39,5		39,5		49,9	
	$S_{\bar{x}}$	16,2		13,2		11,9		16,6	
pH	$\bar{x}$	6,714	6,758	6,668	6,712	6,715	6,759	6,554	6,598
	S	0,245		0,210		0,278		0,226	
	$S_{\bar{x}}$	0,074		0,070		0,084		0,075	
akt. Bi.	$\bar{x}$	17,3	17,3	17,9	17,9	8,5	8,4	14,4	14,2
	S	5,8		6,2		4,4		5,5	
	$S_{\bar{x}}$	1,8		2,1		1,3		1,8	
Std-Bi.	$\bar{x}$	10,9		11,1		6,6		8,0	
	S	5,6		5,7		3,8		4,9	
	$S_{\bar{x}}$	1,7		1,9		1,2		1,6	
BE	$\bar{x}$	-20,4		-20,2		-28,7		-25,6	
	S	11,1		11,2		9,1		11,3	
	$S_{\bar{x}}$	3,4		3,7		2,7		3,8	

Mittelwerte für die arteriellen sowie venösen Blutgaswerte vor und nach der 10 Minuten dauernden Reanimation sind in Tabelle 1 zusammengestellt.

Wie man sieht, stieg er arterielle pO_2 im Verlauf unserer Versuche im Mittel von 15,7 Torr auf 123,3 Torr (Abb. 3). 2 Minuten nach Reanimationsbeginn war bereits ein pO_2-Wert von 52,3 Torr erreicht. Dies würde bedeuten, daß bei einem Atem- und Kreislaufstillstand eine Reanimation nur dann cerebrale Ausfälle verhindern könnte, wenn sie spätestens 2 Minuten nach Eintritt des Ereignisses effektiv einsetzt - bei Zugrundelegung einer ischaemischen Hypoxietoleranz von 4 Minuten für die Hirnrinde (ELAM). Wir sind uns darüber im klaren, daß dies nur eine pauschale Beurteilung ohne Berücksichtigung der jeweiligen präfinalen Situation sein kann.

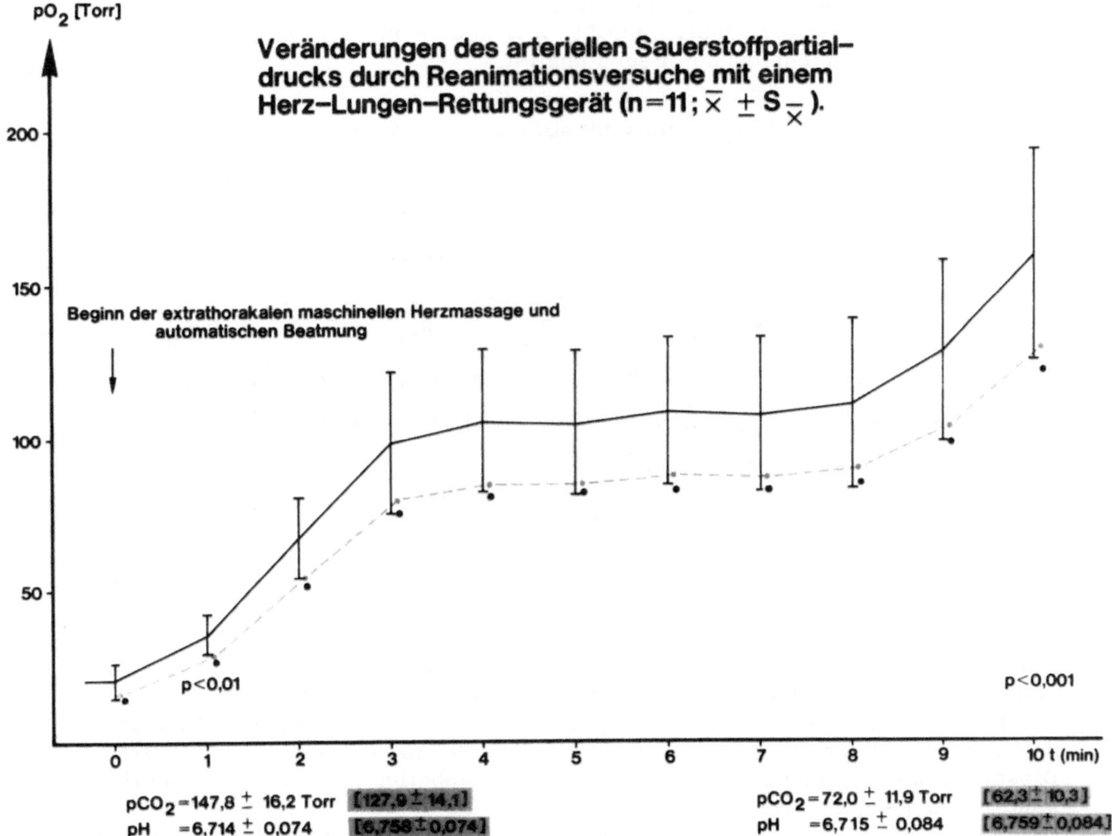

Abb. 3. Mittelwertskurven für den fortlaufend gemessenen arteriellen pO_2 bei Reanimationsversuchen mit einem H-L-R-Rettungsgerät (——— mittlerer pO_2-Meßwert bei 38°C; - - - - mittlerer pO_2 nach Temperaturkorrektur für 35°C; . . . . mittlerer pO_2 nach pH-Korrektur)

Der venöse pO_2 stieg von 6,9 Torr auf 21,6 Torr (Tab. 1). Der arterielle pCO_2-Wert verminderte sich auf 62,3 Torr; venös stieg er dagegen noch an, was durch den großen CO_2-Abstrom aus dem Gewebe nach Ingangkommen der Zirkulation erklärt werden kann. Trotz starker pCO_2-Abnahme im arteriellen Blut blieb der pH-Wert konstant; weiterhin veränderte sich der venöse pH-Wert während der Reanimation noch mehr zur acidotischen Seite, obwohl die pCO_2-Wert fast gleich geblieben waren. Dies läßt sich nur durch eine erhebliche Zunahme saurer Valenzen im Blut - vorwiegend aus dem Gewebe in die Blutbahn strömende Milchsäure - erklären, was aus der signifikanten Zunahme der BE-Werte sowohl arteriell als auch venös sowie der gleichfalls signifikanten Abnahme der Standardbikarbonatwerte ersichtlich ist (Tab. 1).

Tabelle 2 zeigt die Mittelwerte für das Druckverhalten bei maschineller bzw. manueller extrathorakaler Herzmassage. Manuell werden zwar signifikant höhere Druckspitzen erreicht als maschinell, doch ergibt eine Analyse der Druckkurven (Abb. 4), daß mit der maschinellen Thoraxkompression das "systolische" Druckniveau wesentlich länger erhalten bleibt, was in diesem Fall für den arteriellen Mitteldruck von entscheidender Bedeutung ist.

Tabelle 2. Druckverhalten bei maschineller und manueller extrathorakaler Herzmassage

	maschinell		manuell	
	p_{art}	p_{ven}	p_{art}	p_{ven}
$\bar{x}$	59,4 / 9,4	26,9 / 9,8	83,8 / 9,0	37,9 / 8,1
S	22,3 / 10,5	7,5 / 4,3	32,0 / 10,0	15,8 / 3,6
$S_{\bar{x}}$	7,9 / 3,7	2,6 / 1,5	11,3 / 3,5	5,6 / 1,3
p			$< 0,05$	$< 0,05$
n = 10				

Bei der Obduktion fanden wir neben Hautabschürfungen im Bereich des Massagestempels durch Reanimation bedingte Rippenfrakturen in 5 Fällen.
Von besonderem Interesse waren Fettembolien mäßigen bis mittleren Grades in der Lunge bei 9 der 10 Obduzierten, sowie Knochenmarksembolien in 2 Fällen. Dieser Trend der vermehrt nachweisbaren Fettembolien nach Reanimation ließ sich in einer erweiterten Untersuchung von GILLE u. Mitarb. an einem Kollektiv von 57 Verstorbenen, bei denen final eine Reanimation versucht worden war, im Vergleich zu 78 nicht reanimierten Leichen bestätigen.

Abschließend möchten wir feststellen, daß man durchaus in der Lage ist, mit mechanischen Wiederbelebungsgeräten Minimalfunktionen aufrechtzuerhalten. Eine manuelle Herzmassage und Mund-zu-Mund bzw. Maskenbeatmung halten wir jedoch initial auf jeden Fall für besser, bis die Situation eine Intubation und das Anbringen mechanischer Hilfen erlaubt.

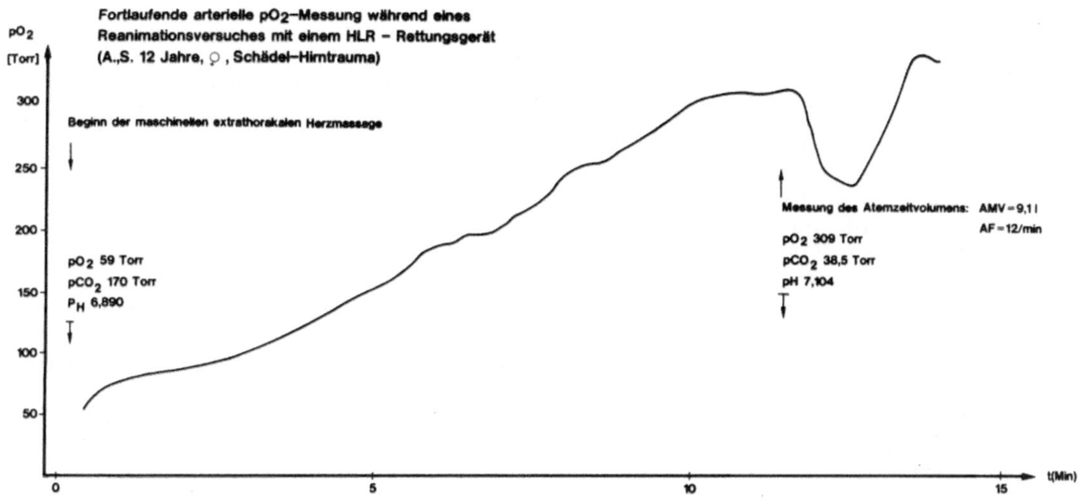

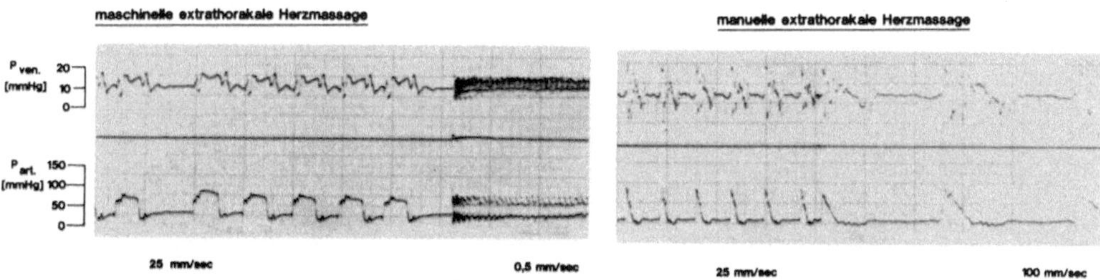

Abb. 4. Reanimationsversuch mit gleichzeitiger pO_2-Messung und Druckregistrierung (unterschiedlicher Druckkurvenverlauf bei maschineller und manueller extrathorakaler Herzmassage)

Hauptindikation für die Anwendung dieser Geräte sehen wir in der Aufrechterhaltung von Minimalfunktionen

1. während des Transportes (z. B. in einem Helicopter oder Notfallwagen bzw. von Station zum Operationssaal)
2. bei decerebrierten Organspendern bis zur Organentnahme
3. zur Überbrückung der Zeit, die bis zum Anschließen wirkungsvollerer Geräte, z. B. einer transportablen Herz-Lungen-Maschine, verstreicht.

Literatur

1. DILL, D. B., GRAYBIEL, A., HURTADO, A., TAQUINI, A. C.: Der Gasaustausch in den Lungen im Alter. Z. Alternsforsch. 2, 20 (1940)
2. FABEL, H.: Die fortlaufende Messung des arteriellen Sauerstoffdruckes beim Menschen. Arch. Kreisl.- Forsch. 57, 145 (1968)
3. HEISLER, N.: Persönliche Mitteilung (1972)
4. HEISLER, N., SCHORER, R.: Eine graphische Darstellungsweise des Säure-Basen-Haushaltes zur quantitativen Therapie seiner Störungen. Anaesthesist 19, 93 (1970)
5. HEMPELMANN, G., HARTMANN, W., FABEL, H.: Fortlaufende Messungen des arteriellen Sauerstoffdruckes. Anwendungsmöglichkeiten und Beispiele aus der Anaesthesie. XII. gemeinsame Tagung der Österreichischen, Deutschen und Schweizerischen Gesellschaften für Anaesthesiologie und Reanimation. Bern, 1.-3. September 1971
6. ROSENTHAL, T. B.: The effect of temperature on the pH of blood and plasma in vitro. J. Biol. Chem. 173, 25 (1948)
7. SEVERINGHAUS, J. W.: Blood gas concentrations. In Handbook of Physiology, Sect. 3, Vol. II, 1475-1487. Amer. Physiol. Soc. (1965)
8. SIGGAARD-ANDERSEN, O.: The acid-base status of the blood. Munksgaard, Copenhagen, 1967

UNTERSUCHUNGEN MIT EINIGEN NEUROMUSKULÄREN BLOCKERN AN EINEM NERV-MUSKEL-PRÄPARAT DER BEATMETEN RATTE

Von J. Plötz

Bei Kombinationen von Muskelrelaxantien des nicht-depolarisierenden Typs ist der Wirkanteil der einzelnen Partner weitgehend unbekannt. Um mehr Kenntnisse zu gewinnen über diesen Anteil an der Gesamtwirkung, führten wir eine vergleichende Untersuchung durch über die Beeinflussung eines in-vivo Nerv-Muskel-Präparats durch Diallylnortoxiferin, Dimethyl-d-Tubocurarin, Pancuronium einerseits und Kombinationen von Dimethyl-d-Tubocurarin mit Diallylnortoxiferin bzw. Pancuronium andererseits.

Methode

Die Untersuchungen wurden durchgeführt bei 173 weiblichen Wistar-Ratten der Gewichtsklasse 230 bis 270 g, die mit einem Sauerstoff-Lachgas-Gemisch kontrolliert beatmet wurden. Bei jedem Tier wurde nach der von uns angegebenen Technik ein N. Tibialis-M. Triceps-Surae-Präparat angelegt. Der Muskel wurde indirekt mit definierten Stromformen und einer Frequenz von 0,3/sec. supramaximal gereizt, und die resultierenden Muskelzuckungen wurden in einem isometrischen Verfahren auf einem Direktschreiber der Fa. HELLIGE (Freiburg) fortlaufend registriert. Die Relaxantien wurden in Form der im Handel befindlichen Originallösungen jeweils einer Charge mit konstanter Geschwindigkeit über eine kanülierte V. jugularis injiziert. Das Injektionsende wurde auf dem Registrierpapier zeitgerecht markiert. Jedes Tier galt als seine eigene Kontrolle. Als Kontrollwert diente die nach Herstellung konstanter Versuchsbedingungen gleichbleibende Zuckungsspannung. Aus dem Registrierstreifen wurden im Nachhinein folgende Daten bezogen:

1. Die WIRKUNGSSTÄRKE oder der neuromuskuläre BLOCK = %-Hemmung der Kontrollspannung.
2. die WIRKDAUER 20 = das Zeitintervall zwischen erster abgeschwächter Muskelzuckung und Wiederherstellung einer Muskelspannung, die einem 20%igen Block entspricht.
3. die BLOCKBILDUNGSZEIT = das Zeitintervall zwischen erster abgeschwächter Muskelzuckung und maximaler Wirkung einer Dosis.
4. die LATENZZEIT = das Zeitintervall zwischen Injektionsende und erster abgeschwächter Muskelzuckung.

Ergebnisse

Abb. 1 zeigt die Dosis-Wirkungs-Kurven für die drei Versuchssubstanzen. Dabei erweist sich das Dimethyl-d-Tubocurarin als am stärksten wirksam mit den Faktoren 4 bis 6 gegenüber Diallylnortoxiferin und 8 bis 10 gegenüber Pancuronium.

Auf der folgenden Abb. 2 bedeuten die schwarzen Säulen die auf Grund steigender

Dim.-d-Tubocur.
Diallylnortoxiferin
Pancuronium
% Hemmung der Kontrollspannung
100
90
80
70
60
50
40
30
20
10
10 20 30 40 50 60 70 80 90 100 110 120 130 140 150
Dosis (γ / kg KG)

Abb. 1

Dim.-d-Tubocur.
Diallylnortoxiferin
Pancuronium
% Hemmung d. Kontrollspannung
100
80
60
40
20
2
4
6
8
10
Zeit (min.)
■ = Block
▨ = Blockbildungs-zeit
□ = Wirkdauer 20

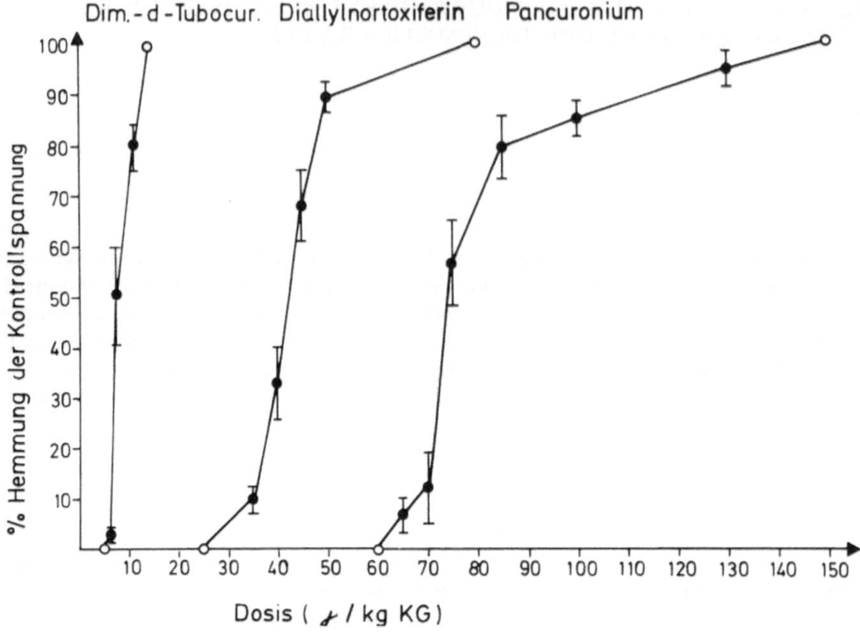

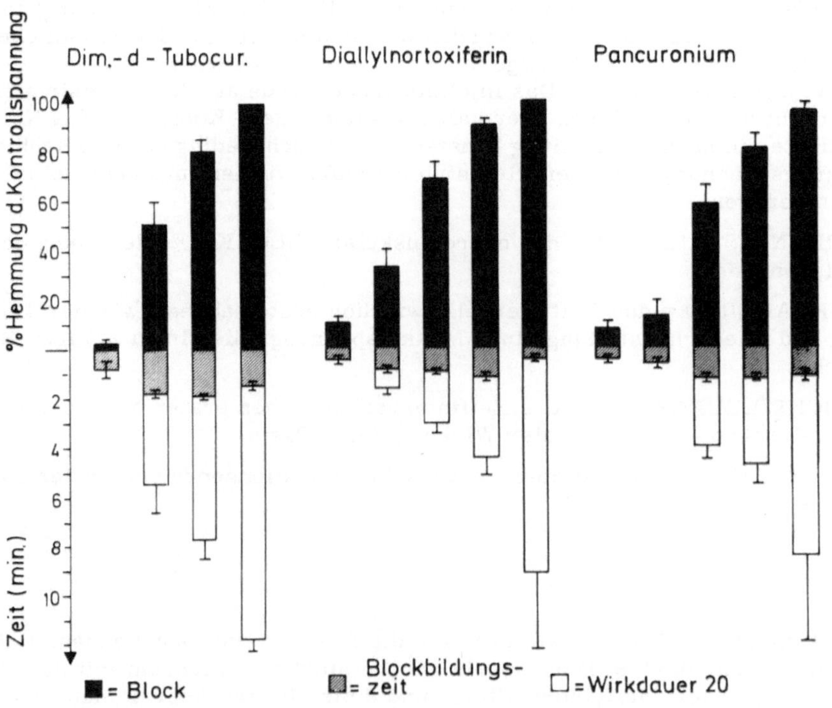

Abb. 2

Dosen resultierenden, wachsenden Blocks. Ihnen gegenübergestellt ist die WIRKDAUER 20-helle Säulen-, Zeitraum zwischen Blockbeginn und Erholung bis zum 20%igen Block. Sie ist bei vergleichbaren Blocks für Dimethyl-d-Tubocurarin signifikant länger als für Diallylnortoxiferin und Pancuronium. Die BLOCKBILDUNGSZEIT - schraffierte Säulen -, Zeitraum zwischen Blockbeginn und stärkster Blockausprägung, ist blockstärkenabhängig, aber bei vergleichbaren Blocks für Dimethyl-d-Tubocurarin signifikant länger als für Diallylnortoxiferin und Pancuronium. Die Latenzzeit (die nicht auf der Abb. erscheint), der Zeitraum zwischen Injektionsende und Beginn der Blockbildung, ist blockstärkenunabhängig, jedoch Relaxansspezifisch: sie liegt für Dimethyl-d-Tubocurarin bei 0,72 min., für Diallylnortoxiferin und Pancuronium bei 0,23 min.

Abb. 3 zeigt die Ergebnisse der Kombinationen von Dimethyl-d-Tubocurarin in einer Dosierung, die einen 2,5%igen Block macht, und Diallylnortoxiferin bzw. Pancuronium in Dosierungen, die einen 10, 20, 50 und 80%igen Block bewirken.

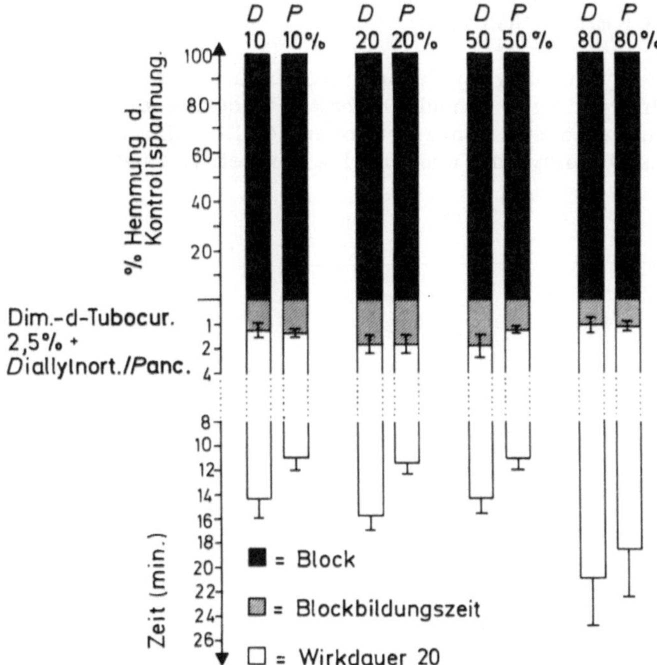

Abb. 3

Solche Kombinationen führen in jedem Fall zu einem 100%igen Block. Die WIRKDAUER 20 ist jeweils über einen größeren Dosierungsbereich hinweg gleichlang.

Die BLOCKBILDUNGSZEIT ist für die vier Kombinationen des Dimethyl-d-Tubocurarins mit Diallylnortoxiferin 20, 20% und Pancuronium 10, 20% signifikant länger als die von Diallylnortoxiferin bzw. Pancuronium allein und entspricht der des Dimethyl-d-Tubocurarins in einem Dosierungsbereich, der einen 98%igen Block macht. Die LATENZZEIT, die auch auf dieser Abb. nicht erscheint, ist signifikant kürzer als die des Dimethyl-d-Tubocurarins und entspricht mit 0,25 min der von Diallylnortoxiferin bzw. Pancuronium.

Unterstellen wir nun, daß

1. die BLOCKBILDUNGSZEIT ein zeitliches Maß ist für den Bindungsprozess der Wirkmoleküle an die spezifischen Rezeptoren und daß

2. die LATENZZEIT ein zeitliches Maß ist für den Prozess des Übergangs freier Wirkmoleküle aus dem Plasma zu den Rezeptoren, so lassen sich die Versuchsergebnisse folgendermaßen deuten: Nach der Kombination von Dimethyl-d-Tubocurarin mit Diallylnortoxiferin 10 und 20% bzw. Pancuronium einen Teil der Rezeptoren an den neuromuskulären Endplatten. Hierfür spricht die für diese beiden Substanzen typische, kurze Latenzzeit. Ebenso rasch scheinen sie aber auch andere, unspezifische Rezeptoren in Beschlag zu nehmen, etwa die Plasmaeinweißkörper, und die Extravasculärflüssigkeit abzusättigen. Damit bleiben größere Mengen Dimethyl-d-Tubocurarins frei zur Reaktion mit den spezifischen Rezeptoren. Diese geschieht mit der dem Dimethyl-d-Tubocurarin eigenen, langen BLOCKBILDUNGSZEIT.

Dieses Verhalten ist nicht mehr so eindeutig im Fall der Kombination des Dimethyl-d-Tubocurarins mit Diallylnortoxiferin 50 und 80% bzw. Pancuronium 50 und 80%. Möglicherweise wird durch die höhere Konzentrationen der Kombinationspartner der prägende Einfluß des Dimethyl-d-Tubocurarins kompetitiv zurückgedrängt.

GEHALT AN GEWEBSKATECHOLAMINEN UND AKTIVITÄT DES HYPOPHYSEN-NEBENNIERENRINGEN-SYSTEMS WÄHREND DER NARKOSE UND KÜNSTLICHEN BEATMUNG

Von G. Cunitz

Fast alle in der heutigen Anaesthesie verwandten Narkotika haben für sich einen relativ genau definierten Einfluß auf das sympathico-adrenale System und auf die Einheit Zwischenhirn-Hypophysenvorderlappen-Nebennierenrinde.

Bei Anwendung von Kombinationsnarkosen und Übernahme der Atmung ergeben sich jedoch im Verlaufe des chirurgischen Eingriffs, welcher selbst die beiden Regulationssysteme aktiviert, möglicherweise Summationseffekte, die neue Erregungs- oder Dämpfungsmuster zur Folge haben könnten:

In der Abbildung 1 sind Befunde wiedergegeben, die z. T. bereits auf der Anaesthesietagung in Bern demonstriert wurden (Cunitz und Plötz, 1971): Ein starker Ascorbinsäureabfall in Rattennebennieren als Zeichen einer Aktivierung der Nebennierenrinde während verschiedener Kombinationsnarkosen bei künstlicher Beatmung.

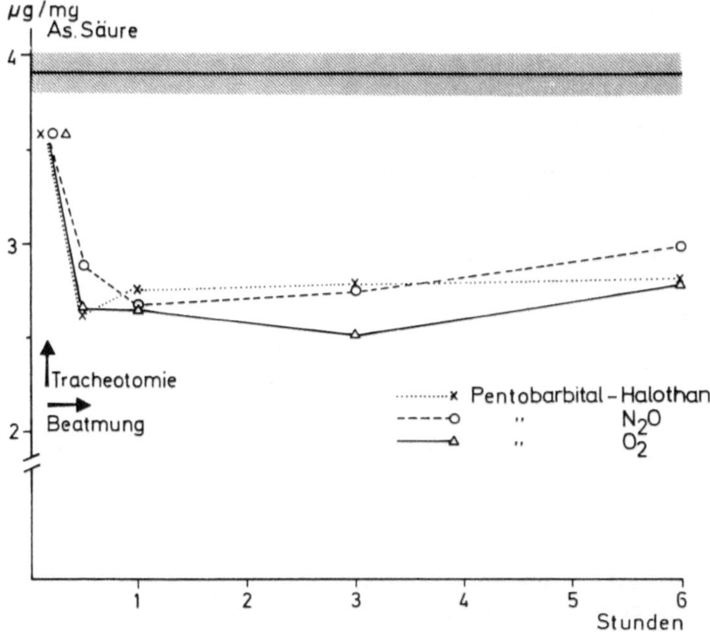

Abb. 1. Das Verhalten des Ascorbinsäuregehaltes (µg/mg) in Ratten-Nebennieren während drei verschiedener Narkosearten. Das schraffierte Feld gibt die Mittelwerte und Standardabweichungen der Kontrollgruppe wieder

Der Ascorbinsäureabfall ist offensichtlich Ausdruck einer allgemeinen zentralen Stimulierung des Versuchstieres und einer dämpfenden Narkosemittelwirkung, wobei reine Pentobarbitalnarkosen den geringsten Effekt hatten.

Die weiteren bis jetzt vorliegenden Untersuchungen wurden auf den Corticosteroidstoffwechsel selbst sowie auf Katecholamine, Überträgerstoffe des sympathischen Nervensystems, ausgedehnt.

Methodik

Weibliche Wistar Ratten erhielten Pentobarbital-Halothan- oder Pentobarbital-Lachgas-Narkosen, wobei das Barbiturat mit 40 mg/kg intraperitoneal dosiert wurde. In der Lachgasgruppe wurde nach 3 Stunden die Hälfte der Anfangsdosis nachinjiziert. Die Halothankonzentration betrug 1%, die von Lachgas 66% jeweils in O_2. Nach dem Einschlafen wurden die Tiere tracheotomiert und zu viert gleichzeitig an einen von uns konstruierten Respirator (CUNITZ, WEIS u. LIDL, 1972) angeschlossen. 10 Minuten, 1 Stunde oder 5 Stunden nach Narkosebeginn wurden sie durch Überstrecken getötet.

Nach der Trihydroxyindolmethode (v. EULER 1956, LAVERTY u. TAYLOR 1968) wurden im Herzen Adrenalin und Nor-Adrenalin als Gesamtkatecholamine sowie im Gehirn Nor-Adrenalin bestimmt. In den herauspräparierten Nebennieren wurde der Corticosterongehalt nach VERNIKOS-DANELLIS, ANDERSON u. TRIGG 1966, gemessen.

Ergebnisse

Sie sind in der Abb. 2 nach Pentobarbital-Lachgas-Narkosen dargestellt.

Nach einer Injektion von physiologischer NaCl-Lösung stieg 10 Minuten später der Corticosterongehalt um 80% (von 11,0 auf 19,9 µg/g) an, wobei sich der Anstieg in der Folgezeit wieder normalisierte. Wurde in Pentobarbitalnarkose ein Tracheostoma angelegt, so war nach insgesamt 10 Minuten ein Corticosteronanstieg zwar ebenfalls nachweisbar, jedoch deutlich schwächer als in der Kontrollgruppe. Wurde nun weitere 50 Minuten später, nachdem mit der Beatmung und Verabreichung von Lachgas begonnen worden war, untersucht, so war die Corticosteronkonzentration weiter auf 15,2 µg/g angestiegen. Sie blieb bis zu 5 Stunden annähernd auf diesem Niveau.

Die Katecholaminkonzentration des Herzens blieb nach den verschiedenen Narkose- bzw. Beatmungszeiten unter Pentobarbital-Lachgas unverändert. Gleiches galt für den Nor-Adrenalingehalt im Gehirn.

Auch nach Pentobarbital-Halothan-Narkosen (Abb. 3) ergab sich keine signifikante Änderung des Gesamtkatecholamin- und Nor-Adrenalin-Gehaltes der untersuchten Gewebe. Die Corticosteronkonzentration erreichte 1 Stunde nach Pentobarbitalgabe unter kontrollierter Beatmung mit Sauerstoff-Halothan ihr Maximum und lag zu diesem Zeitpunkt mit 17,9 µg/g um 18% höher als in der Barbiturat-Lachgasgruppe. Im Gegensatz zu letzterer gingen nach 5 Stunden die Werte in den Ausgangsbereich zurück.

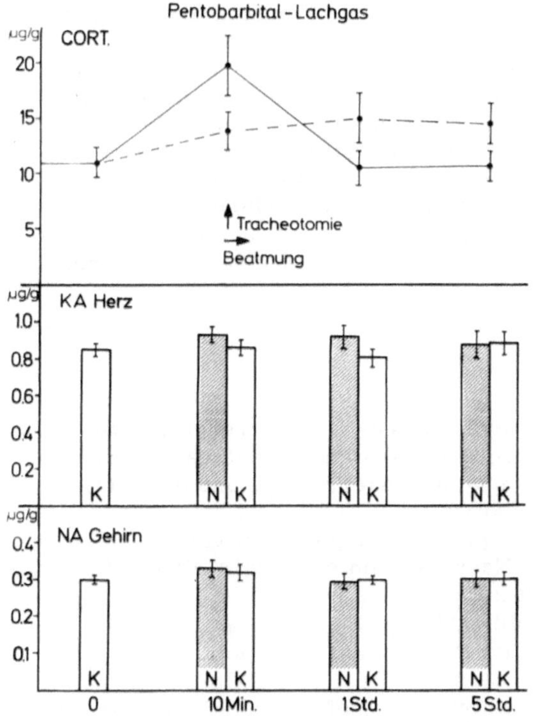

Abb. 2. Verhalten der Konzentrationen (µg/g Feuchtgewicht) an Corticosteron (CORT), an Gesamtkatecholaminen des Herzens (KA) und an Noradrenalin im Gehirn (NA). Abszisse: Narkose- und Beatmungszeiten. Kontrollen: ausgezogene Linie (CORT) und freie Säulen (K). Narkosen: gestrichelte Linie (CORT) und schraffierte Säulen (N)

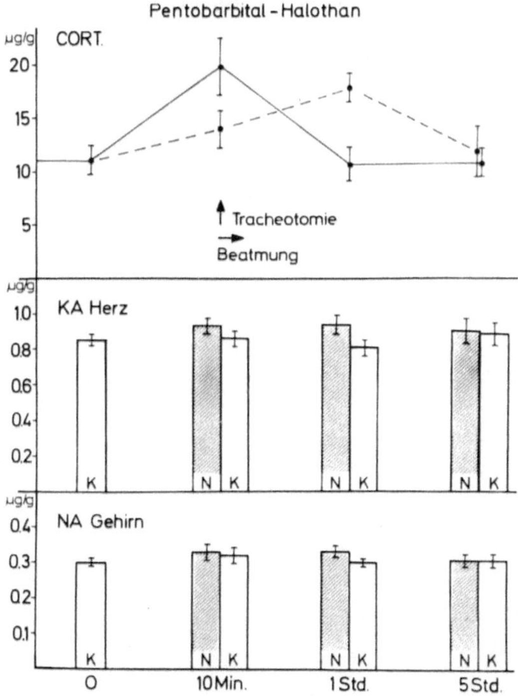

Abb. 3. Verhalten der Corticosteronkonzentration (µg/g), der Gesamtkatecholamine und des Nor-Adrenalins (µg/g) nach Pentobarbital-Halothan-Narkosen. Weitere Erläuterungen siehe Abb. 2

Die erhobenen Befunde zeigen, daß bei verschiedenartiger Kombination von Narkotika, unterschiedlich langen Narkosezeiten, vor und nach Beatmungsbeginn sowie im Zusammenhang mit einem operativen Eingriff keine einheitliche Beeinflussung der Nebennierenrinde erfolgt. Die gemessenen Corticosteronwerte lassen sich als Ausdruck von aktivierenden und hemmenden Einflüssen während des Narkose- und Operationsverlaufes ansehen. Diese Interpretation könnte auch auf das sympathische Nervensystem insgesamt übertragen werden. Denn nach den Befunden von EULER (1972) bleiben die in den sympathischen Nervenfasern enthaltenen Katecholamine, welche praktisch den Organgehalt ausmachen, auch bei Änderungen der sympathischen Aktivität durch eine automatische Syntheseregulierung weitgehend unverändert.

Literatur

CUNITZ, G., PLÖTZ, J.: Die Aktivität des Hypophysen-Nebennierenrinden-Systems unter kontrollierter Beatmung in Halothan- und Barbiturat-Lachgasnarkose im Tierexperiment. XII. Tagung der Österr., Dt. und Schweiz. Ges. für Anaesth. u. Reanimation Bern 1971

CUNITZ, G., WEIS, K. H., LIDL, H.: Ein Respirator zur gleichzeitigen künstlichen Beatmung von vier Kleintieren. Naunyn-Schmiedeberg's Arch. of Pharmacol. Suppl. Vol. 274 (1972) R 25

EULER, v. U. S.: Nor-Adrenaline Springfield 1956.

EULER, v. U. S.: In Catecholamines. Ed. Blaschko, H. und Muscholl. E., Springer Verlag 1972

LAVERTY, R., TAYLOR, K. M.: The fluorimetric assay of catecholamines and related compounds. Analytical Biochemistry 22, 269-279 (1968)

VERNIKOS-DANELLIS, J., ANDERSON, E., TRIGG, L.: Changes in adrenal corticosterone concentration in rats: Method of bioassay for ACTH. Endocrinology 79, 624-630 (1966)

VERGLEICHENDE TIEREXPERIMENTELLE UNTERSUCHUNGEN DER WIRKUNG VON DIPHENYLAMINPROPEN, HEPTAMINOL UND ORTHOHEPTAMIN® AUF DEN KREISLAUF UND DIE CORONARDURCHBLUTUNG IN TIEFER HALOTHAN-NARKOSE

Von A. Weymer, J. B. Brückner, J. W. Gethmann, D. Patschke und J. Tarnow

Einleitung

Eine durch Anaesthetika bedingte Kreislaufdepression, die durch die additive Wirkung von Hypocolaemie, Praemedikation und Relaxantien oft noch begünstigt wird, kann besonders bei Risikopatienten schwere hypoxische Organschäden zur Folge haben. Um Kreislaufstabilität zu wahren, ist deshalb auf Kreislaufmittel nicht immer zu verzichten, weil eine Kausaltherapie, d.h. Elimination des Anaesthetikums, Zeit benötigt. Kreislaufpharmaka, die in Narkose angewendet werden, sollen positiv inotrop wirken, das Herzzeitvolumen ohne Frequenzsteigerung und ohne Rhythmusstörungen zu verursachen vermehren, die Herzarbeit ökonomisieren sowie den arteriellen Druck bei gleichbleibendem peripheren Widerstand steigern.

Am Modell der halothanbedingten Kreislaufdepression haben wir im Tierexperiment geprüft, ob Diphenylamin (Gilutensin®, Giulini, Ludwigshafen/Rhein), Heptaminol (Heptylon®, Pharmazeutische Fabriken Dela Laude AG, Courbevoie, Paris) und das aus diesen beiden Substanzen zusammengesetzte Kombinationspräparat, Orthoheptamin R (Giulini, Ludwigshafen/Rhein) diesen gewünschten Anforderungen entsprechen.

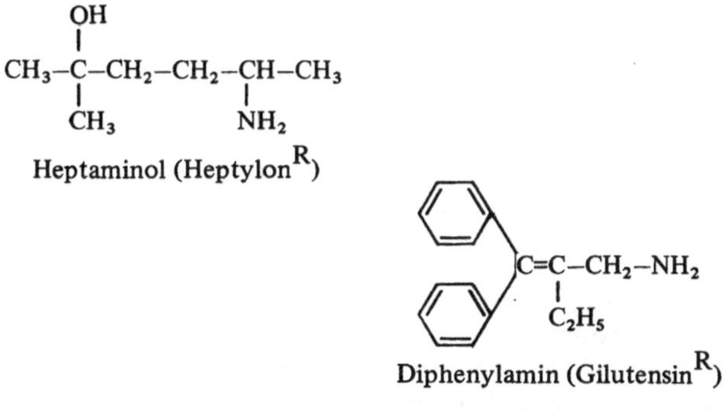

$$CH_3-\underset{CH_3}{\overset{OH}{C}}-CH_2-CH_2-\underset{NH_2}{CH}-CH_3$$

Heptaminol (Heptylon R)

$$(C_6H_5)_2C=\underset{C_2H_5}{C}-CH_2-NH_2$$

Diphenylamin (Gilutensin R)

Abb. 1. Strukturformeln von Heptaminol und Diphenylamin

Methodik

Die Untersuchungen wurden in drei Versuchsreihen an insgesamt 15 nicht praemedizierten Bastardhunden beiderlei Geschlechts von 27 bis 42 kg Gewicht während einer tiefen Halothannarkose durchgeführt. Nach Narkoseeinleitung mit 3 mg/kg Piritramid (Dipidolor®, Firma Janssen, Düsseldorf) wurden die Hunde mit 4 mg Diallyl-nortoxiferin (Alloferin®, Firma Roche, Basel) relaxiert und intubiert. Anschließend wurden sie bis zum Versuchsende unter Kontrolle des inspiratorischen O_2- und exspiratorischen CO_2-Konzentration (Beckmann-Oxymeter bzw. URAS IV, Firma Hartmann und Braun, Frankfurt/Main) mit einem Engström-Respirator im geschlossenen System normoventiliert. Zur Aufrechterhaltung der Narkose wurde der Inspirationsluft durchschnittlich 1, 2 Vol% Halothan zugesetzt und die Halothankonzentration mittels einer Narkometers (Firma Hartmann und Braun, Frankfurt/Main) kontinuierlich überprüft. Unter Röntgenkontrolle wurden über die Arteria und Vena brachialis Druckmeßkatheter in die Aorta ascendens bzw. Vena cava cuperior vorgeschoben. Von Seitenästen der rechten und linken Art. fem. aus wurden ein Druckmeßkatheter und ein Thermoelement in die Aorta descendens sowie ein Tipmanometer (Statham P 866, Firma Schubart, Wiesbaden) und ein Druckmeßkatheter in den linken Ventrikel plaziert. Über die Vena femoralis wurde ein Druckmeßkatheter in den Hauptast der Arteria pulmonalis und ein Injektionskatheter in den rechten Vorhof eingebracht. Über elektrische Druckwandler (Bell und Howell, Ltd., Typ CEC 4-327-L-223) und Verstärker (MA 83, Firma Hellige) wurden Aorten- ($\bar{P}$-aorta), Pulmonalis ($\bar{P}_{aort.pulm.}$), zentralvenöser (CVP) und linksventrikulärer, enddiastolischer Druck (PLVED) gemessen. Der linke Ventrikeldruck war über das Kathetertipmanometer registrierbar. Als Verstärker diente hier ein Statham Sp 1400. Ein in diesen Verstärker eingebauter Differentiator (RC-Glied) ermöglichte die Messung der Druckanstiegsgeschwindigkeit (dp/dt). Via Vena jugularis dextra wurde ein Druckdifferenzkatheter nach BRETSCHNEIDER (4) in den Sinus coronarius eingeführt und mit Hilfe einer am Katheterende befestigten und mit Kontrastmittel aufgeblasenen Manschette gegen die Sinuswand fixiert und gleichzeitig abgedichtet. Die Katheterlage wurde röntgenologisch durch retrograde Kontrastmittelfüllung des Sinus coronarius und durch Oxymetrie des coronarvenösen Blutes kontrolliert. Der Coronarfluß war über einen Druckdifferenzrezeptor (Hewlett Packard, Waltham Mod. 267 BC, Mass. USA) und einen Trägerfrequenzverstärker (Hellige TF) meßbar. Der erhaltene Meßimpuls wurde analog radiziert, und der Coronarfluß über ein Digitalvolmeter direkt angezeigt.

Die arterio-coronarvenöse Sauerstoffdifferenz ($AVDO_2cor$) wurde durch Messung von Blutproben mit einem CO-Oxymeter (Firma IL. USA, Model 182) jeweils in einem Arbeitsgang (Dreifachbestimmung) ermittelt.

Die Registrierung aller Meßgrößen sowie eine EKG-Standardableitung erfolgte fortlaufend über einen 8-Kanalschreiber (EK 21, Fa. Hellige, Freiburg. Das Herzzeitvolumen (HZV) wurde mit der modifizierten Kälteverdünnungsmethode nach SLAMA-PIIPER (18) (Meßgerät BN 6560, August Fischer, Göttingen) ermittelt. Peripherer Widerstand und Coronarwiderstand errechneten sich nach folgenden Formeln: mittlerer Aortendruck minus CVP durch HZV pro kg bzw. mittlerer diastolischer Druck minus CVP durch Coronarfluß/min und 100 g linker Ventrikel.

Noch vor Einführen der Katheter erhielten die Tiere 5 mg/kg Heparin (Liquemin®, Firma Roche, Basel) i.v. injiziert. Nach zwei Stunden wurden 3 mg/kg Heparin nachinjiziert. Präparation und Eichung der Geräte dauerten etwa 3-4 Stunden, so daß bei Versuchsende ein gutes Narkose steady state erreicht war. Als Ausgangswert für den Versuch diente ein mittlerer Aortendruck von 80 mm Hg bei einer durchschnittlichen Halothankonzentration von 1, 2 Vol%. Getestet wurden in Abständen von 30 min 0, 4 mg/kg, 0, 8 mg/kg und 1, 6 mg/kg Diphenylamin bzw. 1, 2 mg/kg, 2, 4 mg/kg und 4, 8 mg/kg Heptaminol oder 1, 6 mg/kg, 3, 2 mg/kg und 6, 4 mg/kg Orthoheptamin® - das sind klinisch empfohlene Dosen. Die Injektion der jeweils nächsthöheren Dosis erfolgte immer erst dann, wenn der Ausgangswert des mittleren Aortendruckes und des Herzzeitvolumens wieder erreicht war. Das Herzzeitvolumen wurde in Abständen von 1, 3, 5, 10 und 30 min gemessen. Die $AVDO_{2cor}$ wurde zur 1., 5. und 30. min bestimmt. Nach Versuchsende wurde das Tier seziert und die Lage der Katheter kontrolliert, das Herz entnommen und der linke Ventrikel gewogen. Der registrierte Coronarfluß wurde auf 100 g Gewicht des linken Ventrikels umgerechnet. Die statistische Sicherung der Ergebnisse erfolgte mit Hilfe des Student-t-Test aus paarigen Einzelwerten.

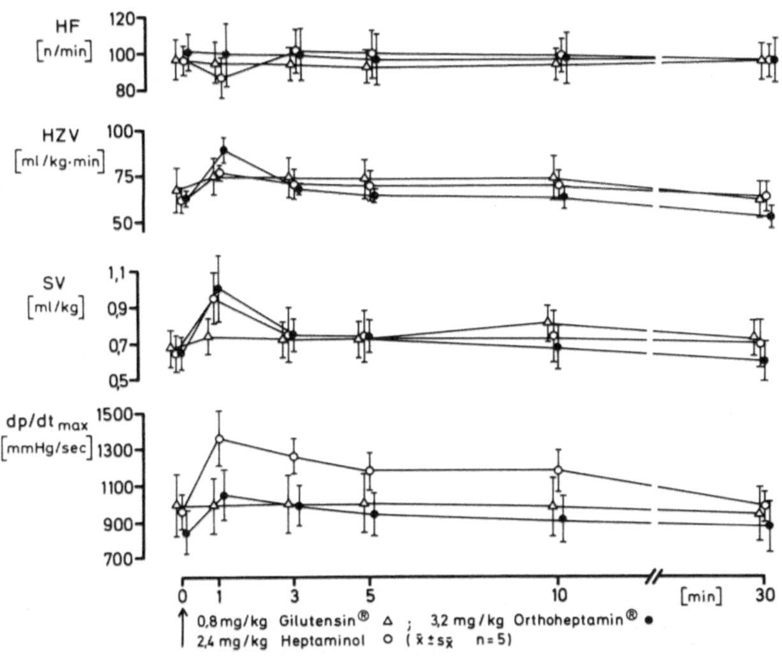

Abb. 2. Mittelwerte und deren Standardabweichung ($\bar{x} \pm s\,\bar{x}$; n = 5) der Herzfrequenz (HF), des Herzzeitvolumens (HZV), des Schlagvolumens (SV) und der maximalen Druckanstiegsgeschwindigkeit (dp/dt max) vor (0) und 1, 3, 5, 10 und 30 min nach Injektion von 0,8 mg/kg Diphenylamin bzw. 2,4 mg/kg Heptaminol oder 3,2 mg/kg Orthoheptamin ®

Ergebnisse

Wie Abb. 2 zeigt, kam es nach Injektion von 2,4 mg/kg Heptaminol bzw. 0,8 mg/kg Diphenylamin oder 3,2 mg/kg Orthoheptamin ® über einen Schlagvolumenanstieg zu einer signifikanten Erhöhung des Herzzeitvolumens (Heptaminol: $p < 0,0125$, Diphenylamin: $p < 0,025$ und Orthoheptamin® : $p < 0,0125$). Eine wesentliche Änderung der Herzfrequenz nach Diphenylamin und Orthoheptamin ® konnte nicht beobachtet werden. Nur Heptaminol veränderte die Herzfrequenz geringfügig um ca. 10 Schläge/min. Nach Gabe von Heptaminol stieg dp/dt max im Mittel um 400 mm Hg/sec ($p < 0,005$) und nach Orthoheptamin® um 200 mm Hg/sec ($p < 0,0025$) an, während nach Diphenylamin der Inotropieparameter sich nicht änderte.

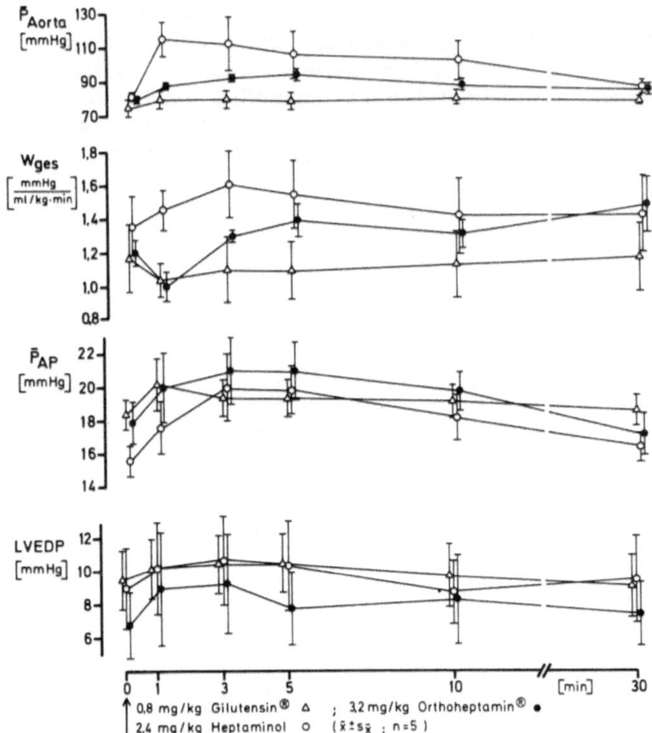

Abb. 3. Mittelwerte und deren Standardabweichung ($\bar{x} \mp s\,\bar{x}$; n = 5) des mittleren Aortendruckes $\bar{P}_{Aorta}$), des peripheren Gesamtwiderstandes ($W_{ges.}$), des mittleren Pulmonalisdruckes ($\bar{P}_{Art.\,pulm.}$) und des linksventrikulären enddiastolischen Druckes (LVEDP) vor (0) und 1, 3, 5, 10 und 30 min nach Injektion von 0,8 mg/kg Diphenylamin bzw. 2,4 mg/kg Heptaminol oder 3,2 mg/kg Orthoheptamin

In Abb. 3 sind die Wirkungen von 0,8 mg/kg Diphenylamin, 2,4 mg/kg Heptaminol und 3,2 mg/kg Orthoheptamin® auf den mittleren Aortendruck, den peripheren Gesamtwiderstand, den mittleren Pulmonalisdruck und den linksventrikulären diastolischen Druck dargestellt. Nach Heptaminol stieg der mittlere Aortendruck innerhalb einer Minute stark an ($p < 0,01$) und blieb bis zur 10. min erhöht. Parallel dazu nahm auch der Pulmonalisdruck zu ($p < 0,05$), während die beobachteten Änderungen des péripheren Gesamtwiderstandes und des enddiastolischen Ventrikeldruckes nicht signifikant waren.
Das Kombinationspräparat Orthoheptamin® bewirkte dagegen eine Verminderung des peripheren Widerstandes, eine Erhöhung des Pulmonalis- ($p < 0,05$) und des linksventrikulären enddiastolischen Druckes ($p < 0,05$) zur dritten Minute. Der Systemdruck zeigte einen geringgradigen und verzögerten Anstieg ($p < 0,01$) Diphenylamin dagegen veränderte diese haemodynamischen Parameter kaum. Auf die graphische Darstellung des zentralvenösen Druckes wurde verzichtet, da dieser Parameter sich nach allen drei Substanzen nicht veränderte.

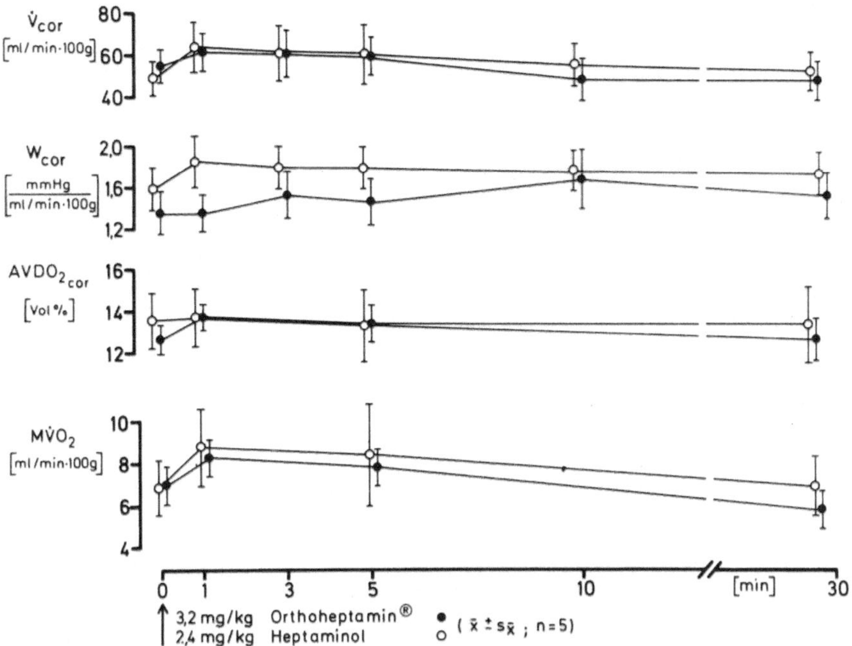

Abb. 4. Mittelwerte und deren Standardabweichung ($\bar{x} \mp s\,\bar{x}$; n = 5) der Coronardurchblutung ($\dot{V}_{cor}$), des Coronarwiderstandes (W_{cor}), der arteriocoronarvenösen Sauerstoffdifferenz ($AVDO_2cor$) und des myokardialen Sauerstoffverbrauches ($M\dot{V}\,O_2$) vor (0) und 1, 3, 5, 10 und 30 min nach Injektion von 2,4 mg/kg Heptaminol bzw. 3,2 mg/kg Orthoheptamin® +

Abb. 4 zeigt die Wirkung von 2,4 mg/kg Heptaminol bzw. 3,2 mg/kg Orthoheptamin® auf die Coronardurchblutung, den coronaren Gefäßwiderstand, die coronare Sauerstoffdifferenz und die myokardiale Sauerstoffaufnahme. Diphenylamin wurde nicht gesondert geprüft, da bei Vorversuchen keine wesentlichen Veränderungen beobachtet wurden. Nach Heptaminol und Orthoheptamin® stieg der myokardiale Sauerstoffverbrauch an (Heptaminol: $p < 0,05$, Orthoheptamin R: $p < 0,025$). Bei unverändertem Coronarwiderstand nahm gleichzeitig die Coronardurchblutung zu. Die arteriocoronarvenöse Sauerstoffdifferenz blieb nach Heptaminol gleich, während nach Orthoheptamin® die $AVDO_2$ größer wurde ($p < 0,05$). Die erhobenen Befunde der jeweils höheren und niedrigeren Dosis von Diphenylamin, Heptaminol und Orthoheptamin® ergaben keine qualitative Änderung der hier für die mittlere Dosis gezeigten Ergebnisse.

In Abb. 5 bis 7 wird der Einfluß von 1,6 mg/kg Diphenylamin bzw. 4,8 mg/kg Heptaminol oder 6,4 mg/kg Orthoheptamin® auf die untersuchten Kreislaufparameter dargestellt.

Rhythmusstörungen traten bei allen drei Substanzen mit Ausnahme der höheren Dosis von Heptaminol nicht auf.

+Es wurde nicht berücksichtigt, das der Sinusdurchfluß nur etwa 75% der Durchblutung des linken Ventrikels repräsentiert.

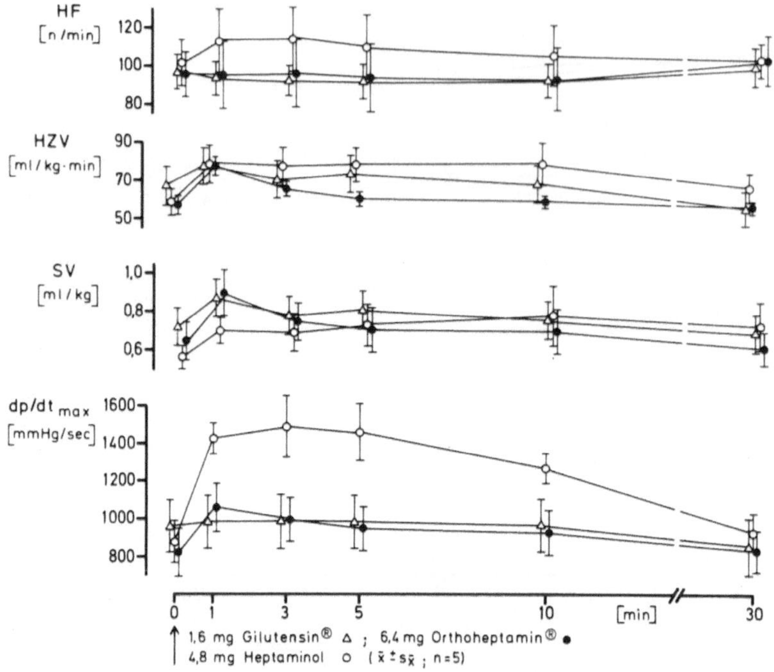

Abb. 5. Mittelwerte und deren Standardabweichung ($\bar{x} \mp s\ \bar{x}$; n = 5) der Herzfrequenz (HF), des Herzzeitvolumens (HZV), des Schlagvolumens (SV) und der maximalen Druckanstiegsgeschwindigkeit (dp/dt max) vor (0) und 1, 3, 5, 10 und 30 min nach Injektion 1,6 mg/kg Diphenylamin bzw. 4,8 mg/kg Heptaminol oder 6,4 mg/kg Orthoheptamin

Diskussion

Auf die Kreislaufwirkung der Diphenylaminpropen-Derivate hat bereits ZIPF (21) 1963 aufmerksam gemacht. Besonders KOVACH (7) und SANDOR (16) erstellten an narkotisierten Hunden eine signifikante Steigerung des Schlagvolumens und des mittleren Aortendrucks bei gleichzeitiger Verminderung der Herzfrequenz nach Anwendung von Diphenylamin fest. Am wachen Menschen dagegen konnten BACHMANN (2), PÖPPELMANN (14) und MARKL (13) nur bei hypotoner Ausgangslage eine Blutdrucksteigerung beobachten.

Nach unseren Versuchsergebnissen mit Diphenylamin kann lediglich das beschriebene Verhalten von Herzzeitvolumen und Schlagvolumen bestätigt werden, wobei der Anstieg des Schlag- und Herzzeitvolumens durch einen erhöhten venösen Rückfluß zum Herzen bedingt sein könnte. Eine wesentliche Auswirkung von Diphenylamin auf andere Kreislaufparameter ist jedoch nicht zu erkennen. Da aber die Untersuchungen sich bereits in der Methodik erheblich unterschieden, ist ein Vergleich der Ergebnisse mit der Literatur nur bedingt statthaft. So prüfte z. B. KOVACH (7) nur eine sechs- bzw. achtfache Dosis, während wir die Dosen testeten, die für die Klinik empfohlen werden.

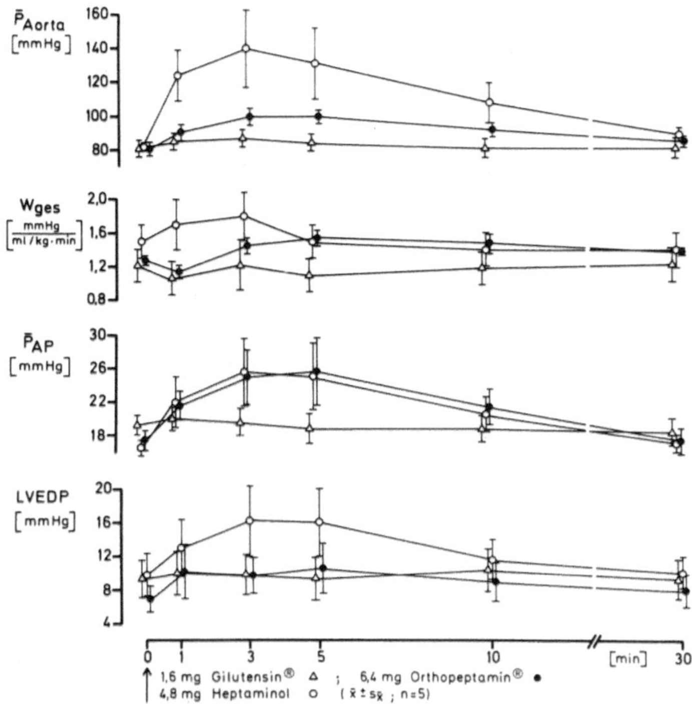

Abb. 6. Mittelwerte und deren Standardabweichung ($\bar{x} \mp s\,\bar{x}$; n = 5) des mittleren Aortendruckes ($\overline{P}_{Aorta}$), des peripheren Gesamtwiderstandes ($W_{ges.}$), des mittleren Pulmonalisdruckes ($\overline{P}_{Art.\ pulm.}$) und des linksventrikulären enddiastolischen Druckes (LVEDP) vor (0) und 1, 3, 5, 10 und 30 min nach Injektion von 1,6 mg/kg Diphenylamin bzw. 4,8 mg/kg Heptaminol oder 6,4 mg/kg Orthoheptamin®

Die sympathicomimetische Wirkung der aliphatischen Amine, zu denen auch das Heptaminol gehört, ist seit 1910 (BARGER und DALE) bekannt. HOLTZ, PALM und DARMONOWA (5) sowie GARETT, OSSWALD und MOREIRA (3) deuteten dies als eine indirekte sympathicomimetische Wirkung. LOUBATIERE (11, 12) konnte am isolierten Papillarmuskel der Katze eine Steigerung der Kontraktionskraft des Herzens nachweisen. Ein Anstieg des Blutdruckes wurde von LA BARRE und GARRETT (8) an narkotisierten Tieren beobachtet, die nach einer Pentothalüberdosierung hypotonisch waren. Nach unseren Untersuchungsergebnissen kann die Wirkung von Heptaminol wie folgt charakterisiert werden: Bei gleichbleibender Herzfrequenz bewirkte die Zunahme des Schlagvolumens eine Steigerung des Herzzeitvolumens (6). Da gleichzeitig der Inotropieparameter dp/dt max bei nahzu unverändertem Verhalten des enddiastolischen Druckes (preload) zunahm, ist die Schlagvolumensteigerung Ausdruck einer Kontraktilitätszunahme unter Heptaminol. Bei der Bewertung von dp/dt max muß jedoch berücksichtigt werden, daß gleichzeitig auch der afterload (mittlerer diastolischer Aortendruck) anstieg (14, 16). Da der periphere Gesamtwiderstand sich nicht signifikant erhöhte, war der Anstieg des arteriellen Druckes auf die Zunahme des Herzzeitvolumens zurückzuführen. Die beobachtete Mehrarbeit des Herzens führte zu einem erhöhten

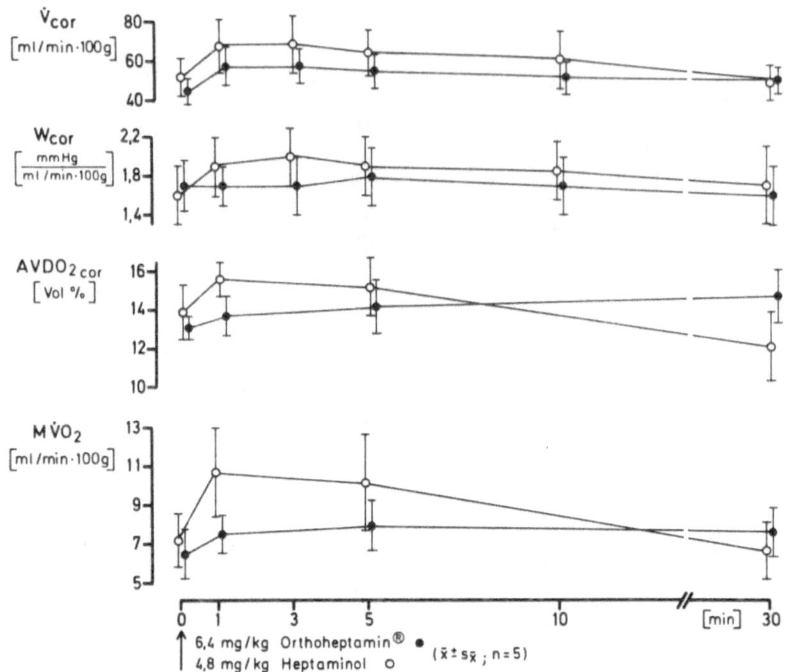

Abb. 7. Mittelwerte und deren Standardabweichung ($\bar{x} \mp s\,\bar{x}$; n = 5) der Coronardurchblutung ($\dot{V}_{cor}$), des Coronarwiderstandes (W_{cor}), der arteriocoronarvenösen Sauerstoffdifferenz ($AVDO_2$ cor) und des myokardialen Sauerstoffverbrauches ($M\dot{V}\ O_2$) vor (0) und 1, 3, 5, 10 und 30 min nach Injektion von 4,8 mg/kg Heptaminol bzw. 6,4 mg/kg Orthoheptamin®[+]

myokardialen Sauerstoffbedarf, der über den autoregulativen Anpassungsmechanismus eine Steigerung der Coronardurchblutung bewirkte. Da die arterio-coronare Sauerstoffdifferenz unverändert blieb, scheint Heptaminol keine coronarspezifische Wirkung im Sinne einer Coronardilatation zu besitzen. Nach ASCHKE (1) und LA BARRE (9) soll die Kombination von Diphenylamin und Heptaminol, wie sie im Orthoheptamin® im Verhältnis von 1 : 3 vorliegt, sich haemodynamisch besonders günstig auswirken. Unsere Versuchstiere zeigten aber ein ähnliches Kreislaufverhalten nach Orthoheptamin R und Heptaminol. Da nach Orthoheptamin® die $AVDO_2$ größer wurde, kann gefolgert werden, daß die Coronardurchblutung nicht den gesteigerten Sauerstoffbedarf des Myokards entsprechend anstieg. Der Sauerstoffmehrbedarf des Herzens mußte also über eine erhöhte Sauerstoffausschöpfung gedeckt werden, was einer Verschlechterung des Wirkungsgrades der Herzarbeit gleichkommt.

Die von LANGERON (10) und R. JUCHEM (6) beschriebene Druckverminderung im kleinen Kreislauf konnten wir nicht bestätigen (19). Die Diskrepanz unserer Ergebnisse mit denen der Literatur ist wahrscheinlich durch die unterschiedliche Methodik bedingt.

[+] Es wurde nicht berücksichtigt, daß der Sinusdurchfluß nur etwa 75% der Durchblutung des linken Ventrikels repräsentiert.

Von den drei untersuchten Kreislaufmitteln entsprach nur das Heptaminol den eingangs geschilderten Kreislaufpharmaka, die bei narkosebedingter Hypotonie zur Anwendung kommen sollen. Nur diese Substanz konnte im Gegensatz zu den geringeren und protrahierten Kreislaufwirkungen von Diphenylamin und Orthoheptamin® eine erhebliche und sofortige Inotropiesteigerung bewirken. Unsere Ergebnisse sprechen zwar für die Anwendung von Heptaminol bei der narkosebedingten Kreislaufdepression. Da diese Wirkung aber - wie übereinstimmend nachgewiesen wurde - auf einer Freisetzung von Katecholamin beruht, ist zu diskutieren, ob nicht Katecholaminderivate diesem direkt wirkenden Sympathicomimeticum vorzuziehen wären.

Zusammenfassung

Am Modell der halothanbedingten Kreislaufdepression wurde im Tierexperiment der Einfluß von Diphenylamin, Heptaminol und dem Kombinationspräparat Orthoheptamin® auf die Haemodynamik und Coronardurchblutung untersucht. Getestet wurden 0,4 mg/kg, 0,8 mg/kg und 1,6 mg/kg Diphenylamin bzw. 1,2 mg/kg. 2,4 mg/kg und 4,8 mg/kg Heptaminol oder 1,6 mg/kg und 6,4 mg/kg Orthoheptamin®.

Es zeigte sich, daß Heptaminol bei gleichbleibender Herzfrequenz über eine Zunahme des Schlagvolumens eine Steigerung des Herzzeitvolumens bewirkte. Gleichzeitig nahm der Inotropieparameter dp/dt max bei unverändertem preload, jedoch nicht konstanten afterload zu. Der Anstieg des arteriellen Druckes ist, da der periphere Gesamtwiderstand sich nicht signifikant erhöht, auf die Zunahme des Herzzeitvolumens zurückzuführen. Eine coronarspezifische Wirkung besitzt Heptaminol nicht. Nach Diphenylamin war nur eine geringe Kreislaufwirkung zu beobachten. Die Kombination dieser beiden Substanzen Orthoheptamin® zeigte ein ähnliches Kreislaufverhalten wie Heptaminol, wobei offenbar die Coronardurchblutung nicht dem Sauerstoffmehrbedarf anstieg, da die arterio-coronarvenöse Sauerstoffdifferenz größer wurde.

Literatur

1. ASCHKE, J., TRIEB, G., NUSSER, E.: Med. Klinik 65, 1878 (1970)
2. BACHMANN, K.: Arzneimittel Forsch. 13, 168 (1963)
3. GARRETT, J., OSSWALD, W., MOREIRA, M. G.: Brit. J. Pharmacol. 18, 49 (1962)
4. HENSEL, I., BRETSCHNEIDER, H. J.: Arch. Kreislaufforschung 62, 249-292 (1970)
5. HOLTZ, P., PALM, D.: Naunyn Schmiedebergs Arch. exp. Path. und Pharmak. 252, 144 (1965)
6. JUCHEMS, R., POUSTCHI, Ch.: Klin. Wschr. 47, 423 (1969)
7. KOVACH, A. G. B., SANDOR, P.: Arch. mit Pharmacodyn 163, 353 (1966)
8. LA BARRE, J., GARRETT, J.: Arch. int. Pharmacodyn. 100, 418 (1955)
9. LA BARRE, J.: Arznm. Forsch. 20, 515 (1970)
10. LANGERON, L., GIARD, P., ROUTIER, G.: Presp. méd. 65, 1287 (1957)
11. LOUBATIERES, A.: Arch int. Pharmacodyn. 85, 333 (1951)
12. LOUBATIERES, A., BONYARD, P.: J. Physiol. (Paris) 42, 646 (1950)
13. MARKL, H., STOCKHAUSEN, W.: Wien. Klin. Wschr. 76, 137 (1964)
14. PÖPPELMANN, H.: Ther. d. Gegenwart 103, 1007 (1964)

15. PRYS-ROBERTS, C., GERSH, B. J., BAKER, A. B., REUBEN, S. R.: Brit. J. Anaesth. 44, 634 (1972)
16. SANDOR, P., KOVACH, A. G. B.: Arch. int. Pharmacodyn. 181, 32 (1969)
17. SIEGEL, H. J., SONNENBLICK, E. H., JUDGE, D., WILSON, W. S.: Cardiologica 45, 189 (1964)
18. SLAMA, H., PIIPER, J.: 2. Kreislaufforschung 53, 322 (1964)
19. STAUCH, STRIEGAN, SCHÄFER, LOSSNITZER: Arzneim. Forsch. 21, 4 (1971)
20. WELLER, W., REIF, E., ULMER, W. T.: Arzneim. Forsch., 16, 185 (1966)
21. ZIPF, K.: Arzn. Forsch. 13, 166 (1963)

TIEREXPERIMENTELLE UNTERSUCHUNGEN ÜBER DAS VERHALTEN DER CORONARDURCHBLUTUNG IM HAEMORRHAGISCHEN SCHOCK

Von J. W. Gethmann, J. B. Brückner, D. Patschke, A. Reinecke, J. Tarnow und A. Steiner

Einleitung

Die Wertigkeit der pathophysiologischen Mechanismen, die im Verlauf einer schweren Hypovolaemie zur Entwicklung eines irreversiblen haemorrhagischen Schocks führen, ist noch ungeklärt.

WIGGERS und WERLE (18) vermuteten erstmals 1942, daß ein entscheidener Faktor für den Übergang eines progressiven in ein irreversibles Schockstadium durch eine Myokarddepression verursacht wird. Diese Annahme wurde später von der Arbeitsgruppe von CROWELL und GUYTON (5, 6, 7, 9, 16, 17) aufgrund tierexperimenteller Befunde unterstützt. Die Ausbildung dieser Myokarddepression im Verlauf einer hochgradigen Hypovolaemie wird von verschiedenen Autoren (8, 10, 12) auf eine unzureichende Sauerstoffversorgung des Herzens zurückgeführt.

Diese Kausalität konnte durch Untersuchungen anderer Arbeitsgruppen (4, 14) jedoch nicht bestätigt werden.

Aufgrund dieser unterschiedlichen Ergebnisse untersuchten wir das Verhalten der Coronardurchblutung sowie der Coronarreserve unter der coronardilatierenden Wirkung von Adenosintriphosphat im tierexperimentellen haemorrhagischen Schock.

Methodik

Die Untersuchungen wurden an 5 nicht praemedizierten Bastardhunden mit einem Körpergewicht zwischen 27 und 43 kg vorgenommen. Die Narkose wurde durch intravenöse Injektion von 2, 5 mg/kg Piritramide (Dipidolor®) in einer Dosierung von 2, 5 mg/kg Körpergewicht eingeleitet. Nach Relaxierung mit Bisallylnortoxiferin (Alloferin®) und endotrachealer Intubation wurden die Tiere mit einem Engström-Respirator beatmet. Die Normoventilation wurde durch fortlaufende Messung des endexpiratorischen CO_2-Gehaltes kontrolliert. Die Narkose wurde durch Repetitionsgaben von Dipidolor (1 mg/kg) und Alloferin aufrechterhalten.

Folgende haemodynamischen Parameter wurden kontinuierlich gemessen und auf einem Mehrkanal-Direktschreiber (EK 21, Fa. Hellige) registriert: EKG, Drucke in der Aorta und der Pulmonalarterie, zentralvenöser und enddiastolischer Druck im linken Ventrikel (Bell-Howell L 4-327-L 223-Druckwandler), Druck im linken Ventrikel über ein Mikrokathetertipmanometer (Millar PC 350), die Druckanstiegsgeschwindigkeit dp/dt über einen RC-Differenzierverstärker und die Coronardurchblutung als Ausfluß aus dem Coronarsinus mittels eines Coronarsinuskatheters nach BRETSCHNEIDER (3, 11). Durch einen Analog-Radizierverstär-

ker (Fa. Gersing) wurden die Differenzdrucke des Sinuskatheters direkt als Fluß angezeigt. Die Katheterlage wurde röntgenologisch und nach Versuchsende durch Sektion des Versuchstieres kontrolliert.
Intermittierend wurden folgende Parameter gemessen: Hb, arterielle und coronarvenöse Sauerstoffsättigung mit einem CO-Oxymeter (I L - Laboratories) sowie das HZV mit der Thermodilutionsmethode mittels eines direktanzeigenden HZV-Gerätes nach SLAMA und PIIPER (Aug. Fischer KG, Göttingen).

Die Coronardurchblutung wurde auf 100 g linker Ventrikel normiert. Den Coronarwiderstand errechneten wir nach folgender Formel: Diastolischer Mitteldruck - zentralvenöser Druck dividiert durch Coronardurchblutung pro min und 100 g linker Ventrikel.
Der Sauerstoffgehalt des Blutes wurde folgendermaßen berechnet:
Hb · 1, 37 · Sauerstoffsättigung.

Der Säure-Basen-Status wurde nach der Astrupmethode bestimmt. Abweichungen vom Normbereich korrigierten wir vor Versuchsbeginn, nicht mehr jedoch in der hypovolaemischen Phase.
Nach einer Kontrollregistrierung im steady state injizierten wir den Versuchstieren 10 mg Adenosintriphosphat (Triadenyl ®),intravenös. In der Kontrollphase vor Gabe von Triadenyl sowie zum Zeitpunkt des Wirkungsmaximums bestimmten wir das Herzzeitvolumen, Hb., arterielle und coronarvenöse Sauerstoffsättigung. Nach Rückkehr der haemodynamischen Parameter auf die Ausgangswerte leiteten wir die hypovolaemische Phase ein.
Durch Entbluten mit einer Rate von 100 ml/min wurde der arterielle Mitteldruck schnell auf 35 mm Hg gesenkt. In der anschließenden Phase hielten wir den arteriellen Druck durch langsamen Blutentzug oder -rückgabe auf diesem Niveau konstant.
Der Zeitpunkt, zu dem dem Tier Volumen zurückgegeben werden mußte, um den arteriellen Druck bei 35 mm Hg zu halten, wurde als "uptake Beginn" definiert. Nach Retransfusion von 25% des maximalen Entblutungsvolumens - als "25% uptake" definiert - wurde die Restblutmenge mit 100 ml/min zurückgegeben. Nach Retransfusion wurden die Untersuchungen 60 min lang fortgesetzt.

Das Verhalten von Haemodynamik, Coronardurchblutung sowie der arteriellen und coronarvenösen Sauerstoffsättigung wurde an folgenden Zeitpunkten gemessen:

1. In der Kontrollphase,
2. sofort nach Erreichen des arteriellen Mitteldrucks von 35 mm Hg,
3. zu Beginn der Retransfusion ("uptake Beginn"),
4. nach Retransfusion von 25% des maximalen Entblutungsvolumens ("25% uptake"),
5. unmittelbar und
6. 30 min nach Retransfusion des gesamten Entblutungsvolumens.

Nach Versuchsende wurden die Tiere getötet, die Katheterlage wurde autoptisch verifiziert und durch Präparation und Wägen das Gewicht des linken Ventrikels ermittelt.
Aus den gemessenen Parameters wurden die Mittelwerte und die Standardabweichung der Mittelwerte berechnet.
Die Ergebnisse wurden mit den t-Test für verbundene Stichproben auf Signifikanz untersucht.

Ergebnisse

Der Einfluß von Triadenyl auf die haemodynamischen Parameter im Verlauf einer induzierten Hypovolaemie läßt sich anhand typischer Originalregistrierungen (Abb. 1 - 3) demonstrieren. In der Kontrollphase (Abb. 1) steigt die Coronardurchblutung nach Injektion von Triadenyl von 110 ml/min auf 240 ml/min um 218% an bei gleichzeitigem Absinken des arteriellen Mitteldrucks von 136 auf 112 mm Hg und einer Frequenzzunahme von 68 auf 124 Schläge/min. Das Herzzeitvolumen nimmt von 2, 22 l/min auf 2, 93 l/min zu. Die übrigen Parameter bleiben weitgehend unverändert.

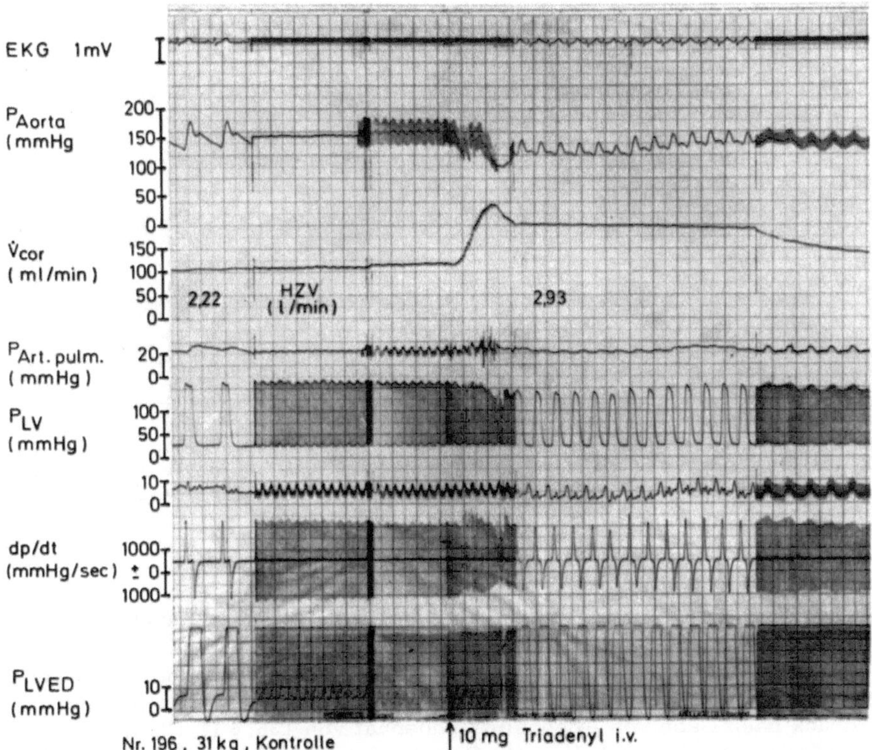

Abb. 1. Einfluß von Triadenyl auf Haemodynamik und Coronardurchblutung in der Kontrollphase vor Entblutung anhand einer Originalregistrierung

Zum Zeitpunkt "25% uptake" (Abb. 2) zeigen sich nach Applikation von Adenosintriphosphat keine wesentlichen Änderungen von Haemodynamik und Coronardurchblutung.

Nach Retransfusion des gesamten Entblutungsvolumens (Abb. 3) ist nach Injektion von Triadenyl eine Steigerung der Coronardurchblutung von 120 ml/min auf 175 ml/min zu erkennen. Der arterielle Mitteldruck fällt bei konstantem HZV von 140 mm Hg auf 100 mm Hg aufgrund einer allgemeinen Vasodilatation ab.

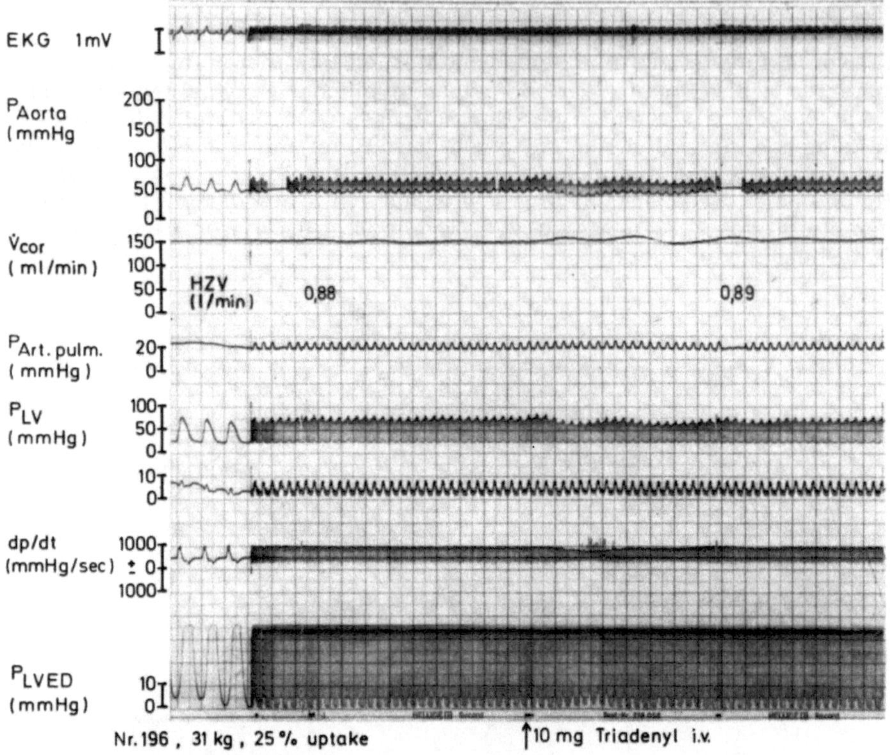

Abb. 2. Einfluß von Triadenyl auf Haemodynamik und Coronardurchblutung in der hypotensiven Phase ($\bar{P}_{aorta}$ = 35 mm Hg) nach Retransfusion von 25 % des maximalen Entblutungsvolumens

In Abb. 4 ist das Verhalten von mittlerem Aortendruck, Coronardurchblutung, Coronarwiderstand und coronarvenösem Sauerstoffgehalt während der verschiedenen Phasen des experimentellen Schocks vor und nach Injektion von 10 mg Triadenyl schematisch aufgetragen. In der Kontrollphase (Phase 1) sinkt der arterielle Mitteldruck nach Gabe von Adenosintriphosphat von 136,4 (± 12,27) auf 123,6 mm Hg signifikant ab ($p < 0,05$), die Coronardurchblutung steigt von 74,14 (± 8,59) auf 152,26 (± 12,8) ml/min · 100 g signifikant an ($p < 0,0025$), der Coronarwiderstand fällt von 1,76 (± 0,18) auf 0,71 (± 0,2) mm Hg/ml/min · 100 g ab ($p < 0,0025$), während der coronarvenöse Sauerstoffgehalt von 6,99 (± 0,93) auf 13,58 (± 1,56) Vol% ansteigt ($p < 0,001$). Unmittelbar nach Entblutung (Phase 2) steigt der arterielle Mitteldruck 36,8 (± 0,49) vor und 37,6 (± 2,14) mm Hg nach Injektion von Triadenyl geringfügig an. Die Coronardurchblutung nimmt bei gegenüber der Kontrollphase gleichem Ausgangswert von 74,62 (± 11,31) auf 82,15 (± 11,56) ml/min · 100 g zu. Diese Änderungen sind statistisch nicht signifikant. Der Coronarwiderstand ist mit 0,48 (± 0,08) mm Hg/ml/min · 100 g gegenüber dem Ausgangswert der Kontrollphase signifikant erniedrigt ($p < 0,001$) und ändert sich unter Triadenylmedikation nicht. Der koronarvenöse Sauerstoffgehalt ist mit 2,88 (± 0,69) Vol% gegenüber der Kontrollphase signifikant niedriger ($p < 0,025$), er steigt unter Triadenyl in dieser Phase leicht auf 4,06 (± 0,71) Vol% an.

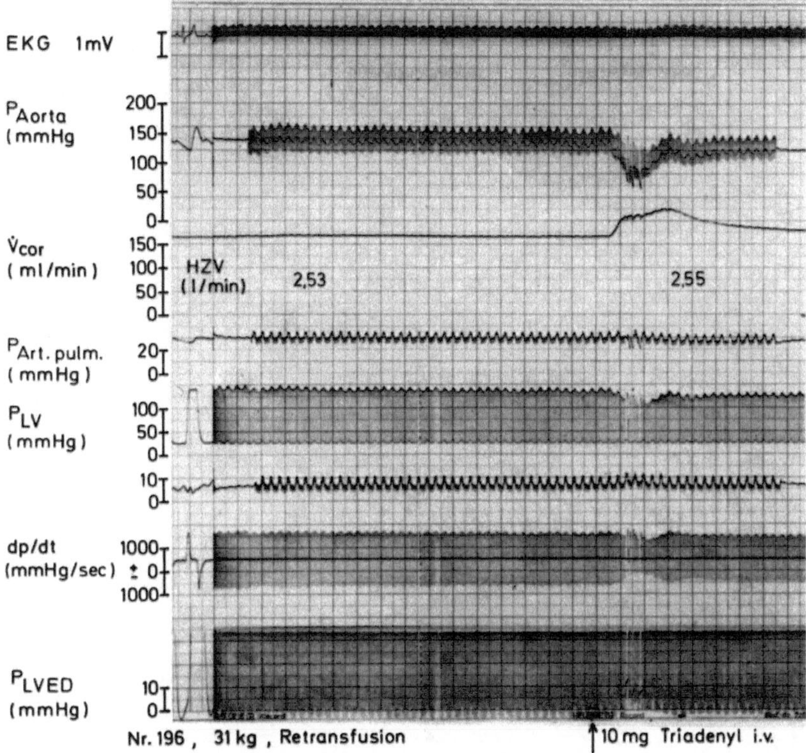

Abb. 3. Einfluß von Triadenyl auf Haemodynamik und Coronardurchblutung nach Retransfusion des gesamten Entblutungsvolumens

Bei "uptake Beginn" (Phase 3) liegt der arterielle Mitteldruck bei 32,4 (± 1,72) bzw. 30,0 (± 1,41) mm Hg. Die Coronardurchblutung ist gegenüber der Kontrollphase auf 59,84 (± 9,99) ml/min · 100 g signifikant abgesunken ($p < 0,0025$) und ändert sich nach Triadenylgabe nicht. Ebenso bleiben Coronarwiderstand mit 0,52 (+ 0,05) bzw. 0,50 (± 0,08) mm Hg/ml/min · 100 g und der coronarvenöse O_2-Gehalt mit 2,09 (± 0,30) bzw. 2,72 (± 0,77) Vol% nahezu konstant.

Nach Retransfusion von 25% des macimalen Entblutungsvolumens finden sich folgende Werte vor und nach Injektion von Adenosintriphosphat: Arterieller Mitteldruck: 33,2 (± 1,36) bzw. 32,4 (± 0,98) mm Hg, Coronardurchblutung 56,93 (± 10,25) bzw. 58,08 (± 10,13) ml/min · 100 g; Coronarwiderstand: 0,56 (± 0,05) und 0,544 (± 0,06) mm Hg/ml/min · 100 g; coronarvenöser O_2-Gehalt 2,01 (± 0,35) und 2,60 (± 0,81) Vol%. Diese Änderungen ließen sich statistisch nicht sichern.

Nach Retransfusion (Phase 5) steigt der arterielle Mitteldruck auf 112,4 (± 16,45) mm Hg an, nach Triadenyl-Injektion fällt er leicht auf 95,2 (± 14,28) mm Hg ab ($p < 0,01$).

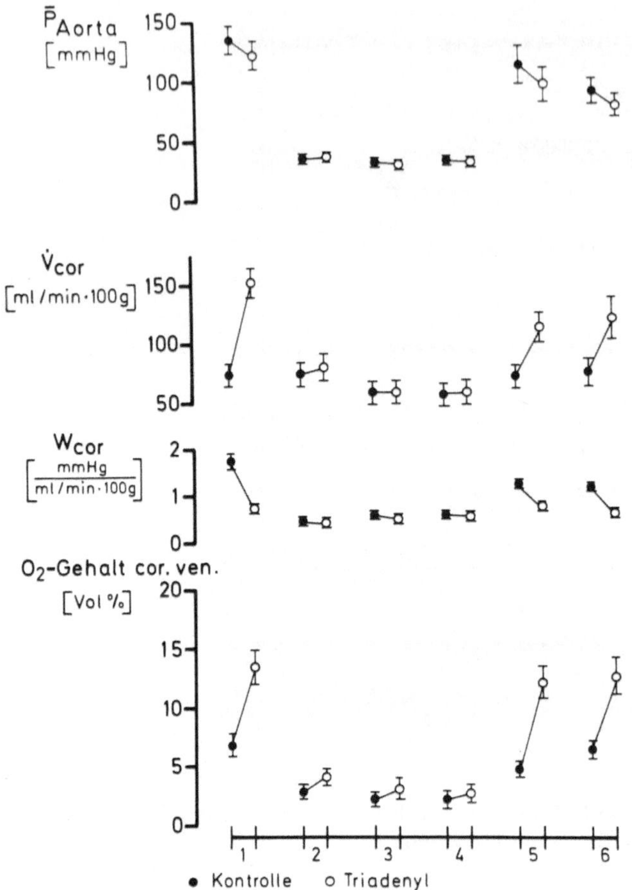

Abb. 4. Übersicht über das Verhalten von mittlerem Aortendruck, Coronardurchblutung, Coronarwiderstand und coronarvenösem Sauerstoffgehalt vor und nach Injektion von 10 mg Triadenyl an folgenden Versuchsphasen:
1. vor Entblutung,
2. nach Entblutung bei $\bar{P}_{aorta}$ = 35 mm Hg,
3. bei "uptake Beginn",
4. bei "25% uptake",
5. unmittelbar und
6. 30 min nach Retransfusion des gesamten Entblutungsvolumens

Die Coronardurchblutung steigt von 72,53 ($\pm$ 9,56) ml/min · 100 g auf 113,17 ($\pm$ 13,08) ml/min · 100 g an ($p < 0,0025$), der Coronarwiderstand fällt von 1,384 ($\pm$ 0,11) auf 0,78 ($\pm$ 0,09) signifikant ab ($p < 0,005$).

Der O_2- Gehalt ändert sich von 4,97 ($\pm$ 0,67) auf 12,84 ($\pm$ 1,41) Vol% signifikant ($p < 0,0025$).

Für die Werte-Paare 30 min nach Retransfusion ergeben sich folgende Größen: Arterieller Mitteldruck 89,0 ($\pm$ 10,32) und 76,2 ($\pm$ 8,52) mm Hg ($p < 0,025$);

Coronardurchblutung 74,32 ($\pm$ 11,73) und 120,9 ($\pm$ 17,46) ml/min · 100 g; Coronarwiderstand 1,14 ($\pm$ 0,13) und 0,60 ($\pm$ 0,04) mm Hg/ml/min · 100 g ($p < 0,0025$); coronarvenöser Sauerstoffgehalt 6,44 ($\pm$ 0,70) und 12,28 ($\pm$ 1,66) Vol% ($p < 0,01$).

Diskussion

Während der hypovolaemischen Phase waren bei unserer Versuchsanordnung Coronardurchblutung, Coronarwiderstand und coronarvenöser O_2-Gehalt gegenüber der Kontrollphase deutlich erniedrigt. Eine Coronardilatation konnte pharmakologisch durch Injektion von 10 mg Adenosintriphosphat nicht ausgelöst werden.

Aufgrund dieser Ergebnisse muß angenommen werden, daß unter den vorliegenden Bedingungen die Coronarreserve ausgeschöpft ist. Diese Befunde stehen im Widerspruch zu den Ergebnissen von BRÜCKNER und Mitarbeitern (4), die unter Hypovolaemie bei einem arteriellen Mitteldruck von 40 mm Hg einen coronardilatatorischen Effekt von Dipyridamol feststellen konnten.

Die Diskrepanz dieser beiden Befunde könnte auf die unterschiedlichen Versuchsbedingungen zurückgeführt werden.
Entscheidend für das Ausmaß der Myokardschädigung dürfte der arterielle Mitteldruck während der hypotensiven Phase sein. Nach Untersuchungen von ROTH (15) waren erst bei einem mittleren arteriellen Druck von 30 bis 35 mm Hg während der hypovolaemischen Phase biochemische Zeichen einer Myokardschädigung nachweisbar.

Im Myokard ist erst bei extrem niedrigen Sauerstoffpartialdrucken mit einer anaeroben Stoffwechsellage zu rechnen. Als kritischer Wert wird von verschiedenen Autoren (1, 2, 13) ein P_{O_2} von 7 Torr im Blut des Coronarsinus angegeben. Es muß daher offen bleiben, ob trotz der von uns beobachteten Ausschöpfung der Coronarreserve und dem gegenüber der Norm signifikant erniedrigten Sauerstoffgehalt des coronarvenösen Blutes die Myokarddepression ausschließlich auf eine hypoxische Schädigung zurückzuführen ist oder ob weitere Faktoren wie toxische Schädigung und Hemmung der elektromechanischen Kopplung eine entscheidende Rolle spielen.

Zusammenfassung

Im tierexperimentellen haemorrhagischen Schock an 5 Bastardhunden wurde das Verhalten von Coronardurchblutung, Coronarwiderstand und coronarvenöser Sauerstoffsättigung untersucht und die Coronarreserve durch Injektion von 10 mg Adenosintriphosphat geprüft. Während der Hypotension wurde ein mittlerer arterieller Druck von 35 mm Hg eingestellt. Unter diesen Versuchsbedingungen fielen in der Entblutungsphase Coronardurchblutung, Coronarwiderstand und coronarvenöser O-Gehalt gegenüber den Ausgangswerten signifikant ab, eine Coronardilatation durch Adenosintriphosphat konnte nicht nachgewiesen werden.

Summary

Im experimental hemorrhagic shock ($\bar{P}_{art}$ = 35 mm Hg) coronary blood flow, coronary resistance, O_2-contents of the coronary sinus blood, and coronary

reserve by injection of 10 mg Adenosintriphosphate was studied in 5 mongrel dogs.
During hypotension coronary blood flow, coronary resistance and O_2-contents of the sinus blood were significantly lowered in respect to the control phase. There was no vasodilatation of the coronary vessels after injection of Adenosintriphosphate, during hypotension. The results are discussed.

Literatur

1. BRETSCHNEIDER,H. J., KANZOW, E., BERNARD, U.: Pflügers Arch. ges. Physiol. 264, 399 (1957)
2. BRETSCHNEIDER, H. J.: Verh. dtsch. Ges. Kreisl.-Forsch. 27. Tag., p. 32 (1961)
3. BRETSCHNEIDER, H. J.: Kreislaufmessungen, 3. Freiburger Kolloquium, München 1962
4. BRÜCKNER, U. B., VAN ACKERN, K., HAKIMI, B., OPHERK, D., SCHMIER, J.: Res. exp. Med. 157, 271-273 (1972)
5. CROWELL, J. W., GUYTON, A. C.: Amer. J. Physiol. 201, 893 (1961)
6. CROWELL, J. W., GUYTON, A. C.: Amer. J. Physiol. 203, 248 (1962)
7. CROWELL, J. W., GUYTON, A. C.: In: Shock, S. G. Hershey, Ed., Boston, Little, Brown & Co. 1964 p. 13
8. EDWARDS, W. S., SIEGEL, A., BING, R. J.: Clin. Invest. 33, 1646 (1954)
9. GUYTON, A. C., CROWELL, J. W.: In: Shock, S. G. Hershey, Ed., Boston, Little, Brown & Co. 1964 p. 1
10. HACKEL, D. B., GOODALE, W. T.: Circulation 11, 628 (1955)
11. HENSEL, I., BRETSCHNEIDER, H. J.: Arch. Kreisl. Forsch. 62, 249 (1970)
12. JONES, C. E., BETHEA, H. L., SMITH, E. E., CROWELL, J. W.: Surgery 68, 356 (1970)
13. LOCHNER, W., NASSERI, M.: Pflügers Arch. ges. Physiol. 269, 407 (1959)
14. LUNDSGAARD-HANSEN, P.: Ann. Surg. 163, 10 (1966)
15. ROTH, E.: In: Shock, W. ZIMMERMANN und I. STAIB, Ed., F. K. Schattauer Verlag Stuttgart - New York 1970, p. 219
16. SARNOFF, S. J., CASE, R. B., WAITHE, P. E., ISAACS, J. P.: Amer J. Physiol. 176, 439 (1954)
17. SCHMIDT, H. D., SCHMIER, J.: Z. Kreisl.-Forsch. 54, 325 (1965)
18. WIGGERS, C. L., WERLE, J. M.: Amer. J. Physiol. 136, 421 (1942)

Sonnabend, den 25. November 1972, 15.00 Uhr, Hörsaal A

VI. Hauptthema

Prä- und postoperative Behandlung bei Lungenfunktionsstörungen mit der Beatmungsinhalation

Vorsitzende: Herr E. Rügheimer-Erlangen
Herr H. Lutz-Mannheim

DIE PRAEOPERATIVE DIAGNOSTIK BEI LUNGENFUNKTIONSSTOERUNGEN

Von H. Herzog und R. Keller[+]

Einleitung

Die umfassende Anwendung von Erkenntnissen der modernen Naturwissenschaft auf die Medizin hat in den letzten zwei Jahrzehnten auf dem Gebiete der medizinischen und chirurgischen Diagnostik und Therapie sowie in der anaesthesiologischen Technik beachtliche Fortschritte mit sich gebracht. Die Zahl erfolgreicher Operationen bei Patienten in höherem Alter ist in stetigem Steigen begriffen, für Notoperationen besteht in dieser Hinsicht kaum noch eine prohibitive Schranke. Chirurgische Eingriffe werden zur Zeit bei Patienten mit vorbestehenden internmedizinischen Affektionen, darunter auch Krankheiten der Respirationsorgane mit Erfolg durchgeführt, welche man in früheren Zeiten kaum bei Kranken mit intakten Organfunktionen gewagt hätte.

Die genaue Kenntnis der Gefährdungsfaktoren erlaubt es im Falle von Wahloperationen, den Kranken durch entsprechende praeoperative Therapie auf den Eingriff vorzubereiten, oder aber die vorgesehene Operation den reduzierten und veränderten Organfunktionen des Patienten anzupassen. Unter den postoperativen Komplikationen nimmt die postoperative Lungeninsuffizienz nach allgemeiner Erfahrung eine dominierende Stellung ein. In der richtigen Einschätzung der respiratorischen Leistungsfähigkeit, der eingehenden Kenntnis der Anforderungen, die ein bestimmter chirurgischer Eingriff an die kardiopulmonalen Funktionsreserven des Patienten stellt und der einzelnen Faktoren, welche an den postoperativen Lungenkomplikationen beteiligt sind, liegt die Voraussetzung für eine adäquate Bewertung des respiratorischen Operationsrisikos.

Frühe und späte postoperative Phase

Die Gefährdung der Atmung im Anschluß an Operationen kann zwangslos in zwei Phasen eingeteilt werden. Die frühe postoperative Phase setzt unmittelbar nach Abschluß der Operation und der Narkose ein und dauert je nach der Art der Operation 5 - 14 Tage. Die späte postoperative Phase entspricht dem funktionellen Dauerzustand der Atmungsorgane nach Eingriffen am Thorax, welche mit Lungenresektion, partiellem Restpneumothorax, Thorakoplastik und Immobilisierung eines Zwerchfelles verbunden sind. Die kardiorespiratorische Funktion in dieser lebenslangen Periode ist bei der praeoperativen Diagnostik ebenso intensiv zu berücksichtigen wie der suffiziente pulmonale Gasaustausch in den ersten postoperativen Tagen, denn es kann ja nicht Aufgabe einer chirurgischen Therapie sein, einen Patienten von einem Malignom, einer Tuberkulose oder von Bronchiektasen zu befreien, ihn dabei aber zu einem lebenslangen, ruhedyspnoischen Invalidendasein zu verurteilen.

[+]Aus der Abteilung für Atmungskrankheiten (Leiter Prof. Dr. H. HERZOG) des Departementes für Innere Medizin der Universität Basel

Der Mechanismus der postoperativen Lungeninsuffizienz

Die Gefährdung des Atmungsvorganges in der frühen postoperativen Phase wird durch zwei Gruppen von Ursachen induziert, von denen die eine mehr mit dem chirurgischen Eingriff an sich, die andere mehr mit dem individuellen Zustand des Atmungsapparates des operierten Kranken zusammenhängt (Abb. 1).

---

1. In Verbindung mit Narkose und Operationsvorgang

- Wundschmerz
- Narkosemittel, Muskelrelaxantien, postoperative Analgetica
- Postoperativer Temperaturanstieg, Acidose
- Aspiration

- Postoperative Therapie -

2. In Verbindung mit dem funktionellen Zustand des Atmungsapparates

- Vorbestehende Affektionen des Atmungsapparates mit Funktionseinschränkung
- Rauchen
- Obesitas
- Lebensalter
- Geschlecht

- Praeoperative Atmungsfunktionsprüfung -

Abb. 1. Ursachen der postoperativen Lungeninsuffizienz

a) In unmittelbarer Verbindung mit der Operation beeinträchtigt ein starker Wundschmerz tiefes Durchatmen und Hustenstoß, hemmt im Verein mit Flachatmung infolge Nachwirkens der Narkose oder postoperativ applizierter Analgetica die Expektoration und fördert Sekretverhaltung, Lungenatelektase und Pneumonie. Die Lage der chirurgischen Inzision bestimmt weitgehend das Ausmaß der schmerzbedingten Ventilations- und Hustenhemmung. Operationen an Kopf- und Extremitäten beeinflussen die respiratorische Funktion nur wenig. Eingriffe im Unterbauch vermindern indessen die Vitalkapazität einige Stunden nach dem Eingriff um 50%; Laparotomie im Oberbauch oder Thorakotomie lassen sie im Verlaufe des ersten postoperativen Tages auf 20% des Ausgangswertes absinken. Die Häufigkeit des Auftretens klinisch bedeutender Atelektase und Pneumonie schwankt zwischen 40 und 90% bei Inzisionen im oberen, zwischen 10 und 40% im unteren Abdomen, beträgt jedoch nur 10 - 30% bei Eingriffen an den Extremitäten (4).

b) Unter den an den Patienten gebundenen Ursachen, welche die Entwicklung postoperativer Lungeninsuffizienz begünstigen, treten vorbestehende Krankheiten und Funktionsausfälle des Atmungsapparates, beeinflußt durch gewohnheitsmäßiges Zigarettenrauchen, höheres Lebensalter und Fettsucht, eindeutig in den Vordergrund (4).

Die praeoperative Prüfung der Atmungsfunktion

Unter den Untersuchungen, welche die Einschätzung des Operationsrisikos zum Ziele haben, hat sich die Prüfung der Atmungsfunktion allerorts durchgesetzt. Vielfache statistische Vergleiche zwischen praeoperativer Lungenfunktion und der Art und Häufigkeit postoperativer Komplikationen (Abb. 2) haben eindeutig

---

Respiratorische Insuffizienz (Hypoxie, Hyperkapnie)

Pneumonie und Atelektase bei Sekretretention und Bronchitis

Lungenembolie

Herz-Kreislaufaffektionen

Pleuritis und Empyem

Hämatothorax

Bronchopleurale Fistel

Abb. 2. Postoperative Komplikationen der Atmungsorgane

ergeben, daß ein mangelhafter Funktionszustand der Atmungsorgane zu postoperativen Störungen des Heilungsverlaufes disponiert. In sicherem Zusammenhang mit vorbestehenden Lungenfunktionsstörungen stehen dabei respiratorische Insuffizienz, Sekretretention, Atelektase und Pneumonie, während diese Beziehung für Hämatothorax, bronchopulmonale Fistel und cardiovaskuläre Komplikationen als recht wahrscheinlich diskutiert wird. Hierfür sollen nach Lungenresektion pathologische Pleuradrucke infolge abnormer Compliance der Restlunge verantwortlich sein. Als unabhängig von vorbestehenden Lungenfunktionsstörungen erweisen sich dagegen die Lungenembolie bei tiefer Venenthrombose, primäre Pleuritis und Pleuraempyem (9).

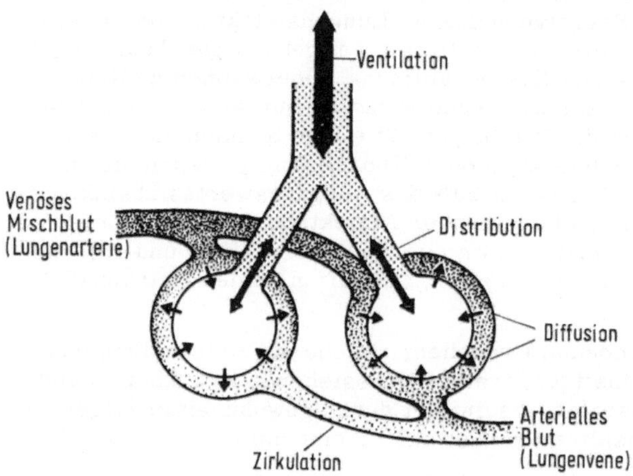

Abb. 3. Die 4 Komponenten der Lungenatmung (modifiziert nach COMROE et al.(2)

Man verfügt heute in wohlausgebauten Lungenfunktionslaboratorien über eine große Zahl von Testverfahren, welche die verschiedenen Komponenten der Lungenatmung (Abb. 3) zu erfassen suchen. Zu Forschungszwecken werden heute ganz beträchtliche Summen in solche Laboratorien investiert. Im Hinblick auf die praeoperative Prüfung des funktionellen Zustandes des Atmungsapparates kommt man indessen mit recht wenigen einfachen Geräten aus, deren Anschaffung zudem relativ wenig aufwendig ist. Es hat sich nämlich gezeigt, daß die erwähnten postoperativen Komplikationen weitgehend von den spirometrisch erfaßbaren Größen abhängig sind, so daß kompliziertere Verfahren nur in Ausnahmefällen beigezogen werden müssen.

Spirometrische Prüfung

Um bei der praeoperativen Lungenfunktionsprüfung keine wichtigen Funktionsstörungen zu verpassen und um andererseits den Laborbetrieb nicht unnötig zu belasten, hat sich uns seit Jahren ein schematisches Vorgehen bewährt (Abb. 4):

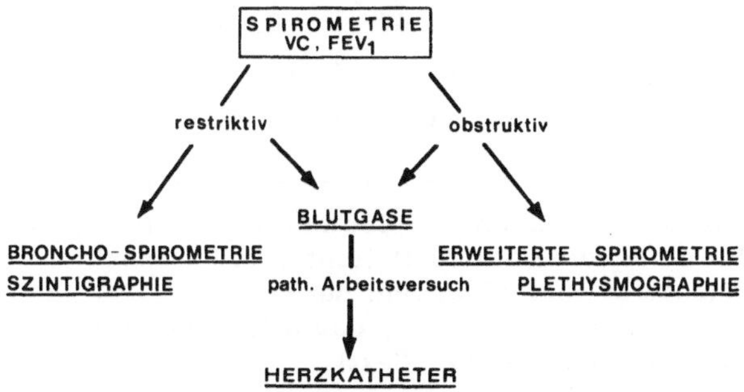

Abb. 4. Programm für stufenweise, oekonomische Prüfung der Lungenfunktion zur Einschätzung des per- und postoperativen Risikos und der zu erwartenden Restfunktion bei chirurgischen Eingriffen (s. Text)

zunächst wird der Kranke auf das Vorhandensein einer ventilatorischen Insuffizienz, d. h. einer restriktiven oder obstruktiven Funktionsstörung untersucht. Für diese Vorprüfung eignen sich die beiden spirometrischen Größen der Vital- und der Sekundenkapazität. Sind diese Werte bei einem Patienten normal, so ist es sehr unwahrscheinlich, daß eine klinisch nicht erkennbare, nur durch komplizierte Laboratoriumsmethoden beweisbare Funktionsstörung vorhanden ist, welche z. B. die Durchführung einer Pneumonektomie verbieten würde (Abb. 5).

Restriktive Ventilationsstörung

Besteht jedoch eine restriktive Funktionsstörung (Abb. 6), welche die Vitalkapazität um mehr als 15% einschränkt, so muß zunächst beurteilt werden, inwieweit die Restriktion auf einen operativ zu entfernenden Prozeß, z. B. einen Tumor, zu beziehen ist. Übersteigt die Funktionseinschränkung das nach klinischem und

		20 Patienten mit Bronchial-Carcinom
Vitalkapazität	(%soll)	92.8 ± 6.7
Sekundenkapazität	(%VC)	67.7 ± 8.0
Residualvolumen	(%TLC)	32.6 ± 7.1
Totalkapazität	(%soll)	97.3 ± 8.8
Bronchialwiderstand	(cmWS/L/s)	2.3 ± 0.7
O_2-Spannung	(in Ruhe)	80.5 ± 8.3
O_2-Spannung	(70-100 Watt)	84.2 ± 7.7
O_2-Spannung	(100% O_2-Atmung)	551 ± 43
CO_2-Spannung	(in Ruhe)	35.3 ± 3.6
CO_2-Spannung	(70-100 Watt)	34.9 ± 4.4
CO_2-Spannung	(100% O_2-Atmung)	36.2 ± 4.1
Diffusionskapazität	(D_LCO)	15.1 ± 7.8
Totraumquotient	(Vd/Vt)	0.40 ± 0.08
Pulsfrequenz/min	(in Ruhe)	77 ± 15
Pulsfrequenz/min	(70-100 Watt)	120 ± 19

Abb. 5. Resultate der üblichen Lungenfunktionsteste (Spirometrie, Blutgasanalyse, Arbeitsversuch, Diffusion, Pulsfrequenz) bei 20 Patienten mit Bronchialcarcinom, deren VK und Sekundenkapazität normal waren: bei normaler VK und Sekundenkapazität besteht eine große Wahrscheinlichkeit, daß alle übrigen Lungenfunktionswerte ebenfalls der Norm entsprechen (s. Text)

radiologischem Befund zu erwartende Ausmaß, so muß eine zusätzliche lokalisierte oder diffuse Lungenerkrankung vermutet werden. Daraufhin ist bronchospirometrisch abzuklären, ob die vermutete zusätzliche Restriktion auch die künftige Restlunge betrifft.

Beispielsweise ergab sich bei einem Patienten mit großem Lungentumor links und einer alten Pleuraschwarte rechts (Abb. 7) aus Vitalkapazität und Atemstoßtest eine erhebliche Restriktion, welche nicht allein auf den Tumor zurückgeführt werden konnte. Das Bronchospirogramm zeigte denn auch eine, beide Lungen ziemlich gleichmäßig betreffende Einschränkung der Ventilationsreserven (Abb. 8). Ventilation und Sauerstoffaufnahme der rechten Lunge waren jedoch noch soweit erhalten, daß eine Entfernung des Tumors durch Lobektomie trotzdem möglich wurde.

Seit einigen Jahren läßt sich die Bronchospirometrie indessen durch quantitative Auswertung von Lungenzintigrammen (Abb. 9), die für den Patienten unbelastend sind, unserer Erfahrung nach zuverlässig ersetzen. Dabei entspricht der Anteil an der totalen Radioaktivität, welcher z. B. in einem Perfusionsszintigramm auf eine Lungenseite entfällt, erstaunlich genau der dort registrierten Sauerstoff-

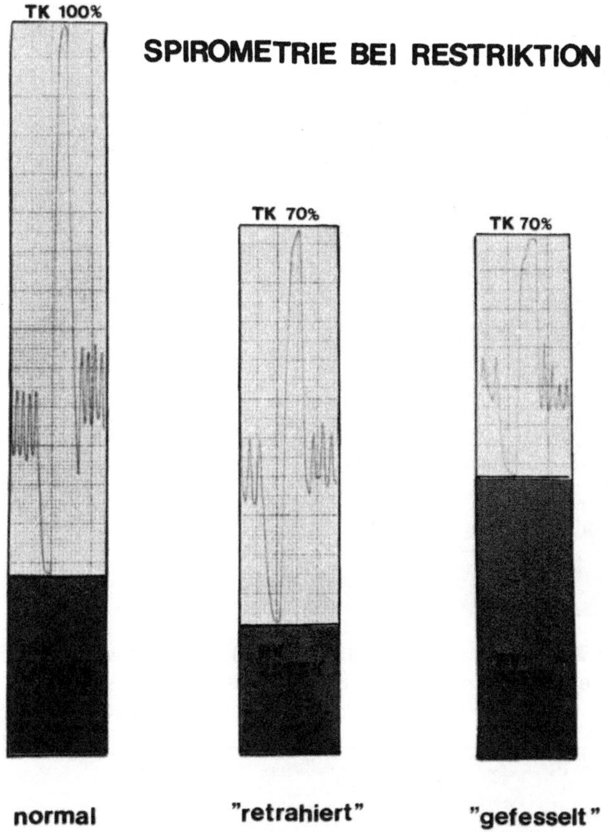

Abb. 6. Lungenvolumina bei restriktiver Ventilationsstörung: Bei der "retrahierten Lunge" (z. B. diffuse Lungenfibrose) ist jede der einzelnen Teilvolumina in gleichem Maße eingeschränkt, ihr Verhältnis zueinander entspricht somit der Verteilung im Normalfall. Bei der "gefesselten Lunge" ist sowohl Inspiration wie Exspiration behindert, wodurch eine Abnahme der Totalkapazität (TK) mit gleichzeitiger Erhöhung des Residualvolumens (RV) auftritt. Die effektive Restriktion kann allein anhand der Vitalkapazität beurteilt werden (nach KELLER et al. (7)

aufnahme (Abb. 10), während die Werte des Inhalationsszintigramms mit der bronchospirometrisch registrierten Ventilation übereinstimmen (3). Allerdings ist eine vollständige Identität der Werte nur bei der Inhalation von radioaktiven Edelgasen, wie Xenon 133 zu erreichen (6, 8), da radioaktiv markierte Aerosole in Bezug auf ihre Verteilung im Lungengewebe neben der Ventilation dem Einfluß fremder Faktoren wie der Sedimentation auf die Bronchialschleimhaut, der Turbulenz usw. unterliegen (Abb. 11).

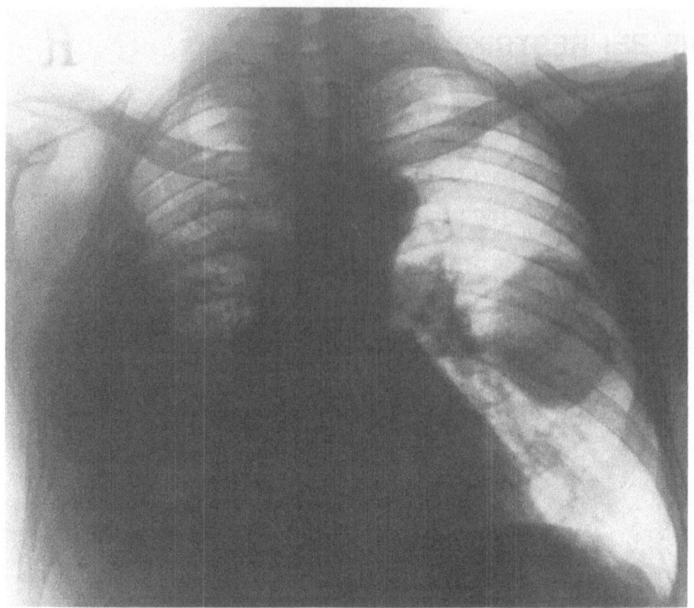

Abb. 7. Thoraxröntgenbild eines Patienten "W. F., 63 J., m.) mit verkalkter Pleuraschwarte rechts und peripherem Bronchuscarcinom links

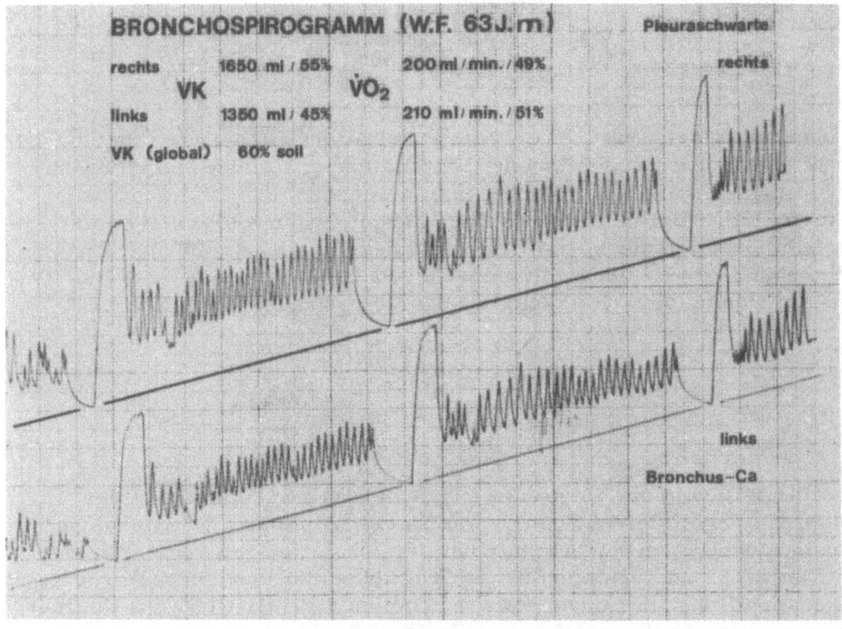

Abb. 8. Bronchospirogramm desselben Patienten wie in Abb. 7 dargestellt. Die verschwartete rechte Seite weist noch eine erstaunlich gut erhaltene Ventilation (VK) und Perfusion ($\dot{V}O_2$) auf. Auf Grund dieses Befundes wurde beim Patienten eine Resektion des Tumors durch Lobektomie möglich

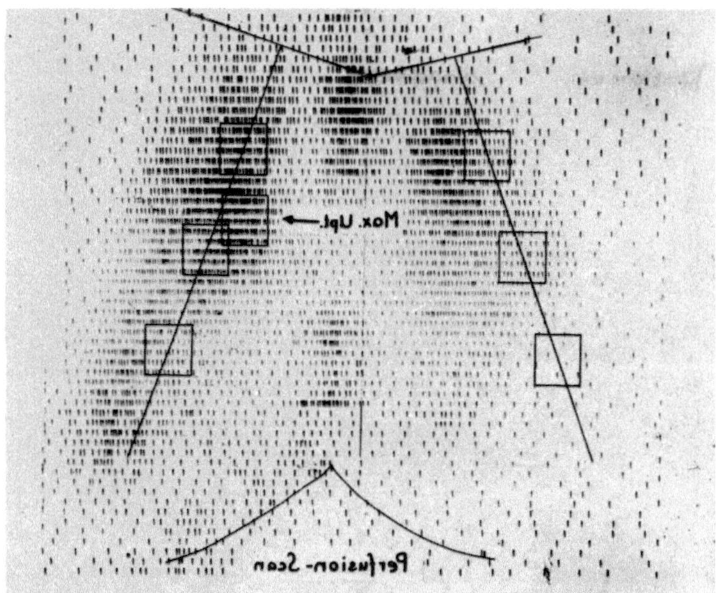

Abb. 9. Prinzip der Kalkulation der relativen Radioaktivität beider Lungenfelder auf Perfusions- und Inhalationsszintigramm: 1. Bestimmung der Flächeneinheit mit der absolut größten Radioaktivität ("maximal uptake"). 2. Bestimmung der relativen Aktivität in den entsprechenden Flächeneinheiten des Ober-Mittel und Unterfeldes beider Lungen in Prozenten des absoluten Maximums. 3. Berechnung der Verteilung der Mittelwerte für Perfusion und Ventilation auf beide Lungen (nach HERZOG et al. (3)

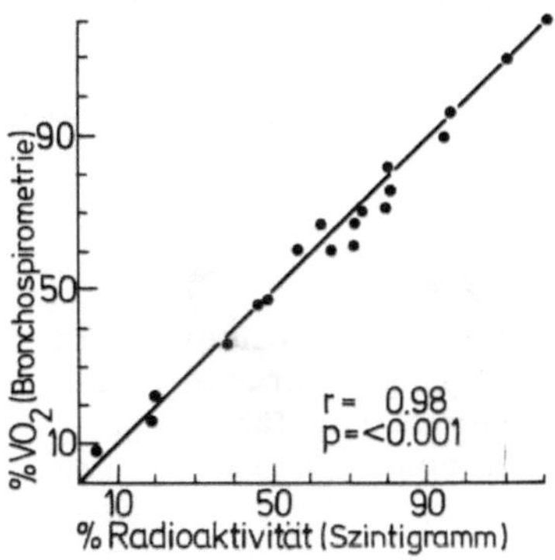

Abb. 10. Korrelation von bronchospirometrisch ermittelter Sauerstoffaufnahme $\dot{V}O_2$) für eine Lunge mit der relativen Radioaktivität dieser Lunge im Perfusionsszintigramm bei 19 Patienten. Die Übereinstimmung der mit grundsätzlich unabhängigen Methode ermittelten Werte ist bemerkenswert gut ($r = 0.98$, $p < 0.001$), (nach LOPEZ-MAJANO et al. (10)

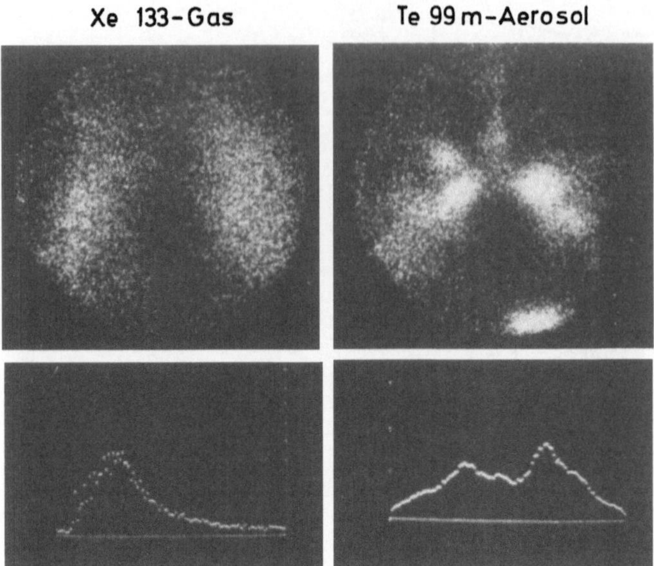

Abb. 11. Inhalationsszintigramm (oben) und Aktivitätsprofil (unten) eines Patienten mit chronischer obstruktiver Bronchitis und Lungenemphysem, links nach Inhalation von Xenon-133-Gas, rechts nach Inhalation eines Aerosols aus einem Schwefelkolloid, das mit Technetium 99 m markiert wurde. Bei Gesunden und bei Patienten mit rein restriktiver Lungenkrankheit besteht kaum ein Unterschied im Ergebnis beider Methoden. Bei allen Kranken mit obstruktiver Lungenkrankheit zeigen jedoch die mit Aerosolinhalation erstellten Szintigramme (rechte Bildhälfte) eine charakteristische zentrale Konzentration der Aktivität, weil infolge verstärkter Turbulenz der bronchialen Luftströmung ein großer Teil des inhalierten Aerosols sich bereits in den großen Luftwegen niederschlägt. Im Gegensatz dazu unterliegt Xenon-133 als Gas (linke Bildhälfte) dem Gesetz des vermehrten Niederschlags bei vergrößerter Turbulenz nicht und liefert auch bei hohem Obstruktionsgrad ein getreues Bild der relativen Belüftung beider Lungen (nach LOCHER et al. (8)

Sicherheitshalber wird bei restriktiver Einschränkung der Lungenvolumina stets die Untersuchung der arteriellen oder capillären Blutgasspannungen unter Ruhebedingungen und bei körperlicher Belastung am Ergometer durchgeführt (vgl. Abb. 4), um eine latente oder bereits manifeste respiratorische Insuffizienz zu erfassen. Ergeben sich dabei pathologische Veränderungen der Blutgase, die nicht als Folge eines operativ zu sanierenden Lungenprozesses gedeutet werden können, so ist die praeoperative Lungenfunktionsprüfung unbedingt durch die Exploration der Hämodynamik im kleinen Kreislauf mit dem Herzkatheter zu ergänzen. Abfall der arteriellen Sauerstoffspannung mit niedrigem CO_2-Druck unter Belastung im Sinne einer Diffusionsstörung (Abb. 12) ist sehr verdächtig auf diffuse, die Lungenkapillaren miteinbeziehende interstitielle Parenchymveränderung. In solchen Fällen ist eine latente oder manifeste pulmonäre arterielle Hypertension auszuschließen, da sie an und für sich jegliche Resektion von Lungengewebe im Hinblick auf die Überlastung des rechten Ventrikels verbietet.

(E. J., m., 67 j.)

Klinische Diagnose:		Silikose III		
Blutgasanalyse:		**Ruhe**	**80 Watt**	**100% O_2.**
SaO_2	%	95.8	89.1	100
PaO_2	mmHg	76.0	53.8	560
$PaCO_2$	mmHg	31.5	29.0	27
pH		7.45	7.44	7.48
D_{CO}	ml/min/mmHg	4.9		

Plethysmographie:		Soll	Ist
TK	ml	6500	5600 (86%)
VK	ml	4400	3450 (78%)
RV	ml	2100 (32% TK)	2150 (38% TK)
FEV_1	ml	3000 (68% VK)	2200 (64% VK)
R	$cmH_2O/l/sec$	1.8	2.9

Abb. 12. Spirometrie, Atemmechanik und Blutgasanalyse bei einem 67-jährigen Patienten mit Silikose III. Beispiel für arterielle Hypoxämie durch Diffusionsstörung (nach HERZOG (5), vgl. auch Abb. 15)

Obstruktive Ventilationstörung

Ergibt der initiale spirometrische Test jedoch einen niedrigen Wert der relativen Sekundenkapazität, liegt also eine obstruktive Ventilationsstörung vor, so ist die Spirometrie durch die Bestimmung des Residualvolumens zu erweitern und nach Möglichkeit durch eine atemmechanische Untersuchung mittels Thoraxdruckbestimmung oder Ganzkörperplethysmographie zu ergänzen.

Grundsätzlich können 6 Ursachen einer Einschränkung der Sekundenkapazität zugrunde liegen, welche teilweise für die Beurteilung der Operabilität im Hinblick auf Laparotomie oder Thorakotomie von erheblicher Bedeutung sind (Abb. 13):

- Eine mangelhafte Mitarbeit des Exploranden wird im allgemeinen daran erkannt werden, daß eine geringe Sekundenkapazität mit normalen Werten für den bronchialen Strömungswiderstand, das Residualvolumen, die funktionelle Residualkapazität und die Totalkapazität verbunden ist.
- Die funktionelle zentrale Luftwegsstenose oder der exspiratorische Tracheobronchialkollaps ist durch das Nebeneinander von normaler Ruheresistance und stark herabgesetzter Sekundenkapazität charakterisiert, läßt aber die Lungenvolumina im allgemeinen intakt.

- Bei einem Patienten mit fixer Stenose der oberen Atemwege, etwa mit einer Kompression der Trachea durch eine Struma wird die Bremsung des Atemstoßes von einer adäquaten Zunahme des bronchialen Strömungswiderstandes begleitet sein. Eine Veränderung der Lungenvolumina bleibt bei rein zentralen Luftwegsstenosen im allgemeinen aus.

$FEV_1 \triangleleft 60\%\ VC$

	R	RV	FRC	TLC
Mangelhafte Kooperation	n	n	n	n
funktionelle zentrale Stenose (Tracheobronchial-Kollaps)	n	n	n	n
obere Atemwegsstenose	+	n	(+)	n
Asthma bronchiale	++	+	++	n
obstruktives Emphysem (Bronchialkollaps)	(+)	++	++	++
obstruktives Emphysem mit asthmatischer Bronchitis	++	++	+++	++

Abb. 13. Ursachen für die Einschränkung der relativen Sekundenkapazität und ihre Differentialdiagnose (s. Text)

- Asthma bronchiale als periphere Bronchiolenverengung ist dagegen mit massiver Steigerung von FRC und Residualvolumen verbunden und zeigt im Anfall einen sehr hohen Strömungswiderstand in den Luftwegen.
- Ist die Bronchiolenstenose wie beim obstruktiven Emphysem jedoch durch Instabilität der peripheren Luftwege, bei mangelhafter Retraktion des Lungengewebes bedingt, dann findet sich die Kombination eines Volumen pulmonum auctum mit stark erhöhter Atemruhelage und einem normalen oder nur wenig gesteigerten Bronchialwiderstand.
- Verbindet sich schließlich obstruktives Emphysem mit asthmatischer Bronchitis, so steigt der Strömungswiderstand zusätzlich wie beim Asthma bronchiale auf hohe Werte an.

Bei allen asthmatischen Erkrankungen der Atemwege sollten weitere Untersuchungen erst nach konsequenter broncholytischer Vorbehandlung erfolgen, da erst nach der Beseitigung einer reversiblen Bronchialobstruktion die tatsächlichen Funktionsreserven beurteilt werden können (Abb. 14)

Finden sich funktionelle Hinweise auf Lungenemphysem, so hat man auf jeden Fall die Blutgase unter Ruhebedingungen und bei körperlicher Belastung zu untersuchen.

Fallen sie pathologisch aus, so klärt eine Herzkatheteruntersuchung die Hämodynamik im Lungenkreislauf (vgl. Abb. 4).

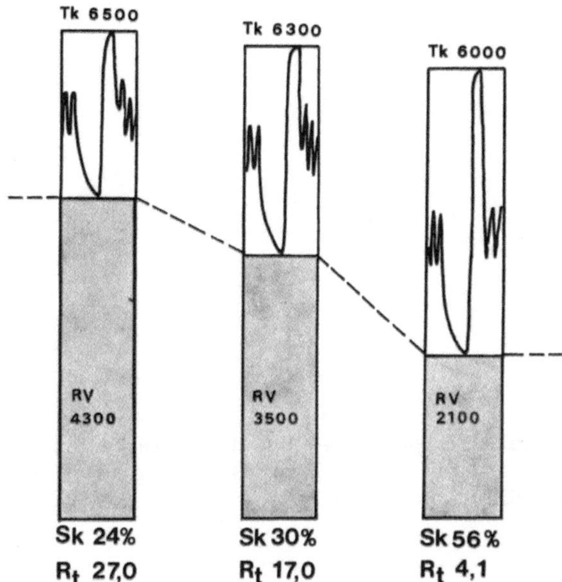

Abb. 14. Einschränkung der Vitalkapazität durch funktionelles "Air Trapping" bei Asthma bronchiale. Die Verlaufskontrolle zeigt, daß sich die Rückbildung des bronchialen Strömungswiderstandes (R_t) und Zunahme der Sekundenkapazität (SK) das Residualvolumen (RV) sukzessive zugunsten einer steigenden Vitalkapazität korrigiert. Das initial vorhandene Volumen pulmonum auctum bildet sich zurück (Abnahme der TK). Die tatsächlich vorhandenen Funktionsreserven können erst nach vollständiger Beseitigung der reversiblen Komponente der Bronchialobstruktion erfaßt werden (nach KELLER et al. (7)

Blutgasdiagnostik

Restriktive und obstruktive Veränderungen der Lungenfunktion können, wenn die Störung ein gewisses Ausmaß erreicht, mit Ventilationsinsuffizienz verbunden sein. Ob daraus eine respiratorische Insuffizienz, d.h. eine Störung des pulmonalen Gasaustausches resultiert, wird durch die Blutgasanalyse entschieden. Die Differenzierung der arteriellen Hypoxämie in Globalinsuffizienz, d.h. alveoläre Hypoventilation, Verteilungsstörung, d.h. funktionellen Shunt, vaskulären Kurzschluß, d.h. anatomisch fixierten Shunt und Diffusionsstörung erfolgt nach wie vor mit der seinerzeit durch ROSSIER und BÜHLMANN (11) vorgeschlagenen Versuchsanordnung, bei der die Atemgasspannungen im arteriellen oder im Capillarblut bestimmt werden, das bei körperlicher Ruhe, bei Luftatmung, bei Hyperoxie und unter muskulärer Belastung am Ergometer entnommen wird (Abb. 15).

Die Ergometrie wird in zwei Stufen von 30 und 50% der geforderten submaximalen körperlichen Belastung durchgeführt, d.h. bei 30 und 50% der Leistung,

		Ruhe	100% O_2	Belastung
1) anat. Shunt	pO_2	↓	< 500	↓ (↓)
	pO_2	norm	norm	norm
2) funkt. Shunt	pO_2	↓	> 500	↑
	pCO_2	norm	norm	norm
3) alv. globale Hypoventilation	pO_2	↓	> 500	↓↓
	pCO_2	↑		↑↑
4) Diffusionsstörung	pO_2	↓	>500	↓↓
	pCO_2	↑	(norm)	↓↓

Abb. 15. Differentialdiagnose der arteriellen Hypoxämie anhand der Werte von PaO_2 und $PaCO_2$ bei Luftatmung in Ruhe und unter muskulärer Belastung sowie bei Inhalation von 100%-Sauerstoff (nach ROSSIER et al. (11)

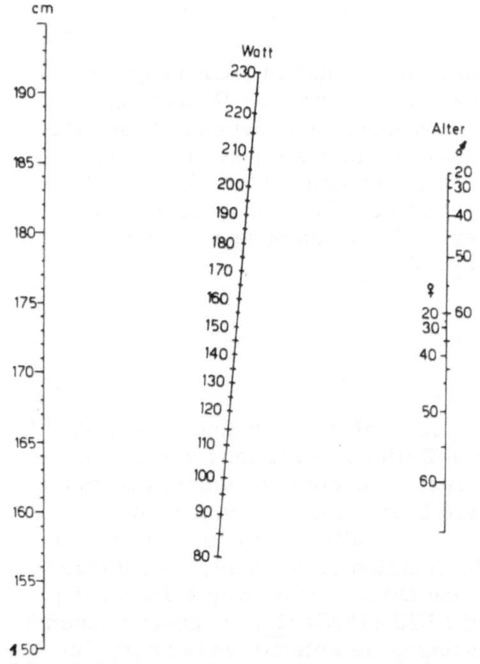

Abb. 16. Nomogramm für die Bestimmung des Sollwertes für die submaximale Belastung (Leistung, welche die Herzfrequenz eines gesunden Exploranden auf 170 ansteigen läßt) nach Geschlecht, Alter und Größe (BÜHLMANN (1) nach Sjöstrand (11)

welche die Herzfrequenz eines entsprechenden gesunden Exploranden auf 170/min ansteigen lassen würde (1, 12). Üblicherweise betragen diese standardisierten Leistungsstufen zwischen 50 und 100 Watt (Abb. 16).

Bei der Beurteilung der Resultate wird man einer Hypoxämie in Ruhe nur eine geringe Bedeutung beimessen, sofern sie auf einen Rechts-Links-Shunt zurückgeht, der in den zu resezierenden Lungenteil lokalisiert werden kann, oder wenn es sich um eine diffuse Verteilungsstörung handelt.

Nimmt der Abfall der Sauerstoffspannung jedoch unter Belastung zu, so ist er auf eine Diffusionsstörung und damit auf pulmonal-arterielle Hypertension verdächtig. Vor einem Operabilitätsentscheid muß in diesem Falle der Herzkatheterismus zur weiteren Abklärung beigezogen werden.

Ruhe-Hyperkapnie bildet dagegen eine strenge Kontraindikation gegen jede Resektion von Lungengewebe und gegen Wahloperationen im oberen Abdomen. Tritt die Hyperkapnie erst unter Belastung auf, handelt es sich also um eine latente Globalinsuffizienz, so sollten auch hier die hämodynamischen Verhältnisse im Lungenkreislauf überprüft werden.

Funktionelle Beurteilung der Operabilität

Für die Praxis bleibt es trotz alledem schwierig, im Einzelfall Grenzwerte für die Lungenfunktionsgrößen im Hinblick auf die Entscheidung zum Eingriff oder auf das Risiko der vorgehenden Operation zu liefern. Nicht selten wird der per- und postoperative Verlauf durch extrapulmonale Faktoren wie Allgemein- und Ernährungszustand, das Alter des Patienten, seine psychische Verfassung, vor allem aber durch extrapulmonale Begleitkrankheiten mehr beeinflußt als durch praeoperative Lungenfunktionsstörungen. Eine Lungenembolie bei übersehener oder nicht berücksichtigter tiefer Venenthrombose, eine Blutgerinnungsstörung, virale oder bakterielle Infektion der Luftwege können besonders im frühen postoperativen Verlauf die respiratorische Funktion auf das Schwerste gefährden.

1. Vitalkapazität postop.	$\geq$ 40%	soll-VC
	$\geq$ 2000	ml
2. Sekundenkapazität postop.	$\geq$ 50%	VC
	$\geq$ 1200	ml
3. Bronchialwiderstand	$\leq$ 5 cmH20/L/sec	

4. Normale arterielle Blutgase bei 50% submax. Belastung (ausgenommen pO_2 bei tumorbedingtem Rechts-Links-Shunt)
5. Normaler pulm.-art. Druck bei 50% submax. Belastung

Abb. 17. Grenzwerte für Spirometrie, Atemmechanik, Blutgasspannung und pulmonale Hämodynamik, jenseits der durch eine individuelle Beurteilung auf Grund der funktionellen Eigenheit des Patienten entschieden werden muß, ob eine Pneumonektomie ertragen werden kann

Wenn hier trotzdem Grenzwerte für die wichtigsten Funktionsparameter angegeben werden (Abb. 17), so sind diese lediglich als Basis zu verstehen, von der aus weitere Überlegungen zur Vermeidung postoperativer Komplikationen gemacht werden können. Solche Grenzwerte können je nach den Eigenheiten des Patienten über- oder unterschritten werden. Häufig läßt sich jedoch aus dem Mosaik der Lungenfunktionswerte mindestens die Vermutung ableiten, auf welche möglichen Zwischenfälle man im Anschluß an die Operation gefaßt sein muß.

In Grenzfällen und bei Kranken die mit Risikofaktoren belastet sind, ist im Einzelfalle zu entscheiden, ob eine chirurgische Behandlung überhaupt zu verantworten ist. Dann ist abzuklären, ob das Behandlungsziel mit einem kleineren Eingriff, z. B. Lobektomie statt Lungenresektion erreicht werden kann. Schließlich ist die Möglichkeit zu berücksichtigen, mit einer fest geplanten protrahierten Beatmung den Kranken über voraussehbare postoperative respiratorische Komplikationen hinwegzubringen.

Solche Entscheidungen sind schwierig und verantwortungsvoll und können einem Einzelnen gerechterweise kaum ernsthaft zugemutet werden. Enge Teamarbeit zwischen Chirurgen, Anaesthesisten und Internisten kann unserer eigenen Erfahrung nach in dieser Lage Unschätzbares leisten.

Literatur

1. BÜHLMANN, A.: Ergometrie. In: Begutachtung von Lungenfunktionsstörungen (hrsg. von Carl Walter Hertz), Georg Thieme Verlag, Stuttgart, 1968
2. COMROE, J. H. jr., FORSTER, R. E., DUBOIS, A. B., BRISCOE, W. A., CARLSEN, E.: The Lung. Clinical Physiology and Pulmonary Function Tests. Year Book Medical Publishers, Chicago, 1962, second edition
3. HERZOG, H., FRIDRICH, R., BAUMANN, H. R., ENDREI, E.: The Use of Pulmonary Radioisotope Scanning and Bronchospirometry to Assess Distrubances in Ventilation and Perfusion of the Lungs. Respiration 26, Suppl.: 204-218 (1969)
4. HERZOG, H., KELLER, R.: Postoperative Lungeninsuffizienz. Der Chirurg 42, 156-162 (1971)
5. HERZOG, H.: Einführung in die normale und pathologische Physiologie der Atmung. Bull. schweiz. Akad. med. Wiss. 27, 403-420 (1971)
6. HERZOG, H.: Ergänzungen und Folgerungen für Diagnostik und Therapie. Bull. schweiz. Akad. med. Wiss. 27, 472-476 (1971)
7. KELLER, R., MAHLICH, J.: Möglichkeiten und Grenzen moderner Lungenfunktionsprüfungen mit konventionellen Methoden. Bull. schweiz. Akad. med. Wiss. 27, 421-434 (1971)
8. LOCHER, J. Th., Goerg, R., HERZOG, H., FRIDRICH, R.: Die Lungenszintigraphie mit radioaktiven Gasen und Aerosolen. Fortschr. Röntgenstr. 116, 1 45-56 (1972)
9. LOCKWOOD, P.: The principles of predicting the risk of post-thoracotomy function-related complications in bronchial carcinoma. Respiration 30, 1973, in press
10. LOPEZ-MAJANO, V., DUTTON, R. E.: Factors Influencing the Diffusing Capacity of Each Lung. Respiration 29, 427-436 (1972)
11. ROSSIER, P. H., BÜHLMANN, A., WIESINGER, K.: Physiologie und Pathophysiologie der Atmung. Springer-Verlag, Berlin, 2. Auflage, 1958
12. SJÖSTRAND, T.: Functional Capacity and Exercise Tolerance in Patient with impaired Cardiovascular Function. In: Clinical Cardiopulmonary Physiology. Grune & Stratton, New York, 1960

EINFLUSS VERSCHIEDENER BEATMUNGSCHARAKTERISTIKA AUF DIE VENTILATORISCHEN VERTEILUNGSSTÖRUNGEN

Von H. Burchardi

Störungen der ventilatorischen Verteilung sind wohl die häufigsten Beeinträchtigungen der Lungenfunktion, mit denen wir uns beschäftigen müssen. Ihre Folgen sind Gasaustauschstörungen für Sauerstoff und gelegentlich auch für Kohlensäure, wenn die Totraumventilation zunimmt. Die Ursachen sind in erster Linie Obstruktionen, Stenosen im Bereich des Bronchialsystems, sei es durch Schleim, Sekret, durch Spastik oder Schleimhautschwellung.

In der Therapie dieser Funktionsstörungen hat die Beatmungsinhalation jetzt ihren festen Platz: Bereits durch die assistierte Beatmung allein können wir durch optimale Wahl der Beatmungsparameter die ventilatorischen Verteilungsstörungen wesentlich beeinflussen (15, 19, 20, 24, 28, 41, 46, 47).

Hierzu möchte ich einige Grundsätze aufzeigen: Das Ziel der assistierten Beatmung zur Inhalation ist eine möglichst gleichmäßige ventilatorische Verteilung. Dieses Ziel ist damit wesentlich begrenzter als die Ziele einer Langzeitbeatmung, die ja auch die Interessen des Herz-Kreislauf-Systems, des optimalen Gasaustauschs und der Größe der alveolären Ventilation zu berücksichtigen hat.
Wir können uns heute auf die Probleme der ventilatorischen Verteilung beschränken.
Vorweg einige theoretische Reminiszenzen (Abb. 1):

$P_{resp.}$	=	P_R	+	$P_{Alv.}$
Respiratordruck	=	Resistancedruck	+	Alveolardruck

Abb. 1. Anteile des treibenden Druckes bei Respiratorbeatmung

Der Respirator muß ein treibendes Druckgefälle (P_{resp}) aufbauen; ein Druckanteil (Resistance-Druck, P_R) hat die Strömungswiderstände in den Atemwegen zu überwinden; der andere Anteil (Alveolar- oder Compliance-Druck P_{Alv}) dehnt die Alveole zur ventilatorischen Füllung.
Der Atemwegswiderstand, die Resistance, wird bestimmt als:

$$R = \frac{\Delta P}{\dot{V}}.$$

Das Druckgefälle, das zur Überwindung des Atemwegswiderstandes erforderlich ist, ist abhängig von der Art der Strömung: Bei laminaren Strömungen steigt ΔP direkt proportional zur Strömungsgeschwindigkeit:

$$\Delta P = K_1 \cdot \dot{V}.$$ (Der Proportionalitätsfaktor K_1 ist u. a. abhängig von der Viskosität der Gase)

Bei nicht verengten Atemwegen in gesunden Lungen ist eine weitgehende laminare Strömung erhalten.

Bei hohen Strömungsgeschwindigkeiten und verengten Atemwegen z. B. bei obstruktiven Lungenfunktionsstörungen, wird ein kritischer Wert (REYNOLD'sche Zahl) überschritten; die Strömung wird dann turbulent. Jetzt nimmt das Druckgefälle mit dem Quadrat der Strömungsgeschwindigkeit zu:

$$\Delta P = K_2 \cdot \dot{V}^2.$$ (Der Proportionalitätsfaktor K_2 ist u. a. abhängig von der Dichte der Gase)

Das bedeutet:

Hohe Strömungsgeschwindigkeiten erhöhen den Druckverlust an der Stenose. Stenosen werden durch langsame Strömungsgeschwindigkeiten mit kleinerem Druckverlust überwunden.

Die Compliance, die Dehnbarkeit der Alveole, bestimmt die Größe der ventilatorischen Füllung:

$$C = \frac{\Delta V}{\Delta P}.$$

Niedrige Compliance bedeutet bei gegebenem Druck geringe Füllung, geringe Ventilation. Um die Ventilation zu vergrößern, muß der Druck erhöht werden.

Jede Alveolareinheit besteht aus einer Kombination von R und C. Diese Kombination bestimmt die Ventilierbarkeit der Einheit. Ausdruck dafür ist die atemmechanische Zeitkonstante τ, das Produkt von R mal C; sie wird in Sekunden gemessen:

$$\tau = R \cdot C$$

τ ist also das Maß für die Steilheit des Druckanstiegs in der Alveolareinheit. Verschiedene Variationen von R und C sind denkbar:
Ist die Zeitkonstante groß, z. B. durch Anstieg der Resistance und der Compliance, so ist die ventilatorische Füllung der Einheit verzögert; wir sprechen von einer "langsamen" Einheit ("slow compartment"). Ist sie klein, z. B. durch geringe Dehnbarkeit und niedriger Resistance, so ist die Füllung gering und rasch eingetreten ("schnelle" Einheit, "fast compartment").

Variationen von R und C schaffen in jeder einzelnen Alveolareinheit unterschiedliche Ventilationsbedingungen, besonders in der pathologisch veränderten Lunge. Die Folgen sind ventilatorische Verteilungsstörungen.

Wie wirken sich Änderungen der charakteristischen Parameter des Beatmungsmusters auf diese Verteilungsstörungen aus?

Grob vereinfacht können wir sagen, daß

- die Resistance-Komponente beeinflußt wird durch die Veränderungen der Strömungsgeschwindigkeit;
- bei Variationen der Compliance dagegen müssen wir unser Augenmerk auf das Verhalten des Druckes richten.

Es ist seit langem bekannt, daß bei obstruktiven Ventilationsstörungen, also bei erhöhten Atemwegswiderständen eine niedrigere inspiratorische Strömungsgeschwindigkeit zu einer besseren und gleichmäßigen Ventilation führt (13, 17, 21, 23, 34, 41, 42, 43, 46, 47, 50). Im Experiment (6) läßt sich die Zunahme des Druckabfalls an einer Stenose bei erhöhter Strömungsgeschwindigkeit deutlich belegen (Abb. 2): Hohe inspiratorische Strömungsgeschwindigkeit führt dazu, daß

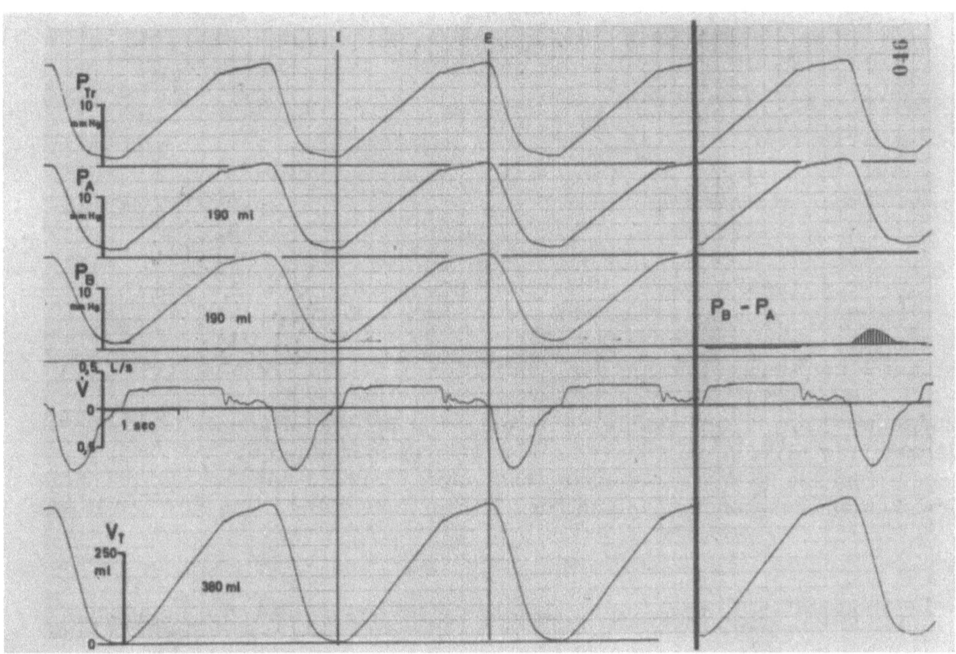

Abb. 2. Druckfunktionsanalyse im Modellversuch: 2 Modellalveolen (Glasflaschen) A und B mit gleicher Compliance; Stenose in Zuleitung zu B. - Die Druckdifferenz (P_B - P_A) vor und hinter der Stenose ist deutlich flowabhängig: niedrige Druckdifferenz beim niedrigen inspiratorischen Flow; hohe Druckdifferenz beim höheren exspiratorischen Flow. (P_{Tr} = Druck im Gesamtsystem; P_A und P_B = Alveolardrücke in A und B; $\dot{V}$ = Strömungsgeschwindigkeit; V_T = Ventilationsvolumen)

an der Stenose ein hoher Druckabfall entsteht; damit steht der Alveole weniger Alveolardruck zur ventilatorischen Füllung zur Verfügung; die Ventilation dieser Alveole ist herabgesetzt. Die Verteilungsstörung wird verstärkt.
Diese Störung der Verteilung wird gut demonstriert in Modell-Untersuchungen von LYAGER (29) (Abb. 3): Bei Erhöhung eines konstanten inspiratorischen Flows

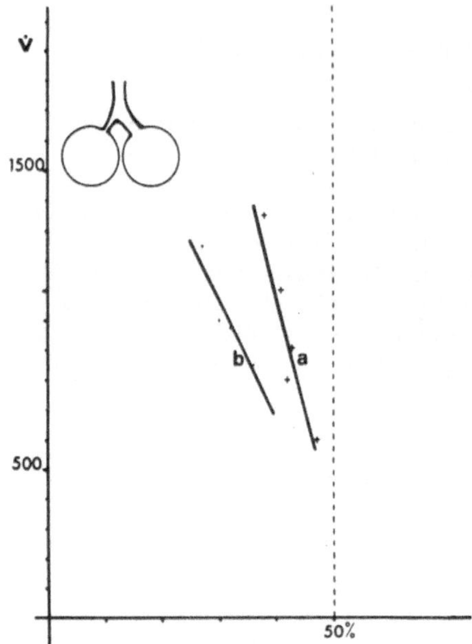

Abb. 3. Ventilationsverteilung am Lungenmodell (nach LYAGER (29)): Beide Alveolen mit gleicher Compliance, Stenose in einer Zuleitung.
Ordinate: Strömungsgeschwindigkeit ($\dot{V}$)
Abszisse: Verteilungsverhältnis der Ventilation in beiden Alveolen (50%-Linie markiert gleiche Ventilation in beiden Alveolen).
a) Konstanter Flow: Zunehmende Verteilungsstörung mit Minderbelüftung der stenosierten Alveole bei höherer Strömungsgeschwindigkeit.
b) Accelerierender Flow: Gegenüber konstantem Flow (a) noch wesentlich stärkere Verteilungsstörung (Neigung und Verschiebung der Linie (b) nach links)

wird die stenosierte Alveole immer geringer ventiliert, die ventilatorische Verteilungsstörung verstärkt sich. Den Einfluß der Strömungsgeschwindigkeit auf die ventilatorische Verteilung am Patienten zeigten HERZOG u. Mitarb. (18, 22) eindrucksvoll mit radioaktiven Aerosolen: Die Aerosolablagerung war unter erhöhter Strömungsgeschwindigkeit bei Obstruktion deutlich herabgesetzt. LYAGER (29) konnte am Modell außerdem nachweisen, daß eine nicht konstante, sondern accelerierende Strömungsgeschwindigkeit an Stenosen zu noch größerem Druckabfall führt, also ungünstiger ist (Abb. 3). Einen solchen accelerierenden Flow finden wir bei Respiratoren mit sinusförmigem Strömungsverlauf (z. B. ENGSTRÖM-Respirator). Auch mit größerer Steilheit des Flowanstiegs, also Verstärkung der Acceleration, wird die ventilatorische Verteilung inhomogener (Tab. 1). Dieser Befund steht im Gegensatz zu Untersuchungen von HERZOG u. Mitarb. (25), NORLANDER u. Mitarb. (35), sowie BAUM u. Mitarb. (1) und BENZER u. Mitarb. (4), die gerade den langsamen Flowanstieg als optimal für die Überwindung von Stenosen betrachten; diese Vermutung konnte bisher jedoch experimentell nicht belegt werden. Es ist also zunächst festzuhalten, daß erhöhte Atemwegswiderstände durch möglichst niedrige, u. U. konstante Strömungsgeschwindigkeit überwunden werden sollen.

Tabelle 1. Einfluß der Flow-Acceleration auf den Strömungswiderstand R (Nach Modellversuchen von LYAGER)

	Flow-Acceleration (willk. Einheiten)	R ($cmH_2O/l/sec$)
Ohne Stenose	0	0,7
	29	0,7
Mit Stenose	0	13
	8	19
	11	23
	18	29

($Flow_{max}$ 500 ml/sec)

Die Forderung nach möglichst niedrigem Flow gilt auch für die Exspirationsphase; hier ist sie bei Obstruktionen mit erhöhten Widerständen in der Bronchialperipherie sogar besonders wichtig (34). Bei den Geräten zur Beatmungsinhalation erfolgt die Exspiration völlig passiv; das Lungen-Thorax-System retrahiert sich in der Regel aufgrund seiner Elastizität aus eigener Kraft. Durch Vorschaltung einer exspiratorischen Stenose vor das Ausatemventil wird die Strömungsgeschwindigkeit in der Ausatemphase verlangsamt. Diese Verzögerung der Exspiration wird vom Patient mit schweren obstruktiven Ventilationsstörungen subjektiv als angenehm empfunden.

Der positive Effekt der exspiratorischen Stenose wurde von HERZOG (23) demonstriert (Abb. 4): Bei gleicher Respiratoreinstellung kann beim Obstruktiven mit exspiratorischer Stenose ein größeres Hubvolumen erzielt werden. Ohne Stenose wird bei Erhöhung der exspiratorischen Strömungsgeschwindigkeit ein größeres Druckgefälle zur Überwindung bei Atemwegswiderständen verbraucht; die Entleerung der Alveole ist verzögert, es kommt zum "air trapping". Beim Lungengesunden läßt sich dagegen mit der Stenose keine Verbesserung erreichen.

Langsame inspiratorische und langsame exspiratorische Strömungsgeschwindigkeiten verlängern die Dauer der In- und Exspiration.

Gerade die Frage nach der optimalen Dauer von In- und Exspiration ist für die Beatmungsinhalation von entscheidender Bedeutung: Zahlreiche Untersucher konnten nachweisen, daß bereits bei Lungengesunden eine Inspirationsdauer unter 1 Sekunde für die ventilatorische Verteilung nachteilig ist: WATSON und andere Autoren (45, 48, 49) fanden z. B. eine Zunahme des Totraumanteils bei kürzerer Inspirationsphase unabhängig von verschiedenen Beatmungsformen (Abb. 5). Ursache mag die inhomogene ventilatorische Verteilung sein, die in einigen Alveolargebieten durch Verschiebung des Ventilations-Perfusionsverhältnisses zugun-

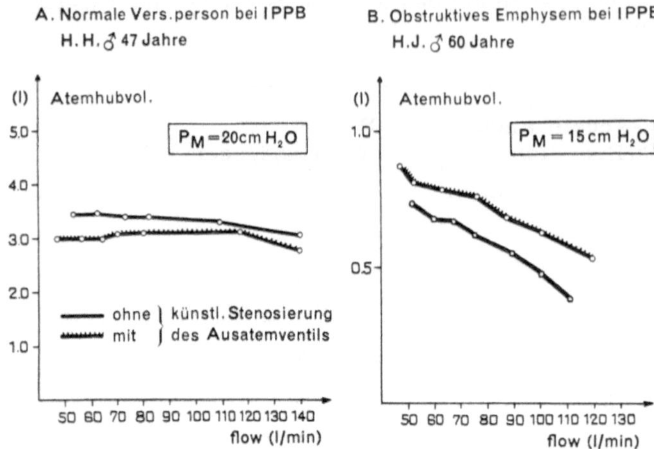

Abb. 4. Einfluß einer künstlichen exspiratorischen Stenose bei lungengesunden und obstruktiven Patienten unter IPPB mit gleicher Respiratoreinstellung (nach HERZOG und Mitarb. (23)): Bei der Obstruktion (B) läßt sich durch die Stenose ein höheres Hubvolumen erzielen; an der gesunden Lunge (A) bleibt sie ohne Effekt

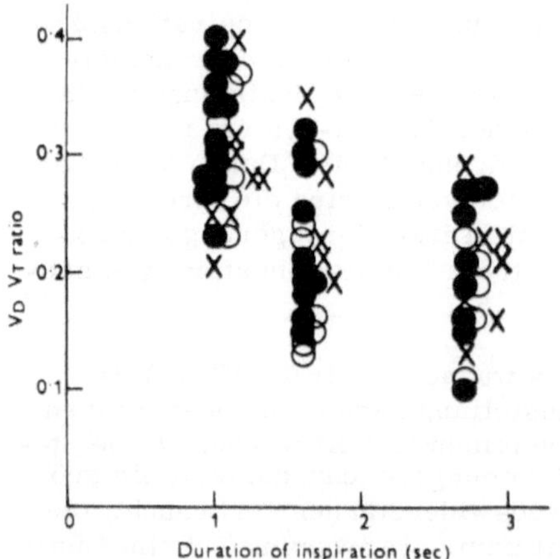

Abb. 5. Veränderung des Totraumanteils V_D/V_T infolge Verlängerung der Inspirationsdauer (nach WATSON (48)).
3 Beatmungscharakteristika:
● hoher inspiratorischer Flow mit Druckplateau ("Rechteckform")
o konstanter inspiratorischer Flow ("Dreieckform")
x accelerierender inspiratorischer Flow

sten der Ventilation hier einen größeren Anteil an physiologischem Totraum schafft. Eine andere Deutung bieten Untersuchungen von STANDFUSS (44) an, nach denen bereits die Veränderungen des Atemzeitverhältnisses Unterschiede in der CO_2-Abgabe und damit Einfluß auf die Größe des Totraumanteils bewirken können. BERGMANN (5) konnte an Hunden einen Einfluß der Inspirationsdauer auf den Gasaustausch nachweisen (Abb. 6): Bei kurzen Inspirationszeiten stieg die alveolo-arterielle O_2-Druckdifferenz an. Angesichts dieser Befunde an nicht-pathologischen Lungen müssen bei obstruktiven Lungenfunktionsstörungen dann also noch längere Inspirationszeiten erforderlich werden, damit auch die langsamen Kompartimente möglichst optimal ventiliert werden.

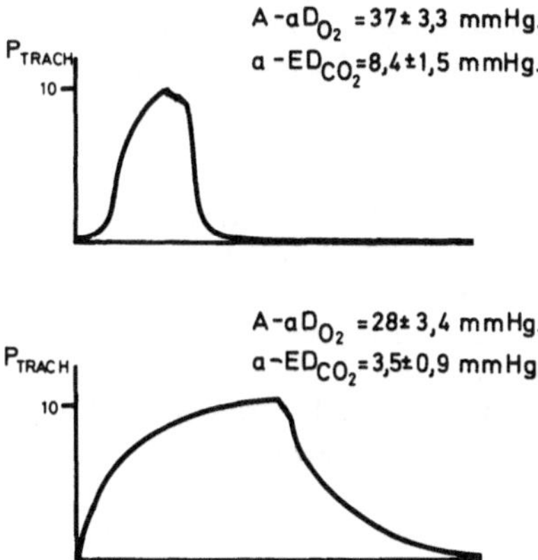

Abb. 6. Verhalten der alveolo-arteriellen O_2-Druckdifferenz (A-aD_{O2}) und der arterio-exspiratorischen CO_2-Druckdifferenz (a-ED_{CO2}) bei kurzer und langer Inspirationsdauer (nach Hundeversuchen von BERGMAN (5)): Bei kurzer Inspirationsdauer (oben) Anstieg der (A-aD_{O2}) durch ventilatorische Verteilungsstörung und Anstieg der (a-ED_{CO2}) durch Zunahme des Totraumanteils

Die Dauer der In- und Exspiration bestimmen das Atemzeitverhältnis. Seit den Untersuchungen von COURNAND u. Mitarb. (11, 12) wird von vielen Autoren ein Zeitverhältnis von 1 : 2 als optimal angesehen. Bei dieser Ansicht werden in erster Linie die Belange des Herz-Kreislauf-Systems berücksichtigt. Da es uns bei den kurzfristigen Sitzungen der Beatmungsinhalation jedoch hauptsächlich um eine optimale ventilatorische Verteilung geht, können wir die Kreislaufeinwirkungen in der Regel vernachlässigen. Das optimale Atemzeitverhältnis für eine möglichst homogene ventilatorische Verteilung ist meines Wissens bislang nicht schlüssig geklärt worden. Es erscheint mir gedanklich sinnvoll, das Zeitverhältnis etwa so einzustellen, daß es dem Verhältnis des inspiratorischen zum exspiratorischen Atemwegswiderstand entspricht. So kann gelegentlich auch ein Verhältnis von 1:1 optimal sein (38).
Langsamer Flow für In- und Exspiration bedeutet niedrige Atemfrequenz. Zur Aufrechterhaltung einer ausreichenden Ventilation muß nun das Hubvolumen vergrößert werden.

Bei der Änderung des Volumens haben wir den Einfluß der Compliance zu berücksichtigen: Welche Beatmungscharakteristika wählen wir, wenn in der Lunge in erster Linie große Unterschiede der Compliance bestehen? Die Alveolen erhalten ein Ventilationsvolumen, das ihrem Compliance-Unterschieden entspricht: Die Alveole mit niedrigerer Compliance wird geringer ventiliert; es besteht also

eine Verteilungsstörung. Wird nun bei gleichen und hinreichend großen Atemwegswiderständen die Inspirationsdauer mit hohem Flow verkürzt, so können die starren Alveolen bereits gefüllt sein, wenn das größere Ventilationsvolumen der dehnbaren Alveolen noch nicht erreicht ist: Die Verteilungsstörung ist dann weniger ausgeprägt.
LYAGER (29) konnte am Lungenmodell zeigen, daß mit einer hohen Strömungsgeschwindigkeit und kurzer Inspirationsdauer bei großen Compliance-Unterschieden eine gleichmäßigere Verteilung erzielt werden kann.

Bei obstruktiven Atemwegserkrankungen stehen jedoch die Atemwegswiderstände funktionell im Vordergrund. Hier ist der Einfluß der Compliance unter anderen Gesichtspunkten zu berücksichtigen. Der Dehnungszustand der Lunge, die Atemmittellage wird jetzt entscheidend: Große Dehnung der Lunge -- besonders der obstruktiven Lunge -- führt zu gleichmäßiger ventilatorischer Verteilung (5, 10, 14, 17, 33). Bei niedrigem, konstanten Hubvolumen kann es zur Verminderung der Gesamtcompliance und zu Atelektasen kommen (2, 36, 40). Besonders ungünstig wirkt sich hier der negative exspiratorische Druck aus (3). Tierexperimente von BENZER (3) deuten darauf hin, daß die Schädigung des "surfactant factors" eine Ursache hierfür sein kann; diese Schädigung läßt sich mit stärkerer Dehnung der Lunge vermeiden oder vermindern. Außerdem werden durch vermehrte Lungendehnung die Stenosen der peripheren Bronchien wahrscheinlich erweitert; die Atemwegswiderstände sinken mit zunehmender Dehnung der Lunge (31).

Zunehmende Dehnung bedeutet Anstieg des transpulmonalen Mitteldruckes und Vergrößerung der funktionellen Residual-Kapazität (FRC).

Diese entscheidende Anhebung des transpulmonalen Mitteldruckes zur Dehnung der obstruktiven Lunge wird bereits durch die geschilderten Maßnahmen erreicht:

Verlängerung der in- und exspiratorischen Dauer
(niedriger Flow und exspiratorische Stenose)

niedrige Atemfrequenz

großes Hubvolumen.

Die Anwendung des positiven endexspiratorischen Druckes (PEEP) (9, 27, 32) bietet den gleichen Wirkungsansatz, ist aber eine Maßnahme der Langzeitbeatmung.

In eigenen Untersuchungen am Lungenmodell (6, 7) konnten wir die deutlich günstigere ventilatorische Verteilung demonstrieren (Abb. 7), die mit einer Beatmung unter erhöhtem transpulmonalem Mitteldruck durch Verlängerung der Inspirationsdauer erreicht werden kann.
Mit zunehmender Lungendehnung steigt im Allgemeinen auch der Totraumanteil V_D/V_T (16), weniger durch Zunahme des anatomischen Totraums des Bronchialsystems als durch Steigerung des physiologischen Totraums im Alveolarbereich. Dieser Effekt, der für den Gasaustausch zwar ungünstig ist, bietet bei der Inhalations-Therapie keinen Nachteil: Hierbei wird das wirksame Aerosol auch in diesen Alveolarbereich transportiert.

Ein wichtiger Faktor muß bei der ventilatorischen Verteilung noch erörtert werden: Die Rückverteilung durch sog. Pendelluft. Durch Verteilungsstörungen können Druckdifferenzen innerhalb verschiedener Lungenareale auftreten, wenn ihre Zeitkonstanten unterschiedlich sind: Es kommt zu einer Phasenverschiebung der Verteilung (37). Diese Druckdifferenzen tendieren zum Ausgleich: Die ventilier-

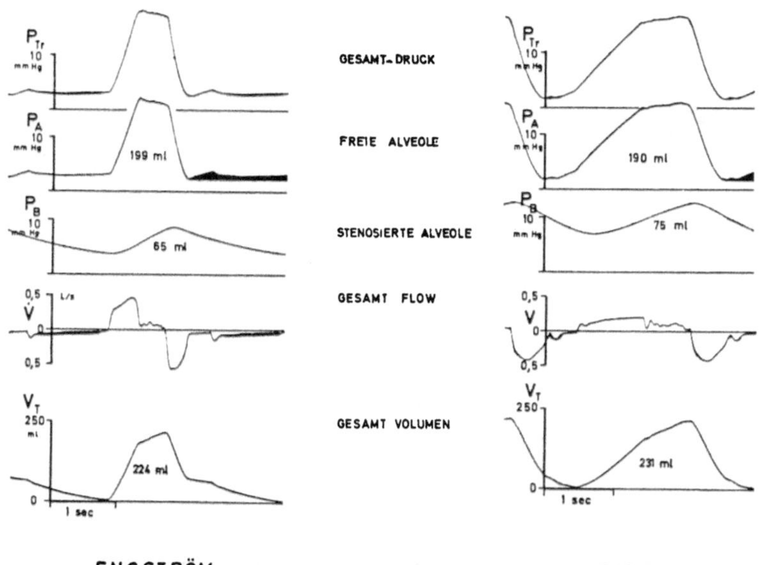

Abb. 7. Druckfunktionsanalyse im Modellversuch. Stenose vor Alveole B. Einfluß auf die Ventilationsverteilung am Beispiel zweier unterschiedlicher Beatmungsformen:

1. Engström-Respirator mit hohem, accelerierendem Flow und Druckplateau bei kurzer Inspirationsdauer (= niedriger transpulmonaler Mitteldruck).
2. Bird-Mark-7-Respirator mit niedrigem, konstantem Flow und langer Inspirationsdauer (= höherer transpulmonaler Mitteldruck).

Bei praktisch gleich großem Gesamtvolumen wird die stenosierte Alveole B unter Engström-Beatmung mit nur 65 ml ventiliert, während sie unter Bird-Beatmung 75 ml erhält: Geringere Inhomogenität der Ventilationsverteilung bei niedrigem Flow und höherem transpulmonalem Mitteldruck. P_{Tr} = Druck am Gesamtsystem; P_A = Druck in Alveole A (ohne Stenose); P_B = Druck in Alveole B (Zuleitungsstenose); $\dot{V}$ = Flow am Gesamtsystem; V_T = Hubvolumen am Gesamtsystem

ten Volumina werden durch Pendelluft nachträglich umverteilt; dadurch verringert sich die Verteilungsstörung (Abb. 8). Ein Druckausgleich kann ausgiebiger erreicht werden, wenn der Flow zwischen Respirator und Patient zum Stillstand kommt: In der sog. "no-flow-Phase", während eines Druckplateus.
Die Vorteile eines Druckplateus für die ventilatorische Verteilung bei unterschiedlichen Atemwegswiderständen wurde mehrfach demonstriert (1, 25, 26, 29, 30, 39). Es ist dieses aber ein Vorzug volumengesteuerter Respiratoren, die für die Beatmungsinhalation nicht infrage kommen.

Die Vorteile eines inspiratorischen Druckplateaus werden außerdem oft durch den notgedrungenen höheren Anfangsflow zunichtegemacht. Eigene Untersuchungen (6, 7) an langzeitbeatmeten Patienten mit schwersten obstruktiven Lungenschädigungen zeigen mit Helium-Auswasch-Analysen sogar meist eine bessere ventilatorische Verteilung, wenn mit niedrigem Flow ohne Druckplateau bei langer Inspirationsdauer beatmet wird (Abb. 9). Wenn die jeweilige in- und exspiratorische Zeitdauer ausreicht, wird mit einer Kombination von niedrigem Flow und Druck-

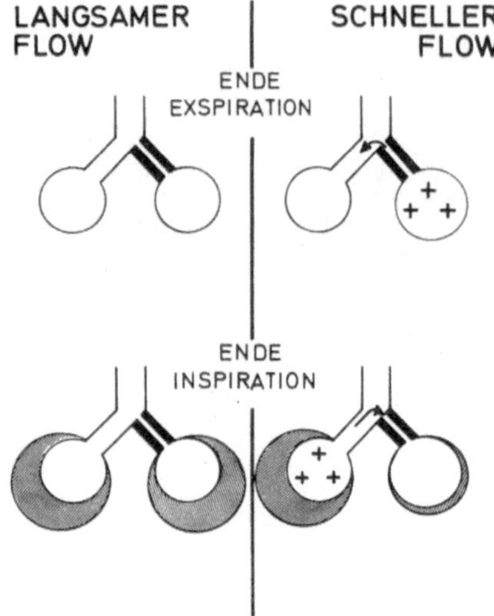

Abb. 8. Entstehung der sog. Pendelluft: Schneller Flow erzeugt an der Stenose hohen Widerstand mit Verzögerung des Druckausgleichs: Am Ende der Exspiration verbleibt in der stenosierten Alveole noch ein Drucküberschuß; dadurch Rückverteilung in die gesunde Alveole. Am Ende der Inspiration tritt der Drucküberschuß in der gesunden Alveole auf; dadurch Rückverteilung in die stenosierte Alveole

Plateau bei Obstruktionen natürlich die gleichmäßigste Verteilung erreicht. Dabei kann sogar bei druckgesteuerten Respiratoren durch die Injektor-Wirkung der "air-mix"-Schaltung ein plateauähnlicher Druckverlauf beobachtet werden.

Als optimale Beatmungsparameter bei ventilatorischen Verteilungsstörungen kann also Folgendes empfohlen werden (8, 29):

Bei großen Differenzen der Atemwegswiderstände als häufigste Störung:

- niedriger Flow
- u. U. konstanter Flow
- ggf. end-exspiratorisches Plateau
- niedrige Frequenz
- großes Hubvolumen.

Diese Bedingungen werden von den druckgesteuerten Assistoren zur Beatmungsinhalation im wesentlichen erfüllt; (Ausnahme: Druckplateau).

Bei großen Differenzen der Compliance als seltenere Möglichkeit:

- hoher Flow
- Flow-Acceleration
- kein end-exspiratorisches Plateau
- höhere Frequenz
- kleines Hubvolumen

VENTILATIONSVERTEILUNG AN BEATMETEN PATIENTEN

- ANZAHL DER ATEMZÜGE FÜR DIE 95 % - He - CLEARANCE -

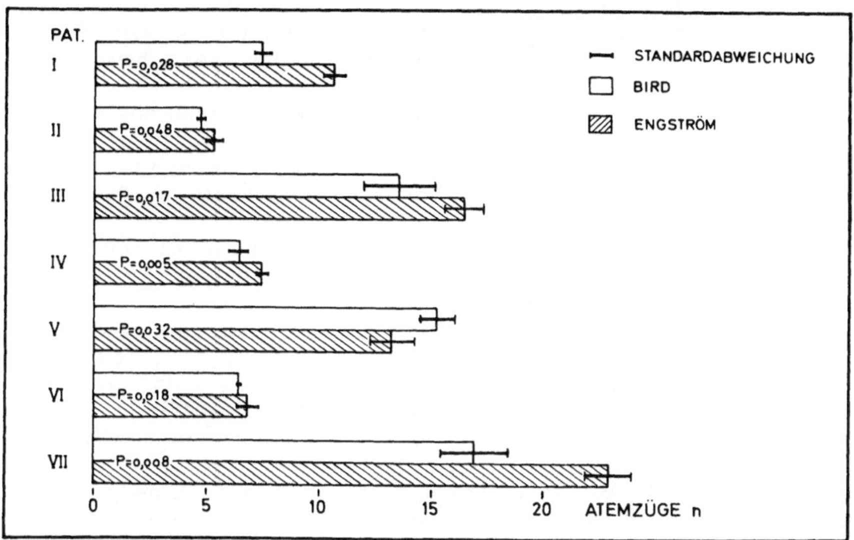

Abb. 9. Ventilationsverteilung bei beatmeten Patienten unter unterschiedlichen Beatmungscharakteristika:

1. Niedriger, konstanter inspiratorischer Flow, kein Druckplateau, lange Inspirationsdauer, dadurch höherer transpulmonaler Mitteldruck ("druckgesteuerter" Respirator: BIRD)
2. Hoher, accelerierender inspiratorischer Flow mit Druckplateau, kurze Inspirationsdauer, dadurch niedrigerer transpulmonaler Mitteldruck ("volumengesteuerter" Respirator: ENGSTRÖM)

Helium-Clearance-Analyse: Die Anzahl der Atemzüge, die für eine 95%-Clearance des He erforderlich ist, ist unter der Beatmungsform 2 (ENGSTRÖM) bei 6 von 7 Versuchen signifikant größer: Homogenere Ventilationsverteilung unter Beatmungsform 1 (BIRD). (P = Irrtumswahrscheinlichkeit)

Literatur

1. BAUM, M., BENZER, H., KUCHER, R., LEMPERT, J., MAYRHOFER, O., TÖLLE, W.: Respiratorbeatmung bei intrapulmonaler Luftverteilungsstörung. Z. prakt. Anaesth. 4, 325 (1969)
2. BENDIXEN, H. R., HEDLEY-WHYTE, J., LAVER, M. B.: Impaired oxygenation in surgical patients during general anesthesia with controlled ventilation. New. Engl. J. Med. 269, 991 (1963)
3. BENZER, H.: Respiratorbeatmung und Oberflächenspannung in der Lunge, Anaesthesiologie und Wiederbelebung, Bd. 38. Springer, Berlin 1969
4. BENZER, H., KUCHER, R., MAYRHOFER, O., BAUM, M.: Kontrollverfahren bei Respiratorbeatmung. Möglichkeiten einer pneumotachographischen Funktionsanalyse von Respiratoren und Überwachung der künstlichen Beatmung. Anaesthesist 18, 169 (1969)
5. BERGMAN, N. A.: Effect of different pressure breathing patterns on alveolar-arterial gradients in dogs. J. Appl. Physiol. 18, 1049 (1963)

6. BURCHARDI, H.: Vergleichende Untersuchungen zur Frage der Ventilationsverteilung unter der Langzeitbeatmung mit druck- und volumengesteuerten Respiratoren bei schweren Lungenkomplikationen. Habilitationsschrift, Freiburg/Br. 1971
7. BURCHARDI, H.: Zur Frage der Ventilationsverteilung unter Langzeitbeatmung mit druck- und volumengesteuerten Respiratoren bei schweren Lungenkomplikationen. Pneumologie 147, 220 (1972)
8. BURCHARDI, H.: Anaesthesiologische Probleme bei Erkrankungen des asthmatischen Formenkreises. actuelle chir. 7, 279 (1972)
9. COLGAN, F. J., BARROW, R. E., FANNING, G. L.: Constant positive-pressure breathing and cardiorespiratory function. Anesthesiology 34, 145 (1971)
10. COLLIER, C. R., MEAD, J.: Pulmonary exchange as related to altered pulmonary mechanics in anesthetized dogs. J. Appl. Physiol. 19, 659 (1964)
11. COURNAND, A., MOTLEY, H. L., RICHARDS, D. W.: Physiologic studies of the effects of IPPB on cardiac output. Am. J. Physiol. 152, 162 (1948)
12. COURNAND, A., MOTLEY, H. L., WERKO, L.: Mechanisms underlying cardiac output changes during IPPB. Fed. Proc. 6, 92 (1947)
13. DAYMAN, H.: The mechanics of airflow in health and emphysema. J. Clin. Invest. 30, 1175 (1951)
14. EGBERT, L. D., LAVER, M. B., BENDIXEN, H. H.: Intermittent deep breaths and compliance during anesthesia in man. Anaesthesiology 24, 57 (1963)
15. EMMANUEL, G. E., SMITH, W. M., BRISCOE, W. A.: The effect of intermittent positive pressure breathing and voluntary hyperventilation upon the distribution of ventilation and pulmonary blood flow to the lung in chronic obstructive lung disease. J. Clin. Invest. 45, 1221 (1966)
16. FAIRLEY, H. B., BLENKARN, G. D.: Effect on pulmonary gas exchange of variations in inspiratory flow rate during intermittent positive pressure ventilation. Brit. J. Anaesth. 38, 320 (1966)
17. FRY, D. L., EBERT, R. V., STEAD, W. W., BROWN, C. C.: The mechanics of pulmonary ventilation in normal subjects and in patients with emphysema. Am. J. Med. 16, 80 (1954)
18. GOERG, R., HERZOG, H., LOCHER, H. Th., FRIDRICH, R.: Aufbau eines optimalen Inhalationssystems. Dtsch. med. Wschr. 96, 1860 (1971)
19. HEDLEY-WHITE, J., LAVER, M. B., BENDIXEN, H. H.: Effect of changes in tidal ventilation on physiologic shunting. Am. J. Physiol. 206, 891 (1964)
20. HERDEN, H.-N., LAWIN, P.: Inhalationstherapie. In: LAWIN, P. (Hrsg.): Praxis der Intensivbehandlung. 2. Aufl., S. 290. Thieme, Stuttgart 1971
21. HERZOG, H.: Pressure-cycled ventilators. Ann. N. Y. Acad. Sci. 121, 751 (1965)
22. HERZOG, H., GOERG, R., FRIDRICH, R.:: Die Beurteilung verschiedener Techniken der Aerosoltherapie durch Aktivitätsmessung über den Lungen nach Applikation radioaktiver Kolloide. Med. Klinik 66, 948 (1971)
23. HERZOG, H., KELLER, R.: Druckgesteuerte Respiratoren. In: JUST, O. H. (Hrsg.): Die Ateminsuffizienz und ihre klinische Behandlung S. 67. Thieme, Stuttgart 1967
24. HERZOG, H., KOSTYAL, A.: Intermittierende Überdruckbeatmung bei chronisch obstruktiver respiratorischer Insuffizienz. Helv. med. acta 26, 746 (1959)

25. HERZOG, P., NORLANDER, O. P.: Distribution of alveolar volumes with different types of positive pressure gas-flow patterns. Opusc. med. (Stockh.) 13, 3 (1968)

26. KNELSON, J. H., HOWATT, W. F., DeMUTH, G. R.: Effect of respiratory pattern on alveolar gas exchange. J. Appl. Physiol. 29, 328 (1970)

27. KUMAR, A., FALKE, K. J., GEFFIN, B., ALDREDGE, C. F., LAVER, M. B., LOWENSTEIN, E., PONTOPPIDAN, H.: Continuous positive-pressure ventilation in acute respiratory failure. New Eng. J. Med. 283, 1430 (1970)

28. LAWIN, P.: Die Beeinflussung der postoperativen Hypoxie durch intermittierende positive Druckbeatmung mit Raumluft. Habilitationsschrift, Hamburg 1969

29. LYAGER, S.: Influence of flow pattern on the distributation of respiratory air during intermittent positive-pressure ventilation. Acta anaesth. Scand. 12, 191 (1968)

30. LYAGER, S.: Ventilation / perfusion ratio during intermittent positive-pressure ventilation. Acta anaesth. Scand. 14, 211 (1970)

31. MALONEY, J. V., OTIS, A. B., FENN, W. O., WHITTENBERGER, J. L.: The effects of positive pressure breathing on airflow resistance in the tracheobronchial tree. J. Clin. Invest. 29, 832 (1950)

32. McINTYRE, R. W., LAWS, A. K., RAMACHANDRAN, P. R.: Positive expiratory pressure plateau: Improved gas exchange during mechanical ventilation. Can. Anaesth. Soc. J. 16, 477 (1969)

33. MEAD, J., COLLIER, C.: Relation of volume history of lungs to respiratory mechanics in anesthetized dogs. J. Appl. Physiol. 14, 669 (1959)

34. MEAD, J., LINDGREN, I., GAENSLER, E. A.: The mechanical properties of the lung. J. Clin. Invest. 34, 1005 (1955)

35. NORLANDER, O. P., ENGSTRÖM, C. G.: Volume-controlled respirators. Ann. N. Y. Acad. Sci. 121, 766 (1965)

36. NUNN, J. F., BERGMAN, N. A., COLEMAN, A. J.: Factors influencing the arterial oxygen tension during anaesthesia with artifical ventilation. Brit. J. Anaesth. 37, 898 (1965)

37. OTIS, A. B., McKERROW, C. B., BARTLETT, R. A., MEAD, J., McILROY, M. B., SELVERSTONE, N. J., RADFORD, E. P.: Mechanical factors in distribution of pulmonary ventilation. J. Appl. Physiol. 8, 427 (1956)

38. REYNOLDS, E. O. R.: Effect of alterations in mechanical ventilator settings on pulmonary gas exchange in hyaline membrane disease. Arch. Dis. Child. 46, 152 (1971)

39. SABAR, E. F., NORLANDER, O., OSBORN, J. J., GERBODE, F.: Gas distribution studies in experimental unilateral bronchial constriction using an accelerating-flow, volume-controlled respirator. Surgery 58, 713 (1965)

40. SCHNEIDER, H.: Tierexperimentelle Untersuchungen zur Klärung der Entstehung sog. Atelektasen durch Langzeitbeatmung. In: JUST, O. H. (Hrsg.): Die Ateminsuffizienz und ihre klinische Behandlung, S. 212. Thieme, Stuttgart 1967

41. SHELDON, G. P.: The significance of increased airway resistance in pulmonary emphysema. Schweiz. Z. Tuberk. 18, 140 (1961)

42. SHELDON, G. P.: The significance of airway resistance in chronic asthma. Stanfort Med. Bull. 19, 50 (1961)

43. SHELDON, G. P.: Pressure breathing in chronic obstructive lung disease. Medicine (Baltimore) 42, 197 (1963)

44. STANDFUSS, K.: Die Auswirkungen der physiologischen Änderungen des Ventilations-Perfusionsverhältnisses in der Zeit auf den funktionellen Totraum. Pflüg. Arch. Europ. J. Physiol. 317, 198 (1970)
45. SYKES, M.K., LUMLEY, J.: The effect of varying inspiratory: exspiratory ratios on gas exchange during anaesthesia for open-heart surgery. Brit. J. Anaesth. 41, 374 (1969)
46. TORRES, G.E., LYONS, H.A., EMERSON, P.: The effect of intermittent positive pressure breathing on intrapulmonary mixing in pulmonary emphysema. Surg. Forum 10, 695 (1960)
47. TORRES, G.E., LYONS, H.A., EMERSON, P.: The effects of intermittent positive pressure breathing on the intrapulmonary distribution of inspired air. Am. J. Med. 29, 946 (1960)
48. WATSON, W.E.: Observations on physiological deadspace during intermittent positive pressure respiration. Brit. J. Anaesth. 34, 502 (1962)
49. WATSON, W.E.: Some observations on dynamic lung compliance during intermittent positive pressure respiration. Brit. J. Anaesth. 34, 153 (1962)
50. WELLS, R.E. jr.: Mechanics of respiration in bronchial asthma. Am. J. Med. 26, 384 (1959)

GRUNDLAGEN DER INHALATIONSTHERAPIE

Von E. Rügheimer und Ph. Hamer

Das Epithel des Tracheobronchialbaumes weist beachtliche Leistungen auf: Die Zilien schlagen 1300-mal pro Minute und bewegen dadurch die Schleimdecke mit einer Geschwindigkeit von 10 - 13 mm/min. Die Schleimschicht wird alle 1-2 Stunden erneuert. Pro Tag werden 200 - 400 ml Schleim produziert, 600 g Wasser verdampft und 400 Kcal Wärme geliefert (Abb. 1). Diese Selbstreinigung im Atemtrakt ist störanfällig und kann durch eine Reihe äußerer Faktoren beeinträchtigt werden:

Zahl der Zilienschläge	1300/min
Geschwindigkeit der Schleimdecke	10 - 13 mm/min
Erneuerung der Schleimdecke	alle 1 - 2 Stunden
Produktion von Schleim	200 - 400 ml/Tag
Lieferung an Wärme	400 Kcal/Tag
Lieferung an Wasser	400 - 600 g/Tag

Abb. 1. Leistung des Epithels des Respirationstraktes

1. Der größte Feind des Flimmerepithels ist der Abfall der relativen Feuchtigkeit in der Trachea unter 70%. Unter dieser Grenzmarke kommt es innerhalb von 15 Minuten zu einer erheblichen Verlagsamung der Zilientätigkeit. Bei 50% sistiert der Zilienschlag nach 8 - 10 Minuten, bei 30% bereits nach 3 - 5 Minuten.
2. Zum anderen ist die Flimmerbewegung gebunden an eine Temperatur von etwa 30 - 40°, an einen pH-Bereich von 6,8 - 7,2 und eine Salzkonzentration von 0,9 - 2%.
3. Im übrigen wirkt eine Reihe von Gasen auf das Flimmerepithel hemmend ein, z. B. Sauerstoff über 40% sowie Narkosegase.
4. Zudem ist eine ungestörte Arbeitsweise abhängig von dem Zusammenspiel des Flimmerepithels mit dem Schleimteppich und damit abhängig von der Qualität und Quantität der Schleimschicht (Abb. 2).

Inhalationstherapie und lokale Behandlung mit Aerosolen bieten sich in diesem Bereich als hervorragende Möglichkeit therapeutischer Beeinflussung an.

Das Aerosol ist ein kolloidales System, das in einem gasförmigen Dispersionsmittel feste oder flüssige Stoffe so zerteilt enthält, daß diese hinreichend lange schweben. Die Teilchengröße der Aerosole beträgt etwa 0,1 bis 30 μ. Oberhalb dieses kolloidalen Systems liegt der Bereich des Sprays, unterhalb der von Dampf oder Gas.

1. Relative Feuchtigkeit
2. Temperatur
   Inspirationsgas
   Körper
3. pH
4. Ionenmilieu
5. Gase
   O_2, Narkosegase, Ammoniak, SO_2 usw.
6. Qualität und Quantität der Schleimschicht

Abb. 2. Faktoren, die die Flimmertätigkeit beeinflussen

Zum Verständnis der Therapie mit Aerosolen sind einige Begriffe zu definieren:

1. Als Nebelmenge wird das pro Zeiteinheit gelieferte Nebelvolumen bezeichnet, die Nebelmenge wird in Liter pro Minute angegeben.
2. Die Nebeldichte gibt die Menge an Medikament an, die in einem Liter Nebel enthalten ist; sie wird auch als Nebelkonzentration bezeichnet. Gemessen wird sie in Milligramm oder Milliliter Medikament pro Liter Nebel.
3. Unter Nebelspektrum versteht man die Häufigkeitsverteilung der Tröpfchen auf die verschiedenen Durchmesser (Abb. 3). Zu unterscheiden ist dabei zwischen dem Spektrum der Teilchenzahlen und dem der Teilchenvolumina. Beide Spektren eines Aerosols können erheblich differieren (Abb. 4).

Begriff	Maßeinheit	Charakterisierung
Nebelmenge	l/min	pro Zeiteinheit geliefertes Nebelvolumen
Nebeldichte (Nebelkonzentration)	mg/l Nebel	Menge Medikament, die in 1 Liter Nebel enthalten ist
Nebelspektrum 1. Spektrum der Teilchenzahlen	%	Häufigkeitsverteilung der Tröpfchen auf die verschiedenen Tröpfchendurchmesser
2. Spektrum der Teilchenvolumina	%	Verteilung des Volumens auf Tröpfchendurchmesser

Abb. 3. Begriffe zur Kennzeichnung medizinischer Aerosole

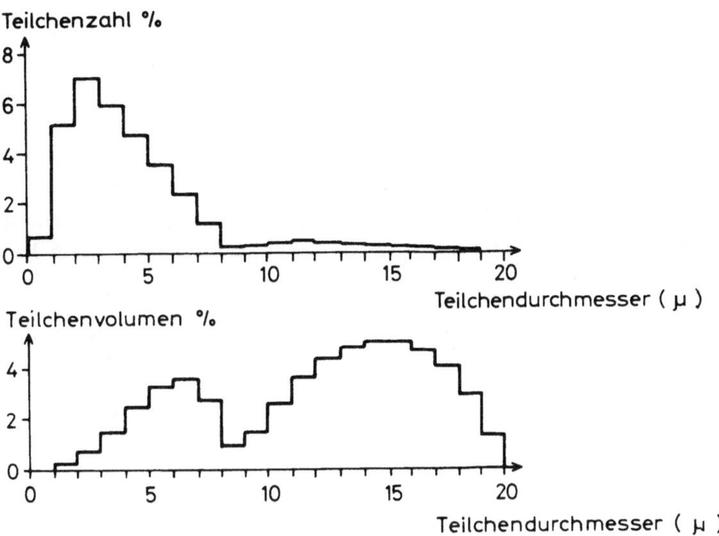

Abb. 4. Gegenüberstellung der Verteilungskurven von Tröpfchenzahlen und Tröpfchenvolumina eines Inhalationsnebels (nach DIRNAGL)

---

1. Oberflächenkräfte
2. Elektrische Kräfte
3. Schwerkraft
4. Trägheitskraft
5. Reibungskraft
6. Brown'sche Molekularbewegung
7. Verdampfung
8. Kondensation — Alterung
9. Koagulation
10. Magnetfelder
11. Schallschwingungen
12. Strahlungsdruck des Lichtes
13. Temperaturunterschiede

Abb. 5. Kräfte, die auf Aerosole einwirken

Die Aerosolteilchen unterliegen vorwiegend folgenden Kräften:

1. Den Gesetzen von Grenzflächen
2. Elektrischen Kräften
3. Der Schwerkraft
4. Der Trägheitskraft
5. Der Reibungskraft
6. Der Brown'schen Molekularbewegung (Abb. 5)

Diese Kräfte bestimmen das Verhalten der Aerosolteilchen als Einzelpartikel und im Verband sowohl bei ihrer Erzeugung als auch auf dem Wege vom Gerät bis in die Lunge.

Außerdem spielen sich die Vorgänge der Koagulation, der Verdampfung und der Kondensation ab, die gemeinsam die sogenannte Alterung der Aerosole bewirken.

Die Abscheidung der Teilchen in den Atemwegen wird durch drei Einwirkungen bestimmt:

1. Die Impaktion oder Ausschleuderung
2. Die Sedimentation
3. Die Brown'sche Molekularbewegung (Abb. 6)

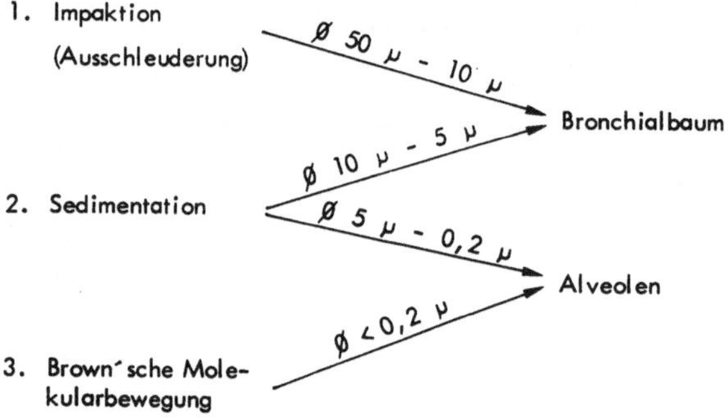

Abb. 6. Ursachen der Abscheidung von Aerosolteilchen

Teilchen von 20 - 50 μ werden ganz überwiegend in den oberen Abschnitten der Luftwege abgeschieden, Tröpfchen von 10 - 20 μ überwiegend in den Bronchien deponiert. Partikel von 5 - 10 μ scheiden sich vorwiegend in den Bronchiolen ab. Unterhalb dieser Größenordnung gelangen die Teilchen zunehmend bis in die Alveolen (Abb. 7). Die Alveolardeposition hat ein Maximum bei einer Teilchengröße von etwa 1 μ (Abb. 8), mit Kleinerwerden der Teilchen nimmt die Alveolardeposition ab und durchläuft bei etwa 0, 2 μ ein Minimum, da in diesem Bereich die Wirkung der Sedimentation erheblich abgenommen hat und die Brown'sche Molekularbewegung noch nicht genügend effektvoll ist. Die Gesamtdepositon zeigt ein Maximum im Bereich der großen Tröpfchen.

Die Deposition wird erheblich beeinflußt durch die Atemtechnik. Ansteigendes Atemzugvolumen und abfallende Atemfrequenz erhöhen die Gesamtdepositon und die Deposition in den tieferen Luftwegen. Eine frequente und flache Atmung begünstigt die Ausschleuderung in den oberen Luftwegen (Abb. 9).

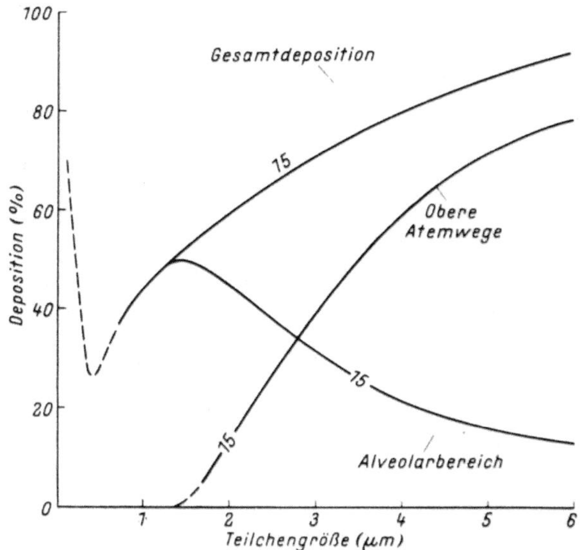

Abb. 7. Aerosoldeposition im Atemtrakt (nach HATCH)

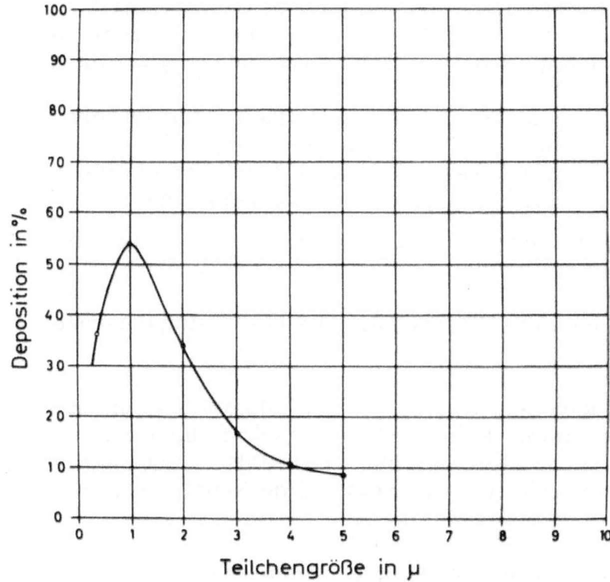

Abb. 8. Alveolardeposition (nach BROWN)

Wenn man die Entwicklung der Verneblerapparate verfolgt, so möchte man meinen, es käme ganz besonders darauf an, Medikamente bis in die Alveolen zu bringen. Diese erscheinen aber als Inhalationsziel aus verschiedenen Gründen recht fraglich:

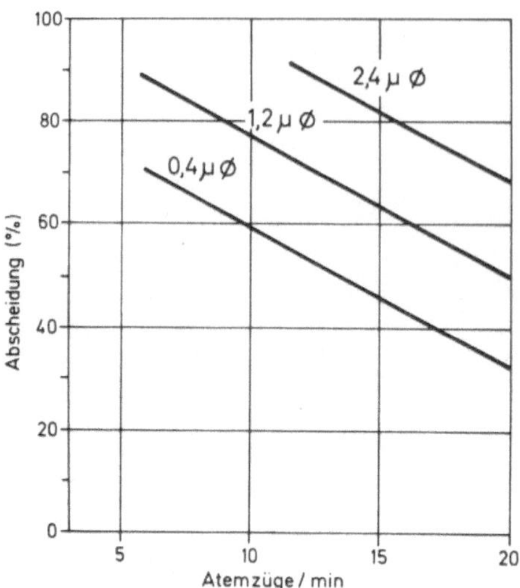

Abb. 9

1. Man wünscht die Wirkung der Aerosole im allgemeinen vorwiegend im Tracheobronchialbaum; denn hier finden sich die beeinflußbaren Störungen.
2. Zum anderen werden Medikamente, die die Alveolen erreichen, so rasch von dem Blutstrom aufgenommen, daß die lokale Wirkung nur äußerst flüchtig sein dürfte.
3. Weiter ist die Behandlung des Alveolarbereiches vom intravenösen Zuwege her möglicherweise günstiger, da besser dosiert werden kann.
4. Im übrigen ist zu bedenken, daß sowohl Wasser als auch Medikamente eine Gefahr für den oberflächenaktiven Film der Alveolen bedeuten können.

Allerdings könnte in Zukunft die Vernebelung oberflächenaktiver Stoffe die Alveole als Inhalationsziel haben.

Für uns haben vorwiegend die Düsen-, die Ultraschall- und die Treibgasaerosole Bedeutung erlangt.

Bei der Erzeugung von Aerosolen nach dem Düsenprinzip wird komprimiertes Gas durch eine enge Düse geleitet, nimmt dort eine hohe Geschwindigkeit an und zerstäubt die Flüssigkeit, die über ein Zuleitungsrohr an die Düse herangebracht wird. Mit der Düsenvernebelung läßt sich im allgemeinen eine Nebeldichte von 25 mg/l erreichen (Abb. 10)

Das Düsenverfahren liefert primär ein sehr inhomogenes Gemisch größerer und kleinerer Tröpfchen. Mit Hilfe der sogenannten Sichtung werden die großen Tropfen wieder aus dem Aerosol herausgeholt. Dazu dienen Kugeln, Platten, Hauben und ähnliche Gebilde, die den Nebelstrahl zum scharfen Umbiegen zwingen. Zwar wird an solchen Prallvorrichtungen ein Teil der großen Tropfen weiter zerstäubt; jedoch ist die zusätzliche Ausbeute an kleinen Tröpfchen in der Regel gering.

In Ultraschallgeräten treiben gebündelte Schallschwingungen einen Sprudel aus der Flüssigkeit heraus; an der Oberfläche dieses Sprudels entsteht ein dichter, monodisperser Nebel.

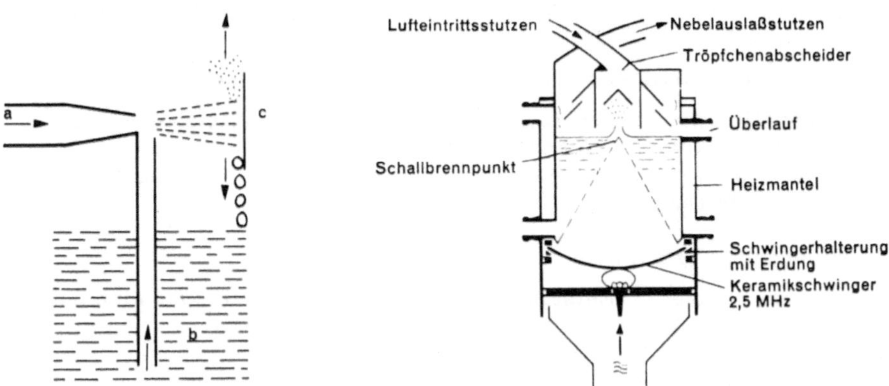

Abb. 10. Links-schematische Darstellung einer Verneblerdüse
a) Luftzuführung b) Medikamentenzuführung
Rechts-Schema eines Ultraschall-Einzelverneblers

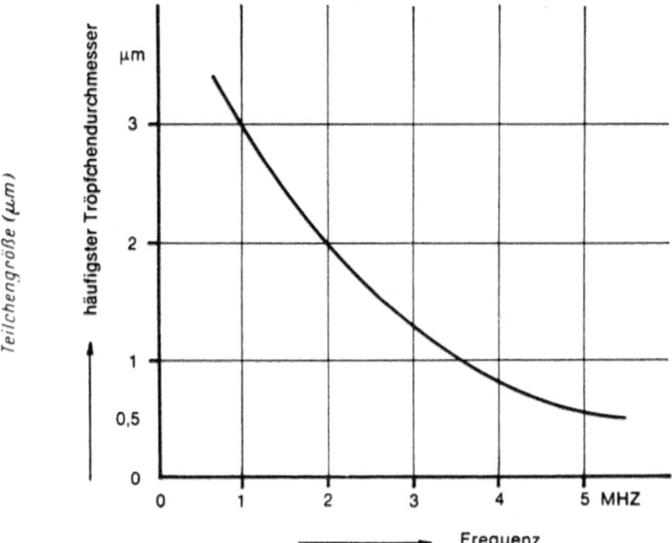

Abb. 11. Tröpfchendurchmesser in Abhängigkeit von der Ultraschallfrequenz

Der häufigste Tröpfchendurchmesser zeigt eine Abhängigkeit von der Schallfrequenz; Frequenzen von 2 - 3 Mega-Hertz erzeugen ein optimales lungengängiges Aerosol (Abb. 11).

Folgende Vorteile der Ultraschallvernebelung sind zu erwähnen:

1. Das Spektrum der Teilchenzahl und der Teilchenvolumina sind nahezu kongruent.
2. Die Nebeldichten betragen etwa 250 mg/l und sind damit zehnmal höher als bei Düsenaerosolen.

3. Die Einzelpartikel besitzen eine nur geringe Anfangseigenströmung und lassen sich deshalb verlustloser inhalieren.

Daraus leiten sich zwei besondere Indikationen des Ultraschallaerosols ab:

1. Einmal die schnelle und überschießende Befeuchtung des Tracheobronchialbaumes, z. B. bei viskösem, eingedicktem Sekret.
2. Zum anderen läßt sich mit Ultraschall eine hohe Dosis an Medikament relativ gut dosiert bis in die Lungenperipherie bringen.

Die Ultraschallvernebelung hat aber auch Nachteile:

1. Sie kann möglicherweise die Entstehung von Mikroatelektasen über eine Schädigung des oberflächenaktiven Stoffes in den Alveolen begünstigen.
2. Sie kann möglicherweise einen leichten Bronchospasmus verursachen.
3. Eine besondere Gefahr besteht in der Überwässerung des Organismus.
4. In Ultraschallfeldern können Medikamente verändert werden.

Medikamentengruppe	Medikamente
Befeuchtung	Wasser Dampf Aerosol
Antiphlogistika	Corticoide Calcium Ätherische Öle Sole
Sekretolytika	Hypertone Salzlösungen Bisolvon Netzmittel Fermente
Bronchospasmolytika	Adrenalin Aludrin Alupent Berotec Atropin Purinkörper Papaverin
Antibiotika	Nebacetin

Abb. 12

Gewissermaßen das wichtigste Medikament im Rahmen der Inhalationstherapie ist die Feuchtigkeit (Abb. 12). Austrocknung von Trachea und Bronchien führt zum Zusammenbruch des gesamten Selbstreinigungssystems, zu Atelektasen und zu Bronchopneumonien.

Die Austrocknung der Mucosa wird durch folgende Faktoren begünstigt:

1. Durch abnehmende relative Feuchtigkeit
2. Durch zunehmende Temperatur des Inspirationsgases
3. Durch Erhöhung des Atemminutenvolumens
4. Durch Erhöhung der Flußrate
5. Durch Dehydrierung des Organismus
6. Durch Medikamente
7. Durch Fieber (Abb. 13)

---

1. Relative Feuchte des Inspirationsgases
2. Temperatur des Inspirationsgases
3. Atemminutenvolumen
4. Flußrate
5. Dehydrationszustand des Organismus
6. Medikamente (z. B. Atropin)
7. Fieber

Abb. 13. Faktoren, von denen Austrocknung des Epithels abhängig ist

Um optimale Arbeitsbedingungen für das Epithel des Tracheobronchialsystems aufrechtzuerhalten, bringt der Organismus beachtliche Leistungen auf:

Geht man aus von einer Raumluft von 21°C mit einer relativen Feuchtigkeit von 30%, so muß der Atemtrakt täglich 532 g Wasser verdampfen, um die benötigten 14 000 Liter Luft auf eine Feuchtigkeit von 100% bei 37°C zu bringen (Abb. 14).

	Relative Feuchtigkeit bei 37°C (%)	Absolute Feuchtigkeit
Raumluft 21°C, 30% Feuchte	12%	6 mg/l
Alveolarluft 37°C, 100% Feuchte	100%	44 mg/l
Bedarf H_2O für 1 l Luft		38 mg/l
Bedarf H_2O pro Tag		532 g

Abb. 14. Befeuchtung von Inspirationsgas

Bei intubierten und tracheotomierten Patienten muß diese Feuchtigkeit von außen zugeführt werden. Sie kann grundsätzlich auf 2 Arten der Inspirationsluft zugesetzt werden:

1. Als Aerosol
2. Als Dampf

Entsprechend kann man zur Befeuchtung Vernebler oder Verdampfer einsetzen. Diese Unterscheidung darf man treffen, obwohl sie sich in der Funktion teilweise überschneiden.

Die Vernebler arbeiten nach dem Düsenprinzip; sie können entweder im Seitenstrom oder im Hauptstrom angeordnet sein. Die Hauptstromvernebler sind erheblich effektiver als die Seitenstromvernebler (Abb. 15).

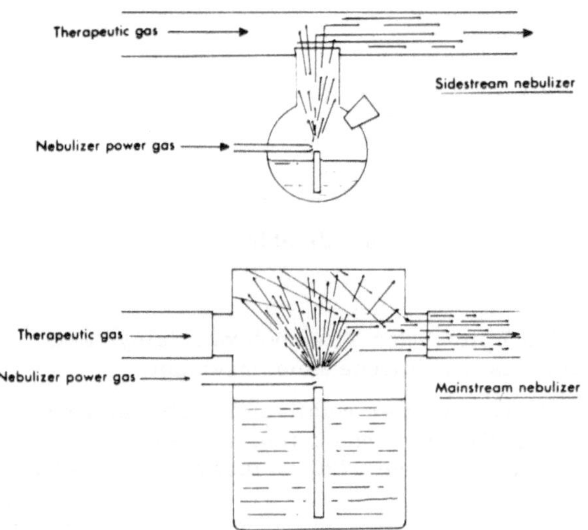

Abb. 15. Vergleich zwischen Seitenstrom- und Hauptstromvernebler (nach EGAN)

Verdampfer funktionieren vorwiegend nach 3 Prinzipien:

1. Die Inspirationsluft fließt über eine große Wasserfläche und wird dabei mit Wasserdampf angereichert oder gesättigt.
2. Das Inspirationsgas strömt in kleinen Blasen durch das Wasser hindurch und nimmt dabei Wasserdampf auf.
3. Man erzeugt zunächst nach dem Düsenprinzip kleine Wassertröpfchen und läßt aus dieser so vergrößerten Oberfläche Wasser verdampfen.

Beide Arten von Befeuchtern können ungeheizt oder geheizt betrieben werden. Die Beheizung der Befeuchter erhöht den Wasserausstoß erheblich. In ungeheizten Befeuchtern fällt die Temperatur ab, da zur Verdampfung Wärme-Energie verbraucht wird. Dadurch wir die Wirkung des Befeuchters vermindert. Dieser Temperaturabfall ist flowabhängig; er beträgt bei 3 Litern pro Minute ca. 6°C, bei 12 Litern pro Minute ca. 13°C. Die Abkühlung ist bei kleinem Flow nach ca. 2 Stunden, bei hohem Flow nach etwa 1 Stunde erreicht (Abb. 16).

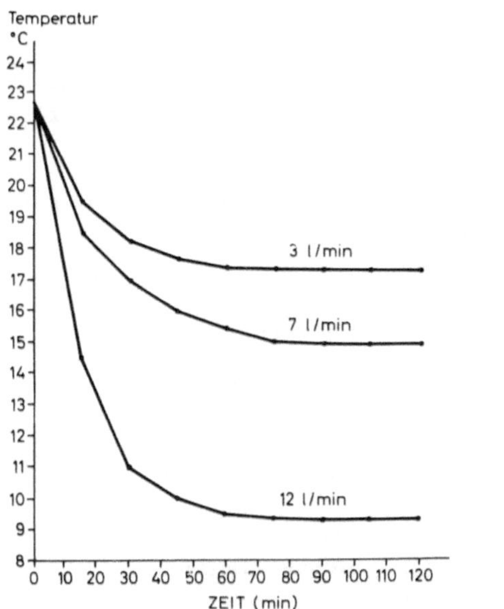

Abb. 16

Beheizte Inspirationsluft verliert auf dem Wege durch den Zufuhrschlauch zum Patienten beides, Wärme und Wasser; und zwar beträgt der Verlust bis zu 50% an Feuchtigkeit. Je weiter und kürzer der Zuführungsschlauch und je schneller der Flow ist, desto geringer ist der Verlust.

Die Meinungen über die Qualität der modernen Befeuchter sind sehr divergent. Das mag verschiedene Gründe haben:
Wenn man direkt am Befeuchter mißt, so wird man zu einem guten Ergebnis gelangen. Wenn man am Ende eines 2 meterlangen dünnen Zuführungsschlauch mißt, so wird man zu einer gegenteiligen Ansicht kommen müssen. Hier taucht also das Problem der Zufuhr auf.
Wir haben deshalb Messungen in der Trachea vorgenommen.

Gemessen wurde die relative Feuchte mit der psychrometrischen Methode.

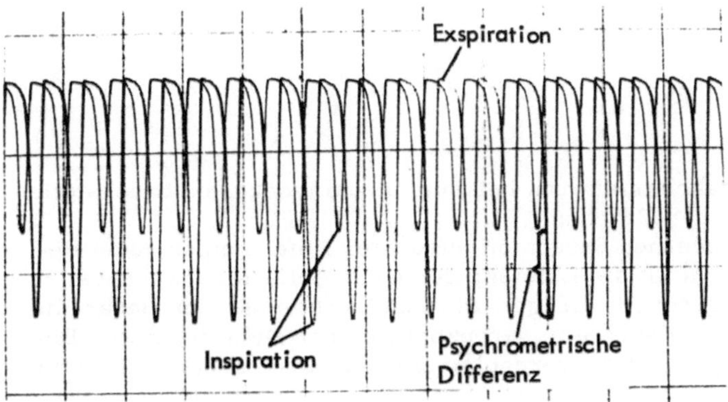

Abb. 17. Narkosespiromat, halboffen, 1 Std, f = 18, V_T = 660 ml, AMV = 12 l

Bei der Messung erhält man Kurvenpaare, die die psychrometrische Differenz ablesen lassen; diese stellt ein Maß für die relative Feuchtigkeit dar (Abb. 17).

Wir möchten hier nur in Form weniger Zusammenstellungen einen kurzen Ausschnitt aus unseren noch laufenden Untersuchungen zeigen und hinsichtlich Einzelheiten auf eine spätere Veröffentlichung verweisen:

Nach den bisher vorliegenden Ergebnissen darf man bereits folgende Schlußfolgerungen in einigen Sätzen zusammenfassen: (Abb. 18, 19, 20).

Befeuchtung Art/Gerät	Psychrometr. Differenz °C	Relative Feuchte %	Bemerkungen
Künstliche Nase n. Rügheimer	2,5	84	Zufuhr von 3 l trockenem O_2 2 Stunden-Betrieb
Dräger-Sprudler	7	56	3 l O_2/min 2 Stunden-Betrieb
Dräger-Düsenvernebler alter Bauart	5,5	68	3 l O_2/min 2 Stunden-Betrieb
Dräger-Düsenvernebler neuer Bauart	0,2	99	3 l O_2/min, 2 Stunden-Betrieb 2 cm weiter Zufuhrschlauch
Dräger-Düsenvernebler neuer Bauart	7	56	3 l O_2/min, 2 Stunden-Betrieb unter Verwendung von englumig. Nasenkatheter
Dräger-Düsenvernebler neuer Bauart	7	56	3 l O_2/min, 2 Stunden-Betrieb unter Verwendung von englumig. Nasenkatheter
Bird-Micro-Nebulizer	1,5	90	3 l O_2/min 2 Stunden-Betrieb

Abb. 18

1. Die künstliche Nase gewährleistet auch bei Zufuhr von trockenem Sauerstoff eine gute Befeuchtung in der Trachea.
2. Die von uns geprüften modernen Sauerstoffbefeuchter liefern einen guten Befeuchtungsgrad. Allerdings ist die Leistung der noch vielfach verwendeten Dräger-Sprudler ungenügend; Die Dräger-Düsenanfeuchter älterer Bauart liegen mit etwa 70% relativer Feuchte im Grenzbereich der Erfordernisse. Dagegen weist der neue Dräger-Düsenvernebler eine ausgezeichnete Befeuchtung auf.

Befeuchtung Art/Gerät	Psychrometr. Differenz °C	Relative Feuchte %	Bemerkungen
Dräger-Spiromat 661 mit Erwachsenenkopf	1	94	f = 14/min AMW = 12 l/min
Dräger-Spiromat 661 mit Totraum (100 ml)	2,5	85	f = 14/min AMW = 12 l/min
Monaghan M 250 mit US-Vernebler	0,8	95	f = 14/min AMV = 12 l/min
Dräger-Assistor 642	3,5	74	f = 14/min AMV = 12 l/min
Bennet PR 2 mit Cascade' Befeuchter und Beheizung	0,3	98	f = 14/min AMV = 12 l/min

Abb. 19

Befeuchtung Art/Gerät	Psychrometr. Differenz °C	Relative Feuchte %	Bemerkungen
Siemens Stellung auf maximal	0,5	98	Zufuhr von 3 l O_2, trokken, in Tubus geleitet
Electronic 711 Stellung auf maximal	0,2	99	Zufuhr von 3 l O_2, trokken, in Tubus geleitet
Heyer US 69 Stellung auf maximal	2	88	Zufuhr von 3 l O_2, trokken, in Tubus geleitet

Abb. 20

3. Die Leistung von Düsenbefeuchtern kann nach längerer Benutzung stark abfallen. Deshalb muß gefordert werden, daß auch Sauerstoffbefeuchter, wie Narkose- und Beatmungsgeräte, regelmäßig gewartet werden.
4. Eine hervorragende Bedeutung kommt der Zufuhr vom Vernebler zum Patienten zu. Mit einem insuffizienten Zuführungsschlauch kann man die Leistung eines hochpotenten Befeuchters zunichte machen. Die Zuführungsschläuche sollten deshalb in der ganzen Länge eine lichte Weite von etwa 2 cm aufweisen.
5. Die Vorteile eines beheizten Verneblers werden durch einen nicht beheizten Zuführungsschlauch völlig aufgehoben.
6. Die Ultraschallgeräte liefern erwartungsgemäß eine gute Befeuchtung der Inspirationsluft.

7. Die Befeuchtungsleistung der von uns geprüften Beatmungsgeräte kann als gut bezeichnet werden. Allerdings kommt der Assistor mit seinem Seitenstromvernebler der Grenzmarke von 70% relativer Feuchte gefährlich nahe.
8. Die Vorschaltung von Totraum bei volumengesteuerten Geräten läßt die relative Feuchte in der Trachea deutlich absinken.
9. Während der Narkose unter Beatmung mit volumengesteuerten Geräten im halboffenen System sinkt zu unserer Überraschung die relative Feuchtigkeit in der Trachea nicht unter 70% ab. Offenbar schlägt sich in dem Schlauch- und Kreissystem Wasser nieder, das für die Zeiträume einer Narkose zur Befeuchtung ausreicht.

Auf dem Boden unserer bisherigen Untersuchungen möchten wir folgende Ansicht vertreten:

Das Problem, eine optimale Befeuchtung von Luft oder Inspirationsgas primär zu erzeugen, ist gelöst. Gegen die Befeuchtung mit Aerosolen ist jedoch der gravierende Einwand zu erheben, daß sie in bemerkenswertem Maße geeignet sind, pathogene Keime bis in die tiefsten Atemwege hineinzubringen. Immer mehr bedroht ja die ganze Flora der gramnegativen Keime unsere Intensivstationen. Zudem weis man, daß diese gramnegativen Keime innerhalb von 6 - 8 Stunden entgegen dem Gasstrom das Beatmungsgerät oder den Befeuchter erreichen.

Deshalb vertreten wir folgendes Vorgehen:

Die Befeuchtung der Inspirationsluft sollte mit Dampf erfolgen und die so befeuchtete Luft über einen beheizten Zufuhrschlauch dem Patienten zugeführt werden.
Die Aerosole sollten der Inhalationsbehandlung mit Medikamenten vorbehalten bleiben.

Literatur

1. AEPLI, R.: Die Physiotherapie der Atmung; Praxis, 22, 770-773 (1964)
2. ALTSHULER, B. et al.: Aerosol Deposition in the Human Respiratory Tract; Chicago Arch. Industr. Health, 15, 293-303 (1957)
3. AVERY, M. E. et al.: Mist Therapy; Pediatrics, 39, 160-165 (1967)
4. BALAGOT, C. R., BANDEL, V. R.: In: Praeoperative and postoperative Inhalation Therapy; Surgical Clinics of North Am., 48, 29-36 (1968)
5. BELINKHOFF, St.: Introduction to Inhalation Therapy; Little, Brown a. Comp., Boston 1969
6. BENDIXEN, H. H. u. a.: Respiratory care; The C. V. Mosby Company, Saint Louis 1965
7. BISEGGER, A.: Inhalationstherapie mit Aerosolen; Praxis, 52, 171-177 (1963)
8. BÖHLAU, V.: Moderne Diagnostik und Therapie mit Aerosolen; Z. angew. Bäder- und Klimaheilk., 16, 507-515 (1969)
9. BÖHLAU, V.: Moderne Gesichtspunkte der Inhalationstherapie; Ärztlicher Fortbildungslehrgang 4. - 23. 5. 70, Bad Wörishofen
10. BÖHLAU, V., BÖHLAU, E.: Fibel der Inhalationsbehandlung mit Aerosolen; Urban u. Schwarzenberg, München - Berlin - Wien 1972
11. BOPP, K. Ph.: Praxis der Inhalationstherapie; Dtsch. Med. J., 22, 248-251 (1971)
12. BOPP, K. Ph., HERTLE, F. H.: Chronische Bronchitis; F. K. Schattauer-Verlag, Stuttgart - New York 1968

13. BOUHUYS, A.: Airway Dynamics; Charles C. Thomas Publisher, Springfield, Illinois 1970
14. BÜRGI, H., REGLI, J.: Mukolyt. Behandlung mit N-Acetylcystein bei chron. obstr. Bronchitis; Dtsch. med. Wschr. 93, 1355-1358 (1968)
15. CUSHING, J., E. et al.: Considerations in Humidification by Nebulization; Chicago, Diseases Chest 34, 388-403 (1958)
16. DALHAMM, T.: Mucous flow and ciliary activity in the trachea of healthy rats; Acta Physiologica Scand. 123, 49-75 (1956)
17. DAUTREBAUDE, L. et al.: Studies on Deposition of Submicronic Dust Particles in the Respiratory Tract; Archives of Industrial Health 19, 383-391 (1957)
18. DIRNAGL, K.: Grundlagen, Formen und Ziele der Inhalationstherapie am Kurort; Zschr. f. Bäder- und Klimaheilk. 17, 540-546 (1970)
19. DIRNAGL, K.: Neue technische Entwicklungen in der Aerosoltherapie; Z. angew. Bäder- u. Klimaheilkunde 16, 477-485 (1969)
20. DIRNAGL, K.: Physik der Inhalationstherapie; Wiener Med. Wschr. 105, 232-235 (1955)
21. DIRNAGL, K.: Technisch - physikalische Grundlagen der Inhalationstherapie mit Aerosolen in ihrer Bedeutung für die Auswahl von Aerosolgeräten; 3. Bad Reichenhaller Colloquium 1970
22. DIRNAGL, K.: Physik und Technik der Aerosoltherapie; Aerosol - Therapie, Schattauer-Verlag, Stuttgart 1957
23. DIRNAGL, K.: Neue technische Entwicklungen in der Aerosoltherapie; Zeitschr. angew. Bäder- u. Klimaheilk. 16, 455-477 (1969)
24. EGAN, D. F.: Fundamentals of Inhalation therapy; The C. V. Mosby Company Saint Louis 1969
25. EGAN, D. F.: Inhalation Therapy Department; J. A. H. A. 42, 40-47 (1968)
26. EHRENBERG, H.: Atemtherapie bei obstruktiven Ventilationseinschränkungen; D. Ä. 45, 2549-2551 (1968)
27. EISTERER, H., STEINBEREITHNER, K.: Untersuchungen zur postop. Sauerstofftherapie. Die Leistungsfähigkeit gebräuchlicher Gasbefeuchter; Wiener Med. Wschr. 17, 283-285 (1964)
28. EISTERER, H., SIGMAR, L.: Die Leistungsfähigkeit verschiedener Befeuchter; 4. Fortbildungskurs für klinische Anaesthesiologie Wien, 14. - 18. Juni 1969
29. EPSTEIN, R. A.: Humidification during Positive - pressure Ventilation of Infants; Anesthesiology 35, 532-539 (1971)
30. FABEL, H.: Myokardischämie und Arrhythmien durch den Gebrauch von Dosieraerosolen beim Menschen; Dtsch. Med. Wschr. 97, 428-431 (1972)
31. FINDEISEN, W.: Über das Absetzen kleiner in der Luft suspendierter Teilchen in der menschlichen Lunge bei der Atmung; Pflügers Arch. ges. Phys. 236, 367 (1935)
32. FODOR, L.: Klinische Erfahrungen mit einem neuen Mukolytikum in der Intensivtherapy; Therapiewoche 32, 1547-1548 (1970)
33. FOITZIK, H., LAWIN. P.: Neue Gesichtspunkte der Inhalationstherapie; MMW 42, 2451-2456 (1968)
34. FRANZ, H.: Dosierung von Aerosolen; 3. Bad-Reichenhaller Colloquium 1970
35. GOSEPATH, J.: Über die wichtigsten Indikationen zur Inhalationstherapie; Med. Wschr. 18, 398-402 (1964)
36. GRAFF, Th., D. et al.: Systemic and Pulmonary Changes with Inhaled Humid Atmospheres; Anesthesiology 30, 199-207 (1969)
37. GUDE, W.: Lungendehnbarkeit bei obstr. Atemwegserkrankungen; 6. Jahrestagung der Ges. f. Lungen- u. Atmungsforschung Bochum

38. GÜNTHER, W.: Prävention u. Rehabilitation des chron. bronch. Syndroms; Fortschr. d. Therapie 87, 587-589 (1969)
39. GÜNTHER, W.: Tod im Asthmaanfall; Fortschr. Med. 89, 7-11 (1971)
40. GÜNTHER, W.: Inhalationstherapie mit Sekretolytika; 3. Bad-Reichenhaller Colloquium 1970
41. HAID, B.: Zur speziellen Klimatisierung der Atemluft für Langzeitbeatmung; Z. prakt. Anaesth. 3, 367-372 (1968)
42. HATCH, Th. F., GROSS, P.: Pulmonary Deposition and Retention of Inhaled Aerosols; Academic Press, New York, London 1964
43. HAYEK, v., H.: Die menschliche Lunge; 2. Auflage, Springer-Verlag, Berlin-Heidelberg-New-York 1970
44. HEIRONIMUS, T. W.: Mechanical Artificial Ventilation; Charles C. Thomas Publisher, Springfield, Illionois Sec. Edition 1970
45. HERDEN, H. N., LAWIN, P.: Inhalationstherapie; Praxis der Intensivtherapie, Thieme-Verlag, Stuttgart 1970
46. HERZOG, P. et al.: Ultrasonic Generation of Aerosol for the Humidification of Inspired Gas During Volume-Controlled Ventilation; Acta anaesth. Scandinav. 8, 79-95 (1964)
47. HORNBEIN, Th., F. et al.: The Effect of Mainstream Nebulization on Oxygenation with IPPB; Anesthesiology 24, 581-583 (1961)
48. HUBER, G. L., FINLEY, Th. N.: Effect of Isotonic Saline on the Alveolar Architecture; Anesthesiology 26, 252-253 (1965)
49. IRAVANI, J.: Wirkung von Aerosolinhalationen auf das Flimmerepithel; 3. Bad-Reichenhaller Colloquium 1970
50. IRVANI, J.: Das Flimmerepithel; Beitr. klin. Tuberk. 138, 313-324 (1968)
51. KAPFERER, J. M.: Lungenfunktionsprüfung mit Aerosolen; Tschrft. f. Aerosolforschung und Therapie 5, 152-161 (1956)
52. KAUF, H.: Aerosole in der Medizin; Wiss. Beitr. Universität Jena 1969
53. KUNDSIN, R. B. et al: Asepsis for Inhalational Therapy; Anesthesiology 23, 507-512 (1962)
54. LENNARTZ, H., DRECHSEL, U.: Inhalationstherapie; Krankenhausarzt 40, 5 (1967)
55. LENNARTZ, H., DRECHSEL, U.: Inhalationstherapie; Krankenhausarzt 40, 148-155 (1967)
56. LOVEJOY, F. W. et al.: Aerosols, Bronchodilators and Mucolytic Agents; Anesthesiology 23, 461-472 (1962)
57. LYONS, H. A.: Use of Therapeutic Aerosols; Ther Amer. J. of Cardiology, 461-464 (1963)
58. Modell, J. H. et al.: Blood Gas and Electrolyte Determinations During Exposure to Ultrasonic Nebulized Aerosols; Brit. J. Anaesth. 40, 20-26 (1968)
59. MODELL, H. J. et al.: Effect of Chronic Exposure to Ultrasonic Aerosols on the Lung; Anesthesiology 28, 680-688 (1967)
60. MORROW, P. E. et al.: An Experimental Study of Aerosol Deposition in Human Subjects; Chicago Arch. Industr. Health 18, 293-299 (1958)
61. NASEMANN: Über Größen- und Ladungsmessungen an versch. Aerosolen; Zeitschr. f. Aerosolforschung u. Therapie 2, 293-294 (1953)
62. NOLTE, D.: Reizbarkeit des Bronchialsystems gegenüber exogenen Noxen. Med. Klin. 66, 319-322 (1971)
63. NOLTE, D.: Die Therapie der obstruktiven Lungenerkrankungen; Therapiewoche 16, 1300-1306 (1971)
64. NÜCKEL, H.: Neue Ergebnisse der Aerosolforschung; 3. Aerosolkongreß, Friedrich-Karl Schattauer-Verlag, Stuttgart

65. NÜCKEL, H.: Fortschritte der biologischen Aerosol-Forschung; 4. Aerosol-Kongreß 1961, Friedrich-Karl Schattauer-Verlag, Stuttgart 1961
66. NÜCKEL, H.: Mündliche Mitteilung
67. NÜCKEL, H.: Grundlagen der Aerosoltherapie; Therapie d. Gegenwart 97, 1-15 (1958)
68. NÜCKEL, H.: Zur Anwendung von Bronchospasmolytika bei Ultraschallvernebelung; Fortschritte der Therapie 89, 617-618 (1971)
69. NÜCKEL, H.: Allgemeines über Aerosole; Aerosol-Therapie, Schattauer-Verlag, Stuttgart 1957
70. NÜCKEL, H.: Aerosoltherapie mit einem Ultraschallvernebler; Praxis der Pneumologie 26, 29-39 (1972)
71. OTTO, H.: Das unspezifische respiratorische Syndrom; Fortschr. Med. 87, 1394-1398 (1969)
72. PETTY, Th.L., A.GUTHIE: The Effects of Augmented Breathing Maneuves on Ventilation in Severe Chronic Airway Obstruction; Respiratory Care 16, 104-111 (1971)
73. PICKROTH, G.: Probleme der Aerosolerzeugung u. Anwendung; 3. Bad-Reichenhaller Colloquium 1970
74. REICHEL, G.: Krankheitszustände mit respiratorischer Insuffizienz; Z. prakt. Anaesth. 1, 78-87 (1966)
75. REICHEL, G.: Über die Objektivierbarkeit von Aerosolwirkungen; Med. Klin. 66, 310-314 (1971)
76. RÜGHEIMER, E.: Die Inhalationstherapie; Anaesthesiologie und Wiederbelebung, 30, Hypoxie.
77. RÜGHEIMER, E.: Inhalationstherapie am Krankenbett; 3. Bad-Reichenhaller Colloquium 1970
78. RÜGHEIMER, E.: Physikalische Voraussetzung der Inhalationstherapie; Med. Mitt. 41, 51-66 (1967)
79. SCHMENGLER, F.E., E. SIMON: Die Anwendung moderner Aerosoltherapie im Rahmen der Behandlung der Syndrome der Atemwege; Der Internist 3, 386-393 (1962)
80. SCHMIDT, O.-P. u.a.: Das Bronchitische Syndrom; J.F. Lehmanns-Verlag, München 1965
81. SCHMIDT, O.P., E. KRIEGER: Inhalationstherapie mit Antibiotika; 3. Bad-Reichenhaller Colloquium 1970
82. SCHMIDT, O.P.: Inhalationstherapie; Med. Tribune 6, 11-13 (1971)
83. SCHMIDT, O.P.: Die Stellung der Inhalationstherapie in der Medizin von heute; Proceedings of the International Symposium on Inhalation Therapy, Neapel 2./3.11.1970
84. SHAKOOR, M.A. et al.: High-density Water Environment by Ultrasonic Humidification; Anesthesia and Analgesia 47, 638-645 (1968)
85. SONNTAG, D.: Hygrometrie; Akademie-Verlag, Berlin 1966 - 1968
86. STEVENS, H.R.: Assessment of Ultrasonic Nebulization; Anesthesiology 27, 649-653 (1966)
87. STIEVE, F.E.: Aerosolbehandlung, Balnea- und Klimatherapie der chron. Bronchitis; LXII. Kongreß f. innere Medizin
88. STIEVE, F.E. u. a.: Resorption inhalierter Substanzen in Lunge u. Tracheobronchialbaum; Zschr. f. Aerosolforschung 2, 378-393 (1953)
89. STIEVE, F.E.: Zur Frage der Tröpfchengröße und Eindringtiefe von Aerosolen; Med. Klin. 10, 330 (1952)
90. STIEVE, F.E.: Praxis der Aerosoltherapie; Die Therapiewoche 6, 2-23 (1955/56)

91. STREIBL, F.: Die Erzeugung von Aerosolen durch Ultraschall und ihre Verwendbarkeit für Inhalationstherapie; Arch. f. physik. Therapie 3, 132-136 (1950)
92. THIEDE, D., W. T. ULMER: Inhalationstherapie mit Katecholaminen; 3. Bad-Reichenhaller Colloquium 1970
93. TOVELL, R. M. et al.: Humidity in Inhalational Therapy; Anesthesiology 23, 452-455 (1962)
94. ULMER, W. T.: Inhalationstherapie mit Atropinderivaten; Med. Klin. 66, 326-329 (1971)
95. UTZ, G., D. HERBERG: Sauerstoffinhalation, 3. Bad-Reichenhaller Colloquium 1970
96. WALKENHORST, W.: Grundlagen der Deposition kleiner Teilchen im Bronchial- und Alveolarraum; 3. Bad-Reichenhaller Colloquium 1970
97. WELLS, R. E. et al.: Humidification of Oxygen During Inhalational Therapy; The New England J. of Med. 21, 644-647 (1963)
98. WEVELMEYER, W.: Neuere Methoden der Inhalationstechnik; Arch. f. phys. Therapie 4, 241-246 (1959)
99. WILSON, J. B., LAMER, V. K.: The Retention of Aerosol Particles in the Human Respiratory Tract as a Function of Particle Radius; The Journal of Industrial Hygiene and Toxicology 30, 265-281 (1948)
100. WÖLFEL, H.: Verminderung des Operationsrisikos bei älteren Patienten durch ein Sekretolytikum; Therapie d. Gegenwart 104, 516-521 (1965)
101. WOLFSDORF, J. et al.: Mist Therapy; Pediatrics 43, 799 (1969)
102. YOUNG, J. A., CROCKER, D.: Principles and Practice of Inhalation Therapy; Year Book Medical Publishers Chicago 1970
103. ZEILHOFER, R.: Therapie chronisch obstruktiver Atemwegserkrankungen; Fortschr. Med. 87, 1399-1403 (1969)
104. ZEILHOFER, R.: Therapie des bronchitischen Syndroms; Fortschritte der Medizin 89, 3-6 (1971)

MÖGLICHKEITEN DER MEDIKAMENTENANWENDUNG BEI DER INHALATIONSTHERAPIE

Von H. Benzer, M. Baum und F. Lackner

Erwarten Sie von mir keine systematische Pharmakologievorlesung. Das Spektrum jener Medikamente, welche für eine prae- und postoperative Inhalationstherapie geeignet sind, blieb in den letzten Jahren, zumindest von ihrer prinzipiellen Wirkung her gesehen, praktisch unverändert. Ich könnte Ihnen somit weder viel neues noch anregendes anbieten. Erlauben Sie mir daher, daß ich etwas in das Grenzgebiet der Pharmakokinetik abschweife.
Unsere praktischen Erfahrungen lehrten uns, daß man die *Möglichkeiten der Medikamentenanwendung* bei der Inhalationstherapie dann *verbessern* kann, wenn man im Zeitalter der "gängigen Nebel" mehr auf die *Wechselwirkungen* zwischen Medikament, Vernebler, Nebel und Patient achtet (Abb. 1). Denn vor allem diese Wechselwirkungen, und nicht nur das spezielle Medikament und das Verneblungsverfahren allein, entscheiden letztendlich, ob das Medikament dem Patienten hilft, ihm schadet, oder ob es, was oft

MÖGLICHKEITEN

DER MEDIKAMENTENANWENDUNG BEI DER INHALATIONSTHERAPIE

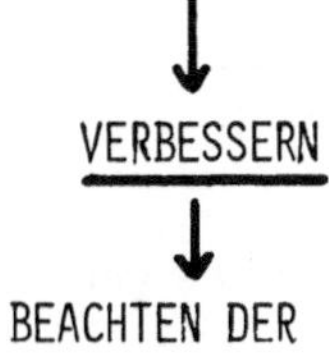

BEACHTEN DER

WECHSELWIRKUNGEN ZWISCHEN

MEDIKAMENT
VERNEBLER
NEBEL
PATIENT

Abb. 1. Schematische Darstellung, wie die Inhalationsmedikation zu verbessern wäre

der Fall ist, in die Umgebung verpufft wird und dabei lediglich den allzu optimistischen Atemtherapeuten befriedigt.
Einige derartige Wechselwirkungen schlagwortartig herauszugreifen, und für eine krtische Einstellung zur Aerosolwelle einzutreten, sei Aufgabe des folgenden Berichtes.

Die erste Wechselwirkung beginnt schon mit der Auseinandersetzung des Verneblers mit dem Medikament.
DIRNAGL hat darauf hingewiesen, daß bestimmte Medikamente - vor allem großmolekülige, etwa Antibiotika - bei der Verschallung Veränderungen erfahren, so daß im Nebel Stoffe vorhanden sein könnten, welche das primäre Wirkungsspektrum des in den Nebulizer eingefüllten Medikamentes nicht mehr besitzen. An Hand eines Beispiels aus unserem eigenen Forschungsgebiet soll auf diese Problematik hingewiesen werden (BENZER et al.). Liegt eine Erkrankung vor, bei der Surfaktant in der Lunge fehlt, wird man versuchen,diesen Stoff - ein Komplex von Phospholipiden - mittels Aerosol in die Lungen einzubringen. Derartige Versuche sind bei der hyalinen Membranenkrankheit ohne Erfolg gemacht worden. Die Ursachen dieses Mißerfolges sind sicherlich komplex.

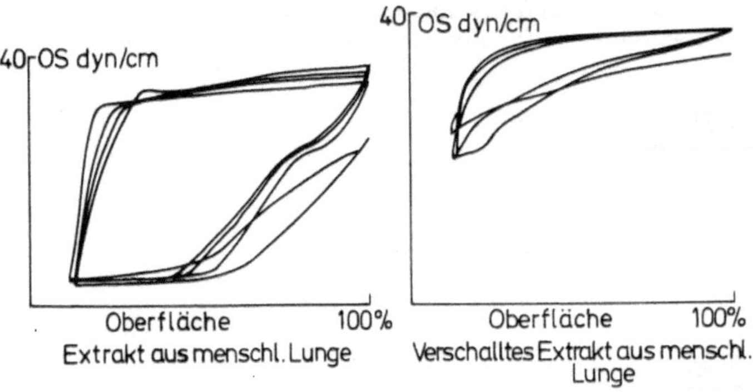

Abb. 2. Veränderung eines verschallten Lungenextraktes gezeigt am Verhalten in der Wilhelmy-Waage

Im Experiment (Abb. 2) konnten wir jedoch zeigen, daß ein Lungenextrakt mit primär normalem Verhalten in der Wilhelmy-Waage nach der Verschallung in einem Ultraschallvernebler die spezifischen Eigenschaften des Surfaktant verliert und nicht mehr geeignet sein kann, an der Alveolargrenzfläche die Funktion des Surfaktant zu übernehmen.

Voraussetzung für die nun folgende Analyse der Wechselwirkungen zwischen Medikament und Patient aber ist die Frage, wieviel von dem in den Nebulizer eingefüllten Medikament mit dem Nebel in den Patienten und in welches Organ des Patienten gelangt.

Die Schwierigkeit in der Abschätzung der Dosierung bei der Medikamenteninhalation - unabhängig vom aktuellen Lungenzustand - soll Ihnen folgender von uns durchgeführter Versuch zeigen (Abb. 3). Schwefelkolloid (5 - 10 μ) markiert mit Technetium 99 m wurde in einem nicht geheizten Düsenvernebler bei Zimmer-

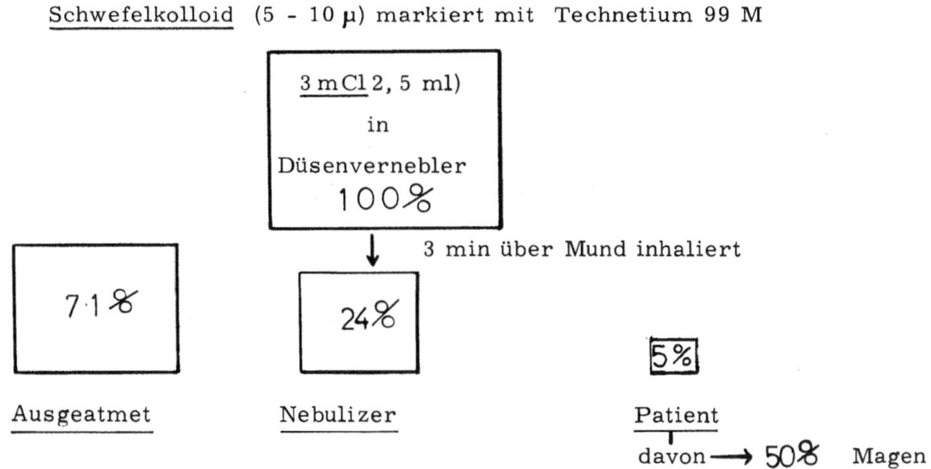

Abb. 3. Verteilung eines markierten Schwefelkolloids nach Inhalation über einen Düsenvernebler

temperatur vernebelt und vom lungengesunden Probanden über einen Zeitraum von 3 Minuten durch den Mund inhaliert. Nach dieser Zeit sind von den insgesamt in den Nebulizer eingebrachten 3mCi (in 2, 5 ml Gesamtflüssigkeit) ca. 24% im Nebulizer einschließlich Mundstück zurückgeblieben, ausgeatmet wurden (also das Residualvolumen nicht erreicht) ca. 71%, so daß also lediglich ca. 5% der primären Aktivität in den Patienten gelangten. Diese Relationen sind natürlich vom Gerät und anderen Faktoren abhängig.

Von besonderer Bedeutung aber ist die Tatsache, daß in dieser Versuchsanordnung gezeigt werden konnte, daß mindestens 50% von diesen 5% inkorporierten Materialien sofort nach Beendigung der Inhalation sich im Magen des Probanden vorfanden. Wir müssen immer daran denken, daß jede Medikamenteninhalation auch eine enterale Applikation mit all den Vor- und Nachteilen beinhaltet.

Wenn man darüber hinaus bedenkt, daß der Strom des Flimmerepithels einen großen Anteil des primär in den Respirationstrakt applizierten Medikaments zurück in den Pharyngs und damit in den Magen befördert, kann man den Verdacht nicht ganz entkräften, daß die immer wieder hervorgehobene vorteilhafte prolongierte Medikamentenwirkung nach Inhalation (ULMER) nicht nur einer Depotwirkung der Bronchialschleimhaut, sondern auch einer über Stunden andauernden enteralen Resorption zuzuschreiben sein könnte.

Ein bescheidener Anteil des primär in den Nebulizer eingefüllten Medikaments tritt nun als Nebel in W e c h e s e l w i r k u n g mit dem O r g a n i s m u s (Abb. 4). Durch das Einatmen des Aerosols gelangt eine in der chemischen Zusammensetzung und in den physikalischen Eigenschaften veränderte Atemluft in den Respirationstrakt (NOLTE). Diese kann, von Patient zu Patient verschieden, zu einer Reizantwort führen, welche nicht nur die angestrebte Applikation und damit

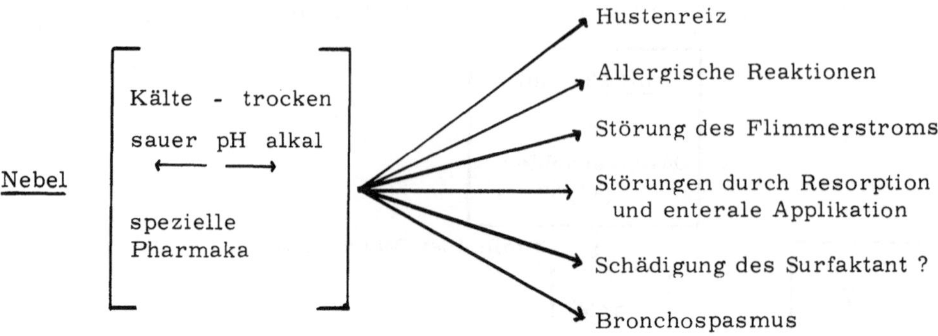

Abb. 4. Schematische Darstellung einiger störender Wechselwirkungen zwischen Medikamentennebel und Patient

Therapiewirkung des Aerosols verhindert - etwa durch einen Hustenreiz - sondern negative Effekte setzt: Solche sind allergische Reaktionen, etwa nach Inhalation von Antibiotika oder proteolytischen Fermenten; Störungen der Funktion des Flimmerepithels durch Kälte, saurem pH des Inhalats oder nach allzulanger Inhalation von Atropinderivaten (IRAVANI); unsachgemäße prolongierte Inhalation von Katecholaminen oder proteolytischen Fermenten, welche durch die begleitende enterale Applikation zu schweren Störungen von seiten des Magen- und Darmtraktes führen können; Schädigungen des Surfaktant durch Aerosolinhalationen sind weder experimentell noch klinisch erwiesen.

Wer von Ihnen aber hat schließlich nicht schon die bittere Erfahrung machen müssen, daß ein Patient im Praestatus durch Aufzwingen eines unsachgemäß präparierten und applizierten Inhalats während der Beatmung in den schweren Status asthmatikus befördert wurde.

In der täglichen Prxis messen wir dem k a l t e n N e b e l, der akut das intrabronchiale Mikroklima stört (NOLTE), eine besondere Bedeutung zu.

Wiederum soll eine kleine Auslese aus einer von uns durchgeführten Versuchsanordnung ein paar simple Erkenntnisse und praktische Hinweise vermitteln (Abb. 5): Ein Düsenvernebler mit kleiner Füllkapazität liefert, wenn zimmerwarme Flüssigkeit eingefüllt wurde, nach wenigstens drei Minuten Verneblungszeit einen Nebel um 18°C. Diese ungünstige Tatsache läßt sich auch dadurch nicht verändern, wenn man eine primär angewärmte Medikamentenfüllung verwendet. In der Praxis sind wir häufig gezwungen, mit solchen ungeheizten Düsenverneblern kleiner Flüssigkeitskapazität zu arbeiten. Einen solchen relativ kalten Nebel soll man grundsätzlich über eine Maske n a s a l inhalieren lassen. Wir nehmen lieber die Tatsache in Kauf, daß ein Teil des Nebels im Nasen-Rachenraum zurückbleibt, unser körpereigener Temperatur- und Wasserlieferant jedoch den tieferen Respirationstrakt vor dem gefährlichen Kältereiz schützt. Faßt der Vernebler eine größere Medikamentenfüllung, erreicht der austretende Nebel, in Abhängigkeit von der Temperatur der primären Füllung, schon reiz-

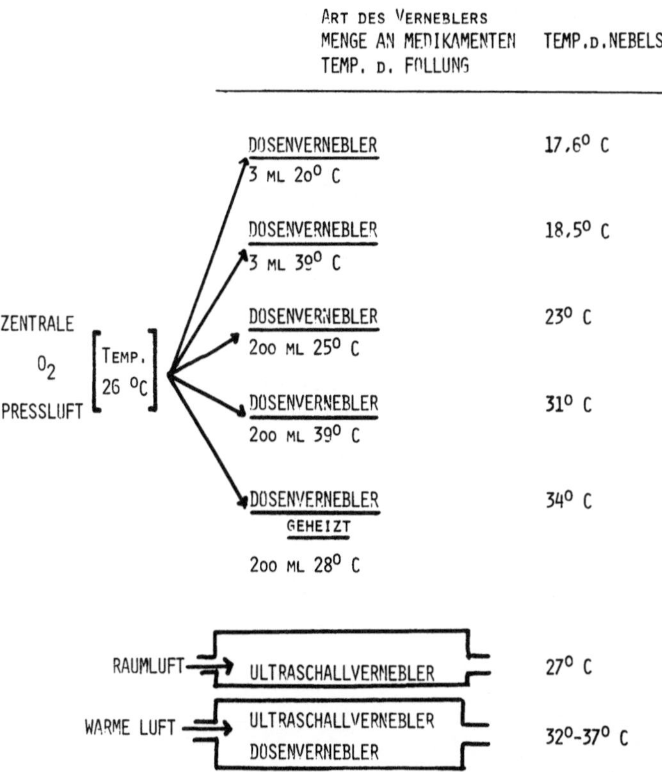

Abb. 5. Temperaturgefälle zwischen primärer Füllung des Nebulizers und Nebel

losere Temperaturen. Wird der Düsenvernebler geheizt, kann die Temperatur des Nebels entsprechend angehoben werden. Ursachen dieser Temperaturgefälle von der primären Füllung bis zum Nebel sind

a) Effekte der Entspannung
b) Effekte der Verdampfung
c) Konvektion und Strahlung an das System und
d) die Wärmekapazität der verstäubten Flüssigkeitsmenge.

Ein Ultraschallvernebler liefert infolge Wärmeabgabe durch den Schwingkristall einen Nebel um ca. 27°C. Durch Einleitung angewärmter Luft in den Hauptstrom kann auf einfache Weise die Temperatur des Nebels auf Körpertemperatur gebracht werden. Jeder von uns sollte am eigenen Respirationstrakt den subjektiv unangenehmen Reiz eines kalten Nebels auskosten, der nicht nur einen Hustenreiz auslöst, sondern auch zu einer Bronchokonstriktion führen kann (NOLTE). Inwieweit die Anwärmung des Nebels auf Teilchengröße, auf Nebeldichte und auf die Applikation der Nebelteilchen in die tiefen Lungenabschnitte einen Einfluß ausübt, ist Gegenstand laufender Untersuchungen.

Die Hauptschwierigkeit jeglicher Inhalationstherapie aber besteht in der mangelnden Belüftung gerade jener Lungenabschnitte, die wir durch die Inhalation erreichen möchten (RÜGHEIMER u. GRIMM). Die Ursachen solcher Luftverteilungsstörungen sind meist Obstruktionen durch Schleim, Schleimhautschwellung, Bronchospasmus und restriktive Lungenveränderungen. Jetzt gilt es, die medikamentöse Aerosoltherapie durch sinnvolle Atemgymnastik, Bronchialtoilette, Üben mit Totraumvergrößerern und Überdruckbeatmung zu kombinieren.

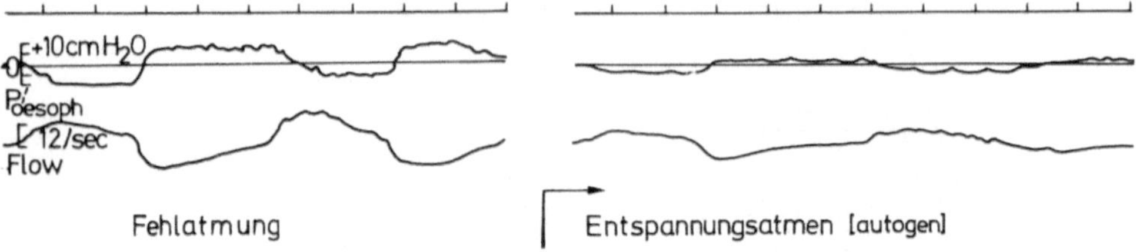

Abb. 6. Pneumotachographische Registrierung einer Fehlatmung (links) und einer Entspannungsatmung bei einem Patienten nach Thorakotomie

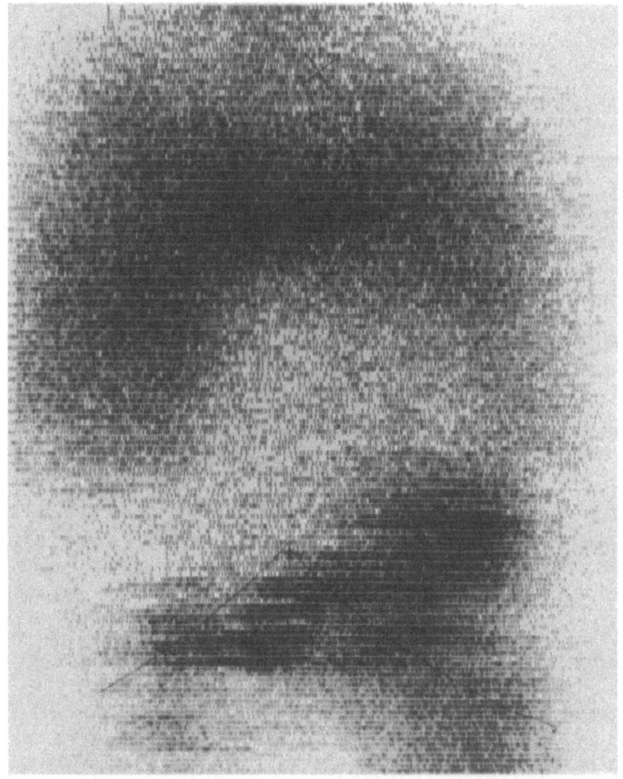

Abb. 7. Scintigramm nach Fehlatmung

Sehr häufig aber ist eine Fehlatmung, meist eine ausgeprägte Hochatmung, welche die Atemhilfsmuskeln mit einbezieht und das Zwerchfell verspannt, die Ursache einer krassen Unterbelüftung der besonders gefährdeten, also nach dem Aerosol schreienden, Lungenabschnitte. Eine solche Fehlatmung zeigt nicht nur der Asthmatiker, sondern vielfach auch der postoperative Patient. Bleibt dieser Patient - nicht selten durchaus gutgemeint - mit dem Aerosolgerät und seiner Fehlatmung sich selbst überlassen, dann wird der Erfolg dieser Inhalation lediglich eine Glotisvernebelung, ein Hustenreiz und eine enterale Medikamentenapplikation sein.

Die pneumotachographische Registrierung (Abb. 6) einer solchen Atmung zeigt neben den durch das Pressen während der Ausatmung bedingten stark positiven intrathorakalen Drucken einen unphysiologisch rasch ansteigenden und hohen flow. Die daraus resultierenden gesteigerten Turbulenzen führen zur Ablagerung des Aerosols schon in den hohen Bronchialabschnitten (Abb. 7),und wie im Szintigramm zu sehen ist, zu einer schlechten Verteilung des Aerosols und vorwiegenden Deposition desselben im Magen.

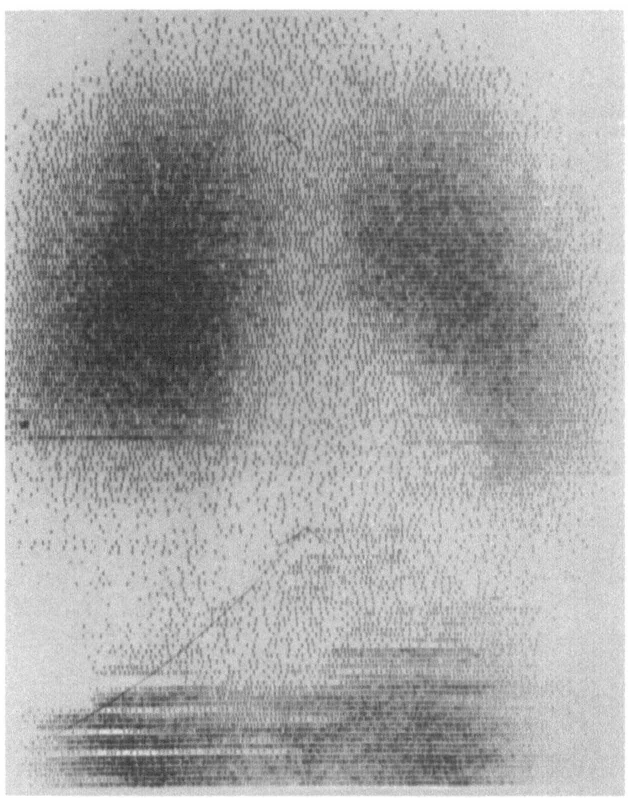

Abb. 8. Scintigramm nach Entspannungsatmen

Wird der Patient durch entsprechende Atemführung, wir nennen das Entspannungsatmen, vorteilhafterweise unter Zuhilfenahme der Totraumatmung über die Nase und Sauerstoffzusatz auf die Flanken- und Tief-, also Zwerchfellatmung eingestellt, kann er dann intermittierend das notwendige Medikamentenaerosol besser in seine Lungen verteilen (Abb. 6, 8).

Um diese so wichtige Zwerchfellatmung jedem Patienten prae- sowie postoperativ vor jeder Applikation eines Medikamentenaerosols zu lehren und zu verbessern, bedienen wir uns seit neuestem auch der Akupunktur. In diesem Fall punktieren wir die Zustimmungspunkte des Zwerchfells oder bzw. und die Zustimmungspunkte der Lunge am Blasenmeridian mit Silber- oder Stahlnadeln und reizen diese Punkte häufig zusätzlich durch Elektroakupunktur.

Die Klinik zeigt häufig sehr eindrucksvoll, wie auf diese Weise die Zwerchfellatmung besser gelingt; eine Objektivierung dieses Befundes kann ich Ihnen derzeit jedoch noch nicht anbieten. Damit möchte ich - bevor wir allzusehr in das Gebiet der Atempsychologie abgleiten - meinem Referat ein Ende bereiten, und die liebevolle, zarte Hand einer Atemtherapeutin als bestes Medikament für Broncho- und Sekretolyse empfehlen.

Literatur

1. BENZER, H., BAUM, M., TÖLLE, W.: Zur Problematik der Befilmung von Lungen mit oberflächenaktivem Material mit Hilfe der Ultraschallvernebelung. Zschr. f. Erkr. d. Atmungsorgane, 135, 3, 353 (1971)
2. DIRNAGL, K.: Die Erzeugung und Anwendung von Aerosolen zur Behandlung von Atemwegskrankheiten. Tagung d. Arbeitsgem. f. Klin. Atemphysiologie, Wien 1972
3. IRAVANI, J.: Wirkung von Aerosolinhalation auf das Flimmerepithel. Med. Klin. 66, 9, 315 (1971)
4. NOLTE, D.: Reizbarkeit des Bronchialsystems gegenüber exogenen Noxen. Med. Klin. 66, 9, 319 (1971)
5. RÜGHEIMER, E., GRIMM, H.: Inhalationstherapie am Krankenbett. Med. Klin. 66, 26, 955 (1971)
6. ULMER, W.T.: Neue experimentelle Ergebnisse der Aerosoltherapie bronchopulmonalen Erkrankungen. Tagung d. Arbeitsgem. f. Kl. Atemphysiologie, Wien 1972

ORGANISATION DER INHALATIONSTHERAPIE AM KRANKENHAUS

Von H. Foitzik

Die in den letzten Jahren gemachten Erfahrungen mit verschiedenen Organisationsformen der Inhalationstherapie haben gezeigt, daß zur Einrichtung einer Beatmungsinhalationseinheit folgende Richtlinien berücksichtigt werden müssen:

1. Die Organisation der Inhalationstherapie im Krankenhaus sollte zentral geregelt werden. Das bedeutet, daß sie einer größeren Abteilung angegliedert und innerhalb des Krankenhauses als zentrale Betriebseinheit funktionieren sollte. Hierbei sollte die Frage, welcher Abteilung sie administrativ unterstellt wird, zweitrangig sein. Die mit der Inhalationstherapie betraute Abteilung sollte jedoch auf dem ärztlichen Sektor über spezielle Kenntnisse der normalen und pathologischen Physiologie des Respirationstrakts, über genügend Personal und ausreichende apparative Ausstattung verfügen. In vielen Krankenhäusern in Deutschland bietet sich zur Administration und Organisation die Anaesthesie-Abteilung an. Der interdisziplinäre Charakter dieser Abteilung schafft die günstigsten Voraussetzungen für eine wirksame Therapie respiratorischer Störungen, die besonders in operativen Bereichen auftreten.
2. Die Ausbildung von Ärzten und Pflegepersonal sollte ebenfalls dieser Abteilung obliegen. Das Pflegepersonal muß sowohl theoretisch als auch praktisch am Patienten in dieser Behandlungsmethode unterwiesen und trainiert werden.
3. Die mit der Inhalationstherapie betraute Abteilung muß das uneingeschränkte Vertrauen aller übrigen Abteilungen am Krankenhaus besitzen. Eine rege Konsultationstätigkeit ist unabdingbar.

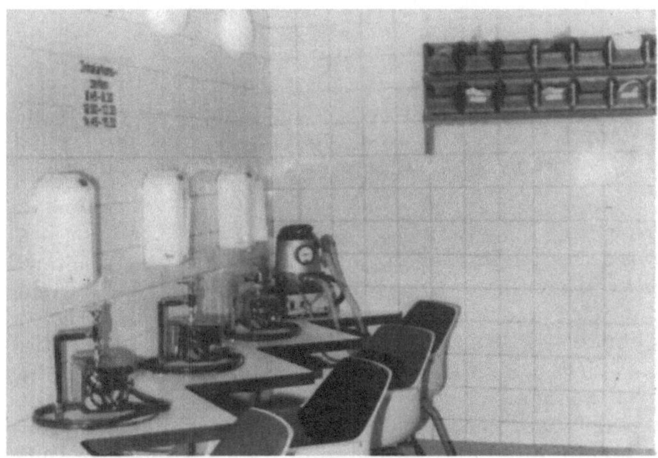

Abb. 1. Inhalationsraum mit fest installierten Bird-Respiratoren. An der Wand Mauserkästen mit Beatmungs- und Verneblerköpfen für die Patienten

Für gehfähige Patienten empfiehlt sich am Krankenhaus die Einrichtung eines speziellen Inhalationsraumes (Abb. 1). Das Modell einer erweiterten Behandlungseinheit zeigt Ihnen Abb. 2). Auf dem nächsten Dia sehen Sie eine Inhalationskarte, wie sie bei uns üblich ist (Abb. 3). Sie enthält Eintragungen über Alter, klinische Diagnose, Indikation zur Inhalationstherapie und Röntgenbefund mit Blutgasanalysen. Diese Karte wird vom Stationsarzt ausgefüllt, sie dient gleichzeitig als Konsiliarschein für den Anaesthesisten. Bei einer "Inhalationsvisite" werden die Richtlinien für die einzuschlagende Therapie festgelegt.

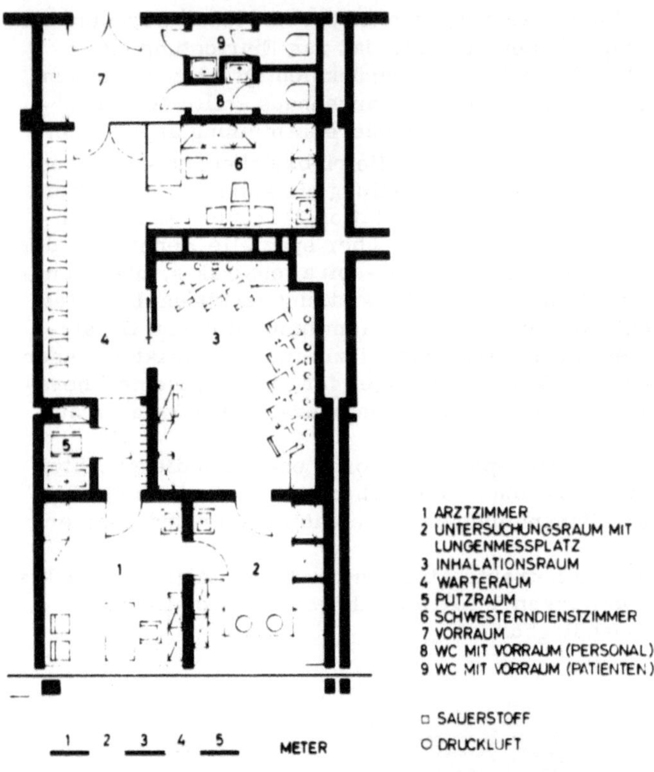

Abb. 2. Vorschlag für den Grundriß einer Abteilung für Inhalationstherapie (P. Lawin, Architektenbüro Schlempp & Schwerthelm, Frankfurt/M.; für die freundliche Überlassung der Grundrißskizze danken wir den Architekten des Büros)

Bei bettlägerigen Patienten wird ähnlich vorgegangen. Nach einem festgelegten Stundenplan wird die Therapie von der Inhalationsschwester am Bett des Patienten durchgeführt. Der Zeitplan wird mit dem der Atemgymnastik und der Physiotherapie abgestimmt. Kooperative Patienten, die häufigere Sitzungen benötigen, können so weit angeleitet werden, daß sie nach Bereitstellung eines Gerätes die Therapie selbst durchführen können.

Besondere Bedeutung hat die prophylaktische Inhalationstherapie vor operativen Eingriffen. Dies gilt in besonderem Maße für Patienten mit vorbestehenden Lungenerkrankungen.

Bereits mehrere Tage vor dem geplanten Eingriff sollten solche Patienten mit dem Gedanken vertraut gemacht werden, daß bei ihnen postoperativ eine respira-

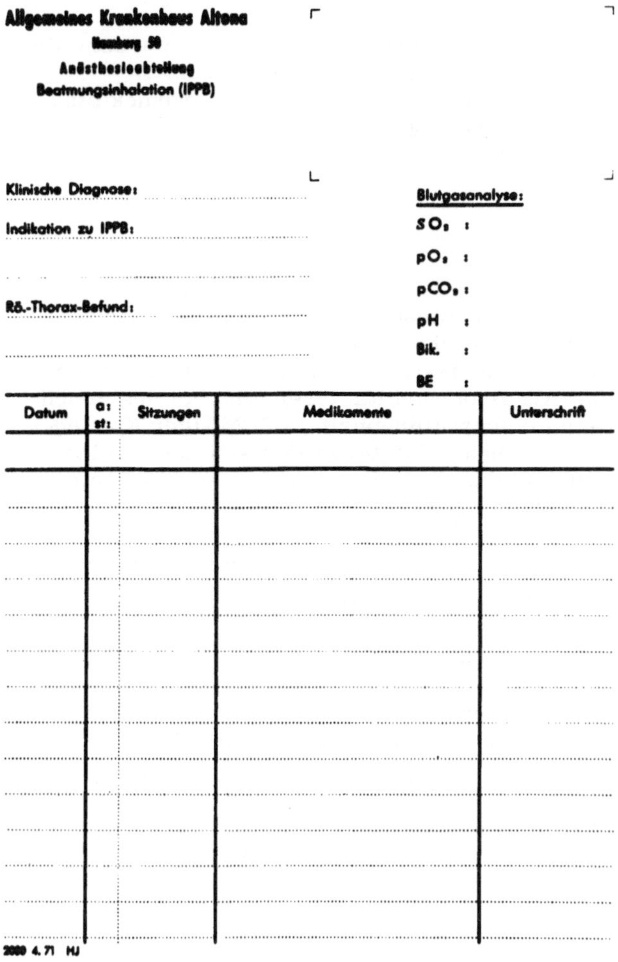

Allgemeines Krankenhaus Altona
Hamburg 50
Anästhesieabteilung
Beatmungsinhalation (IPPB)

Klinische Diagnose: ....

Indikation zu IPPB: ....

....

Rö.-Thorax-Befund: ....

....

Blutgasanalyse:

SO_2 :

pO_2 :

pCO_2 :

pH :

Bik. :

BE :

Datum	a: st:	Sitzungen	Medikamente	Unterschrift

2000 4.71 HJ

Abb. 3. "Inhalationskarte" mit Angaben über klinische Diagnose, Röntgenbefund des Thorax, arterielle Blutgasanalyse, und Verordnungsplan der Inhalationstherapie

torische Komplikation auftreten kann, die jedoch durch Inhalationstherapie und eigene Mitarbeit vermeidbar ist. Eine praeoperative Beatmungsinhalation trainiert die Patienten in dieser nicht immer einfachen Methode und überzeugt sie meist leicht von ihrer Effektivität. Dieser Umstand ist von eminent wichtiger psychologischer Bedeutung für eine postoperative Beatmungsinhalation.
Die meisten Komplikationen ereignen sich innerhalb der ersten beiden Tage nach der Operation. Es empfiehlt sich daher, in dieser Zeit vor jeder Sitzung ein Analgetikum zu verabreichen, da der Wundschmerz in Thorax und Abdomen die Atemexkursionen behindern kann. Am leichtesten läßt sich diese Therapie in der postoperativen Phase auf einer Intensivbehandlungsstation durchführen. Nach Rück-

verlegung des Patienten auf eine periphere Station wird dann die Therapie zunächst am Bett, später wieder im Inhalationsraum fortgesetzt.
Vorbestehende chronische Bronchitis und chronisch-obstruktives Emphysem sind die häufigsten Ursachen postoperativer respiratorischer Insuffizienz. Aerosolinhalationen im Rahmen einer Beatmungsinhalation mit Überdruck sind daher grundsätzlich mit folgenden Medikamentengruppen sinnvoll:

1. Bronchylitika
2. Detergentien
3. Sekretolytika
4. Antibiotika
5. Steroide

Als Transmitter verwenden wir für medikamentöse Aerosole in letzter Zeit zunehmend Aqua dest. oder physiologische Kochsalzlösung. Der früher verwendete Alkohol hat besonders in höherer Konzentrationen Nachteile: er lähmt die Cilientätigkeit des Flimmerepithels. Als Bronchodilatatoren sind bei uns zunehmend 2%iges Isoproterenol oder racemisches Epinephrin in 2,25%iger Konzentration in Gebrauch. Die Wirkung der Bronchodilatatoren läßt sich durch eine Kombination mit Purinderivaten unterstützen. Dem Panthenol werden schleimhautschützende Eigenschaften zugeschrieben.

Anaesthesie-Abteilung am Allgemeinen Krankenhaus Altona

Aerosoltherapie mit IPPB bei chron.-obstrukt. Emphysem

Medikament/Tageszeit		9^h	11^h	14^h	17^h
Physiol. NaCl	1 ml	X	X	X	X
Aminophyllin 2,4%	1 ml	X	X	X	X
Bepanthen 5%	1 ml		X	X	
Micronefrin 2,25%	5 - 10 Tr.	X	X	X	X
oder Alupent 2%	5 - 10 Tr.				

Abb. 4. Behandlungsschema für Patienten mit chronisch-obstruktivem Emphysem

Das nächste Dia (Abb. 4) zeigt Ihnen die bei uns gebräuchliche Aerosollösung bei chrinisch-obstruktivem Emphysem. Sie enthält in Anlehnung an HERZOG physiologische Kochsalzlösung, Aminophyllin, Bepanthen, Micronefrin oder Alupent. Auf dem nächsten Dia (Abb. 5) sehen Sie ein typisches Medikamentenschema für Patienten mit chronischer Bronchitis. Hier ist das bronchodilatorische Medikament durch Nebacetin ersetzt.
Umstritten ist auch weiterhin der Wert einer Aerosoltherapie mit Detergentien und Sekretolytika.
Wir verwenden wegen seiner fehlenden Nebenwirkungen das Aminhydrochloridde-

Anaesthesie-Abteilung am Allgemeinen Krankenhaus Altona

Aerosoltherapie mit IPPB bei chronischer Bronchitis

Medikament/Tageszeit		9^h	11^h	14^h	17^h
Physiol. NaCl	1 ml	X	X	X	X
Aminophyllin 2,4%	1 ml	X	X	X	X
Bepanthen 5%	1 ml		X	X	
Nebacetin-Lsg.	1 ml	X	X	X	X

Abb. 5. Behandlungsschema für Patienten mit chronischer Bronchitis

rivat Bisolvon. Seine Wirkung ist allerdings schwächer als die von Fermentpräparaten und von Acetylcystein. Die Aerosolapplikation von Antibiotika als alleiniger antibiotischer Schutz ist nicht ausreichend. Eine parenterale oder orale Therapie ist daher bei Vorliegen bakteriell-entzündlicher Prozesse immer notwendig. Empfehlenswert ist die Anwendung schlecht oder nicht resorbierbarer Antibiotika mit hoher lokaler Wirksamkeit. Allerdings ist mit dieser Therapie nur Keimarmut zu erzielen. Da vernebelte Antibiotika nur dort wirksam werden können, wo sie sich an der Oberfläche des Tracheobronchialbaumes niedergeschlagen haben, ist es sinnvoll, sie mit bronchodilatatorischen und sekretolytischen Medikamenten zu kombinieren.
Die große Oberfläche des Tracheobronchialbaumes ist ein ausgezeichnetes Areal für ablaufende Antigen-Antikörper-Reaktionen. Zwischenfälle mit anaphylaktischem Schock und lokal ausgelöstem Asthma bronchiale sind auf solche Mechanismen zurückzuführen. Penizilline und Chloramphenicol sind daher heute als Aerosole obsolet. In Frage kommen hingegen die schlecht oder nicht resorbierbaren Antibiotika Nebacetin, Bacitracin, Kanamycin, Polymyxin, Amphothericin, Mycostatin und Gentamycin.
Nach Inhalation von Gentamycin lassen sich noch nach einer Stunde hochbakterizide Spiegel im Bronchialsystem nachweisen. Eine Kumulation mit evtl. parenteral verabreichtem Gentamycin tritt praktisch nicht auf.
Ein Antibiogramm sollte vor Beginn einer Inhalationstherapie mit Antibiotika immer vorliegen. Allerdings zeigt der bakteriologische Befund und die Resistenzbestimmung nicht in jedem Falle an, ob die gefundenen Keime auch tatsächlich pathogen sind.
Für Steroide gilt, daß sie gegenüber konventioneller Verfahren der Applikation keinen Vorteil bieten. Lediglich beim Asthma bronchiale kann der lokale Effekt bei gleichzeitig geringen systemischen Nebenwirkungen günstiger sein als eine übliche orale oder parenterale Therapie.

Inhalationstherapie mit intermittierendem Überdruck ist eine sehr differenzierte therapeutische Maßnahme. Praktische Anleitung des Patienten, Dauer und Häufigkeit der Sitzungen, optimale Wahl der Parameter Inspirationsdruck, Flow und Empfindlichkeit des Triggermechanismus sowie die Wahl des zu vernebelnden Medikaments erfordern eine kritische Indikationsstellung.

Ihre Effektivität hängt aber auch weitgehend davon ab, wieweit Verlauf und Therapieerfolg überprüft werden. Die arterielle Blutgasanalyse ist zur Objektivierung dieser Therapie nur bedingt brauchbar. Allerdings zeigt sie den Effekt der Beatmungsinhalation bei Vorliegen von diffusen Atelektasen am sichersten an. Die Objektivierung der Wirkung von Aerosolen ist noch schwieriger. Nach unseren Erfahrungen bietet die Kombination folgender Untersuchungen die sicherste Gewähr für eine objektive Beurteilung von Therapie und Prognose:

1. arterielle Blutgasanalyse
2. klinische Untersuchung
3. bakteriologischer Befund und Antibiogramm
4. röntgenologische Kontrolluntersuchungen
5. einfache Lungenfunktionsanalysen

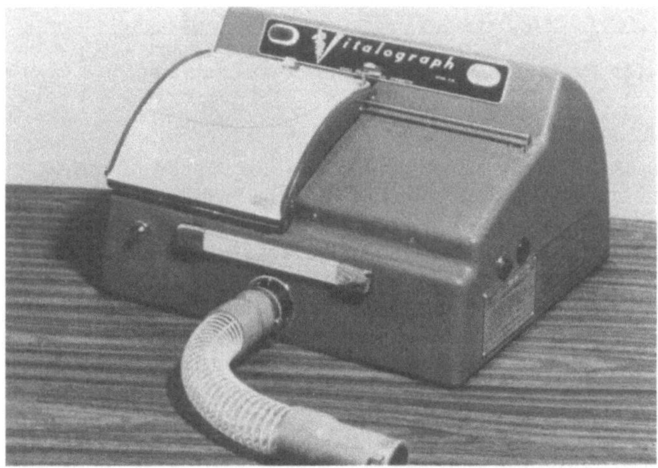

Abb. 6. "Vitalograph" zur Registrierung des "forcierten Spirogramms"

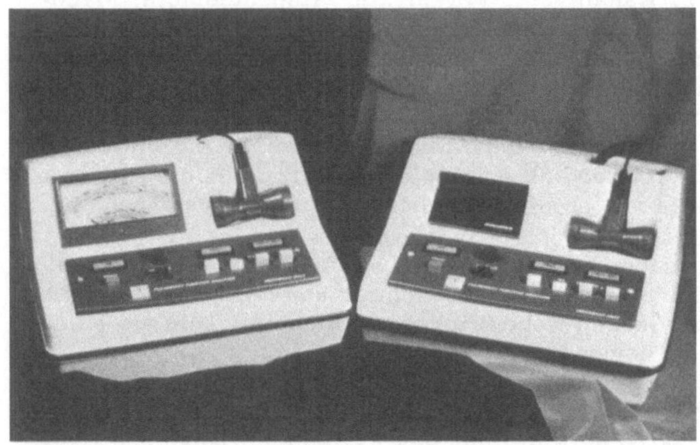

Abb. 7. "Pulmonary function analyzer" (Monaghan) mit Meßwertskala (links) und Digitalanzeige (rechts)

Ungeachtet dieser im Einzelfall nicht immer möglichen Untersuchungsverfahren und ihrer problematischen Ausdeutung sollen abschließend 2 einfache apparative Verfahren zur raschen Beurteilung der wichtigsten Lungenfunktionsgrößen angeführt werden:

1. Mit Hilfe des Vitalograph (Abb. 6) ist es möglich, durch einmalige forcierte Ausatmung auf einem Diagramm das sog. forcierte Spirogramm zu registrieren. Die forcierte, bei Weglassen der Zeitschreibung auch einfache Vitalkapazität, die absolute und relative Sekundenkapazität und die forcierte Atemstromstärke können leicht und schnell ermittelt werden. Ein vollständiger Untersuchungsgang mit 2 bis 3 registrierten Kurven nimmt einschließlich Auswertung ca. 10 Minuten in Anspruch. Wie bei allen spirometrischen Untersuchungen ist auch hier selbstverständlich die Mitarbeit des Patienten notwendig.
2. Ein ähnliches Gerät steht im "pulmonary function analyzer" der Fa. Monaghan[+] zur Verfügung (Abb. 7). Es erlaubt mit einem Atemzug die Messung von Vitalkapazität, forciertem Exspirationsvolumen und Spitzenflow. Bei maximaler willkürlicher Ein- und Ausatmung über 15 Sekunden kann der Atemgrenzwert gemessen werden. Der pneumatisch-elektronische Wandler hat einen Meßfehler von 5%. Eine Digitalanzeige gibt die Meßwerte direkt an, bei Bedarf können auf einem zusätzlich angeschlossenen XY-Recorder die Atemkurven registriert werden.

Der sprunghafte Anstieg von chronischer Bronchitis und chronisch-obstruktivem Emphysem am operativen Krankengut zwingt uns heute, die modernen und inzwischen vielfach bewährten Methoden der Inhalationstherapie auszubauen. Die Beatmungsinhalation mit intermittierendem Überdruck ist ein integraler Bestandteil der Behandlung mit Physiotherapie, Atemgymnastik und antibiotischer Therapie.

Die Krankenhausträger müssen mit Nachdruck darauf hingewiesen werden, daß die Bereitstellung von räumlichen und apparativen Einrichtungen allein nicht zur effektiven Durchführung dieser wichtigen Behandlungsmethode ausreichen. Vordringlich ist die Bereitstellung von genügend ausgebildetem Pflegepersonal.

[+]SANDOZ-AG, Nürnberg

KLINISCHE ERFAHRUNG MIT DER BEATMUNGSINHALATION BEI PATIENTEN DER OPERATIVEN MEDIZIN

Von F. R. Brost, H. U. Gerbershagen, M. Halmágyi, G. Sauer und H. Teuteberg

Eingangs gestatten Sie mir, unser therapeutisches Vorgehen bei der Beatmungsinhalation zu skizzieren.

Die in Tabelle 1 aufgezeigten atemphysiotherapeutischen Maßnahmen wie Atemgymnastik, Totraumvergrößerer, Aerosoltherapie, Beatmungsinhalation und Intercostalblockade werden mindestens dreimal täglich von einem lungenphysiologisch ausgebildeten Anaesthesisten, einer Anaesthesieschwester und einer Physiotherapeutin durchgeführt.

Tabelle 1. Maßnahmen

Maßnahmen
Atemgymnastik
Totraumvergrößerer
Aerosoltherapie
Beatmungsinhalation
Schmerzbekämpfung

Reichen diese Maßnahmen alleine nicht aus, so werden gleichzeitig Thoraxvibrationsmassage und Lagerungsdrainagen mit in den Therapieplan aufgenommen.

Regelmäßige bedside-Kontrollen der Lungenfunktion, tägliche Blutgasanalysen, Thoraxübersichtsaufnahmen und aus dem Trachealsekret gewonnene Antibiogramme werden zur Festsetzung des Operationstermins bzw. zur Verlaufskontrolle herangezogen.

Die selektiven Indikationen zur Beatmungsinhalation sind in Tabelle 2 aufgestellt.

Tabelle 2. Indikationen zur Beatmungsinhalation

Indikationen
Präoperative Lungenfunktionsstörungen
Thorax- und Polytraumen
Oberbauch-Thorax-Eingriffe
Obstruktive bronch. Komplikationen
Pneumonien
Atelektasen

Es kommen also Patienten zur Behandlung, die praeoperativ Lungenfunktionsstörungen aufweisen und respiratorische Entgleisungen im postoperativen Verlauf erwarten lassen. Weiterhin Patienten mit Thorax- und Polytraumen, sowie Patienten mit Oberbauch- und Thoraxeingriffen, schließlich Patienten mit in der postoperativen Phase aufgetretenen Komplikationen, wie obstruktive, bronchitische Komplikationen, Pneumonien und Atelektasen.

Tabelle 3 zeigt eine Aufstellung der zwischen 1970 und 1972 am Institut für Anaesthesiologie in Mainz durchgeführten Inhalationstherapien.

Tabelle 3. Indikationen zur Beatmungsinhalation Mainz (1970 - Sept. 1972)

Pneumonie	121
Spast. Lungenerkrankungen	88
Bronchitis, akut, chron.	48
Restrikt. Lungenerkrankungen	46
Atelektasen	19
Thoraxtraumen	32
Pneumonieprophylaxe	142
Gesamtzahl d. Patienten	496

Unter den 496 Patienten waren 142 Patienten, die wegen besonderer Gefährdung, prophylaktisch bereits in der praeoperativen Phase behandelt worden waren.

Zur Behandlung in unsere Inhalationstherapie kamen 72% der Patienten aus der chirurgischen Klinik, 10% aus der Zahn-Mund-Kiefer-Klinik, 9% aus der Urologischen Klinik und die restlichen 9% aus allen anderen operativen Kliniken (Tab. 4).

Die Erklärung dafür, daß die unfallchirurgischen Patienten nur 3% des Krankengutes der Inhalationstherapie ausmachten, ist darin zu sehen, daß Patienten mit Thoraxverletzungen oder Schädel-Hirn-Traumen vorwiegend primär unserer Intensivtherapie zugeführt wurden und somit nicht in dieser Statistik erscheinen.

In der Zahn-Mund-Kiefer-Klinik waren es die Gesichtsschädelverletzungen und die daraus resultierenden Aspirationspneumonien, in der Urologie vorwiegend Alterspatienten, die von uns behandelt werden mußten.

Tabelle 4. Inhalationstherapien - Verteilung nach Kliniken

Allgem. Chirurgie	33%	
Chirurg. Wachstation	24%	
Thoraxchirurgie	12%	72%
Unfallchirurgie	3%	
ZMK		10%
Urologie		9%
sonst. Kliniken		9%

Was die Behandlungsdauer der Beatmungsinhalation anbelangt, war eine Therapie durchschnittlich von 10 Tagen erforderlich; die kürzeste Behandlungsdauer betrug 4, die längste 22 Tage. Es zeigte sich, daß Patienten mit kombinierten, d.h. restriktiven und obstruktiven Ventilationsstörungen am längsten unserer Behandlung bedurften.

Bei Patienten über dem 5. Jahrzehnt beobachteten wir einen sprunghaften Anstieg der postoperativen bzw. posttraumatischen Lungenkomplikationen (Abb. 1). Es ist jedoch nicht zu übersehen, daß auch die Zahl der jüngeren Patienten - worauf Herr Teuteberg bereits beim letzten Symposion in Mainz hingewiesen hat - beträchtlich war.

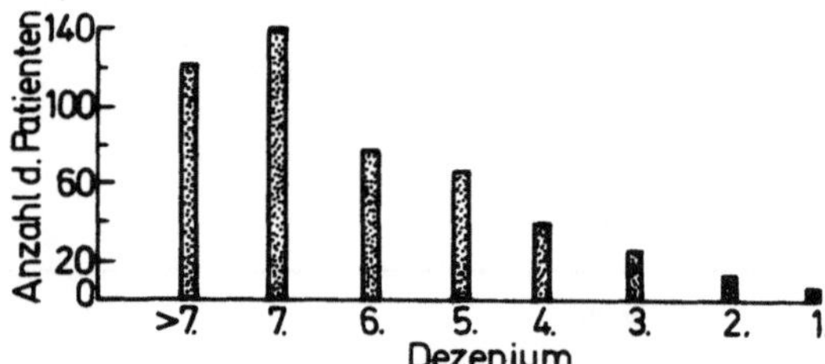

Abb. 1. Altersverteilung-Beatmungsinhalation (Mainz 1970 - Sept. 1972; 496 Patienten)

Trotz oft bedenklicher pulmonaler Komplikationen in der prae- und postoperativen Phase war in 79% der Fälle eine Besserung des Lungenbefundes zu erreichen. Lediglich bei 8% der Patienten waren wir nicht in der Lage, eine Besserung zu erzielen, bzw. eine Verschlechterung zu verhindern. Diese Patienten wurden dann vorübergehend von den operativen Stationen auf unsere Intensivtherapie übernommen und nach Behebung der vorhandenen Komplikationen wieder zurückverlegt.

Von den 496 Patienten verstarben in der postoperativen Phase 13%. Bei keinem dieser Patienten war die pulmonale Komplikation die Todesursache; es war jedoch nicht auszuschließen, daß diese den Tod des Patienten mitverschuldet hat (Tab. 5).

Tabelle 5. Änderung des Lungenbefundes bei 500 Beatmungsinhalations-Patienten

Besserung	bei	79,0% d. Pat.
weitere Verschlechterung	bei	8,0% d. Pat.
verstorben		13,0% d. Pat.

Die Beatmungsinhalation gewinnt heute in Mainz immer mehr den Charakter einer zentralen Einrichtung des Institutes für Anaesthesiologie, die die Patienten aller operativen Kliniken in der prae- und unmittelbaren postoperativen sowie posttraumatischen Phase versorgt.

Zur Zeit sind es regelmäßig etwa 15 Patienten, die täglich von uns behandelt werden müssen.

Bei dieser Belastung ist es notwendig, daß alle gehfähigen Patienten in dafür vorgesehene und eingerichtete Räume sozusagen als ambulante Patienten versorgt werden, um hierdurch die Anzahl der bedside-Behandlungen niedrig zu halten.

Die Versorgung der gehfähigen Patienten erforderte den Einsatz einer Krankengymnastin, einer Anaesthesieschwester und eines Anaesthesisten. Die bedside-Behandlung nahm einen Arzt, eine Schwester und eine Physiotherapeutin zusätzlich in Anspruch.

Aus unseren Erfahrungen heraus halten wir es für vorteilhaft und notwendig, daß eine gute Zusammenarbeit mit einem Lungenfunktionslabor - das wir in Mainz in eigener Regie haben - vorhanden ist.

Zum Schluß möchten wir noch sagen, daß wir bei der Durchführung von über 15.000 Einzelinhalationen den Eindruck gewonnen haben, daß nur durch die sinnvolle Kombination von Inhalationstherapie, Beatmungsinhalation, Atemgymnastik und Schmerzausschaltung durch Intercostalblockaden die Zahl der schwerwiegenden Lungenfunktionsstörungen in der postoperativen Phase deutlich gesenkt wird.

Darüberhinaus ermöglicht dieses Therapieform - in die anaesthesiologische Tätigkeit sinnvoll integriert - eine zusätzliche echte anaesthesiologische Leistung für die Behandlung der Patienten in der postoperativen Phase.

Literatur

SAFAR, P.: Respiratory Therapy. Philadelphia, F.A. Davis Comp., 1965

BENDIXEN, H.H., EGBERT, L.D., HEDLEY-WHYTE, J., LAVER, M.B., PONTOPPIDAN, H.: Respiratory Care. Saint Louis, 1965

DE KORNFELD, T.J., ARBOR, A.: How Does a School of Inhalation Therapy Function in a Hospital? Anesthesia and Analgesia, Vol. 47, No. 5, Sept.-Oct. 1968

MILLER, W.F.: Respiratory Therapy: What Does it Offer? Anesthesia and Analgesia, Vol. 47, No. 5, Sept.-Oct. 1968

LAWIN, P.: Prophylaxe und Therapie respiratorischer Störungen. X. Kasseler Symposium. Urban & Schwarzenberg, 1969

TEUTEBERG, H., GERBERSHAGEN, H.U., HALMAGYI, M.: Maßnahmen der anaesthesiologischen Vor- und Nachbehandlung zur Verbesserung der Lungenfunktion bei Alterspatienten. Symposion über Anaesthesie und Intensivtherapie im Alter, Mainz, Oktober 1972

BLUTGASANALYTISCHE UNTERSUCHUNGEN VOR, WÄHREND UND NACH DER BEATMUNGSINHALATION

Von H. Foitzik, J. Kania und P. Lawin

Wie gezeigt wurde, ist die Beatmungsinhalation die Methode der Wahl bei bestimmten respiratorischen Insuffizienzen und nach Operationen.
Der Therapieerfolg der Beatmungsinhalation ist aber aus folgenden Gründen schwer objektivierbar:

1. Die klinische Symptomatik der respiratorischen Insuffizienz ist nicht immer eindeutig.
2. Diffuse Mikroatelektasen, wie sie besonders häufig nach Oberbauchoperationen auftreten, entgehen der röntgenologischen Diagnostik.
3. Eine Lungenfunktionsanalyse ist besonders bei Patienten nach Operationen kaum durchführbar. Lediglich die arterielle Blutgasanalyse läßt frühzeitig Rückschlüsse auf eine beginnende respiratorische Komplikation zu.

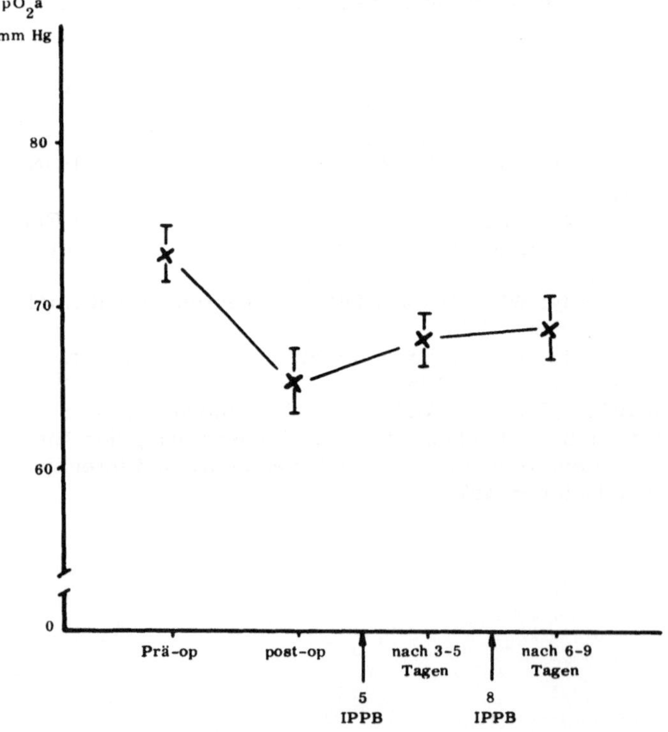

Abb. 1. Sauerstoffpartialdrucke im postoperativen Verlauf mit Beatmungsinhalation (20 Patienten, Alter: 60,5 Jahre)

Ziel unserer Untersuchung war es, den therapeutischen Wert der Beatmungsinhalation mit Hilfe von arteriellen Blutgasanalysen zu prüfen.
Untersucht wurden insgesamt 60 Patienten im durchschnittlichen Alter von 63 Jahren. Bei diesen Patienten wurden vorwiegend Operationen an peripheren Gefäßen und Desobliterationen der Arteriae iliacae ausgeführt.
Bei 50 von diesen Patienten wurde eine Inhalationstherapie durchgeführt.
Zur Kontrolle und Beurteilung wurde allen Patienten vor Beginn der Therapie im Ruhezustand eine Blutgasanalyse abgenommen. Für die Beatmungsinhalation wurden dann druckgesteuerte Respiratoren vom Typ Bird Mark 7 verwendet.
Als Aerosol wurde einheitlich physiologische NaCl-Lösung als Trägersubstanz benutzt. In keinem Fall kamen bronchodilatatorische Substanzen zur Anwendung.

Abb. 1 zeigt die Sauerstoffdrucke der ersten Gruppe. Diese Gruppe umfaßt 20 Patienten.
Wie Sie auf dem Bild sehen, sind auf der Abszisse die Zeitpunkte der Analysen und auf der Ordinate die arteriellen O_2-Drucke aufgetragen.
Der praeoperative arterielle Sauerstoffdruck betrug hier 73 mm Hg und ist einen Tag nach der Operation auf 65 mm Hg signifikant erniedrigt.

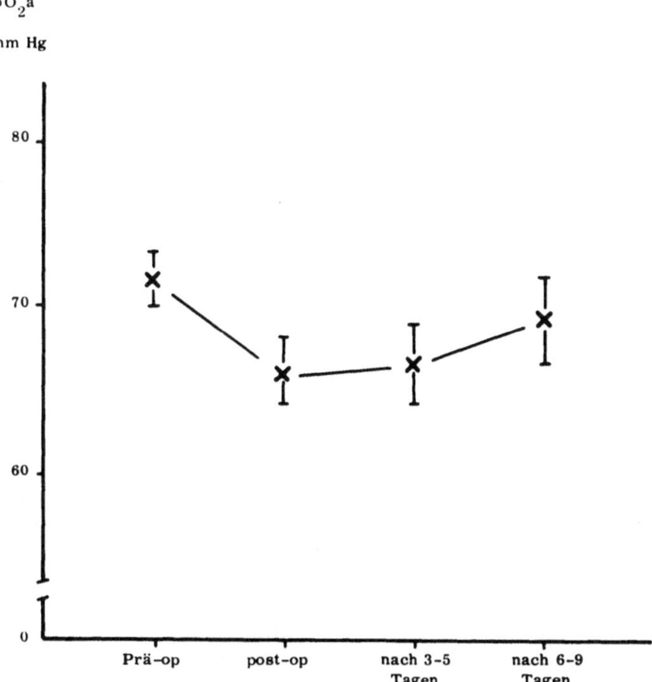

Abb. 2. Sauerstoffdrucke im postoperativen Verlauf ohne Beatmungsinhalation (10 Patienten, Alter 60,1 Jahre)

Es folgte nun die Inhalationstherapie, die im Idealfall bis zur Entlassung der Patienten fortgesetzt wurde. Es wurden täglich 2 - 4 Sitzungen einer Beatmungsinhalation von je 8 - 10 min Dauer durchgeführt.
3 - 5 Tage nach der Operation betrug der arterielle Sauerstoffdruck 68 mm Hg.

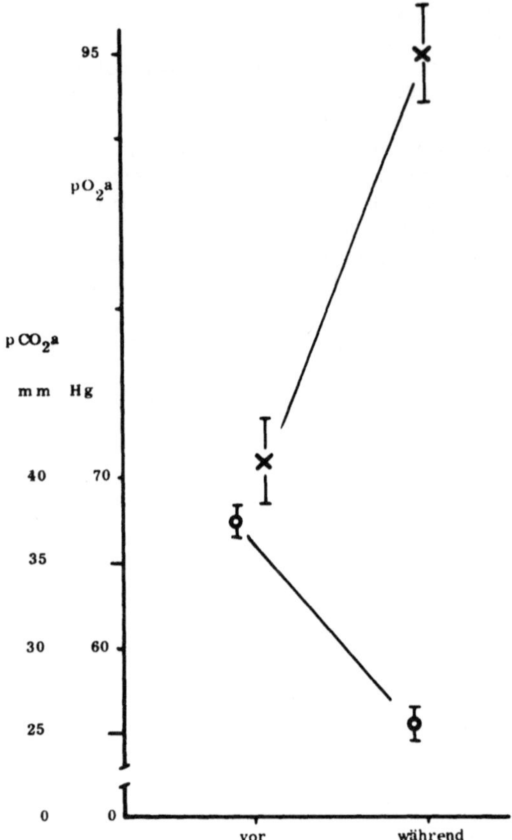

Abb. 3. Sauerstoff (x) und Kohlendioxydpartialdrucke (o) vor und während Beatmungsinhalation (10 Patienten, Alter: 65,5 Jahre)

Nach weiteren 8 Beatmungsinhalationen ergab die Blutgasanalyse einen O_2-Druck von 69 mm Hg. Damit ist zu diesem Zeitpunkt aber der praeoperative Sauerstoffdruck noch nicht wieder erreicht.

Sie sehen in Abb. 2 das Verhalten der Sauerstoffdrucke einer Vergleichsgruppe von 10 Patienten. Diese Gruppe erhielt keine Inhalationstherapie.
Nach der Operation ist der arterielle Sauerstoffdruck von praeoperativ 72 mm Hg auf 66 mm Hg signifikant abgesunken. Auch nach 6 - 9 Tagen ist der praeoperative Ausgangswert noch nicht wieder erreicht.

In Abb. 3 sind auf der Ordinate nebeneinander die arteriellen Kohlendioxid- und Sauerstoffdrucke aufgetragen. Die Kohlendioxiddrucke sind mit einem Kreis gekennzeichnet. Die Sauerstoffdrucke sind mit einem Kreuz eingezeichnet.
Bei dieser dritten Gruppe von 10 Patienten prüften wir die Auswirkung auf die Blutgase während der Beatmungsinhalation.
Gegen Ende der Therapie, also während der Patient weiter inhalierte, stieg der

arterielle Sauerstoffdruck von 71 auf 95 mm Hg hochsignifikant an.
Dagegen war der Kohlendioxiddruck gleichzeitig von 37 auf 25 mm Hg hochsignifikant abgefallen.

In der 4. Gruppe (Abb. 4) wurden ebenfalls 10 Patienten untersucht. Hier wurde jedoch die zweite Blutgasanalyse nicht während, sondern 3 - 8 Minuten nach Beendigung der Beatmungsinhalation abgenommen.
Der arterielle pO_2 ist von 66 auf 59 mm Hg abgefallen und es besteht eine leichte Hypokapnie.
Der Abfall des arteriellen pO_2 in dieser vierten Gruppe könnte eine Folge der Hypokapnie sein.

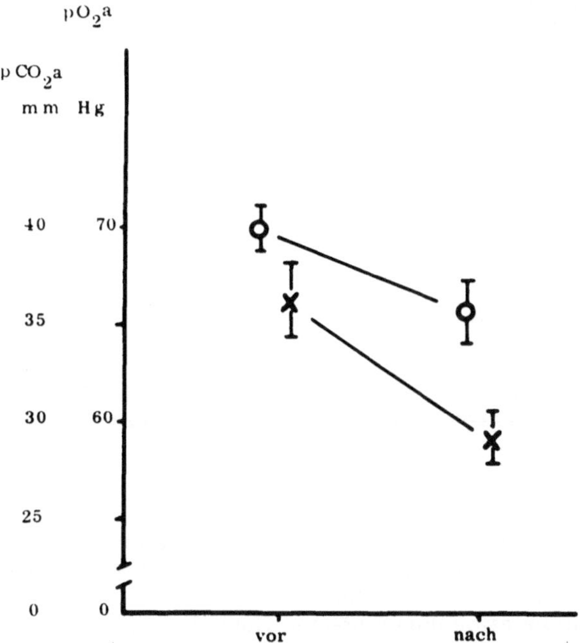

Abb. 4. Sauerstoff- (x) und Kohlendioxidpartialdrucke (o) vor und nach Beatmungsinhalation (10 Patienten, Alter: 64,4 Jahre)

Um die Hypokapnie auszugleichen, wurde nun in der Gruppe 5 (Abb. 5) zwischen Patient und Respirator ein künstlicher Totraum von 500 ml geschaltet.
Wie Sie auf dem Bild sehen, ist der arterielle pCO_2 3 - 8 min nach der Inhalation praktisch gleich mit dem Ausgangswert. Der arterielle pO_2 ist von 71 auf 63 mm Hg signifikant abgefallen.

Arterielle Hypoxie ist nach operativen Eingriffen eher die Regel als die Ausnahme. Dies wurde auch in vorliegender Untersuchung bestätigt.
Unter Beatmungsinhalation in der hier angewandten Dosierung kommt es zu einer Besserung der arteriellen Sauerstoffdrucke. Ohne diese therapeutische Maßnahme wurden aber in der Vergleichsgruppe ähnliche Besserungen festgestellt, sodaß ein signifikanter Unterschied zwischen beiden Gruppen nicht besteht.

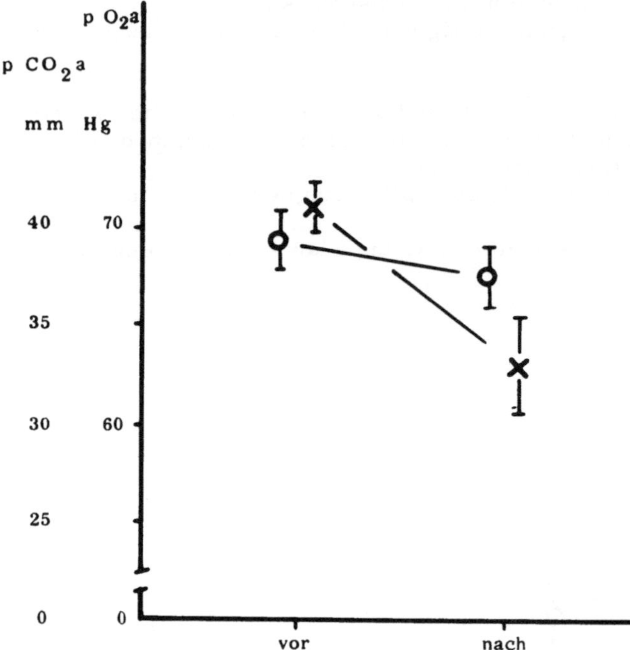

Abb. 5. Sauerstoff- (x) und Kohlendioxidpartialdrucke (o) vor und nach Beatmungsinhalation mit 500 ml Totraumvergrößerung (10 Patienten, Alter: 65,5 Jahre)

Bei den Messungen während der Beatmungsinhalation kam es zu einem hochsignifikanten Anstieg des arteriellen Sauerstoffdruckes und gleichzeitig zu einem hochsignifikanten Abfall des arteriellen Kohlendioxiddruckes.
Diese bei der Überdruck-Beatmungsinhalation durch höhere Hubvolumina bewirkte Hyperventilation führt, wie die Ergebnisse der Gruppe 4 und 5 zeigten, unmittelbar nach der Inhalation zu einem Abfall des arteriellen Sauerstoffdruckes, also zu einer posthyperventilatorischen Hypoxie.
Auch durch Vorschalten von 500 ml Totraum unter sonst gleichen Bedingungen war diese Hypoxie nicht wesentlich zu bessern.

Es erhebt sich nun die Frage, ob durch weitere Veränderungen die Hypokapnie noch besser zu beeinflussen ist.
Folgende Veränderungen wären naheliegend:

1. Die Erniedrigung des endinspiratorischen Druckes
2. Die Erhöhung der Atemfrequenz
3. die weitere Vergrößerung des künstlichen Totraums

Doch sollte das andere Ziel der Beatmungsinhalation, nämlich Aerosole auch möglichst peripher applizieren zu können, bei diesen Überlegungen beachtet werden.
Dabei muß auch die Frage gestellt werden, wie weit es möglich ist, die umfassenden Wirkungen der Beatmungsinhalation durch arterielle Blutgasanalysen zu beurteilen, weil mit der Blutgasanalyse im wesentlichen nur die ventilatorischen Veränderungen erfaßt werden.

MÖGLICHKEITEN DER KOMBINATION ATEMTHERAPEUTISCHER METHODEN

Von M. Baum, H. Benzer und W. Haider

Sinn und Zweck jeder Atemtherapie ist ganz allgemein die Verbesserung des pulmonalen Zustandes des Patienten. Dabei sind sowohl Lungenmechanik als auch Gasaustausch durchaus gleichberechtigte Komponenten, deren positiver Beeinflussung unsere Bemühungen gelten müssen. Es wird daher wesentlich sein, aus dem weitläufigen Repertoire der uns zur Verfügung stehenden therapeutischen Möglichkeiten jene auszuwählen, die den momentanen Bedürfnissen des Patienten am nächsten kommen.

Hier muß zunächst die bewußte Atemschulung Erwähnung finden, die bei kooperativen Patienten auf Basis einer Ökonomisierung der Atmung zu geradezu erstaunlichen Erfolgen führen kann. Alle anderen Methoden nehmen - im weitesten Sinne - technische Hilfsmittel in Anspruch, seien es nun künstliche Totraumvergrößerer, Respiratoren oder gar eine Kombination beider. Im Rahmen dieser sogenannten unbewußten Atemschulung nimmt daneben die Konditionierung des Atemgases (O_2-Anreicherung, Anwärmung, Befeuchtung, Aerosole) eine zentrale Rolle ein.

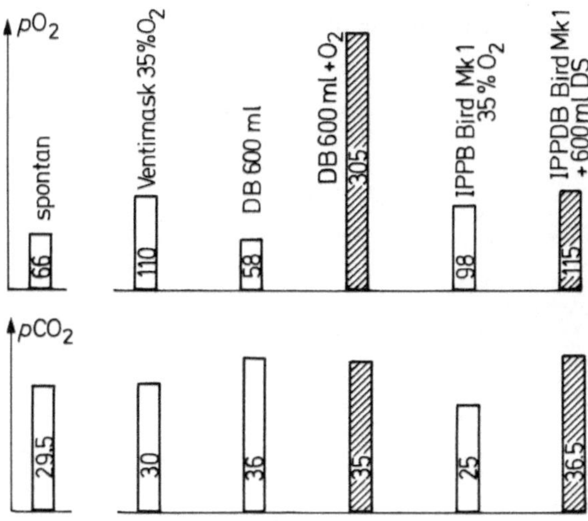

Abb. 1. Blutgaswerte einer 68jährigen Patientin mit Serienrippenbrüchen unter verschiedenen Formen der Atemtherapie

Das Für und Wider der einzelnen Methoden soll nun an Hand von blutgasanalytischen bzw. pneumotachographischen Untersuchungen an einer 68jährigen Patientin demonstriert werden, die etwa 2 Wochen nach einem Thoraxtrauma mit Serienrippenbrüchen bei Spontanatmung folgende Blutgaswerte aufwies (Abb. 1). Einer deutlichen Hypokapnie (pCO_2 = 29,5 Torr) als Ausdruck einer Hyperventilation steht eine,für ihr Alter als mäßiggradig zu bezeichnende Hypoxie (pO_2 = 66 Torr) gegenüber.

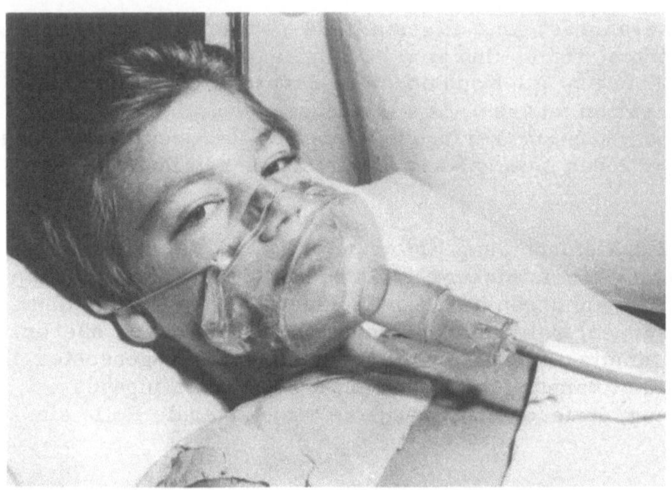

Abb. 2. Anwendung einer Ventimask zur Sauerstoffanreicherung

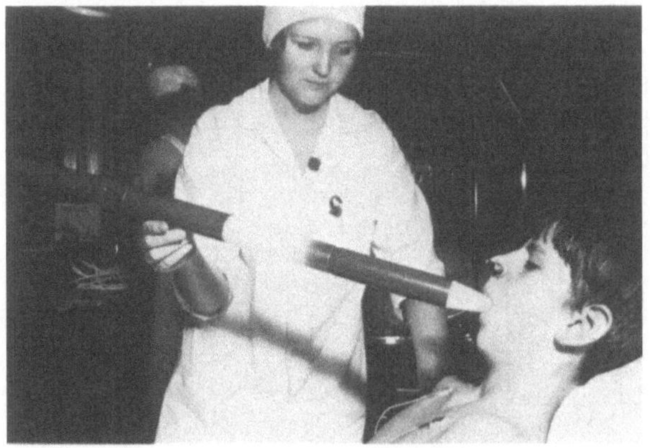

Abb. 3. Totraumvergrößerung zur Steigerung der Ventilation

Die erste therapeutische Maßnahme besteht in einer Sauerstoffanreicherung des Atemgases auf 35% mit Hilfe einer Ventimask (Abb. 2). Damit kann zwar die Hypoxie erfolgreich bekämpft werden, der pO_2 steigt auf 110 Torr, am Grad der Hyperventilation tritt jedoch keine Veränderung auf (Abb. 1).

Der nächste Schritt besteht in einer künstlichen Totraumvergrößerung (DV) (Abb. 3). Die Erhöhung der alveolären und damit auch arteriellen CO_2-Spannung veranlaßt das Atemzentrum zu einer Ventilationssteigerung. Diese Steigerung erfolgt unbewußt vorwiegend als Tief- und Flankenatmung, sie ist daher auch bei wenig kooperativen Patienten wirkungsvoll. Dabei kann man eine verbesserte Lungenbelüftung und ein vermehrtes Abhusten von Sekret beobachten. Pneumotachographisch läßt sich neben der Erhöhung des Atemzugsolumens eine deutlich vergrößerte Ösophagusdruckamplitude nachweisen, was in Summe zu einem beachtlichen Anstieg der Atemarbeit führt. Daß dies nicht immer in einem so

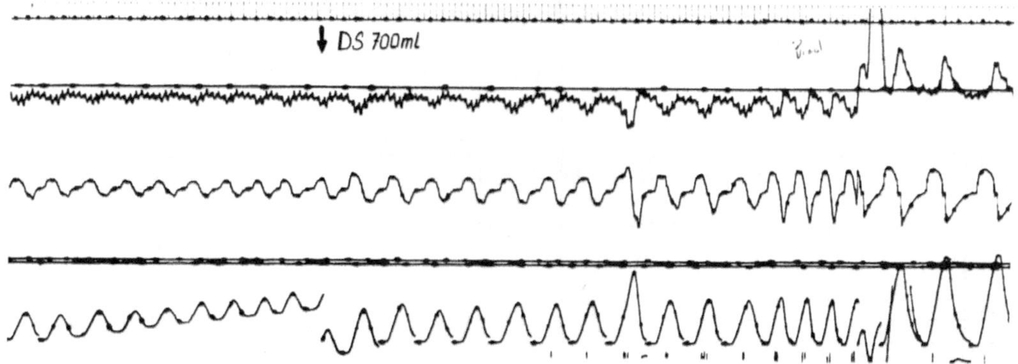

Abb. 4. Pneumotachogramm eines atemgeschulten Patienten mit einer künstlichen Totraumvergrößerung auf 700 ml (DS 700); von oben nach unten Ösophagusdruck, Flow und Volumen

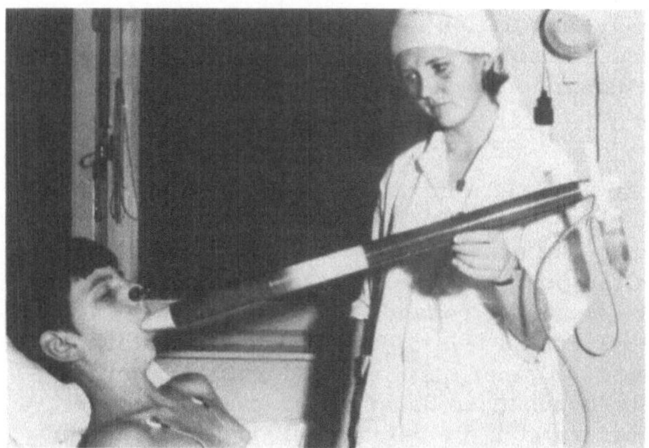

Abb. 5. Einleitung von O_2 am distalen Ende einer Totraumröhre

drastischen Ausmaß auftreten muß, zeigt Abbildung 4. Bei atemgeschulten Patienten kann der vergrößerte Totraum oft mit erstaunlich geringen Ösophagusdruckschwankungen überwunden werden. Dennoch haben Untersuchungen an gesunden Probanden, die wir in unserem eigenen Arbeitskreis vornahmen, gezeigt, daß es zu einem statistisch signifikanten Abfall des pO_2 unter Totraumventilation kommt. Dies kann nur durch den auf Grund der erhöhten Atemarbeit gesteigerten Sauerstoffverbrauch erklärt werden. Auch bei unserer Patientin sinkt bei einem Totraum von 600 ml der pO_2 auf 58 Torr ab, die Hypokapnie scheint dagegen beherrscht zu sein (pCO_2 = 36) (Abb. 1).

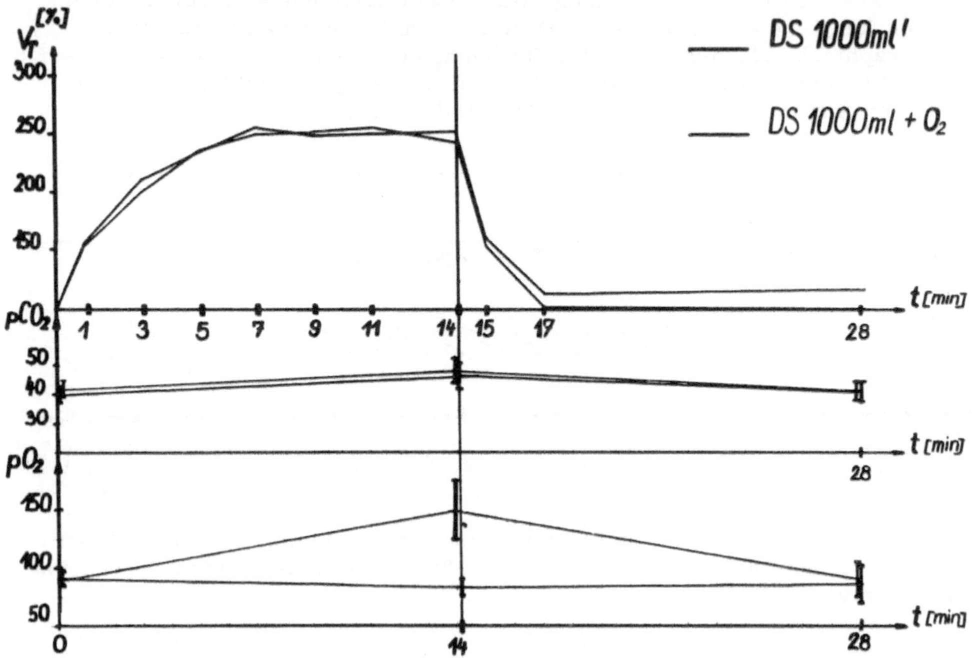

Abb. 6. Auswirkung einer distalen O_2 Insufflation in eine Totraumröhre bei lungengesunden Patienten. Der Atemantrieb und die Steigerung des PCO_2 bleiben voll erhalten, der PO_2 ist jedoch deutlich verbessert

Dieser Tendenz kann entgegengewirkt werden, wenn man am distalen Ende der Totraumröhre Sauerstoff einleitet (Abb. 5). Dies führt überraschenderweise zu keiner CO_2-Auswaschung im Totraum, das erhöhte pCO_2 und damit auch der verstärkte Atemantrieb bleibt voll erhalten (Abb. 6). Diese Resultate stammen von der bereits erwähnten Untersuchung gesunder Probanden. Die Steigerung des Atemvolumens bei einem künstlichen Totraum von 1000 ml ohne Sauerstoffinsufflation ist praktisch identisch mit jener bei einer distalen O_2-Insufflation mit einem, dem Atemminutenvolumen entsprechenden Sauerstoffflow von ca. 8 - 10 l/min. In den pCO_2-Werten unterscheiden sich die beiden Methoden nicht, sehr eindeutig ist jedoch der pO_2-Anstieg während Insufflation. Diese Tendenz können wir auch bei der besprochenen Patientin feststellen, deren Blutgase mit 35 pCO_2 und 305 pO_2 während dieser Therapie durchaus zufriedenstellend sind. (Abb. 1) In diesem Zusammenhang muß noch erwähnt werden, daß sich die Totraumventilation sehr gut mit der Ultraschallvernebelung kombinieren läßt,

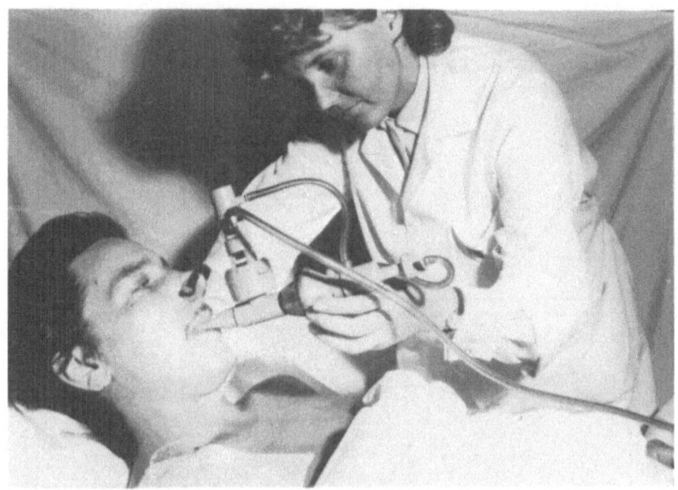

Abb. 7. IPPB mit dem Bird Mark I

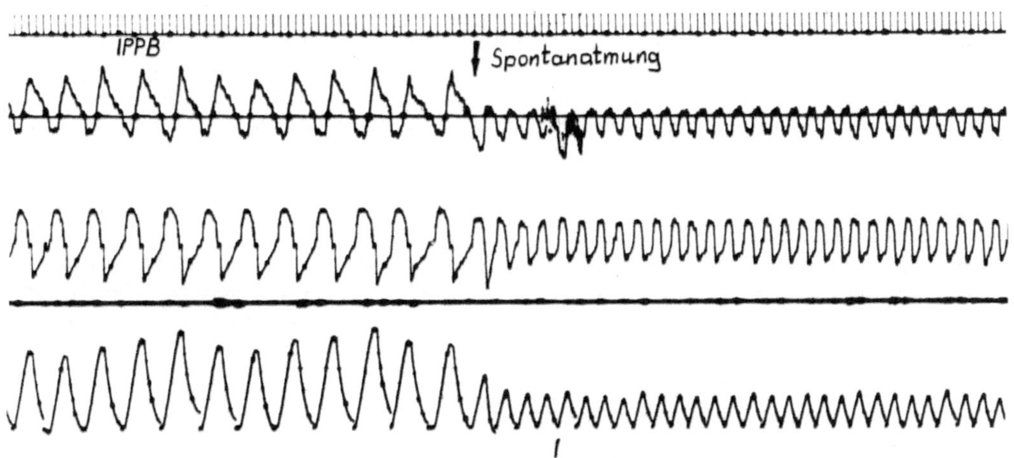

Abb. 8. Pneumotachogramm einer IPPB; von oben nach unten Ösophagusdruck, Flow und Volumen

wodurch eine besonders günstige Applikation von Medikamenten-Aerosolen erreicht werden kann. Hingegen muß die Indikation zu dieser Methode überall dort sehr kritisch gestellt werden, wo starke Schwankungen des intrathorakalen Drukkes unerwünscht sind, etwa bei einem sich anbahnenden Lungenödem, das durch den erhöhten transmuralen Druck akut verschlechtert werden kann. Schließlich können diese Schwankungen beim unstabilen Thorax zu einer paradoxen Atmung führen. Grundsätzlich muß man sich aber darüber im klaren sein, daß die Totraumventilation eine zusätzliche energetische Belastung des Patienten mit sich bringt.

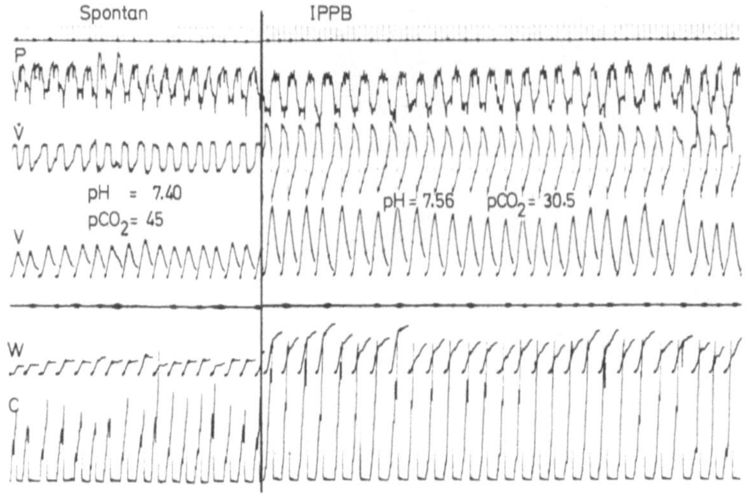

Abb. 9. Pneumotachogramm einer IPPB; Erklärung sh. Text

Eine Entlastung kann durch die Abnahme der Atemarbeit mittels intermittierender Überdruckbeatmung (IPPB) erreicht werden (Abb. 7). Neben der gesteigerten Ventilation können mit dieser Therapieform durch mechanische Bronchusdilatation bzw. Sprengung von Sekretbrücken unbelüftete Alveolarbezirke für den Gasaustausch neu erschlossen werden. Damit ist aber auch eine bessere Verteilung bzw. ein tieferes Vordringen von Aerosolen sichergestellt. Beim instabilen Thorax zählt überdies der Effekt einer inneren Schienung zu den Vorteilen dieser Methoden.

Allerdings sind die intrathorakalen Druckverhältnisse bei weitem nicht so eindeutig als man anzunehmen geneigt wäre. Je nach Ausmaß der aktiven Beteiligung des Patienten an der Inspiration kann man sämtliche Formen - vom Aussaugen

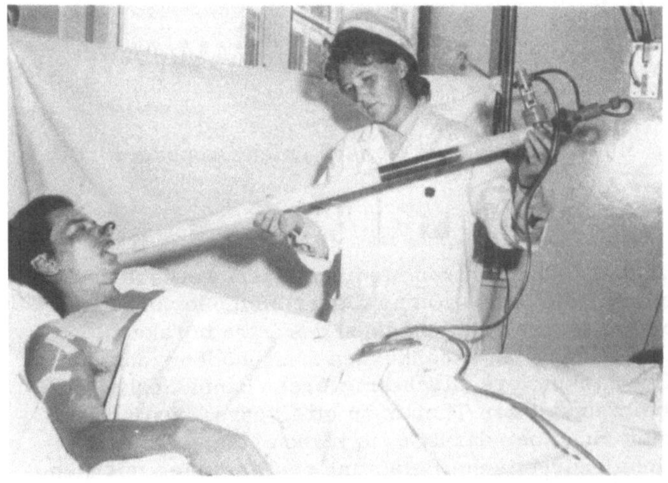

Abb. 10. Kombination von Totraumvergrößerung und Überdruckbeatmung (IPPDB)

des Respirators bis zum Sich-aufblasen-Lassen - vorfinden (Abb. 8). Dementsprechend gibt es Patienten mit deutlich positiven Ösophagusdrucken, die sich sozusagen beatmen lassen; das andere Extrem zeigt Abb. 9.. Bei diesen Patienten ist die negative Ösophagusdruckamplitude sogar größer als bei der Spontanatmung. In jedem Fall kommt es aber zu einer wesentlichen Steigerung des Atemminutenvolumens die häufig zu ausgeprägter Hypokapnie führt. Die Blutgase der Patientin während dieser Therapie zeigt wieder Abb. 1. Der pCO_2-Wert von 25 Torr wird nicht toleriert, die Patientin klagt über Schwindel, die IPPB muß abgebrochen werden.

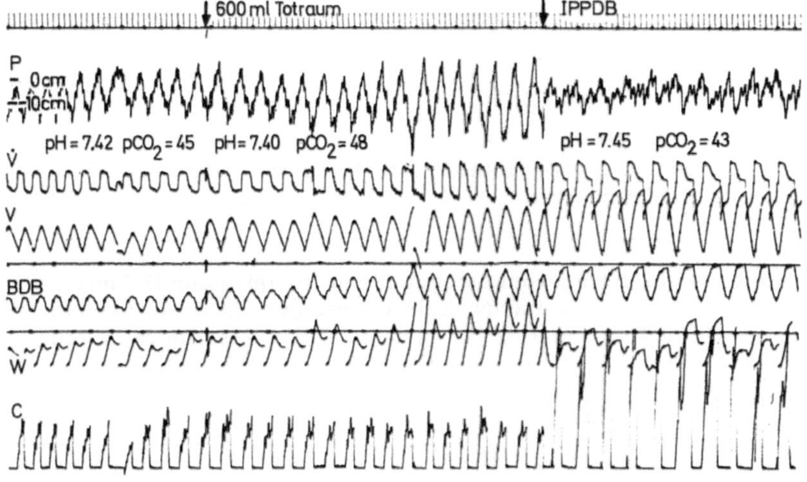

Abb. 11. Pneumtachographische Gegenüberstellung von Totraum- und IPPB-Therapie (BDB = Bauchdeckenbewegung)

Diese wiederholten Beobachtungen haben uns veranlaßt, eine Kombination von IPPB und DV vorzunehmen, die sogenannte IPPDB (Intermittent Positive Pressure Deadspace Breathing). (Abb. 10) Am distalen Ende der Totraumröhre wird ein Bird Mk1 angeschlossen, wodurch sich die Vorteile beider Methoden summieren. Das Atemvolumen ist größer als bei reiner IPPB (Abb. 11), dennoch braucht der Patient weniger Atemarbeit zu leisten. Dies nicht zuletzt deshalb, weil die intrathorakalen Druckschwankungen der IPPB und der DV grundsätzlich gegenläufig sind und sich auf diese Weise kompensieren, so daß die Gefahr des Lungenödems durch die DV bei latentem Linksherzversagen wesentlich geringer ist. Die über einen elektronischen Geber abgenommene Bauchdeckenbewegung ist gegenüber reiner DV ausgeprägter, die Zwerchfellbeteiligung an der Atmung ist verstärkt. Eine genaue Druckanalyse bei einem atemtechnisch geschulten Patienten zeigt ganz deutlich den unterschiedlichen Ösophagusdruckverlauf bei IPPB und IPPDB (Abb. 12). Während bei reiner Überdruckbeatmung der intrathorakale Druck schon nach der ersten Hälfte der Inspiration positiv wird, baut sich bei der Kombination mit einem Totraum erst zu Beginn der Exspiration ein positiver Druck auf. Durch den erhöhten Atemantrieb fällt auch die Adaptation des Patienten an den Respirator leichter, vor allem aber kann die Hypokapnie trotz gegenüber IPPB verstärkter Hyperventilation vermieden werden (Abb. 1). Unter dieser Therapie zeigt sich ein pO_2 von 115 Torr und ein pCO_2 von 36, 5 Torr.

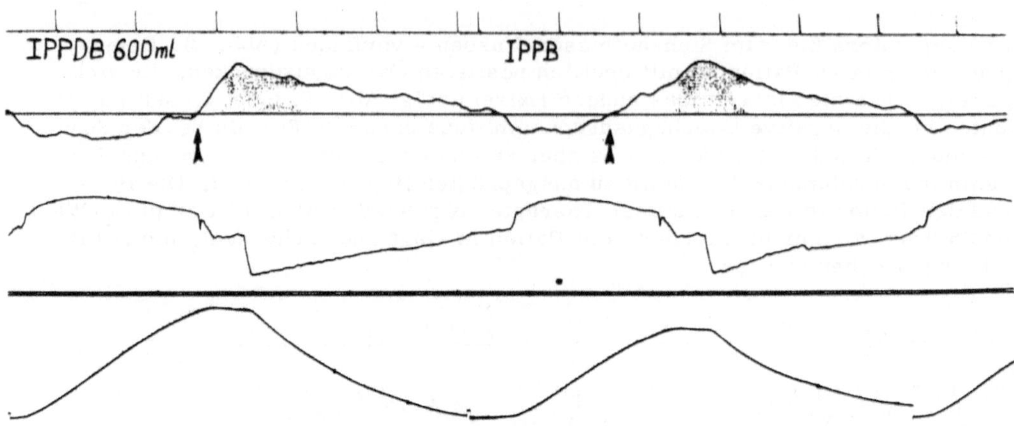

Abb. 12. Vergleich des Ösophagusdruckverlaufes von IPPDB und IPPB (Kanal 1); darunter Flow und Volumen des Bird Mark I

Die IPPDB vereint somit sowohl die gasaustauschmäßigen Vorteile der DV mit O_2-Insufflation als auch die atemmechanischen Erleichterungen des Respirators. Last not least wird diese Methode - und dies ist gerade bei der Atemtherapie ein sehr wesentliches Moment - subjektiv von einem Großteil der Patienten als bei weitem angenehmste Therapieart empfunden.

BEEINFLUSSUNG DER ATEMTECHNIK DURCH KALTES ULTRASCHALL-AEROSOL

Von H. U. Gerbershagen, U. Mohr und M. Halmágyi

Die Ultraschall-Aerosol-Therapie hat seit Jahren ihren festen Platz in der klinischen Inhalationstherapie. Nebenwirkungen sind jedoch wenig bekannt und werden selten beachtet. ULMER (1) berichtete, daß Silikotiker, die mit intensiver Luftanfeuchtung (nicht Ultraschallaerosole) behandelt wurden, häufig die Vernebler abschalteten, weil sie eine Verschlimmerung ihrer Beschwerden bemerkten. Wir beobachteten im Rahmen der erweiterten Inhalationstherapie das gleiche Phänomen bei allen Patienten mit obstruktiven Ventilationsstörungen.

CHENEY und BUTLER (2) untersuchten Lungengesunde und Patienten mit chronischer Bronchitis - ohne eine Erhöhung des Atemwegswiderstandes - und fanden eine signifikante Zunahme der Resistance-Werte bei Bronchitikern nach kurzfristiger Inhalation von Ultraschall-Aerosolen. Sie stellten fest, daß ultraschall-vernebelte isotonische Kochsalzlösung den Atemwegswiderstand stärker erhöhte als halbnormale Kochsalzlösung oder destilliertes Wasser.

Aus den genannten Gründen haben wir das Verhalten atemmechanischer Meßgrößen nach 15 minütiger Einatmung von kaltem Ultraschall-Aerosol bei Lungengesunden und bei Patienten mit obstruktiven Ventilationsstörungen untersucht. Darüber hinaus sollte die Wirkung einer geringen Menge von Orciprenalin (Alupent®) als Zusatz zu dem Verneblungswasser (1 mg auf 500 ml Aqua dest.) geprüft werden.

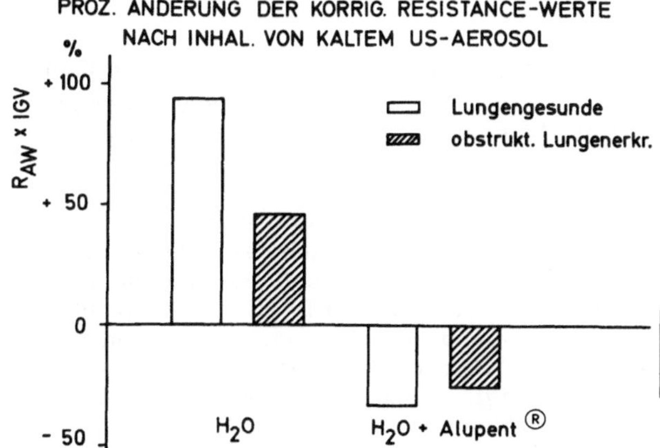

Abb. 1. Prozentuale Änderungen der korrigierten Resistance-Werte nach Inhalation von ultraschall-vernebeltem Wasser und Wasser plus Orciprenalinzusatz (Alupent®) bei Lungengesunden und bei Patienten mit obstruktiven Ventilationsstörungen

Methodik

Acht männliche Freiwillige ohne nachweisbare kardiopulmonale Erkrankungen und 8 Patienten mit obstruktiven Ventilationsstörungen wurden untersucht. Eine Selektion der Patienten fand nicht statt.

Folgende atemmechanische Größen wurden bestimmt:
1. der Atemwegswiderstand
2. das intrathorakale Gasvolumen, d.h. die ganzkörperplethysmographisch-gemessene Residualluftkapazität und
3. die maximale exspiratorische Atemstromstärke (Peakflow)

Wir ermittelten die Werte vor und 15 Minuten nach Inhalation von ultraschall-vernebeltem Wasser mit und ohne Medikamentenzusatz (DeVilbiss ultrasonic nebulizer, Nr. 35, Einstellung 3,5-4,0 ml pro Minute). Die Inhalation erfolgte über ein T-Stück am Ende des Verneblerschlauches.
Der Atemwegswiderstand und das intrathorakale Gasvolumen wurden mit einem volumenkonstanten Ganzkörperplethysmographen (Fa. Jaeger, Würzburg) gemessen. Die maximale exspiratorische Atemstromstärke bestimmten wir mit einem WRIGHT-Peakflowmeter.

Die Resistance-Werte wurden nach der Methode von LLOYD (3) auf das entsprechende intrathorakale Gasvolumen korrigiert.

Alle Untersuchungen mit der Wasser- bzw. Wasser-Orciprenalin-Verneblung fanden bei jeder Untersuchungsperson morgens an aufeinanderfolgenden Tagen in randomisierter Reihenfolge statt.

Ergebnisse

Tabelle 1 faßt die Ergebnisse bei den lungengesunden Freiwilligen und Tabelle 2 bei den Lungenkranken zusammen.

Starker Husten trat während der Inhalation aller ultraschall-vernebelter Mittel bei allen Untersuchten auf. Die Patienten gaben an, daß die Atembeschwerden während der Einatmung von vernebeltem Wasser plus Orciprenalinzusatz deutlich geringer wurden.

Bei keiner der beiden Untersuchungsgruppen konnten wir signifikante Unterschiede in der maximalen exspiratorischen Atemstromstärke nach der Ultraschall-Aerosol-Inhalation nachweisen. Die Abbildung zeigt graphisch die Unterschiede der korrigierten Resistance-Werte, d.h. das Produkt von Resistance und intrathorakalem Gasvolumen, bei Lungengesunden und -kranken nach Inhalation von Wasser und Wasser mit Orciprenalinzusatz. Es sind die prozentualen Änderungen vom Kontrollwert aufgetragen. Die korrigierte Resistance war nach der Wasserverneblung bei beiden Gruppen signifikant erhöht ($P < 0,01$).

Der Orciprenalinzusatz zu dem vernebelten Wasser bewirkte bei den Lungengesunden eine deutliche Abnahme ($P < 0,01$) und bei den Lungenkranken lediglich eine geringfügige Reduktion des korrigierten Atenwegswiderstandes.
Das intrathorakale Gasvolumen war bei beiden Gruppen unter beiden Untersuchungsbedingungen minimal vergrößert.

Tabelle 1. Änderungen der Resistance (R), des intrathorakalen Gasvolumens (IGV), der korrigierten Resistance (R x IGV) und der maximalen exspiratorischen Atemstromstärke (Peakflow) vor und nach Einatmen von ultraschallvernebeltem Wasser plus Orciprenalinzusatz (Kontrolle K_1 und O + H_2O) und vor und nach Inhalation von ultraschallvernebeltem Wasser (Kontrolle K_2 und H_2O) bei Lungengesunden

Lfd. Nr.	Alter (Jhr)	R (cm H_2O/l/sec)				IGV (l)				R x IGV (cm H_2O/sec)				Peakflow (l/min)			
		K_1	O+H_2O	K_2	H_2O	K_1	O+H_2O	K_2	H_2O	K_1	O+H_2O	K_2	H_2O	K_1	O+H_2O	K_2	H_2O
I	29 J	0,70	0,46	0,34	0,80	3,15	4,38	4,42	4,12	2,20	2,06	1,50	3,29	630	600	605	610
II	28 J	0,46	0,45	0,58	1,68	5,02	5,01	4,48	4,31	2,30	2,25	2,59	7,22	460	460	460	440
III	33 J	0,18	0,12	0,13	0,45	5,87	5,12	4,60	3,79	1,05	0,61	0,59	1,70	570	550	570	560
IV	33 J	0,60	0,40	0,25	0,36	6,39	5,33	4,90	5,64	3,83	2,25	1,22	1,92	640	560	620	540
V	44 J	1,06	1,07	0,62	0,70	2,14	2,04	1,87	1,93	2,27	2,18	1,16	1,35	550	570	585	600
VI	23 J	0,85	0,50	0,75	1,23	1,55	1,28	1,28	3,06	1,32	0,64	0,96	3,77	600	570	610	590
VII	33 J	0,80	0,57	0,70	0,85	5,83	5,57	4,71	5,61	4,66	3,17	3,29	4,77	620	620	520	575
VIII	36 J	1,60	0,59	1,30	2,50	3,28	3,16	2,93	2,85	5,15	2,23	3,80	7,12	520	650	545	555

Tabelle 2. Änderungen der Resistance (R), des intrathorakalen Gasvolumens (IGV), der korrigierten Resistance (R x IGV) und der maximalen exspiratorischen Atemstromstärke (Peakflow) vor und nach Einatmen von ultraschallvernebeltem Wasser plus Orciprenalinzusatz (Kontrolle K_1 und O + H_2O) und vor und nach Inhalation von ultraschallvernebeltem Wasser (Kontrolle K_2 und H_2O) bei Patienten mit obstruktiven Lungenerkrankungen

Lfd. Nr.	Alter (Jhr)	R (cm H_2O/l/sec)				IGV (l)				R x IGV (cm H_2O/sec)				Peakflow (l/min)			
		K_1	O+H_2O	K_2	H_2O	K_1	O+H_2O	K_2	H_2O	K_1	O+H_2O	K_2	H_2O	K_1	O+H_2O	K_2	H_2O
I	68 J	3,30	1,75	3,37	4,74	2,86	6,60	5,70	7,44	15,88	11,55	19,23	35,29	2,40	3,15	2,30	2,30
II	66 J	19,58	9,80	9,40	12,78	6,02	3,96	4,53	5,98	117,87	35,80	42,61	76,44	1,70	2,15	1,80	1,20
III	73 J	4,90	5,00	5,23	7,60	6,99	5,00	8,45	7,35	34,25	45,00	44,19	55,86	2,55	155	140	160
IV	70 J	3,80	3,46	4,21	5,02	5,30	6,14	5,33	4,95	20,14	21,24	22,45	24,85	245	315	295	255
V	48 J	2,19	1,56	2,15	4,10	6,82	6,94	6,46	6,25	14,94	10,83	13,90	25,64	470	4,55	450	420
VI	56 J	13,00	14,70	8,16	25,10	7,91	7,13	6,80	7,13	106,15	102,86	104,81	170,06	90	110	90	100
VII	76 J	12,40	10,97	12,70	13,00	5,77	5,53	5,45	6,51	71,58	60,74	69,21	84,66	80	80	70	70
VIII	66 J	9,40	10,27	13,20	14,80	4,99	3,97	5,23	5,55	46,95	40,83	69,11	82,17	90	90	70	100

Diskussion

Die Intensität und die Dauer der Hustenanfälle korrellierte nicht mit den Erhöhungen oder Erniedrigungen der Resistance-Werte. Die Patienten tolerierten das Einatmen von ultraschall-vernebeltem Wasser plus Orciprenalinzusatz deutlich besser als destilliertes Wasser allein.

Die Erhöhung der korrigierten Resistance-Werte nach der Inhalation von ultraschall-vernebeltem Wasser scheint auf einen erhöhten bronchialen Muskeltonus zurückzuführen zu sein. CHENEY und BUTLER konnten diesen Prozeß durch vorhergehende Isoproterenol-Inhalation verhindern oder aber durch die Bronchodilatatoranwendung wieder rückgängig machen.

Die Resistanceveränderungen könnten auch durch eine Schleimhautirritation oder durch ein Schleimhautödem hervorgerufen werden. Uns erscheint dies aber wenig wahrscheinlich, da weder Isoproterenol noch Orciprenalin diese Reaktion beheben oder verhindern können.

Die geringfügige Vergrößerung des intrathorakalen Gasvolumens nach Atmung von ultraschall-vernebeltem Wasser in beiden Gruppen könnte auf "air trapping" zurückgeführt werden. Klinisch dürfte dieser Befund zu keiner wesentlichen Änderung des Ventilations-Perfusions-Verhältnisses führen.

Veränderungen der maximalen exspiratorischen Atemstromstärke konnten in keiner der beiden Gruppen bei keiner Behandlungsform nachgewiesen werden. Die Messung dieser Größe ist also während der klinischen Anwendung der Ultraschall-Aerosole kein ausreichender Indikator für eine Resistance-Erhöhung.

Da die routinemäßige Ultraschall-Aerosol-Therapie auf Wach- und Intensivpflegestationen deutlich zunimmt, muß der anordnende Arzt wissen, daß Patienten mit restriktiven und obstruktiven Lungenerkrankungen die Ultraschallnebel nicht tolerieren.

Die Untersuchungen von CHENEY und BUTLER und unserer Arbeitsgruppe zeigen, daß das Unbehagen und die Beschwerden bei dem Einatmen dieser feinen, homogenen Nebel eine verifizierbare Ursache haben, nämlich die deutliche Erhöhung des Atemwegswiderstandes.

Der Zusatz von klinisch geringen Dosen von Orciprenalin zu dem Vernebelungswasser (1 : 500 000) behebt die Beschwerden der Patienten und verhindert die Resistanceerhöhung und damit die respiratorische Arbeitsvermehrung.
Aus diesem Grund empfehlen wir den routinemäßigen Zusatz eines Bronchodilatators wie Orciprenalin in der erwähnten Verdünnung.

ANAESTHESIE UND POSTOPERATIVE BEHANDLUNG BEI BRONCHOBILIÄRER FISTEL

Von L. Stöcker

Einleitung

Abhusten von gallig gefärbtem Sputum ist das pathognomonische Symptom des relativ seltenen Krankheitsbildes der bronchobiliären Fistel (1, 3, 5, 10, 14). Neben Folgen abdomino-thorakaler Verletzungen (5) und Leberabszessen, die durch Echinokokkus oder Amöben (3, 9) verursacht sind, stehen Obstrukionen des D.choledochus (3, 4, 6) durch Steine, Tumor oder Parasiten ursächlich an erster Stelle. Auch spontan oder postoperativ entstehende subhepatische Abszesse, die über den subphrenischen Raum in den Thorax einbrechen können, werden als Ursache der bronchobiliären Fistel angenommen (5, 6, 8, 13) (Abb. 1).

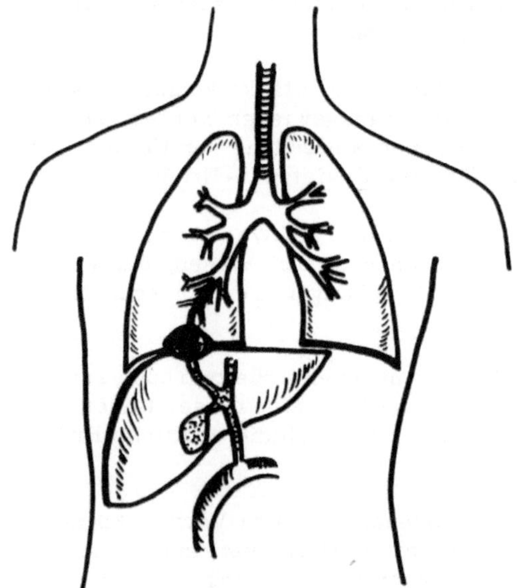

Abb. 1. Bronchobiliäre Fistel

Über Heilungen des Krankheitsbildes durch operative Revision oder Rekonstruktion der biliären Abflußwege in den Dünndarm wurde bei insgesamt 46 in der Weltliteratur nachgeprüften Fällen erst in den 2 letzten Jahrzehnten vereinzelt berichtet (1, 4, 6, 8).

Kasuistik

Anamnese:

Eine bei der Klinikaufnahme 48-jährige Frau (Krankenbuch-Nr. 9453/71) litt seit vielen Jahren an Oberbauchbeschwerden mit Koliken und typischer Speisenunverträglichkeit. Wegen rezidivierender Cholecystitis wurde 1956 außerhalb die Cholecystektomie durchgeführt, ein Jahr später erfolgte die Relaparotomie wegen Verschlußikterus. Von 1969 bis 1971 bestand ein Ikterus wechselnder Intensität, der unter der Diagnose "Aggressive Hepatitis mit cholestatischem Einschlag" wiederholt stationär behandelt wurde. Starker Husten mit Ruhedyspnoe und galliger Expektoration, die 1 Liter/Tag erreichte, führten zur Verlegung der Patientin in unsere Klinik.

Befund:

Bei der Aufnahme der im Allgemein- und Ernährungszustand stark reduzierten Patientin bestand ein leichter Ikterus (Gesamtbilirubin im Serum 2,9 mg%). Im Bereich des Gesichtes und des Schultergürtels wurden vereinzelte Spider-Naevi gesehen. Die klinische Untersuchung ergab Dys- und Orthopnoe, feuchte grobe Rasselgeräusche über der Lunge mit einem Maximum über dem rechten Untergeschoß und einen mäßigen Druckschmerz im Bereich der reizlosen Narbe eines rechtsseitigen Rippenbogenrandschnittes. Stuhl und Urin zeigten derzeit eine normale Färbung. Bei geringer Leukocytose und regelrechtem Serum-Jonogramm war die alkalische Phosphatase mit 984 mU/ml stark erhöht. LAP (30,8 mU/ml), SGOT (21 mU/ml) und SGPT (20 mU/ml) zeigten nur geringgradig vermehrte Aktivität. Die Thoraxübersichtaufnahme ließ beiderseits basal bronchopneumonische Herde und eine rechtsseitige Pleuritis mit mäßiger Pleuraergußbildung erkennen. Durch die Bronchographie wurden im Bereich des rechten Unterlappens Bronchiektasen nachgewiesen, die mit einem im subphrenischen Raum rechts gelegenen Leberabszeß kommunizierten. Bei negativem Cholangiogramm konnte aufgrund dieses Befundes die Diagnose "Bronchobiliäre Fistel mit Cholangitis und Verdacht auf Choledocholithiasis" gestellt werden (Abb. 2).

Operationsvorbereitung:

Bei der bereits in Ruhe vorliegenden Dyspnoe und den rezidivierenden Hustenattacken war an eine genauere Lungenfunktionsprüfung nicht zu denken. Im Rahmen der Operationsvorbereitung wurde eine bestehende Hypalbuminämie parenteral ausgeglichen, die Patientin digitalisiert und eine antibiotische Therapie der Cholangitis mit Tetracyclin eingeleitet. Aufgrund des massiven "Wet-Lung-Syndroms" und der bereits praeoperativ bestehenden Dyspnoe (PO_2 61 mmHg, PCO_2 42 mm Hg) mußte mit einer postoperativen Ateminsuffizienz gerechnet werden. Entsprechend unserem Vorgehen bei obstruktiven Luftwegserkrankungen wurde die Patientin daher mit der Überdruck-Inhalationstherapie und der Funktionsweise des Bird Mark 7 - Assistors vertraut gemacht.

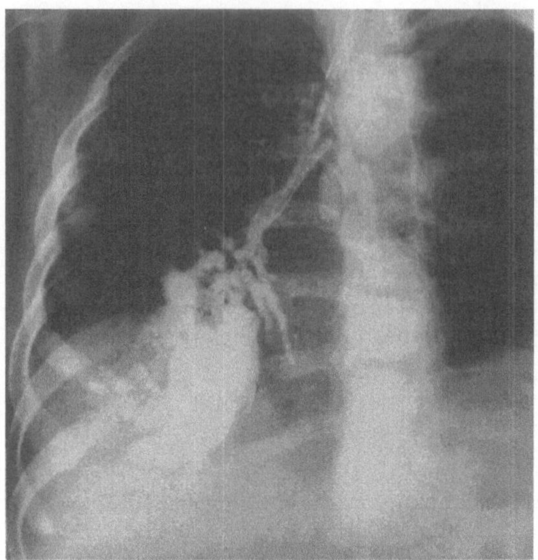

Abb. 2. Thorax a.p. (Kr.Nr. 9453/71) Bronchobiliäre Fistel; Darstellung eines intrahepatischen Abszesses über den re. Unterlappenbronchus praeoperativ

Anaesthesie und Operation

Der 2 1/2-stündige Eingriff wurde in Neuroleptanaesthesie mit langfristiger Skelettmuskelrelaxation durch Alloferin ausgeführt. Es fand sich ein fingerdicker, mit Konkrementen und Konkrementschlamm vollständig ausgemauerter D. choledochus. Nach Ausräumung und Röntgenkontrolle der Papillendurchgängigkeit wurde sicherheitshalber eine Choledochoduodenostomie angelegt, da Inkrustationen der Innenwand des D. choledochus mit feinsten Konkrementbröckeln trotz mehrfacher Spülung nicht vollständig zu beseitigen waren. Die Leberoberfläche war mit dem rechten Subphrenium breit verwachsen. Auf eine operative Darstellung der Kommunikation zwischen Leberabszeß und Bronchialsystem wurde verzichtet, da aus der Literatur das spontane Versiegen der bronchobiliären Fistel nach erfolgreicher Gallensaftdrainage bekannt ist (5).

Postoperative Nachsorge:

Die Patientin wurde über den 36 Stunden belassenen Portex-Endotrachealkatheter mittels eines Birdrespirators assistiert nachbeatmet. Durch den perforierten Stopfen des Anschlußstückes wurde ein dünnes Redondrain durch den Katheter und transbronchial in den über den rechten Unterlappenbronchus drainierenden Leberabszeß eingeführt und kontinuierlich 320 ml/Tag galliges Sekret abgesaugt (Abb. 3). Bei deutlicher Verminderung der geförderten Galle konnte die Patientin am 2. Tag nach der Operation extubiert werden. In den nachfolgenden Tagen wurde das Abhusten des Sekretes durch ständliche Überdruck-Inhalations-Beatmung über Mundstück oder Maske mit dem Therapie-Bird unterstützt. Zusätzlich war in den ersten 24 Stunden nach der Extubation mehrmals blindes nasotracheales Absaugen erforderlich. Postoperativ kurzfristig vorübergehender Anstieg des Serumbili-

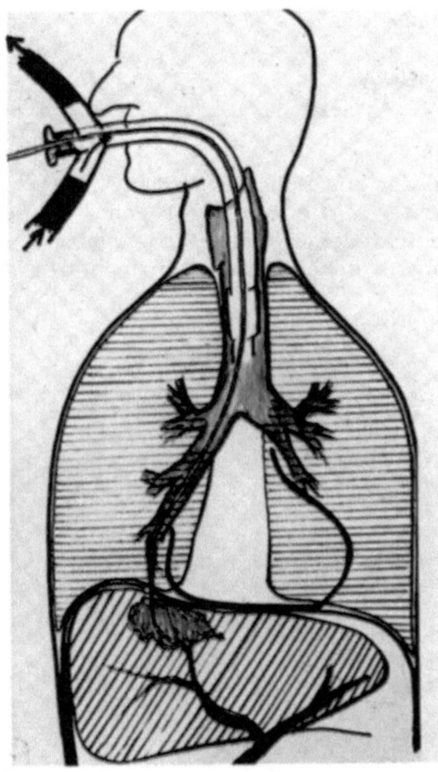

Abb. 3. Transbronchiale Dauerabsaugung des intrahepatischen Anszesses während der assistierenden Nachbeatmung durch einen BIRD-Respirator. Der Absaugschlauch ist durch den Stopfen des Tubus-Anschlußstückes geführt

rubin (1000 ml Bluttransfusion), Husten und galliges Sputum waren etwa 24 Tage nach dem Eingriff verschwunden. Die Wundheilung war ohne Besonderheiten. Bei subjektivem Wohlbefinden konnte die Patientin nach 5 Wochen in hausärztliche Behandlung entlassen werden.

Ergebnis-Kontrolle

1/2 Jahr später erfolgte eine stationäre Nachuntersuchung. Die Patientin hatte 4 kg Gewicht zugenommen. Bei reizlosen Narbenverhältnissen war der Bauchbefund unauffällig. Galliges Sputum war in der Zwischenzeit nicht mehr aufgetreten. Eine erhöhte BSG (44/66 n. W.), leicht gesteigerte Serumfermentaktivitäten (LAP 32,7 mU/ml, SGOT 26 mU/ml, SGPT 20,0 mU/ml) und erheblich überhöhte Werte der alkalischen Phosphatasen im Serum (824 mU/ml) bei einem Serumbilirubin von 1,1 bis 1,4 mg % sprachen für das Fortbestehen der Cholangitis. Die respiratorische Insuffizienz war verschwunden, die Lungenfunktionsprüfung ergab folgende Befunde:

Resistenz:	3,2 cm H_2O / 1 x sec
Intrathorakales Gasvolumen:	2,535 ml
Vitalkapazität:	2.730 ml
Tiffenau-Test:	84 %

Unter Arbeitsbelastung mit 100 Watt wird ein Anstieg des Ruhe-PO_2 von 76 mm Hg auf 85 mm Hg bei unverändertem PCO_2 festgestellt. Die Kontrollbronchographie (Abb. 4) ließ eine Rückbildung der Bronchiektasen erkennen und ergab keinen Anhalt für ein Fortbestehen der Verbindung zwischen rechtem Bronchialbaum und Subphrenium.

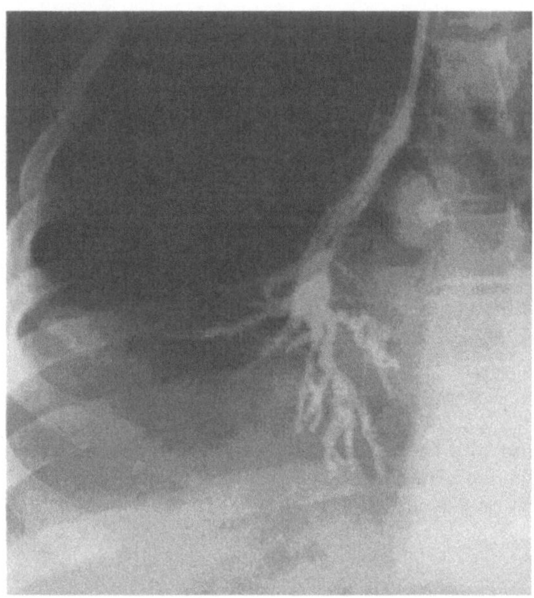

Abb. 4. Thorax a.p. (Kr.Nr. 9453/71) Kontrollbronchographie 6 Monate nach Anlegen einer Choledochoduodenostomie. Eine Verbindung zwischen Bronchialbaum und re. Subphrenium ist nicht mehr zu erkennen. Die Bronchiektasen haben sich weitgehend zurückgebildet

Zusammenfassung

Das vorgestellte Beispiel einer Patientin mit bronchobiliärer Fistel bei schwerer respiratorischer Insuffizienz und "Wet-Lung-Syndrom" zeigt, daß wohlüberlegte prae- intra- und postoperative anaesthesiologische Behandlungsmaßnahmen eine erfolgreiche Intervention des Chirurgen, ja eine mehrstündige Oberbauchlaparotomie, ermöglichen. Wesentlich für das Gelingen war die praeoperative Überdruck-Beatmungsinhalation mit Adaptation des Patienten an das Beatmungsgerät und die assistierte postoperative Nachbeatmung über den Endotrachealtubus bei gleichzeitiger Abszeßdrainage der Leber transbronchotracheal. Eine Tracheotomie, die das Abhusten des vermehrten Bronchialsekretes postoperativ erschwert hätte, konnte vermieden werden.

Literatur

1. ADAMS, H. D.: Pleurobiliary and bronchobiliary fistula. J. Thor. Surg. 30/3, 255 (1955)
2. BUXBAUM, R. C.: Pleurobiliary fistula complikated by Klebsiella Pneumoniae infektion. Am. H. Surg 105, 674 (1963)
3. DOI, S., OCHI, S., NAKAMURA, K.: A case of biliarybronchiale fistula Nippon geka hokan. Kyoto Jg. 35,183 (1966)
4. GILCHRIST, R. K., PARROT, J.: Spontaneons biliobronchial fistula formation following common duct obstruktion. Surg 45/3, 403 (1959)
5. HOFFMANN, E., JÜNNEMANN, A.: Der subphrenische Abszeß. Zbl. Chir. 22, 729 (1969)
6. KONDZHARIJA, V. A., NEMLIHER, J. L.: Biliary bronchial fistula in acute cholecystitis. Grundnaja Chr. 9, 117 (1967)
7. KONRAD, R. M., SELING, A.: Spontane innere biliäre Fisteln. Zbl. Chir. 1966 S. 525
8. LAIRD, W. R., WILKERSON, W. V.: Biliobronchial fistula report of first recordet case demonstrated by Liliodol. Am. J. Surg XV/2 1932 S. 317
9. MANSOUR, K. A., BLACK, W. S., DOMINY, D. E., ABBOT, O. A.: A new cause for biliobronchial fistula. Dis. Chest 56/6 1969 S. 539
10. MORTON, J. J., PHILLIPS, E. W.: Bronchobiliary fistula. Arch. Surg 16, 679 (1928)
11. STIGOL, L. C., LUISA, C., TRAVERSARO, J., TRIGO, E. R.: Carinal trifurcation with congenital tracheobiliary fistula. Pediatrics 37, 89 (1966)
12. WAGGERT, J., STOOL, S., BISHOP, H. C., KURTZ, M. B.: Congenital bronchobiliary fistula. J. Pediatrics Surg 5, 566 (1970)
13. WAGGONER, Ch. M., LE MONE, D. V.: Clinical and roentgen aspects of internal biliary fistulas. Radiology 53, 31 (1949)
14. WEITZMANN, J. J., SEYMOUR, R. C., WOODS, JR., L. O., CHADWICH, D. L.: Congenital bronchobiliary fistula. L. Pediatrics 73, 329 (1968)
15. JACOBS, G.: Persönliche Mitteilung

KOMBINATION VON BEATMUNGSINHALATION UND REGIONALANAESTHESIE

Von H. C. Niesel und I. Wilsmann

Abgesehen von Folgen operativer Komplikationen beherrschen bei in der Regel ausgleichbarem Wasser- und Elektrolythaushalt Störungen des cardiopulmonalen Systems die postoperativen Zwischenfälle. Dabei stellt die Allgemeinnarkose, so schonend sie auch ausgeführt wird, einen wesentlichen Eingriff in cerebrale und pulmonale Funktionen dar. Dies betrifft einerseits in erster Linie das Bewußtsein, gilt andererseits beispielsweise für die Funktion des Flimmerepithels. Postoperative Beatmungsinhalation kann, wie mehrfach dargestellt, den möglichen Folgen begegnen. Jedoch beeinträchtigen Schmerz und Bewußtseinseintrübung wesentlich die Kooperation mit dem Patienten als Voraussetzung einer Inhalationstherapie. Leitungsanaesthesien greifen, wie MOIR für die Extraduralanaesthesie zeigen konnte, nicht wesentlich in die pulmonale Funktion ein. Dies gilt auch für die Spinalanaesthesie, wenn sie nicht als hohe Spinalanaesthesie angewandt wird. Dabei stellt die nicht sichere Steuerbarkeit einer Spinalanaesthesie ein Problem dar, mit Einschränkung gilt dies auch für die einzeitige Extra- oder Periduralanaesthesie. Herabsetzung des Gefäßwiderstandes, eventueller direkter Angriff des resorbierten Lokalanaesthetikums am Myocard können das Herzminutenvolumen herabsetzen. So stehen einer positiven Wirkung auf der pulmonalen Seite mögliche negative Komponenten auf der cardiovasculären gegenüber. Wir haben daher versucht, bei Patienten, bei denen aus Gründen einer pulmonalen Funktionsstörung eine Inhalationsbehandlung notwendig wurde, eine Leitungsanaesthesie anzuwenden, die bei guter Steuerbarkeit das cardiovasculäre System nicht wesentlich beeinflußt. Dabei fanden die kontinuierliche Periduralanaesthesie, die unilaterale Spinalanaesthesie und die Intercostalblockade Verwendung.

Unter 1000 Leitungsanaesthesien, die wir in 26 Monaten im Bereich der Chirurgischen Klinik durchgeführt haben, wurden 340 primär aus Gründen pulmonaler Prophylaxe angewandt. Neben einer Reihe von Patienten, bei denen die Allgemeinanaesthesie mit einer Inhalationsbehandlung kombiniert wurde, haben wir bei 80 eine Leitungsanaesthesie mit einer Beatmungsinhalation verbunden. Röntgenologischer, klinischer, blutgasanalytischer und spirometrischer Befund stellten den Indikationsbereich. Die Beatmungsinhalation wurde nach Möglichkeit praeoperativ begonnen, bei akuten Erkrankungen unmittelbar postoperativ eingeleitet. In Gebrauch standen Bird- und Bennett-Respiratoren.

Die kontinuierliche Periduralanaesthesie wurde nach dem Verfahren von TOUHY ausgeführt, nach typischer Punktion mit dem Stempeldruckverfahren wurde der Katheter zwischen L_1 und L_4 eingelegt. Die Anfangsdosierung betrug 11 ml Bupivacain 0,5% (Carbostesin ^{R}) mit Adrenalin. Nach Eintritt der Wirkung im Verlaufe von 20 min folgte eine Nachinjektion, falls die Anaesthesie nicht ausreichte. Eine weitere Injektion war auch nach Operationsbeginn möglich, falls noch ein peritonealer Schmerz auslösbar war. Maximal wurden 6 ml nachinjiziert. Die Abb. 1 zeigt aus der ersten Gruppe die Lungenübersicht eines Patienten mit ausgeprägten Bronchiektasen und hochgradigem Auswurf, die Abb. 2 eine Lungenfibrose. Sekretverhalten erhöht deutlich das Risiko einer postoperativen Bronchopneumonie. Schmerzfreiheit und erhaltenes Bewußtsein lassen bis zum unmit-

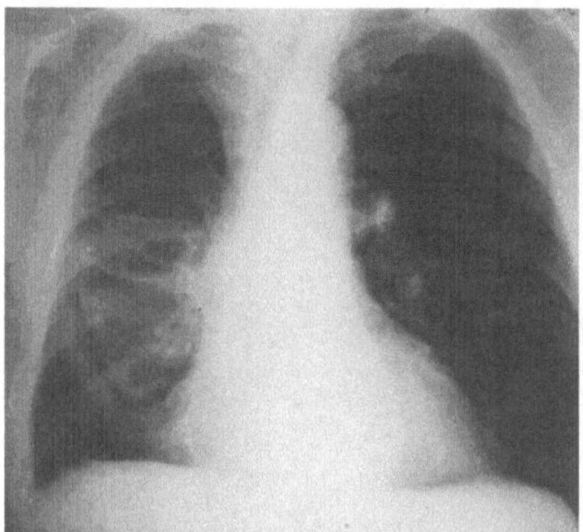

Abb. 1. Lungenübersicht bei Bronchiektasen

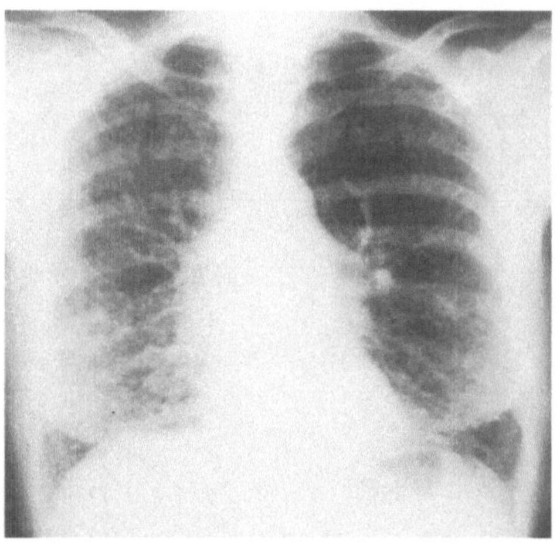

Abb. 2. Lungenübersicht bei Fibrose

telbaren Operationsbeginn das Abhusten zu. Noch deutlicher wird dies in der postoperativen Phase. Der Patient kann aufgesetzt werden, schmerzfrei abhusten und inhalieren. Bei Wiedereinsetzen der Schmerzen werden 6 bis 10 ml der 0,25%igen Lösung nachinjiziert. Besonders vorteilhaft hat sich bei dieser modifizierten Form der kontinuierlichen Periduralanaesthesie erwiesen, daß, wie die Abb. 3 zeigt, das Kreislaufverhalten nicht wesentlich beeinflußt wird. Aufgeführt sind hierbei nicht Fälle, bei denen wir eine Allgemeinanaesthesie mit einer postoperativen Periduralanaesthesie kombinieren. Offensichtlich kommt man mit der niedrigst möglichen Dosierung aus, Nachinjektionen fallen mit der allgemeinen Stimulierung bei Operationsbeginn zusammen und wirken sich daher wenig auf das Blutdruckverhalten aus.

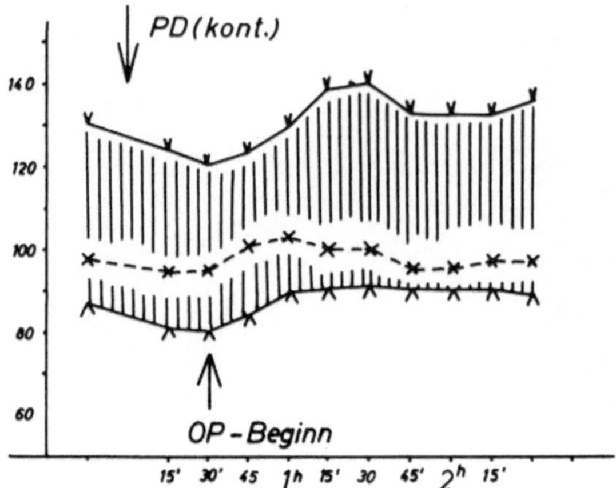

Abb. 3. Kreislaufverhalten unter kontinuierlicher Periduralanaesthesie

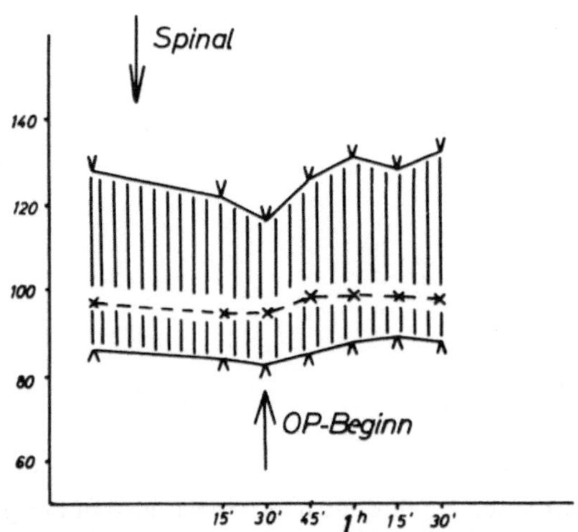

Abb. 4. Kreislaufverhalten unter unilateraler Spinalanaesthesie

Die zweite Gruppe erfaßt Patienten, bei denen wir eine unilaterale Spinalanaesthesie vorgenommen haben. Die Anaesthesien wurden in Seitenlage unter Verwendung von Tetracain (Pantocain [R]) in einer Dosierung von 4 bis 7 mg mit Adrenalinzusatz ausgeführt. Auffällig ist auch in dieser Gruppe Verbindung von hohem Alter und pulmonaler Schädigung. Das Kreislaufverhalten ist daher von besonderer Bedeutung, um die mögliche durckpassive Hirndurchblutung nicht zu beeinflussen, was, wie die Abb. 4 zeigt, gut gelingt. Für den postoperativen Verlauf erwies sich als vorteilhaft, daß der Schmerz nach einer Lokalanaesthesie verzögert einsetzt und bereits vor Abklingen der Anaesthesie mit der Inhalationsbehandlung begonnen werden kann.

In einer dritten Gruppe haben wir nach Oberbauchlaparotonien oder nach Thoraxverletzungen Intercostalblockaden zur Schmerzausschaltung eingesetzt. Während, wie Telivuo u.a. zeigen konnten, 6 Stunden postoperativ erste Analgetikagaben nach Intercostalblockaden mit Bupivacain (Carbostesin [R]) notwendig werden, verlängert sich das schmerzarme Intervall bei der beobachteten Patientengruppe mit höherem Durchschnittsalter von 62 Jahren auf 8,5 Stunden. In dieser Zeit läßt sich ohne Schwierigkeiten ein Tagesprogramm einer Inhalationsbehandlung bewältigen. Wir schließen am nächsten Tag, falls bei der Inhalation der zuvor eingestellte Inspirationsdruck als Ausdruck einer schmerzbedingten Einschränkung der Atemexkursionen nicht erreicht wird, eine erneute Blockade des 6. bis 10. thorakalen Segmentes an. Eine weitere Wiederholung wird danach selten notwendig.

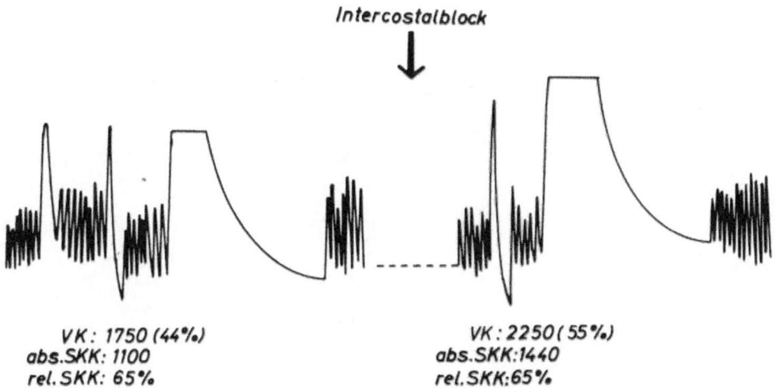

Abb. 5. Spirogramm vor und nach Intercostalblockade bei Rippenserienfrakturen

Eine deutliche Steigerung der Ventilation läßt sich an Patienten mit Rippenserienfrakturen demonstrieren. Die Abb. 5 zeigt das Spirogramm eines 64-jährigen Patienten mit Frakturen der 5. und 10. Rippe bei erheblichem Emphysem und Bronchitis. Nach der Intercostalblockade bessern sich die absoluten Werte erheblich und erst jetzt wird die Anpassung an den Respirator effektiv. Wie ausgeprägt die Schmerzausschaltung posttraumatisch wirksam wird, zeigt der Verlauf bei einem Patienten mit einer Rippenserienfraktur links von 2 bis 12, rechts von der 5. bis 9. Rippe. Die Abb. 6a stellt die linke Seite dar. Schwierig ist in solchen Fällen die Dosierung. Wir haben daher morgens die Segmente mit maximaler Schmerzentwicklung mit Bupivacain-Adrenalin (0,25% und 0,5%) geblockt, nachts erhielt der Patient Analgetika. Die Tagesdosis war mit 140 mg begrenzt (2 mg/kg KG). Auf Grund eines organisatorischen Fehlers wurde am 5. Tag die morgendliche

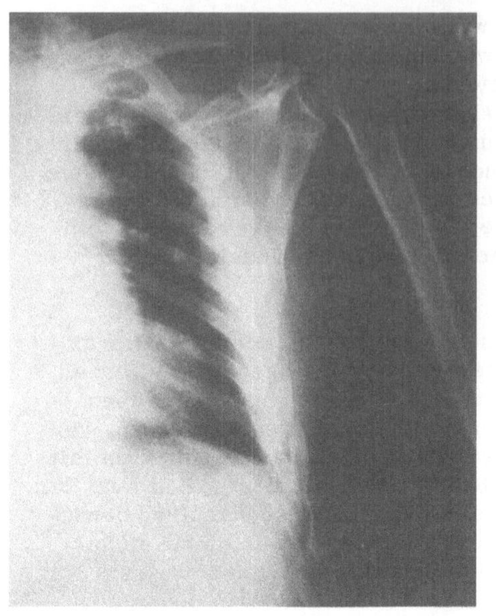

a)

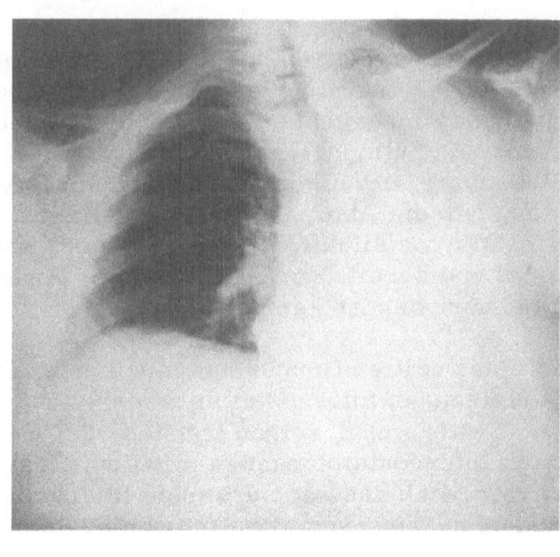

b)

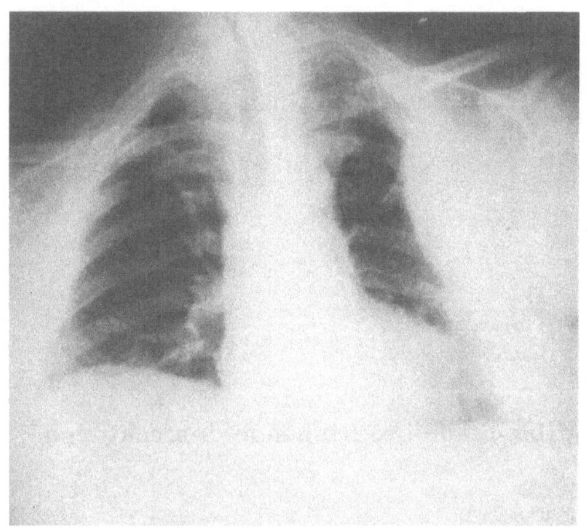

c)

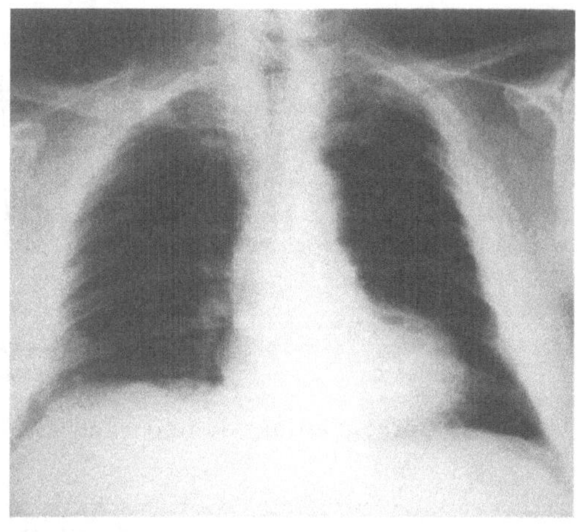

d)

Abb. 6. a) Rippenserienfraktur links 2. bis 12. Rippe, rechts 5. bis 9. Rippe (linke Seite)
b) Atelektáse nach Unterbrechung der Intercostalblockade (5. Tag)
c) Befund nach Wiederaufnahme der Blockade und Fortsetzung der Beatmungsinhalation (7. Tag)
d) Abschlußaufnahme nach 4 Wochen

Anaesthesie unterlassen. Die Abb. 6b zeigt am nächsten Morgen deutlich das Resultat. Die linke Lunge war praktisch nicht mehr belüftet. Wir haben den Patienten zunächst bronchoskopisch abgesaugt und wie die Abb. 6c zeigt, besserte sich der Befund unter Fortsetzung der Blockade und Beatmungsinhalation erheblich. 4 Wochen nach dem Unfall stellt sich der Befund mit gutem Resultat dar (Abb. 6d).

Sowohl unter den Patienten, bei denen wir eine Beatmungsinhalation mit einer Leitungsanaesthesie verbunden haben, wie auch unter denen, die aus pulmonaler Indikation lediglich eine Leitungsanaesthesie erhielten, haben wir anaesthesiebedingte Zwischenfälle nicht gesehen. Pulmonale Störungen wurden frühestens am 4. Tag beobachtet.

Zusammenfassend stellen diese klinischen Beobachtungen dar, daß mit einer schonenden Leitungsanaesthesie beim alten und pulmonal geschädigten Patienten der geringste Eingriff in das pulmonale und cerebrale Funktionssystem erfolgt. Das nur wenig beeinflußte Bewußtsein und die Ausschaltung des lokalen Schmerzes ermöglicht die Kooperation mit dem Patienten zur Beatmungsinhalation in der unmittelbaren postoperativen Phase, also die Prophylaxe sowohl zum frühest möglichen Zeitpunkt als auch in effektiver Weise.

Zusammenfassung

In einer klinischen Beobachtungsreihe wurde bei Patienten, deren pulmonaler Status eine Inhalationsbehandlung mit druck- oder flowgesteuerten Respiratoren erforderte, diese mit einer Lokalanaesthesie kombiniert. Die erste Gruppe umfaßt Patienten mit schweren pulmonalen Schädigungen (Lungenfibrose, Bronchiektasen, Emphysem), bei denen eine modifizierte Form einer kontinuierlichen Periduralanaesthesie die sonst notwendige Intubation bei abdominellen Eingriffen ersetzte. Die zweite Gruppe betraf Extremitäteneingriffe, die bei pulmonal gefährdeten, alten Patienten in Spinalanaesthesie ausgeführt wurden. Kreislaufanalysen zeigen, daß das cardiovasculäre System und die pulmonale Funktion nicht beeinflußt werden. In einer dritten Gruppe wurde unter postoperativer oder posttraumatischer Anaesthesie mit Intercostalblockaden die Respiratoranpassung erreicht. Die Kooperation mit den Patienten zur Beatmungsinhalation wurde durch die gleichzeitige Ausschaltung des lokalen Schmerzes ohne Bewußtseinsbeeinträchtigung möglich.

Literatur

BROMAGE, P. R.: Physiology and Pharmacology of Epidural Analgesia. Anesthesiology 28, 592 (1967)

CURBELO, M. M.: Continuous Peridural Segmental Anesthesia by Means of a Ureteral Catheter. Anesth. Analg. Curr. Res. 28, 13 (1949)

HARDER, H. J.: Unilaterale lumbale Spinalanaesthesie mit hyperbarer Lösung. Anaesthesist 8, 145 (1959)

HOLLMEN, A., SAUKKONEN, J.: Zur postoperativen Schmerzausschaltung nach Oberbauchoperationen. Narkotika, Intercostalblockade und Epiduralanaesthesie und deren Einfluß auf die Atmung. Anaesthesist 18, 298 (1969)

LÄWEN, A.: Über die Verbindung der Lokalanaesthesie mit der Narkose. Bruns Beitr. Klin. Chir. 80, 168 (1912)

MOIR, D. D.: Ventilatory Function during Epidural Analgesia. Brit. J. Anaesth. 35, 3 (1963)

STEWART, D. M., ROGERS, W. P. et al.: Effect of local Anesthetics on the cardiovascular system of the dog. Anesthesiology 24, 620 (1963)

Sonnabend, den 25. November 1972, 14.30 Uhr, Hörsaal B (1. Parallelsitzung)

VII. Hauptthema

Neue Anaesthesiemethoden und -mittel

Vorsitzende: Herr R. Beer-München
Herr K. H. Weis-Würzburg

DIE EINWIRKUNG DES NEUEN INHALATIONSNARKOTIKUM ETHRANE AUF MYOKARD-KONTRACTILITÄT UND HAEMODYNAMIK IM VERGLEICH ZU HALOTHANE

Von D. Beer, R. Beer, A. von Wolff und H. Duffner

Einleitung

Halothane und im geringeren Maße Penthrane sind heute die meist verbreiteten nicht brennbaren Inhalationsnarkotika. Neben vielen Vorteilen weisen diese beiden Mittel aber auch potentielle Gefahren auf. Es gibt immer mehr Hinweise dafür, daß Halothane besonders bei wiederholter Anwendung Leberschäden (19, 21) und Penthrane Nierenfunktionsstörung (3, 17) verursachen kann. Aus diesem Grunde besteht ein berechtigtes Interesse an neuen Inhalationsnarkotika, von welchen besonders Ethrane Beachtung gefunden hat. (Abb. 1) Nach seiner chemischen

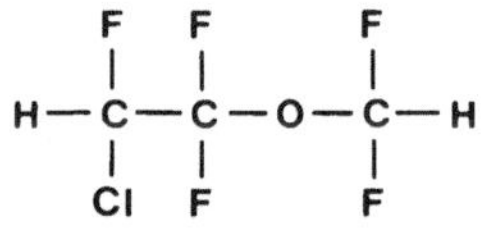

```
   F   F      F
   |   |      |
H—C—C—O—C—H
   |   |      |
  Cl   F      F
```

ETHRANE ($C_3H_2OClF_5$)

Abb. 1. Strukturformel von Ethrane($C_3 H_2O Cl F_5$)

Struktur ist Ethrane ein fluorierter Aether. Es kann mit den üblichen Techniken der Inhalationsanaesthesie angewendet werden und flutet wegen seiner vergleichsweise niedrigen Blut- und Fettlöslichkeit sehr rasch an und ab (4, 8). Die wichtigsten bisher bekannten klinischen Eigenschaften sind folgende (1, 4, 8, 10, 14, 15, 28): Progressiver Blutdruckabfall abhängig von der Narkosetiefe, auffallende Stabilität des Herzrhythmus, jedoch Unverträglichkeit zu Noradrenalin, eine leichte Steigerung der Atemfrequenz bei mäßiger Abnahme des Hubvolumens und gute Muskelrelaxation. Erste Untersuchungen über Ethrane wurden in den Vereinigten Staaten durchgeführt, seit etwa einem Jahr beschäftigt man sich mit diesem Mittel auch in Europa. Im folgenden soll über unsere, Anfang 1972 am Hund durchgeführten Kreislaufuntersuchungen während Ethrane-Narkose berichtet werden. Da wir früher bereits Halothane unter gleichen Bedingungen geprüft haben, ist uns ein Vergleich beider Anaesthetika möglich

Methodik

Für die Untersuchungen wurden 21 Hunde mit einem Durchschnittsgewicht von 28, 5 kg verwendet. Die mit Combelen (0, 05 mg/kg KG) praemedizierten Tiere wurden mit einer subnarkotischen Dosis von Methohexital (3 mg/kg KG) eingeschläfert, unter Zuhilfenahme von Succinylcholin (1 mg/kg KG) intubiert und mit einem Lachgas-Sauerstoff-Gemisch (6 : 2 l/min) kontrolliert beatmet. Nach Anlegen von Ekg-Nadelelektroden wurden folgende Katheter placiert: Ein venöser Vorhof-Katheter zur Farbstoffinjektion für die HZV-Bestimmung, ein Pulmonalis-Katheter zur Druckmessung und Abnahme des mischvenösen Blutes, ein arterieller Katheter bis zur Aortenwurzel zur Aufnahme der Farbstoffverdünnungskurven und Messung des Aortendruckes und schließlich ein Kathetertipmanometer in die linke Herzkammer zur Registrierung des linksventrikulären Druckablaufes. Mit dieser Versuchsanordnung konnten folgende Kreislaufparameter angemessen bzw. berechnet werden: Herzminutenvolumen und Schlagindex, aortaler und pulmonaler Blutdruck, Herzfrequenz, Gesamtgefäßwiderstand und schließlich der Kontraktilitätsindex

$$\frac{\text{dp/dt max.}}{\text{IP}}$$

Abb. 2). Dieser von VERAGUT und KRAYENBÜHL (13, 27) angegebene Index entspricht dem Quotient aus maximaler linksventrikulärer Druckanstiegsgeschwindigkeit und dem augenblicklichen Ventrikeldruck (Abb. 3). Den intraventrikulären

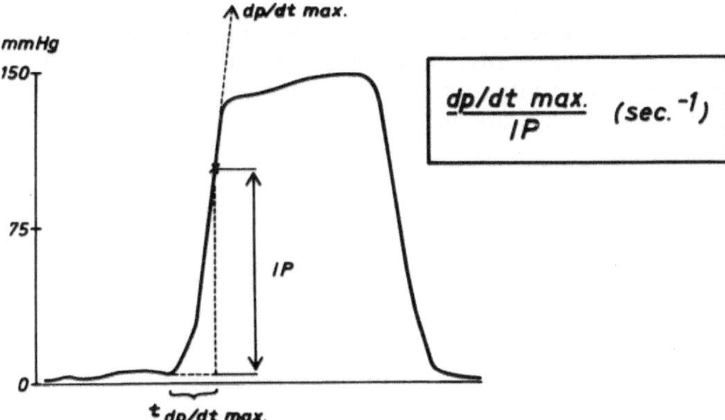

Abb. 2. Bestimmung des Kontraktilitätsindex dp/dt max./IP nach VERAGUT und KRAYENBÜHL

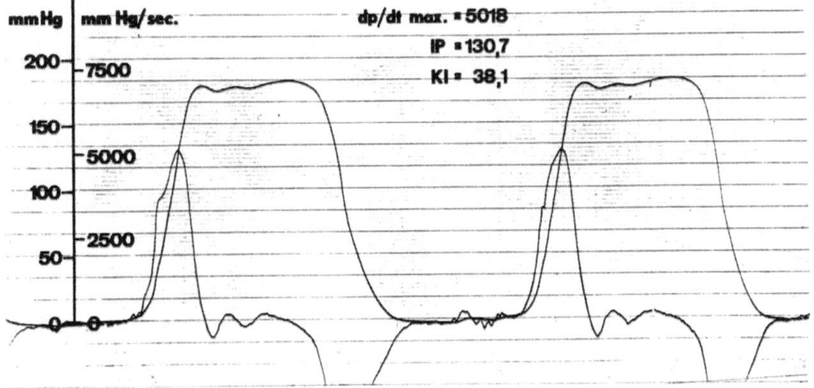

Abb. 3. Gleichzeitige Registrierung des Druckes im linken Ventrikel und seiner ersten Ableitung (dp/dt) beim Hund

Druck haben wir gleichzeitig elektronisch differenziert, so konnte die maximale Druckanstiegsgeschwindigkeit nach vorheriger Eichung genau abgelesen werden. Die heute zur Beurteilung der Inotropie am intakten Organismus gleichfalls benutzte maximale Verkürzungsgeschwindigkeit V max. (16, 24) haben wir in diesen Untersuchungen nicht verwendet, da die hierbei notwendige Extrapolation der Druck-Geschwindigkeitskurven mit Fehlern behaftet ist (18).

Die im arteriellen und mischvenösen Blut durchgeführten Blutgasanalysen dienten der Beatmungskontrolle und der Ermittlung des Sauerstoffverbrauches des Gesamtorganismus. Letzterer ergab sich aus dem Produkt der arteriovenösen Sauerstoffdifferenz (AVD_{O_2}) und dem Herzminutenvolumen. Die gewonnenen Sauerstoffverbrauchswerte wurden zum jeweiligen nach KLEIBER (12) berechneten Sollwert in Beziehung gesetzt.

In unseren Untersuchungen wurde Ethrane in drei verschiedenen Konzentrationen getestet, nämlich 1, 2 und 3 Vol.%. Jede Konzentration wurde an jeweils 7 Hunden angewandt. Nach Aufnahme der Kontrollwerte wurden alle Kreislaufparameter in 10-minütigen Abständen während 2 Stunden Narkose und anschließender einstündiger Erholung registriert.

Ergebnisse

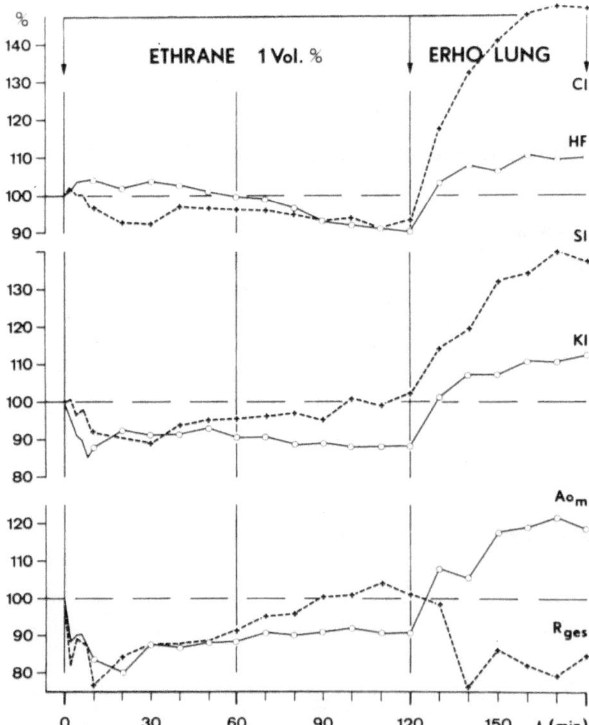

Abb. 4. Verhalten der Kreislaufparameter beim Hund während und nach einer Narkose mit 1 Vol.% Ethrane (n=7)

Ergebnisse

Die nachfolgenden Ergebnisse sind zwecks besserer Vergleichsmöglichkeit in Prozenten der Ausgangswerte wiedergegeben. Es sei vorausgeschickt, daß die Kontrollwerte in Absolutzahlen im Normbereich lagen und zwischen den drei Testgruppen bezüglich der Ausgangswerte kein signifikanter Unterschied bestand. Im Mittel betrug der Cardiac Index (CI) 3,1 $l/m^2/min$, die Herzfrequenz (HF) 120,6 Schläge/min, der Aortenmitteldruck (Ao_m) 122,4 mm Hg und schließlich der Kontraktilitätsindex (KI) 39,8 sec^{-1}.

Abb. 4 zeigt das Verhalten der Myokardkontraktilität und der Haemodynamik bei Anwendung von 1 Vol.% Ethrane. Es kommt zu einer allgemeinen Kreislaufdepression, die aber sehr minimal ausgeprägt ist. Der Kontraktilitätsindex (KI) nimmt nur ca. 12% ab. Die Herzfrequenz (HF) zeigt in der zweiten Narkosestunde auch eine abfallende Tendenz. Am stärksten beeinträchtigt wird der Aortenmitteldruck (Ao_m), welcher initial signifikant ($p < 0,01$) um 20% abfällt, sich aber dann nach einer halben Stunde auf einem nur um 10% erniedrigten Niveau stabilisiert. In der Erholungsphase wird die depressorische Wirkung auffallend rasch aufgehoben und es kommt zu einer überschießenden Reaktion mit Steigerung der Kreislaufparameter.

Abb. 5 vermittelt den Einfluß von 2 Vol.% Ethrane auf den Kreislauf. In dieser Konzentration sind die Veränderungen qualitativ gleich, aber stärker ausgeprägt als bei 1 Vol.%. Der Kontraktilitätsindex (KI) ist jetzt um durchschnittlich 16%

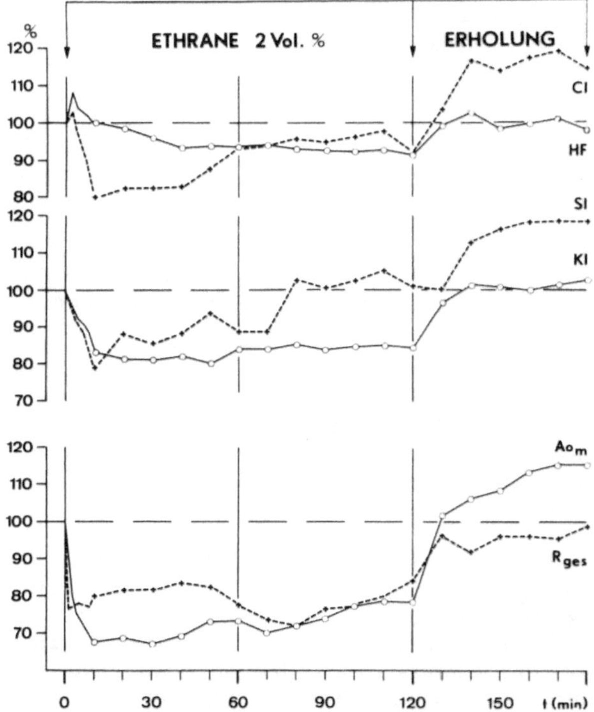

Abb. 5. Verhalten der Kreislaufparameter beim Hund während und nach einer Narkose mit 2 Vol.% Ethrane (n=7)

deprimiert. Wiederum am stärksten verändert ist der Aortenmitteldruck (Ao_m), welcher maximal mit hoher Signifikanz ($p < 0,001$) auf 67% des Ausgangswertes abfällt. Bemerkenswert ist, daß die Kreislaufparameter, insbesondere Kontraktilitätsindex (KI), Herzfrequenz (HF) und Cardiac Index (CI), in der zweiten Narkosestunde eine deutliche Konstanz aufweisen. In der Erholungsphase wird die Kreislaufdepression innerhalb 10 Minuten aufgehoben, in der Folgezeit bleiben einige Parameter noch leicht erhöht. (Abb. 6)

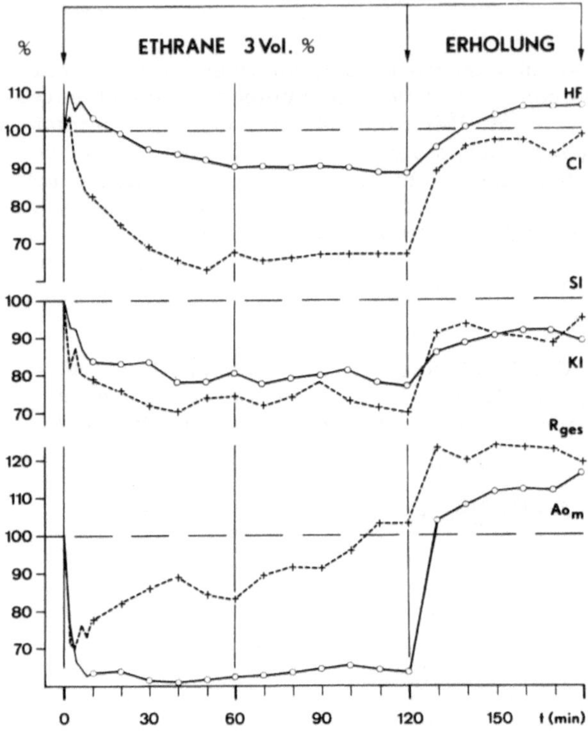

Abb. 6. Verhalten der Kreislaufparameter beim Hund während und nach einer Narkose mit 3 Vol. % Ethrane (n=7)

Die typische Kreislaufwirkung von Ethrane tritt bei einer Konzentration von 3 Vol. % noch deutlicher in Erscheinung. Alle Kreislaufparameter sind deprimiert und nach einer halben Stunde Narkose auffallend stationär mit Ausnahme des Gesamtgefäßwiderstandes (R_{ges}), welcher eine steigende Tendenz aufweist. Der Kontraktilitätsindex (KI) ist hoch signifikant ($p < 0,001$) um nur etwa 20% des Ausgangswertes abgefallen. Eine sehr geringe Depression weist mit 10% Abnahme auch die Herzfrequenz (HF) auf. Demgegenüber erreichen der Cardiac Index (CI) ($p < 0,05$) und der Aortenmitteldruck (Ao_m) ($p < 0,001$) mit rund 65% des Ausgangswertes schon ein recht tiefes Niveau. Auch nach dieser Ethrane-Konzentration ist die Kreislauferholung prompt, der Kontraktilitäts-(KI) und Schlagindex (SI) erreichen jedoch nach 1 Stunde noch nicht wieder ihre Ausgangswerte.

Der von uns registrierte Druck in der A. pulmonalis wurde nicht graphisch dargestellt, da er während Ethrane-Narkose nur geringfügig deprimiert war. Bei einer Konzentration von 3 Vol.% betrug der tiefste Abfall nur 10%.

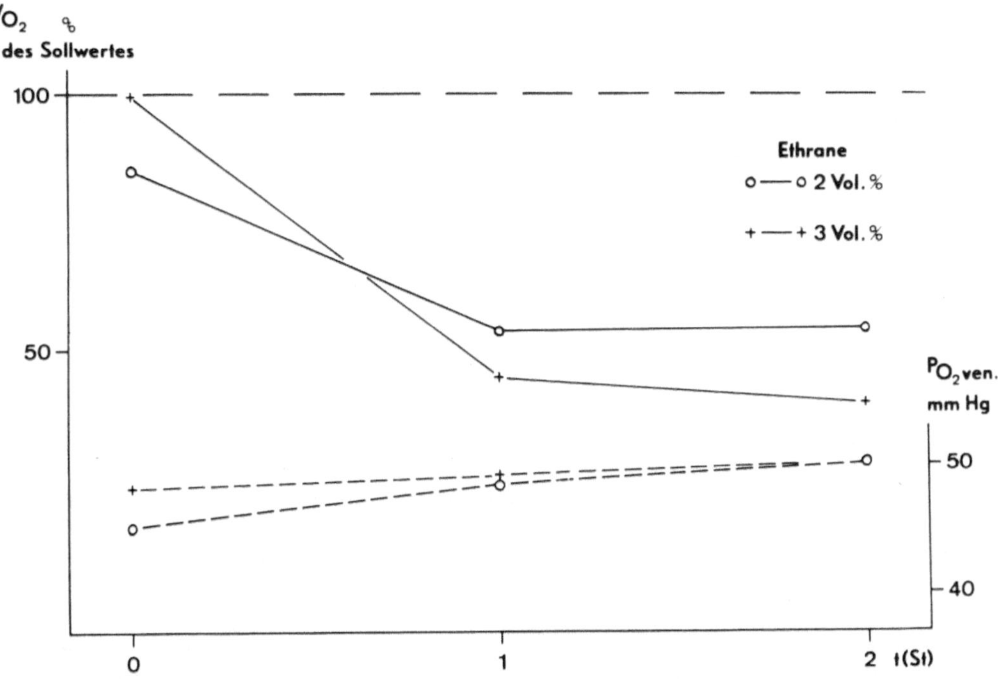

Abb. 7. Sauerstoffverbrauch und venöser Sauerstoffdruck während Ethrane-Narkose beim Hund (n=5 bei 2 Vol.%, n=6 bei 3 Vol.%)

Abb. 7 vermittelt den Gesamtsauerstoffverbrauch und das Verhalten des mischvenösen Sauerstoffdruckes vor und während Narkose mit 2 bzw. 3 Vol.% Ethrane. Die Werte für den Sauerstoffverbrauch sind in Prozenten des Wachzustand-Sollwertes nach KLEIBER (12) und diejenigen des venösen Sauerstoffdruckes in Absolutzahlen angegeben. Die in alleiniger Lachgasanalgesie und Relaxation aufgenommenen Kontrollwerte für den Sauerstoffverbrauch liegen im Normbereich. In der Ethrane-Narkose fällt der Sauerstoffverbrauch stark ab, bleibt auch in der 2. Stunde erniedrigt und beträgt bei 2 Vol.% etwa 54% ($p < 0,001$) und bei 3 Vol.% nur noch 42% ($p < 0,001$) des Sollwertes. Die venösen Sauerstoffdrucke waren in der Kontrolle geringfügig erhöht und zeigten während der Ethrane-Narkose eher eine leicht ansteigende als abfallende Tendenz.

Diskussion

Versuchen wir nun an Hand unserer Untersuchungsergebnisse die typische Kreislaufwirkung von Ethrane aufzuzeigen. Abb. 8 zeigt unsere Befunde für Herzfrequenz (HF), Kontraktilitätsindex (KI) und Aortenmitteldruck (Ao_m) nach 1 Stunde Narkose bei den von uns getesteten drei Ethrane-Konzentrationen. Wie man sieht, besteht für die genannten Parameter eine deutliche Dosiswirkungsbeziehung. Mit

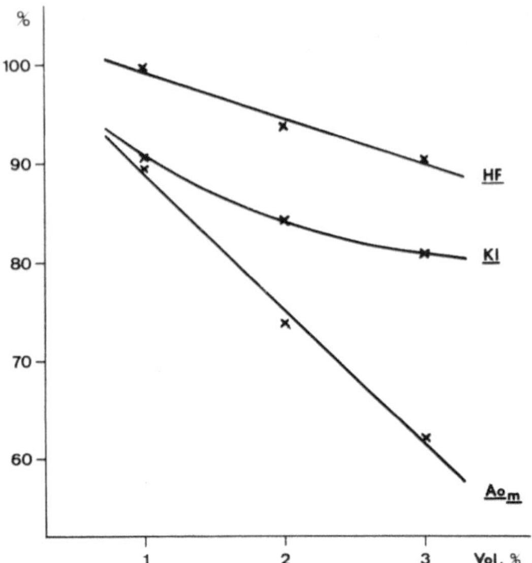

Abb. 8. Prozentuale Veränderung des Kontraktilitätsindex (KI), des mittleren Aortendruckes (Ao_m) und der Herzfrequenz (HF) in Abhängigkeit von angewandter Ethrane-Konzentration nach 1 Stunde Narkose (n=7, für jede Konzentration)

ansteigender Ethrane-Konzentration nehmen Myokardkontraktilität und Herzfrequenz nur mäßig ab, der mittlere Aortendruck dagegen wird stark beeinflußt. Wegen der linearen Abhängigkeit des Aortendruckes von der angewandten Ethrane-Konzentration kann der Blutdruck als ein besonders empfindliches Kriterium für die klinische Dosierung von Ethrane angesehen werden. Die Blutdrucksenkung läßt sich durch den für die einzelnen Konzentrationen dargestellten Abfall des Gesamtgefäßwiderstandes und des Herzminutenvolumens erklären. Das Herzminutenvolumen fällt intensiver ab als es der ethrane-bedingten Myokarddepression und der geringfügigen Bradykardie entsprechen würde. Letztlich bleibt als Erklärung nur eine Kapazitätszunahme des venösen Gefäßbettes mit konsekutiver Abnahme der enddiastolischen Ventrikelfüllung und Abfall des Cardiac Index im Sinne eines negativen Frank-Starling-Effektes. Als Beweis hierfür kann die von uns gemachte klinische Beobachtung gelten, daß eine ethrane-induzierte Hypotension durch vorherige Volumengabe sehr leicht zu verhindern ist. Auch eine iatrogene Blutdrucksteigerung durch Gabe von venösen Vasokonstriktoren ist in der Ethrane-Narkose viel deutlicher ausgeprägt als üblich.

Von besonderem Interesse ist natürlich der Vergleich de Kreislaufwirkung von Ethrane mit derjenigen von Halothane Tab. 1 zeigt eine Gegenüberstellung der Befunde, welche in gleicher Versuchstechnik beim Hund nach einstündiger Narkose mit 1,0 Vol % Ethrane bzw. 0,7 Vol. % Halothane erhoben wurden. Bei diesen Konzentrationen wird die Myokardkontraktilität (KI) durch Ethrane geringer beeinträchtigt als durch Halothane. Auch SHIMOSATO et al. (11, 22, 23) fand sowohl am isolierten Papillarmuskel als auch am intakten Hundeherzen, daß Ethrane weniger cardiodepressiv wirkt als Halothane. Hinsichtlich der übrigen Kreislaufparameter besteht bei Ethrane dagegen eine deutliche Tendenz zur Senkung

Tabelle 1. Prozentuale Veränderung der Kreislaufparameter nach 1 Stunde Ethrane- (n=7) bzw. Halothane-Narkose (n=14) beim Hund

	KI	CI	SI	HF	Ao_m	R_{ges}
Ethrane 1,0 Vol.%	90,6	96,1	95,2	99,7	88,7	91,2
Halothan 0,7 Vol.%	83,6	91,3	87,4	101,8	95,5	103,8

des Aortenmitteldruckes (Ao_m) und des Gefäßwiderstandes (R_{ges}). Das bei diesem Vergleich benutzte Konzentrationsverhältnis zwischen Halothane und Ethrane von 1 : 1,5 entspricht unserer bisherigen klinischen Erfahrung. Man kann beim Menschen unter Mitverwendung der Lachgasanalgesie die gleiche Narkosetiefe mit 0,7 Vol.% Halothane bzw. 1,0 Vol.% Ethrane erzielen. Das Verhältnis zwischen der Minimalen Alveolären Konzentration eines Inhalationsanaesthetikums, welche eine chirurgische Narkosetiefe gewährleistet (MAC) (5), scheint beim Hund für diese beiden Mittel anders zu sein. EGER (6) fand, daß beim Hund die MAC für Halothane 0,87 Vol.% und diejenige für Ethrane 2,2 Vol.% beträgt, was im Unterschied zum Menschen ein Verhältnis von 1 : 2,5 ergeben würde. Bei Berücksichtigung dieses Konzentrationsverhältnisses müssen beim Hund 0,7 Vol.% Halothane mit 1,77 Vol.% Ethrane verglichen werden. Einen entsprechenden Vergleich der beiden Narkotika nach 1 Stunde Narkose gibt die Tab. 2 wider, wobei

Tabelle 2. Prozentuale Veränderung der Kreislaufparameter nach 1 Stunde Ethrane (n=7) bzw. Halothane-Narkose (n=14) beim Hund in der von EGER (22) angegebenen äquieffektiven Dosierung

	KI	HF	Ao_m
Ethrane 1,77 Vol.%	85,2	95,6	78,4
Halothan 0,7 Vol.%	83,6	101,8	95,5

die Werte für Kontraktilitätsindex (KI), Herzfrequenz (HF) und Aortenmitteldruck (Ao_m) an den bereits dargestellten Dosiswirkungskurven für Ethrane abgelesen wurden. In dieser Gegenüberstellung verschwindet der Unterschied in der Kontraktilitätsdepression, dagegen tritt die leichte Senkung der Herzfrequenz und stärkere Erniedrigung des Aortendruckes durch Ethrane noch deutlicher in Erscheinung.

Einen Aufschluß über diese unterschiedliche Kreislaufwirkung von Ethrane und Halothane geben die Arbeiten von SKOVSTED und PRICE (25, 26). Sie fanden, daß in der Ethrane-Narkose die sympathische Aktivität stärker beeinträchtigt wird als bei Halothane, was auf eine stärkere Lähmung der medullären "Pressoren"-Zentren zurückgeführt werden kann. Die stärkere Hypotension in Ethrane findet hier ihre Erklärung. In der Halothane-Narkose beobachteten diese Autoren zusätzlich eine leichte Dämpfung der barostatischen Reflexe, was wiederum auf einer Hemmung der medullären "Depressoren" - Zentren beruht. Bei Ethrane ist diese Barozeptoren-Reflexaktivität unbeeinflußt, somit bleibt auch die Druckregulationsfähigkeit erhalten. Diese differente Beeinflussung der barostatischen Reflexe ist Grund dafür, daß das einmal eingestellte Blutdruckniveau in Ethrane-Narkose sehr stabil bleibt, dagegen in der Halothane-Narkose größeren Schwankungen unterlegen ist. Verfolgt man nun den Narkoseverlauf bei Halothane bzw. Ethrane über mehrere Stunden, so fällt noch ein dritter Unterschied im Kreislaufverhalten auf. In der H lothane-Narkose kommt es mit der Zeit zu einer progressiven Steigerung der Myokardkontraktilität, der Herzfrequenz und des Herzminutenvolumens. PRICE (20) konnte nachweisen, daß dieser Effekt auf einer durch Halothane bewirkten adrenergischen ß-Rezeptoren-Aktivation beruht. Aus dem bisher dargestellten geht also hervor, daß zwischen den beiden Narkosemitteln im Mechanismus der Kreislaufbeeinflussung deutliche Unterschiede bestehen.

Auch hinsichtlich der Beeinflussung des Gesamtsauerstoffverbrauches verhält sich Ethrane anders als Halothane. Vergleichen wir unsere Befunde über den Sauerstoffverbrauch in der Ethrane-Narkose mit entsprechenden Literaturangaben für Halothane (2, 20), so ergibt sich, daß bei äquinarkotischer Dosierung Ethrane den Sauerstoffverbrauch etwa doppelt so stark senkt als Halothane. Diese unsere Ergebnisse korrelieren gut mit denjenigen von GÖTZ und SCHOLZ (9), welche an der isolierten, perfundierten Rattenleber bei äquipotenter Dosierung eine doppelt so starke Hemmung der Atmungskette durch Ethrane als durch Halothane gefunden haben. Eine Gegenüberstellung des Herzminutenvolumens und des Sauerstoffverbrauches in Ethrane-Narkose zeigt, daß selbst bei höherer Dosierung von Ethrane die Gesamtkörperperfusion weniger erniedrigt ist als der Gesamtsauerstoffverbrauch. Diese Tatsache deutet darauf hin, daß der niedrige Sauerstoffverbrauch hier nicht auf einem unzureichenden Sauerstoffangebot beruht. Dementsprechend zeigt auch in Ethran-Narkose der mischvenöse Sauerstoffdruck eher eine ansteigende als abfallende Tendenz. Dagegen kommt es in der Halothane-Narkose bei höherer Dosierung zu einem negativen Verhältnis von Perfusion zum Sauerstoffverbrauch (7). Somit ist in tiefer Halothane-Narkose die Gefahr eines unzureichenden Sauerstoffangebotes mehr gegeben als in der Ethrane-Narkose.

Zusammenfassung und Ausblick

Zusammenfassend läßt sich die Kreislaufwirkung von Ethrane auf Grund unserer Untersuchungsergebnisse folgendermaßen charakterisieren: In seiner klinischen Dosierung von 1 - 3 Vol. % verursacht Ethrane eine deutlich nachweisbare, aber in ihrem Ausmaß geringe Kontraktilitätsdepression. Die Herzfrequenz ist leicht gesenkt und der Herzrhythmus zeichnet sich durch auffallende Stabilität aus. Diesem im Vergleich zu Halothane vorteilhaften Effekt steht eine in der Ethrane-Narkose stärker ausgeprägte Hypotension gegenüber. Die stark dosisabhängige Blutdrucksenkung wird hauptsächlich von einem Abfall des Herminutenvolumens und im geringerem Maße von einer Widerstandsminderung begleitet. Da das Mittel gleichzeitig nur wenig negativ inotrop wirkt, kann geschlossen werden, daß die Ursache der ehtrane-induzierten Hypotension letztlich auf einer Minderung wie auch

die Tatsache, daß Ethrane sehr rasch anflutet, bedeuten für die klinische Praxis, daß man einen Blutdruckabfall am besten durch Volumenauffüllung und durch besonders langsame Steigerung der Ethrane-Konzentration verhindern kann. Berücksichtigt man dies, wird der Kreislauf, da die barostatische Regulation erhalten ist, sehr stabil bleiben.

Insgesamt gesehen, ist Ethrane bei adäquater Narkosetechnik hinsichtlich seiner Kreislaufwirkung durchaus positiv zu beurteilen. Sein klinischer Erfolg wird letztlich davon abhängen, ob und inwieweit es die Funktion anderer Vitalorgane beeinträchtigt.

Literatur

1. BOTTY, C., BROWN, B., STANLEY, V., STEPHEN, C. R.: Clinical experiences with compound 347, a halogenated anesthetic agent. Anesth. and Analg., Curr. Res. 47, 499 (1968)
2. BRAUN, U., HENSEL, I., KETTLER, D., LOHR, B.: Der Einfluß von Methoxyflurane, Halothane, Dipiritramide, Barbiturat und Ketamine auf den Gesamtsauerstoffverbrauch des Hundes. Der Anaesthesist 20, 369 (1971)
3. CRANDELL, W. B., PAPAS, S. G., MACDONALD, A.: Nephrotoxicity associated with Methoxyflurane. Anesthesiology 27, 591 (1966)
4. DOBKIN, A. B., HEINRICH, R. G., ISRAEL, J. S., LEVY, A. A., NEVILLE, J. F., OUNKASEM, K.: Clinical and laboratory evaluation of a new inhalation agent: Anesthesiology 29, 275 (1968)
5. EGERII., E. I., BRANDSTATER, B., SAIDMANN, L. J., REGAN, M. J., SEVERINGHAUS, J. W., MUNSON, E. S.: Equipotent alveolar concentrations of Methoxyflurance, Halothane, Diethyl Ether, Fluroxene, Cyclopropane, Xenon and Nitrous Oxide in the dog. Anesthesiology 26, 771 (1965)
6. EGER II., E. I., LUNDGREN, C., MILLER, S. L., STEVENS, W. C.: Anesthetic potencics of Sulfor Hexafluoride, Carbon Tetrafluoride, Chloroform and Ethrane in dogs: Correlation with the Hydrate and Lipid Theories of anesthetic action. Anesthesiology 30, 129 (1969)
7. EGER II., E. I., SMITH, N. T., STOELTING, R. K., CULLEN, D. J., KADIS, L. B., WHITSHER, C. E.: Cardiovascular effects of Halothane in man. Anesthesiology 32, 396 (1970)
8. EGILMEZ, A., DOBKIN, A. B.: Enflurane (Ethrane, compound 347) in man. A clinical evaluation. Anaesthesia 27, 171 (1972)
9. GÖTZ, E., SCHOLZ, D.: Persönliche Mitteilung, Nov. 1972
10. HELRICH, M., CASCORBI, H. F.: Crossover study of Ethrane and Halothane in volonteers. Anesthesiology 31, 370 (1969)
11. IWATSUKI, N., SHIMOSATO, S.: Diethyl ether and contractility of isolated cat heart muscle. Brit. J. Anaesth. 43, 420 (1971)
12. KLEIBER, M.: Body size and metabolic rate. Physiol. Rev. 27, 511 (1947)
13. KRAYENBÜHL, H. P.: Die Dynamik und Kontraktilität des linken Ventrikels. Basel-New York, S. Karger-Verlag 1969
14. LINDE, H. W., LAM, V. E., QUIMBY, C. W., HOMI, J., ECKENHOFF, J. E.: The search for better anesthetic agents-clinical investigation of Ethrane. Anesthesiology 32, 555 (1970)
15. MARSHALL, B. E., COHEN, P. J., KLINGENMAIER, C. H., NEIGH, J. L., PENDER, J. W.: Some pulmonary and cardiovascular effects of Enflurane (Ethrane) anesthesia with varying Pa_{CO} in man. Brit. J. Anaesth. 43, 996 (1971)

16. MASON, D. T.: Usefulness and limitations of the rate of rise of intraventricular pressure (dp/dt) in the evaluation of myocardial contractility in man. Amer. J. Cardiol. 23, 516 (1969)
17. MAZZE, R. I., TRUDELL, J. R., COUSINS, M. J.: Methoxyflurane metabolism and renal disfunction. Anesthesiology 35, 247 (1971)
18. MEHMEL, H., KRAYENBÜHL, H. P., RUTISHAUSER, W.: Peak measured velocity of shortening in the canine left ventricle. J. Appl. Physiol. 29, 637 (1970)
19. PARONETTO, F., POPPER, H.: Lymphocyte stimulation induced by Halothane in patient with hepatitis following exposure to Halothane. New Engl. J. of Med. 283, 277 (1970)
20. PRICE, H. L., SKOVSTED, P., PAUCA, A. L., COOPERMAN, L. H.: Evidence for ß-receptor activation produced by Halothane in normal man. Anesthesiology 32, 389 (1970)
21. RIETBROCK, I.: Der lebergeschädigte Patient als Narkoserisiko. Vortrag, Fortbildungstagung für klinische Anaesthesie, Erlangen 10. - 15. 7. 1972
22. SHIMOSATO, S., CHEN, P. Y., GILBERT, J. B., ETSTEN, B. E.: Effect of Ethrane on the performance of the left ventricle. Anesthesiology 30, 351 (1969)
23. SHIMOSATO, S., SUGAI, N., IWATSUKI, N., ETSTEN, B. E.: The effect of Ethrane on cardiac muscle mechanics. Anesthesiology 30, 513 (1969)
24. SHIMOSATO, S., SHANKS, C., ETSTEN, B. E.: The inotropic effect of Cyclopropane anesthesia upon the intact dog heart. Anesthesiology 33, 497 (1970)
25. SKOBSTED, P., PRICE, M. L., PRICE, H. L.: The effects of Halothane on arterial pressure, preganlionic sympathetic activity and barostatic reflexes. Anesthesiology 31, 507 (1969)
26. SKOVSTED, P., PRICE, H. L.: The effects of Ethrane on arterial pressure, preganglionic sympathetic activity and barostatic reflexes. Anesthesiology 36, 257 (1972)
27. VERAGUT, O. P., KRAYENBÜHL, H. P.: Estimation and quantification of myocardial contractility in the closed chest dog. Cardiologia 47, 96 (1965)
28. VIRTUE, R. W., LUND, L. O., PHELPS, M., VOGEL, J. H. K., BECKWITT, H., HERON, M.: Difluoromethyl 1, 1, 2 - trifluoro-2-chloroethyl ether as an anaesthetic agent: results with dogs, and a preliminary note on observations with man. Canad. Anaesth. Soc. J. 13, 233 (1966)

DER EINFLUSS VERSCHIEDENER VENTILATIONSFORMEN AUF STOFFWECHSEL UND DURCHBLUTUNG DES GEHIRNS BEI SCHWEREN SCHÄDELHIRN-TRAUMEN

Von H. Stoeckel. S. Hoyer, J. Hamer und E. Alberti

Schwere und Häufigkeit akuter Hirnverletzungen zwingen uns in Ausübung intensiv-therapeutischer Maßnahmen zunehmend Probleme der Physiologie und Pathophysiologie von Hirnfunktionen zu berücksichtigen. Dabei spielen Größen wie Hirndurchblutung und oxydativer Hirnstoffwechsel sowie deren therapeutische Beeinflussbarkeit - insbesondere durch definierte Änderungen des arteriellen pCO_2 mit Hilfe kontrollierter Ventilation - eine große Rolle.

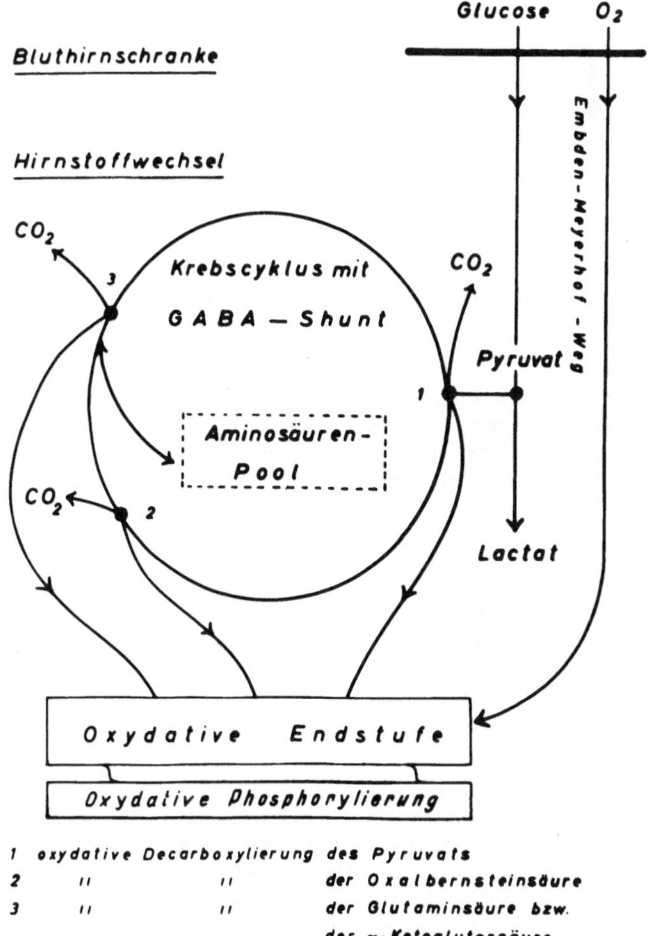

Abb. 1. Übersicht und schematische Darstellung des Abbauweges von Glucose im Gehirn

Normalerweise benötigt das menschliche Gehirn zur Deckung seines Energiebedarfs ausschließlich Glucose (7). Lediglich 7% der aufgenommenen Glucosemenge werden zu Milchsäure glykolysiert, während 93% in dem um einen Gaba-shunt erweiterten Krebs-Zyklus durch den Vorgang der oxydativen Decarboxylierung abgebaut werden (5, 11, 15) (Abb. 1). Die bei der Glykolyse und der oxydativen Decarboxylierung (Abb. 2) durch Dissoziation von Milchsäure bzw. Kohlensäure im Gehirn entstehenden Wasserstoffionen regulieren im wesentlichen die Hirndurchblutung (20, 26, 27).

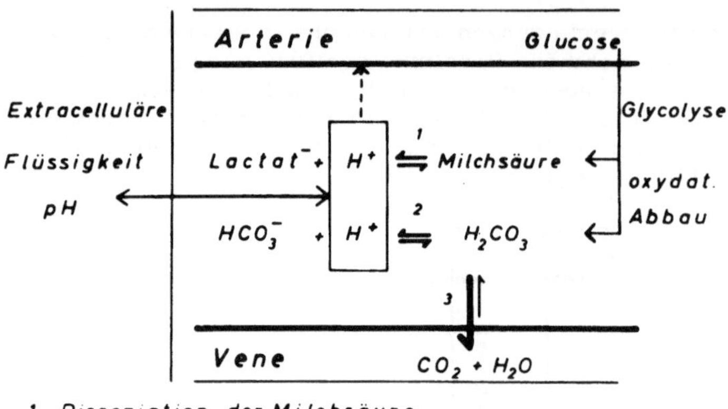

Abb. 2. Biochemische Basis der Autoregulation der Hirndurchblutung

Unter normalen Bedingungen werden Hirndurchblutung und die Größen des oxydativen Hirnstoffwechsels wie Sauerstoff- und Glukoseverbrauch, CO_2- und Laktatabgabe in weiten Grenzen konstant gehalten. Herabsetzungen im cerebralen Perfusionsdruck bis auf etwa 60 mm Hg (29, 30) (Abb. 3) bedingen ebenso wenig

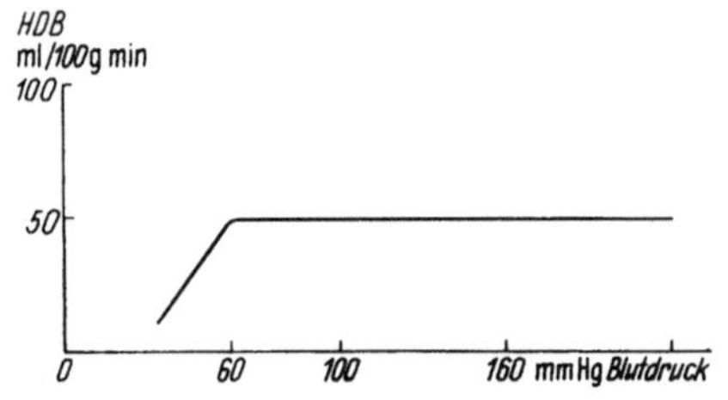

Abb. 3. Abhängigkeit der Hirndurchblutung (HDB) vom Blutdruck unter physiologischen Bedingungen beim gesunden Menschen

eine Änderung der Hirndurchblutung wie hypo- bzw. hypercapnische Bedingungen zu einer Beeinträchtigung der genannten cerebralen Stoffwechselgrößen führen: Eine durch Hypocapnie verursachte Durchblutungsminderung geht mit einer Vergrößerung der cerebralen arterio-venösen Substratdifferenzen einher, so daß Verbrauch bzw. Abgabe von Substraten konstant bleiben. Unter hypercapnischen Verhältnissen laufen diese regulatorischen Prozesse sinngemäß umgekehrt ab (1, 4, 12, 13, 24). Im folgenden soll festgestellt werden, in welcher Weise Hirndurchblutung und oxydativer Hirnstoffwechsel bei schweren Schädelhirnverletzungen in der akuten Phase beeinträchtigt sind.

Patientengut und Methodik

In einer 1. Serie wurden bei 10 bewußtlosen Patienten im Durchschnittsalter von 33 Jahren Hirnverletzungen, die ohne fokale Ausfälle und ohne Zeichen eines Decerebrationssyndroms einhergingen, in den ersten 3 Tagen nach dem Trauma die Hirndurchblutung nach der Methode von KETY und SCHMIDT (17) in der Modifikation von BERNSMEIER und SIEMONS (3) und die wichtigsten Größen des oxydativen Hirnstoffwechsels, das sind cerebraler Sauerstoff- und Glukoseverbrauch (CMR = cerebral metabolic rate), die Abgabe von CO_2 und Laktat aus dem Gehirn sowie die cerebralen arterio-venösen Differenzen von pH, pCO_2, pO_2, Base-excess und Standardbicarbonat in Normo-, Hypo- und Hypercapnie gemessen.

In einer 2. Serie wurden bei 5 anderen Patienten mit identischer klinischer Symptomatik (im Durchschnittsalter von 30 Jahren) die gleichen Untersuchungen in Normocapnie sowie in hypocapnischer Hyperventilation nach 20 Minuten und nach 1 Stunde durchgeführt und die gleichen Parameter gemessen. Während der Untersuchung wurden die Patienten mit einem Engström-Respirator ohne Rückatmung beatmet. Die Bestimmung der Blutgasvolumina erfolgte gas-chromatographisch (28), die von Glukose und Laktat substratspezifisch enzymatisch.

Tabelle 1. Mittelwerte von Hirndurchblutung (CBF), oxydativem Hirnstoffwechsel (AVD = arterio-venöse Differenz; CMR = cerebral metabolic rate) und mittlerem arteriellen Blutdruck (MABP) bei 10 Patienten mit Contusio cerebri bis zu 3 Tagen nach dem Trauma unter Normo-, Hypo- und Hypercapnie ($^{+}\alpha = 0,05$, $^{++}\alpha = 0,01$, $^{+++}\alpha = 0,001$)

Pa CO_2 mm Hg	Normocapnie 37	Hypocapnie 22	Hypercapnie 72,5	F Ratio
CBF, ml/100 g/min	43,5	30,3	94,7	9,1422^{+++}
AVD O_2, Vol.%	5,38	7,90	1,90	8,6061^{++}
CMR O_2, ml/100 g/min	2,36	2,40	2,31	0,0048
AVD CO_2, Vol%	5,64	10,10	2,16	10,4872
CMR CO_2, ml/100 g/min	2,45	3,07	2,48	0,1850
AVD Glucose, mg%	17,1	20,6	15,2	0,5817
CMR Glucose, mg/100 g/min	7,43	6,25	18,43	5,0183^{+}
AVD Lactat, mg%	2,31	2,28	2,35	0,0079
CMR Lactat, mg/100 g/min	0,97	0,69	2,78	13,9551^{+++}
MABP, mm Hg	108	101	117	2.2392

Ergebnisse und Diskussion

Die Mittelwerte von Hirndurchblutung (CBF), der Größen des oxydativen Hirnstoffwechsels, des mittleren arteriellen Blutdruckes (MABP) sowie Hinweise auf statistische Signifikanzen für die Patienten der 1. Serie sind in Tab. 1 wiedergegeben.

Für Hirndurchblutung, cerebrale arterio-venöse Differenzen von Sauerstoff und CO_2 sowie den Verbrauch von Glucose (CMR-Glucose) und die Abgabe von Laktat (CMR Laktat) bestehen signifikante Unterschiede bei Änderungen der arteriellen pCO_2.

Die Unterschiede zwischen jeweils Normocapnie und Hypocapnie sowie zwischen Normocapnie und Hypercapnie sind demzufolge signifikant. Alle übrigen Meßdaten zeigen dagegen keine Unterschiede im Hinblick auf die Änderung im arteriellen pCO_2. Es ist vielmehr in diesen Fällen eine bemerkenswerte Konstanz festzustellen.

Es zeigt sich also (Abb. 4), daß bei diesen Patienten die Hirndurchblutung sich signifikant mit dem arteriellen pCO_2 bei gewahrter Konstanz des mittleren arteriellen Blutdruckes ändert.

Jedoch ist die Minderung unter Hypocapnie und der Anstieg unter Hypercapnie nicht so ausgeprägt - wie sie nach den tierexperimentellen Ergebnissen von RAICHLE und Mitarb. (24) erwartet werden müssen. Unsere Patienten reagier-

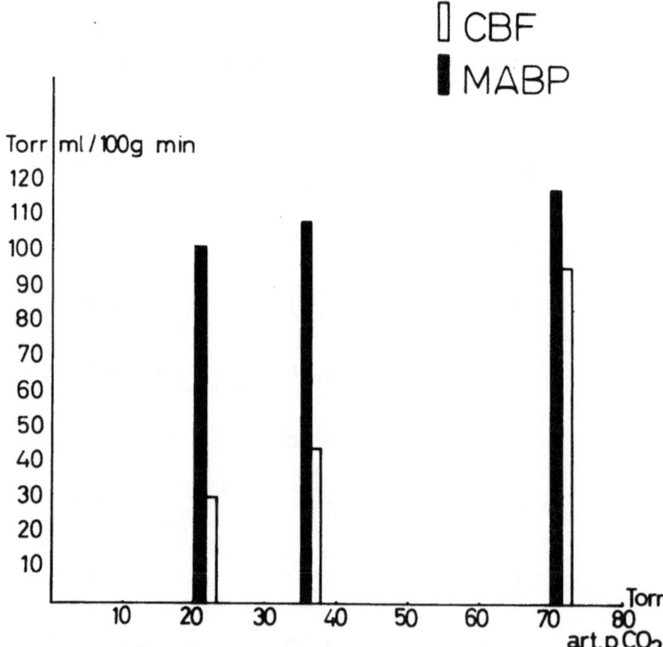

Abb. 4. Hirndurchblutung (CBF) und mittlerer arterieller Blutdruck (MABP) unter Normo-, Hypo- und Hyperventilation bei Contusio cerebri

ten zwar auch entsprechend auf eine Änderung des arteriellen pCO_2, jedoch fiel diese Änderung bedeutend schwächer als unter Normalbedingungen aus. Zu ähnlichen Ergebnissen kamen auch GORDON und BERGVALL (10).

Aus diesen Meßergebnissen kann geschlossen werden, daß bei Patienten mit einer Contusio cerebri in der akuten Phase kein genereller Verlust der Autoregulation der Hirndurchblutung vorliegt, sondern daß dieses funktionelle Verhalten mehr oder weniger stark insuffizient geworden ist.

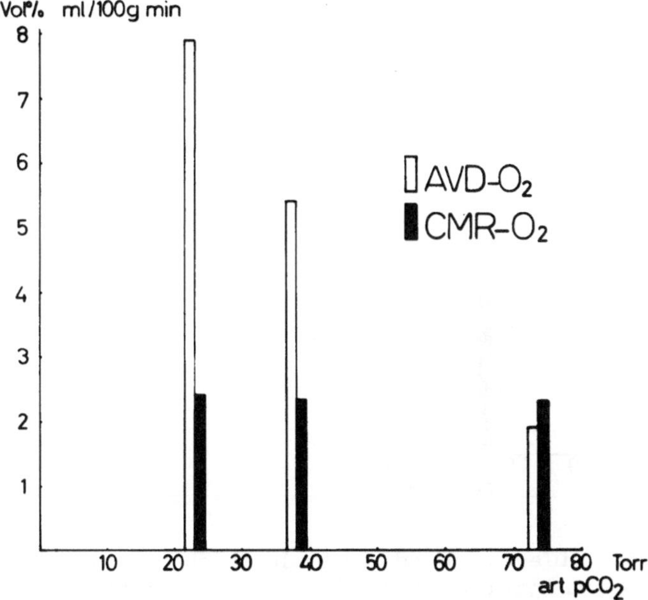

Abb. 5. Cerebrale arterio-venöse Differenzen und cerebrale Aufnahme von O_2 (CMR = cerebral metabolic rate) unter Normo-, Hypo- und Hyperventilation bei Contusio cerebri

Die cerebrale arterio-venöse Differenz von Sauerstoff (Abb. 5) steigt unter Hypocapnie an und verkleinert sich unter Hypercapnie im Vergleich zur Normocapnie. Da sich, wie oben ausgeführt, die Hirndurchblutung im umgekehrten Sinne ändert, bleibt der Sauerstoffverbrauch in Hypo-, Normo- und Hypercapnie konstant.

Das Verhalten der cerebralen av-Differenz für CO_2 und der Abgabe von CO_2 (Abb. 6) sind kongruent. Das entspricht dem normalen regulativen Verhalten zwischen Durchblutung und arteriovenöser Substratdifferenz des Gehirns.

Im Gegensatz dazu haben wir diese normalen Zusammenhänge zwischen Hirndurchblutung und arterio-venösen Differenzen von Glucose und Laktat unter Hypo- und Hypercapnie bei Patienten mit schweren Hirnverletzungen in der akuten Phase nicht finden können.

Die cerebrale Substratdifferenz von Glucose bleibt unabhängig von der Höhe des arteriellen pCO_2 konstant (Abb. 7). Da die Hirndurchblutung vor allem in Hyper-

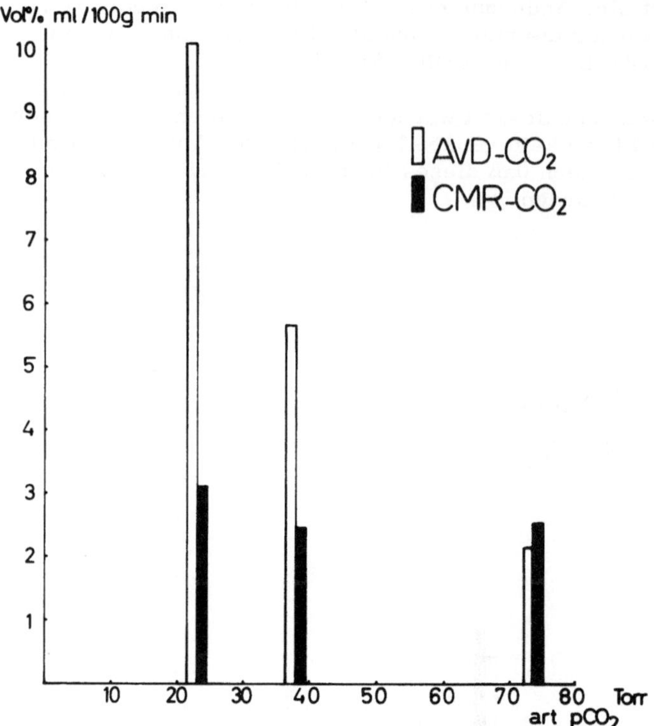

Abb. 6. Cerebrale arterio-venöse Differenzen und cerebrale Abgaben von CO_2 (CMR CO_2) unter Normo-, Hypo- und Hyperventilation bei Contusio cerebri

capnie deutlich erhöht ist, kommt es zu einem erheblichen statisch signifikanten Anstieg des cerebralen Glucoseverbrauchs, während die AVD sich nicht signifikant ändert.
Die gleichen Beobachtungen sind bei der AV-Differenz und Abgabe von Laktat zu machen (Abb. 8).

Patienten mit contusionellen Hirnschäden zeigen somit in der akuten Phase der Erkrankung eine nur mäßige Herabsetzung des mittleren Durchblutungswertes, und zwar auf 82% der Norm in Normocapnie.
Der cerebrale Sauerstoffverbrauch ist im Durchschnitt auf 66% der Norm gemindert. Als Ausdruck erhaltener Regulationsmechanismen bleibt der cerebrale Sauerstoffverbrauch in Hypo-, Normo- und Hypercapnie konstant. Diese Regulationsvorgänge zwischen Hirndurchblutung und arterio-venöser Substratdifferenz erweisen sich jedoch bei Betrachtung des cerebralen Glucose- und Laktatstoffwechsels als gestört. In Normocapnie ist der Glucoseverbrauch bereits auf 150% der Norm erhöht, um in Hypercapnie noch weiter und signifikant anzusteigen. Die Mehraufnahme von Glucose schlägt sich nicht wesentlich in einer verstärkt cerebralen Abgabe von Laktat nieder, die bei rund 13% in Normocapnie bzw. 16% in Hypercapnie liegt. Diese Ergebnisse stehen in Übereinstimmung mit denen, die von MEYER (22, 23), LENNARTZ (21), BALDY-MOULINIER (2) sowie GORDON

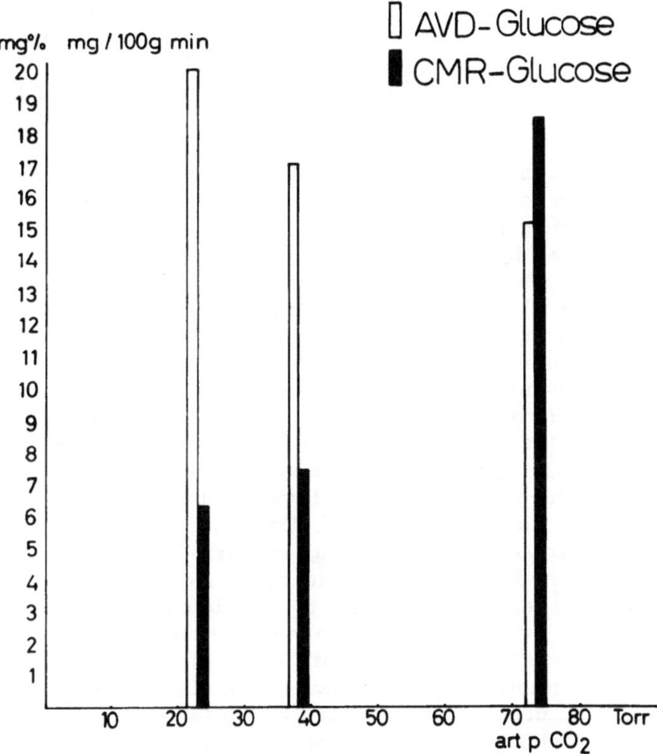

Abb. 7. Cerebrale arterio-venöse Differenzen und cerebrale Aufnahme von Glucose (CMR Glucose) unter Normo-, Hypo- und Hyperventilation bei Contusio cerebri

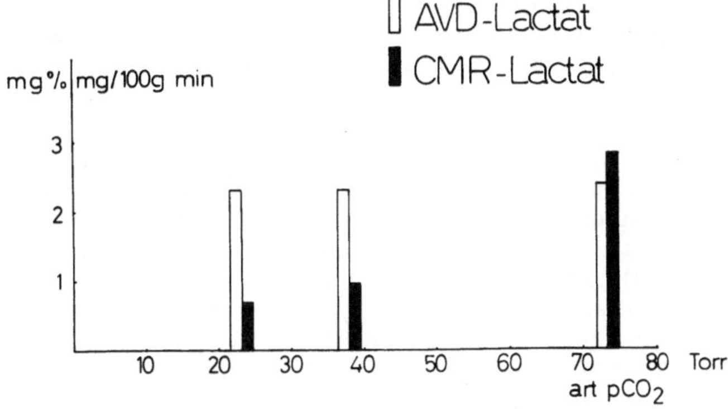

Abb. 8. Cerebrale arterio-venöse Differenzen und cerebrale Abgabe von Laktat (CMR Lactat) unter Normo-, Hypo- und Hyperventilation bei Contusio cerebri

und BERGVALL (10) mitgeteilt wurden. Das gestörte Verhältnis zwischen Sauerstoffverbrauch und Glucoseverbrauch könnte Ausdruck einer Entkopplungsreaktion oxydativer Vorgänge im Gehirn sein. Dabei würde der "Überschuß" an Glucose als Polymer in Form von Corpora amylacea abgelagert werden, wie dies KLATZO und Mitarb. (18) gezeigt haben.

In den letzten Jahren ist eine Diskussion darüber entbrannt, ob neben anderen Erkrankungen schwere Hirnverletzungen mit einer mäßigen kontrollierten Hyperventilation behandelt werden sollen oder nicht. Eine Reihe von Autoren ist der Meinung, daß eine Hyperventilation das Risiko einer cerebralen Hypoxie mit sich bringt und somit als therapeutische Maßnahme nicht in Frage kommen kann. Andere Autoren dagegen vertreten die Ansicht, daß gerade eine mäßige Hyperventilation zur besseren Sauerstoffversorgung des Gehirns, zur Minderung des erhöhten intracraniellen Drucks und zur Beseitigung der cerebralen Acidose beitragen kann. In diesem Zusammenhang untersuchte GORDON (8) den klinischen Verlauf bei 252 Patienten mit traumatischen Hirnschäden, von denen 51 mit einer kontrollierten Hyperventilation (pCO_2-arteriell 25 - 30 mm Hg) behandelt wurden. Die Besserungsrate war signifikant höher, die Mortalitätszahl signifikant niedriger, bei den Patienten, die hyperventiliert wurden. Die Hyperventilation wurde 5 - 30 Tage, in Einzelfällen bis zu 97 Tage durchgeführt. Danach zeigten die Patienten oft eine Normalisierungstendenz des intracerebralen Säure-Basenhaushaltes. Inwieweit hierfür spontane Besserungen berücksichtigt werden müssen, geht aus den Ausführungen des Autors jedoch nicht hervor. Darüber hinaus gelang es nicht, eine eindeutige Korrelation zwischen Säure-Basenhaushalt sowie Sauerstoffspannung im arteriellen und hirnvenösen Blut und im Liquor einerseits zum klinischen Verlauf andererseits herzustellen (9). Überhaupt muß die Frage nach einer leicht durchführbaren Methode, die reproduzierbare Daten für eine prognostische Aussage bei schweren Hirnverletzungen zuläßt, noch offen bleiben.

Möglicherweise führen hier Bestimmungen des Redox-Potentials im hirnvenösen Blut oder im Liquor weiter (26 a).

In der 2. Serie haben wir bei bislang 5 Patienten die Frage geprüft, in welcher Weise sich Hirndurchblutung und oxydativer Hirnstoffwechsel unter einstündiger kontrollierter Hyperventilation verhalten. Die Mittelwerte der untersuchten Parameter sind in Tab. 2 zusammengestellt.

Wie zu erwarten, sinkt die Hirndurchblutung (Abb. 9) bei Herabsetzung des $PaCO_2$ von 39 auf 20 Torr ab und bleibt auch nach einstündiger hypocapnischer Hyperventilation in der gleichen Größenordnung erhalten - bei konstantem mittleren arteriellen Blutdruck. Im Vergleich zur 1. Serie ist der durchschnittliche Hirndurchblutungswert in Normocapnie (Abb. 4) erhöht, was jedoch darauf zurückzuführen ist, daß einer der 5 Patienten aus der 2. Serie mit 115 ml/100 g/min einen sehr hohen Durchblutungswert aufwies, was jedoch bei akuten Hirnschädigungen (z. B. bei einem luxury perfusion syndrome bei Hypoxie) nichts Außergewöhnliches ist.

Die cerebrale $AVDO_2$ (Abb. 10) steigt nach 20 Minuten Hypocapnie deutlich an, wie auch im Zusammenhang mit der 1. Serie beschrieben, wobei der Sauerstoffverbrauch im wesentlichen konstant bleibt. Nach 60-minütiger Hyperventilation fällt die $AVDO_2$ ab. Da gleichzeitig - wie bereits erwähnt - die Hirndurchblutung konstant bleibt, muß zwangsläufig auch der cerebrale Sauerstoffverbrauch absinken.

Tabelle 2. Mittelwerte von Hirndurchblutung, oxydativem Hirnstoffwechsel und mittlerem arteriellen Blutdruck bei 5 Patienten mit Contusio cerebri bis zu 3 Tagen nach dem Trauma unter Normocapnie und Hyperventilationsbeatmung

Pa CO_2	Normocapnie 39	Hypocapnie 20 (20')	Hypocapnie 20 (60')
CBF, ml/100 g/min	69,2	44,0	42,9
AVD O_2, Vol%	4,97	7,89	6,38
CMR O_2, ml/100 g/min	3,09	3,47	2,64
AVD Glucose, mg%	17,5	32,6	24,6
CMR Glucose, mg/100 g/min	10,48	15,81	10,80
AVD Lactat, mg%	1,14	0,42	1,9
CMR Lactat, mg/100 g/min	0,80	0,19	0,74
MABP, mm Hg	117	108	113

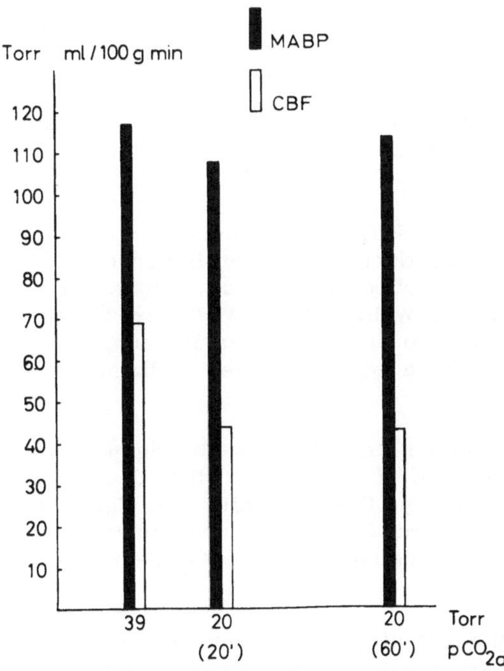

Abb. 9. Hirndurchblutung (CBF) und mittlerer arterieller Blutdruck (MABP) unter Normocapnie und Hyperventilationsbeatmung bei Contusio cerebri

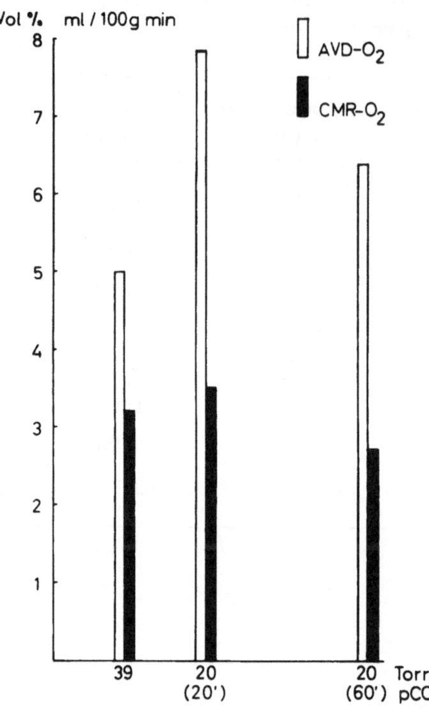

Abb. 10. Cerebrale arterio-venöse Differenzen und cerebrale Aufnahme von O_2 (CMR O_2) unter Normocapnie und Hyperventilationsbeatmung bei Contusio cerebri

Diese Abnahme des cerebralen Sauerstoffverbrauchs unter 60 minütiger kontrollierter Hyperventilationsbehandlung kann u. E. nicht als günstiger Verlauf angesehen werden.

Ein sehr ähnliches Verhalten (Abb. 11) wie beim Sauerstoff ist bei der AVD-Glucose und beim Glucoseverbrauch zu beobachten. Nach 20 Minuten Hyperventilation steigen AV-Differenz deutlich und Glucoseverbrauch leicht an, um nach 1-stündiger Hyperventilation abzufallen (Abb. 12). Während die AV-Differenz von Laktat und die Laktatabgabe nach 20 Minuten Hypocapnie sich verkleinern, nehmen beide Größen unter Beibehaltung der gleichen hypocapnischen Bedingungen 1 Stunde später zu.

Obwohl wir in der 2. Serie zwischen den einzelnen Meßgrößen in Abhängigkeit vom $PaCO_2$ Veränderungen gesehen haben, so konnten wir jedoch mit Hilfe des X^2-Testes statistische Unterschiede nicht sichern. Die Ursache dafür mag darin zu suchen sein, daß einmal der Stichprobenumfang mit 5 Patienten noch zu klein ist und zum anderen darin liegen, daß bei dem von uns untersuchten Krankengut keine Homogenität zu erwarten ist.

Zusammenfassend läßt sich festhalten, daß durch die Untersuchungen von Hirndurchblutung und oxydativem Hirnstoffwechsel sowie der funktionellen Zusammenhänge zwischen diesen Größen Einblicke in die Art und das Ausmaß von möglichen Störungen bei akuten schweren Hirnschädigungen eröffnet werden.

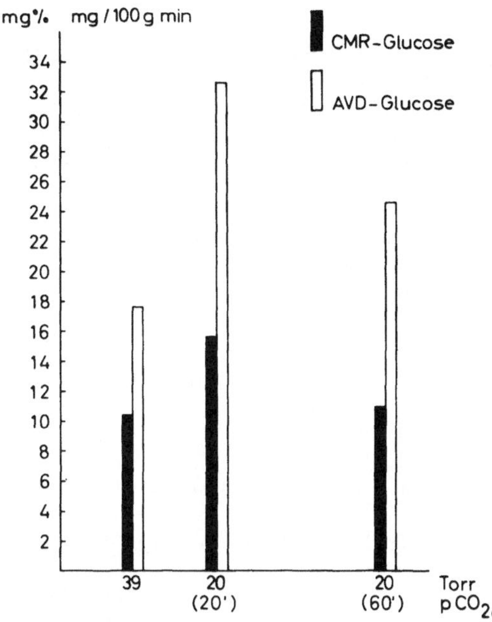

Abb. 11. Cerebrale arterio-venöse Differenzen und cerebrale Aufnahme von Glucose (CMR Glucose) unter Normocapnie und Hyperventilationsbeatmung bei Contusio cerebri

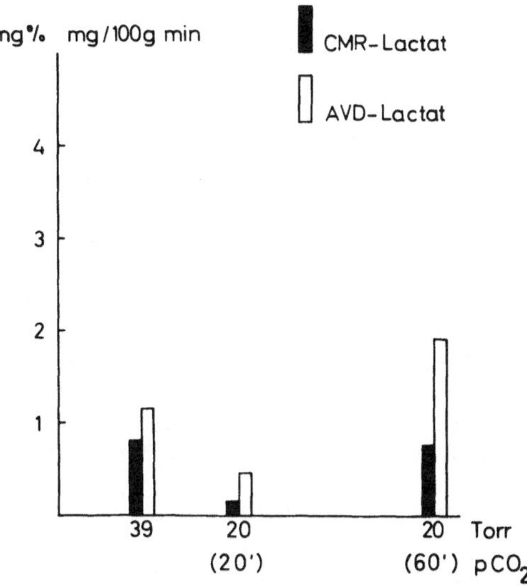

Abb. 12. Cerebrale arterio-venöse Differenzen und cerebrale Abgabe von Laktat (CMR Lactat) unter Normocapnie und Hyperventilationsbeatmung bei Contusio cerebri

Unsere bisherigen Untersuchungsergebnisse weisen daraufhin, daß Patienten mit akuten substantiellen Hirnverletzungen nur mit einem gewissen Vorbehalt einer kontrollierten Hyperventilationsbeatmung zugeführt werden sollten. Andererseits ist bislang noch nicht sicher auszuschließen, daß deutliche Verbesserungen im cerebralen Metabolismus unter zeitlicher Ausdehnung der hypocapnischen Ventilationsbehandlung erzielt werden könnten.

Literatur

1. ALEXANDER, S. C., COHEN, P. J., WOLLMAN, H., SMITH, T. C., REIVICH, M., VAN DER MOLEN. Anesthesiology 26, 624 (1965)
2. BALDY-MOULINIER, M., FRÈREBEAU, PH. in: BROCK, M., FIESCHI, C., INGVAR, D. H., LASSEN, N. A., SCHÜRMANN, K.: Cerebral Blood Flow. Berlin - Heidelberg - New York; Springer 1969
3. BERNSMEIER, A., SIEMONS, K.: Pflügers Arch. ges. Physiol. 258, 149 (1953)
4. CERVOS-NAVARRO, J., LEIPERT, M., VALENCAK, E. in: ROSS RUSSELL, R. W.: Brain and Blood Flow. London; Pitman 1971
5. ERBSLÖH, F.: Pflügers Arch. ges. Physiol. 268, 1206 (1958)
6. FRIEDE, R. L. in: ROBERTIS, E. D. P., CARREA, R.: Biology of Neuroglia. Amsterdam - London - New York; Elsevier 1965
7. GIBBS, E. L., LENKOX, W. G., NIMS, L. F., GIBBS, F. A.: J. biol. Chem. 144, 325 (1942)
8. GORDON, E.: Acta anaesth. Scandinav. 15, 193 (1971)
9. GORDON, E.: Acta anaesth. Scandinav. 15, 209 (1971)
10. GORDON, E., BERGVALL, U.: V. Int. Symp. on CBF-Regulation. Rom - Siena 1971
11. GOTTSTEIN, U., BERNSMEIER, A., SEDLMEYER, I.: Klin. Wschr. 41, 943 (1963)
12. GOTTSTEIN, U., BERGHOFF, W., HELD, K., GABRIEL, H., TEXTOR, Th., ZAHN, U. in: ROSS RUSSELL, R. W.: Brain and Blood Flow. London; Bitman 1971
13. HÄFFENDAL, E., WINSÖ, I. in: BROCK, M., FIESCHI, C., INGVAR, D. H., LASSEN, N. A., SCHÜRMANN, K.: Cerebral Blood Flow. Berlin - Heidelberg - New York; Springer 1969
14. HOLBACH, K. H., SCHRÖDER, F. K., KÖSTER, S.: V. Int. Symp. on CBF-Regulation. Rom - Siena 1971
15. HOYER, S.: Klin. Wschr. 48, 1239 (1970)
16. HOYER, S., OESTERREICH, K.: Nervenarzt 42, 180 (1971)
17. KETY, S. S., SCHMIDT, C. F.: J. clin. Invest. 27, 484 (1948)
18. KLATZO, I., FARKAS-BERGETON, E., GUTH, L., MIQUEL, J., OLSSON, Y. in: VI. Int. Congr. Neuropathologie. Paris, Masson 1970
19. KREUTZBERG, G., PETERS, G., Acta med. belg. (Brux) 454 (1962)
20. LASSEN, N. A.: Scand. J. clin. Lab. Invest. 22, 247 (1968)
21. LENNARTZ, H.: Dtsch. Z. Nervenheilk. 177, 563 (1958)
22. MEYER, J. S.: Electroenceph. clin. Neurophysiol. 8, 107 (1956)
23. MEYER, J. S., KONDO, A., NOMURA, F., SAKAMOTO, K., TERAURA, T.: J. Neurosurg. 32, 304 (1970)
24. RAICHLE, M. E., POSNER, J. B., PLUM, F.: Arch. Neurol. 23, 394 (1970)
25. RUBINSTEIN, L. J., KLATZO, I., MIQUEL, J. in: IV. Int. Congr. Neuropathologie, Stuttgart, Thieme 1962
26. SEVERINGHAUS, J. W., HAMILTON, F. N., COTEV, S.: Biochem. J. 114, 703 (1969)

26a SIESJÖ, B. K.: V. Int. Symp. on CBF-Regulation, Rom - Siena 1971

27. WAHL, M., DEETJEN, P., THURAU, K., INGVAR, D. H., LASSEN, N. A.: Pflügers Arch. ges. Physiol. 316, 152 (1970)
28. WEINHARDT, F., QUADBECK, G., HOYER, S.: Z. prakt. Anaesth. 7, 337 (1972)
29. ZWETNOW, N., KJÄLLQUIST, A., SIESJÖ, B. K.: Scand. J. clin. Lab. Invest. Suppl. 102 (1968)
30. ZWETNOW, N., KJÄLLQUIST, A., SIESJÖ, B. K.: Progress in Brain Research, Vol. 30. Ed.: W. Luyendijk. Amsterdam-London-New York; Elsevier 1968

VERGLEICHENDE TIEREXPERIMENTELLE UNTERSUCHUNGEN DER HERZWIRKUNGEN VON GLAXO CT 1341 (ALTHESIN), PROPANIDID, CREMOPHOR EL UND HISTAMIN

Von D. Patschke, J. B. Brückner, J. W. Gethmann, A. Steiner, J. Tarnow und H. J. Eberlein

Einleitung

Seit den Untersuchungen von SELYE (23) im Jahre 1941 ist bekannt, daß bestimmte Stroide anaesthetische Eigenschaften besitzen. Das erste Stroidanaesthetikum Hydroxydion (Presuren®, Viadril®), das MURPHY 1950 in die Klinik einführte, konnte sich jedoch nicht lange behaupten: Venenunverträglichkeit, Atem- und Kreislaufdepression sowie schlechte Steuerbarkeit der Narkose (16) erwiesen sich als nachteilig. Das neue Steroidanaesthetikum Glaxo CT 1341 (Althesin®) wurde zuerst 1971 von CHILD u. a. (4) vorgestellt und findet jetzt nach erfolgversprechenden tierexperimentellen und klinischen Studien (2, 3, 5, 22, 29) Eingang in die Klinik. Die narkotische Wirkung einer Dosis von 100 µl/kg der handelsüblichen Lösung CT 1341 tritt beim Erwachsenen bereits während der ersten Kreislaufpassage ein und dauert etwa 15 min. Unmittelbar nach Injektionsbeginn kommt es zu einer Tachycardie, einem leichten Blutdruckabfall und einem Anstieg des Herzminutenvolumens. Gleichzeitig ist eine kurzzeitige Atemdepression zu beobachten. Spontane Muskelzuckungen während des operativen Eingriffes sind häufig. Die Patienten erwachen gewöhnlich schnell mit Zeichen einer gewissen Euphorie.

Jedes neue Anaesthetikum fordert die kritische Gegenüberstellung mit den im Alltag bewährten Narkosemitteln heraus. Es liegt nahe, CT 1341 und Propanidid (Epontol®) vergleichend zu untersuchen, da beide Pharmaka als Narkoseeinleitungs-Anaesthetikum empfohlen werden und den gleichen Lösungsvermittler (Cremophor EL) enthalten.
Im Tierexperiment prüften wir deshalb den Einfluß von CT 1341 und Propanidid auf das Myocard, die Koronarperfusion und andere haemodynamische Parameter. Um die Wirkung der anaesthetischen Wirkstoffe gegen die des Lösungsvermittlers abzugrenzen, untersuchen wir auch Cremophor EL in gleicher Weise. Nach WIRTH (32) kann nämlich Cremophor EL in seiner Eigenschaft als Histaminliberator - besonders beim Hund - über eine mögliche Histaminfreisetzung die Haemodynamik beeinflussen. Wir führten deshalb unsere Untersuchungen unter dem Schutz eines starken Antihistaminikums durch, dessen Effektivität mit einer intravenösen Histamininjektion überprüft wurde.

Methodik

Die Untersuchungen wurden an 17 nicht praemedizierten Bastardhunden beiderlei Geschlechts im Gewicht von 22 bis 44 kg durchgeführt. Nach venöser Kanülierung erfolgte die Einleitung der Narkose, die später mit einem Lachgas-Sauerstoffgemisch im Verhältnis 70/30 und durch fraktionierte Piritramidgaben unterhalten wurde, mit 3 mg/kg Piritramid (Dipidolor®) intravenös. Die Hunde wurden anschließend mit 3 - 4 mg Diallylnortoxiferin (Alloferin®) relaxiert, orotracheal intubiert und bis zum Versuchsende unter Kontrolle der endexspiratorischen CO_2- und inspiratorischen O_2-Konzentration (URAS M und Beckman-Oxymeter) mit einem Engström-Respirator normoventiliert. Mit Narkosebeginn wurde den

Tieren 2 ml eines Antihistaminikums (Tavegil®) injiziert. Die Kontrolle des Säure-Basen-Haushaltes erfolgte nach der Astrupmethode. Abweichungen von der Norm wurden entsprechend korrigiert.

Unter Röntgenkontrolle erfolgte über die Arteria bzw. Vena brachialis die Katheterisierung der Aorta descendens bzw. Vena cava superior mit Polyäthylenkatheter. Über die Aa. femorales schoben wir ein Thermoelement und einen Katheter zur Blutentnahme in die Aorta descendens, ein Kathetertipmanometer (Millar PC 350) und einen Druckmeßkatheter in den linken Ventrikel vor. Über die Vena femoralis wurde ein Katheter in den Hauptstamm der Arteria pulmonalis und ein weitlumiger Injektionskatheter in den rechten Vorhof eingelegt. Über die Vena jugularis externa dextra wurde bei geschlossenem Thorax ein Druckdifferenzkatheter nach BRETSCHNEIDER (15) in den Sinus coronarius plaziert. Der Katheter wurde mit einer mit Kontrastmittel gefüllten Gummimanschette gegen die Sinuswand abgedichtet und fixiert. Die richtige Lage des Katheters wurde röntgenologisch durch Darstellung des Sinus coronarius nach retrograder Kontrastmittelinjektion und durch Oxymetrie des Koronarblutes kontrolliert. Zur Messung des Koronarflusses diente ein Druckdifferenzrezeptor (Hewlett-Packard, Mod. 267 BC, Waltham, Mass., USA) und ein Trägerfrequenzverstärker (Hellige TF 19), deren Meßimpulse analog radiziert wurden. Die arterio-coronarvenöse Sauerstoffdifferenz wurde mit einem CO-Oxymeter (Mod. 182, Instr. Lab., Inc.) bestimmt. Das Produkt aus Koronarfluß und arterio-coronarvenöser Sauerstoffdifferenz ergab den myocardialen Sauerstoffverbrauch pro Minute und 100 g.
Die Messung des arteriellen, des zentralvenösen, des linksventrikulären enddiastolischen Druckes sowie der Druck in der Arteria pulmonalis erfolgte mit elektronischen Druckwandlern (Statham P 23 Db, Bell & Howell CEC 4-327-L 223) und Verstärkern (Hellige). Als Verstärker für das Kathetertipmanometer diente das Statham-Modell SP 1400, in das ein Differentiator (R C-Glied) zur Bestimmung der Druckanstiegsgeschwindigkeit (dp/dt) eingebaut ist. Vor Einlegen der Katheter wurde dem Blut 5 mg/kg Heparin beigegeben, eine Wiederholungsdosis von 2 mg/kg erfolte alle 2 Stunden.
Alle Meßgrößen und eine EKG-Standardableitung zeichnete ein 8-Kanal-Pigmentschreiber (Hellige EK 21) fortlaufend auf. Das Herzzeitvolumen wurde mit der Kälteverdünnungsmethode mittels eines direkt anzeigenden Rechengerätes (BN 6560, Firma Fischer, Göttingen) nach SLAMA-PIIPER (25) bestimmt. Den Gesamtwiderstand bzw. den Koronarwiderstand errechneten wir nach der Formel: mittlerer Aortendruck minus zentralvenöser Druck durch HZV/kg bzw. mittlerer diastolischer Druck minus zentralvenöser Druck durch Koronarfluß/min und 100 g linker Ventrikel.

Etwa 5 Stunden nach Narkosebeginn wurde in wechselnder Reihenfolge 12 Hunden nach vorausgegangenen Kontrollmessungen 1 mg/kg und 2 mg/kg CT 1341 (= 83,3 µl/kg bzw. 166,7 µl/kg der handelsüblichen Lösung, 1 ml = 12 mg), 6 Hunden 5 mg/kg und 10 mg/kg Propanidid (Epontol®), 6 Hunden 33 mg/kg Cremophor EL (das entspricht der in der 2 mg/kg CT 1341 Dosis enthaltenen Cremophormenge) und 6 Hunden 5 Gamma/kg Histamin jeweils innerhalb von 20 sec intravenös injiziert. Die Messungen des HZV's erfolgen 1, 3, 5 und 10 min nach dem Injektionsbeginn der Testsubstanzen. Die Testsubstanzen wurden erst dann injiziert, wenn die Kreislaufwirkungen des vorher applizierten Pharmakons abgeklungen waren.

Nach Versuchsende wurde die Lage der Katheter autoptisch überprüft und der linke Ventrikel gewogen. Die Signifikanz der beobachteten Kreislaufänderungen wurde mit dem Student-t-Test aus paarigen Einzelwerten geprüft.

Ergebnisse

Abb. 1 und 2 zeigen die Kreislaufveränderungen nach 1 mg/kg und 2 mg/kg CT 1341. Unmittelbar nach der Injektion von 2 mg/kg stieg die Herzfrequenz im Mittel von 73 auf 110 Schläge/min an ($p < 0,0025$). Da das Schlagvolumen nur wenig abfiel, erfolgte eine frequenz-bedingte Steigerung des Herzzeitvolumens von 87,3 auf 104,5 ml/kg · min ($p < 0,01$). Der mittlere Aortendruck blieb unverändert und gleichzeitig nahm der periphere Gesamtwiderstand von 1,27 auf 1,05 mm Hg/ml/kg · min ab ($p < 0,01$). Während der zentralvenöse Druck konstant blieb, erhöhte sich der mittlere Pulmonalisdruck im Mittel von 16 auf 19 mm Hg ($p < 0,0025$).

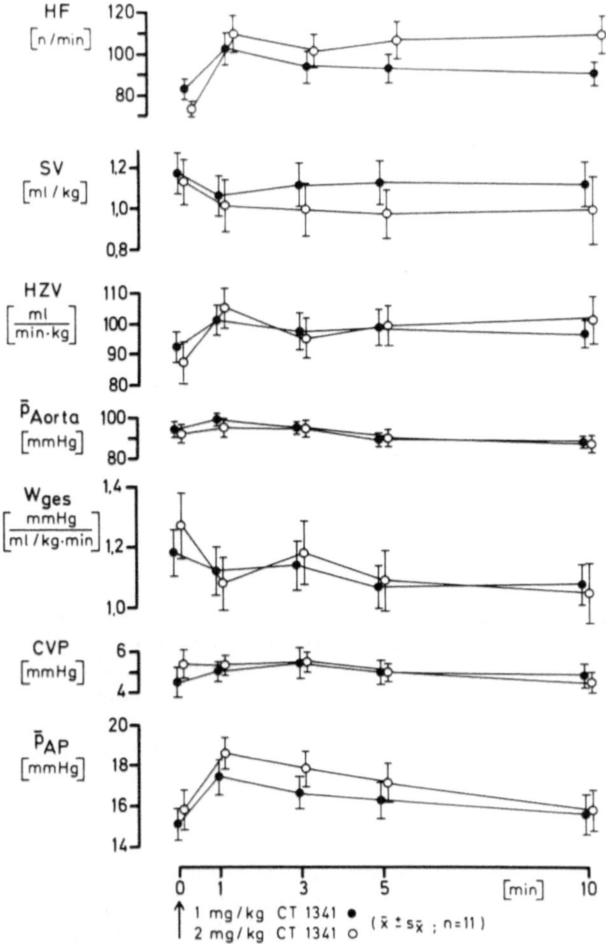

Abb. 1. Der Einfluß von 1 mg/kg (●——●) und 2 mg/kg (o——o) CT 1341 auf die Herzfrequenz (HF), das Schlagvolumen (SV), das Herzzeitvolumen (HZV), den mittleren Aortendruck ($\bar{P}_{Aorta}$), den peripheren Gesamtwiderstand (W_{ges}), den zentralvenösen Druck (CVP) und den mittleren Druck in der Art. Pulmonalis ($\bar{P}_{AP}$)

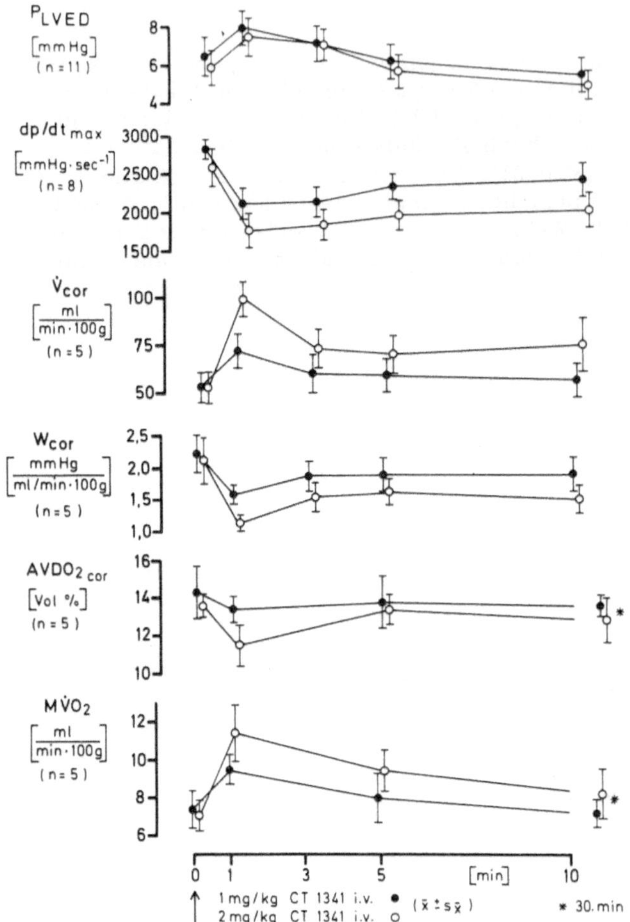

Abb. 2. Der Einfluß von 1 mg/kg (•——•) und 2 mg/kg (o——o) CT 1341 auf den linksventrikulären end-diastolischen Druck (P_{LVED}), den Inotropieparameter dp/dt_{max}, die Koronardurchblutung ($\dot{V}_{cor}$), den Koronarwiderstand (W_{cor}), die arterio-coronarvenöse Sauerstoffdifferenz ($AVDO_{2\ cor}$) und den myocardialen Sauerstoffverbrauch ($M\dot{V}O_2$). Die Werte von $\dot{V}_{cor}$, W_{cor} und $M\dot{V}O_2$ berücksichtigen nicht, daß der Fluß im Sinus coronarius nur 75% der Durchblutung des linken Ventrikels repräsentiert.

Der linksventrikuläre enddiastolische Druck stieg von 6 auf 8 mm Hg ($p < 0,01$) an, dp/dt_{max} fiel im Mittel von 2 600 mm Hg/sec auf 1 775 mm Hg/sec ab ($p < 0,005$). Die Koronardurchblutung stieg von 53 auf 99 ml/min · 100 g ($p < 0,025$) an, während der Koronarwiderstand von 2,13 auf 1,2 mm Hg/ml/min · 100 g ($p < 0,0125$) abnahm. Parallel dazu verminderste sich die arterio-koronarvenöse Sauerstoffdifferenz von 13,6 auf 11,5 Vol% ($p < 0,025$) und der myokardiale Sauerstoffverbrauch stieg von 7,1 auf 11,4 ml/min · 100 g ($p < 0,025$) an. Die Änderungen hatten ihr Maximum innerhalb der ersten Minute und hielten, besonders die der Herzfrequenz und von dp/dt_{max}, bis zu 20 min an. Die Wirkungen der 1 mg/kg-Dosis unterschieden sich von denen der 2 mg/kg-Dosis nur quantitativ.

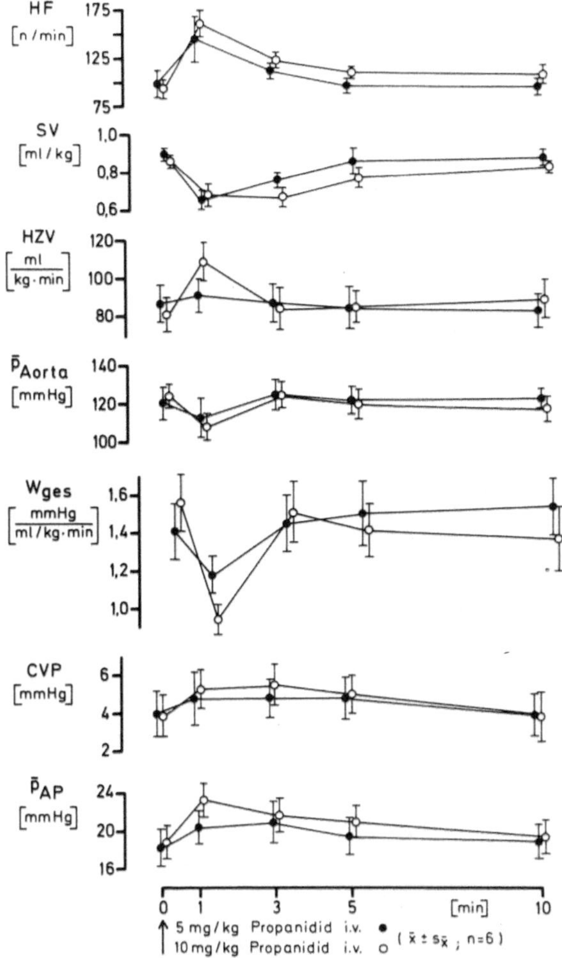

Abb. 3. Einfluß von 5 mg/kg (●——●) und 10 mg/kg (o——o) Propanidid auf die Hämodynamik. Symbole wie in Abb. 1

In Abb. 3 und 4 ist das typische Verhalten der Haemodynamik nach 5 mg/kg und 10 mg/kg Propanidid synoptisch dargestellt. Obwohl nach 10 mg/kg Propanidid das Schlagvolumen von 0,86 ml/kg auf 0,68 ml/kg ($p < 0,025$) abfiel, bedingte die Zunahme der Herzfrequenz von 94 auf 161 Schlägen/min ($p < 0,025$) eine HZV-Steigerung von 81 auf 109 ml/min·kg ($p < 0,005$). Da gleichzeitig der arterielle Mitteldruck von 124 auf 108 mm Hg ($p < 0,0025$) absank, nahm auch der periphere Gesamtwiderstand von 1,56 auf 0,94 mm Hg/ml/min·kg ($p < 0,0025$) ab. Der zentralvenöse Druck stieg von 3,9 auf 5,3 mm Hg ($p < 0,025$) und der Druck in der Arteria pulmonalis von 18,8 auf 23,2 mm Hg ($p < 0,005$) im Mittel an.

Der linksventrikuläre enddiastolische Druck nahm von 7,8 auf 16,8 mm Hg ($p < 0,0025$) zu, die maximale Druckanstiegsgeschwindigkeit (dp/dt_{max}) fiel von 2 000 auf 1 500 mm Hg/sec ab ($p < 0,005$). Trotz der Abnahme des Perfusions-

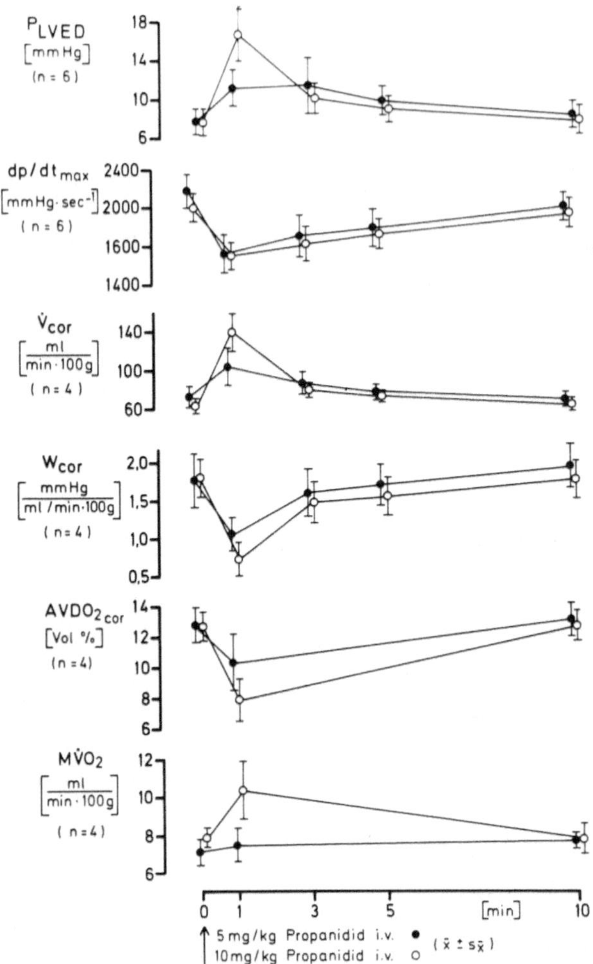

Abb. 4. Einfluß von 5 mg/kg (●——●) und 10 mg/kg (o——o) Propanidid auf das Herz. Symbole wie in Abb. 2

druckes stieg der Koronarfluß von 63 auf 140 ml/min · 100 g ($p < 0,01$), da gleichzeitig der Koronarwiderstand von 1,81 auf 0,72 mm Hg/ml/min · 100 ($p < 0,0025$) abfiel. Die arterio-coronarvenöse Sauerstoffdifferenz fiel von 12,7 auf 7,8 Vol% ($p < 0,005$) ab, während der myokardiale Sauerstoffverbrauch von 7,9 auf 10,4 ml/min · 100 g ($p < 0,05$) anstieg. Auch nach 10 mg/kg Propanidid zeigte sich die größten haemodynamischen Auswirkungen bereits nach der ersten Minute. 10 min nach Injektionsbeginn waren im Mittel die Kontrollwerte wieder erreicht. 5 mg/kg Propanidid beeinflußten bis auf den gleichbleibenden myokardialen Sauerstoffverbrauch die Haemodynamik qualitativ in ähnlicher Weise wie die höhere Dosis.

5 γ/kg Histamin führten nach intravenöser Injektion durch eine Herzfrequenzsteigerung von 101 auf 119 Schläge/min ($p < 0,001$) bei gleichbleibendem Schlagvolumen zu einer HZV-Zunahme von 80 auf 104 ml/kg · min ($p < 0,05$), und durch

Abfall des peripheren Gesamtwiderstandes von 1,4 auf 0,95 mm Hg/ml/min · kg ($p < 0,025$) zu einem Absinken des arteriellen Mitteldruckes von 117 auf 104 mm Hg ($p < 0,005$). Der zentralvenöse Druck und der Pulmonalisdruck blieben unverändert (Abb. 5).

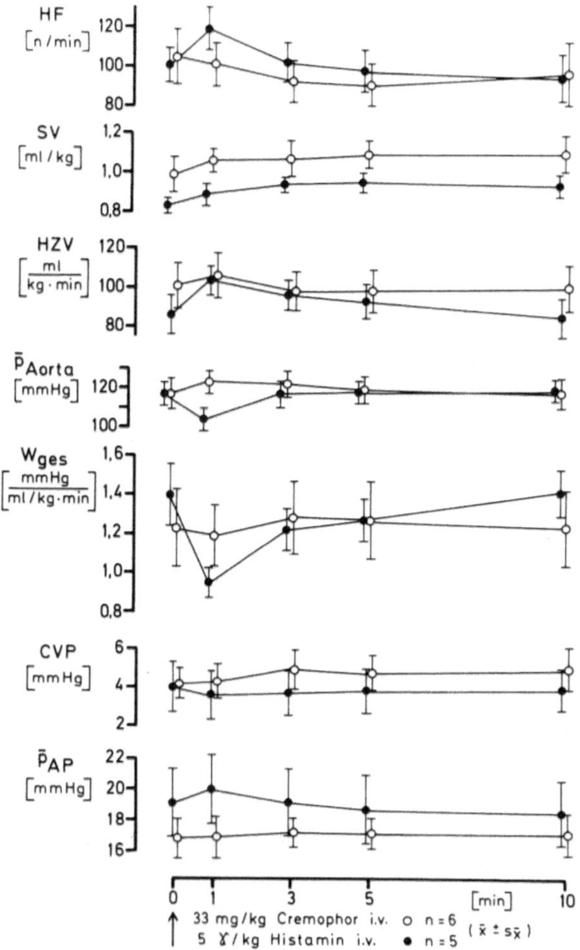

Abb. 5. Verhalten der Haemodynamik nach 33 mg/kg Cremophor EL (o——o) und 5 Gamma/kg Histamin (•——•). Symbole wie in Abb. 1

Die Histaminwirkung zeichnete sich am Herzen außerdem durch einen Abfall des enddiastolischen linksventrikulären Druckes von 7 auf 5,8 mm Hg ($p < 0,025$) und des koronaren Widerstandes von 1,74 auf 0,98 mm Hg/ml/min · 100 g ($p < 0,005$) aus, während dp/dt_{max} von 2 030 auf 2 220 mm Hg/sec ($p < 0,05$) und der Koronarfluß von 62 auf 93 ml/min · 100 g ($p < 0,05$) zunahmen. Die Änderungen der arterio-coronarvenösen Sauerstoffdifferenz und des myokardialen Sauerstoffverbrauches waren statistisch nicht signifikant. Die Histaminwirkung war nach maximal 5 min abgeklungen (Abb. 6).

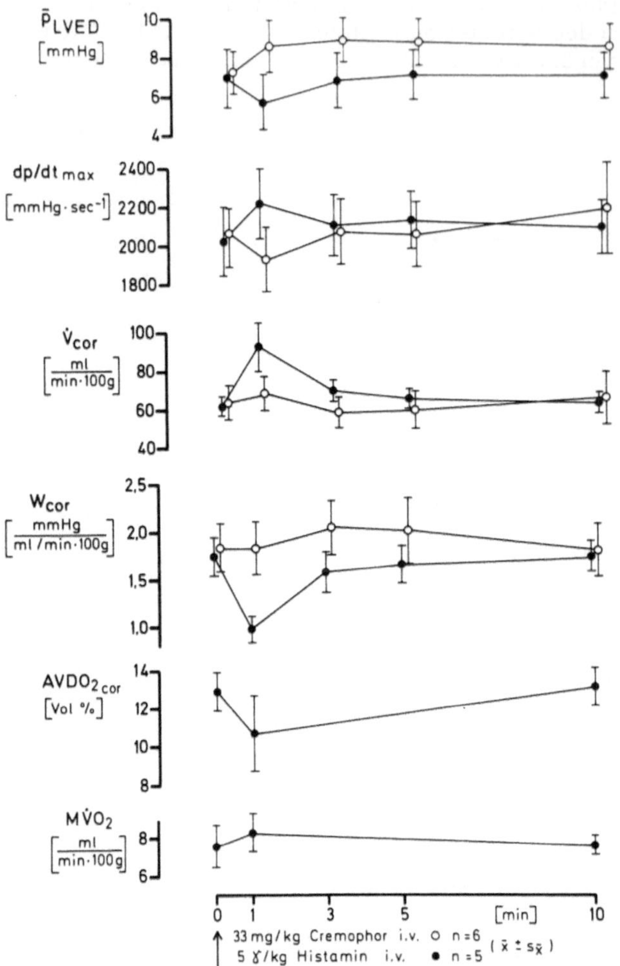

Abb. 6. Einfluß von 33 mg/kg Cremophor EL (o —— o) und 5 Gamma/kg Histamin (• —— •) auf das Herz. Symbole wie Abb. 2

33 mg/kg Cremophor EL (= entspricht der in der 2 mg/kg CT 1341-Dosis enthaltenen Cremophor-Menge) beeinträchtigte die Haemodynamik des Hundes nicht.

Diskussion

Nach den Untersuchungen von CLARK u. a. (5) wird für die klinische Anwendung von CT 1341 je nach Länge der gewünschten Anaesthesie eine Dosierung von 50 µl/kg bis 150 µl/kg, dies entspricht etwa 0,5 - 2,0 mg/kg, empfohlen. Nach den Angaben des Herstellers sollen zur Einleitung der Narkose 50 - 75 µl/kg Körpergewicht gegeben werden. Propanidid wird in einer Dosierung von 4 - 10 mg/kg verabreicht. Damit umfassen die in dieser Arbeit geprüften Dosen der beiden Anaesthetika den für den Menschen empfohlenen mittleren und oberen Dosisbereich.

2 mg/kg CT 1341 und 10 mg/kg Propanidid stellen Maximalmengen für Einzelinjektionen dar und gewähren eine etwa gleichlange Toleranz gegenüber chirurgischen Eingriffen. Nachfolgend sollen die Kreislaufwirkungen dieser beiden Dosen vergleichend diskutiert werden.

Haemodynamisch bewirkten beide Substanzen trotz Abnahme des Schlagvolumens allein über die Erhöhung der Herzfrequenz, die besonders nach Propanidid mit einer Steigerungsrate von 62% imponierte, eine Zunahme des Herzzeitvolumens. Da nach CT 1341 der periphere Gefäßwiderstand nur leicht abfiel, blieb der arterielle Mitteldruck konstant. CAMPBELL u. a. (3) fanden ebenfalls eine HZV-Steigerung nach CT 1341, beobachteten jedoch einen Abfall des arteriellen Druckes. Gleichzeitig trat bei ihren spontanatmenden Probanden eine am signifikanten Abfall des arteriellen Sauerstoffpartialdruckes und an der Abnahme des Atemminutenvolumens (30) meßbare Atemdepression auf. Möglicherweise übte bei unseren Tieren die während des Versuches angewandte Normoventilation einen günstigen Einfluß auf das Blutdruckverhalten aus. In diesem Sinne sind auch die Untersuchungen von GORDH (11) an der Katze zu bewerten, der ähnlich wie auch unsere Arbeitsgruppe (20) unter künstlicher Beatmung nur nach hohen Dosen ein deutliches Absinken des Blutdruckes registrierte. CAMPBELL erklärt die oben beschriebene Tachycardie mit der reflektorischen Wirkung der Pressorreceptoren, die durch Hypotension aktiviert werden. Diese Interpretation möchten wir jedoch nur für das Propanidid gelten lassen, da nur nach Propanidid der arterielle Druck wegen der starken Abnahme des peripheren Widerstandes um 40% bei nur relativ geringer HZV-Steigerung abfiel. Dagegen diskutiert LANGREHR (17) die endoanaesthetische Wirkung des Propanidids gerade auf die Pressorreceptoren, wobei sie Blutdruckänderungen gegenüber nicht länger sensibel sind, mit als Ursache für den Druckabfall. Während WIRTH und HOFFMEISTER (32) das Blutdruckverhalten nach Propanidid mit der Herabsetzung der Volumenelastizität des arteriellen Windkessels und der Verminderung des peripheren Widerstandes erklären, machen HENSCHEL und BUHR (14) eine direkte Wirkung des Wirkstoffs auf die zentralvenöse Kreislaufregulation verantwortlich. SOGA und BEER (26, 27) jedoch deuten den Druckabfall in erster Linie als Folge einer Myokarddepression. Hinsichtlich einer direkten Wirkung von CT 1341 auf den Herzmuskel finden sich in der Literatur nur wenige Angaben (10, 11, 13, 20).

Fast alle Narkotika führen - wenn auch in sehr unterschiedlichem Maße und Dosierungsbereich - zu einer Myokarddepression. Um Aussagen über den Grad der narkosebedingten Inotropieeinschränkung treffen zu können, mußte die Myokardkontraktilität genauer definiert und zahlenmäßig erfaßt werden. Erst dann ist es möglich, die Beeinträchtigung der Inotropie des Herzens durch Anaesthetika vergleichend zu beurteilen. Am isolierten Papillarmuskel stellt unter den Bedingungen der isometrischen Kontraktion die maximale Kraftanstiegsgeschwindigkeit (dT/dt max) einen geeigneten Parameter dar. SIEGEL und SONNENBLICK (24, 28) übertrugen die am Papillarmuskel gewonnen Erkenntnisse auf das Herz in vivo. Demnach entspricht die maximale Kraftanstiegsgeschwindigkeit (dT/dt max) beim Papillarmuskel - unter der Voraussetzung konstanter Muskelfaserausgangsspannung - der maximalen intraventrikulären Druckanstiegsgeschwindigkeit (dp/dt max) während der isovolumetrischen Kontraktionsphase. Die Herzfrequenz, der ventrikuläre enddiastolische Druck (preload) und der diastolische Aortendruck (afterload) können dp/dt max jedoch beeinflussen (21, 31). Ein Anstieg dieser haemodynamische Variablen bedingt eine Zunahme von dp/dt max ohne daß sich die Kontraktilität im engeren Sinne ändert.

CT 1341 und Propanidid verursachten einen signifikanten Abfall von dp/dt max um 31,4% bzw. 25%. Parallel dazu stiegen aber akut die Herzfrequenz und der linksventrikuläre enddiastolische Ventrikeldruck, besonders exzessiv nach Propanidid, an. Es ist deshalb zu vermuten, daß die Beeinträchtigung der Inotropie durch die beiden Anaesthetika weit ausgeprägter war als die Abnahme von dp/dt max angab. Der relativ geringe Abfall der Nachbelastung (afterload) nach Propanidid dürfte keinen wesentlichen Einfluß auf das Verhalten von dp/dt max ausgeübt haben.

Der beobachtete Anstieg des Druckes in der Arteria pul.nonalis (nach CT 1341 von 16 auf 19 mm Hg und nach Propanidid von 18,8 auf 23,2 mm Hg) ist wahrscheinlich Folge der durch die geprüften Anaesthetika induzierten Herzinsuffizienz. Aus haemodynamischen Gründen muß mit der Zunahme des linksventrikulären enddiastolischen Druckes (bei unseren Versuchen nach CT 1341 im Mittel von 6 auf 8 mm Hg und nach Propanidid von 8 auf 17 mm Hg) retrograd auch der Druck in linken Vorhof ansteigen, der wiederum nach Überschreiten der Druckgrenze von 6 - 7 mm Hg (12) einen nahezu proportionalen Druckanstieg im kleinen Kreislauf zur Folge hat. Dagegen übte die beobachtete Steigerung des Herzminutenvolumens vermutlich keinen Einfluß auf den Pulmonalisdruck aus. Erst nach einer HZV-Steigerung um mindestens das Dreifache des Normalwertes nimmt auch der Pulmonalisdruck deutlicher zu (12). Es währe aber auch denkbar, daß die Zunahme des pulmonalen Gefäßwiderstandes, den FOEX und PRYS-ROBERTS (10) bei der Ziege nach CT 1341 signifikant erhöht fanden, zu den beobachteten Druckanstiegen führte. Über das Verhalten des Widerstands im kleinen Kreislauf können wir für unsere Untersuchungen keine Aussage treffen, da wir den linken Vorhofdruck nicht gemessen haben. Dieser Druck ist jedoch für die Bestimmung des pulmonalen Druckgradienten und somit für die Berechnung des Widerstandes eine notwendige Meßgröße. Eine histaminbedingte Beeinflussung des Pulmonalisdruckes kann wahrscheinlich ausgeschlossen werden, da weder Cremophor EL noch Histamin selbst eine nennenswerte Änderung herbeiführten (Abb. 5 und 6).
Gemessen an dem Parameter für die Herzarbeit, dem "tension-time-index" in der Modifikation nach BRETSCHNEIDER (mittlerer systolischer Druck mal Wurzel aus der Herzfrequenz (9) stieg trotz Myokarddepression die Herzarbeit nach CT 1341 um 19,3% und nach Propanidid um 14,4% an. Gleichzeitig nahm der Sauerstoffverbrauch des linken Ventrikels nach CT 1341 aber um 60,3% und nach Propanidid um 31,7% zu. Unter der Voraussetzung eines konstanten Wirkungsgrades der Herzarbeit, der als Verhältnis zwischen Verdrängungsarbeit und Energiebedarf definiert ist, kann nach den Untersuchungen von EBERLEIN (9) der beobachtete Anstieg des tension-time-index den Sauerstoffmehrverbrauch jedoch nur zum Teil erklären. Es muß daher angenommen werden, daß sich der Wirkungsgrad mit der Injektion der beiden Testsubstanzen verschlechterte, da der Energiebedarf stärker als die Herzarbeit zunahm.

Abb. 7 verdeutlicht den Einfluß der getesteten Anaesthetika auf den Wirkungsgrad der Herzarbeit in der Lachgas-Sauerstoff-Piritramid-Basisnarkose (B). Auf der Ordinate ist die äußere Herzarbeit "mittlerer systolischer Druck mal HZV", die auf 100 g linken Ventrikel bezogen und mit Hilfe des calorischen Energieäquivalentes auf ml O_2/min und 100 g umgerechnet wurde, aufgetragen. Die Abszisse zeigt den gemessenen Sauerstoffverbrauch des linken Ventrikels. Sowohl Propanidid (P) als auch CT 1341 (S) verschlechterten die Ökonomie der Herzarbeit in etwa demselben Ausmaß. Der Wirkungsdrad in der Basisnarkose (B) betrug im Mittel 26,4%, 1 min nach 10 mg/kg Propanidid (P) bzw. 2 mg/kg CT 1341 (S) aber nur mehr 20,9% bzw. 20,7%.

Für diese Interpretation sprechen auch die Befunde von DUDZIAK (6, 8), der den Einfluß von Propanidid auf den oxydativen Stoffwechsel des Herzens untersuchte. Er konnte am leerschlagenden Rattenherzen (Langendorff Modell), das mit einer Propanididkonzentration vom 5 mg% perfundiert wurde, einen anfänglichen Anstieg des Sauerstoffverbrauches um 20% beobachten, obwohl die Herzfrequenz, die bei diesem Versuchsmodell die einzige Variable für die Herzarbeit darstellt, konstant blieb.

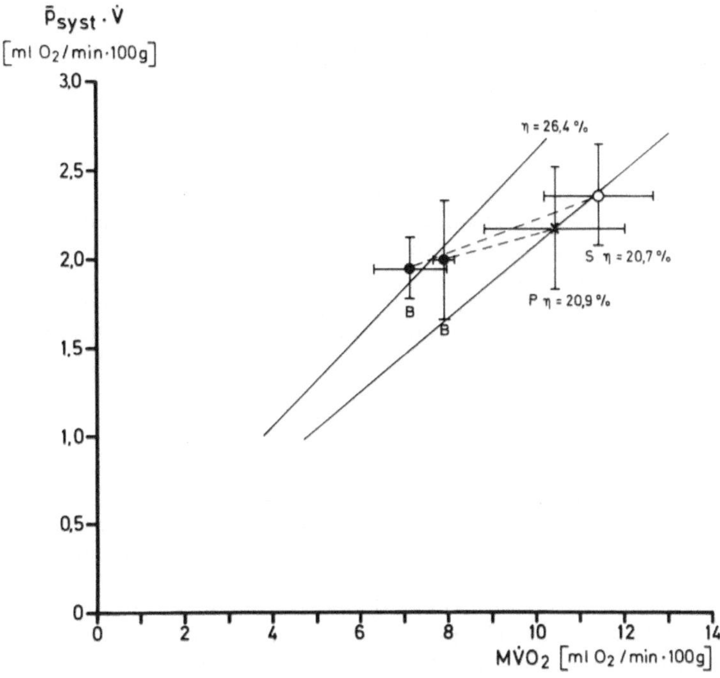

Abb. 7. Der konventionelle Wirkungsgrad (η) der Herzarbeit unter der Piritramid - Basisnarkose (B) und 1 Minute nach Injektion von 2 mg/kg des Steroidanaesthetikums CT 1341 (S) bzw. 10 mg/kg Propanidid (P). Die Ordinate entspricht der äußeren Herzarbeit, umgerechnet auf ml O_2/min und 100 g. Auf der Abszisse ist der gemessene myokardiale Sauerstoffverbrauch ($AVDO_2$ mal $\dot{V}_{cor}$ in ml O_2/min · 100 g) aufgetragen. Beide Werte sind auf 100 g linken Ventrikel bezogen

Da der Sauerstoffbedarf des Myokards den Coronarfluß reguliert, stieg deshalb unmittlbar nach der Injektion von CT 1341 und Propanidid die Coronardurchblutung um 87% bzw. 123% an, während der coronare Gefäßwiderstand um 47,4% bzw. 60,2% abnahm. Die gleichzeitige Verringerung der arterio-coronarvenösen Sauerstoffdifferenz zeigt, daß der Coronarfluß über den nutritiven Bedarf hinaus angestiegen war, d.h. es trat eine Luxusperfusion ein. Aus dieser Beobachtung kann gefolgert werden, daß beide Anaesthetika, besonders Propanidid, eine coronardilatatierende Eigenschaft besitzen. Diese Aussagen über das Propanidid bestätigen im wesentlichen die Befunde von DUDZIAK, WIRTH und HOFFMEISTER und BETANCOURT (1, 6, 7, 8, 32).

Der Lösungsvermittler Cremophor EL soll beim Hund Histamin freisetzen und dadurch Hypotensionen und Tachycardien hervorrufen (32). Die Wirkung von Cremophor auf das Herz haben DUDZIAK und PANTKE am leerschlagenden Rattenherzen untersucht. Sie fanden nach konstanter Coronarperfusion (6, 8, 18) mit einer cremophorhaltigen Lösung einen Abfall und nach einer Stoßinjektion von Cremophor EL (6, 8, 18) einen Anstieg der Coronardurchblutung. Die Änderung der Perfusatviskosität durch Cremophor wurde als Ursache für dieses Verhalten diskutiert. Der myokardiale Sauerstoffverbrauch blieb jedoch konstant. Wir konnten nach Vorbehandlung mit dem Antihistaminikum keinen Einfluß von Cremophor EL auf die Haemodynamik und die Coronardurchblutung des Hundes feststellen. Dieser Befund erlaubt zwei Schlußfolgerungen:

1. Die beobachteten Kreislaufwirkungen nach CT 1341 und Propanidid sind spezifische Effekte der anaesthetischen Wirkstoffe und nicht des gemeinsamen Lösungsvermittlers Cremophor EL.
2. Entgegen der Auffassung einiger Autoren ist der Hund als Versuchstier - jedenfalls nach der oben angegebenen Vorbehandlung - für Kreislaufuntersuchungen nicht abzulehnen, wenn cremophorhaltige Substanzen verabreicht werden. Der Schutz des Antihistaminikums reichte bei unseren Versuchen nicht aus, um die bekannten haemodynamischen Auswirkungen (19) der relativ hohen Histamindosis zu blockieren. Herzfrequenz, HZV und Coronardurchblutung stiegen an, während der periphere und coronare Widerstand sowie der arterielle und linksventrikuläre enddiastolische Druck abfielen. Der geringe aber signifikante Anstieg von dp/dt max ist wahrscheinlich Ausdruck einer Frequenzinotropie.

Myokarddepression und gesteigerter myokardialer Sauerstoffverbrauch sind unerwünschte Nebenwirkungen eines Anaesthetikums. CT 1341 und Propanidid können diese nachteiligen Eigenschaften beim gesunden Herzen mit einer Coronardilatation teilweise kompensieren. Im Schocksyndrom jedoch können diese Anaesthetika die Funktion des ohnehin hypoxisch geschädigten Herzens noch zusätzlich beeinträchtigen und die bestehende Kreislaufdepression durch ihre vasodilatatorische Wirkung weiter verstärken. Bei Vorliegen einer erheblich eingeschränkten Coronarreserve als Folge einer fortgeschrittenen Coronarsklerose, ist der autoregulative Anpassungsmechanismus an einen erhöhten myokardialen Sauerstoffbedarf erschöpft. In diesem Fall reguliert allein die lineare Druck-Durchflußbeziehung die Größe der Coronardurchblutung, d.h. die Durchblutung hängt von der Höhe des diastolischen Druckes ab. Der Abfall des Aortendruckes, den wir nach Propanidid beobachteten, kann sich daher sehr ungünstig auf die Sauerstoffversorgung des Herzens auswirken. Der erhöhte myokardiale Sauerstoffverbrauch nach narkosebedingter Tachycardie ist besonders bei Vorliegen einer Aorten- und/oder Mitralstenose unerwünscht, da das eingeschränkte linksventrikuläre Auswurfvolumen als Folge der Aortenstenose bzw. der ungenügenden diastolischen Füllung des linken Ventrikels keine ausreichende Coronardurchblutung bewährleistet. Bei existenter Herzinsuffizienz wie z.B. bei einer Aortenklappeninsuffizienz, kann die negative inotrope Wirkung dieser Anaesthetika zu einem akuten Herzversagen führen.

Die Ergebnisse unserer haemodynamischen Untersuchungen empfehlen in diesen Fällen - bei gegebener Indikation - CT 1341 und Propanidid nur sehr vorsichtig zu dosieren.

Zusammenfassung

Die Beeinflussung der Myokardkontraktilität und der Coronardurchblutung durch das neue Steroidanaesthetikum Glaxo CT 1341 und durch Propanidid (Epontol®) wurde bisher noch nicht vergleichend untersucht. Beide Anaesthetika werden als Einleitungsanaesthetika empfohlen und enthalten den Lösungsvermittler Cremophor EL. Da Cremophor beim Hund über eine mögliche Histaminfreisetzung die Haemodynamik beeinflussen kann, wurden die Untersuchungen unter dem Schutz eines Antihistaminikums durchgeführt, dessen Wirkung durch eine intravenöse Histamininjektion geprüft wurde.

Normoventilierten Hunden ($\bar{n}$ = 17) wurden in einer Kombinationsnarkose mit Piritramid, Lachgas, Sauerstoff und Relaxation etwa 5 Stunden nach Applikation des Antihistaminikums Tavegil® in wechselnder Reihenfolge 1,0 und 2,0 mg/kg CT 1341, 5,0 und 10,0 mg/kg Propanidid, 33 mg/kg einer 20%-igen Cremophor-Lösung und 5 Gamma/kg Histamin intravenös injiziert.

2,0 mg/kg CT 1341 bewirkte signifikante haemodynamische Änderungen: Herzfrequenz, Herzzeitvolumen, mittlerer Pulmonalisdruck, linksventrikulärer enddiastolischer Druck, Coronardurchblutung und myokardialer Sauerstoffverbrauch stiegen an, während Gesamtgefäßwiderstand, Coronarwiderstand und dp/dt max abfielen. Zentralvenöser und mittlerer Aortendruck blieben konstant. 10,0 mg/kg Propanidid zeigten ähnliche jedoch im Ausmaß größere haemodynamische Effekte, zusätzlich fiel noch der arterielle Druck ab. Die maximalen Änderungen traten bereits in der ersten Minute nach Injektionsbeginn auf. Die Wirkungen hielten nach CT 1341 länger als nach Propanidid an. Da nach beiden Anaesthetika die koronare $AVDO_2$ abnahm, besitzen sie coronardilatatierende Eigenschaften. Cremophor EL übte keinen Einfluß auf die Haemodynamik aus. Die bekannten Kreislaufwirkungen des Histamins konnte das Antihistaminikum Tavegil bei der relativ hohen getesteten Histamindosis nicht vollständig verhindern: Herzfrequenz und Coronarperfusion stiegen an, der arterielle Druck, der periphere und coronare Widerstand fielen ab, dp/dt max und der myokardiale Sauerstoffverbrauch blieben konstant.

Die untersuchten Dosen von CT 1341 und Propanidid umfassen den für die Anwendung am Menschen empfohlenen Dosisbereich. Die beobachtete Myokarddepression und der gestigerte myokardiale Sauerstoffverbrauch lassen bei vorhandener Herzinsuffizienz und eingeschränkter Coronarreserve die vorsichtige Anwendung - besonders höherer Dosen - dieser beiden Anaesthetika empfehlenswert erscheinen.

Summary

The steroid anaesthetic agent CT 1341 (Althesin®) and Propanidid (Epontol®) are recommended as induction agents and they are dissolved in 20% aqueous Cremophor EL. The effects of the two anaesthetics on the myocardial contractility and coronary perfusion were comparatively studied in dogs. As the dog is supposed to release histamine after administration of Cremophor EL, the experimental animals were pretreated with a powerful antihistaminic agent (Tavegil ®). Under these conditions the influence of histamine upon haemodynamics was additionally tested.

Unpremedicated dogs (n = 17) were induced with 3 mg/kg Piritramide (Dipidolor®) i.v. and normoventilated with a mixture of 70% N_2O and 30% O_2. After base-line observations 12 animals received 1,0 and 2,0 mg/kg CT 1341 (= 83,3 µl/kg and 166,7 µl/kg resp.), 6 dogs 5,0 and 10,0 mg/kg Propanidid, 6 dogs 33 mg/kg Cremophor EL (this dose corresponds with the amount of Cremophor EL in the 2 mg/kg CT 1341 dose) and 6 dogs 5 µg/kg histamine within 20 sec intravenously.

2,0 mg/kg caused significant haemodynamic changes: heart rate, cardiac output (thermodilutionmethod), mean pulmonary arterial pressure, left ventricular end-diastolic pressure, coronary blood flow (measured with a pitot-catheter after BRETSCHNEIDER) and myocardial oxygen consumption increased, while total peripheral and coronary resistance and max dp/dt decreased. Centralvenous and mean aortic pressure remained unchanged. Similar but more pronounced haemodynamic responses were seen after 10 mg/kg Propanidid. Maximal circulatory changes occurred within the first minute after injection. Preinjection levels were reached after Propanidid within 10 min and after CT 1341 within 20 min.

As the coronary arteriovenous difference in oxygen decreased, it appeared that CT 1341 and Propanidid have coronary dilatatory properties. Cremophor EL did not effect the cardiovascular system. Significant circulatory changes were however observed after histamine: heart rate and coronary perfusion increased, mean aortic pressure, total peripheral and coronary resistance decreased, max dp/dt and myocardial oxygen consumption remained unchanged. Myocardial depression and increased oxygen consumption suggest a cautions use of CT 1341 and Propanidid in cases of heart and coronary insufficiency.

Literatur

1. BETANCOURT, L. G.: Epontol und Coronardurchblutung. Anaesthesist, 19, No. 1, 48 (1970)
2. BRADFORD, E. M. W., MILLER, D. C., CAMPBELL, D., BAIRD, W. L. W.: CT 1341: interaction with some anaesthetic agents. Brit. J. Anaesth. 43, 940 (1971)
3. CAMPBELL, D., FORRESTER, A. C., MILLER, D. C., HUTTON, I., KENNEDY, J. A., LAWRIE, I. D. V., LORIMER, A. R.: A preliminary clinical study of CT 1341 - a steroid anaesthetic agent. Brit. J. Anaesth. 43, 14 (1971)
4. CHILD, K. J., CURRIE, J. P., DAVIS, B., DODDS, M. G., PEARCE, D. R., TISSWELL, D. J.: The pharmacological properties in animals of CT 1341 - a new steroid anaesthetic agent. Brit. J. Anesth. 43, 2 (1971)
5. CLARKE, R. S. J., MONTGOMERY, S. J., DUNDEE, J. W., BOVILL, J. G.: Clinical studies of induction agents XXXIX: CT 1341, a new steroid anaesthetic. Brit. J. Anaest. 43, 947 (1971)
6. DUDZIAK. R.: Über die Wirkung von Halothan, Fentanyl, Dehydrobenzperiol und Propanidid auf den Sauerstoffverbrauch und den Coronardurchfluß des Warmblüterherzens. Forschungsberichte des Landes Nordrhein-Westfalen, No. 1866, Köln-Opladen: Westdeutscher Verlag 1967
7. DUDZIAK, R., RAFF, K. W.: Über die Wirkung von Epontol auf die Coronardurchblutung und Haemodynamik des Hundeherzens. Intern. Epontol-Symposion, Scheveningen 1971
8. DUDZIAK, R., PENTHKE, H., PANTKE, O.-A.: Die Wirkung von Propanidid auf das isolierte Warmblüterherzen. Arzneimittel-Forschung, 20, No. 8, 1060 (1970)

9. EBERLEIN, H. J.: Coronardurchblutung und Sauerstoffversorgung des Herzens unter verschiedenen CO_2-Spannungen und Anaesthetika. Arch. Kreisl. Forsch. 50, 18 (1966)
10. FOEX, P., PRYS-ROBERTS, C.: Pulmonary haemodynamics and myocardial effects of Althesin (CT 1341) in the goat. Postgraduate Med. J. Suppl. 2, Vol. 48, 24 (1972)
11. GORDH, T.: Cardiovascular effect of Althesin. Vortrag auf dem 5. Weltkongress der Anaesthesisten, Kyoto, Japan 1972
12. GUYTON, A. C.: Textbook of Medical Physiology. W. B. Sounders Comp. Philadelphia 1968, S. 301
13. HALL, L. W.: Althesin in the larger animals. Postgraduate Med. J. Suppl. 2, Vol. 48, 55 (1972)
14. HENSCHEL, W. F., BUHR, G.: Kreislaufuntersuchungen während der Propanidid-Kurznarkose. Anaesthesiologie und Wiederbelebung, Bd. 4, Springer-Verlag, Berlin-Heidelberg-New York 1965
15. HENSEL, I., BRETSCHNEIDER, H. J.: Pitot-Rohr-Katheter für die fortlaufende Messung der Coronar- und Nierendurchblutung im Tierexperiment. Arch. Kreisl. Forsch. 62, 249 (1970)
16. HOWLAND, W. S., BOYEN, C. P., KUO-CHEN WANG: The use of a steroid (Viadril) as an anesthetic agent. Anesthesiology 17, 1 (1956)
17. LANGREHR, D.: Endoanaesthetische Wirkung von Propanidid und ihre Bedeutung für das Verhalten von Kreislauf unt Atmung. Anaesthesiologie und Wiederbelebung, Bd. 4, 239, Springer-Verlag, Berlin-Heidelberg-New York 1965
18. PANTKE, H.: Der Einfluß des Kurznarkotikums Epontol auf den coronaren Durchfluß, die Frequenz und die Kontraktionsamplitude des isolierten Rattenherzens. Diss. Med. Düsseldorf 1967
19. PARBATT, J. R.: The effects of histamine on the myocardial circulation. Europ. J. Pharmac., 6, 203 (1969), North-Holland, Publishing Comp., Amsterdam
20. PATSCHKE, D., BRÜCKNER, J. B., REINECKE, A., SCHMICKE, P., TARNOW, J., EBERLEIN, H. J.: Experimentelle Untersuchungen der Kreislaufwirkungen von CT 1341, einem neuen Steroidanaesthetikum. Anaesthesist 21, 338 (1972)
21. PRYS-ROBERTS, C., GERSH, B. J., BAKER, A. B., REUBEN, S. R.: The effects of halothane on the interactions between myocardial contractility, aortic impedance, and left ventricular performance. I: Theoretical considerations and results. Brit. J. Anaesth. 44, 634 (1972)
22. SAVEGE, T. M., FOLEY ELEANOR, I., COULTAS, R. J., WALTON, B., STRUNIN, L., SIMPSON, B. R., SCOTT, D. F.: CT 1341: some effects in man. Anaesthesia 26, 402 (1971)
23. SELYE, H.: Anesthetic effects of steroid hormones. Proc. Soc. exp. Biol. (N.Y.) 46, 116 (1941)
24. SIEGEL, H. J., SONNENBLICK, E. H., JUDGE, D., WILSON, W. S.: The quantification of myocardial contractility in dog and man. Cardiologica 45, 189 (1964)
25. SLAMA, H., PIIPER, J.: Direktanzeigendes Rechengerät zur Bestimmung des Herzzeitvolumens mit der Thermo-Injektionsmethode. Z. Kreislaufforschung 53, 322 (1964)
26. SOGA, D., BEER, R.: Myokardkontraktilität und Narkose. Anaesthesist 21, 165 (1972)
27. SOGA, D., BEER, R.: Myocardkontraktilität und Haemodynamik im Verlauf einer Methohexital-Narkose. Anaesthesiologie und Wiederbelebung, Bd. 57, Springer-Verlag Berlin-Heidelberg-New York (1972)

28. SONNENBLICK, E. H.: Implications of muscle mechanics in the heart. Fed. Proc. 21, 975 (1962)
29. SWERDLOW, M., CHAKRABORTY, S. K., ZAHANGIR, M. A. M.: A trial of CT 1341. Brit. J. Anaesth. 43, 1075 (1971)
30. TOMLIN, P. G.: The respiratory effects of Althesin. Postgraduate Med. J., Suppl. (2) Vol 48, 85 (1972)
31. WALLACE, A. G., SKINNER, N. S., MITCHELL, J. H.: Haemodynamic determinats of the maximal rate of rise of left ventricular pressure. Amer. J. Physiol. 205, 30 (1963)
32. WIRTH, W., HOFFMEISTER, F.: Pharmakologische Untersuchungen mit Propanidid in: HORATZ, K., FREY, R., ZINDLER, M.: Die intravenöse Kurznarkose mit dem neuen Phenoxyessigsäurederivat Propanidid (Epontol). Anaesthesiologie und Wiederbelebung, Bd. 4, Springer-Verlag Heidelberg-Berlin-New York 1965

ÜBER DEN EINSATZ VON CT 1341 ALS KURZNARKOTICUM (FORTLAUFENDE pO_2-MESSUNGEN UND KREISLAUFKONTROLLEN)

Von G. Hempelmann, W. Hempelmann, J. Kahlstorf, S. Piepenbrock

Mit der Entwicklung des Steroid-Anaesthetikums CT 1341 (Glaxo Pharmazeutika GmbH, Düsseldorf) hoffte man, ein Mittel gefunden zu haben, welches die Vorteile der bisher bekannten Kurznarkotika bieten, jedoch nicht ihre Nachteile aufweisen würde, wie z. B. Atemdepression, motorische Unruhe oder starke Beeinträchtigung der Herz-Kreislauffunktion - letzteres besonders bei Patienten mit "allergischer Diathese".

Die bisherigen klinischen Untersuchungen über CT 1341 wurden vorwiegend an jungen Patienten ohne Herz-Kreislauferkrankungen durchgeführt (1, 2, 7, 8). In Fortsetzung einer früheren Arbeit über Propanidid (5) haben wir dieses Kurznarkotikum zur Durchführung peripherer Arteriographien bei 18 Patienten im Alter von 30-77 Jahren ($\bar{x}$ = 53,6 Jahre) in einer Dosierung von 0,05 ml/kg Körpergewicht eingesetzt. Neben der Kontrolle des Blutdrucks, der Herzfrequenz sowie der arteriellen Blutgase und des Säure-Basen-Haushaltes wurde bei 12 Patienten zusätzlich der arterielle Sauerstoffpartialdruck kontinuierlich mit einer polarographischen Mikromethode gemessen (4).

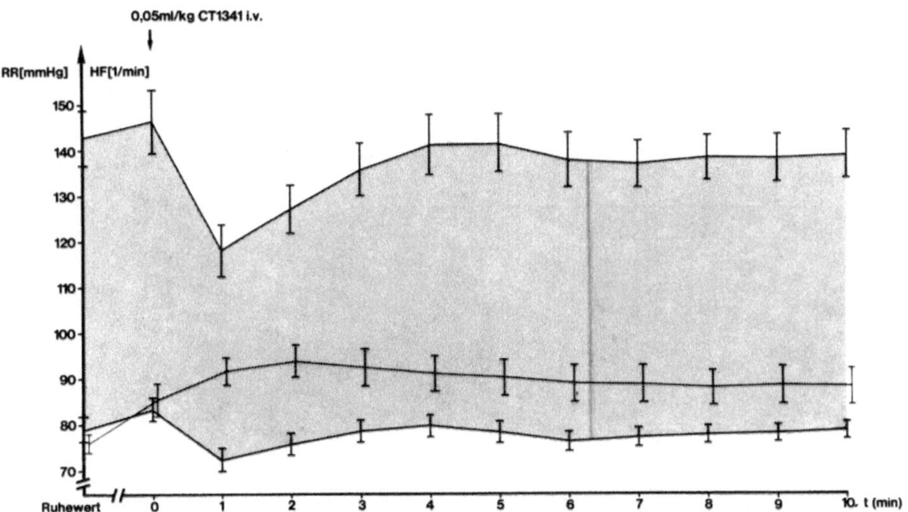

Abb. 1. Veränderungen von Blutdruck RR und Herzfrequenz HF durch 0,05 ml/kg CT 1341 bei 18 Patienten mit arteriellen Verschlußerkrankungen ($\bar{x} \pm S_{\bar{x}}$)

Abbildung 1 zeigt Ihnen die Veränderungen von Blutdruck und Herzfrequenz durch CT 1341: Ausgehend von einem mittleren Ruhewert von etwa 140/80 mm Hg kam es bei unseren Patienten mit arteriosklerotisch veränderten Gefäßen und eingeschränkter Gefäßregulation 1 Minute nach intravenöser Gabe des Steroid-Anaesthetikums zu einem Abfall des systolischen Blutdrucks um durchschnittlich 20%.

Drei Minuten nach Narkosebeginn war jedoch kein signifikanter Unterschied zum Ausgangswert mehr nachweisbar. Trotz Prämedikation lag die Herzfrequenz vor Beginn der Narkose mit 85/min über dem Ruhewert vom Vortage. Im Verlauf der Narkose kam es weiterhin zu einer Frequenzzunahme mit einem mittleren Maximalwert von 94/min . 2 Minuten nach Narkosebeginn ($p < 0,001$).

Bei einem Patienten kam es in der ersten Minute nach Narkosebeginn - jedoch noch vor Injektion des Kontrastmittels - zu gehäuften ventrikulären Extrasystolen; gleichzeitig traten als weitere Nebenwirkungen ein erheblicher Blutdruckabfall, Frequenzanstieg, Husten, motorische Unruhe sowie eine arterielle Hypoxie auf; letzteres ist aus der fortlaufenden pO_2-Kurve in Abbildung 2 ersichtlich.

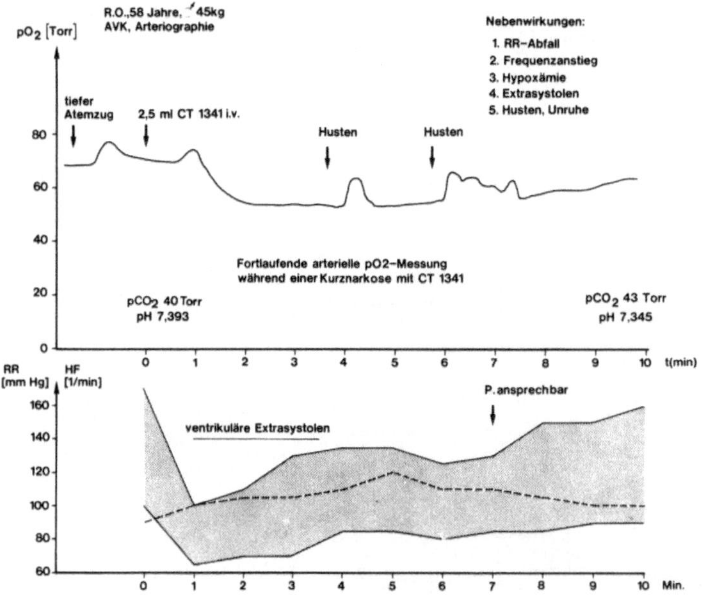

Abb. 2. Fortlaufende arterielle pO_2-Messung sowie Blutdruck- und Frequenzkontrollen bei einem 58-jährigen Patienten mit arterieller Verschlußerkrankung während einer angiographischen Untersuchung in CT 1341 - Kurznarkose

Nr.	Alter (Jahre)	Geschl.	Größe (cm)	Gewicht (kg)	Hb (g%)	Hkt (Vol%)	Ausgangsanalyse pO_{2_1} (Torr)	pCO_{2_1} =	pH_1	BE_1 mval/l	$pO_{2_{11}}$ (Torr)	pCO_{2_2} =	pH_2	BE_2 mval/l	t_1	t_2 (min)
1.	58	m	161	45	16,8	48	68,0	40,0	7,393	6	64,0	43,0	7,345	-2,5	3'40''	7'
2.	35	m	165	76	17,3	47	62,6	46,0	7,388	+ 2	55,1	48,5	7,385	+2,6	4'34''	7'30''
3.	52	m	169	58	17,5	51	64,8	43,5	7,400	+ 1,5	55,6	53,0	7,366	+3,2	4' 4''	6'12''
4.	30	w	162	63	10,6	33	68,5	32,0	7,396	- 4,2	64,8	32,5	7,393	-4,0	2'40''	4'
5.	47	m	178	80	16,2	46	72,0	38,0	7,409	- 0,8	59,0	39,0	7,417	-0,3	3'18''	6'
6.	71	m	165	69	14,0	39	73,8	33,5	7,443	- 0,8	59,5	31,0	7,425	-3,2	2'50''	10'
7.	66	m	176	80	13,2	40	63,7	44,0	7,410	+ 2,8	57,2	44,5	7,381	+0,6	2' 6''	5'
8.	56	m	171	69	16,2	47	71,3	46,0	7,400	+ 2,8	67,0	50,0	7,390	+4,8	3' 2''	5'48''
9.	67	m	169	62	13,2	40	79,9	31,5	7,465	- 0,3	66,4	34,5	7,438	-0,3	2'26''	7'
10.	34	m	181	70	16,0	48	93,3	32,9	7,594	+10,5	55,6	39,6	7,524	+8,9	3'40''	7'
11.	56	m	180	87	15,0	43	76,2	35,6	7,492	+ 4,2	54,8	40,9	7,437	+3,2	1'52''	8'
12.	47	m	178	80	16,2	46	63,0	39,0	7,417	+ 1,0	62,0	40,0	7,413	+1,0	4'24''	6'
13.	63	m	160	78	16,5	47	65,0	38,0	7,332	- 5,2	57,0	42,5	7,360	-1,5	-	8'
14.	35	w	172	61	13,8	42	84,0	34,5	7,414	- 1,8	64,0	40,5	7,358	-2,5	-	10'
15.	77	w	162	47	12,4	32	65,0	39,0	7,450	+ 3,1	65,0	39,0	7,450	+3,1	-	5'
16.	40	m	186	92	14,8	43	71,2	42,5	7,394	+ 1,2	67,0	43,0	7,395	+1,2	-	7'
17.	64	m	175	71	16,8	51	65,8	39,0	7,395	- 0,5	61,5	44,5	7,358	-0,8	-	6'30''
18.	67	w	154	47	13,0	40	65,8	38,0	7,425	+ 0,8	60,4	40,0	7,395	-0,2	-	7'30''
$\bar{x}$	53,6	14 m	170,2	68,6	15,0	43,5	70,8	38,5	7,423	+ 0,9	60,9	41,4	7,402	+0,7	3'15''	6'86'
S		4 w					8,2	4,6	0,054		4,3	5,6	0,042			
$S_{\bar{x}}$							1,9	1,1	0,013		1,0	1,3	0,010			
p											0,001	0,001	0,001			

Abb. 3. Tabellarische Zusammenstellung des Krankenguts sowie der arteriellen Blutgasanalysen vor (pO_{2_1}, pCO_{2_1}, pH_1, BE_1) und 8 Minuten nach Injektion von 0,05 ml/kg CT 1341 ($pO_{2_{11}}$, pCO_{2_2}, pH_2, BE_2)

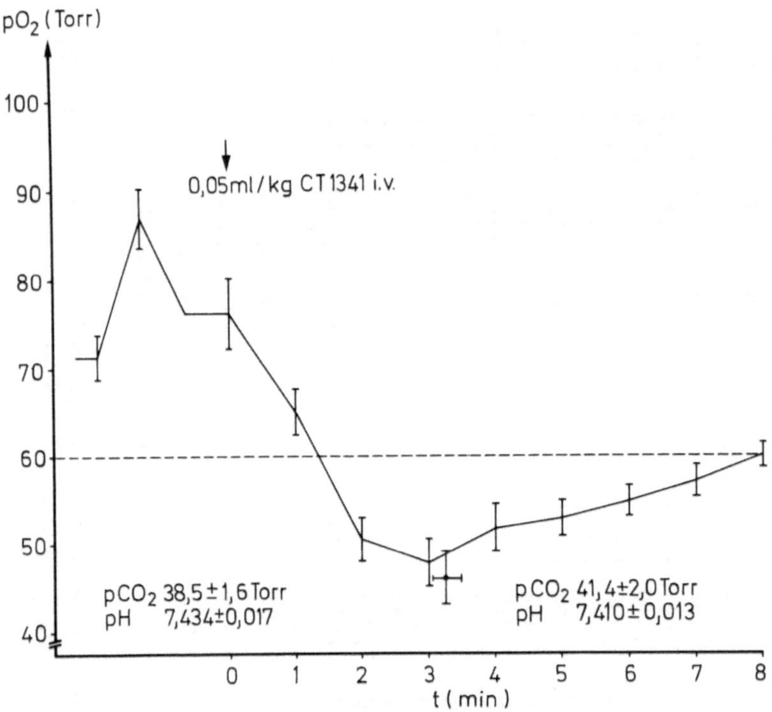

Abb. 4. Mittelwertskurve der bei 12 Patienten fortlaufend gemessenen arteriellen Sauerstoffpartialdrucke während Kurznarkosen mit 0,05 ml/kg CT 1341 ($\bar{x} \pm S_{\bar{x}}$)

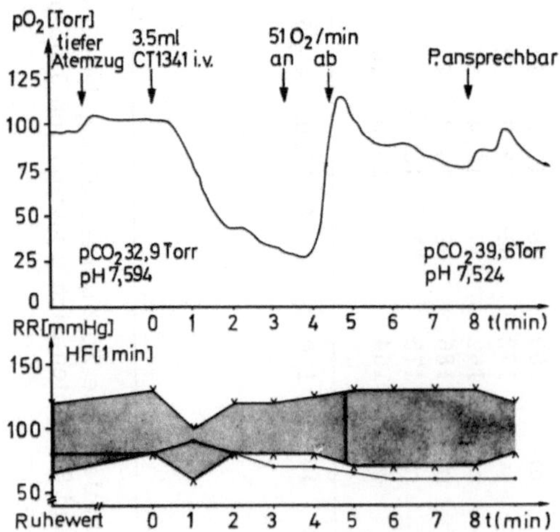

Abb. 5. Fortlaufende arterielle pO_2-Messung sowie Blutdruck- und Frequenzkontrollen bei einem 34-jährigen Patienten während einer Kurznarkose mit CT 1341

Das Ergebnis der arteriellen Blutgasanalysen ist in Abbildung 3 zusammengestellt, wobei in diesem Rahmen nur die Mittelwerte für pO_2, pCO_2, pH und BE vor sowie 8 Minuten nach Gabe von CT 1341 interessieren sollen.

Die fortlaufende arterielle pO_2-Messung deckte erhebliche Sauerstoffpartialdruckabfälle in hypoxische Bereiche auf. Es steht außer Frage, daß bei einem pO_2-Minimum von $46,1 \pm 3,0$ Torr eine Spontanatmung von Raumluft nicht ausreichend erscheint (Abb. 4).

Wir sind daher der Meinung, daß bei Anwendung des Steroid-Anaesthetikums CT 1341 eine Anreicherung der Atemluft mit Sauerstoff und gegebenenfalls eine assistierte Beatmung unbedingt erforderlich sind.

Ein Einzelbeispiel (Abb. 5) mit dramatischem pO_2-Abfall unterstreicht unsere Forderung deutlich.

Für dieses neue Kurznarkotikum sprechen das unverzügliche Einsetzen einer ausreichenden Narkosetiefe nach 30 - 50 Sekunden sowie das schnelle Erwachen nach durchschnittlich 7 Minuten. Weiterhin haben wir weder Gefäßirritationen, noch Übelkeit und Erbrechen beobachten können.
Als störend fanden wir bei 60% der Patienten eine motorische Unruhe, besonders der unteren Extremitäten und bei 20% Hustenattacken während der Narkose, wodurch zum Teil die arteriographische Untersuchung erheblich beeinträchtigt wurde. Diese Nebenwirkungen sind nach CLARKE und Mitarb. (2) mit zunehmender Dosierung in verstärktem Maße zu erwarten. Bezüglich der Indikationen und Kontraindikationen gelten für CT 1341 die gleichen Bedingungen wie für Propanidid und Methohexital. Wir möchten jedoch besonders darauf hinweisen, daß CT 1341 ebenso wie Propanidid (3) schwere allergische Erscheinungsbilder hervorrufen kann, wie wir bei einer weiteren Untersuchungsreihe feststellen mußten (6). Damit erhebt sich auch hier die Frage der Verabreichung von Antihistaminika vor Narkosebeginn.

Literatur

1. BRADFORD, E. M. W., MÜLLER, D. C., CAMPBELL, D., BAIRD, W. L. M.: CT 1341: Interaction with some anaesthetic agents. Brit. J. Anaesth. 43, 940 (1971)
2. CLARKE, R. S. J., MONTGOMERY, S. J., DUNDEE, J. W., BOVILL, J. G.: Clinical studies of induction agents XXIX: CT 1341, a new steroid anaesthetic. Brit. J. Anaesth. 43, 947 (1971)
3. DOENICKE, A., LORENZ, W.: Histaminfreisetzung und anaphylaktoide Reaktionen bei i. v. Narkosen. Biochemische und klinische Aspekte. Anaesthesist 19, 413 (1970)
4. HEMPELMANN, G., HARTMANN, W., FABEL, H.: Fortlaufende Messungen des arteriellen Sauerstoffdruckes. Anwendungsmöglichkeiten und Beispiele aus der Anaesthesie. XII. gemeinsame Tagung der Österreichischen, Deutschen und Schweizerischen Gesellschaften für Anaesthesiologie und Reanimation vom 1. bis 3. September 1971 in Bern
5. HEMPELMANN, G., HELMS, U., WALDHAUSEN, E., WALTER, P., DALICHAU, H.: Hämodynamische Veränderungen durch CT 1341 bei herzchirurgischen Patienten. Jahrestagung der Deutschen Gesellschaft für Anaesthesie und Wiederbelebung vom 23. bis 26. Nov. 1972 in Hamburg (in Vorbereitung)

6. HEMPELMANN, G., HARTMANN, W., REICHELT, H., HEMPELMANN, W.: Hypoxiegefahr während Propanididnarkose. Anaesthesist 21, 40 (1972)
7. SAVEGE, T.M., FOLEY, E.I., COULTAS, R.J., WALTON, B., STRUNIN, L.: CT 1341: some effects in man. Anaesthesia 26, 402 (1971)
8. SWERDLOW, M., CHAKRABORTY, S.K., ZAHANGIR, M.A.H.M.: A trial of CT 1341. Brit. J. Anaesth. 43, 1075 (1971)

HÄMODYNAMISCHE VERÄNDERUNGEN DURCH CT 1341 BEI HERZCHIRURGISCHEN PATIENTEN

Von G. Hempelmann, U. Helms, E. Waldhausen, P. Walter und H. Dalichau

In Fortsetzung der im letzten Vortrag mitgeteilten Untersuchungen über CT 1341 haben wir das neue Steroid-Anaesthetikum bei 23 Patienten mit angeborenen oder erworbenen Herzfehlern

1. während der Narkoseeinleitung (n = 15)
2. während des herzchirurgischen Eingriffs nach Sternotomie und Perikarderöffnung (n = 13)
3. während der extrakorporalen Zirkulation (n = 14)

auf seine hämodynamischen Veränderungen hin geprüft.

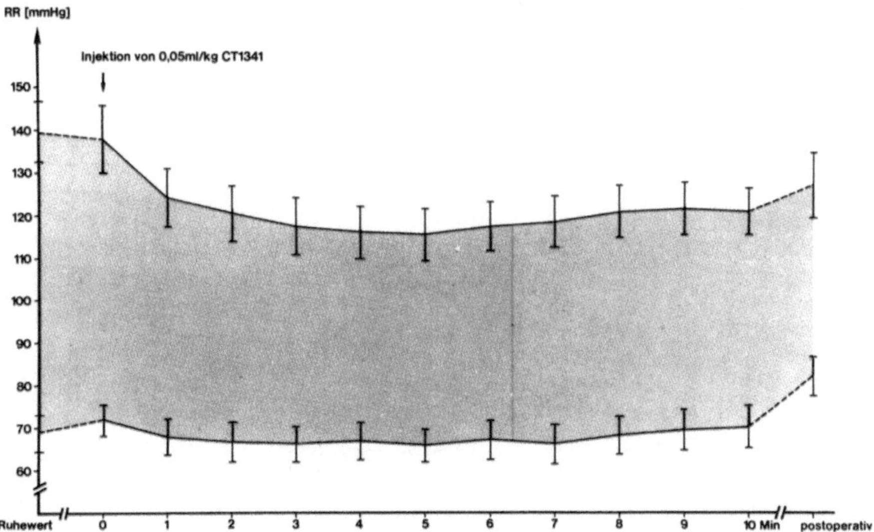

Abb. 1. Veränderungen des Blutdrucks RR durch Injektion von 0,05 ml/kg CT 1341 zur Narkoseeinleitung bei 15 Patienten mit erworbenen Herzklappenfehlern

Abbildung 1 zeigt Ihnen die Veränderungen des systolischen und diastolischen Blutdrucks durch 0,05 ml/kg CT 1341 i.v. Errechnet man aus den jeweiligen systolischen Druckminima dieser Patienten den Mittelwert, so ergibt sich ein Abfall um 22,5%, was mit der Abnahme bei den Patienten mit arteriosklerotisch veränderten Gefäßen (-20%), sowie der Abnahme des linksventrikulären Drucks (-23%) und p_{art} (-26%) der folgenden Gruppe gut übereinstimmt.

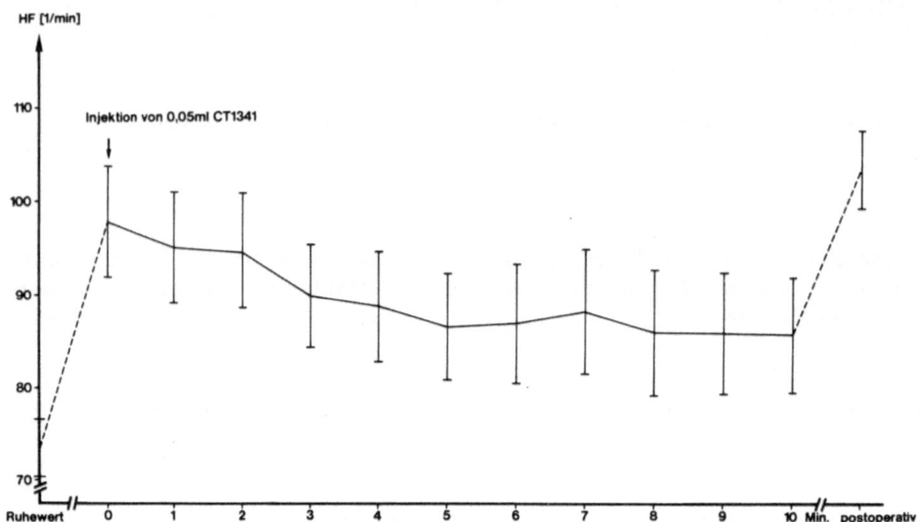

Abb. 2. Veränderungen der Herzfrequenz HF durch Injektion von 0,05 ml/kg CT 1341 zur Narkoseeinleitung bei 15 Patienten mit erworbenen Herzklappenfehlern

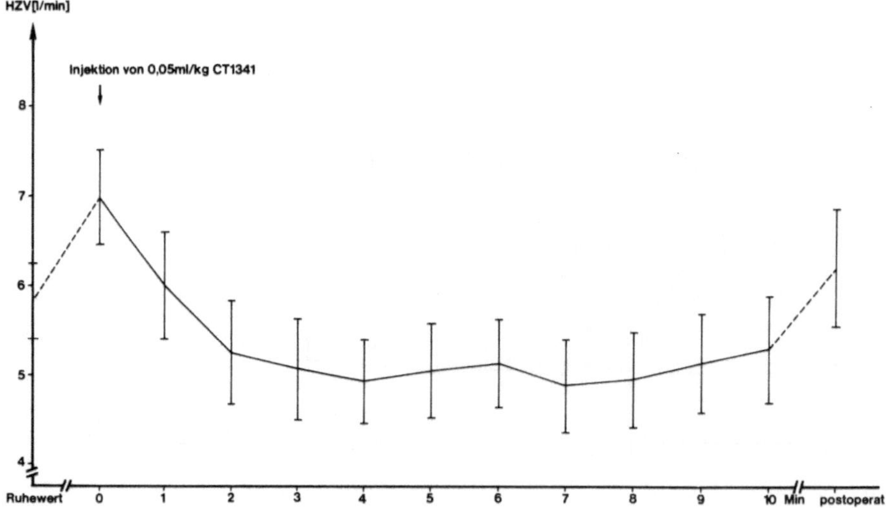

Abb. 3. Veränderungen des Herzzeitvolumens HZV durch Injektion von 0,05 ml/kg CT 1341 zur Narkoseeinleitung bei 15 Patienten mit erworbenen Herzklappenfehlern

Im Gegensatz zu Patienten mit arterieller Verschlußerkrankung bei denen 3 Minuten nach Gabe von CT 1341 kein signifikanter Unterschied des systolischen Drucks zum Ausgangswert mehr nachweisbar war, blieb bei unseren Patienten mit Herzvitium der Blutdruck während der ganzen Narkoseeinleitung (10 Minuten Meßdauer signifikant unter dem Ausgangswert.

In fast allen Untersuchungen über CT 1341 wird eine Frequenzzunahme unmittelbar nach intravenöser Gabe des Steroid-Anaesthetikums berichtet. Bei unseren Patienten mit Herzfehlern fanden wir dagegen eine Frequenzabnahme um 12% (Abb. 2).

Im Vergleich zum Ruhewert des Vorabends war der Wert vor Narkosebeginn signifikant erhöht. Wir beobachten diesen starken Frequenzanstieg trotz Praemedikation immer wieder bei herzchirurgischen Patienten.

In den bisherigen klinischen Untersuchungen wurde infolge einer Frequenzzunahme eine Abnahme des Herzzeitvolumens verhindert.
Wie Sie sehen, kam es bei unseren Patienten sowohl zu einer HZV-Abnahme (Abb. 3), als auch zu einer Schlagvolumenverminderung (Abb. 4).

Zu hämodynamisch wirksamen Rhythmusstörungen ist es bei diesem Patienten gekommen (Abb. 5). Der Blutdruck konnte durch Vasopressor nur kurzfristig erhöht werden, so daß der Patient sofort an die Herz-Lungen-Maschine genommen wurde.

Bei mehreren Patienten konnten wir unmittelbar nach Gabe von 0,05 ml/kg CT 1341 eine chinidinartige Wirkung auf das Herz feststellen, wie sie vom Dociton[R] her bekannt ist und beim Propanidid ebenfalls diskutiert wird (Abb. 6). Dies könnte eine Erklärung für die von uns gefundene Frequenzabnahme sein, besonders wenn man berücksichtigt, daß die Hälfte unserer Patienten ein Mitralvitium aufwies, und ein großer Teil schon praeoperativ Extrasystolen im EKG zeigte.

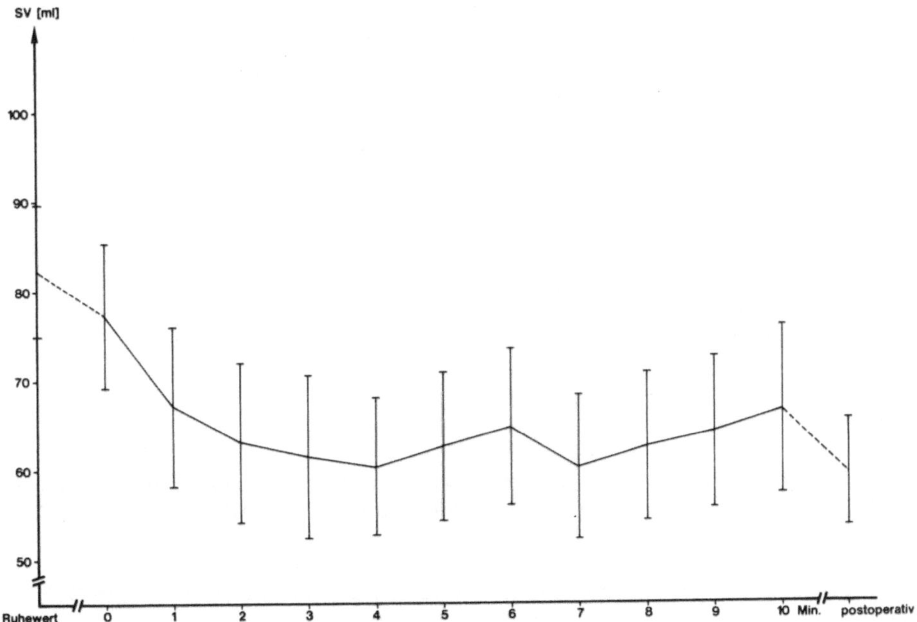

Abb. 4. Veränderungen des Schlagvolumens SV durch Injektion von 0,05 ml/kg CT 1341 zur Narkoseeinleitung bei 15 Patienten mit erworbenen Herzklappenfehlern

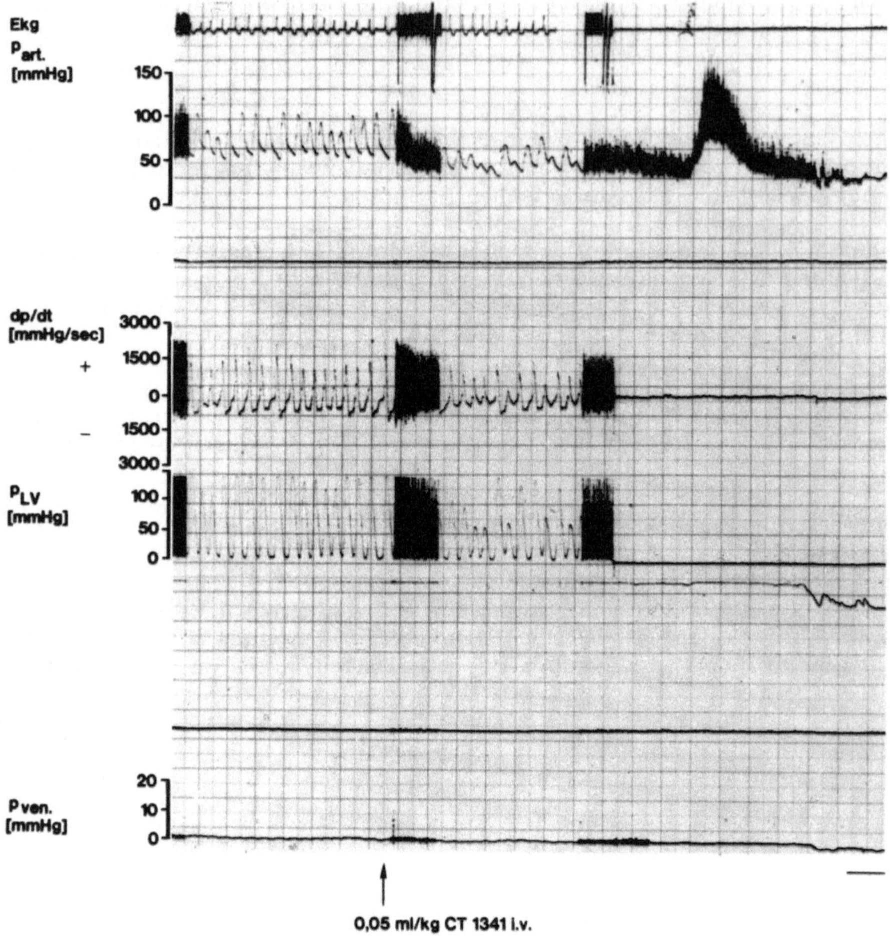

Abb. 5. Einfluß einer i. v. Injektion von 0, 05 ml/kg CT 1341 auf die Hämodynamik bei einer 34-jährigen Patientin mit kombiniertem Aorten-Mitralvitium während eines herzchirurgischen Eingriffs in Neuroleptanalgesie. (v = 0, 1 mm/sec., bzw. 10 mm/sec.)

Die zweite Patientengruppe (n = 13) erhielt während des herzchirurgischen Eingriffs in NLA nach Sternotomie und Perikarderöffnung ebenfalls 0, 05 ml/kg CT 1341 i. v.

Dabei kam es zu dem bereits erwähnten Abfall des arteriellen Drucks um 26% (Abb. 7).

Der linksventrikuläre Druck verminderte sich maximal um 23% (Abb. 8).

Die gleichzeitig gemessene Druckanstiegsgeschwindigkeit dp/dt nahm um 28% - von 1653 auf 1191 mm Hg/sec - ab (Abb. 9).

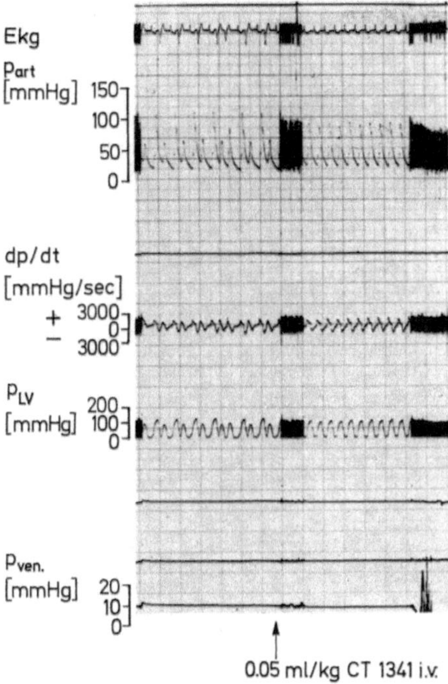

Abb. 6. Chinidinartiger Effekt einer i. v. Injektion von 0,05 ml/kg CT 1341 bei einem 33-jährigen Patienten mit Aortenvitium während eines herzchirurgischen Eingriffs in Neuroleptanalgesie. (v = 0,1 mm/sec, bzw. 10 mm/sec)

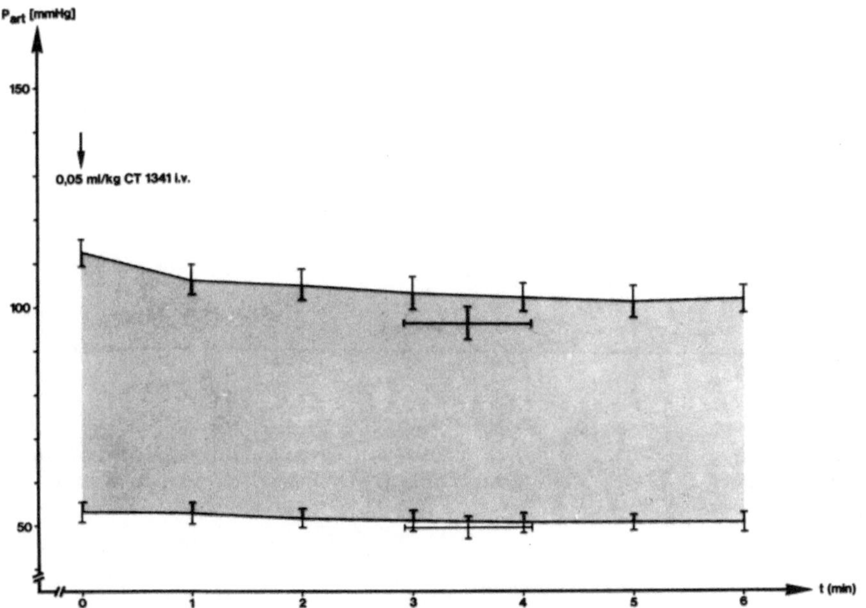

Abb. 7. Veränderungen des arteriellen Drucks p_{art} durch CT 1341 während herzchirurgischer Eingriffe in Neuroleptanalgesie

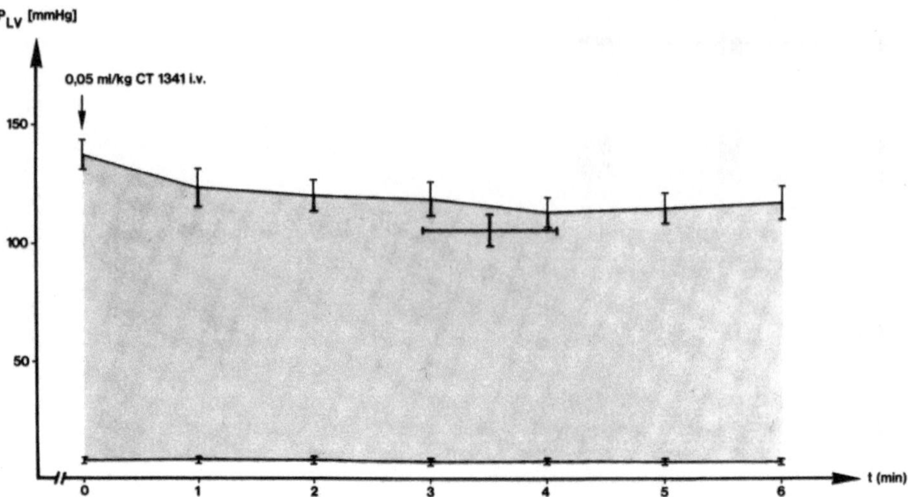

Abb. 8. Veränderungen des linksventrikulären Drucks p_{LV} durch CT 1341 während herzchirurgischer Eingriffe in Neuroleptanalgesie

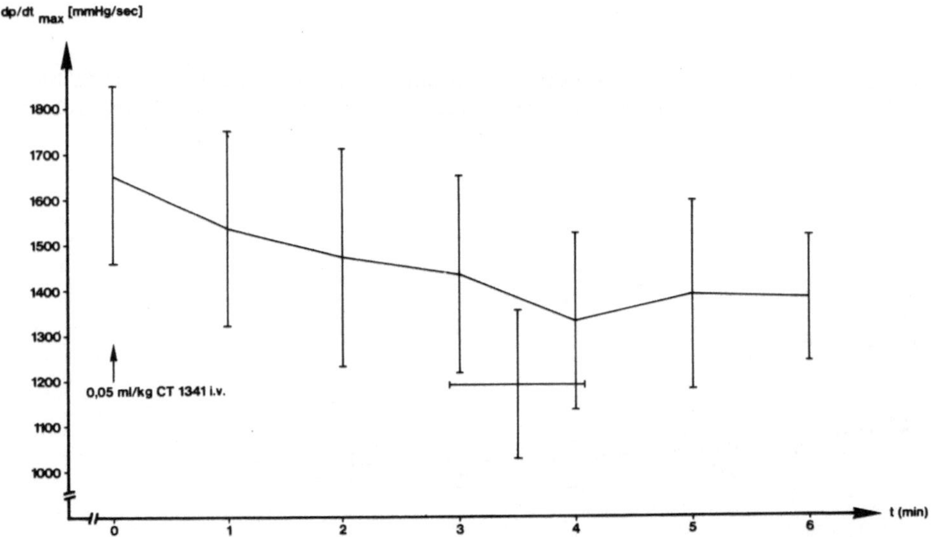

Abb. 9. Veränderungen der maximalen Druckanstiegsgeschwindigkeit dp/dt im linken Ventrikel durch CT 1341 während herzchirurgischer Eingriffe in Neuroleptanalgesie

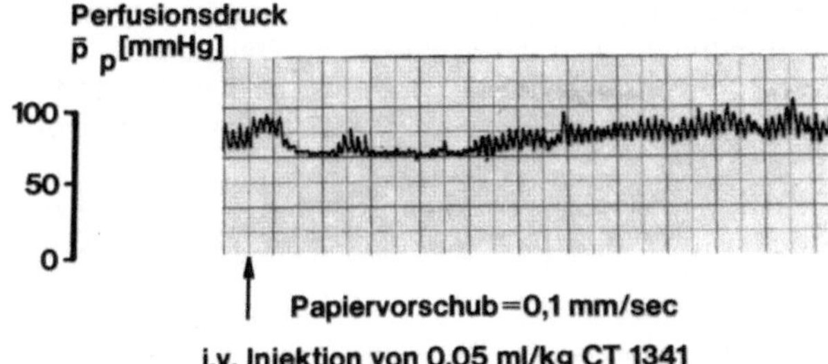

Abb. 10. Einfluß einer i. v. Injektion von 0,05 ml/kg CT 1341 auf den aortalen Mitteldruck $\bar{p}_p$ bei einem 45-jährigen Patienten während Implantation einer Aortenklappe in extrakorporaler Zirkulation

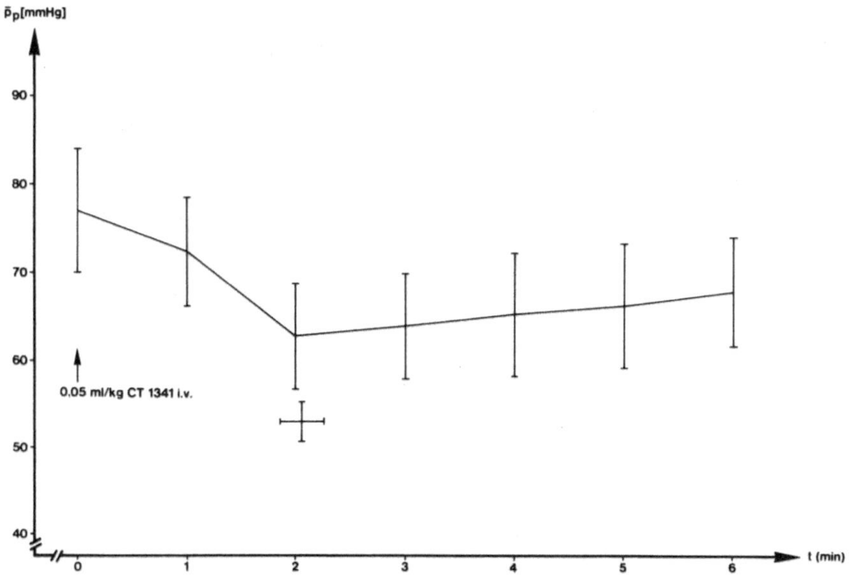

Abb. 11. Veränderungen des aortalen Mitteldrucks $\bar{p}_p$ durch CT 1341 während herzchirurgischer Eingriffe bei induziertem Kammerflimmern und extrakorporaler Zirkulation; Basisnarkose: Neuroleptanalgesie

Da eine quantitative Deutung der dp/dt - Abnahme für den klinischen Bereich problematisch sein dürfte - Anhängigkeit von preload, afterload und Herzfrequenz - ist eine Überbewertung dieses Befundes nicht angebracht; dennoch ist dadurch ein Hinweis gegeben, daß CT 1341 negativ inotrop wirkt.

Einer dritten Patientengruppe (n = 14) wurde während der extrakorporalen Zirkulation bei induziertem Kammerflimmern die gleiche Dosis CT 1341 verabreicht.

Die Abnahme des Perfusionsdrucks $\bar{p}_p$ in der Aorta sehen Sie an einem Einzelbeispiel (Abb. 10), sowie als Mittelwertskurve (Abb. 11).

Abschließend möchten wir feststellen, daß die gefundene Abnahme von Blutdruck, Herzzeitvolumen, Schlagvolumen, Venendruck, linksventrikulären Druck und dp/dt sowie hämodynamisch wirksame Rhythmusstörungen nach Gabe von CT 1341 als Hinweis dafür gelten müssen, dieses neue Steroid-Anaesthetikum nur mit großer Vorsicht bei gefährdeten Patienten einzusetzen.
Bei Vorliegen einer Hypovolämie oder Hypertonie, sowie bei alten Patienten sollte nicht ohne vorherige Volumentherapie - induzierte Hypervolämie KIRCHNER - CT 1341 eingesetzt werden.

Nach einem schweren anaphylaktoiden Schock betrachten wir das Vorliegen einer allergischen Diathese bzw. anamnestische Hinweise auf anaphylaktoide Reaktionen nach anderen Kurznarkotika (z. B. Propanidid) als absolute Kontraindikation.

EINFLUSS EINES NEUEN STEROID-ANAESTHETICUMS (GLAXO CT 1341) AUF DEN GESAMTSAUERSTOFFVERBRAUCH DES HUNDES UND DIE WIEDERBELEBUNGSZEIT DES MYOKARDS

Von J. W. Gethmann, D. Knoll, E. Nordbeck und P. G. Spieckermann

Die verschiedenen Anaesthetika beeinflussen den Metabolismus sowohl des Gesamtorganismus wie auch der einzelner Organe in unterschiedlicher Weise. So ist der Gesamtsauerstoffverbrauch am narkotisierten Hund bei verschiedenen Anaesthesieverfahren unterschiedlich (BRAUN et al. 1971). Ebenso variieren, wie Untersuchungen von SPIECKERMANN et al. (7, 8) gezeigt haben, Überlebens- und Wiederbelebungszeit des Herzens unter verschiedenen Narkoseformen erheblich. Besonders im Hinblick auf die Wahl des geeigneten Anaesthesieverfahrens bei kardiochirurgischen Eingriffen und bei Risiko-Patienten ist die Kenntnis über den Einfluß der verschiedenen Anaesthetika auf den Metabolismus des Myokards von Bedeutung.

In der vorliegenden Untersuchung prüften wir den Einfluß des neuen Steroidanaesthetikums Glaxo CT 1341 (Althesin) auf die Ischaemietoleranz des Sauerstoffbedarfes des Gesamtorganismus und Herzens unter normothermen Bedingungen.

Versuchsanordnung

Die Untersuchungen wurden an 4 Bastardhunden im Gewicht zwischen 23,4 und 33 kg vorgenommen. 30 min vor Narkosebeginn wurden die Tiere mit 2 mg/kg Morphin und 0,5 mg Atropin praemediziert.
Die Narkoseeinleitung erfolgte mit intravenöser Gabe von im Mittel 1,34 mg/kg Körpergewicht entsprechend 111,67 µl/kg Körpergewicht. Nach endotrachealer Intubation beatmeten wir die Tiere mit einem Engström-Respirator mit einem N_2O/O_2-Gemisch im Verhältnis von 3 : 1. Die Normoventilation wurde durch Messung des endexspiratorischen CO_2-Gehaltes kontrolliert.
Wirkungsabhängig injizierten wir das Steroidanaesthetikum nach. Insgesamt benötigten wir 3,115 mg/kg Körpergewicht, bei einer durchschnittlichen Narkosedauer von 112 min entsprach dies einer Dosis von 0,0293 mg/kg/min. Nach Erreichen eines steady states nahmen wir Sauerstoffverbrauchsmessungen des Gesamtorganismus mittels eines EHN-Spirometers vor. Die Werte wurden auf kg Körpergewicht und STPD umgerechnet. 60 min nach Anaesthesiebeginn wurde der Thorax durch mediane Sternotomie eröffnet, das Perikard eröffnet und die großen Venen angeschlungen. Nach 112 min nach Anaesthesiebeginn leiteten wir die Ischaemie durch Occlusion der großen Venen und gleichzeitige Querdurchtrennung der Aorta descendens ein. Aus dem Myokard des linken Ventrikels entnahmen wir sofort die erste Gewebsprobe. Das Herz wurde anschließend excidiert und in nur 35°C warmer Ringer-Lösung inkubiert. In regelmäßigen Zeitabständen wurden Gewebsproben entnommen und der Gehalt an energiereichen Phosphaten und Milchsäure im enzymatisch-optischen Test bestimmt. Die Werte wurden gegen die Zeit graphisch dargestellt. Die Zeitdauer bis zu einem Abfall von Phosphokreatin auf einen Wert von 3 µ mol/g (t-PKr) und von Adenosinphosphat auf 4 µ mol/g Feuchtgewicht (t-ATP) erhielten wir durch lineare Interpolation.

Ergebnisse

Bei den Sauerstoffverbrauchsmengen des Gesamtorganismus konnten wir einen O_2-Verbrauch von 5,14 ml/kg · min (± 0,13) messen.

In Abb. 1 ist der Gewebsgehalt an Phosphokreatin unter Ischaemie bei 35°C für Halothan, Glaxo CT 1341 und Ketamin gegen die Zeit aufgetragen. Die Abfallsgeschwindigkeiten weichen bei den einzelnen A. nur wenig voneinander ab.

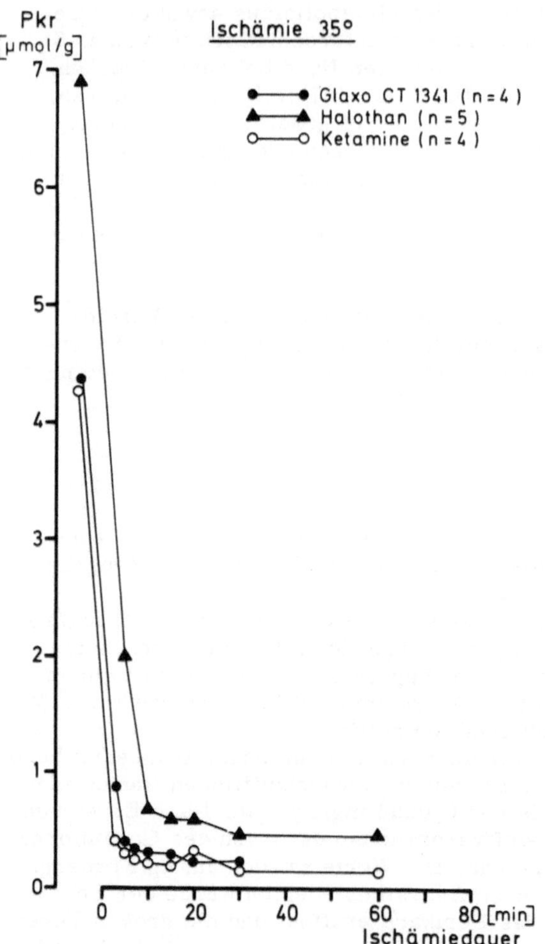

Abb. 1. Verhalten des Phosphokreatins unter normothermer Ischaemie in Narkose mit CT 1341, Halothan und Ketamine

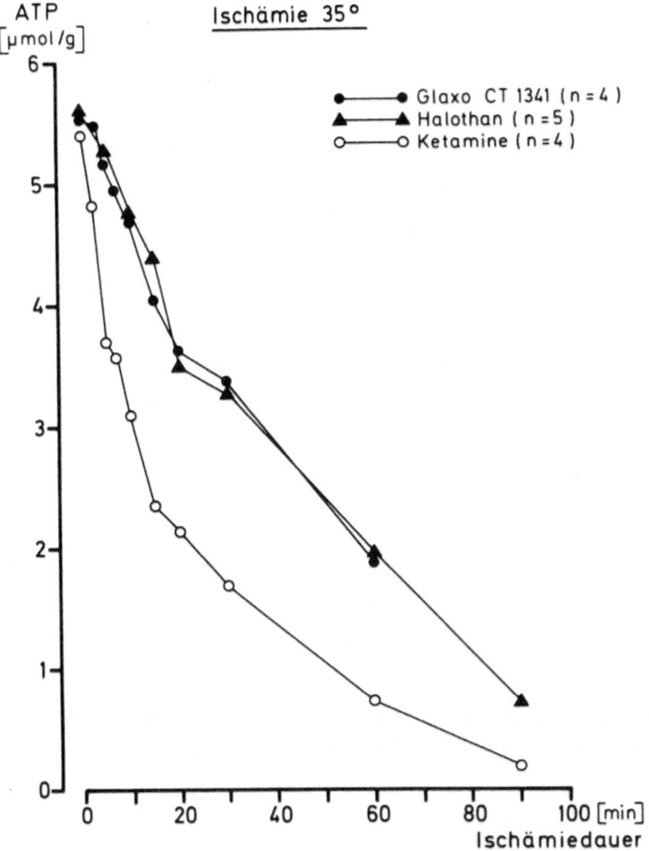

Abb. 2. Verhalten von ATP unter Ischaemie bei 35°C in Narkose mit CT 1341, Halothan und Ketamine

In Abb. 2 ist das Verhalten von Adenosintriphosphat unter Ischaemie bei 35°C Umgebungstemperatur für die drei Anaesthetika aufgetreten. Der kritische Wert von 4 µ mol/g Feuchtgewicht wird nach 16,8 min für CT 1341 erreicht und unterscheidet sich nicht signifikant für die Wiederbelebungszeit unter Halothannarkose.

Dagegen ist unter Ketamine bereits nach 4,75 min ein Abfall des Adenosintriphosphat auf 4 µ mol/g nachzuweisen.

In Abb. 3 ist der Gewebsgehalt von Milchsäure im Myokard des linken Ventrikels unter normothermer Ischaemie aufgetragen. Auch hier ist zwischen den Gruppen mit Halothannarkose und Anaesthesie mit dem Steroidanaesthetikum kein Unterschied, während unter Ketamine die Milchsäure-Konzentration signifikant schneller ansteigt.

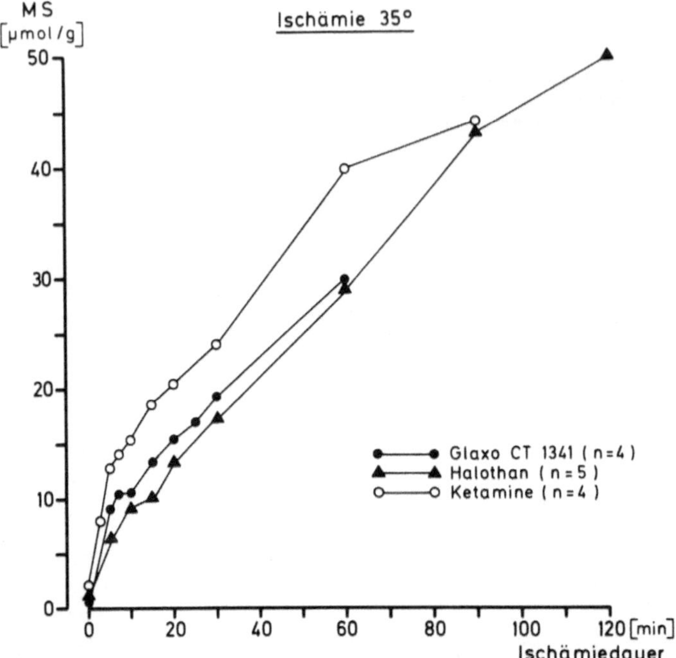

Abb. 3. Milchsäuregewebsgehalt im Myokard des linken Ventrikels unter normothermer Ischaemie in Narkose mit CT 1341, Halothan und Ketamine

Diskussion

Der Gesamtsauerstoffverbrauch des Hundes unter Narkose mit dem Steroid-Anaesthetikum Glaxo CT 1341 liegt mit 5,14 ml/min · kg in der Größenordnung des unter Barbituratnarkose gemessenen Sauerstoffverbrauches des Hundes. Für Pentobarbital und Thiopental ermittelten BRAUN und Mitarbeiter (1) einen Gesamtsauerstoffverbrauch von 5,1 ml O_2/min · kg. Unter Halothan-Narkose wurde von diesen Autoren ein Wert von 4,6 ml O_2/min · kg, für Ketamin ein Verbrauch von 7,0 ml/min · kg gemessen. Der unter verschiedenen Anaesthetika voneinander abweichende Gesamtsauerstoffverbrauch des Organismus ist teilweise auf den unterschiedlichen Muskeltonus unter den verschiedenen Narkoseformen zurückzuführen. Dieses wird besonders am Beispiel von Ketamine verdeutlicht, bei dem der erhöhte Sauerstoffverbrauch auf einen gesteigerten Muskeltonus zurückgeführt wird (3, 5) und durch Gabe von kompetitiven Muskelrelaxantien vermindert werden kann (1). Auch unter dem Steroidanaesthetikum Glaxo CT 1341 gegenüber Halothannarkose geringgradig erhöhte Sauerstoffbedarf des Gesamtorganismus könnte durch eine leichte Steigerung des Muskeltonus bedingt sein.

Der Energiebedarf des Myokards wird unmittelbar von energiereichen Phosphatverbindungen vereitgestellt. Unter Anoxie ist eine ausreichende Resynthese der energiereichen Phosphokreatin und Adenosintriphosphat nicht mehr gewährleistet. Die anaerobe Energiebereitstellung durch Glykolyse kann nur einen Teil des Energiebedarfs des Myokards decken. Es kommt unter den Bedingungen der Ischaemie zu einem Abfall des Gewebsgehaltes des Myokards an Pkr und ATP, die mit Funkionsstörungen (2) und später morphologischen Veränderungen des Myokards (6) korreliert werden können. Bei einem Abfall des ATP-Gehaltes des Myokards auf 4 µ mol/g ist die "praktische" Grenze der Wiederbelebung erreicht; es muß nach Wiederherstellung einer ausreichenden Sauerstoffversorgung des Myokards mit einer Erholungsphase von 30 min gerechnet werden. Ausgangswert und Abbaugeschwindigkeit der energiereichen Phosphate unter Ischaemie sind von Energiebedarf des Myokards abhängig. Unter Allgemeinnarkose lassen sich der Sauerstoffbedarf des Myokards und die Wiederbelebungszeit des Herzens miteinander korrelieren (4).

Aufgrund der Untersuchungen läßt sich sagen, daß das Steroidanaesthetikum Glaxo CT 1341 in Bezug auf die Wiederbelebungszeit des Herzens geringgradig schlechter als Halothan, wesentlich günstiger als Ketamin einzuordnen ist.

Zusammenfassung

Gesamtsauerstoffverbrauch des Hundes unter Einfluß auf das Verhalten der energiereichen Phosphate PKr und ATP sowie der Milchsäure im Myokard des linken Ventrikels unter den Bedingungen einer normothermen Ischaemie wurden unter Narkose mit dem Steroid-Anaesthetikum Glaxo CT 1341 untersucht und mit unter Halothan- und Ketamin-Narkose erhobenen Befunde verglichen. Der Gesamtsauerstoffverbrauch liegt in der Größenordnung der unter Barbiturat-Narkose gemessenen Werte.
Die Ischaemietoleranz des Myokards des linken Ventrikels unter Anaesthesie mit Glaxo CT 1341 liegt geringgradig unter der in Halothan-Narkose, und ist etwa um Faktor 3 größer als unter Ketamin-Narkose.

Summary

The effect of the new anaesthetic Glaxo CT 1341 on the wohole-body oxygen consumption and on the metabolism of high-energy phosphates and lactic acid in dog's left ventricular myocardium during normothermic ischemia was studied.
The whole-body osygen consumption under anesthesia with Glaxo CT 1341 equals that of anesthesia with barbiturates.
The tolerance of the heart to anoxia exceeds that found under anesthesia with Ketamine and is similar to that found under Halothane-anesthesia.

Literatur

1. BRAUN, U., HENSEL, I., KETTLER, D., LOHR, B.: Anaesthesist 20, 369 (1971)
2. BRETSCHNEIDER, H. J.: Verh. dtsch. Ges. Kreisl.-Forsch. 30, 11 (1964)
3. KAUMP, D. H., KURTZ, S. M., FISKEN, R. A., SCHARDEIN, J. L., ROLL, D. E., REUTNER, T. F.: Anaesthesiologie u. Wiederbelebung 40, 12 (1969)
4. KETTLER, D., COTT, L., HENSEL, I., EBERLEIN, H. J., SPIECKERMANN, P. G., BRETSCHNEIDER, H. J.: III. Congr. anaesthesiologicus europeus, Prag 1970
5. LANGREHR, D., STOLP, W.: Anaesthesiologie und Wiederbelebung 40, 25 (1969)
6. PAULUSSEN, F., GÜBNER, G., GREBE, D., BRETSCHNEIDER, H. J.: Klin. Wschr. 46, 165 (1968)

7. SPIECKERMANN, P. G., BRAUN, U., HELLBERG, K., LOHR, B., KETTLER, D., NORDECK, E., BRETSCHNEIDER, H. J.: Z. prakt. Anaesth. 5, 365 (1970)
8. SPIECKERMANN, P. G., BRÜCKNER, J., KÜBLER, W., LOHR, B., BRETSCHNEIDER, H. J.: Verh. Dtsch. Ges. Kreisl.-Forsch. 35, 358 (1969)

DER WIRKMECHANISMUS VON KETAMIN - EXPERIMENTELLE UNTERSUCHUNGEN ZUM COCAIN-MECHANISMUS

Von W. Dietze, M. Raschack und K. Peter

Seit der Einführung von Ketamin in die Klinik wurde von mehreren Untersuchern ein initial zu beobachtender Blutdruckanstieg berichtet (DOMINO et al. 1965). Versuche, den Mechanismus dieser Blutdrucksteigerung zu erklären, sind bis heute nicht voll befriedigend verlaufen. Auf dem Zweiten Mainzer Ketamin-Symposion im Frühjahr dieses Jahres wurde eine cocainartige Wirkung von Ketamin diskutiert. MONTEL und Mitarb. konnten am Herz-Lungenpräparat des Meerschweinchens nachweisen, daß Ketamin in diesem Sinne wirkt.

FROEHLICH und LOEWI (1910) gelang es erstmals, eine Potenzierung der Blutdruckwirkung von Adrenalin durch Cocain zu erzielen. Die Erklärung dafür war lange Zeit strittig. Heute deutet man diesen Effekt durch Hemmung der Katecholaminaufnahme in spezifische Speicher oder ins Gewebe (MACMILLAN 1959, AVAKIAN und GILLESPIE 1967, MUSCHOLL 1961, TRENDELENBURG 1959) (Abb. 1).

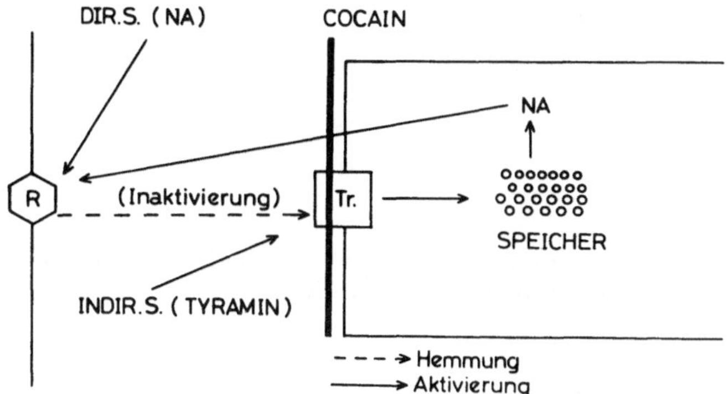

Abb. 1. Vereinfachte schematische Darstellung der Wirkung direkter und indirekter Sympathomimetika (NA-Noradrenalin; Dir. S.-direkte Sympathomimetika; Indir. S.-indirekte Sympathomimetika; R-Rezeptor; Tr-Transfermechanismus)

TAINTER und CHANG (1927) berichteten als erste, daß die Blutdruckreaktion nach Tyramin durch Vorbehandlung mit Cocain unterdrückt werden kann. Indirekte Sympathomimetika wie Tyramin setzen Noradrenalin aus den sympathischen Nervenendigungen bzw. aus Gewebespeichern frei (AXELROD et al. 1962, BURN und RAND 1958, MACMILLAN 1959, SCHÜMANN 1960). Cocain hemmt diese Freisetzung, so daß es zu keiner Reaktion von Noradrenalin am Rezeptor kommen kann (FLECKENSTEIN und STÖCKLE 1954).

Geht man von der Hypothese aus, daß Ketamin cocainartig wirkt, so muß es möglich sein, durch Vorbehandlung mit Ketamin eine Verstärkung der Noradrenalinwirkung und eine Abschwächung der Tyraminreaktion zu erreichen. Ziel dieser

Untersuchung ist es, die Frage einer cocainartigen Wirkung von Ketamin am wachen, nicht praemedizierten Hund zu klären.

Methodik

Die Untersuchungen wurden an wachen Bastardhunden beiderlei Geschlechts mit einem Körpergewicht von etwa 20 kg durchgeführt. Den Tieren waren in einer sterilen Voroperation PVC -Katheter über die Arteria femoralis in die Bauchaorta und die Vena femoralis in die untere Hohlvene vorgeschoben und eingebunden worden. Die freien Enden der Katheter wurden subcutan zum Rücken der Tiere geführt, zwischen den Schulterblättern nach außen geleitet und fixiert. Die arterielle Druckregistrierung erfolgte über elektromechanische Druckwandler (Statham P 23 Db). Über den venösen Katheter konnten die einzelnen Substanzen schmerzlos injiziert werden. Nachdem sich die Hunde von diesem relativ kleinen Eingriff erholt hatten, wurden sie etwa 2 - 3 Tage später in den Versuch genommen.

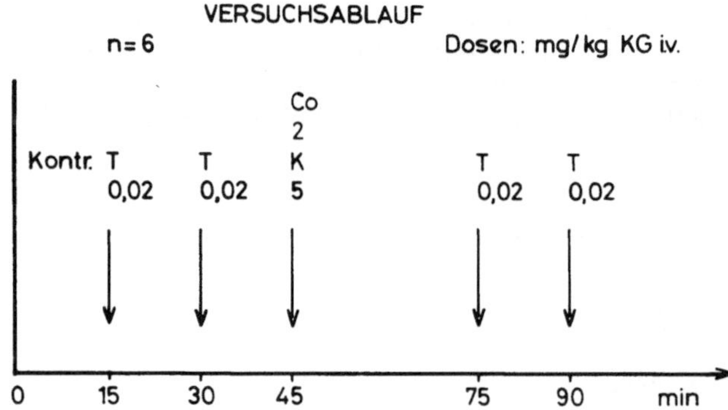

Abb. 2. Versuchsanordnung zur Prüfung der Abschwächung des indirekten Sympathomimetikums Tyramin (T) durch Cocain (Co) und Ketamin (K)

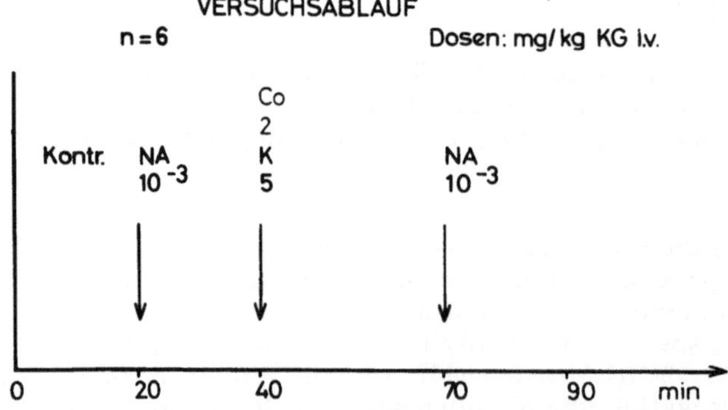

Abb. 3. Versuchsanordnung zur Prüfung der Verstärkung des direkten Sympathomimetikums Noradrenalin (NA) durch Cocain (Co) und Ketamin (K)

Zur Untersuchung wurden 4 Kollektive von je 6 Hunden gebildet. In der ersten Gruppe erhielten die Tiere 4 mal Tyramin in einer Dosis von 0,02 mg/kg KG und Cocain 2 mg/kg KG, in der zweiten Tyramin in gleicher Dosis und Ketamin 5 mg/kg KG (Abb. 2). Im dritten Kollektiv applizierten wir Noradrenalin in einer Dosierung von 1 µg/kg KG und Cocain 2 mg/kg KG und im vierten Noradrenalin in gleicher Dosierung und Ketamin 5 mg/kg KG (Abb. 3).

Die statistische Auswertung erfolgte nach dem verteilungsunabhängigen Rang-Rest nach WILCOXON für verbundene Wertepaare bei einer vorgewählten Irrtumswahrscheinlichkeit von 5%.

Tabelle 1. Wilcoxon-Test für Verbundene Wertepaare (Irrtumswahrscheinlichkeit 5%; Abkürzungen s. Legenden zu Abb. 4 - 6

Kollektiv	I		II		III		IV	
vgl. Abb.	4		5		6		6	
Injektionsfolge	T_1, T_2, Co, T_3, T_4		T_5, T_6, K, T_7, T_8		NA, Co, NA		NA, K, NA	
Tests	T_1/T_2	-	T_5/T_6	-	NA_1/NA_2	+	NA_1/NA_2	-
	T_2/T_3	+	T_6/T_7	+				
	T_2/T_4	+	T_6/T_8	-				
	T_3/T_4	-	T_7/T_8	-				

+ Unterschied signifikant

- Unterschied nicht signifikant

Ergebnisse

Bei Versuchen mit indirekten Sympathomimetika tritt bekanntermaßen das Phänomen der Tachyphylaxie auf. Man erklärt die Entstehung des Wirkungsverlustes bei wiederholter Applikation durch Austausch von Noradrenalin gegen das indirekte Sympathomimetikum in den Speichern (AXELROD et al. 1962). Es ist bekannt, daß indirekte Sympathomimetika mit einer α -Methylgruppe im Molekül wie Ephedrin und Amphetamin sehr schnell eine Tachyphylaxie verursachen, da die α -Methylgruppierung das Molekül für die Monamin-Oxydase unangreifbar macht (BLASCHKO et al. 1937). Wir konnten in Vorversuchen zeigen, daß Tyramin in der gewählten stark blutdrucksteigernden Dosis von 0,02 mg/kg keine Tachyphylaxie zeigt. Selbst bei sechsmaliger Applikation in nur je 15 Minuten Abstand ergab sich kein signifikanter Wirkungsverlust. Diese Befunde stehen im Einklang mit früheren Untersuchungen über Tyramin von DAY und RAND (1963).

Nach Injektion von Tyramin liegen die Wirkungsmaxima jeweils etwa um 130% über dem Ausgangswert (Abb. 4). Cocain ruft eine maximale Drucksteigerung von 77% hervor. Nach nahezu abgeklungener Cocain-Blutdruckreaktion steigt der arterielle Mitteldruck nach Tyramin nur noch um 35% an. Dieser Unterschied

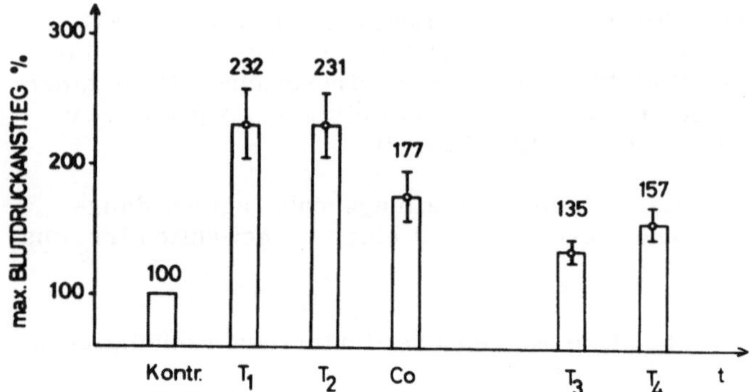

Abb. 4. Abschwächung der pressorischen Wirkung von Tyramin durch Cocain ($\bar{x} \pm s\bar{x}$)

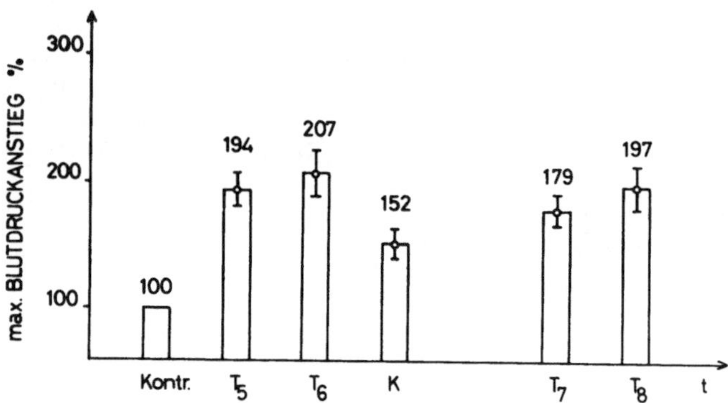

Abb. 5. Abschwächung der Blutdrucksteigerung von Tyramin durch Ketamin ($\bar{x} \pm s\bar{x}$)

ist mit einer Irrtumswahrscheinlichkeit von 5% signifikant, so daß die erwartete Abschwächung des indirekten Sympathomimetikums Tyramin statistisch belegt ist. Die gleiche Aussage gilt auch noch für die zweite Tyramininjektion nach Cocain, wobei der hier etwas höhere Anstieg um 57% auf ein Nachlassen der Cocainwirkung hindeutet. Der Vollständigkeit halber sei vermerkt, daß alle Eigenwirkungen von Tyramin und Cocain statistisch gesichert sind.

Im zweiten Kollektiv steigt der Blutdruck nach der ersten Tyramininjektion um maximal 94%, nach der zweiten um 107%, nach Ketamin um 52% an (Abb. 5). 30 Minuten nach der Ketaminapplikation verursacht Tyramin nur noch einen Anstieg um 79%. Diese Wirkungsminderung von Tyramin nach Ketamin ist ebenfalls statistisch signifikant. Der cocainartige Effekt von Ketamin ist jedoch von kürzerer Wirkungsdauer als der von Cocain selbst, wie die Blutdruckreaktion nach der vierten Tyramingabe deutlich zeigt. Auch hier sind die Blutdruckreaktionen von Tyramin und Ketamin gesichert.

In einer weiteren, ganz ähnlich angelegten Versuchsanordnung wurde geprüft, ob die Blutdruckwirkung eines direkten Sympathomimetikums nach Ketamin, wie auch nach Cocain, verstärkt wird (Abb. 6).

In der Kontrollgruppe mit Cocain war die Drucksteigerung von Noradrenalin mit 117% nach Cocainvorbehandlung signifikant verschieden von derjenigen vorher mit 81%. Auch nach Ketamin zeigte sich im Mittel eine leicht verstärkte Blutdruckreaktion. Allerdings ist dieser Unterschied nicht gesichert. Aus dieser Versuchsreihe läßt sich daher lediglich der Tendenz nach eine cocainartige Wirkung von Ketamin ableiten.

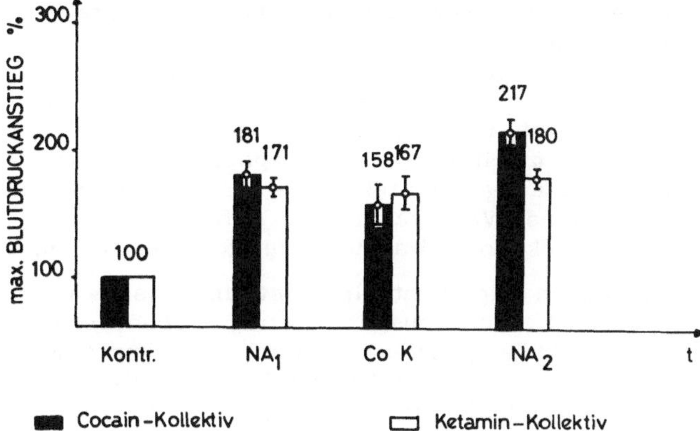

Abb. 6. Verstärkung der Noradrenalinwirkung durch Cocain und Ketamin ($\bar{x} \pm s\bar{x}$)

Diskussion

Nach der vorliegenden Untersuchung wirkt Ketamin am wachen Hund cocainartig. Nach Ketaminvorbehandlung ist eine Verstärkung der Noradrenalin-Blutdruckwirkung angedeutet. Statistisch belegt ist die Abschwächung der pressorischen Wirkung des indirekten Sympathomimetikums Tyramin. Bei Betrachtung der verwendeten Cocain- und Ketamindosen ist festzustellen, daß sie bezüglich ihrer Blutdruckeingenwirkung etwa äquieffektiv sind, wobei jedoch nicht geprüft wurde, ob die Dosis-Wirkungskurven beider Substanzen parallel verlaufen. Weiterhin fällt auf, daß das Ausmaß der Abschwächung der Tyraminwirkung nach Ketamin geringer ist als nach Cocain. Ein exakter Vergleich der Wirksamkeit von Cocain und Ketamin bezüglich der Beeinflussung von Sympathomimetika wäre jedoch erst nach Erarbeitung von Dosis-Wirkungsbeziehungen möglich.

Die hier vorgestellten Befunde stehen im Gegensatz zu früheren Untersuchungen (CHEN et al. 1966), die bei Ketamin weder eine Potenzierung direkter noch eine Abschwächung indirekter Sympathomimetika fanden. Für Phencyclidin, einen Vorläufer des Ketamin, konnten CHEN et al. (1965) einen cocainartigen Wirkmechanismus nachweisen. Gleiche Ergebnisse fanden ILETT und Mitarb. (1966) an der Spinal-Katze. Die Befunde von CHEN und Mitarb. mit Ketamin wurden allerdings im Gegensatz zu den hier vorgestellten Versuchen an barbiturat-narkotisierten Hunden erhoben.

Faßt man die bisherigen Versuche, den Wirkmechanismus, der der Blutdrucksteigerung von Ketamin zugrunde liegt, zu erklären, zusammen, so ergibt sich folgendes Bild:

1. Eine zentrale Sympathikusaktivierung konnte von PETER und Mitarb. (1972 C) ausgeschlossen werden. Elektrische Potentialableitungen vom Nierensympathikus der Katze waren nach Ketamin nicht vermehrt nachweisbar. Auch TRABER und Mitarb. (1970) schlossen eine direkte Sympathikusbeteiligung aus.

2. Die Frage einer Katecholaminfreisetzung durch Ketamin wurde von PETER und Mitarb. (1972 a) auf dem II. Mainzer Ketamin-Symposion dahingehend beantwortet, daß beim Hund nach Injektion von CI 581 weder Adrenalin noch Noradrenalin im Blut vermehrt nachgewiesen werden konnten. Dagegen führte ein standardisierter Schmerzreiz zu einer signifikanten Zunahme beider Substanzen im peripheren Blut. Nach den heutigen Kenntnissen muß man sagen, daß der fehlende Nachweis von Katecholaminen im peripheren Blut den Schluß, daß Ketamin keine Katecholamine freisetzt, nicht zuläßt. Die Mengen an Adrenalin und Noradrenalin, die durch einen Schmerzreiz aus spezifischen Speichern und vor allem aus der Nebenniere ausgeschüttet werden, liegen mit Sicherheit erheblich über denen, die zu einer Vasokonstriktion nötig sind. Das bedeutet aber, daß sie sich den bisher bekannten Nachweismethoden entziehen.

3. Nach Blockade α -adrenerger Rezeptoren mit Phentolamin ist eine Abschwächung der Blutdruckreaktion, die durch Ketamin ausgelöst wird, zu beobachten (CHANG et al. 1969, PETER et al. 1972 b). Dieser Befund deutet auf eine Stimulation der α -Rezeptoren, wie sie zum Beispiel durch Noradrenalin erfolgt, durch Ketamin hin. Eine direkte Wirkung auf die Gefäßmuskulatur dagegen kann man anhand der Wirkungsminderung nach Phentolaminvorbehandlung weitgehend ausschließen.

Vom Cocain ist bekannt, daß es selbst Katecholamine aus spezifischen Speichern freisetzt und ihre Wiederaufnahme hemmt (LEMBECK und RESCH 1960). Da man dem Ketamin jedoch eine cocainartige Wirkung nur im Sinne einer Abschwächung indirekter und der Tendenz nach eine Verstärkung direkter Sympathomimetika zusprechen kann, weil man mit den bisher bekannten Methoden eine mögliche Katecholaminfreisetzung nicht nachweisen kann, wäre es zur weiteren Klärung wünschenswert, das Blutdruckverhalten von Ketamin an wachen, reserpinisierten Tieren zu untersuchen. Aus dem eventuellen Ausbleiben der Blutdruckreaktion könnte man den Schluß ziehen, daß Ketamin ebenso wie Cocain über eine Katecholaminfreisetzung aus spezifischen Speichern wirkt. Diese Behauptung über den Mechanismus der Blutdruckwirkung von Ketamin wird durch eine Arbeit von CHANG und Mitarb. (1969) gestützt, die an der Spinal-Ratte den ketaminbedingten Blutdruckanstieg durch Reserpinvorbehandlung unterdrücken konnten.

Zusammenfassung

An wachen Bastardhunden wurde untersucht, ob Ketamin wie Cocain in der Lage ist, die Blutdruckwirkung eines indirekten Sympathomimetikums abzuschwächen und die eines direkten zu verstärken. Der Tendenz nach erhöht Ketamin die Blutdruckreaktion von Noradrenalin. Der pressorische Effekt von Tyramin ist durch Ketaminvorbehandlung statistisch signifikant ($p < 0,05$) zu reduzieren. Diese Untersuchung läßt den Schluß zu, daß Ketamin cocainartig wirkt.

Literatur

1. AVAKLIAN, O. V., GILIESPIE, J. S.: Uptake of Noradrenaline by Adrenergic Nerves, Smooth Muscle and Connective Tissue in Isolated Perfused Arteries and its Correlation with the Vasoconstrictor Response. Brit. J. Pharmac. Chemother. 32, 168-184 (1968)
2. AXELROD, J., GORDON, E., HERTTING, G., KOPIN, I. J., POTTER, L. T.: On the mechanism of tachyphylaxis to tyramine in the isolated rat heart. Brit. J. Pharmac. 19 56-63 (1962)
3. BLASCHKO, H., RICHTER, D., SCHLOSSMAN, H.: The oxidation of adrenaline and other amines. Biochem. J. 31, 2187-2196 (1937)
4. BURN, J. H., RAND, M. J.: The action of sympathomimetic amines in animals treated with reserpine. J. Physiol. (Lond.) 144, 314-336 (1958)
5. CHANG, P., CHAN, K. E., GANENDRAN, A.: Cardiovascular effects of 2-(O-Chlorphenyl)-2 Methylaminocyclohexanone (CI 581) in Rats. Brit. J. Anesth. 41, 391-395 (1969)
6. CHEN, G., MC CARTHY, D., ENSOR, C. R.: The effect of 2- (o-chlorophenyl) -2-methylaminocyclohexanone HCL (CI 581) on the blood pressure of rats, dogs, and monkeys. Lit. Fa. Parke Davis Comp.
7. CHEN, G., ENSOR, C. R., BOHNER, B.: An Investigation on the Sympathomimetic Properties of Phencyclidine by Comparison with Cocaine and Desoxyephedrine. J. Pharmac. exp. Therap. 149, 71-78 (1965)
8. DAY, M. D., RAND, M. J.: Tachyphylaxis to some sympathomimetic amines in Relation to monamine oxydase. Brit. J. Pharmac. 21 , 84-96 (1963)
9. DOMINO, E. F., CHODOFF, P., CORSSEN, G.: Pharmacologic effects of CI 581 - a new dissociative anesthetic in man. Clin. Pharmacol. Ther. 6, 279-291 (1965)
10. FLECKENSTEIN, A., STÖCKLE, D.: Zum Mechanismus der Wirkungsverstärkung und Wirkungsabschwächung sympathomimetischer Amine durch Cocain und andere Pharmaka. Arch. exp. Path. u. Pharmak. 224, 401-415 (1955)
11. FRÖHLICH, A., LOEWI, O.: Über eine Steigerung der Adrenalinempfindlichkeit durch Cocain. Arch. exp. Path. u. Pharmak. 62, 159-169 (1910)
12. ILETT, K. F., JAROTT, B., O'DONNELL, S. R., WANSTALL, J. C.: Mechanism of Cardiovascular actions of 1-(1- phenylcyclohexyl) piperidine Hydrochloride (Phencyclidine). Brit. J. Pharmac. Chemother. 28, 73-83 (1966)
13. LEMBECK, F., RESCH, H.: Die Potenzierung der Adrenalinwirkung durch Cocain und Pyrogallol. Arch. exp. Path. u. Pharmak. 240, 210-217 (1960)
14. MACMILLAN, W. H.: A Hypothesis concerning the Effect of Cocaine on the action of Sympathomimetic Amines. Brit. J. Pharmacol, 14, 385-391 (1959)
15. MONTEL, H., STARKE, K., SCHÜMANN, H. J.: Tierexperimentelle Untersuchungen zum Mechanismus der pulsfrequenz- und blutdrucksteigernden Wirkung des Ketamins. II. Mainzer Ketamin-Symposion 1972
16. MUSCHOLL, E.: Die Hemmung der Noradrenalin-Aufnahme des Herzens durch Reserpin und die Wirkung von Tyramin. Arch. exp. Path. u. Pharmak. 240, 234-241 (1960)
17. PETER, K., ALTSTAEDT, F., HOLLMANN, G., KLOSE, R., MAYR, J.: Verhalten des Katecholaminspiegels im Blut während intravenöser Narkose mit Ketamin beim Hund. II. Mainzer Ketamin-Symposion 1972 a

18. PETER, K., DIETZE, W., KLOSE, R., MAYR, J.: Kreislaufveränderungen beim Hund durch intravenöse Anwendung von Ketamin nach α-Rezeptoren-Blockade. II. Mainzer Ketamin-Symposion 1972 b
19. PETER, K., KLOSE, R., KIRCHNER, H., WEIDINGER, H.: Der Wirkmechanismus von Ketanest-Untersuchungen zur Frage der Sympathikusaktivierung und der Wirkung auf die α-Rezeptoren, im Druck 1972 c
20. SCHÜMANN, H. J.: Über die Freisetzung von Brenzkatechinaminen durch Tyramin. Arch. exp. Path. u. Pharmak. 238, 41-42 (1960)
21. TAINTER, M. L., CHANG, D. K.: The Antagonism of the Pressor Action of Tyramine by Cocaine. J. Pharm. exp. Ther. 30, 193-207 (1927)
22. TRABER, D. L., WILSON, R. D., PRIANO, L. I.: Blockade of the Hypertensive Response to Ketamine. Anest. et Analg. Curr. Res. 49, 420-426 (1970)
23. TRENDELENBURG, U.: The Supersensitivity Caused by Cocaine. J. Pharm. exp. Ther. 125, 55-65

DER WIRKMECHANISMUS VON KETANEST-UNTERSUCHUNGEN ZUR FRAGE DER SYMPATHIKUSAKTIVIERUNG UND DER WIRKUNG AUF DIE α-REZEPTOREN

Von K. Peter, H. Weidinger und R. Klose

Bei der Anwendung von Ketamin resultieren regelmäßig typische Kreislaufveränderungen, die sowohl am Versuchstier als auch am Menschen zu beobachten sind. So kommt es zu einer Steigerung des arteriellen Blutdrucks, einem Anstieg der Herzfrequenz sowie einer Erhöhung des Gesamtströmungswiderstandes (CHEN et al. 1959, CORSSEN et al. 1966, KREUSCHER et al. 1967, LANGREHR et al. 1967, TRABER et al.. 1968). Eine Zunahme des Herz-Zeit-Volumens konnte nicht von allen Untersuchern festgestellt werden. In der Gesamtheit gleichen diese hämodynamischen Veränderungen einer sympathikotonen Reaktion. Auf welchem Wege Ketamin das cardiovasculäre System beeinflußt, ist hingegen immer noch Gegenstand der Diskussion. Als mögliche Wirkmechanismen können angesehen werden:

1. Eine Beeinflussung der cerebralen Herz- und Kreislaufzentren (CHEN et al. 1959, 1965, 1967, CORSSEN u. DOMINO 1966, DOMINO 1964, DOWDY u. KAYA 1968, OYAMA u. Mitarb. 1970, TRABER u. Mitarb. 1969, 1970)
2. eine direkte Wirkung über eine Katecholaminliberation aus peripheren Speichern, und zwar sympathischen Nervenendigungen und/oder Nebennierenmark (CHANG et al. 1969, ILETT et al. 1966, VIRTUE et al. 1967)
3. ein direkter Angriffspunkt auf die Rezeptoren der glatten Gefäßmuskulatur (ILETT et al. 1966)
4. direkter Angriff am "smooth muscle".

In einer tierexperimentellen Studie haben wir zu klären versucht, ob für die Kreislaufveränderungen eine Stimulation des Sympathikus verantwortlich gemacht werden kann und inwieweit die Stimulation adrenerger Rezeptoren eine Rolle spielt. Die verschiedenen methodischen Verfahren sollen nur kurz angedeutet werden.

Die Versuche zur Überprüfung der sympathischen Aktivität haben wir an drei Katzen durchgeführt (THÄMER et al. 1969). Als Narkotikum wurde den Tieren zur Präparation und Meßvorbereitung Pentobarbital (Nembutal) in einer Dosierung von 40 mg/kg KG intravenös injiziert. Bei den Katzen wurde ein Nierensympathikusast freigelegt und nach Abklingen der Nembutaldosierung wurden die Aktionspotentiale mit Elektroden aus V 2 A-Stahl abgeleitet. Die Verstärkung der Potentiale erfolgte durch einen Schwarzer-EEG-Verstärker mit einer Empfindlichkeit von 5 μ-Volt pro cm. Die Prüfsubstanz Ketamin injizierten wir den Tieren in einer Dosierung von 4 mg/kg KG intravenös.

Im einzelnen haben wir folgende Parameter aufgezeichnet:

1. Nierensympathikus
2. Integral Nierensympathikus
3. Gefilterter Nierensympathikus
4. Herzfrequenz

5. Exspiratorische CO_2-Spannung über URAS
6. Blutdruck

Die Untersuchungen zur Prüfung der Stimulation adrenerger Rezeptoren erfolgte an wachen, nicht praemedizierten Hunden. Die Tiere wurden drei Tage vor den Versuchen mit entsprechenden Kathetern zur Messung folgender Parameter versorgt:

Aortendruck systolisch und diastolisch
Herzfrequenz

Aus der folgenden Abbildung 1 wird der Versuchsablauf deutlich.

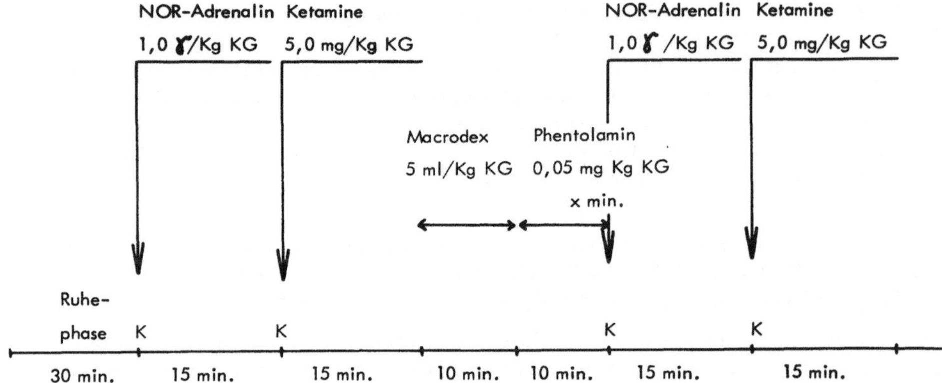

Abb. 1. Versuchsablauf zur Überprüfung der Wirkung von Ketamin auf a-Rezeptoren beim Hund

Nach Anschluß der Tiere an die verschiedenen Meßapparate erfolgte zunächst eine 30minütige Ruhepause. Danach wurden die verschiedenen Substanzen injiziert. Zur Auswertung gelangten jeweils die ermittelten Meßwerte unmittelbar vor der Injektion als Vergleichswert -K-. Noradrenalin wurde den Tieren in einer Menge von 1,0 µg/kg KG verabreicht. Die Ketamindosis betrug 5,0 mg/kg KG. Vor Einleitung der a-Rezeptoren-Blockade erhielten die Hunde Macrodex 6%ig in einer Dosierung 5 ml/kg KG. Phentolamin in einer Dosierung von 0,05 mg/kg KG und Minute wurde den Tieren mit einer Infusionspumpe in einer Infusionszeit von 10 Minuten appliziert.

Ergebnisse

Wie aus der Abbildung 2 ersichtlich ist, erfolgt unmittelbar nach Injektion keine Aktivierung der sympathischen Aktionspotentiale. Auch das Amplitudenfrequenzprodukt ergibt keine Aktivierung. Der Blutdruck und die Herzfrequenz erhöhten sich, die CO_2-Spannung in der Exspirationsluft ist über den gesamten Versuchsablauf hinweg gleich.

Nach der Injektion von Noradrenalin erhöht sich der arterielle Mitteldruck um 48,7% über den Ausgangswert. Das Tier ist also zu einer Druckantwort auf Katecholamine fähig. Nach Injektion von Ketamin jommt es ebenfalls zu einer Erhö-

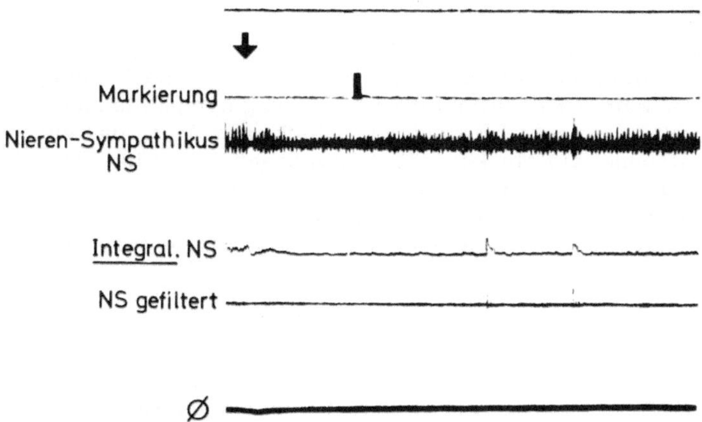

Abb. 2. Ableitung sympathischer Aktionspotentiale am Nierensympathikus der Katze nach Injektion von 4 mg/kg KG Ketamin intravenös (Injektionszeitpunkt s. schwarzer Pfeil)

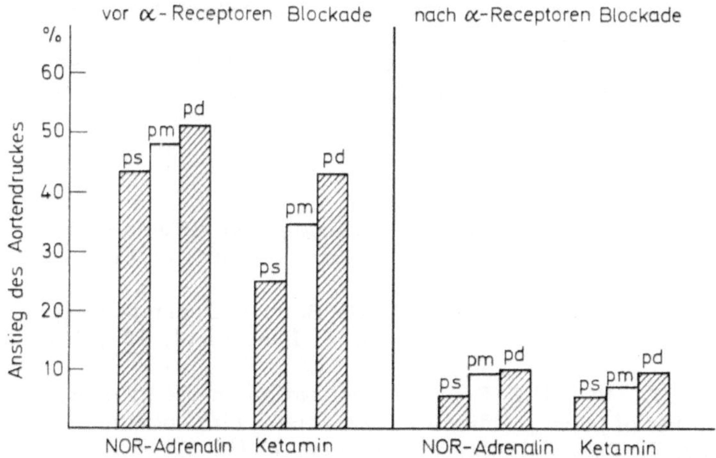

Abb. 3. Verhalten des arteriellen Blutdrucks nach Injektion von Noradrenalin und Ketamin vor und nach a-Rezeptoren-Blockade mit Phentolamin

hung des Blutdrucks um durchschnittlich 35,5%. Nach Vorbehandlung mit Phentolamin ist die Druckantwort auf Gabe von Noradrenalin deutlich vermindert, es erfolgt im Mittel ein Anstieg um 9,7%. Nach Gabe von Ketamin um 7,07%. Insgesamt zeigt sich jedoch, daß keine vollständige a-Rezeptoren-Blockade durchgeführt wurde. Die Herzfrequenz erhöhte sich unter Ketamin im Mittel um 32%, nach Blockade nur um 11% (Abb. 3).

Diskussion

Eine Aktivierung des Sympathikus scheidet auf Grund dieser Ableitungen postganglionären sympathischen Nierennerven aus. Es ergibt sich, wie die Gesamtabbildung noch einmal zeigt, kein Hinweis für eine Aktivierung sympathischer Aktionspotentiale. Die Ergebnisse nach a-Rezeptoren-Blockade zeigen, daß ein vorwiegend direkter Angriffspunkt am Muskel selbst unwahrscheinlich ist, daß vielmehr die Erhöhung des peripheren Widerstandes über eine Aktivierung von der a-Rezeptoren zu erklären ist. In welcher Weise jedoch dieser Angriff erfolgt, ob eventuell über einen Cocain-Mechanismus, kann auf Grund der vorliegenden Befunde jedoch nicht beantwortet werden.

Zusammenfassung

In einer tierexperimentellen Studie wurde der Wirkmechanismus von Ketamin weiter aufgeklärt. Im Mittelpunkt der Untersuchungen stand die Frage, ob für die typischen Kreislaufveränderungen nach Anwendung von Ketamin eine Stimulation des Sympathikus verantwortlich gemacht werden kann. Durch Ableitung von Aktionspotentialen eines Nierensympathikusastes von Katzen konnten wir zeigen, daß dies nicht der Fall ist. Darüber hinaus wurde die Bedeutung der Stimulation adrenerger Rezeptoren untersucht. Hierbei zeigte sich, daß ein vorwiegend direkter Angriffspunkt am Muskel selbst unwahrscheinlich ist, daß die Erhöhung des peripheren Strömungswiderstandes vielmehr über eine Aktivierung von a-Rezeptoren zu erklären ist, wobei unter Berücksichtigung weiterer Befunde unserer Arbeitsgruppe ein Cocain-Mechanismus am ehesten in Frage kommt.

Literatur

1. CHANG, P., CHAN, K. E., GANENDRAN, A.: Cardiovascular Effects of 2-(O-Chlorophenyl)-2-Mathylamino-cyclohexanone (CI-581) in Rats. Brit. J. of Anaesth. 41, 391 (1969)
2. CHEN, G., ENSOR, CH. R., RUSSEL, D., BOHNER, B.: The Pharmacology of 1-(1-Phenylcyclohexyl) Piperidone-HCL. J. Pharmacol. 127, 241 (1959)
3. CHEN, G., ENSOR, CH. R., BOHNER, B.: An investigation on the sympathomimetic proporties of phencyclidine by comparison with cocaine and desoxyephedrine. J. Pharmac. exp. Ther. 149, 71 (1965)
4. CHEN, G., GLAZKO, A. J., KAUMP, D. H.: Laboratory Summary CI-581 June 1967. Eper. Therap. Dept. Research Division, Parke, Davis & Co
5. CORSSEN, G., DOMINO, E. F.: Dissociative Anaesthesia: Further Pharmacologic Studies and First Clinical Experience with the Phencylidine Derivate CI 581. Anesth. Analg. Curr. Res. 45, 29 (1966)
6. DOMINO, E. F.: Neurobiology of Phencyclidine (Sernyl), a new drug with an unusual spectrum of pharmacological activity. Int. Rev. Neurobiol. 6, 303 (1964)
7. DOWDY, E. G., KAYA, G.: Studies of the Mechanism of Cardiovascular Response to CI-581. Anesthesiology 29, 931 (1968)
8. ILETT, K. F., JAROTT, B., O'DONNELL, S. R., WANSTALL, J. C.: Mechanism of eardiovascular actions of 1-(1-Phenylcyclohexyl) piperidine hydrochloride (Phencyclidine. Br. J. Pharmac. Chemother. 28, 73 (1966)

9. KREUSCHER, H., GAUCH, H.: Die Wirkung des Phencyclidin-Derivates Ketamine (CI 581) auf das cardiovasculäre System des Menschen. Anaesthesist 16, 229 (1967)
10. LANGREHR, D., ALAI, P., ANDJIEKOVIC, J., KLUGE, J.; Zur Narkose mit Ketamine (CI 581). Bericht über erste Erfahrungen in 500 Fällen. Anaesthesist 16, 308 (1967)
11. OYAMA, T., MATSUMOTO, F., KUDO, T.: Effects of Ketamine on Adrenocortical Function in Man. Anest. Analg. 49, 697 (1970)
12. THÄMER, V., WEIDINGER, H., KIRCHNER, F.: Sympathische Aktionspotentiale im hämorrhagischen Schock. Z. Kreisl. Forsch. 58, 472 (1969)
13. TRABER, D. L., WILSON, R. D., PRIANO, L. L.: Differentiation of the Cardiovascular Effects of CI-581. Anesth. Analg. Curr. Res. 47, 769 (1968)
14. TRABER, D. L., WILSON, R. D.: Involvement of the Sympathetic Nervous System in the Pressor Response to Ketamine. Anesth. Analg. Curr. Res. 48, 223 (1969)
15. TRABER, D. L., WILSON, R. D., PRIANO, L. L.: A Detailed Study of the Cardiopulmonary Response to Ketamine and its Blockade by Atropine. South. Med. J. 63, 1077 (1970)
16. VIRTUE, R. W., ALANIS, J. M., MORI, M., LA-FARGUE, R. T., VOGEL, J. H., METCALF, D. R.: An Anesthetic Agent: 2-Orthochlorophenyl, 2-Methylamino Cyclohexanone HCI (CI-581). Anesthesiology 28, 823 (1967)

DIAPLAZENTARE PASSAGE VON KETAMIN UND DIAZEPAM BEIM MENSCHEN

Von J. Wieber, R. Gugler, M. Eichelbaum und H. Witkop

A.

Aus der bekannten Tatsache, daß bei der Durchtrittsnarkose die narkotisierte Mutter meist ein waches Neugeborenes entbindet, wird gelegentlich geschlossen, daß das Anaesthetikum die Placentarschranke nicht oder nur in geringem Umfange passiert. Dies veranlaßte uns, für das Ketamin und für das Pränatal eingesetzte Diazepam (Abb. 1) die Frage des placentaren Übertritts näher zu untersuchen.

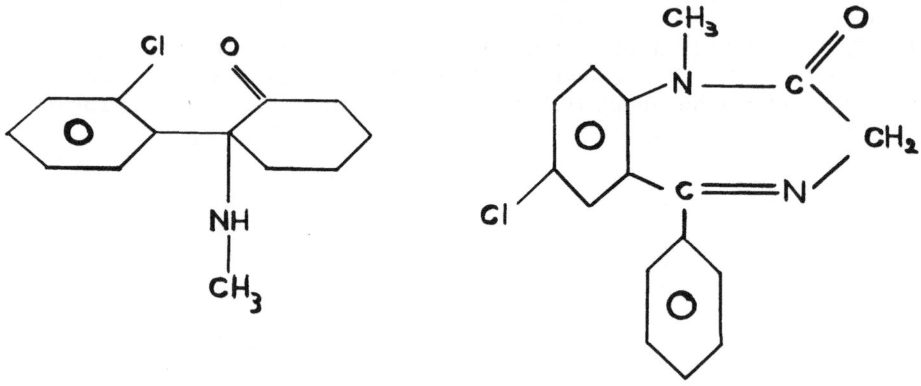

KETAMIN

DIAZEPAM

Abb. 1

B.

a) Zum Nachweis des Ketamins im Plasma modifizierten wir eine kürzlich von uns beschriebene Methode, die auf der Extraktion der Substanz aus alkalischem Milieu (10 ml Serum, 1 : 1 mit Aqua dest. verdünnt, bei pH 11 - 12) in 20 ml n-Heptan und ihrer Reextraktion in 3 ml 1 N Essigsäure besteht. Die wäßrige Phase wird im Rundkolben zur Trockne gebracht, der Rückstand in 50 µl Methanol aufgenommen. Damit kann die Probe vor der Analyse im Gas-Chromatographen in hohem Maße von Substanzen befreit werden, die mit Ketamin interferieren. Als Standard benutzen wir das tertiäre Amin Methyldiphenylamin. Da diese Substanz nur unzureichend in die Säurephase rückextrahierbar ist, wird der Standard erst am Ende des Extraktionsvorganges der eingetrockneten Probe im Spitzglas zugesetzt (50 µl der Konzentration 100 µg Methyldiphenylamin/ml CH_3 - OH).

Die gas-chromatographische Auftrennung erfolgt an einem Gerät der Fa. Bodenseewerk Perkin Elmer, Modell F 20 mit einem Flammenionisationsdetektor. Glasverdampfer und Glassäulen werden benutzt zur Vermeidung von katalytischen Reaktionen. Die Säulenfüllung besteht aus 0,5% Polyäthylenglykoll auf Chromosorb G (AW - DMCS 80 - 100) als Trägermaterial. Die Chromatographie wird nach einer isothermen Vorphase von 5 Minuten temperaturprogrammiert (90° - $180^{o}C$, 7,5^{o}/min) durchgeführt, bei einem Gasfluß von 30 ml/min N_2. Für diese Methode liegt die Recovery, deren Berechnung auf der absoluten Peakhöhe des Ketamins beruht, bei 90 $\pm$ 3%, die untere Nachweisgrenze bei 0,05 - 0,1 µg/ml Serum.

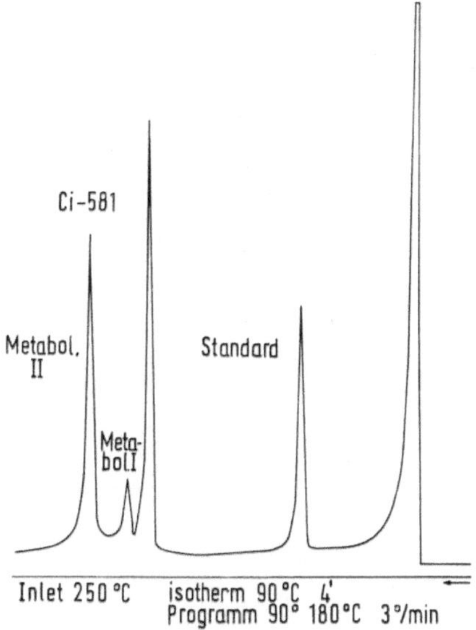

Abb. 2. Die notwendige Trennung der Muttersubstanz von ihren Metaboliten und dem internen Standard. Von rechts nach links: Lösungsmittelpeak, interner Standard, Ketamin, darauf das durch N-Demethylierung entstandene freie Amin (Metabolit I), zuletzt das Cyclohexen-Derivat von Ketamin (Metabolit II)

b) Für das Diazepam entwickelten wir eine vereinfachte gas-chromatographische Methode, die in ihrer Empfindlichkeit, Selektivität und Schnelligkeit bisher beschriebenen Verfahren überlegen scheint und für den Einsatz in der Intensiv- und Gerichtsmedizin geeignet ist.

Sie hat die einfache Extraktion des Diazepam bei pH 9.5 (0.1 N NaOH) aus 1 - 5 ml Plasma in das jeweils zweifache Volumen Diäthyläther zur Grundlage.

Als interner Standard wird das Hydrolyseprodukt des Diazepam - 2-Methylamino-5-chlorobenzophenon - dem Plasma zugesetzt (2,5 µg/ml 80% H_2O : 20% Propanol). Ohne weiteren Konzentrierungsschritt werden 3 - 5 µl der mit Na_2SO_4 absolut wasserfrei gemachten Ätherphase aufgespritzt.

Wir verwenden auch hier ein Gerät der Fa. Bodenseewerk Perkin Elmer, Modell F 20 FE mit einem Electron - Capture - Detektor. Die Säulenfüllung besteht aus 0,5% Polyäthylenglykoll mit Chromosorb G (AW - DMCS 80 - 100) als Trä-

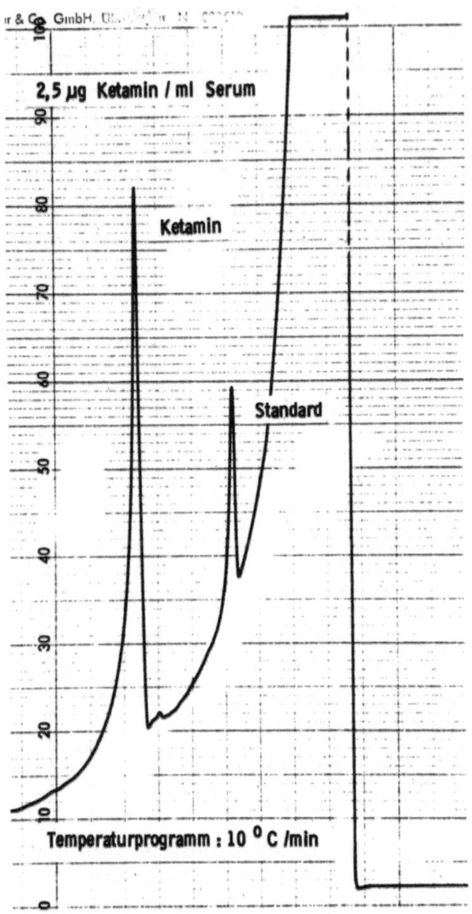

Abb. 3. Ein Chromatogramm nach Serumextraktion mit einer in Essigsäure reextrahierten Ketaminkonzentration von 2, 5 µg/ ml. Mit Ketamin interferierende Peaks sind nicht sichtbar

germaterial. Die Analyse erfolgt isotherm bei 185°C. Detektortemperatur 190°C, Inlettemperatur 300°C, Gasfluß 52 ml/min N_2.
Der linear-dynamische Bereich des mit 100 µsec gepulsten Tritiumdetektors (Ti $^3H_3$, Kupfer-Titanfolie) liegt zwischen 10 und 1000 ng/ml. Durch Einengung kann die untere Nachweisgrenze mühelos um das 10-fache herabgesetzt werden. Die Recovery dieser Methode liegt bei 95 ± 2%.

c) Die Indikation zur Anwendung von Ketamin und Diazepam in der Geburtshilfe ist gewöhnlich die Verhinderung des Durchtrittschmerzes bzw. des Schmerzes bei der Episiotomienaht. Zusätzlich muß komplikationsloser Schwangerschaftsverlauf bestehen.

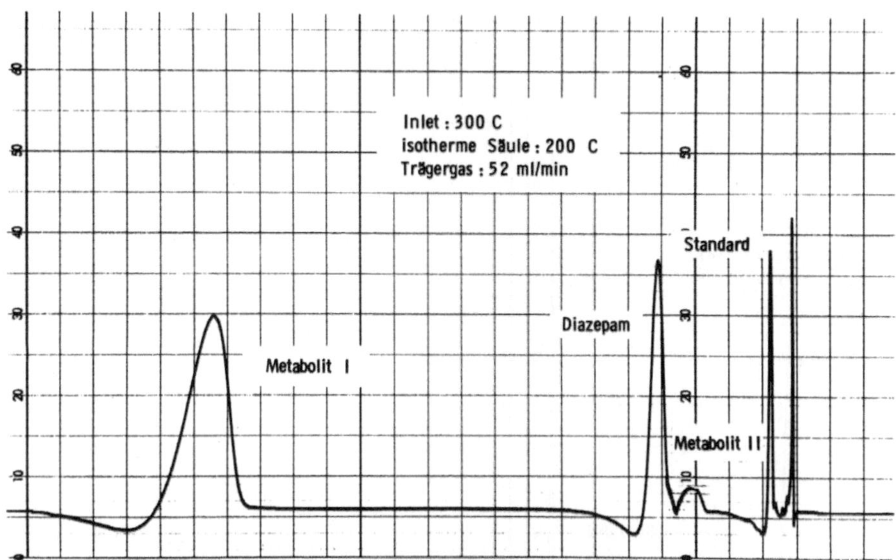

Abb. 4. Man sieht die notwendige Trennung der Muttersubstanz von ihren Metaboliten und dem internen Standard. Von rechts nach links: Lösungsmittelpeak, interner Standard 2-Methylamino -5-chlorobenzophenon, das im Organismus nicht gebildete Hydrolyseprodukt der Muttersubstanz, danach der sowohl hydroxylierte als auch N-demethylierte Metabolit II, das Diazepam, zum Schluß der wichtige N-demethylierte Metabolit I

Die Durchtrittsnarkose - bei Diazepam sollte besser von einer Sedierung gesprochen werden - erfolgt durch intravenöse Injektion von 1,5 mg Ketamin/kg KG bzw. durch 0,2 mg Diazepam/kg KG. Als Injektionsbeginn wählen wir den Zeitpunkt kurz vor dem Durchtritt des Kopfes. Die Abnabelung erfolgt 3 - 5 Minuten nach der Injektion. Unmittelbar darauf werden gleichzeitig die mütterliche Vena basilica sowie die zur Placenta führende Nabelvene punktiert. Bei 2 Ketamin - und 2 Diazepaminjektionen entnahmen wir zusätzlich aus der zum Neugeborenen führenden Nabelarterie ca. 2 ml Blut.

C.

In einem Zeitraum von 3 - 5 Minuten nach der i. v. -Injektion finden wir bei 12 Ketaminnarkosen in etwa identische Konzentration im mütterlichen Serum und im Serum der Nabelvene, identische Werte ergeben sich bei 10 Diazepamsedierungen. Die Abb. 6 und 7 zeigen die einzelnen Ergebnisse.

Die Ketamin-Durchschnittskonzentration liegt bei der Mutter bei 1,08 µg/ml, in der Nabelvene bei 0,98 µg/ml.

Die Diazepam-Durchschnittskonzentration beträgt bei der Mutter 725 ng/ml und 710 ng/ml in der Nabelvene. Bei Verwendung des t-Testes nach STUDENT zum Vergleich von Versuchspaaren ergab sich kein signifikanter Unterschied zwischen

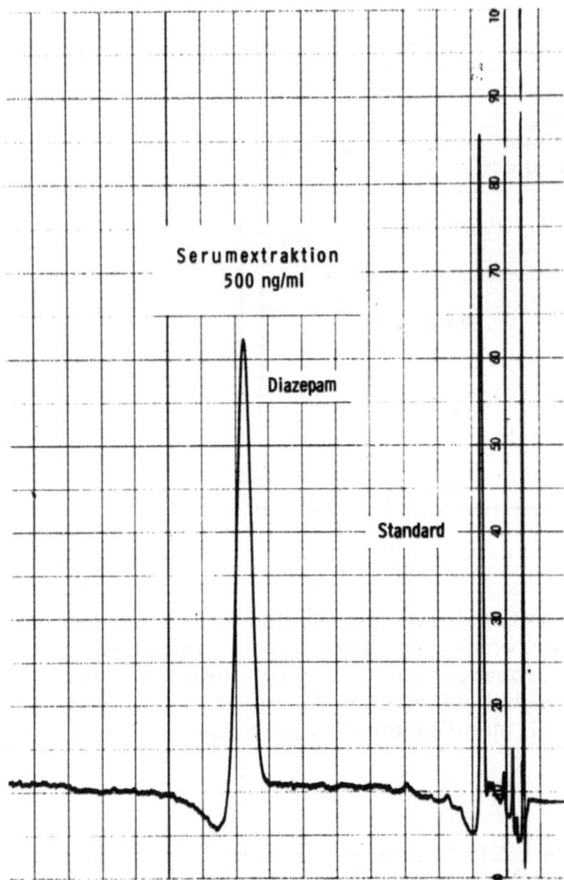

Abb. 5. Eine Serumextraktion von 500 ng/ml. Störende, mit Diazepam interferierende Peaks sind im Leerserum nicht vorhanden

der Serumkonzentration der Mutter und der Nabelvene des Neugeborenen sowohl für Ketamin ($0,5 > p > 0,1$) als auch für Diazepam ($p > 0,5$).

Als ein vorläufiges Ergebnis sind die erhaltenen Ketamin- und Diazepamkonzentrationen im Nabelarterienblut zum Zeitpunkt der Blutabnahme zu betrachten. Sie liegen deutlich niedriger als im mütterlichen Serum bzw. im Serum der Nabelvene. (Ketaminkonzentration ≈ 0,6 ug/ml. Diazepamkonzentration ≈ 500 ng/ml).

Zur Klinik ist folgendes zu sagen:
Anaesthesierte Mütter bringen kräftig schreiende Kinder zur Welt. Klinische Kontrollen durch Apgar und Astrup zeigen im wesentlichen keine Depression des Herz-Kreislaufsystems sowie der Atmung zum Zeitpunkt der Abnabelung oder später. Zwei Ausnahme weisen eindeutig gynäkologische Komplikationen auf.

Patient	Gesamtdosis i. v.	MP µg/ml	FP µg/ml	Ratio MP/FP
D. A.	83,7	0,75	0,61	1,23
M. G.	110	1,03	1,00	1,03
Y. H.	108	1,18	0,30	3,93
Sch. E.	88	0,56	0,61	0,92
A. J.	122	1,24	1,55	0,80
G. M.	100	1,35	1,18	1,14
V. S.	124	1,24	1,20	1,03
H. H.	105	0,96	0,91	1,05
K. M(5'30")	121	1,33	1,27	1,05
M. S.	114	0,86	0,93	0,92
T. A.	93	1,07	0,98	1,09
D. E(3'25')	91	1,34	1,27	1,06

Klinik: Apgar 10

Abb. 6. KETAMIN-KONZENTRATION im mütterlichen (MP) sowie im fetalen Plasma (FP) der Nabelvene.
Abnabelung 3 - 5,5 Minuten nach der i. v.-Injektion. 1,5 mg/kg KG

Patient	Gesamtdosis i. v.	MP ng/ml	FP ng/ml	Ratio MP/FP
E. M.	13,1	730	702	1,04
G. K.	14,2	736	744	0,99
J. K.	14,9	880	866	1,02
U. Sch.	12,2	702	663	1,06
D. Sch.	13,0	858	838	1,02
A. C.	15,1	638	658	0,97
Ch. A.	23,8	719	738	0,97
B. R.	13,5	638	613	1,04
B. M.	13,6	672	667	1,01
E. H.	14,4	641	632	1,02

Klinik: Apgar 10

Abb. 7. DIAZEPAM-KONZENTRATION im mütterlichen (MP) sowie im fetalen Plasma (FP) der Nabelvene.
Abnabelung 3 - 5 Minuten nach der i. v.-Injektion. 0,2 mg/kg KG

D.

Bekannt ist, daß jede Konzentration eines Medikamentes im Serum von der Größe des Raumes abhängig sein muß, auf welchen es sich nach seiner i. v. -Inkorporation verteilt. Je größer ein solcher Raum ist (seine anatomische Beschreibung ist nicht unbedingt erforderlich, er gilt als ein fiktiver Raum), desto geringer muß die gemessene Konzentration des Medikamentes im Serum sein. Man nennt diesen fiktiven Raum das Verteilungsvolumen des zu untersuchenden Medikamentes.

Es wird definiert durch die Bezeichnung

$$V\ (ml) = \frac{D\ (mg)}{Y_o\ (mg/ml)}$$

(D = intravenös injizierte Dosis, Y_o = initiale, fiktive Serumkonzentration). Die Größe Y_o läßt sich durch Extrapolation des experimentell ermittelten Konzentrationsablaufes eines Medikamentes im Serum auf die Y - Achse gewinnen.

Da wir für den Menschen bei der Untersuchung der diaplazentaren Passage stets nur einen Zeitpunkt aus der Gesamtkinetik eines Stoffes experimentell erfassen können - nämlich den Zeitpunkt der Entbindung -, setzten wir etwas großzügig bei durchschnittlich 4 Minuten dauernder Entbindungszeit die errechnete Serumkonzentration bei der Mutter gleich der fiktiven, initialen Serumkonzentration.

Das absolute und das relative Verteilungsvolumen kann dann für beide Substanzen *ungefähr* errechnet werden.

Ketamin
V abs. = 97 l
V rel. = 1,39 l/kg KG

Diazepam
V abs. = 20 l
V rel. = 0,27 l/kg KG

Aus diesen unterschiedlichen Verteilungsgrößen von Ketamin und Diazepam lassen sich die bei 7-fach höherer Ketamin-Dosierung zunächst verblüffend wirkenden, annähernd gleichen Serumkonzentrationen beider Medikamente erklären.

Deutlich zeigen die erhaltenen Ergebnisse, daß das gut fettlösliche Ketamin und Diazepam die Placentarschranke rasch und vollständig passieren, wahrscheinlich nach den Gesetzen der Diffusion. Daß es dennoch zu keiner narkotischen Wirkung auf das Kind kommt, läßt sich aus einem pharmakokinetischen Modell (Abb. 8) ableiten.

GOLDSTEIN und Mitarbeiter konnten über mathematische Berechnungen am Analogcomputer zeigen, daß es bei rasch abfallenden Konzentrationen einer Substanz im mütterlichen Serum - wie im Falle des Ketamins und auch des Diazepams in der initialen Phase - zu Gewebskonzentrationen beim Foeten kommt, die lediglich einen Bruchteil der im mütterlichen Serum und im Serum der Nabelvene nachweisbaren Konzentration ausmachen. Es sind subnarkotische Werte. Die entsprechenden Konzentrationen von Ketamin und Diazepam im mütterlichen Serum, im Serum von Nabelvene und -arterie sind in Übereinstimmung mit dem beschriebenen Modell auf der Abb. 9 dargestellt.

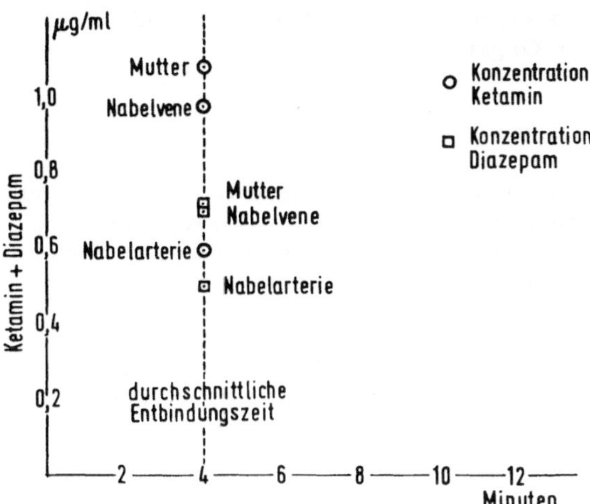

Abb. 8. Nach GOLDSTEIN und Mitarb.: Modell der Konzentrationsverläufe im Blut der Mutter (PA), der Nabelvene (CV), der Nabelarterie (FA) und im fetalen Gewebe (FW)

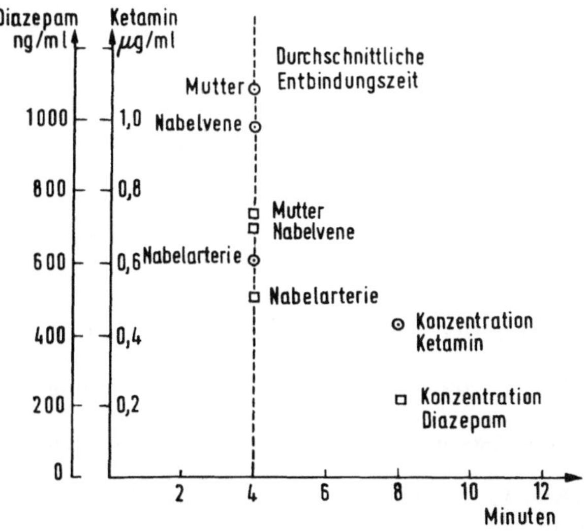

Abb. 9. In Anlehnung an GOLDSTEIN und Mitarbeiter

Zusätzlich zu diesem Vorgang kommt es nach der Abnabelung zu einer Neuverteilung im kindlichen Organismus, wobei das Narkotikum aus blutreichen Geweben (Gehirn) in Gewebe mit geringerer Blutversorgung abwandert.

Die Berechnungen am Computer, die experimentellen Ergebnisse sowie der Neuverteilungsvorgang nach der Abnabelung erklären, warum es trotz gleicher Konzentrationen im mütterlichen Serum und im Serum der Nabelvene zu keiner spürbaren narkotisierten Wirkung auf das Kind kommt. Gleiche Konzentrationen diesseits und jenseits der Placentarmembran sagen nichts aus über den Äquilibrierungsgrad des Pharmakons im kindlichen Organismus.

E. Zusammenfassung

Es wird über die Placentarpassage und den Äquilibrierungsgrad von Ketamin und Diazepam nach einer Entbindungszeit von 4 Minuten berichtet. Die Konzentrationen im mütterlichen Serum und im Serum der Nabelschnur werden gas-chromatographisch bestimmt. Die untere Nachweisgrenze für Ketamin beträgt 0,05 - 0,1 µg/ml, für Diazepam 10 ng/ml.

In allen Versuchen wird ein annäherndes Verteilungsverhältnis von 1 : 1 für Ketamin bzw. Diazepam im mütterlichen Serum und im Serum der Nabelvene gefunden. 30 - 40% niedriger liegen die Werte im Serum der Nabelarterie.

F. Summary

We describe the placental transfer and the rate of equilibration of ketamine and diazepam after a time of delivery of 4 minutes.

The ketamine and diazepam levels are determined by gas-liquid chromatography. The lower limit of detection for ketamine is 0,05 - 0,1 µg/ml of serum, for diazepam 10 ng/ml of Serum.

In all cases where ketamine and diazepam levels are found in the maternal serum, measurable levels are also detected in the umbilical vein. In general a 1 : 1 ratio of distribution of ketamine and diazepam are found in both. The levels in umbilical artery are 30 - 40 lower.

G. Literatur

1. CHANG, T., SAVORY, A., ALBIN, M., GOULET, R., GLATKO, A. J.: Clin. Res. 18, 597 (1970)
2. DILL, W. A., CHUCOT, L., CHAUG, T. and GLAZKO, A. J.: Anesthesiology 34, 73 (1971)
3. KAISER, R.: Chromatographie in der Gasphase. IV. Band, 1969. Hochschultaschenbücher-Verlag
4. CHANG, T., DILL, W. A., GLATKO, A. J.: Fed. Proc. 24, 268 (1965)
5. LANGREHR, D.: actuelle Chirurgie Bad 4 (1969) Heft 2, 71
6. LANGREHR, D., STOLP, W., KLUGE, J., HAAS, A.: Prakt. Anaesthesie und Wiederbelebung, 5. Jahrgang, Heft 3 (1970) 145
7. DE SILVA, J. A. F., SCHWARTZ, M. A., STEFANOVIC, V., KAPLAN, J., D'ARCONTE, L.: Analyt. Chemistry 36, 11, 2099-2105 (1964)
8. DE SILVA, J. A. F., KOECHLIN, B. A., BADER, G.: J. Pharm. sci. 55, 692-702 (1966)
9. DE SILVA, J. A. F., PUGLISI, C. V.: Analyt. Chemistry, Vol, 42, Page 1725 (1970)
10. DE SILVA, J. A. F., D'ARCONTE, L., KAPLAN, J.: Curr. Therap. Res., 6, 1964, S. 115-121
11. RANDALL, R. F.: Curr. Therap. Res., 7, No. 9, 1965

12. TULZER, W.: Wien. Klin. Wschr. 82, No. 17, 304-307 (1970)
13. ERKKOLA, R., KANTO, J.: Diazepam and Breast-Feeding, the Lancet 1972, 1235-1236
14. RANDALL, L. O., HEISE, G. A., SCHALLEK, W., BAGDON, R. E., BANZIGER, R., BORIS, A., MOE, R. A.: Curr. Therap. Res. 3, No. 9 (1961)
15. GOLDSTEIN, A., ARONOW, L., KALMAN, S. M.: Hoebner Medical Division Harper and Row, Publishers, New York, Evanston, and London (1969) 179 - 194
16. HÜTER, J.: Klin. Wschr. 46. Jahrg., Heft 13, 681-687 (1968)
17. BAUMGARTNER, S.: Med. Welt 23, No. 3, 95-97 (1972)

SEKTIONARKOSE MIT KETAMINE

Von G. Kressin, D. Reichwein und E. Saling

Die Narkose bei geburtshilflichen Eingriffen ist in Bezug auf das Kind nach wie vor problematisch. Die vom Geburtshelfer erhobene Forderung an die Allgemein-Anaesthesie, die Mutter zu anaesthesieren und das Kind unbeeinflußt zu lassen, kann ideal bisher nicht erfüllt werden.

Im Ketamine schien uns, insbesondere wegen des fehlenden Blutdruckabfalls und der nur geringfügigen Wirkung auf die Atmung, eine Substanz gegeben, die geeignet sein könnte, den schädlichen Einfluß der Narkose auf das Kind zu vermindern. Dies hat uns veranlaßt, Ketamine auch in der Geburtshilfe anzuwenden. In einer retrospektiven Untersuchung haben wir den Zustand von Neugeborenen nach Sektio abdominalis bei Narkoseeinleitung mit Thiopental und mit Ketamine verglichen.

Indikationen zur Sektio abdominalis

Kind gefährdet	Kind nicht gefährdet
Azidose (pH<7, 20)	Geburtsstillstand
Präazidose pH 7, 20 - 7, 25	Mißverhältnis
Plazenta-prävia-Blutung	Wehenschwäche
vorzeitige Plaz.-Lösung	Lageanomalie
Nabelschnurvorfall	späte I-para (> 30 J.)
Tachykardie > 2 Std.	

Abb. 1. Charakterisierung der Indikationsgruppen "Kind gefährdet" und "Kind nicht gefährdet"

Untersucht wurden 140 Neugeborene, deren Mütter Ketamine, und 137 Neugeborene, deren Mütter Thiopental zur Narkoseeinleitung erhalten hatten. Jede der beiden Gruppen wurde nach der Indikation zur Sektio noch einmal unterteilt (Abb. 1). Dabei wurde unterschieden zwischen Indikationen, die eine Gefährdung des Kindes beinhalteten, und solchen, bei denen keine Gefährdung des Kindes vorlag. Die Gefährdung sub partu ergab sich im Falle der Azidosen und Praeazidosen aus Mikroblutuntersuchungen, die wir in allen Fällen durchführten, bei denen sich ein Anhalt für eine mögliche Gefährdung des Feten bot, etwa durch das Auftreten suspekter Herzschlagfrequenzmuster. In unserem Material waren dies 198 von

277 Fällen. Danach ergaben sich für das Ketaminekollektiv 45 sub partu gefährdete und 95 sub partu nicht gefährdete Kinder. Für das Thiopental-Kollektiv wurden 45 sub partu gefährdete und 92 nicht gefährdete Kinder ermittelt. Die Verteilung der einzelnen Indikationen war in beiden Kollektiven etwa gleich.

Die Narkosen waren soweit wie möglich standardisiert und unterschieden sich lediglich in Bezug auf die Einleitung. Diese erfolgte nach Praemedikation mit 1/4 mg Bellafolin i.v. 1-3 min vor Narkosebeginn durch i.v.-Injektion entweder von 1 mg Ketamine/kg KG oder von 200 - 250 mg Thiopental. Sofort nach dem Einschlafen wurde 1 mg Succinylcholin/kg KG i.v. injiziert und die Patientinnen intubiert. Bis zur Abnabelung des Kindes wurde mit einem Gemisch aus Lachgas und Sauerstoff im Verhältnis 50 : 50 kontrolliert beatmet. Die Relaxierung erfolgte mit Succinylcholin im Dauertropf. Nach der Abnabelung wurden dem Gasgemisch 0,5 - 0,8 Vol% Halothan zugesetzt. Die Zeit von Narkosebeginn bis zur Abnabelung des Kindes betrug 4 - 20 min, im Mittel 10 min.

Hauptschema				
Punkte je	3	2	1	0
Nabelschnur	prall	-	mittelgradig gefüllt	schlaff
Hautfarbe am Stamm	rosig	blau	blaßblau	blaß
Tonus und Bewegungen	sehr kräftig	gut	herabgesetzt	fehlen
Atmung bis zu 1 1/2 min p.p.	Schreiatmung	ungestört (einzelne oder keine Schreie)	gestört	fehlt

Gesamtpunkte: beim optimal lebensfrischen Kind 12

Nebenschema			Rechtzeitig = 1 Punkt	Grenzwert
Erster Atemzug	min	sec		20 sec
Erster Schrei	min	sec		1 1/4 min
Regelmäßige Atmung	min	sec		1 1/2 min
Hautrötung	min	sec		5 1/4 min

Gesamtpunkte: beim optimal lebensfrischen Kind 4

Abb. 2. Zahlenstatus mit Haupt- und Nebenschema nach SALING

Der Zustand der Neugeborenen wurde 1 min post partum nach dem Zahlenstatus sowie nach dem aktuellen pH des Nabelschnurarterienblutes beurteilt (Abb. 2). Das in der Abbildung 2 gezeigte Nebenschema dient vorwiegend zur Beurteilung von mit der Atmung zusammenhängenden Parametern, weswegen es uns bei der Beurteilung von Ketamine besonders wichtig erschien.

Aus der Punktezahl im Zahlenstatus erhalten wir die Gruppen K V - K I von optimal lebensfrisch bis schwer deprimiert für den klinischen Zustand. Aus der Azidität von pH 7, 29 bis 7, 0 werden die Gruppen AV - AI von Normazide bis azidotisch ermittelt (Abb. 3).

APGAR	WULF	SALING (Hauptschema	Bezeichnung des klin. Zustandes	Zahlensymbol
9 - 10	8	9 - 12	optimal lebensfrisch	K V
7 - 8	6 - 7	7 - 8	noch lebensfrisch	K IV
5 - 6	4 - 5	5 - 6	leichter DZ	K III
3 - 4	2 - 3	3 - 4	mittelgradiger DZ	K II
0 - 2	0 - 1	0 - 2	schwerer DZ	K I

DZ = Depressionszustand
K = Klinisch

pH	Bezeichnung der Azidität	Zahlensymbol
≥ 7.30	Normazidität	A V
7.20 - 7.29	gering bis mittelgradig erhöhte Azität	A IV
7.10 - 7.19	leichte bis mittelgradige Azidose	A III
7.00 - 7.09	fortgeschrittene Azidose	A II
< 7.00	schwere Azidose	A I

Abb. 3. Gruppenschema zur Einteilung des klinischen Zustandes sofort post partum und der Azidität im Nabelschnurarterienblut; nach SALING, E., WULF, A.

In unserer Untersuchung betrachteten wir alle Neugeborenen als lebensfrisch, die den Gruppen K V oder K IV und den Gruppen A V oder A IV angehörten. Dies sind alle Kinder mit 7 - 12 Punkten im Zahlenstatus, die im Nabelschnurarterienblut einen pH von 7, 20 und mehr aufwiesen. In einer zweiten Gruppe wurden Kinder zusammengefaßt, die zwar klinisch nicht deprimiert waren, aber mit pH 7, 20

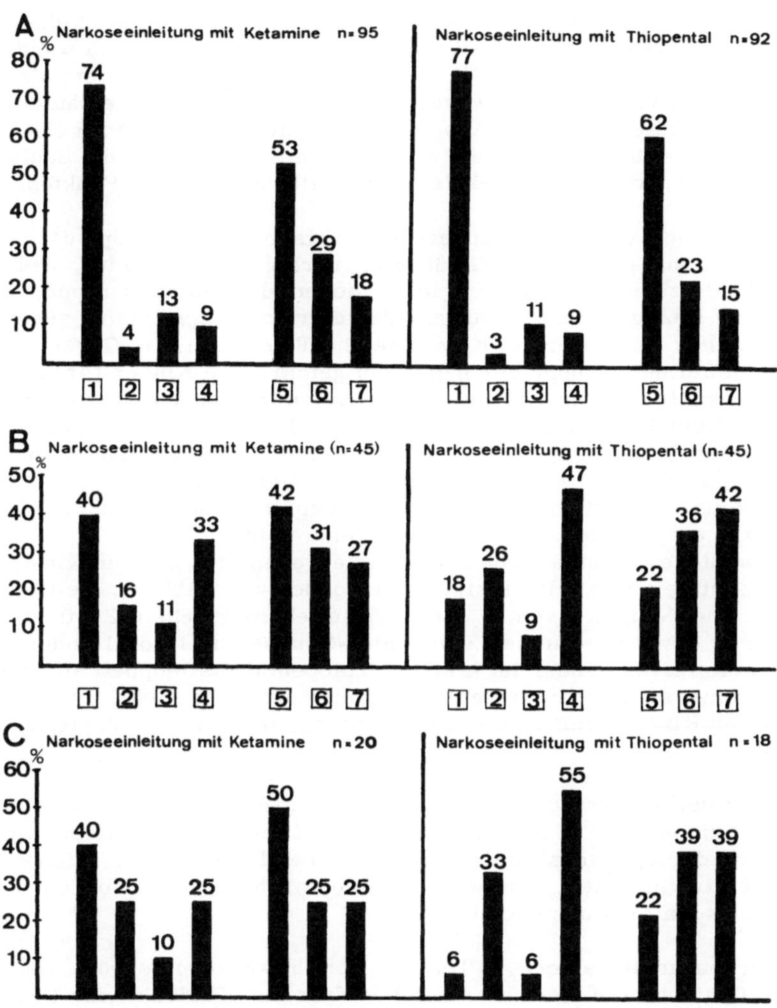

Abb. 4. Zustand der Neugeborenen nach Narkoseeinleitung zur Sektio mit Ketamine (links) und Thiopental (rechts).
A: Kollektiv mit sub partu ungefährdeten Kindern.
B: Kollektiv mit sub partu gefährdeten Kindern.
C: Kollektiv mit sub partu festgestellten fetalen Azidosen.

1 lebensfrische Kinder

2 Kinder mit Azidose, ohne klinische Depression

3 Kinder ohne Azidose, mit klinischer Depression

4 Kinder mit Azidose, und klinischer Depression

5 4 Punkte
6 3-2 Punkte
7 1-0 Punkte

(5–7: im Nebenschema des Zahlenstatus)

eine Azidose hatten. Die dritten Gruppe bildeten Neugeborene, die nicht azidotisch waren, aber klinisch den Gruppen K III - K I angehörten. Schließlich wurde eine vierte Gruppe aus den Kindern gebildet, die sowohl klinisch deprimiert als auch azidotisch waren. Die vier Gruppen werden in der Abb. 4 durch die Säulen 1 - 4 dargestellt. In den Säulen 5 - 7 der Abb. 4 werden die Ergebnisse im Nebenschema gezeigt. Dabei enthält die Säule 5 alle Fälle mit 4 Punkten, die Säule 6 alle Fälle mit 3 und 2 Punkten und die Säule 7 alle Fälle mit 1 und 0 Punkten.

Im Teil A der Abb. 4 handelt es sich um unsere Ergebnisse in der Gruppe der Sektio-Kinder, bei denen sub partu keine Gefährdung vorlag. Es zeigt sich, daß wesentliche Unterschiede zwischen Ketamine und Thiopental in dieser Gruppe nicht bestehen. Auch in Bezug auf die Atmungsparameter im Nebenschema sehen wir ein annähernd gleiches Verhalten bei Ketamine und Thiopental. Im Gegensatz dazu ergaben sich bei der Gruppe der sub partu gefährdeten Kinder (Abb. 4, Teil B) deutliche Unterschiede. Von 45 Kindern der Ketamine-Gruppe wurden 18, also 40% in lebensfrischem Zustand geboren, von den 45 Kindern der Thiopental-Gruppe jedoch nur 9 oder 18%. Entsprechend ergeben sich für die deprimierten Kinder (Säulen 3 und 4) 20 bzw. 44% bei Ketamine gegenüber 25 bzw. 56% bei Thiopental. Auch scheint sich Ketamine hier weniger deprimierend auf die Atmung auszuwirken, wie die Ergebnisse im Nebenschema zeigen.
Noch stärkere Unterschiede zugunsten von Ketamine ergeben sich bei den Kindern, bei denen sub partu eine Azidose festgestellt worden war (Abb. 4, Teil C). Während in der Ketamine-Gruppe 8 von 20 oder 40% in lebensfrischem Zustand geboren wurden, betrug diese Rate in der Thiopental-Gruppe nur 1 von 18 oder 6%. Die Zahl der deprimierten Kinder ist hier bei Thiopental fast doppelt so hoch, wie bei Ketamine. Ebenso sehen wir im Ketamine-Kollektiv einen mehr als doppelt so hohen Anteil von Kindern mit ungestörter Atmung, d.h. mit 4 Punkten im Nebenschema.

Auffällig ist ferner bei den sub partu gefährdeten Kindern (Abb. 4, Teil B u. C) der höhere Anteil an Azidosen im Thiopental-Kollektiv. Dies hängt möglicherweise mit einer Aufhebung der Sparschaltung des fetalen Kreislaufes durch Thiopental zusammen, wobei wir vermuten, daß bei Ketamine durch dessen vasopressorischen Effekt die Sparschaltung bestehen bleibt.

Die Unterschiede wurden im 4-Felder-χ^2-Test auf dem 5%-Niveau geprüft. Dabei ergab sich mit p 0,05 nur für die Rate der lebensfrischen Kinder in der Gruppe der sub partu Gefährdeten ein statistisch gesicherter Unterschied. Dennoch deutet die prozentuale Verteilung darauf hin, daß Ketamine mindestens für sub partu azidotische Kinder günstiger ist als Thiopental, und in allen anderen Fällen mindestens nicht schlechter.

Literatur

LANGREHR, D.: Dissoziative Anaesthesie mit Ketamine, Akt. Chir. 2, 71 (1969)

LANGREHR, D., STOLP. W.: Einfluß von Ketamine auf verschiedene Vitalfunktionen des Menschen. In: Anaesthesiologie und Wiederbelebung 40, 25 (1969)

KURKA, P.: Die Ketamine und Barbiturate. In: Anaesthesiologie und Wiederbelebung, 40, 178 (1969)

SALING, E.: Das Kind im Bereich der Geburtshilfe. Thieme, Stuttgart, 1966

SALING, E.: Oxygen-Conserving Adaptation of the Foetal Circulation. In: Modern Trends in Paediatrics, ed. by J. Apley, Bell & Bain, Glasgow 1970

SALING, E., WULF, H.: Zustandsdiagnostik beim Neugeborenen - Gruppeneinteilung. Fortschr. Med. 89, 12 (1971)

LANGZEITNARKOSEN BEIM BRANDVERLETZTEN MIT KETAMIN

Von R. Klose, J. Mayr, K. Peter und J.-P. Striebel

Obgleich zuverlässige Statistiken nicht vorliegen, so darf doch angenommen werden, daß durch eine intensivere Schockbehandlung in zunehmendem Maße Brandverletzte die akute Phase überleben und somit vielfachen operativen Behandlungsmaßnahmen zugeführt werden können. Der Anaesthesist sieht sich bei diesen Schwerverletzten mit einer Vielzahl von Problemen konfrontiert. Diese ergeben sich einerseits aus technischen Schwierigkeiten - bedingt durch Lokalisation der Verbrennung und Art der operativen Behandlung - andererseits - wie wohl bei keiner anderen Verletzungsart - aus der universellen Schädigung des Organismus. Mit Recht wurde deshalb der Begriff der "Verbrennungskrankheit" (6, 9, 29, 30) geprägt. Die Wahrscheinlichkeit eines Narkosezwischenfalls wird zehnmal so hoch wie bei allgemeinchirurgischen Eingriffen geschätzt (18). In der vielschichtigen Problematik der Anaesthesie beim Brandverletzten ist der Grund zu sehen, daß die verschiedensten Anaesthetika und Verfahren von den einzelnen empfohlen, von den anderen abgelehnt werden (1, 3, 11, 12, 14, 15, 19, 20, 25, 27). Das Phencyclidinderivat Ketamin zeigte bereits bald nach seiner klinischen Einführung entscheidende Vorteile für die Anaesthesie des Brandverletzten. Trotz der von BJARNESSEN, CORSSEN, WILSON u. a. (4, 6, 9, 29, 30) mitgeteilten ausgezeichneten Ergebnisse mit Ketamin als Mononarkotikum, insbesondere bei brandverletzten Kindern, wird diese Methode von anderen Autoren nur für kurzdauernde Eingriffe bei Kindern oder zur Narkoseeinleitung bei Erwachsenen empfohlen (1, 14, 15, 21, 23, 32).

Wir verwenden an der Abteilung für Brandverletzte der Berufsgenossenschaftlichen Klinik Ludwigshafen+ seit mehr als einem Jahr in zunehmendem Maße Ketamin als Mononarkotikum bei Patienten aller Alters- und Risikogruppen und unabhängig von der Dauer des Eingriffes. So wurden im zweiten Halbjahr 1971 37% aller Anaesthesien mit Ketamin durchgeführt, in diesem Jahr (bis Okt. 1972) sind es bereits 68%. Die operativen Maßnahmen erstreckten sich u. a. auf Verbandswechsel, Hautentnahmen und Transplantationen, ausgedehnte Nekroseabtragungen sowie Amputationen.

	Patienten		Anaesthesien	Alter (Jahre)	Körpergewicht (kg)
Kinder bis zum 10. Lj.	13	m = 6 / w = 7	28	4,3 ± 0,7	16,0 ± 1,0
Jugendliche und Erwachsene	41	m = 39 / w = 2	89	32,0 ± 2,1	66,0 ± 1,3

Abb. 1. Verteilung von 117 Ketamin-Narkosen auf 54 Patienten

+Abteilung für Verbrennungen und Plastische Chirurgie (Leiter: Dr. Dr. P. R. Zellner) an der BG-Klinik Ludwigshafen-Oggersheim (Direktor: Dr. W. Arens)

Von bisher 427 durchgeführten Ketamin-Mononarkosen wurden die ersten 117 Anaesthesien in einer retrospektiven Studie genauer untersucht.

Die Abb. 1 zeigt die Verteilung der 117 Narkosen auf insgesamt 54 Patienten. Ein Großteil wurde also mehrmals mit Ketamin anaesthesiert. Entsprechend der Narkoseeinleitung - bei Kindern intramuskulär - ließen sich 2 Kollektive bilden. Das Durchschnittsalter der 13 Kinder lag bei 4, 3 Jahren, das jüngste Kind war 1 Jahr alt. Das mittlere Lebensalter der 41 Jugendlichen und Erwachsenen lag bei 32 Jahren. Der älteste Patient stand im 70. Lebensjahr.

Anaesthesie Dauer		< 60 min	<120 min	<180 min	< 240 min	>240 min	Mittlere Narkose-Dauer
Kinder	28	4	11	11	2	-	117 $\pm$ 9,2
Jugendliche u. Erwachsene	89	19	27	28	9	6	132 $\pm$ 7,0

Abb. 2. Anaesthesiezeiten der 117 Ketamin-Mononarkosen

In der Abb. 2 sind die Anaesthesiezeiten aufgeführt. Sie betrugen in der Kindergruppe mit Mittel 117 Minuten, in der Erwachsenengruppe im Mittel 132 Minuten. Die kürzeste Narkosedauer lag bei 30 Minuten, die längste bei 5 Stunden und 40 Minuten.

Zur Narkoseeinleitung erhielten Kinder eine Initialdosis von 10 mg/kg Körpergewicht Ketamin intramuskulär. Erst dann wurde bei dem bereits ruhig schlafenden Kind ein sicherer Venenweg für die Infusionstherapie hergestellt. Bei Erwachsenen betrug die Erstdosis - intravenös verabreicht - 4 bis 5 mg/kg Körpergewicht Ketamin, die Repetitionsdosis wie bei den Kindern - 1 bis 2 mg/kg Körpergewicht intravenös. In der Abb. 3 ist die Berechnung der mittleren Ketamindosis in beiden Kollektiven aufgeführt. Da der Gesamtbedarf an Ketamin nicht nur vom Gewicht abhängt, sondern in gleichem Maße von der Operationsdauer, ist es sinnvoll, die Dosis sowohl auf das Gewicht als auch auf die Zeit zu beziehen. Die mit 0, 20 mg/kg/min. signifikant höher liegende Dosierung bei den Kindern gegenüber 0, 11 mg/kg/min bei den Erwachsenen läßt sich einerseits auf die größere intramuskuläre Initialdosis zurückführen, andererseits ist aber auch ein beschleunigter Abbau des Ketamin bei Kindern anzunehmen. Der von uns berechnete durchschnittliche Ketaminbedarf unterscheidet sich nicht wesentlich von dem, den WILSON und Mitarb. (29, 30) (0, 15 - 0, 19 mg/kg/min) sowie STANLEY und Mitarb. (28) (0, 14 - 0, 16) ermittelten. Die überhaupt verabreichte Höchstmenge betrug 2 750 mg Ketamin bei einem Eingriff von 190 Minuten, entsprechend 0, 15 mg/kg Körpergewicht pro Minute.

Die Nachinjektionen lassen sich zeitlich nicht festlegen, da sie von der Beurteilung der Narkosetiefe in Abhängigkeit von chirurgischen Maßnahmen bestimmt werden. Die Beurteilung der Narkosetiefe ist aber gerade bei der dissoziativen Anaesthesie mit Ketamin schwierig, da die bisher für die Inhalationsnarkose gül-

	Kinder bis zum 10. Lj.	Jugendliche u. Erwachsene
Dosis mg/kg KG		
$\bar{x}$	22,6	13,8
S	10,6	7,0
S $\bar{x}$	2,0	0,7
95% VB	18,5/26,7	12,3/15,2
Dosis mg/kg KG/min		
$\bar{x}$	0,20	0,11
S	0,08	0,10
S $\bar{x}$	0,01	0,01
95% VB	0,17/0,23	0,10/0,12

Abb. 3. Berechnung der mittleren Ketamindosis bezogen auf das Körpergewicht und die Anaesthesiedauer in beiden Patientengruppen

tigen Kriterien nicht mehr zutreffen. Die immer wieder betonte oberflächenanaesthetische Wirkung des Ketamin (4, 5, 17) gewinnt nach unseren Erfahrungen gerade bei der Behandlung von Brandverletzten eine besondere Bedeutung. So konnten wir mehrfach beobachten, daß Patienten bereits ansprechbar waren, gezielte Antworten gaben und ihre Umgebung wahrnahmen, dennoch kleinere, aber sicherlich schmerzhafte Maßnahmen ohne Reaktion tolerierten.

Der intraoperativen Überwachung des Kreislaufs sind beim Brandverletzten häufig Grenzen gesetzt. So war es bei über einem Drittel aller Narkosen nicht möglich, den Blutdruck zu kontrollieren, da alle Extremitäten verbrannt waren oder zur Hautentnahme benutzt wurden. Die immer wieder beschriebene Wirkung des Ketamin auf den Kreislauf im Sinne einer Stabilisierung (4, 5, 7, 9, 31) gibt in dieser Situation eine Sicherheit wie zur Zeit wohl kein anderes Narkotikum. Die kontinuierliche blutige Druckmessung bei einer Anaesthesie von über 5 Stunden (Abb. 4) zeigt nur geringe Schwankungen des Blutdruckes. Auch bei extremen Lageänderungen ist ein nachteiliger Effekt auf den Kreislauf nicht nachweisbar gewesen. Schwere Hypotensionen, die dreimal auftraten, standen in direktem Zusammenhang mit plötzlichen massiven Blutungen. Diese Kreislaufstabilisierung ist sicherlich nicht als unerwünschte Blutdruckkosmetik infolge peripherer Vasokonstriktion zu interpretieren. Auch für eine Mehrbelastung des Herzens durch Ketamin ergab sich klinisch kein Anhalt, entgegen tierexperimentellen Ergebnissen (13, 16, 26). Gerade bei Brandverletzten bestehen aber oft als Folge von Verbrennungskrankheit und Septikämie erhebliche Myocardschäden (3, 11). Einen ganz entscheidenden Vorteil bietet die Mononarkose mit Ketamin dadurch, daß sowohl eine ausreichende Spontanatmung als auch der Muskeltonus und die Schutzreflexe im Mund-Rachen-Bereich erhalten bleiben (4, 9, 22). Damit kann auf eine Maskenbeatmung und Intubation verzichtet werden. Verbrennungen und frische Hauttransplantate im Gesicht machen eine Maskennarkose unmöglich. Narben können eine Intubation erschweren oder verhindern. Die Tracheotomie als letzter Ausweg beinhaltet aber wiederum eine nicht unerhebliche zusätzliche Infektionsgefahr (11). Wiederholte Intubationen in kurzen Zeitabständen und nicht vermeidbare Bewegungen des Tubus beim Lagewechsel müssen zur zusätzlichen Traumatisierung der oberen Luftwege führen, wenn diese bereits durch die Verbrennung vorgeschädigt sind. Tubus und Atemschläuche sind gelegentlich hinderlich. Auch die Gefahr der Keimverschleppung - ein kaum zu beherrschendes Problem in der Behandlung Brandverletzter - durch Narkosegeräte und Zubehör sollte beachtet werden.

Bei einem Patienten trat bei pressenden, krampfartigen Atembewegungen kurzzeitig eine Zyanose auf, die durch eine Sauerstoffbeatmung und sofortige Nachinjektion von Ketamin verschwand. Wir möchten für diese Ventilationsstörung als Ursache nicht eine Überdosierung, sondern eher eine Unterdosierung des Narkotikums annehmen. Alle unsere Patienten atmeten spontan, lediglich drei Erwachsene erhielten intermittierend über eine vorgehaltene Maske ein Lachgas-Sauerstoff-Gemisch, zwei Erwachsene nur Sauerstoff. Wesentliche Veränderungen im Säure-Basen-Haushalt konnten in Übereinstimmung mit anderen Untersuchern nicht festgestellt werden (5, 10, 17, 22, 24, 28, 31).

Ketamin-spezifische Nebenwirkungen waren erstaunlich selten (Abb. 5). Bei sieben Patienten beobachteten wir während der Narkose lautes Stöhnen, Sprechen oder Singen. Gelegentlich konnte der Patient sogar zum Sprechen angeregt werden. In allen Fällen bestand eine sichere retrograde Amnesie für die gesamte Narkosedauer. Drei Patienten zeigten motorische Unruhe in Form ruckartiger Extremitätenbewegungen, die ein feineres chirurgisches Arbeiten störten. Die Supplementierung der Ketaminanaesthesie mit einem Lachgas-Sauerstoff-Gemisch war deshalb erforderlich. Postoperativ kam es sechsmal zu psychomotorischen

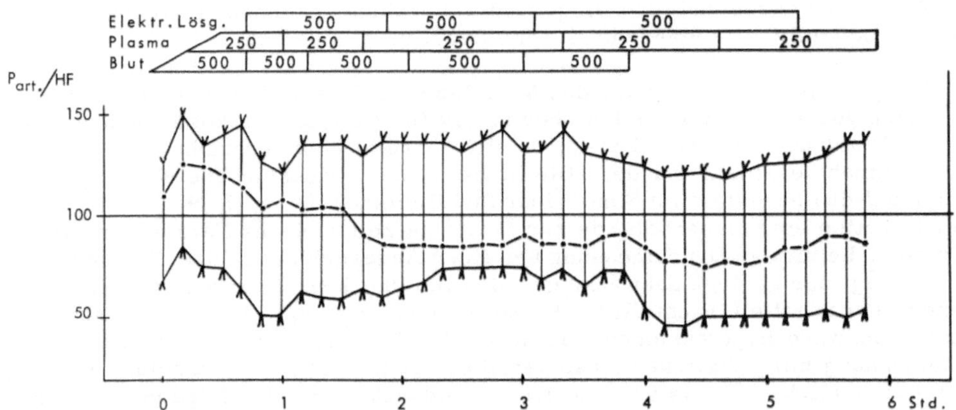

Abb. 4. Verlauf von Herzfrequenz und Blutdruck (nach einer kontinuierlichen blutigen Druckmessung) bei einer Ketamin-Mononarkose von 5 Std. 40 Min. Pat. B. B., 59 Jahre, Verbrennungen II° und III°, 38% KO, Ketamin-Gesamtdosis: 1750 mg, entsprechend 0,09 mg/kg KG/min

Erscheinungen. Nur in einem Fall ließ sich der Erregungszustand nicht allein durch Diazepam beseitigen, sondern machte die Gabe eines Barbiturates erforderlich. Unangenehme Traumerlebnisse in der Aufwachphase, wie sie immer wieder beschrieben werden, wurden uns auf Befragen nur von einem Patienten berichtet. Dies ist sicherlich darauf zurückzuführen, daß die Frischoperierten in abgeschirmten Zimmern ruhig aufwachen können. Ein weiterer Faktor mag die verminderte Aufnahme afferenter Reize infolge der zerstörten Haut sein (8). Erfahrungsgemäß ist auch die praeoperative Stimmungslage für einen ruhigen postoperativen Verlauf von ganz entscheidender Bedeutung.

Postoperative Frierreaktionen, wie wir sie besonders nach Inhalationsnarkosen mit Halothan, aber auch nach Neuroleptanalgesien sahen, traten nicht auf. Der Wärmeverlust durch die ausgedehnten Wundflächen und die damit verbundene Stoffwechselsteigerung scheinen unter Ketamin nicht verstärkt zu werden.

	Jugendliche und Erwachsene	Kinder bis zum 10. Lj.
	Komplikationen	
	intraoperativ	
Hypotension	2	1
Cyanose	1	
	Nebenwirkungen	
	intraoperativ	
Motor. Unruhe	3	
Stöhnen, Sprechen	7	
	postoperativ	
Motor. Unruhe	6	
Träume	1	

Abb. 5. Intra- und postoperative Komplikationen und Nebenwirkungen bei 117 Ketamin-Mononarkosen bei Brandverletzten

Die nach unserer Meinung gerade für den Brandverletzten entscheidenden Vorteile der Ketamin-Mononarkose sind:

1. Eine Stabilisierung des Kreislauf ohne sichtbaren Effekt einer nachteiligen peripheren Vasokonstriktion

2. Eine ausreichende Spontanatmung. Auf eine Intubation und Maskenbeatmung kann verzichtet werden - mit Ausnahmen muß gerechnet werden. Die Möglichkeit zur Intubation, ggfs. auch Nottracheotomie muß vorhanden sein. Ein Wechsel der Körperhaltung bleibt ohne nachteiligen Einfluß auf Atmung und Kreislauf.
3. Die psychische Schonung sowohl bei der Narkoseeinleitung als auch beim Erwachen ist bei mehrmaligen Narkosen - insbesondere bei Kindern - wichtig.
4. Die Nahrungskarenz kann auf wenige Stunden vor dem operativen Eingriff beschränkt werden und postoperativ ist bereits frühzeitig eine Nahrungsaufnahme wieder möglich.
5. Der Wärmeverlust erscheint gering. Abkürzung der Nahrungskarenz und verminderter Wärmeverlust fördern nicht die ohnehin gesteigerte Katabolie.
6. Die intramuskuläre Injektion erleichtert bei Kindern erheblich die Narkoseeinleitung und das Aufsuchen von Venen.

Literatur

1. AHNEFELD, F. W.: Die Anaesthesie bei Verbrennungen, in: R. FREY, W. HÜGIN, O. MAYRHOFER: Lehrbuch der Anaesthesiologie und Wiederbelebung. Springer; Berlin, Heidelberg, New York 1971
2. ALLEN, C. R., SLOCUM, H. C.: The Function of the Anesthesiologist in the Management of the Patient with Extensive Burns. Anesthesiology 13, 65 (1952)
3. BENWAY, R. E., MAIER, E. S., JENICEK, J. A.: Anesthetic Management of the Severely Burned Patient. Am. J. Surg. 103, 677 (1962)
4. BJARNESEN, W., CORSSEN, G.: CI-581: A new short-acting anesthetic for surgery in burns. Mich. Med. 66, 177 (1967)
5. CORSSEN, G., DOMINO, E. F.: Dissociative Anesthesia: Further Pharmacologic Studies and First Clinical Experience with the Phencyclidine Derivative CI-581. Anesth. Analg. Curr. Res. 45, 29 (1966)
6. CORSSEN, G.: Recent Developments in the Anesthetic Management of Burned Patients. J. Trauma 7, 152 (1967)
7. CORSSEN, G., MIYASAKA, M., DOMINO, E. F.: Changing Concepts in Pain Control During Surgery: Dissociative Anesthesia with CI-581. A Progress Report. Anesth. Analg. Curr. Res. 47, 746 (1968)
8. CORSSEN, G.: Diskussionsbemerkung, in: KREUSCHER: Ketamine. Springer; Berlin 1969
9. CORSSEN, G., OGET, S.: Dissociative Anesthesia for the Severely Burned Child. Anesth. Analg. Curr. Res. 50, 95 (1971)
10. DILLON, F. B.: Multiple Anesthesias with Ketamine aus: L'Anesthésie vigile et subvigile Travaux du Symp. Int. d'Ostende. Ars Medici 141 (1969)
11. EPSTEIN, B. S.: Anesthesia for the severely burned patient, aus: C. P. ARTZ u. J. A. MONCRIEF: The treatment of burns. B. Saunders Comp. Philadelphia 1969
12. FIRN, S.: Methoxyflurane Analgesia for Burns Dressings and other Painful Ward Orocedures in Children. Brit. J. Anaesth. 44, 517 (1972)
13. GOLDBERG, A. H., KEANE, P. W., PHEAR, W. P. C.: Effects of Ketamine on Contractile of Isolated Heart Muscle. J. Pharm. a exper. Ther. 175, 388 (1970)
14. HARRFELDT, H. P.: Anaesthesieprobleme bei Verbrennungskranken. Langenbecks Arch. Klin. Chir. 329, 907 (1971)

15. HARRFELDT, H. P.: Allgemeinbehandlung und Anaesthesie Verbrennungskranker. Mschr. Unfallheilk. 75, 103 (1972)
16. KETTLER, D., COTT, L., HENSEL, J., EBERLEIN, H. J., SPIECKERMANN, P. G., BRETSCHNEIDER, H. J.: Narkosebedingte Veränderungen hämodynamischer Parameter, die den Sauerstoffverbrauch und die Überlebens- und Wiederbelebenszeit des Herzens beeinflussen. III. Europ. Kongr. f. Anaesth. Prag 1970
17. KING, C. H., STEPHEN, C. R.: A New Intravenous or Intramuscular Anesthetic. Anesthesiology 28, 258 (1967)
18. KOSLOWSKI, L.: Die Pathophysiologie der Verbrennungskrankheit im Lichte neuer Forschungsergebnisse. Langenb. Arch. Chir. 328 (1971) 880
19. LAIRD, S. M., GRAY, B. M.: Intermittent Inhalation of Methoxyflurane and Trichloroethylene as Analgesics in Burns Dressings Procedures. Brit. J. Anaesth. 43, 149 (1971)
20. LAMONT, A. S. M., GRIMSHAW, V. A.: The Anestheti c Management of a Severely Burnd Child. Brit. J. Anaesth. 29, 25 (1957)
21. LANGREHR, D.: Allgemeine klinische Erfahrungen und Indikationen für Ketamine bei mehr als 1 600 Fällen, in: H. KREUSCHER: Ketamine. Springer: Berlin 1969
22. LANGREHR, D., STOLP, W.: Der Einfluß von Ketamine auf verschiedene Vitalfunktionen des Menschen (Experimentelle Untersuchungen und klinische Erfahrungen bei 1 300 Fällen) in: H. KREUSCHER: Ketamine. Springer: Berlin 1969
23. LANGREHR, D., KLUGE, J.: NEUHAUS, R.: 5 Jahre Erfahrung mit der dissoziativen Ketamine-Anaesthesie. Anaesth. prax. 7, 5 (1972)
24. LORHAN, P. H., LIPPMANN, M.: A Clinical Appraisal of the Use of Ketamine Hydrochloride in the Aged Anesth. Analg. Curr. Res. 50, 448 (1971)
25. MIDDLETON, H.: Anaesthesia for Burned Children. Proc. Roy. Soc. Med. 50, 888 (1957)
26. PETER, K.: Das hämodynamische Wirkungsprofil und der Wirkmechanismus von Ketamin. Experimentelle Untersuchungen am wachen, nichtschokkierten und schockierten Ganztier. Habilitatsionsschrift, Mannheim, 1972
27. POCA, J., SIMKOVA-NOVOTNA, CHVATLINOVA, V.: Treatment of Burned Patients By the Anaesthesiologist. Acta Chir. Plasticae 13, 71 (1971)
28. STANLEY, V., HUNT, J., WILLIS, K. W., STEPHEN, C. R.: Cardiovascular and Respiratory Function with CI-581. Anesth. Analg. Curr. Res. 47, 760 (1968)
29. WILSON, R. D., NICHOLS, R. J., MC COY, N. R.: Dissociative Anesthesia with CI-581 in Burned Children. Anesth. a. Analg. 46, 719 (1967)
30. WILSON, R. D., TRABER, D. L., EVANS, B. L.: Correlation of Psychologic and Physiologic Absetvations from Children Undergoing Repeated Ketamine Anesthesia. Anesth. a. Analg. 48, 995 (1969)
31. WILSON, R. D., TRABER, D. L., MC COY, N. R.: Cardiopulmonary Effects of CI-581. The New Dissociative Anesthetic Southern Med. J. 61, 692 (1968)
32. ZEGVELD, C.: Allgemeine Erfahrungen mit Ketamine als Einleitungsnarkotikum, in: H. KREUSCHER: Ketamine. Springer: Berlin 1969

HÄMODYNAMISCHE VERÄNDERUNGEN DURCH MORPHINNARKOSEN
(Über die Anwendung hoher Morphindosen bei herzchirurgischen Eingriffen)

Von G. Hempelmann, E. Waldhausen, U. Helms und S. Piepenbrock

Bei 32 Patienten mit angeborenen oder erworbenen Herzfehlern (Mittelwerte für Alter 42,6 Jahre, Größe 169,9 cm, Gewicht 68,7 kg) haben wir Morphin in Kombination mit Lachgas und einem Muskelrelaxans zur Durchführung herzchirurgischer Eingriffe eingesetzt.
Am Abend vor der Operation, vor Narkosebeginn, während der Narkoseeinleitung, unmittelbar postoperativ sowie 3, 6, 9, 12, 24, 48 und 72 Stunden nach Operationsende wurden folgende Kreislaufparameter gemessen: Blutdruck (RR

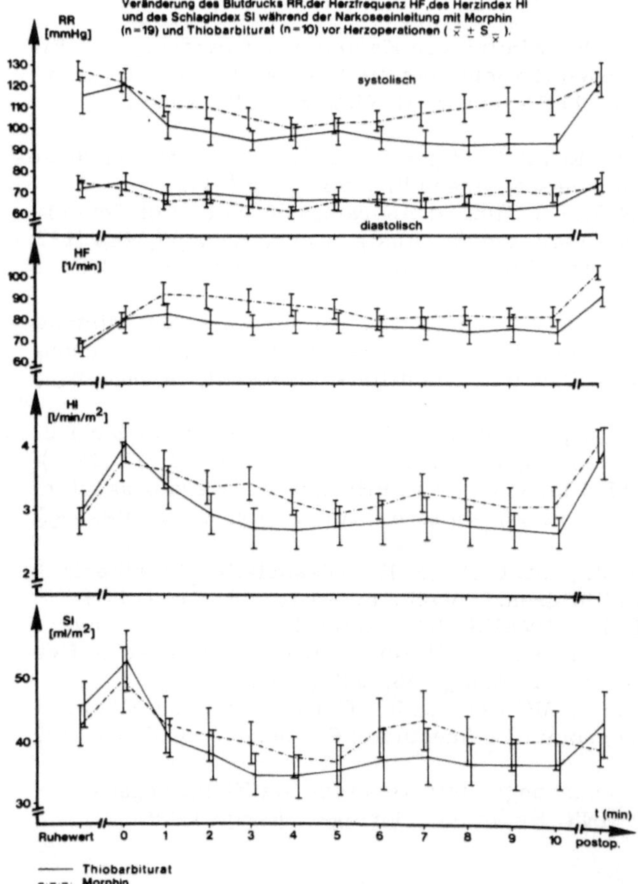

Abb. 1. Veränderungen hämodynamischer Parameter durch Narkoseeinleitung mit Morphin und Thiobarbiturat

oder Statham Druckwandler), Herzfrequenz (HF), Herzzeitvolumen (HZV; Kälteverdünnungsmethode, unter Berücksichtigung der in letzter Zeit vorgeschlagenen Verbesserungen (2, 3, 4, 5, 8)) sowie zusätzlich postoperativ der Druck im rechten Vorhof (RA) und bei 15 Patienten auch im linken Vorhof (LA).

Nach bei uns üblicher Praemedikation (1 mg/kg Pethidin und 0, 5 mg Atropin sowie 1 Vomex A Supp.) wurde bei 22 Patienten die Narkose mit 1 mg/kg Morphin und bei 10 Patienten mit 5 mg/kg Thiopental intravenös eingeleitet, wobei gleichzeitig über eine Maske Sauerstoff und Lachgas im Verhältnis 2:6 angeboten wurden. Mit Einsetzen der Atemdepression erfolgte eine assistierte Beatmung. Nach Beendigung der hämodynamischen Messungen während der Narkoseeinleitung (Meßperiode 10 Minuten) wurden die Patienten relaxiert, intubiert und kontrolliert beatmet (Engström Respirator, 40% Sauerstoff und 60% Lachgas). Etwa gleichzeitig wurde eine weitere Morphindosis bzw. in der Thiopental-Gruppe die 1. Morphindosis (0, 5 - 1 mg/kg) verabreicht. Bei Bedarf (Blutdruck-, Pulsanstieg,

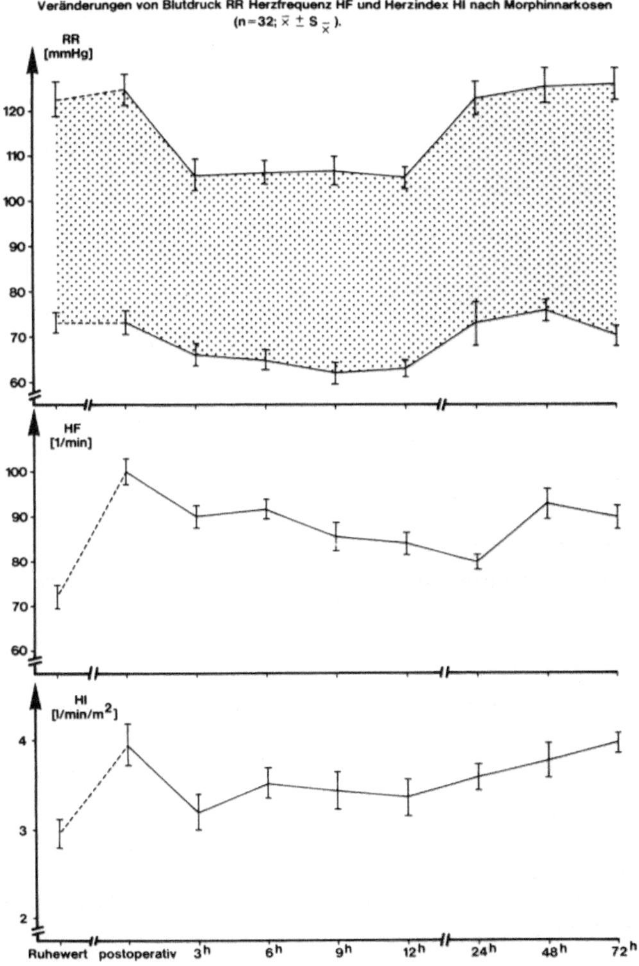

Abb. 2. Verlauf hämodynamischer Parameter nach herzchirurgischen Eingriffen in Morphinnarkose

Veränderungen von Schlagindex SI,rechtsatrialem
Druck RA und linksatrialem Druck LA nach
Morphinnarkosen (n=32; $\bar{x} \pm S_{\bar{x}}$).

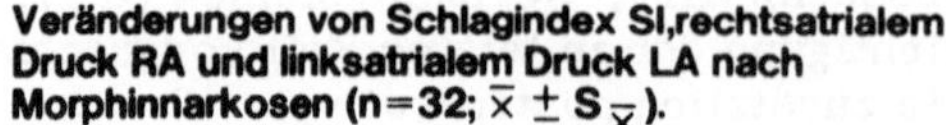

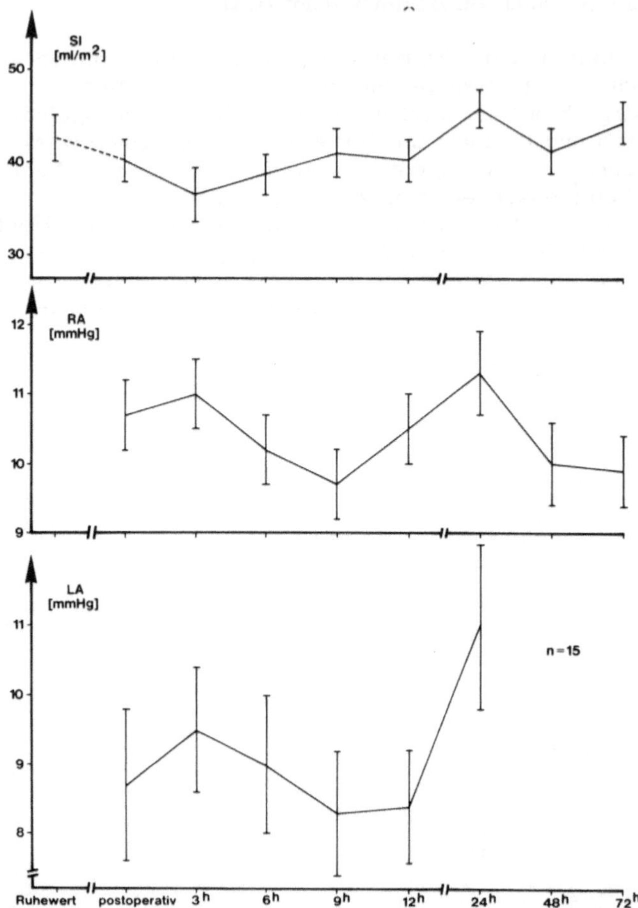

Abb. 3. Veränderung von Schlagindex und Vorhofdrucken nach herzchirurgischen Eingriffen in Morphinnarkose

Schwitzen) haben wir intraoperativ Einzeldosen von 20 - 40 mg Morphin i.v. gegeben, besonders vor Sternotomie und zu Beginn der extrakorporalen Zirkulation. Mit nur wenigen Ausnahmen wurden die Patienten postoperativ bis zum nächsten Tag beatmet. Eine Analgetika-Gabe in den ersten 6 - 10 Stunden nach Operationsende war in der Regel nicht erforderlich.
Störungen der Darmmotilität, Miktionsbeschwerden sowie Suchtphänomene haben wir in unserem Kollektiv nicht beobachtet.
Die Gesamtmorphinmenge betrug in der reinen Morphin-Gruppe 2,1 - 5 mg/kg und in der Thiopental-Gruppe 1,1 - 5 mg/kg.

Unmittelbar nach Narkosebeginn kam es in beiden Gruppen zu einer Abnahme von Blutdruck, Herzindex und Schlagindex; die Herzfrequenz war in der Morphin-Gruppe länger erhöht als in der Thiopental-Gruppe (Abb. 1). Der mittlere Ausgangswert für den Herzindex wurde in der Morphin-Gruppe im Gegensatz zur Thiopental-Gruppe nicht unterschritten.

In der postoperativen Phase war der gegenüber dem Ausgangswert leicht erhöhte Blutdruckwert von der 3. bis 12. Stunde signifikant erniedrigt (Abb. 2). Die Herzfrequenz verminderte sich sukzessiv, stieg erst nach der Extubation an und blieb im Verlauf der folgenden Tage signifikant über dem Ausgangswert. Der postoperativ im wesentlichen durch eine Frequenzsteigerung erhöhte Herzindex erreichte sein Minimum 3 Stunden nach Operationsende, was wir in einer anderen Untersuchung an 60 herzchirurgischen Patienten gleichfalls fanden (10). Bis zum 3. Tag kam es kontinuierlich zu einem Anstieg des Herzindex, dies bestätigt Befunde über die postoperative Hämodynamik nach Mitralklappenersatz (6).

Abbildung 3 zeigt die Veränderungen des Schlagindex sowie der Vorhofdrucke. Auch hier ist die im wesentlichen von der Narkose unabhängige myokardiale Depression in der 3. Stunde postoperativ bei gleichzeitig erhöhten links- sowie rechtsatrialen Drucken deutlich.

Abschließend möchten wir feststellen, daß Morphin in Kombination mit Lachgas und einem Muskelrelaxans für herzchirurgische Eingriffe geeignet erscheint, wenn eine postoperative Beatmung über einen längeren Zeitraum primär schon wahrscheinlich ist. Die Beeinflussung der Myokardinotropie ist in den von uns verwendeten Dosen günstiger als unter Thiopentalnarkose. Eine negativ inotrope Wirkung durch Morphin ist erst bei noch höheren Einzeldosen zu erwarten, was besonders bei myokardialer Vorschädigung von entscheidender Bedeutung sein kann. Repetitionsdosen weisen aufgrund einer Tachyphylaxie - was nicht mit Suchterzeugung verwechselt werden darf - bedeutend geringere Kreislaufreaktionen auf (9). Jüngste Untersuchungen zeigen, daß Morphin bezüglich seiner inotropen Wirkung neben Piritramid und Fentanyl anderen Analgetika (11) sowie Inhalationsanaesthetika vorzuziehen ist (1, 7, 11, 12).

Literatur

1. HASBROUCK, J. D.: Morphine anesthesia for open-heart surgery. Ann. Thor. Surg. 10, 364 (1970)
2. HEMPELMANN, G., KARLICZEK, G., HELMS, U., HEMPELMANN, W.: Akute hämodynamische Veränderungen durch tracheobronchiales Absaugen. Z. Kreisl.-Forsch. 61, 545 (1972)
3. HEMPELMANN, G., HELMS, U., WALDHAUSEN, E., DALICHAU, H., WALTER, W., PIEPENBROCK, S.: Kreislaufuntersuchungen über CT 1341 bei Patienten mit angeborenen und erworbenen Herzfehlern. Anaesthesist (im Druck).
4. KOCHSIEK, K., HEIMBURG, P., HARMJANZ, D.: Der Einfluß des sogenannten zentralen Blutvolumens auf den Ablauf von Indikatorverdünnungskurven. Z. Kreisl.-Forsch. 54, 113 (1961)
5. KRAYENBÜHL, H. P.: Die Dynamik und Kontraktilität des linken Ventrikels. S. Karger, Basel, New York (1969)
6. LEITZ, K. H., HEMPELMANN, G., BORST, H. G: Postoperative Hämodynamik nach Mitralklappenersatz. Thoraxchirurgie und vaskuläre Chirurgie 20, 313 (1972)
7. LOWENSTEIN, E., HALLOWELL, P., LEVINE, F. H., DAGGETT, W. M., AUSTEN, W. G., LAVER, M. B.: Cardiovascular response to large doses of intravenous morphine in man. New Engl. J. Med. 281, 1389 (1969)

8. MEISNER, H., HAGL, S., STECKMEIER, B., GLANERT, S., GAMS, E., MESSMER, K.: Fehlerquellen der Kälteverdünnungsmethode. Langenbecks Arch. Chir. Suppl. Chir. Forum 285 (1972)
9. NIEDERER, W., HELLNER, T., HASSE, J., RIEDEL, K., GRÄDEL, E., WOLFF, G.: Die Morphin-Narkose in der cardiovasculären Chirurgie. XII. gemeinsame Tagung der Österreichischen, Deutschen und Schweizerischen Gesellschaften für Anaesthesiologie und Reanimation, 1. - 3. 9. 1971, Bern.
10. PIEPENBROCK, S., HEMPELMANN, G., BORST, H. G.: Veränderungen hämodynamischer Parameter in der postoperativen Frühphase nach herzchirurgischen Eingriffen. Jahrestagung der Deutschen Gesellschaft für Anaesthesie und Wiederbelebung, Hamburg, den 23. bis 26. November 1972
11. STRAUER, B. E.: Contractile responses to morphine, piritramid, meperidine, and fentanyl. Anesthesiol. 37, 304 (1972)
12. VASKO, J. S., HENNEY, R. P., BRAWLEY, R. K., OLDHAM, H. N., MORROW, A. G.: Effects of morphine on ventricular function and myocardial contractile force. Amer. J. Physiol. 210, 329 (1966)

MODIFIKATIONEN DER NEUROLEPTANAESTHESIE

Von H. Kreuscher

Die Neuroleptanalgesie ist seit der Einführung dieser Anaesthesieform in die klinische Praxis durch DE CASTRO und MUNDELEER im Jahr 1959 zu einem festen Begriff geworden. Der Name drückt aus, um was es sich hierbei handelt, nämlich die Kombination einer Neurolepsie mit einer Analgesie.
Hierdurch wird ein Zustand herbeigeführt, der durch psychische Indifferenz gegenüber der Umwelt bei erhaltener intellektueller Funktion durch Dämpfung des vegetativen Nervensystems, durch ausgeprägte Analgesie und durch Depression bis Lähmung des Atemzentrums gekennzeichnet ist.

Wenn man im Vergleich dazu die erwünschten Teilwirkungen einer balancierten Allgemeinanaesthesie in Schlaf, vegetative Dämpfung, Analgesie und Muskelentspannung aufgliedert, dann werden durch die Neuroleptanalgesie nur zwei dieser Komponenten herbeigeführt, denn Schlaf und Muskelentspannung fehlen.
Um diese zu erreichen, müssen wir hypnotisch wirksame Pharmaka und Muskelrelaxantien hinzufügen. Die heute geübte standardisierte Form der Neuroleptanalgesie ist durch die Verwendung von Stickoxydul daher richtiger, einem Vorschlag von FOLDES folgend, als Neuroleptanaesthesie zu bezeichnen, denn der Patient verliert mit der Wirkung des Stickoxyduls sein Bewußtsein.

Die Wirkung der zur Neuroleptanaesthesie verwendeten Pharmaka ist uns vertraut, ebenso die Vor- und einige Nachteile dieser Methode.
Die wenigen Nachteile sind es aber, die den Anreiz zur Suche nach neuen Wegen oder Modifikationen der Neuroleptanaesthesie geben.

Ich möchte Ihnen zunächst drei der wichtigsten Nachteile der Neuroleptanaesthesie aufzeigen:

1. Das Neuroleptikum Dehydrobenzperiodol hat eine sehr lange, bis zu 36 Stunden anhaltende Wirkungsdauer. Die Patienten stehen deshalb auch in der postoperativen Phase noch unter einer abklingenden Neurolepsie, die nicht selten mit einem Gefühl des Dyskomforts verbunden ist. Die nach bestimmten Eingriffen erwünschte frühzeitige Mobilisation des Patienten kann durch Müdigkeit, Teilnahmslosigkeit und orthostatische Kreislaufdysregulation behindert sein.
   Bei niedriger Dosierung, etwa 0,15 mg/kg Dehydrobenzperidol, unter Vermeidung der wiederholten Applikation dieses Mittels kann dieser Nachteil etwas vermindert werden. Allerdings ist dann die intra-operative Neurolepsie gelegentlich unzureichend. Das gilt besonders für jüngere, kräftige Patienten, bei denen aus bestimmten Gründen eine Neuroleptanaesthesie erwünscht ist.
2. Trotz der Anwendung von Stickoxydul kommt es immer wieder vor, daß Patienten die von ihnen gewünschte Ausschaltung des Bewußtseins nicht in allen Phasen des Operationsverlaufes erreichen. Für den Patienten kann das eine erhebliche psychische Traumatisierung bedeuten und einen Vertrauensbruch zum Anaesthesisten. Die sonst gewohnte und begrüßenswerte Stabilisierung der cardio-vasculären Parameter und die Senkung der Sauerstoffaufnahme als Aus-

druck verminderten Energieumsatzes bleiben aus. Das Ziel der Neuroleptanaesthesie wurde dann nicht erreicht.

3. Manche Patienten sind gegenüber Fentanyl relativ resistent. Auch große und häufig applizierte Dosen führen nur zu kurzdauernder und nicht genügender Analgesie. Bei diesen Patienten beobachten wir nicht die gleichmäßige stabilisierte Blutdruck- und Pulskurve. Die Aufzeichnung sieht vielmehr wie ein Sägeblatt aus.
Postoperativ sind solche Patienten oft erschöpft, weil energetisch verausgabt. Auch in diesen Fällen wurde das Ziel der Neuroleptanaesthesie nicht erreicht.

Jeder Anaesthesist, der Erfahrung mit der Neuroleptanaesthesie hat, wird ähnliche Beobachtungen gemacht haben. Wie soll man sich nun in solchen Fällen verhalten, d.h. in welcher Weise kann man von der klassischen oder orthodoxen Methode abweichen?
Erfahrungen mit solchen Abweichungen führten zu Modifikationen der Neuroleptanaesthesie, die im folgenden beschrieben werden sollen.

1. Die Kombination von Diazepam mit Fentanyl

Diazepam ist kein Neuroleptikum. Daher erzeugt seine Kombination mit Fentanyl keine Neuroleptanalgesie. Die eingangs genannten Nachteile des Dehydrobenzperidol hat Diazepam nicht, denn seine Wirkungsdauer ist nach intravenöser Applikation wesentlich kürzer. Es erzeugt nicht das Gefühl von Dyskomfort. Diazepam erzeugt mit 10 - 20 mg i.v. für den Erwachsenen Schlaf. Die Wirkung auf das cardio-vasculäre System ist geringer als diejenige des Dehydrobenzperidol, denn es hat keine α-Rezeptor-blockierenden Eigenschaften. Dafür ist keine antiarrhythmische Wirkung erkennbar. Im Gegensatz zum Dehydrobenzperidol muß es wegen seiner kürzeren Wirkungsdauer in Abständen von 20 - 30 Minuten nachinjiziert werden (Tabelle 1).
Die zentrale muskelrelaxierende Wirkung von Diazepam führt zu einer Einsparung von peripher wirkenden Muskelrelaxantien bis zu 10%.

2. Die Neuroleptanaesthesie in Kombination mit Halothan

Die gelegentlich zu beobachtenden "Versager" der Neuroleptanaesthesie führten schon früh zu Versuchen, mit geringen Konzentrationen, d.h. 0,3 - 0,5 Vol% Halothan, die Anaesthesie zu vertiefen. Viele Autoren, auch wir selbst, warnten vor der Gefahr plötzlichen Blutdruckabfalles durch die Potenzierung von Halothan durch Dehydrobenzperidol. Die zunehmende Erfahrung bei der kombinierten Anwendung der beiden Mittel führte jedoch zu der vorsichtigen Empfehlung, in bestimmten Fällen eine insuffiziente Neuroleptanaesthesie durch niedrige Dosen Halothan zu ergänzen. Voraussetzung für die gefahrlose Anwendung dieser Kombination ist jedoch die Beseitigung jeglichen Blutvolumenmangels und die ständige Beobachtung des Blutdruckes und der Pulsfrequenz.
Durch Zugabe von 0,3 bis maximal 0,5 Vol% Halothan im Frischgasstrom eines halbgeschlossenen Systems gelingt es, den Patienten in das vorher nicht erreichbare "Steady State" zu führen. Wegen seiner guten Steuerbarkeit infolge seines günstigen Löslichkeitskoeffizienten eignet sich Halothan für diese Kombination besonders gut.

Tabelle 1

Praemedikation:	30 Minuten vor Anaesthesiebeginn: 10 mg Diazepam i. m. 0, 5 mg Atropin i. m.
Einleitung der Anaesthesie:	10 mg Diazepam i. v. 0, 3 mg Fentanyl i. v. Beatmung mit N_2O-O_2 (3:1) 1 mg/kg Succinylcholin i. v. Endotracheale Intubation
Aufrechterhaltung der Anaesthesie:	a) Beatmung mit N_2O-O_2 (2:1) b) Nach jeweils 20-30 Minuten: 3-5 mg Diazepam i. v. 0, 05 mg Fentanyl i. v. c) Muskelrelaxantien nach Bedarf

3. Dehydrobenzperidol und Ketamin

Die dissoziative Anaesthesie mit Ketamin ist durch oberflächlichen Schlaf und starke Analgesie gekennzeichnet. Ketamin bewirkt eine Stimulation des cardiovasculären Systems mit Anstieg von Blutdruck und Herzfrequenz. Als besonderer Nachteil der Ketamin-Mononarkose werden die oft unangenehmen Traumerlebnisse in der Aufwachphase beobachtet. Es wurden zahlreiche Pharmaka-Kombinationen versucht, um diese haluziniformen Träume zu verhindern oder wenigstens zu mindern. Hierbei hat sich nach Angaben von FOLDES Dehydrobenzperidol bewährt. 0, 007 mg/kg Dehydrobenzperidol werden vor dem Ketamin intravenös injiziert. Die kreislaufstimulierende Wirkung des Ketamin wird durch die Rezeptor-Blockade etwas gemildert, die Häufigkeit und Schwere der Träume in der Aufwachphase deutlich gemindert, ohne die Erholungsphase wesentlich zu verlängern. Bei dieser Kombination trifft die Bezeichnung "Neuroleptanaesthesie" eher zu als bei der Kombination von Fentanyl mit Diazepam. Das Verfahren ist geeignet für relativ kurze Eingriffe bei Patienten mit erhöhtem Risiko.

4. Die Neuroleptanaesthesie durch Anwendung einer Tropfinfusion mit Dehydrobenzperidol und Fentanyl

Die initiale, relativ hoch dosierte Dehydrobenzperidol-Applikation und die intermittierende Fentanyl-Dosierung führen zu schwankenden Wirkungskonzentrationen beider Mittel. Es ist daher schwer und von der individuellen Abbaurate bzw. der Toleranz des Patienten abhängig, ob man ein "Steady State" erreicht oder nicht.

Durch kontinuierliche Applikation beider Mittel mittels einer intravenösen Tropfinfusion kann auch bei Patienten mit hoher Abbaurate und erhöhter Toleranz das erwünschte "Steady State" herbeigeführt werden (Tabelle 2).

Tabelle 2

Praemedikation:	30 Minuten vor Anaesthesiebeginn: 1 - 2 ml Thalamonal i. m. 0, 5 mg Atropin i. m.
Einleitung der Anaesthesie:	Inhalation von N_2O-O_2 (3:1) intravenöse Tropfinfusion (60 - 90 gtt/min) 25 mg DHB, 2 mg Fentanyl → in 1000 ml Glucose 5%
Nach dem Einschlafen des Patienten:	1 mg/kg Succinylcholin i. v. endotracheale Intubation
Aufrechterhaltung der Anaesthesie:	Ca. 60 gtt/min NLA i. v. -Tropf Kontrollierte Beatmung mit N_2O-O_2 (2:1) Muskelrelaxantien nach Bedarf

Die obigen Ausführungen mögen darauf hinweisen, daß nach anfangs notwendiger orthodoxer Anwendung der Neuroleptanaesthesie inzwischen gute Erfahrungen mit verschiedenen Abwandlungen in der Applikationsform und der Pharmaka-Kombination vorliegen. Ihr sinnvoller Einsatz bei Patienten unterliegt der Auswahl des Anaesthesisten, dessen pharmakologische Hilfsmittel in den letzten Jahren ganz wesentliche Bereicherungen erfahren haben.

Literatur

1. DE CASTRO, J., MUNDELEER, P.: Anesthésie sans barbituriques: La Neuroleptanalgesie. Anesth. et Analg. 16, 1022 (1959)
2. FOLDES, F.: Special Problems of Neurolept-Anaesthesia Anaesthesiology and Resuscitation, Vol. 18, 17-19. Berlin, Heidelberg, New York: Springer 1966
3. FOLDES, F.: The Prevention of Psychotomimetic Side Effects of Ketamine. II. Ketamine-Symposion, Mainz 1972. Proceedings: Anaesthesiology and Resuscitation in print
4. FREY, R., KREUSCHER, H. MADJIDI, A.: Erfahrungen mit der Neuroleptanalgesie bei Operationen im Hals-Nasen-Ohrengebiet. Symposion about Neuroleptanalgesia within the I. European Congress of Anaesthesiology, Wien 1962, Congress Report (free print 1962)

5. HENSCHEL, W. F.: Die Neuroleptanalgesie. Anaesthesiology and Resuscitation, Vol. 9. Berlin, Heidelberg, New York: Springer 1966
6. HENSCHEL, W. F.: Die Entwicklung der Neuroleptanalgesie bis zu ihrer heutigen Stellung in der Anaesthesie. Anaesthesiology and Resuscitation, Vol. 9. Berlin, Heidelberg, New York: Springer 1966
7. HENSCHEL, W. F.: Neuroleptanalgesie. Klinik und Fortschritt. Stuttgart: F. K. Schattauer 1967
8. HOLDERNESS, M. C., CHASE, P. E., DRIPPS, R. D.: A narcotic analgesic and a butyrophenone with nitrous oxide for general anesthesia. Anesthesiology, Vol. 24, No. 9, 336-340 (1963)
9. SCHMIDT, K.: Zur Kreislaufwirkung der kombinierten Neuroleptanalgesie. Anaesthesiology and Resuscitation, Vol. 18, 99-104. Berlin, Heidelberg, New York: Springer 1966
10. STOFFREGEN, J., SCHORER, R.: Neuroleptanalgesie und Kombinationsnarkose. Anaesthesiology and Resuscitation, Vol. 18, 95-98
11. STOFFREGEN, J., MEYER, E.: Neuroleptanalgesie-Infusionsnarkosen. 5. Symposion on Neuroleptanalgesia, Bremen 1971. Congress Report: Anaesthesist 20, 443-451 (1971)

NEUROLEPTANALGESIE OHNE INTUBATION BEI DER DIREKTEN LARYNGOSKOPIE

Von E. Gebert, C. van de Loo, P. Kamgang und G. Stange

Bei der direkten Laryngoskopie ist die herkömmliche Inhalationsnarkose mit Intubation ein dauernder Anlaß zu Diskussionen zwischen dem Operateur und dem Anaesthesisten. Obwohl der Anaesthesist durch die Benutzung eines englumigen Tubus dem Wunsch des Operateurs sehr weit entgegen kommen kann, stört selbst der kleinste noch vertretbare Tubus bei Manipulationen im Bereich der hinteren Kommissur des Kehlkopfes und im subglottischen Raum. Wir griffen erneut den Vorschlag auf, die NLA für diesen speziellen Indikationsbereich einzusetzen. Da sich namhafte Autoren wie HENSCHEL, GEMPERLE und andere entschieden gegen eine Spontanatmung bei der NLA ausgesprochen haben, umgingen wir die Nachteile der Spontanatmung dadurch, daß wir die Patienten zu jeder Atemaktion aufforderten - also eine Kommandoatmung durchführten, wie sie von SABATHIE (1962), FERRARI und STEPHEN (1967) sowie FOLDES (1970) erwähnt wurde. Nach Praemedikation mit Atropin (0, 01 mg/kg KG) sowie 1, 5 bis 2 ml Thalamonal, und nach Lokalanaesthesie des Mund-, Rachen- und Kehlkopfgebietes mit Gingicain wurden DHB (0, 25 mg/kg KG) und Fentanyl (0, 005 mg/kg KG) zügig nacheinander injiziert, sowie eine O_2-Nasensonde in den Rachenraum vorgeschoben. Von der Fentanyl-Injektion an bis zum Ende der NLA wurde die Atmung mit einer Frequenz von 15 - 20 min kommandiert. Zwischendurch wurde der Patient zu einzelnen vertieften Atemzügen aufgefordert. Nach Beendigung des Eingriffes wurde jedem Patienten 1, 5 mg Lorfan injiziert, die O_2-Sonde entfernt und der Patient zur Überwachung für 4 Stunden auf die Wachstation gebracht. Vor der Lokalanaesthesie, 15 Minuten nach Narkosebeginn und 30 min nach Narkoseende wurde jeweils eine arterielle Blutprobe zur blutgasanalytischen Untersuchung entnommen. Im Gegensatz zu einer so behandelten ersten Patientengruppe wurde bei einer zweiten Gruppe zusätzlich nach der ersten Blutentnahme 500 ml Dextran 60 infundiert. Die Blutgasanalysen wurden am Radiometer Kopenhagen-Mikroastrup AME 1a und pH-Meter 27, am Eschweiler Haemoxytensiometer III A und Eschweiler Combi-Analysator durchgeführt. Die am Mikroastrup gewonnenen Werte wurden mit dem Siggard-Andersen Diagramm ergänzt.

Auf den folgenden Abbildung ist jeweils auf der Abszisse der zeitliche Verlauf angegeben: I, II und III markieren die Blutentnahmen (I nach Praemedikation und vor Lokalanaesthesie, II 15 Minuten nach Narkosebeginn, III 30 Minuten nach Narkoseende). Auf der Ordinate sind die jeweiligen Meßgrößendifferenzen in mm Hg oder mÄq/l bzw. pH-Veränderungen aufgetragen.

Auf der Abbildung Nr. 1 sehen Sie die Differenzwerte der pH-Veränderungen. Bei einem mittleren pH-Ausgangswert von 7, 402 $\pm$ 0, 056 ist der pH-Abfall in der ersten Patientengruppe signifikant (durchgezogene Linie). Die pH-Veränderungen in der zweiten Gruppe sind nicht signifikant (unterbrochene Linie).

In der Abbildung 2 haben wir PO_2 und PCO_2 einander gegenüber gestellt. Der Anstieg des PO_2 ist bei beiden Gruppen hoch signifikant ohne eine signifikante Differenz zwischen beiden Gruppen. Beim PCO_2 sind bei beiden Gruppen die Differenzwerte des Anstiegs des PCO_2 nicht signifikant. Bei Gruppe 1 kommt es zu

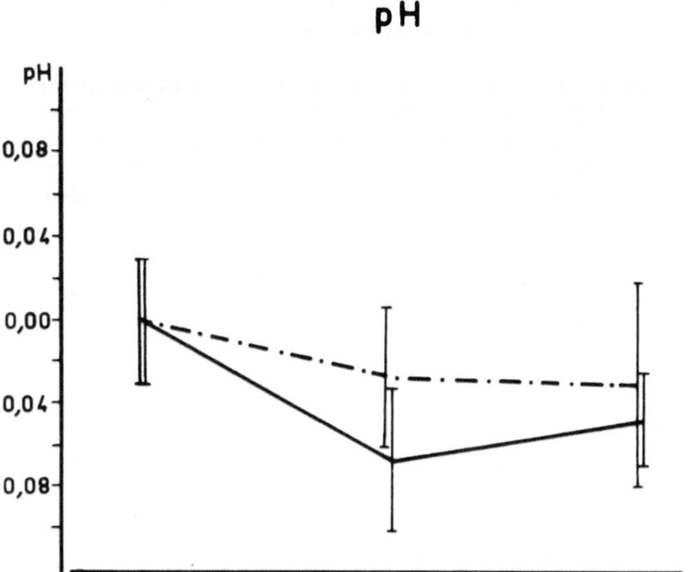

Abb. 1. Prae-, intra- und postoperative pH-Veränderungen. Abszisse: I praeoperative, II intraoperative, III postoperative Blutentnahmen.
Ordinate: pH-Differenzwerte.
Durchgezogene Linie: Patienten ohne Volumensubstitution.
Unterbrochene Linie: Patienten mit Volumensubstitution

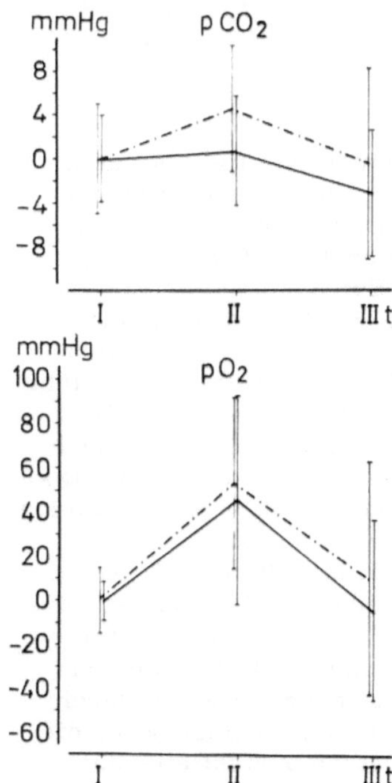

Abb. 2. Prae-, intra- und postoperative Veränderungen des PCO_2 und PO_2.
Abszisse: I praeoperative, II intraoperative, III postoperative Blutentnahmen.
Ordinate: Differenzwerte von PO_2 und PCO_2 in mm Hg.
Durchgezogene Linie: Patienten ohne Volumensubstitution.
Unterbrochene Linie: Patienten mit Volumensubstitution

einer signifikanten Abnahme, die in der Gruppe 2 nicht so ausgeprägt ist. Zwischen beiden Gruppen besteht kein signifikanter Unterschied.

In der Abbildung Nr. 3 sind Base Excess und Standard-Bicarbonat nebeneinander gestellt. Aus beiden Diagrammen läßt sich ein intraoperativer Abfall in der ersten Gruppe erkennen, der postoperativ geringgradig rückläufig ist, während in der zweiten Gruppe eine gegenläufige Tendenz beobachtet wird. Alle Veränderungen sind statistisch hochsignifikant ($p < 0,0005$). Die Unterschiede zwischen den beiden Gruppen verhalten sich statistisch ebenfalls signifikant.

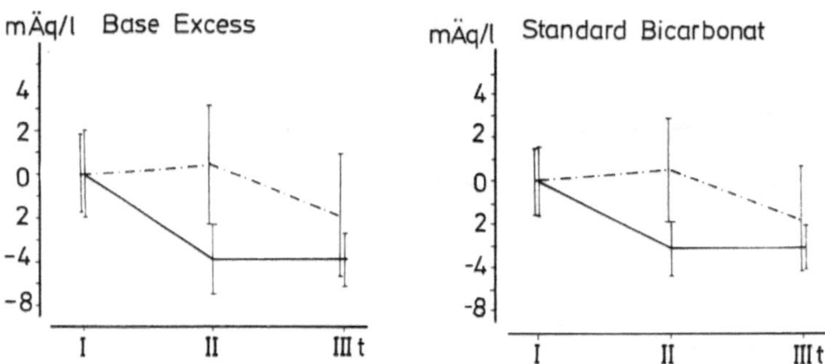

Abb. 3. Prae-, intra- und postoperative Veränderungen von Base Excess und Standard-Bicarbonat.
Abszisse: I praeoperative, II intraoperative, III postoperative Blutentnahmen.
Ordinate: Differenzwerte von Base Excess und Standard-Bicarbonat in mÄq/l.
Durchgezogene Linie: Patienten ohne Volumensubstitution.
Unterbrochene Linie: Patienten mit Volumensubstitution

Diskussion

Wie aus den arteriellen PO_2 und PCO_2-Werten zu entnehmen ist, liegt bei dem von uns benutzten Verfahren in Abhängigkeit von der Kommandofrequenz eine ausreichende alveoläre Ventilation vor. Eine CO_2-Retention findet nicht statt, während es durch die O_2-Zufuhr zu einem deutlichen intraoperativen PO_2-Anstieg kommt. Komplizierter zeigen sich die Verhältnisse bei Betrachtung der Veränderungen des Säure-Basen-Haushaltes, wobei ein Unterschied zwischen beiden Patientengruppen deutlich wird. Die Volumensubstitution scheint hier eine nicht unerhebliche Rolle zu spielen. Die Tendenz zur metabolischen Azidose kann nicht nur durch die vorhergegangene Nahrungs- und Flüssigkeitskarenz von 12 - 18 Stunden erklärt werden. Einmal muß die bei der NLA bekannte, extrapyramidal bedingte Regidität der Thoraxmuskulatur und damit eine erhöhte Atemarbeit diskutiert werden. Zweitens scheint die Durchblutung der Haut nach Dextran-Infusion verbessert zu sein, die damit möglicherweise als minderperfundiertes Gewebe für die Anlieferung saurer Valenzen ausfällt. GEMPERLE berichtet, daß der O_2-Verbrauch unter NLA bis zu 50% gesenkt ist. Eine Reihe von Autoren teilte andererseits mit, daß beim Aufwecken bzw. Ansprechen eines Patienten unter NLA Herzfrequenz und Blutdruck ansteigen. Kombiniert man beide Beobachtungen und bedenkt dabei, daß bei unseren Patienten ein dauernder Weckreiz durch die Kommandierung gegeben ist, könnte man auch hieraus eine Erklärung für die Tendenz zur metabolischen Azidose ableiten. Im Ruhezustand besteht eine ausreichende O_2-Sättigung. Bei ständig wiederholtem Weckreiz wird aber ein erhöhter intrazellulärer O_2-Bedarf entstehen, der dann nicht sofort gedeckt werden kann. Durch die verbesserte Perfusion nach Infusion von Dextran 60 könnte die weniger ausgeprägte metabolische Azidose der zweiten Patientengruppe verständlich werden. Weiterhin kommt es durch die α-Rezeptoren-blockierende Wirkung des DHB zum Abfall des peripheren Gesamtwiderstandes und zum verminderten venösen Rückfluß zum Herzen (DIETZEL 1971). Auch dieser Effekt wird durch Volumensubstitution weitgehend aufgehoben bzw. erheblich vermindert. Zur erfolgreichen Anwendung der beschriebenen Methode bei möglichst geringem Risiko für den Patienten sollte eine Reihe von Voraussetzungen erfüllt sein, die wir zum Abschluß kurz aufzählen möchten.

- Erstens sollten Operateur und Anaesthesist gleichermaßen erfahrene Vertreter ihres Faches sein.
- Zweitens muß in jedem Fall die Möglichkeit zur Intubation gegeben sein.
- Drittens darf keine der bekannten Kontraindikationen für eine NLA (z. B. Asthmaanamnese, Hypovolaemie, Erkrankungen des extrapyramidalen Systems) vorliegen.
- Viertens muß die akustische Wahrnehmung der Kommandos durch den Patienten gewährleistet sein.
- Fünftens sollte vor jeder NLA der Kreislauf aufgefüllt werden als Azidoseprophylaxe, möglichst mit volumenwirksamen Substanzen, selbst wenn klinisch keine Notwendigkeit vorzuliegen scheint.

Unter Berücksichtigung dieser Voraussetzungen scheint uns diese Methode durchaus geeignet, für den Operateur und den Anaesthesisten gleichzeitig zufriedenstellende Bedingungen bei der direkten Laryngoskopie und kleineren Eingriffen im Larynxbereich, bei denen keine größeren Blutungen zu erwarten sind, zu gewährleisten.

Literatur

DIETZEL, W.: Wirkung der NLA auf den venösen Rückfluß. Referat C 4 auf dem Bremer Neuroleptsymposium 1971

FERRARI, H. A., STEPHEN, R.: Bronchoscopy and esophagoscopy under neuroleptanalgesia with droperidol-fentanyl. J. Thorac Cardiovasc Surg. 51, 143-149 (1967)

FOLDES, F. F., MAISEL, W.: Neuroleptanalgesia for peroral endoscopy. Arch. Otolaryng 91, 280-283 (1970)

GEMPERLE, M.: Herabsetzung der Sauerstoffaufnahme in Normothermie durch Neuroleptanalgesie. In: Neuroleptanalgesie von W. F. Henschel, Springer-Verlag, Berlin-Heidelberg-New York 1966 S. 149

SABATHIE, M.: Drei Jahre Verwendung von D-Moramid in der Anaesthesiologie. Anaesthesist 11, 20-22 (1962)

VERGLEICHENDE RELAXOMETRISCHE UNTERSUCHUNGEN ÜBER DIE WIRKUNG VON NEOSTIGMIN UND GALANTHAMIN

Von H. Foitzik und Ch. Wittkemper

1955 erschienen erste Mitteilungen über die cholinesterasehemmenden Eigenschaften des Schneeglöckchenalkaloids Galanthamin. Es ist chemisch ein Phenanthridinderivat mit folgender Strukturformel (Abb. 1):

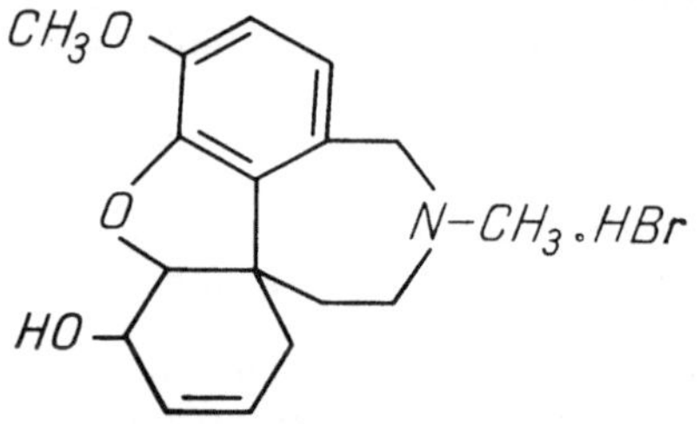

CH_3O … $N-CH_3 \cdot HBr$ … O … HO

Abb. 1. Strukturformel von Galanthamin (Nivalin)

Tierexperimentelle Untersuchungen und klinische Erfahrungen mit Galanthamin als Antidot von Relaxantien vom nicht depolarisierenden Typ liegen inzwischen vor.

Ziel vorliegender Untersuchungen war es,

1. die Wirksamkeit von Galanthamin am narkotisierten Patienten durch Relaxometrie quantitativ zu erfassen und
2. seine Effektivität der des Cholinesterasehemmers Neostigmin gegenüberzustellen.

Das Prinzip der Methode ist die Messung der Beugekraft des 3. oder 4. Fingers mit einem mechano-elektrischen Wandler nach indirekter Reizung.

Zur Untersuchung gelangten 25 Patienten (Abb. 2), 18 Frauen und 7 Männer. Patienten mit Vorerkrankungen von Herz, Lunge, Nieren und neurologischer Erkrankungen wurden ausgeschlossen. Nur in einem Falle wurde ein Patient wegen einer Hypertonie in Gruppe 3 der ASA-Klassifizierung eingestuft. Es handelte sich um Magenresektionen, Cholecystektomien und um abdominelle Unterusexstirpationen.

Versuchsordnung

Der mechano-elektrische Wandler besteht aus einer Blattfeder mit eingeklebtem Dehnungsmeßstreifen. Die Schaltung geht aus Abb. 3 hervor. Sie sehen Dehnungsmeßstreifenbrücke, Differenzverstärker und Schnellschreiber.
Der mechano-elektrische Wandler wurde auf der Dorsalseite der Hand fixiert. Die gesamte Versuchsanordnung sehen Sie auf Abb. 4.

n = 25					
Geschlecht				männl.	7
				weibl.	18
Alter				min.	21
(Jahre)				max.	72
				$\bar{x}$	45
				s	15,2
Gewicht				min.	48
(kg)				max.	94
				$\bar{x}$	69,9
				s	11,9
ASA	1	2	3	4	
	11	13	1	0	

Abb. 2. Übersicht über die zur Untersuchung gekommenen Patienten.
$\bar{x}$ = Mittelwert; s = Standardabweichung

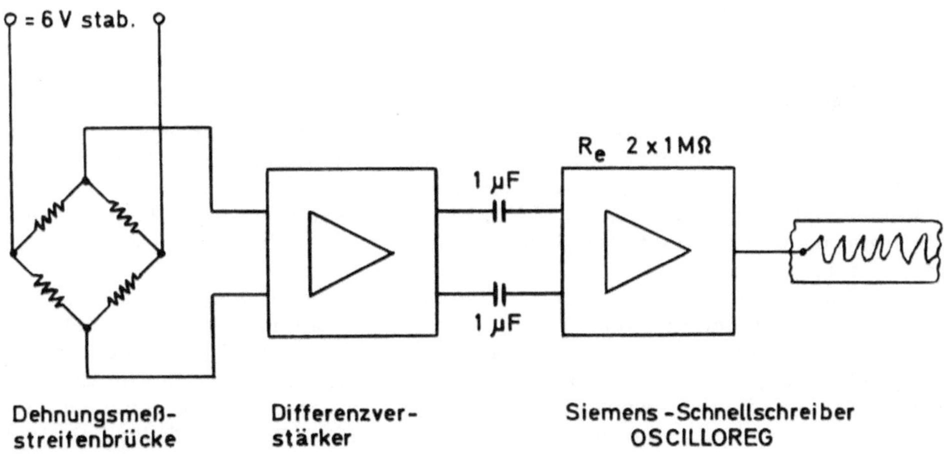

Abb. 3. Schaltschema mit Dehnungsmeßstreifenbrücke, Differenzverstärker und Schnellschreiber

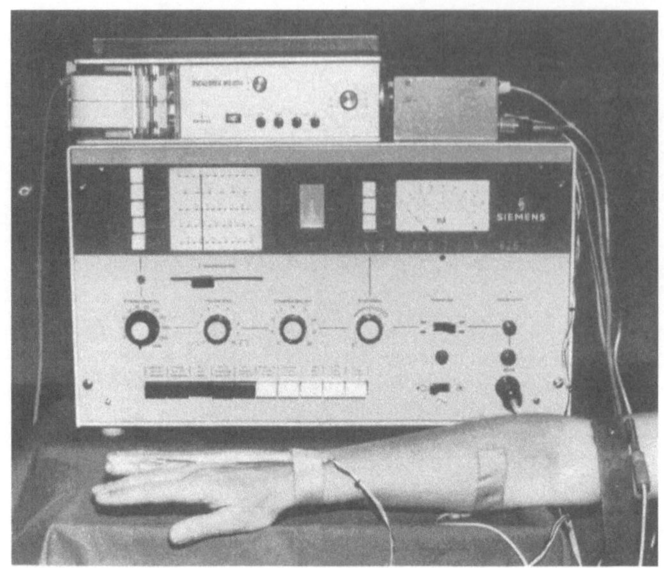

Abb. 4. Meßanordnung mit Reizgerät (in der Mitte), Differenzverstärker (rechts oben) und Schnellschreiber (links oben), die Blattfeder mit eingeklebten Dehnungsmeßstreifen ist am 4. Finger fixiert, die Reizelektroden befinden sich am Oberarm und im Sulcus nervi ulnaris. Die Armschiene wurde aus Gründen der Übersichtlichkeit weggelassen

Anschließend wurde bei dem in üblicher Weise praemedizierten Patienten die Anaesthesie mit Thiobutabarbital in einer Dosierung von 5 mg/kg Körpergewicht eingeleitet. Zur Intubation wurden 1 mg/kg Körpergewicht Succinylcholin intravenös injiziert. Mit einem Gasgemisch von 1, 2 l Sauerstoff/min, 2, 8 l Lachgas/min und einer Halothankonzentration von 0, 5 bis 2, 0 Vol.% wurde im halbgeschlossenen System manuell beatmet, bis durch Spontanatmung Hubvolumina von 500 ml und mehr erreicht wurden.
Gleichzeitig wurde eine Nadelelektrode in den Sulcus nervi ulnaris eingeführt und eine zweite Elektrode am Unterarm fixiert. Es wurden nun Recheckimpulse von 100 msec Dauer und 1000 msec Impulsabstand gesetzt. Die Reizstromstärke wurde so eingestellt, daß auf dem Direktschreiber Ausschläge von 35 mm Höhe entstanden. Die Stromstärke wurde danach nicht mehr verändert. In der beschriebenen Anordnung betrug die Bewegung der vorderen Spitze der Blattfeder bei einer Belastung von 175 g am Ort der vorderen Fixierung 1 mm.
Das zur Prüfung vorgesehene Relaxans wurde nun intravenös injiziert. Die Reizung wurde bis zum vollen Eintritt der Relaxierung mit Nullinie auf dem Schreiber fortgesetzt. Als Relaxans wurde Pancuroniumbromid in einer Dosierung von 0, 1 mg/kg Körpergewicht verwendet. Zur Reversion wurden entweder 1 mg Neostigmin oder 15 mg Galanthamin zusammen mit 0, 5 mg Atropin intravenös injiziert. Die Wahl des Antidots erfolgte zufällig und ohne Kenntnis der Zusammensetzung durch den Untersucher. Die nach Abklingen der Succinylcholinwirkung erreichte Ausschlaghöhe von 35 mm wurde mit 100%, die Nullinie vor Gabe des Antidots mit 0% festgelegt. Die Zeitintervalle nach Injektion des Antidots, nach denen 25, 50, 75 und 100% der Ausschlaghöhe wiedererreicht wurden, wurden in beiden Gruppen verglichen. Zur statistischen Auswertung wurde der t-Test verwendet.

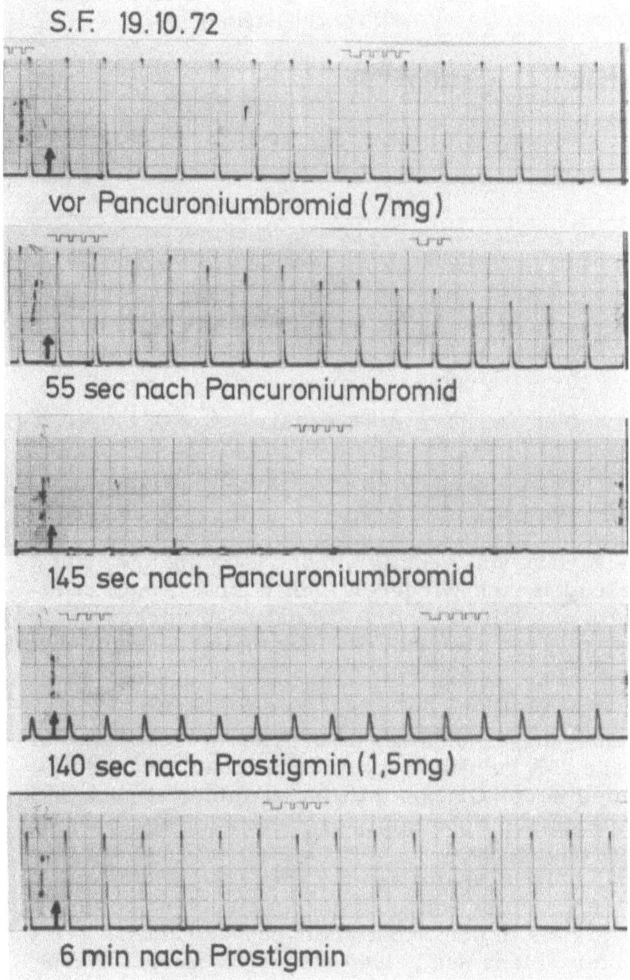

Abb. 5. Typischer Verlauf einer Reversion von Pancuroniumbromid durch Neostigmin. Schreibgeschwindigkeit 10 mm/sec, Ausschnitt

Ergebnisse

Ein Beispiel mit Anwendung von Neostigmin als Antidot von Pancuronium können Sie dem Abb. 5 entnehmen. Sie sehen auf dem Streifen die Ausschlaghöhen auf dem Schreiber vor Gabe von Pancuronium, nach Pancuroniuminjektion und nach Gabe von Neostigmin. Die Schreibung erfolgte mit 10 mm/sec. Unter den 25 Fällen hatten 9 Patienten Galanthamin und 16 Neostigmin erhalten (Abb. 6). Wie die Tabelle zeigt, trat in 5 Fällen Spontanatmung bereits zu einem Zeitpunkt auf, als 25% der Ausschlaghöhe noch nicht erreicht waren. Diese 5 Fälle, unter ihnen 4 mit Galanthamin und nur einer (von 16) mit Neostigmin wurden nicht der statistischen Analyse unterworfen, da sie nicht direkt mit den übrigen Fällen vergleichbar sind. Sie sehen auf dem Bild die Zeiten in Sekunden aufgetragen, nach

	Neostigmin n = 16 Amplitudenzunahme (sec)				Galanthamin n = 9 Amplitudenzunahme (sec)			
	25%	50%	75%	100%	25%	50%	75%	100%
$\bar{x}$	335	450	565	623	280	557	667	777
s	280	285	384	385	486	280	308	420
$s_{\bar{x}}$	75	89	120	120	230	165	154	300
n	15	11	11	10	5	4	4	3
p	0,4	0,1	0,3	0,2	0,4	0,1	0,3	0,2
	unter 25% : 1 = 7%				unter 25% : 4 = 44%			

Abb. 6. Amplitudenzunahme nach Gabe von Neostigmin und Galanthamin. Aufgetragen sind die Zeitpunkte in Sekunden nach Wiedererreichen einer Amplitudenhöhe von 25%, 50%, 75% und 100%. $\bar{x}$ = Mittelwert; s = Standardabweichung; $s_{\bar{x}}$ = Standardfehler des Mittelwertes; n = Fallzahl; p = Irrtumswahrscheinlichkeit

denen 25, 50, 75 und 100% der Ausgangsausschlaghöhe erreicht wurden. Es fällt auf, daß in der Galanthamingruppe 25% relativ rasch, nämlich nach 280 Sekunden erreicht wurden, während dies in der Gruppe mit Neostigmin erst nach 355 Sekunden der Fall war. Im Vergleich zur Neostigmin erst nach 355 Sekunden der Fall war. Im Vergleich zur Neostigmingruppe verzögerte sich aber der weitere Anstieg nach Galanthamin so, daß bei insgesamt nur 3 Fällen (von 5) die Ausgangsamplitude wiedererreicht wurde. Dies war zudem erst zu einem Zeitpunkt der Fall, der wesentlich später lag als in der Neostigmingruppe, nämlich 777 gegenüber 623 Sekunden. Die Unterschiede der beiden statistisch verglichenen Gruppen sind allerdings nicht signifikant.

Zusammenfassend kann nach den Ergebnissen dieser Untersuchung folgendes festgestellt werden:

1. Der cholinesterasehemmende Effekt von Galanthamin als Antidot von Pancuronium tritt relativ rasch ein.
2. Nach indirekter Reizung ist die Geschwindigkeit, mit der eine volle Wiederherstellung der Funktion der motorischen Endplatte wiedererreicht ist, nach Neostigmin größer als nach Galanthamin.
3. Spontanatmung ohne mechano-elektrische Reversion an der Extremität tritt nach Galanthamin häufiger als unter Neostigmin auf. Dieser Unterschied könnte auf der zentralanaleptischen Wirkung von Galanthamin beruhen.
4. Insgesamt ist in der hier angewandten Dosierung von 15 mg Galanthamin und 1 mg Neostigmin der Reversionseffekt von Galanthamin schwächer als der von Neostigmin.

VERGLEICHENDE UNTERSUCHUNGEN MIT EINEM NEUEN LOKALANAESTHETICUM

Von H. Nolte, J. Meyer und R. Zeller

In den letzten Jahren wurde von der Firma Janssen Pharmazeutika, Beersen/ Belgien, ein neues Lokalanaesthetikum unter der Bezeichnung "R 22700" entwickelt (Abb. 1). Es wird wahrscheinlich als "Rodocain" freigegeben werden.

RODOCAIN

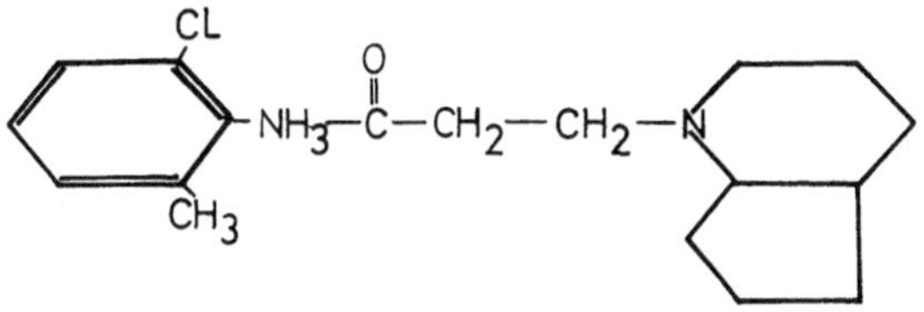

CL

O

NH$_3$—C—CH$_2$—CH$_2$—N

CH$_3$

TRANS 6'—CHLORO—2,3,4,4a,5,6,7,7a,—OKTA—HYDRO—1H—1

PYRIDINE—L—PROPIONON—O—TOLUIDIDE

Abb. 1. Strukturformel des Lokalanaesthetikums R 22 700 - Rodocain

Die Substanz hat die physikalisch-chemische Prüfung und die erforderlichen tierexperimentellen Untersuchungen passiert. Es ergaben sich keine Gesichtspunkte, die gegen die Anwendung des Präparates in der Humanmedizin sprechen, da es die an ein Lokalanaesthetikum zu stellenden Bedingungen erfüllt.

Bei den von der pharmakologischen Abteilung der Herstellerfirma durchgeführten tierexperimentellen Untersuchungen auf seine klinischen Eigenschaften als Lokalanaesthetikum zeigte sich, daß die Wirkungszeiten von Rodocain den zur Zeit im Handdel befindlichen Lokalanaesthetika vergleichbar sind. Es wurde sogar festgestellt, daß die Wirkungszeit des Bupivacains - dem Lokalanaesthetikum mit der zur Zeit längsten Wirkungsdauer - erreicht wurde. Pilotuntersuchungen über seine Anwendbarkeit als Lokalanaesthetikum bei Periduralanaesthesien ergaben keine negativen Gesichtspunkte. Lediglich der Grad der Motorblockaden wurde als schwach bezeichnet.

Wir haben versucht, an 12 freiwilligen Versuchspersonen nach Ulnarisblockaden am Ellenbogen die Wirkungszeiten und den Wirkungsgrad des Rodocain 0,6% mit Bupivacain 0,5% jeweils ohne und mit Adrenalinzusatz (1 : 200 000) zu vergleichen. Nach Angaben der Herstellerfirma sind dies auf Grund der tierexperimentellen Untersuchungen die äquipotenten Konzentrationen.

Nach einem festgelegten Randomisierungsschema wurde an 12 Versuchspersonen 2 mal eine doppelseitige Ulnarisblockade am Ellenbogen durchgeführt, so daß jede Versuchsperson jedes Medikament injiziert bekam (Abb. 2). Die Analgesiedauer wurde mit Hilfe des Algesimeters nach Kaltenbauch bestimmt.

		RE.	LI.	RE.	LI.
PAT.	1	A	B	C	D
PAT.	2	B	C	D	A
PAT.	3	C	D	A	B
PAT.	4	D	A	B	C
PAT.	5	A	B	C	D
PAT.	6	B	C	D	A
PAT.	7	C	D	A	B
PAT.	8	D	A	B	C
PAT.	9	A	B	C	D
PAT.	10	B	C	D	A
PAT.	11	C	D	A	B
PAT.	12	D	A	B	C

Randomesierungsschema:

Ulnarisblockaden

Code:

A: R 22 700 0,6%
B: R 22 700 0,6%
mit Adrenalin

C: Marcaine 0,5%
D: Marcaine 0,5%
mit Adrenalin

Abb. 2. Randomisierungsschema, nach dem die Ulnarisblockaden bei 12 Versuchspersonen durchgeführt wurden

Unterschiede in dem Grad und der Dauer der Motorblockade versuchten wir durch Ballondruck des 5. Fingers festzustellen.

Als Ausdruck für die vegetative Blockade wurde die Hauttemperatur am Endglied des 5. Fingers verglichen zum Endglied des 2. Fingers, gemessen.
Mit dieser Methodik sollten am gemischten Nerven alle Faseranteile erfaßt werden können. Die Messung wurde in 15-minütigen Abständen solange durchgeführt, bis die Ausgangswerte wieder erreicht waren.

Bei der Auswertung der Befunde kamen wir zu folgenden Ergebnissen:

1. Die Latenz- und Regressionszeiten verhielten sich für die Analgesie und den Motorikausfall gleichwertig. Erwartungsgemäß waren die Latenzzeiten kürzer als die Regressionszeiten.
2. Bei den Mittelwerten für die Wirkungszeiten ergaben sich jedoch deutliche Unterschiede. Es zeigte sich, daß für Analgesie, Motorikausfall und Temperaturerhöhung innerhalb der beiden Lokalanaesthetika die Substanzen mit Adrenalinzusatz erwartungsgemäß deutlich länger wirkten. Darüberhinaus war die Wirkungszeit des Bupivacain deutlich länger als die des Rodocain. Rodocain 0,6% mit Adrenalinzusatz erreicht nur knapp die Wirkungszeit von Bupivacain 0,5% ohne Adrenalinzusatz (Abb. 3).
3. Die statistische Auswertung nach dem Wilcoxon Test für die Wirkungszeiten wurde nicht mit den Mittelwerten sondern den Medianwerten durchgeführt.

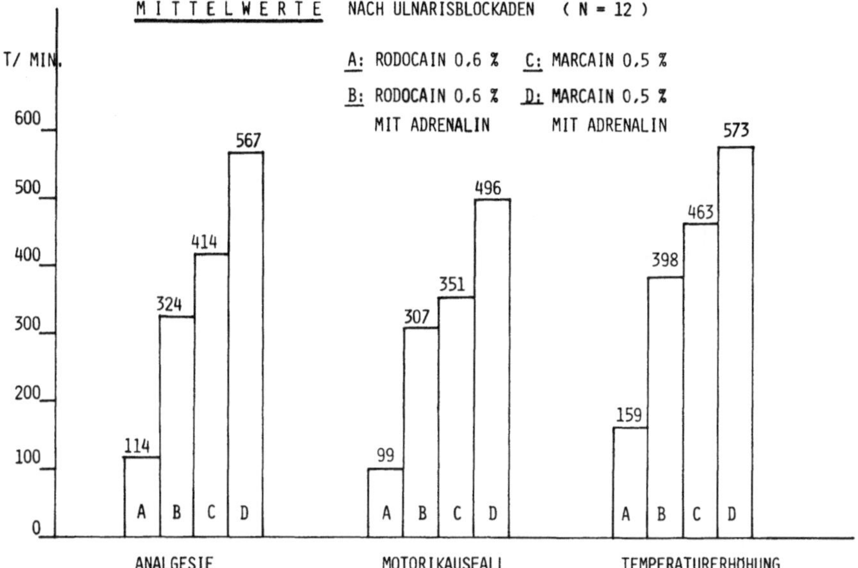

Abb. 3. Mittelwerte der Analgesiedauer, des Motorikausfalls und der Temperaturerhöhung vergleichend zwischen Rodocain 0,6%ig und Marcarin 0,5%ig mit und ohne Adrenalin

Medianwerte bezeichnen den Wert, bei dem 50% der Meßparameter unterhalb und 50% oberhalb liegen. Daraus erklären sich die Unterschiede gegenüber den arithmetischen Mittelwerten (Abb. 4). Statistisch signifikant waren die kürzere Wirkungszeit des Rodocain 0,6% ohne Adrenalinzusatz verglichen zu den 3 anderen Substanzen. Für Rodocain 0,6% mit Adrenalinzusatz ergaben sich nur Wahrscheinlichkeiten, daß die Wirkungszeit auch hier kürzer ist als für Bupivacain 0,5% mit und ohne Adrenalinzusatz. Für die Latenz- und Regressionszeiten waren keine statistischen Unterschiede feststellbar.

4. Als Besonderheit fiel auf, daß bei Rodocain 0,6% ohne Adrenalinzusatz bei 3 von 12 Versuchspersonen keine Motorblockade auftrat. Da 2 dieser Versuchspersonen ebenfalls keine Analgesie feststellen ließen, lag der Schluß nahe, daß die Blockade technisch nicht korrekt durchgeführt sei. Es zeigte sich jedoch, daß nur bei 1 Person auch eine Temperaturerhöhung fehlte, so daß nur eine Blockade als insuffizient zu bezeichnen ist. Obgleich das Material zu klein ist, um diese Befunde zu interpretieren, muß gesagt werden, daß diese Beobachtungen die anderer Untersucher über eine geringere Motorblockade und evtl. auch Analgesie bestätigen können.

Insgesamt konnte festgestellt werden, daß Rodocain im Gegensatz zu den tierexperimentellen Untersuchungen keineswegs an die Wirkung von Bupivacain heranreicht. Betrachtet man außerdem die Analgesiezeiten von Rodocain 0,6% im Vergleich zu anderen Lokalanaesthetika (Bupivacain, Mepivacain, Lidocain und Procain) so darf festgestellt werden, daß sich die Wirkungszeiten von Rodocain durchaus mit den im Handel befindlichen Lokalanaesthetika vergleichen lassen. Bei Untersuchungen mit der gleichen Blockadetechnik konnten für die verschiedenen Lokalanaesthetika folgende Wirkungszeiten beobachtet werden (Abb. 5):

VERGLEICHE VON MEDIAN (ME.) UND MITTELWERTEN (MI.)
IN MINUTEN (N = 12)

		RODOCAIN 0,6%		BUPIVACAIN 0,5%		
		ohne Adrenalin	mit Adrenalin	ohne Adrenalin	mit Adrenalin	
		A	B	C	D	SIGNIFIKANZ
ANALGESIE	ME.	132	276	333	515	A → B, C, D $< 0,001$
	MI.	114	324	414	567	B-D $< 0,004$ C-D $< 0,001$
MOTORIK	ME.	103	263	253	493	A → B, C, D $< 0,001$
	MI.	99	307	351	496	BD $< 0,03$ BD $< 0,01$
TEMPERATUR	ME.	141	388	423	578	A → B, C, D $< 0,001$
	MI.	159	398	463	513	BD $< 0,01$ CD $< 0,01$

Abb. 4. Vergleiche von Median- und Mittelwerten zwischen Rodocain 0,6%ig und Bupivacain 0,5%ig mit und ohne Adrenalin mit Signifikanzberechnung

1. Bupivacain	0,5 %	437 min
2. Bupicacain	0,25%	246 min
3. Rodocain	0,6 %	114 min
4. Mepivacain	1 %	91 min
5. Lidocain	1 %	77 min
6. Procain	1 %	30 min

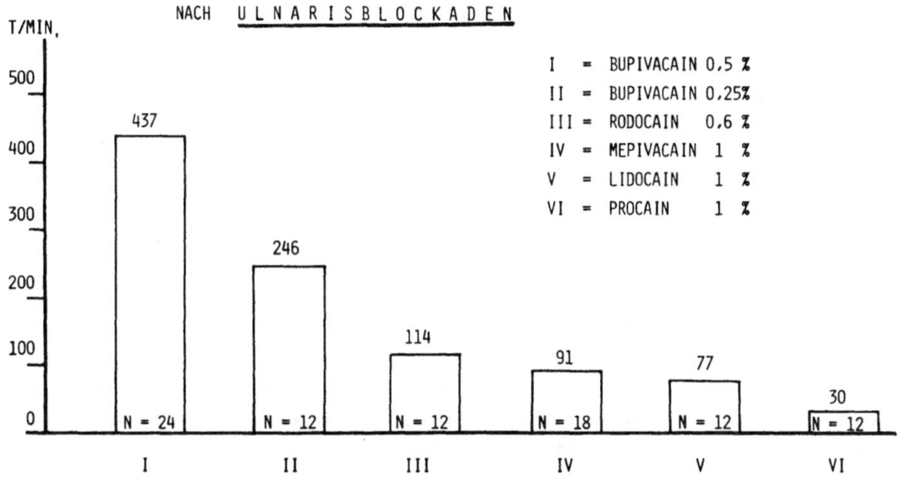

Abb. 5. Mittelwerte der Analgesie nach Ulnarisblockaden mit 6 unterschiedlichen Lokalanaesthetika

Bei keinem der genannten Lokalanaesthetika wurde ein Vasokonstriktor zugesetzt, so daß es sich um die allgemeine Wirkungszeit des Lokalanaesthetikums handelt.

Abschließend möchten wir feststellen, daß Rodocain auf Grund seiner Wirkungszeiten weitere Untersuchungen rechtfertigt. Es sollte mit Hilfe der Elektromyographie geklärt werden, ob das Rodocain tatsächlich graduelle Unterschiede in bezug auf seine Motorblockade - also Leitungsunterbrechungen der dicken Nervenfasern - im Vergleich zu anderen Lokalanaesthetika bietet. Im großen und ganzen erscheint uns die Substanz wert, noch weiterhin eingehend untersucht zu werden.

NUTZEN UND WIRTSCHAFTLICHKEIT VERSCHIEDENER DESINFEKTIONSVERFAHREN FÜR ANAESTHESIEZUBEHÖR

Von H. Herbst und R. Kappeler

Bei der Sterilisation bzw. Desinfektion von Anaesthesiezubehör gibt es eine Reihe von Verfahren, die sich in der Technik und in den Kosten erheblich voneinander unterschieden. Es soll hier an dieser Stelle keine systematische Zusammenstellung geboten werden. Vielmehr liegen unseren Untersuchungen 3 ausgewählte Verfahren zugrunde, die man allerdings zu den gebräuchlichsten zählen kann. Dabei wird von der Annahme ausgegangen, daß das Anaesthesiezubehör nicht im streng hygienisch-bakteriologischen Sinne steril zu sein braucht, sondern daß uns eine Volldesinfektion - also eine Befreiung von pathogenen Keimen bzw. von vegetativen Formen der Mikroorganismen - ausreicht. Bei sorgfältigem Vorgehen werden hierbei Sporenbildner miterfaßt. Außerdem ist eine Übertragung von Gasbrand, Milzbrand und Tetanus über das Anaesthesiezubehör sehr unwahrscheinlich. Neben der Frage der Wirksamkeit der zu untersuchenden Desinfektionsverfahren galt unsere Untersuchung hauptsächlich den Kosten. Diese unterteilen sich in 1. Investitionskosen, 2. laufende Betriebskosten und 3. Verschleiß des zu desinfizierenden Materials. Als dem Verschleiß unterliegendes Material wurde angenommen: Intubationskatheter, Atemmaske, Faltschläuche und Beatmungsbeutel. Es wird vom Sachbedarf eines größeren Krankenhauses mit täglich 30 Anaesthesien ausgegangen. Bei kleineren Häusern und geringerem Bedarf verschieben sich die Angaben, allerdings nicht parallel.

1. Gespannter Dampf. Die Desinfektion mit gespanntem Dampf ist für unsere Erfordernisse vollkommen ausreichend. Die Investitionskosten belaufen sich auf etwa 50 000.- DM. Dabei wird unterstellt, daß die Anaesthesieabteilung einen eigenen Autoklaven braucht. Die Lebensdauer des Autoklaven wird mit etwa 10 Jahren veranschlagt. Betriebskosten (Dampf, Strom, Wartung usw!) fallen in nur geringer Höhe an und können vernachlässigt werden. Der Verschleiß ist allerdings sehr hoch. Wir haben bei dem oben angegebenen Sachbedarf einen monatlichen Verschleiß von 2970.- DM errechnet. Für Endoskope ist dieses Verfahren ungeeignet.

2. Gasdesinfektion. Die Desinfektion mit Äthylenoxyd erfüllt ebenfalls die von uns erhobenen Forderungen. Hierbei sollte die Explosionsgefahr und die Schleimhautreizung kurz erwähnt werden. Die Investitionskosten für einen "STERIVIT-Automatic" mit 100 Liter Fassungsvermögen betragen etwa 37 700.- DM. Der höhere Materialbedarf durch die lange Lüftungszeit soll bei diesen Untersuchungen unberücksichtigt bleiben. Die Betriebskosten setzen sich zusammen aus dem Gasbedarf und einer zusätzlichen Arbeitskraft. Sie müssen mit monatlich etwa 1 300.- DM angenommen werden. Die Kosten für den Verschleiß betragen monatlich etwa 990.- DM, sodaß für dieses Desinfektionsverfahren außer der Investition monatliche Kosten von 2 290.- DM anfallen.

3. Aldehydlösungen. Wirksamkeit und Kosten wurden untersucht an einer 2%igen Glutaraldehydlösung. Bei vorschriftsmäßiger Anwendung und einer Einwirkungszeit von 20 Minuten kommt es zur Volldesinfektion. Die Investitionskosten sind hier besonders niedrig. Es müssen unterschiedlich große Plastikbehälter

für Desinfektionseinwirkung und Spülung angeschafft werden. Diese Plastikbehälter haben keine unbegrenzte Lebensdauer, sie müssen möglicherweise nach 1 Jahr ausgewechselt werden. Die dann anfallenden jährlichen Anschaffungskosten betragen 160. - DM. Der monatliche Verbrauch an Lösung (B e t r i e b s k o s t e n) ist mit 200. - DM errechnet. Ein durch das Desinfektionsverfahren bedingter V e r s c h l e i ß ist nicht beobachtet worden.
Die von uns ermittelten Kosten für die 3 erwähnten Desinfektionsverfahren sind Annäherungswerte, sie sind unverbindlich und beziehen sich auf den Stand vom Oktober 1972.

Zusammenfassend kann gesagt werden, daß die Desinfektion mit Dampf, Äthylenoxyd oder Aldehydlösung gleichermaßen die hygienisch-bakteriologischen Anforderungen an das Anaesthesiezubehör erfüllt. Die Wirtschaftlichkeit unterscheidet sich sehr voneinander. Die Investitionskosten verhalten sich bei den 3 Verfahren in der Reihenfolge der Abhandlung wie 31 : 24 : 1. Die monatlichen Kosten (Betriebskosten und Verschleiß) verhalten sich wie 15 : 11 : 1. Schon allein aus wirtschaftlichen Gründen muß der Desinfektion mit Aldehydlösung der Vorzug gegeben werden.

Sonnabend, den 25. November 1972, 14.30 Uhr Hörsaal C (2. Parallelsitzung)

VIII. Hauptthema

Freie Themen aus der klinischen Anaesthesie

Vorsitzende: Herr M. Zinder-Düsseldorf
Herr J. Wawersik-Kiel

PRAEOPERATIVE KREISLAUFSTABILISIERUNG DURCH HYPERVOLÄMIE

Von E. Kirchner

Durch Praemedikation, Narkoseeinleitung, Umlagerung während der Operation, Blutverluste, Vertiefung der Narkose, Ausleitung der Narkose, Umlagerung ins Bett und durch die Applikation von Analgetica in der Nacht post operationem, kann es zu bedrohlichen Blutdruckabstürzen kommen oder sogar ein Kreislaufzusammenbruch auftreten.

Am stärksten gefährdet sind Patienten mit Hypovolämie, ausgelöst durch Flüssigkeits- oder Blutverluste, konsumierende Erkrankungen, Hypertonie (auch Phäochromozytom), Immobilisation und Fettsucht.
Gefährdet sind auch, und zwar unabhängig vom Lebensalter, Patienten mit Gefäßerkrankungen, Störungen der Gefäßregulation und Hypertoniker, die unter der Behandlung mit Antihypertonika normale Blutdruckwerte aufweisen, auch wenn sie normovolämisch sind.

Hohes Alter ist keine Ursache für eine Hypovolämie. Bei Fettsüchtigen, Hypertonikern oder Immobilisierten dagegen, ist die Hypovolämie unabhängig vom Alter.

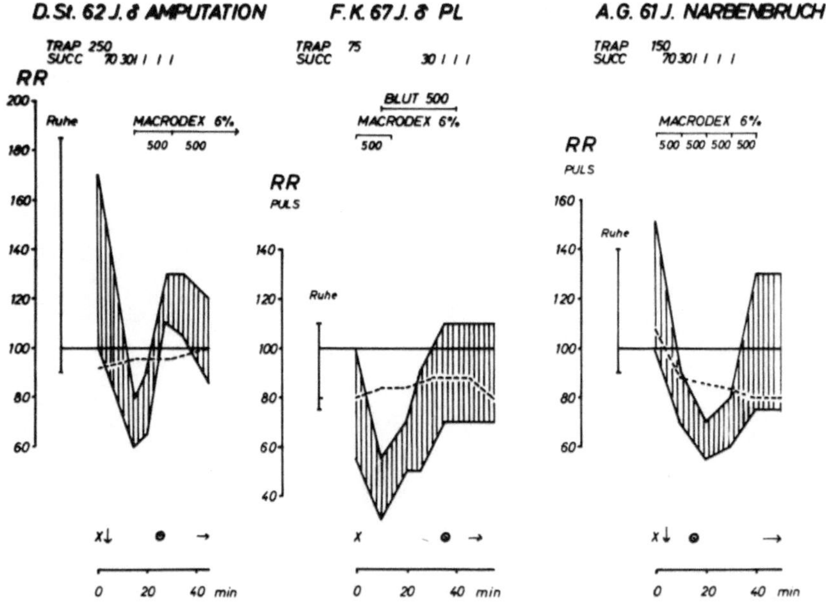

Abb. 1. Blutdruckabstürze bei der Narkoseeinleitung mit Barbiturat mit schlagartig einsetzender Bewußtlosigkeit. Bei Fall 2 und 3 sehr niedrige Dosen, s. a. 1, 3, 4, 6 der Literatur

Wenn z. B. bei der Narkoseeinleitung schlagartig Bewußtlosigkeit und Hypotonie eintreten - ohne daß der übliche "Einschlafvorgang" abgelaufen ist - könnte eine herzkraftmindernde Wirkung der Anaesthesika als Ursache dieser Hypotonie angesehen werden.
Daß dem nicht so ist, zeigt der Hinweis auf die Dosierung. (Abb. 1, s. a. 1, 3, 4, 6)

Die Tatsache, daß diese Art von akuter, bedrohlicher Hypotonie - die früher einsetzt als es dem "normalen" Einschlafvorgang entsprechen würde - durch äquipotente Dosen anderer Anaesthetika (Halothan, Äther, Epontol, Evipan, Eunarcon) oder durch Analgetika (Dolantin, Morphin) auslösbar sind, wenn nur die Applikation schnell genug erfolgt (z. B. Beatmung mit Halothan), weist auf extracardiale Mechanismen als Ursache der Hypotonie hin. Dafür spricht auch, daß EKG und Pulsfrequenz zunächst unverändert bleiben.
Eine Erklärungsmöglichkeit ergibt sich aus der Tatsache, daß sowohl hypovolämische Patienten, als auch Patienten mit eingeschränkter Regulationsfähigkeit der Gefäße betroffen sind.

THAUER (7) macht für die initiale Wirkung der Anaesthetika auf den Kreislauf die Entkoppelung jener zentralen Synapsen verantwortlich, welche für die Koordination von Herztätigkeit und Gefäßfunktion verantwortlich sind (Kreislaufüberwachungszentren).

Unter der Einwirkung von Anaesthetika - auch sehr kleiner Dosen! - wird im Zustand der Hypovolämie die "Kreislaufzentralisation" durchbrochen (keine Narkose im Schock!); bei den normovolämischen Gefäßkranken - am auffälligsten bei den Sklerotikern - folgt das Blut der Schwerkraft schneller, als die Gefäße sich zu kontrahieren vermögen. In beiden Fällen resultiert eine schwere Blutverteilungsstörung; der venöse Rückstrom ist nicht mehr gesichert.

In Abhängigkeit vom absoluten Volumenbestand vermag der Organismus den venösen Rückstrom mehr oder weniger schnell wiederherzustellen; manchmal allerdings nicht mehr rechtzeitig genug, Hypovolämische Sklerotiker sterben in dieser Phase, wenn nicht vasopressorisch wirkende Pharmaka eingesetzt werden.
Eine Korrektur der Hypovolämie durch Volumeneinfuhr würde zu lange dauern. Auch eine sofortige Kopftieflagerung bringt den venösen Rückstrom nicht schnell genug ingang.

Noch wissen wir nicht, wielange diese Störung der Kreislaufkoordination anhält. Wir wissen jedoch, daß diese unter einer Hypervolämie von 15 - 20% klinisch nicht in Erscheinung tritt.

Wenn ein "normales Blutvolumen" von 5 Litern nicht ausreicht, vermehrter Anforderung an die Kreislaufregulation, eben durch die Narkoseeinleitung, nachzukommen, dann ist es sinnvoll, bei den Patienten mit eingeschränkter Regulation des Gefäßsystems, das Blutvolumen rechtzeitig vor der geplanten Belastung um wenigstens 10% anzuheben.

Dazu müssen 500 ml Dextran 60 (Macrodex 6% ®) zügig infundiert werden. Das Blutvolumen steigt dadurch wenigstens um 500 ml, um etwa 10%.

Die Volumenwirkung ist größer, wenn im Organismus ausreichend schnellaustauschbare Extrazellular-Flüssigkeit zur Verfügung steht. Immobilisierte und/

oder Dehydrierte haben nicht genug davon, wir geben dann vor dem Dextran 60 500 ml Ringer-Lactat zügig i. v.

Wenn die Ringer-Lactat-Lösung 2 std. die Dextran 60-Infusion 1 std vor Narkosebeginn für jeweils 60 min laufen, erreicht man damit eine Volumenwirkung, die 500 ml übersteigt. Man erreicht damit Kreislaufstabilität während der Narkoseeinleitung (Abb. 2), während einer Umlagerung und bei geringen Blutverlusten.

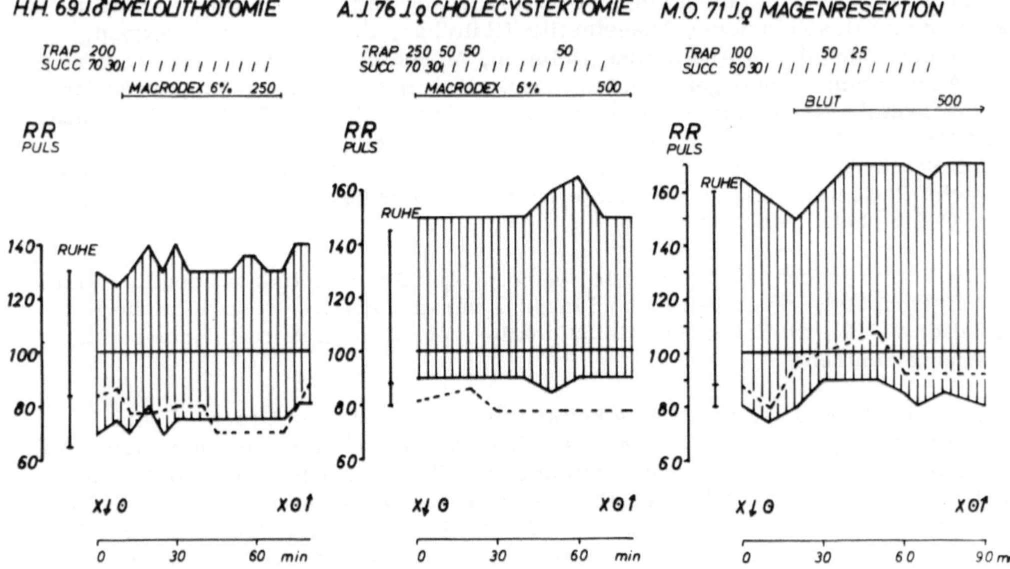

Abb. 2. Kreislaufstabilität unter prophylaktischer Hypervolämie, s. a. 1, 3, 4, 5 und 6 d. Literatur

Unter dieser prophylaktischen Hypervolämie (Kirchner) reagiert der gefäßkranke Organismus wie ein gefäßgesunder. Blutverluste werden durch eine Einengung der Amplitude angezeigt. Dadurch wird es möglich, Blutverluste Tropfen für Tropfen zu ersetzen. Die Urinproduktion kann durch die Infusion von Ringer-Lactat gesteuert werden.
Der zentrale Venendruck (CVP) ändert sich nur, wenn das Dextran 60 zu schnell einläuft.

Die prophylaktische Hypervolämie wirkt weit in die postoperative Phase hinein. Sie verhindert das Auftreten von Verwirrtheitszuständen, weil Blutdruckschwankungen ausfallen. Sie schafft optimale Voraussetzung für eine frühzeitige Mobilisierung der Patienten.

Literatur

1. KIRCHNER, E.: Langenbecks Arch. klin. Chir. 298, 131 (1961)
2. KIRCHNER, E.: Bruns' Beitr. klin. Chir. 203, 462 (1961)
3. KIRCHNER, E.: "Induzierte Hypervolämie" und "kontrollierte Volumenanpassung", Habilschr. Marburg 1965

4. KIRCHNER, E.: Blutkreislauf. In: Schwaiger, Rodeck, Staib: Kurzes Lehrbuch der allgemeinen Chirurgie. Stuttgart 1969
5. KIRCHNER, E.: Blutvolumen und Kapazität des Gefäßsystems bei alten chirurgischen Patienten. In: Anaesthesie in extremen Altersklassen, Bd. 47 der Reihe Anaesthesiologie und Wiederbelebung. Berlin 1970
6. KIRCHNER, E.: Hypervolämie zur Kreislaufstabilisierung, Bruns' Beitr. klin. Chir. 219, 97 (1971)
7. THAUER, R.: Kreislauf in Narkose. Verh. dtsch. Ges. Kreisl. Forsch. 23, 3 (1957)

DER BLUTDRUCKABFALL BEI DER NARKOSEEINLEITUNG UND SEINE BEHANDLUNG

Von J. Eichler, S. Röllinghoff und G. Schmitz

Der von WEESE und anderen Autoren beschriebene, aber auch von jedem Anaesthesisten immer wieder beobachtete Blutdruckabfall nach Einleitung einer Narkose ist als eine spezifische, pharmakodynamische Nebenwirkung des benutzten Narkotikums zu deuten. Da zu diesem Zeitpunkt ein Blutverlust durch die Operation noch nicht eingetreten ist, müssen initial Einwirkungen auf den Kreislauf vorliegen, die zu Verteilungsstörungen führen.

Wir stimmen mit KIRCHNER und HENSCHEL überein, daß Hypovolämie ein wesentlicher, für uns aber zusätzlicher, Faktor für das Ausmaß des Blutdruckabfalles sein kann. Die definitive Therapie des Blutdruckabfalles bei der Narkoseeinleitung wird im allgemeinen im Volumen-Ersatz bestehen. - Die Zufuhr dieser Lösungen muß aber unter Berücksichtigung des Allgemeinzustandes und vor allem auch des Alters des Patienten erfolgen. Somit kommt der Volumenersatz nicht sofort, sondern erst nach einer gewissen Latenzzeit, zur Wirkung. Diese Phase läßt sich durch die Gabe einer vasoaktiven, also kreislaufregulierenden Substanz, die den erforderlichen Blutdruck wiederherstellt, bis zur Wirkung der Volumenausfüllung überbrücken.
Für kurzdauernde Eingriffe, wie sie insbesondere in der Poliklinik vorkommen, kann auf die Infusion der Volumen-Ersatzflüssigkeit verzichtet werden, wenn Narkose und operativer Eingriff nur kurzdauernd sind,und durch das kreislaufregulierende Pharmaka der Ausgangswert des Blutdruckes bald wieder erreicht wird und stabil bleibt.

Diese Feststellung stellt keinen Rückfall in die Polypragmasie der Anwendung von Kreislaufmitteln und Analeptika dar, wie sie vor etwa 20 Jahren üblich war.

Von entscheidener Bedeutung ist aber, welche blutdrucksteigernde Substanz sich für sämtliche Formen der modernen Narkoseführung eignet. Wahrscheinlich würde die Gabe von Vasokonstriktoren in vielen Fällen völlig ausreichend sein, jedoch gehören diese fast ausnahmslos zur Gruppe der Katecholamine. Halogenierte Substanzen, wie auch das nahezu ideale Inhalationsnarkotikum Halothan, sensibilisieren das Herz gegen Katecholaminkörper. Chemische Verbindungen dieser Konfiguration sind also bei Verwendung halogenierter Inhalationsnarkotika - wie auch bei der Anwendung von Cyclopropan - kontraindiziert.

Aus diesen Überlegungen heraus wurde durch uns, insbesondere mit STEPHAN, seit 1960 u. a. auch das aus zwei synthetischen Theophyllinen bestehende Präparat "Akrinor" sowohl im Tierversuch als auch in der klinischen Anwendung geprüft (Abb. 1).

Vorwiegend werden bei uns die folgenden Narkosemethoden durchgeführt:

1. Hexobarbital - Halothan - Lachgas - Sauerstoff,
2. Epontol - Halothan - Lachgas - Sauerstoff,
3. Neuroleptanalgesie mit Epontol - Einleitung,
4. Neuroleptanalgesie (ohne vorherige Einleitung durch ein anderes Narkotikum).

Durch die Zunahme der Alterschirurgie - seit 1960 um 190% - nahm bei uns die Zahl der Neuroleptanalgesien zu.

In Übereinstimmung mit FISCHER und WEIS, HUTSCHENREUTER und SCHNEIDER, aber auch HÜDEPOHL und LEDERBOGEN sowie SCHLEUSING und BARTSCH stellten wir fest, daß "Akrinor" in Normothermie die Blutdruckamplitude deutlich vergrößert (Abb. 2). Auch in Hypothermie, bei der eine Abnahme der Blutdruck-

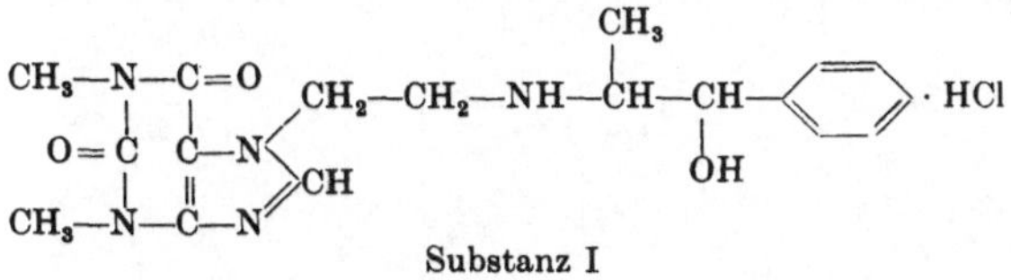

CH_3–N–C=O, O=C, C–N, CH, CH_3–N–C–N; CH_2–CH_2–NH–CH(CH_3)–CH(OH)–C_6H_5 · HCl

Substanz I

Chemisches Formelbild der Substanz I (7-[2'-(1''-Methyl-2''-hydroxy-2''-phenyl-äthyl)-amino-äthyl]-theophyllin-hydrochlorid)

CH_3–N–C=O, O=C, C–N, CH, CH_3–N–C–N; CH_2–CH_2–NH–CH_2–CH(OH)–C_6H_3(OH)(OH) · HCl

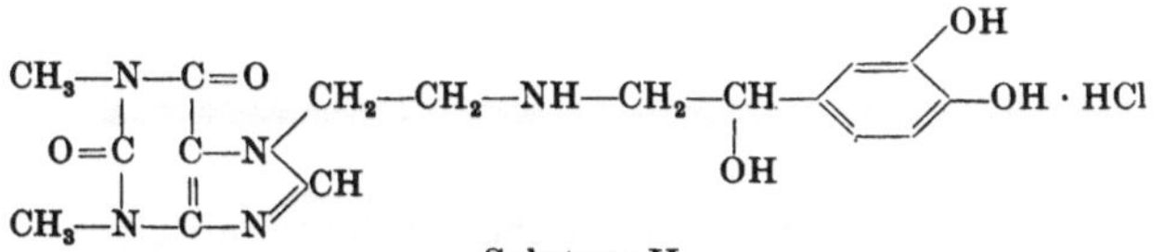

Substanz II

Chemische Formel der Substanz II (7-[2'-(2''-Hydroxy-2''-(3''', 4'''-dihydroxyphenyl)-äthyl-amino)-äthyl]-theophyllin - hydrochlorid)

Abb. 1. Strukturformeln der Substanzen I und II des Kreislaufanaleptikums "Akrinor"

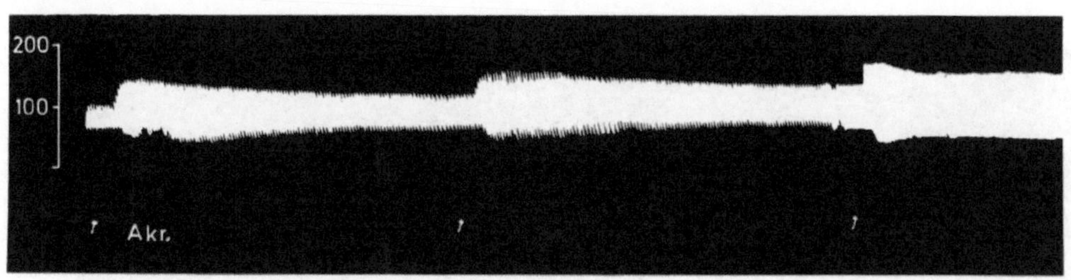

Abb. 2. Die Wirkung von "Akrinor" in Normothermie (Hund von 35 kg KG in Somnifennarkose).
Zeichen: ↗ Akr. = je 1,0 ml "Akrinor" i.v.
Wirkungseintritt jeweils 25 sec nach der Injektion

amplitude durch Erhöhung des peripheren Widerstandes auftritt, konnten wir, selbst nach einer herbeigeführten Hypovolämie durch Aderlaß beim Hund (bei einer Rektaltemperatur von 27,5°), eine deutliche Vergrößerung der Blutdruckamplitude beobachten (Abb. 3). In Hypothermie war zusätzlich eine weitgehende Regularisierung der Herztätigkeit nach vorher bestehender Arrthmie zu beobachten (Abb. 4).

Zur klinischen Anwendung:
Aufgrund unserer Tierversuche verwendeten wir seitdem routinemäßig "Akrinor" als nahezu einzige Substanz zur Regulierung des durch die Narkoseeinleitung bedingten Blutdruckabfalles.

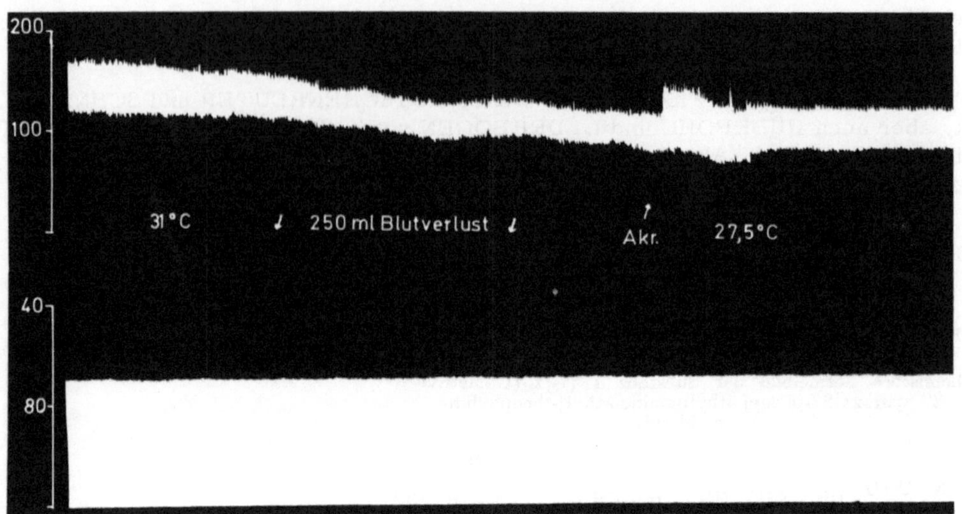

Abb. 3. Die Wirkung von "Akrinor" in Hypothermie nach 250 ml Blutverlust. (Hund von 15 kg KG in Somnifennarkose; nach Gabe einer lytischen Lösung).
Obere Kurve: Blutige Messung des Blutdruckes
Untere Kurve: Herzfrequenz, aufgezeichnet nach dem Ordinatenschreibprinzip nach LULLIES (Herzfrequenzmesser nach BENTHE).
Zeichen: ↗ Akr. = 0,5 ml "Akrinor" i. v.

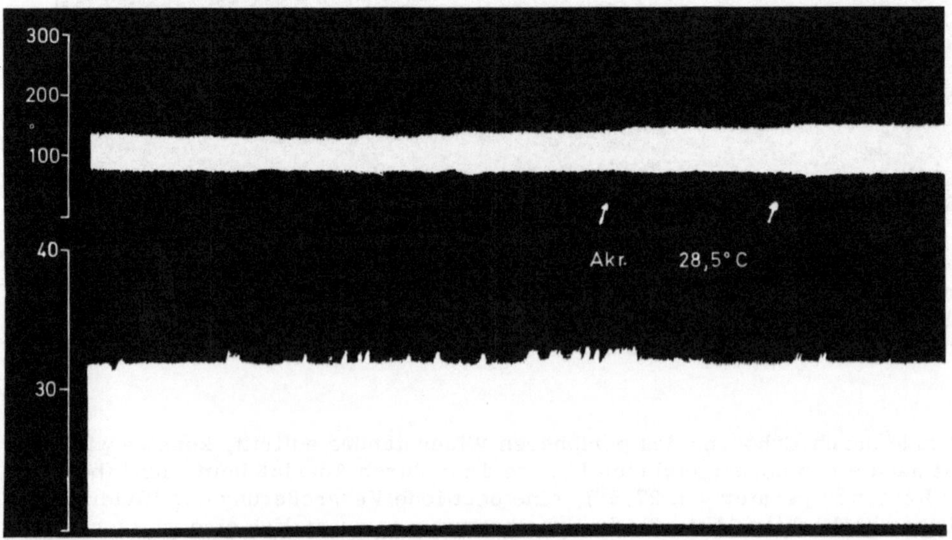

Abb. 4. Regularisierende Wirkung von "Akrinor" auf Herzrhythmusstörungen in Hypothermie. (Hund von 20 kg KG in Somnifennarkose).
Obere Kurve: Blutige Messung des Blutdruckes
Untere Kurve: Herzfrequenz (Ordinatenschreibprinzip nach LULLIES; s. auch Abb. 3).
Zeichen: ↗ Akr. = 0,5 ml "Akrinor" i. v.;
2: ↗ = 1,0 ml "Akrinor" i. v.

Tabelle 5. Übersicht über die Zahl der intravenösen Injektionen von "Akrinor" bei Blutdruckabfall nach Narkose einleitung von 1967 - 1971. In etwa 5% aller Narkosen wurde "Akrinor" zur Regularisierung des Blutdruckes injiziert. In der Tabelle nicht enthalten sind die während der Operationen verabfolgten Dosen (s. Text).
A = Akrinor; NLA = Neuroleptanalgesie

Jahr	Narkosen-Gesamtzahl	Narkosen mit Akrinor		Evipan-Halothan	Epontol-Halothan	NLA mit Epontol-Einleitung	NLA ohne Epontol-Einleitung
1967	1174	144	Akrinor	97		4	
			A + Vol. Ers. Lsg.	32		11	
1968	1310	120	Akrinor	63		4	
			A + Vol. Ers. Lsg.	39		14	
1969	2227	134	Akrinor	63	2	7	
			A + Vol. Ers. Lsg.	50		11	1
1970	2320	84	Akrinor	27	3	2	
			A + Vol. Ers. Lsg.	41	3	8	
1971	3616	40	Akrinor	8			
			A + Vol. Ers. Lsg.	26	5	1	
Gesamt	10 747	525 = 5%		446	13	62	1

Die Dosierung beträgt als Initialdosis 1 ml, langsam intravenös appliziert; in einzelnen Fällen wurde die Injektion eines 2. ml notwendig, wenn durch die erste Injektion keine ausreichende Wirkung erzielt wurde.

In den Jahren von 1967 bis 1971 wurden an der Chirurgischen Klinik der Medizinischen Akademie Lübeck insgesamt 10 747 Narkosen durchgeführt (Tabelle 5). Für 1967 erfolgte eine kontinuierliche Registrierung der Anwendung von "Akrinor" mit Sicherung der statistischen Signifikanz seiner Wirkung. Für den Berichtszeitraum von 1968 bis 1971 erfolgte eine summarische Erfassung der Anwendung.

Bei insgesamt 523 Patienten,= etwa 5%,wurde nach der Narkoseeinleitung "Akrinor" intravenös verabfolgt. Allein in 446 Fällen war dies bei den Hexobarbital - Halothan - Lachgas - Sauerstoff - Narkosen der Fall. Wir konnten feststellen, daß in 70% der Hexobarbital - Halothan - Narkosen der Blutdruck innerhalb der ersten 10 Minuten, wenn auch in unterschiedlichem Ausmaß, absank. - Bei den anderen Narkosemethoden, die zusammen nahezu 50% der Gesamtzahl der Narkosen ausmachten, war die Gabe von "Akrinor" in weit selteneren Fällen angezeigt.
Im Berichtszeitraum 1967 war bei den Hexobarbital - Halothan - Narkosen, bei denen "Akrinor" verabfolgt wurde, der systolische Blutdruck um etwa 40 mm Hg und der diastolische um 14 mm Hg abgefallen. Der Abfall bei den anderen Narkosemethoden betrug systolisch nur bis zu 30 mm Hg und diastolisch bis zu 13 mm Hg.
In der Tabelle aufgeführt sind nur die "Akrinor"-Gaben bei Blutdruckabfällen unmittelbar nach der Narkoseeinleitung. Auch im Verlauf der Narkose bzw. Operation wurde in etwa der gleichen Häufigkeit Akrinor zur Regularisierung des Blutdruckes injiziert. Dies geschah insbesondere dann, wenn nach Infusionen von Volumen-Ersatzlösungen ein ausreichender Blutdruckanstieg noch nicht eingetreten war. In diesen Fällen stellten wir oft erst nach der Gabe von "Akrinor" eine Regularisierung und lange Stabilisierung des Kreislaufes über das Ende der Operation hinaus fest.

WEESE, sowie ERBSLÖH und LÖHR beschrieben in der Hexobarbital-Narkose einen Abfall des arteriellen Mitteldruckes um 15 mm Hg. Daraus ist zu entnehmen, daß die Höhe der Blutdrucksenkung in den von uns untersuchten Hexobarbital - Halothan - Narkosen auf die kombinierte Wirkung beider Substanzen zurückzuführen ist. Dabei beeinflußt Halothan den Blutdruck stärker als Evipan. In nicht einem Fall wurde aber - bei gleichzeitiger Verwendung von Halothan - eine Sensibilisierung des Herzens durch die vasoaktive Substanz "Akrinor" beobachtet, so daß aufgrund unserer Erfahrungen dieses Präparat auch bei der Verwendung von Halothan unbedenklich verwendet werden kann.

Zusammenfassend kann festgestellt werden, daß "Akrinor" sich gut zur Behandlung des Blutdruckabfalles bei der Narkoseeinleitung eignet. Der Kreislauf stabilisiert sich unter Anhebung des Blutdruckes und Vergrößerung der Amplitude. Bei der Infusion von Volumen-Ersatzmitteln überbrückt "Akrinor" die Zeit bis zum Wirksamwerden der Infusion. Handelt es sich um nur kurzdauernde Eingriffe in der Poliklinik, kann u. E. auf die Anwendung eines Volumen-Ersatzmittels verzichtet werden, da durch die Gabe von "Akrinor" eine langanhaltende Stabilisierung des Kreislaufes erreicht wird.

Literatur

1. EICHLER, J., STEPHAN, G.: Klinische und tierexperimentelle Untersuchungen mit einem kreislaufanaleptischen Aminoalkyltheophyllin (Akrinor) in Normo- und Hypothermie. Anaesthesist 13, 254 (1964)
2. ERBSLÖH, J., LÖHR, G. W.: Erfahrungen mit Evipan-Langnarkose bei gynäkologischen Operationen. Zentralblatt f. Gyn. 1952, S. 29
3. FISCHER, F., WEIS, K. H.: Experimentelle Kreislaufuntersuchungen und klinische Erfahrungen mit zwei Theophyllin-Derivaten. Anaesthesist 14, 147 (1965)
4. HENSCHEL, W. F., BUHR, G.: Kreislaufuntersuchungen während der Propanidid-Kurznarkose. Springer: Berlin-Heidelberg-New York 1965, S. 227
5. HÜDEPOHL, M., LEDERBOGEN, K.: Klinische Prüfung eines Kreislaufmittels mit neuartigem Wirkungscharakter und Langzeiteffekt. Med. Klinik 1962, S. 2143
6. HUTSCHENREUTER, K., SCHNEIDER, M.: Über ein Kreislaufanaleptikum mit neuartigem Wirkungscharakter. Anaesthesist 11, 129 (1962)
7. KIRCHNER, E.: Die Behandlung der akuten tonischen Kreislaufinsuffizienz. Bibl. haemat. (Basel) 16, 127 (1963)
8. SCHEUNEMANN, S.: Der Blutdruckabfall bei der Narkoseeinleitung und seine Anhebung durch ein kombiniertes Theophyllinderivat: Akrinor. Inauguraldissertation, Lübeck, 1968
9. SCHLEPPER, M., WITZLEB, E.: Coronardurchblutung und O_2-Verbrauch des Warmblüterherzens unter dem Einfluß eines Kreislaufanaleptikums mit neuartigem Wirkungscharakter. Arzneimittelforschung 9, 311 (1959)
10. SCHLEUSING, G., BARTSCH, Ch.: Die Wirkung von synthetischen Theophyllin-Derivaten mit kreislaufwirksamen Molekülgruppen auf das Verhalten von Blutdruck, Pulsfrequenz sowie auf das EKG bei Kreislaufgesunden und Kreislaufkranken. Arzneimittelforschung 13, 470 (1963)
11. WEESE, H.: Pharmakologie des intravenösen Kurznarkotikums Evipan-Natrium. Deutsch. med. Wschr. 59, 47 (1933)

KLINISCHE STUDIE ÜBER ZUSAMMENHÄNGE ZWISCHEN HERZRHYTHMUS-STÖRUNGEN UND HALOTHANKONZENTRATION IM PATIENTENBLUT

Von J.-P. Striebel, J. Mayr und B. Frey

Das Auftreten von Komplikationen während und nach operativen Eingriffen läßt sich trotz Verbesserung der Anaesthesiemethoden nicht sicher ausschließen. Die Auswertung von rund 30 000 Narkoseprotokollen des eigenen Institutes erbrachte, daß Herzrhythmusstörungen im intra- und postoperativen Verlauf als Komplikation in ihrer Häufigkeit hinter den Hypotensionen an zweiter Stelle liegen. Im wesentlichen sind Tachyarrhythmien, Extrasystolien und Überleitungsstörungen zu nennen.

Bei den ausgewerteten Narkosen handelte es sich vorwiegend um Kombinationsnarkosen mit Verwendung von Lachgas/Sauerstoff unter Zusatz von Halothan und Muskelrelaxantien.

Die Analyse unserer eigenen Datenverarbeitung und die Untersuchungsergebnisse anderer Autoren veranlaßten uns eine klinische Studie durchzuführen mit dem Ziel, die Zusammenhänge zwischen dem Auftreten von Herzrhythmusstörungen und verschiedenen Halothankonzentrationen im Patientenblut aufzuklären. Ferner strebten wir eine Formanalyse der Arrhythmien in ihrer Zuordnung zur Halothankonzentration an.

Das Patientengut umfaßte alle Altersgruppen von 20 bis 80 Jahren und beide Geschlechter. Die Patienten wurden nach Barbiturat-Einleitung mit Lachgas/Sauerstoff sowie Halothan narkotisiert, zur Relaxierung benutzten wir nichtdepolarisierende Substanzen. Intraoperativ wurde auf die intravenöse Gabe von Vagolytika und Sympathomimetika verzichtet.

Von den heute zur Verfügung stehenden Geräten verwendeten wir das von der Firma Simonsen und Weel hergestellte EKG-Arrhythmie-Computergerät. Es besteht aus drei wesentlichen Hauptteilen:

1. Memory twinscop mit EKG-Verstärker und 1-Kanal-Registrierschreiber
2. EKG-Arrhythmie-Computer Typ EAC 804 und
3. einem Spezial-Arrhythmie-Registrierschreiber

Das eingegebene und verstärkte Signal wird zur dokumentarischen Registrierung einem 1-Kanal-Wachsschnellschreiber zugeleitet und gleichzeitig auf einem 2-Kanal-Oszilloskop in Form eines gespeicherten, gleichzeitig gering verzögerten, aber stehenden EKG-Signals sichtbar. Vom EKG-Verstärker erfolgt die Weiterleitung zum Arrhythmie-Computer, der jedes Signal nach drei Kriterien beurteilt und es mit einem Bezugswert vergleicht. Als Kriterien gelten:

1. die Größe des RR-Abstandes
2. Die Werte der R-Zacke an der Basis und
3. das Flächenintegral des QRS-Komplexes vom Beginn der R-Zacke über eine Zeit von 300 msec in Laufrichtung integriert.

Die ermittelten Werte werden dann zu einem Repräsentativ-EKG in Beziehung gesetzt, das zu Beginn der Untersuchung in den Computer eingespeichert wurde. Alle Abweichungen vom Repräsentativ-EKG die über 20% hinausgehen, werden als Veränderung in sog. Logikzuständen angezeigt. Bei kurzfristigen starken Frequenzänderungen ohne Abweichungen in den drei Kriterien adaptiert sich das Gerät nach vier Schlägen. Langsame Frequenzänderungen werden nicht als Veränderungen des Grundrhythmus registriert.

Die vom Computer ausgewerteten Signale werden einem Spezialregistriergerät mit besonderem Registrierpapier zugeführt. Es handelt sich hierbei um einen Flachbahnkompensationsschreiber, der die in vier Logikzuständen zusammengefaßten Kombinationsmöglichkeiten der ausgewerteten Kriterien in der Minute einmal abfragt und zusätzlich die aktuelle Frequenz ausdruckt.

Unter Logik 1 versteht man die Kombination von normalem RR-Abstand und veränderter QRS-Weite und unverändertem Flächenintegral. Man erfaßt damit alle supraventrikulären Extrasystolen.

Logik 2 beinhaltet unveränderte RR-Abstände mit veränderten QRS-Weiten und verändertem Flächenintegral, es erfaßt z. B. ventrikuläre Extrasystolen ohne kompensatorische Pause.

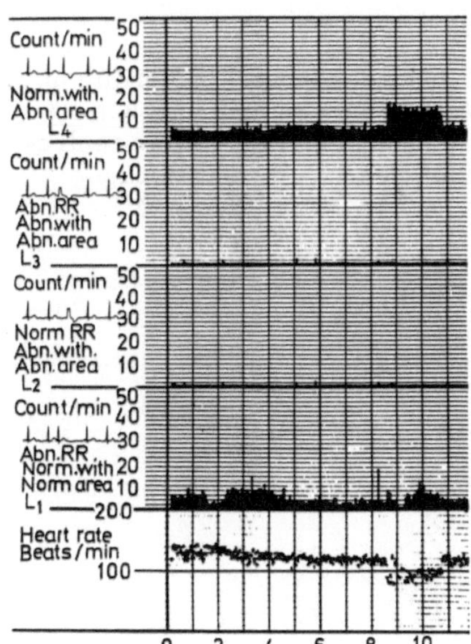

Abb. 1. Spezialregistrierpapier des Flachbahnschreibers

Logik 3 enthält die Kombination veränderter RR-Abstand, veränderte QRS-Weite und verändertes Flächenintegral und erkennt damit ventrikuläre Extrasystolen mit kompensatorischer Pause.

Schließlich der Logikzustand 4, der veränderte Flächenintegrale bei unveränderter QRS-Weite unabhängig vom RR-Abstand erkennt und damit alle Veränderungen im ST-Bereich bzw. früheinfallende ventrikuläre Extrasystolen ausschreibt.

Die Registrierung erfolgt mit verschiedenen Papiervorschubgeschwindigkeiten auf einem Spezialpapier auf dem die vier Logikzustände und eine Rubrik für die Herzfrequenz vorgedruckt sind. Die Anzahl der Veränderungen sind innerhalb des Abfragezyklus als Veränderung pro Minute mit Strichen entsprechend der Länge wiedergegeben. Werden keine Abweichungen vom Bezugs-EKG gemessen, registriert der Schreiber dies durch einfache Punktmarkierung (Abb. 1).

Die Ermittlung der Halothankonzentration im Narkosegas und im Venenblut der Patienten erfolgte mittels gas-chromatographischer Bestimmung. Die Gas-Chromatographie stellt die empfindlichste Nachweismethode für Inhalationsnarkotika dar. Wir verwendeten die Technik der Dampfraum-Analyse, wobei die Halothankonzentration im venösen Patientenblut und im Einatmungsschenkel des Narkoseapparates gemessen wurde. Die äußerste Nachweisgrenze betrug 0, 2 p.p.m.

Die Auswertung der Ergebnisse unserer Messungen, die sich allerdings bis heute noch nicht auf die notwendige Anzahl von Untersuchungen beziehen können, lassen noch keinen eindeutigen Schluß über die Häufigkeitsverteilung einzelner Rhythmusstörungen zu. Zum heutigen Zeitpunkt lassen sich lediglich zwei verschiedene Patientengruppen unterscheiden:
In der Patientengruppe im Altersbereich zwischen 20 bis 40 Jahren kommt es zu einer deutlichen Häufung von Herzrhythmusstörungen bei Halothankonzentrationen im Verdampfergemisch von 0, 3 Vol. %, die bei Erhöhung der Halothankonzentration auf 0, 5 Vol. % und darüber deutlich abnehmen.

In der zweiten Patientengruppe zwischen 60 und 80 Jahren kommt es bereits unter Halothankonzentrationen von 0, 3 Vol. % im Verdampfer zu einer großen Häufung von Herzrhythmusstörungen, die sich bei Erhöhung der Halothankonzentration zunehmend verstärken und nur durch Reduktion der Halothanzumischung verschwinden (Abb. 2).

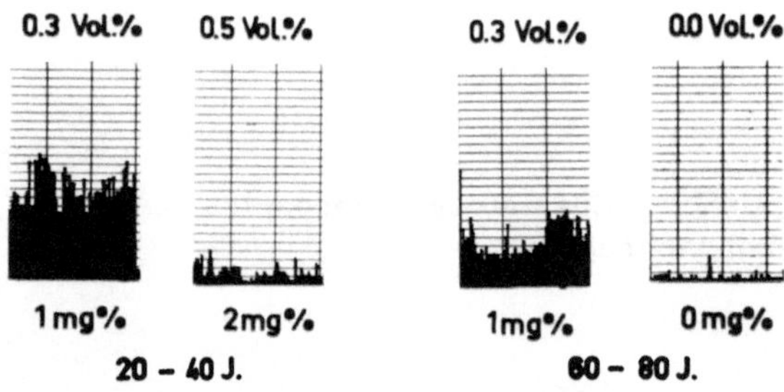

Abb. 2. Häufigkeitsverteilung von Rhythmusstörungen bei zwei Patientengruppen in Relation zur Halothankonzentration

In der Gruppe der jüngeren Patienten haben wir hauptsächlich Tachyarrhytmien und supraventrikuläre Extrasystolen registriert. Die Zunahme derartiger Rhythmusstörungen in der Patientengruppe deutet auf eine zu flache Narkoseführung mit unzureichender Sympathikusdämpfung hin.

Im älteren Patientengut kommt es zu deutlichen Veränderungen im ST-Streckenbereich, ferner treten gehäuft ventrikuläre Extrasystolen z. T. salvenartig auf. Diese Veränderungen wollen wir vorwiegend auf die negativ inotrope Wirkung des Halothans sowie auf eine Verminderung der coronaren Perfusion zurückführen.

Bei kritischer Wertung der bisherigen Ergebnisse scheint eine weitergehende Aussage derzeit nicht möglich, insbesondere läßt sich die Formanalyse der Arrhythmien noch keinen bestimmten Halothankonzentrationen zuordnen.

Da wir alle Untersuchungen durch eine fortwährende EKG-Registrierung kontrollierten, fielen mehrfach falsch positive Ergebnisse des Computers auf. Die Ursache liegt teilweise in äußeren elektrischen Störungen, mehrfach wurden aber auch computereigene Fehlregistrierungen beobachtet.

Einschränkend muß man daher feststellen, daß der gegenwärtige technische Stand des Arrhythmie-Computers als nicht geeignet für die Untersuchung größerer Patientenserien angesehen werden kann, wenn auch das Auswertungsprinzip eine geeignete Möglichkeit darstellt, die Frage nach dem Auftreten von Rhythmusstörungen bei verschiedenen Halothankonzentrationen zu klären.

Zusammenfassung

Die Auswertung von 30 000 Narkoseprotokollen erbrachte, daß Rhythmusstörungen als intra- und postoperative Komplikation an zweiter Stelle nach den Hypotensionen liegen.

Mit einer neuartigen EKG-Arrhythmie-Computer Meßeinheit wurde versucht, die Zusammenhänge bei Kombinationsnarkose zwischen dem Auftreten von Herzrhythmusstörungen und Halothan aufzuklären. Beim derzeitigen Untersuchungsstand konnte festgestellt werden, daß es in der Altersgruppe 60 - 80 Jahre bereits bei geringen Halothankonzentrationen zur Häufung von ventrikulären z. Teil salvenartigen Extrasystolien kommt, während in der Altersgruppe 40 - 60 J. mit Erhöhung der Halothankonzentration auf 0, 5 Vol. % die Häufung von Tachyarrhythmien und supraventrikulärer Extrasystolen deutlich abnahm. Eine Formanalyse in ihrer Zuordnung zur Halothankonzentration konnte bislang nicht erstellt werden.

UNTERSUCHUNGEN ÜBER NIERENFUNKTION BEI ANAESTHESIE MIT METHOXYFLURAN

Von U. Ackermann, J. Bushe, H. Foitzik und P. Lawin

Nach Methoxyfluran-Anaesthesie sind in den letzten Jahren Nierenfunktionsstörungen beschrieben worden. Ziel vorliegender Untersuchung war es daher:

1. den Effekt der Methoxyflurane-Anaesthesie auf wichtige Parameter der Nierenfunktion zu prüfen und
2. in einer Vergleichsuntersuchung den Effekt der Methoxyflurane-Anaesthesie auf diese Parameter dem Verfahren der Neurolept-Analgesie gegenüberzustellen.

Methodik

Zur Untersuchung kamen 50 Patienten.
25 Patienten erhielten eine Methoxyflurane-Kombinations-Narkose, weitere 25 eine Neuroleptanaesthesie. Über das Krankengut gibt die Tabelle 1 Aufschluß:

Tabelle 1

Anaesthesieabteilung d. A. K. Altona in Hamburg

Alter		
max.	min.	Durchschnitt
60J.	17J.	41J.

Geschlecht		
männl.	weibl.	gesamt
32	18	50

Der älteste Patient war 60 Jahre, der jüngste 17 Jahre alt. Es handelt sich um 32 Männer und 18 Frauen.
Im wesentlichen wurden bei den Patienten Laminektomien durchgeführt.
Sie erhielten am 1. postoperativen Tag Infusionen mit äquilibrierten Lösungen und wurden danach überwiegend oral ernährt.
In der Methoxyflurane-Gruppe wurde nach üblicher Praemedikation mit Atropin und Thalamonal die Anaesthesie mit Thiobutabarbital in einer Dosierung von 5 mg/kg Körpergewicht und Succinyl-bis-Colinchlorid (1 mg/kg Körpergewicht) eingeleitet. Nach Intubation wurde die Anaesthesie fortgeführt mit einem Gasgemisch von 2,8 l N_2O, 1,2 l O_2 und Methoxyflurane.

Die Methoxyflurane-Konzentration wurde mit 0,3 Vol.% beginnend auf maximal 1,0 Vol.% erhöht und dann mit 0,1 bis 0,5 Vol.% erhalten.
Alle Patienten wurden kontrolliert im halbgeschlossenen System beatmet.
Als Relaxans wurde Pancuronium in einer Dosierung von 0,1 mg/kg Körpergewicht verwendet.
Die Praemedikation in der Neuroleptanalgesie-Gruppe entsprach der der vorigen. Zur Einleitung in dieser Gruppe wurden 80 - 120 ml einer Infusionslösung langsam infundiert. Die Dosierung betrug hierbei etwa 10 mg DHB und 0,2 mg Fentanyl.
Bei Bedarf wurde Fentanyl nachinjiziert. Zur Relaxierung wurde gleichfalls Pancuronium verwendet.

Die Auswahl der Anaesthesieverfahren war zufällig, Patienten mit Vorerkrankungen an Niere, Herz, Lunge oder Kreislauf wurden ausgeschlossen.

Folgende Parameter wurden untersucht:

1. Serumelektrolyte, Harnstickstoff und Kreatinin im Serum, Osmolalität im Serum, Serumtransaminasen und Haematokrit.
2. Urinausscheidung, Urinelektrolyte, Urinosmolalität, Proteine im Urin, Urobilinogen und Sedimente.

Es wurden jeweils 24 Stunden vor Op. und am 1., 2. und 3. postoperativen Tag diese Parameter gemessen. Zur statistischen Analyse mit dem Friedmann-Test gelangten die Serumelektrolyte, Harnstickstoff und Kreatinin im Serum, die Urinelektrolyte Natrium und Kalium sowie die Osmolalität im Urin.

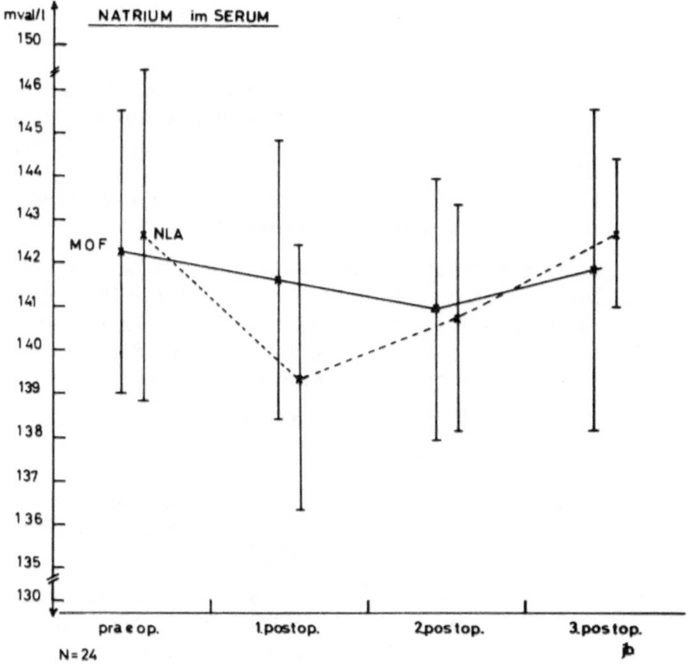

Abb. 1

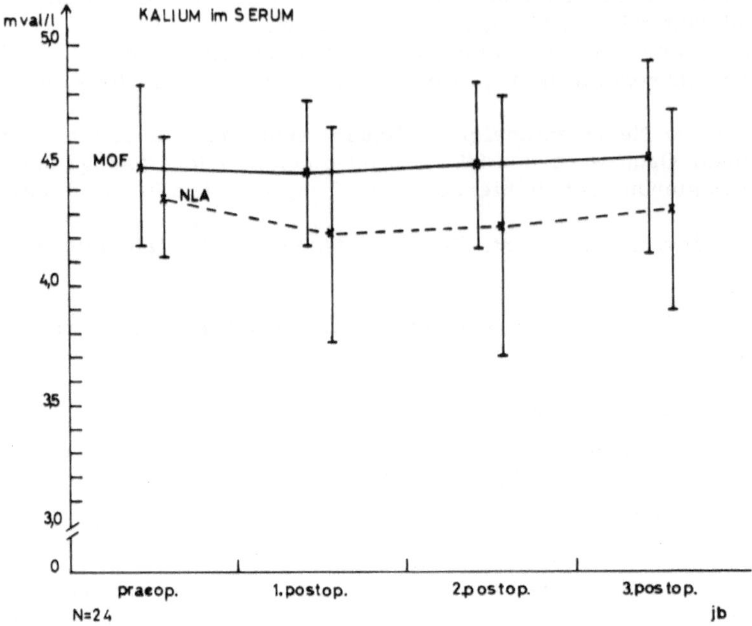

Abb. 2

Folgende Ergebnisse wurden erreicht:

1. Wie in Abb. 2 zu sehen ist, fällt das Serum-Natrium sowohl in der Gruppe mit Methoxyflurane wie auch in der Neuroleptanaesthesie-Gruppe am 1. postoperativen Tag gegenüber dem praeoperativen Ausgangswert um ca. 1- bzw. 5 mval/l ab.
   Diese Differenz ist jedoch nicht signifikant! Am 3. postoperativen Tag wurde der praeoperative Wert in beiden Gruppen wieder erreicht.

2. Die Serum-Kalium-Werte lagen in der Methoxyflurane-Gruppe prae- und postoperativ konstant mit minimalen Schwankungen um 4,5 mval, in der Neuroleptanaesthesie-Gruppe kam es am 1. postoperativen Tag zu einem leichten Abfall auf 4,2 mval/l, am 3. postoperativen Tag betrug der mittlere Kaliumwert 4,3 mval/l, der Ausgangswert ist somit nicht ganz erreicht (Abb. 2).

3. Der praeoperative Serum-Chlorid-Wert in der Methoxyflurane-Gruppe beträgt 103 mval/l, und sinkt dann am 1., 2. und 3. postoperativen Tag auf 101 mval/l nicht signifikant ab.
   Der Ausgangswert wird also nicht wieder erreicht. In der NLA-Gruppe beträgt der praeoperative Wert 105 mval/l. Postoperativ wird dieser Wert nach geringfügigem Absinken am 4. Tag wieder erreicht (Abb. 3).

4. Die praeoperativen Harnstickstoffwerte sind in beiden Gruppen ähnlich. Postoperativ kommt es zu einem geringfügigen Abfall, wobei am 3. postoperativen Tag in der MOF-Gruppe nach einem nicht signifikanten Anstieg der Ausgangswert erreicht un in der Gruppe mit NLA leicht überschritten wird (Abb. 4).

mval/l
CHLORIDE im SERUM
110
109
108
107
106
105
104
103
102
101
100
99
98
97
96
95
0
NLA
MOF
praeop.
1.postop.
2.postop
3.postop.
jb

Abb. 3

24
HARNSTOFF-N
20
19
18
17
16
15
14
13
12
11
10
9
8
0
MOF
NLA
N=24
praeop.
1.postop.
2.postop.
3.postop.
jb.

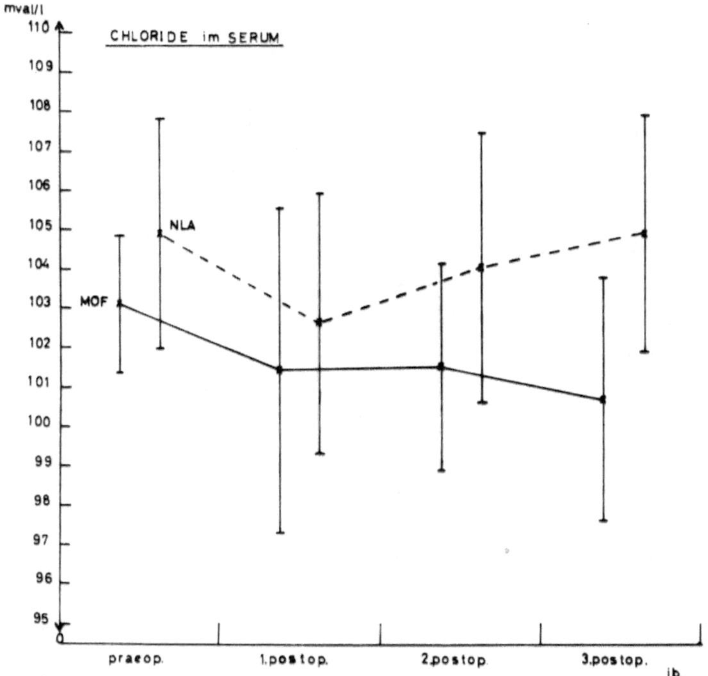

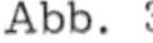

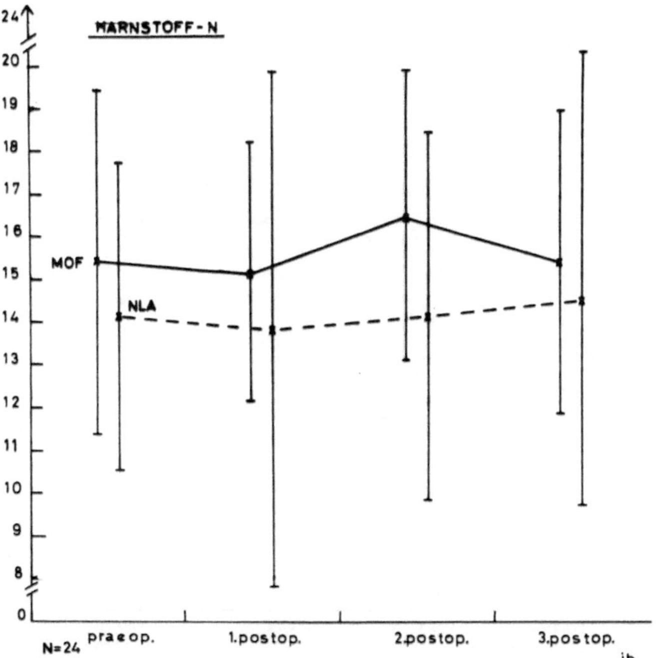

Abb. 4

mg/100ml
KREATININ im SERUM
1,2
1,1
1,0
0,9
0,8
0,7
0
MOF
NLA
praeop.
1.postop.
2.postop.
3.postop.
N=24
jb.

Abb. 5

ml
AUSSCHEIDUNG
1200
1100
1000
900
800
700
600
0
NLA
MOF
praeop.
1. postop.
2. postop.
3. postop.
N=24
jb.

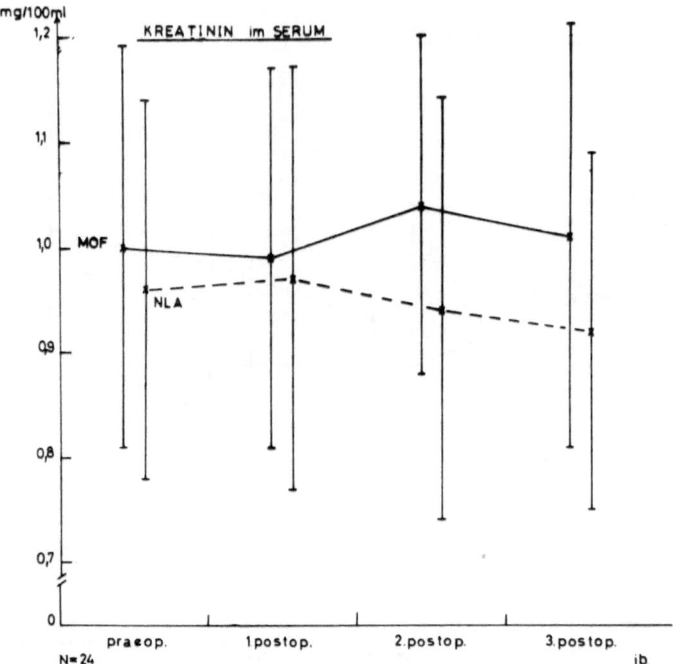

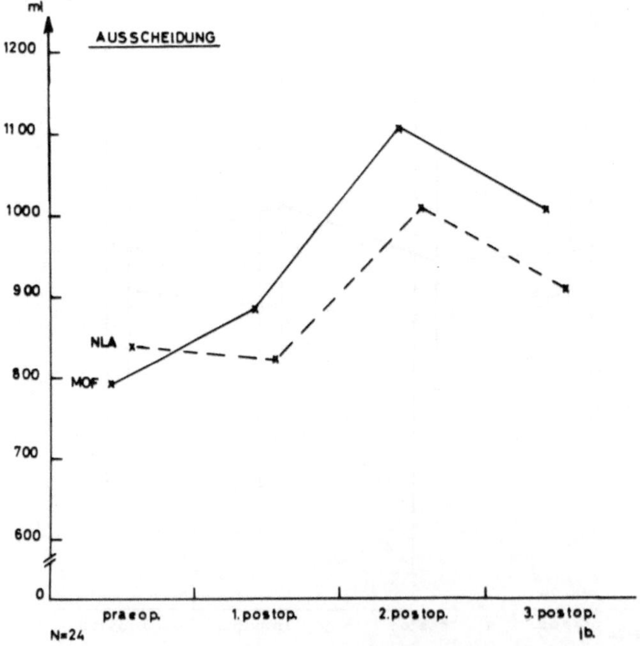

Abb. 6

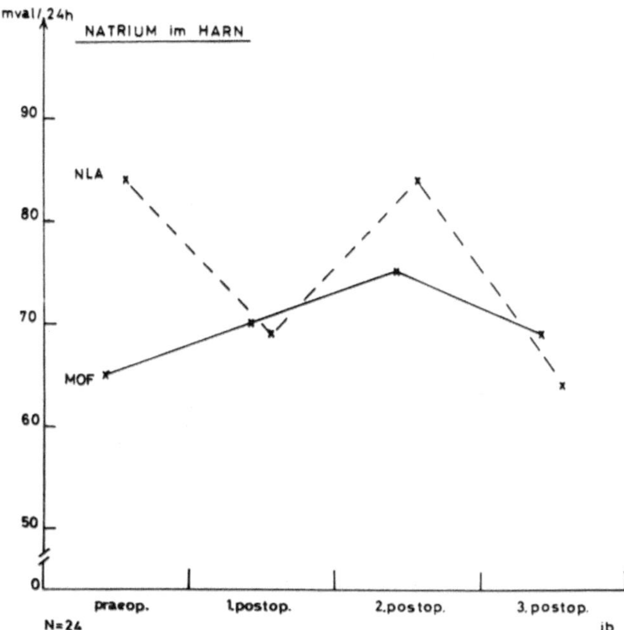

Abb. 7

5. Die Serum-Kreatininwerte lagen in beiden Gruppen praeoperativ im Normbereich. Nach geringfügigen Schwankungen am 1. postoperativen Tag kam es in beiden Gruppen zu einem nicht signifikanten Anstieg bzw. Absinken über den Ausgangswert hinaus (Abb. 5).

6. Die tägliche Urinausscheidung betrug am praeoperativen Tag in der MOF-Gruppe ca. 800 ml, stieg auf ca. 1100 ml an und betrug am 3. postoperativen Tag ca. 1000 ml. Die Urinausscheidung nach NLA betrug zu Beginn ca. 850 ml. stieg bis zum 2. postoperativen Tag auf 1000 ml an und betrug am 3. postoperativen Tag ca. 900 ml (Abb. 6).

7. Die Natriumausscheidung zeigt bei relativ großer, auf dem Dia nicht vermerkter Standardabweichung einen leichten Anstieg der unter die Norm erniedrigten Werte in der MOF-Gruppe an den postoperativen Tagen und in der NLA-Gruppe nach Schwankungen einen geringen, nicht signifikanten Abfall (Abb. 7).

8. Die Kaliumausscheidung liegt praeoperativ in beiden Gruppen im unteren Normbereich und zeigt nur geringfügige postoperative Schwankungen, und zwar einen nicht signifikanten Anstieg bzw. Abfall (Abb. 8).

9. Die Urinosmolalität betrug praeoperativ in der Gruppe mit MOF 612 mosm/l und stieg postoperativ insignifikant auf 672 mosm/l an. Die Unterschiede zwischen den prae- und postoperativen Werten in der Gruppe mit NLA sind noch geringfügiger.
Nach einem leichten Absinken am 1. postoperativen Tag wird am 3. der Ausgangswert praktisch wiedererreicht (Abb. 9).

mval/24h
KALIUM im HARN
80
70
60
50
40
0
NLA
MOF
praeop.
1.postop.
2.postop.
3.postop.
N=24
jb.

Abb. 8

mosm/l
800
OSMOLALITÄT im HARN
NLA
700
MOF
600
500
praeop.
1.postop.
2.postop.
3.postop.
N=24
jb.

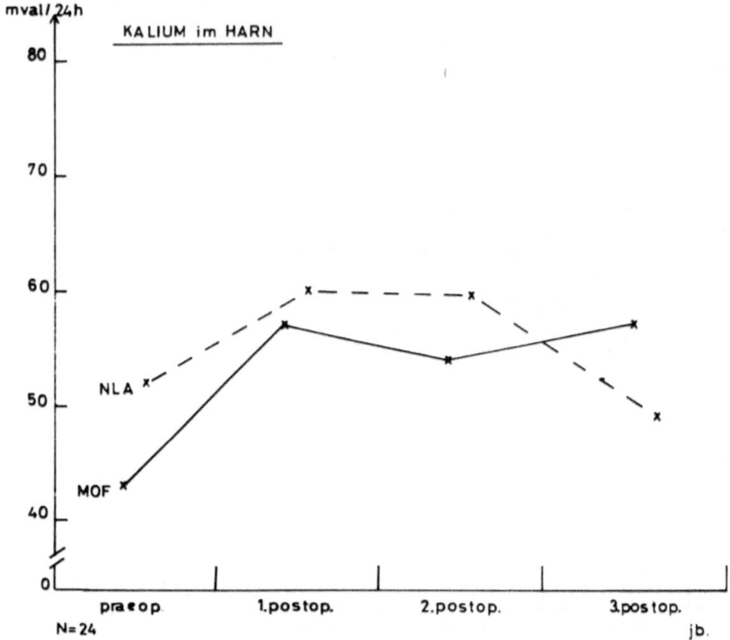

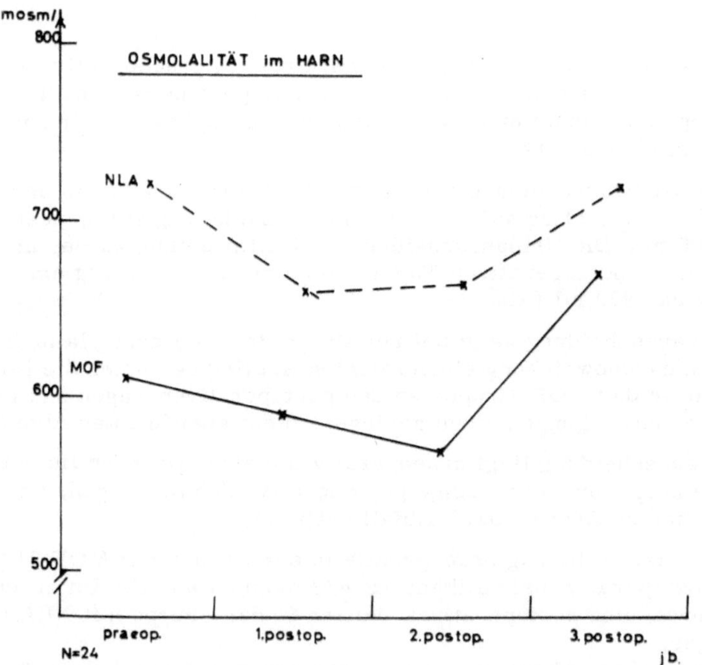

Abb. 9

Man kann somit abschließend sagen, da

1. alle gemessenen Parameter innerhalb der Norm liegen,
2. keine signifikanten Veränderungen auftreten und
3. keine großen Unterschiede in den Parametern der beiden Vergleichsuntersuchungen bestehen,

daß Methoxyflurane bei einer Konzentration bis zu maximal 1,0 Vol.% keine Beeinflussung auf die Nierenfunktion hat.

DIE ANAESTHESIE BEI DER IMPLANTATION EINES CAROTIS-SINUS-NERVEN-STIMULATORS

Von W. Büttner und L. Havers

Die Stimulation des Carotis-sinus-Nerven löst den Carotis-sinus-Reflex aus. Der Erfolg ist eine Senkung des Blutdruckes und der Herzfrequenz sowie eine geringe Vertiefung und Verlangsamung der Atmung. Die Stimulation wird angewendet bei Patienten, die entweder an einer hochgradigen Coronarinsuffizienz mit medikamentös nicht beherrschbaren Angina-pectoris-Anfällen oder an einer ebenso therapieresistenten excessiven Hypertonie leiden. Das Therapieziel bei diesen Patienten ist, die Belastung des Herzens zu verringern und die myocardiale Sauerstoffversorgung relativ zu verbessern, indem Herzfrequenz und Systemdruck gesenkt werden. Im Gegensatz zu diesem Therapieziel stehen die Maximen, die LAWSON (1970), BRAUNWALD (1967), SCHWARTZ (1967) für die Anaesthesie-Führung bei diesen Patienten erwähnt haben. Es wird gefordert, daß:

1. der arterielle Druck sowohl systolisch als auch diastolisch nicht mehr als 10 - 15 mm Hg von den langfristig praeoperativ ermittelten Werten abweichen soll,
2. eine Vagotonie-bedingte Brydycardie vermieden oder sofort medikamentös behoben werden müsse, und daß
3. eine tiefe Narkose zu verhindern sei, weil in ihr eine Prüfung des Carotis-sinus-Reflexes nicht möglich sei.

Der Widerspruch zwischen verfolgtem Therapieziel und anaesthesieologischen Forderungen hat uns zur Überprüfung veranlaßt. Wir führten unsere Untersuchungen in den Jahren 1968 bis 1972 an 24 Patienten durch. Sie wurden der Therapie mit einem Carotis-sinus-Nerven-Stimulator zugeführt, weil bei ihnen Angina-pectoris-Anfälle trotz intensiver medikamentöser Therapie persistierten, pathologische elektrocardiographische Veränderungen zumindest unter Belastungsbedingungen nachgewiesen waren und den pectanginösen Beschwerden bei allen Patienten coronarographisch faßbare anatomische Veränderungen entsprachen, oder weil eine medikamentöse anthihypertensive Therapie nicht gelang. In den Jahren 1968 - 1971 führten wir bei 10 Patienten die Narkose bei der Implantation des Stimulators nach den oben erwähnten Kautelen. Die Induktion erfolgte mit Hexobartital immer unter Xylocain-Schutz, die Intubation in Relaxation mit Succinyl-bischolin. Als Basisnarkotikum diente Halothan mit Lachgas, häufig auftretende Arrhytmien wurden mit Xylocain, Blutdruckabfälle mit Orciprenalin oder dem Phenylephrin nahestehenden Synephrin behandelt. In allen Fällen kam es intraoperativ durch mechanische Reizung des Carotis-sinus-Nerven bei seiner Praeparation oder durch elektrische Probestimulation zu abrupten Blutdruckabfällen, die bis zu 80 mm Hg systolisch innerhalb einer Minute betrugen und immer einer sofortigen Therapie bedurften, wie im ersten Bild deutlich zu sehen ist.

Postoperativ beobachteten wir bei allen Patienten Schluckstörungen infolge nicht immer vermeidbarer mechanischer Irritation des nervus hypoglossus beiderseits.

CSNS J.L. 49 J.

PRAEPARATION DES CAROTIS-SINUS IN FLACHER NARKOSE.

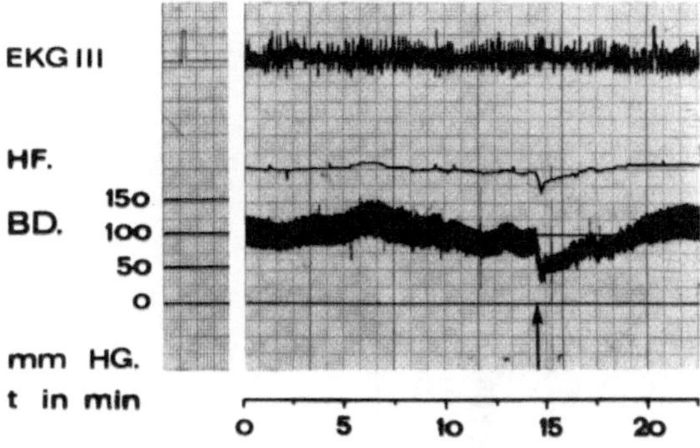

Abb. 1

In einem Falle trat eine Hypoglossusspares auf, die nach der Extubation zur kompletten Verlegung der oberen Luftwege führte. Sofortige Re-intubation verhinderte eventuelle deletäre Folgen. Ein 60-jähriger Patient mit stenosierender Sklerose im gesamten Coronargebiet und einem Myocardinfarkt in der Anamnese kam 8 Stunden nach der Extubation im Kammerflimmern ad exitum. Das gleichzeitig auftretende Erbrechen erschwert uns die Diskussion um die Ursache des exitus. Auffallend waren bei diesem Patienten häufige Blutdruckschwankungen in der postoperativen Phase zwischen 150 und 230 mm Hg systolisch. Bei den restlichen 14 Patienten wichen wir in der Führung der Narkose von den angeführten anaesthesiologischen Forderungen ab. Wir unterließen es, die absolute Höhe des Systemblutdruckes als Führungsparameter für die Narkose zu verwenden. Statt dessen bemühten wir uns, die haemodynamischen Reaktionen auf Medikamente, auf operativmechanische Reize und auf Elektrostimulation soweit als möglich zu verlangsamen und zu vermindern. Als Basisnarkosemittel diente uns dabei eine vergleichsweise höher dosierte Kombination von Thalamonal und Halothan. Die Intubation erfolgte in Spontanatmung mit Propanidid ohne Relaxantien, wobei wir Xylocain als Antiarrhythmikum nur verwandten, wenn bereits praeoperativ Arrhythmie oder Extrasystolie bestanden. Dies lag in 3 Fällen vor. Die in dieser Gruppe von Patienten beobachteten haemodynamischen Veränderungen bei Praeparation oder elektrischer Stimulation des Caretis-sinus-Nerven verliefen langsamer. Blutdruckabfälle bei diesen Anlässen blieben unterhalb 30 mm Hg. Abbildung 2 zeigt deutlich den unterschiedlichen Narkoseverlauf bei 2 Patienten.

CSNS H.S. 57 J.
Reizung 6o Hz, 3,5V
Praeparation
Intubation
re
re
re
li
li
li
bds
BD 200
100
mmHg 0
t min
0
30
60
90
Halothan
1,5—0,7-1,0-0,7
1,5
0,3
0,5
Thalamonal
Epontol 0,4
(zusätzliche Medikamente: Atropin +, Alupent o.)
CSNS T.TH. 46 J.
Reizung 6oHz. 3,5V
Präparation
Intubation
re
li
bds
BD 200
100
mmHg o
t min
0
30
60
Halothan
1,5
0,5
1,0
1,5
0,5
Thalamonal
Epontol 0,5
(keine zusätzliche Medikamente.)

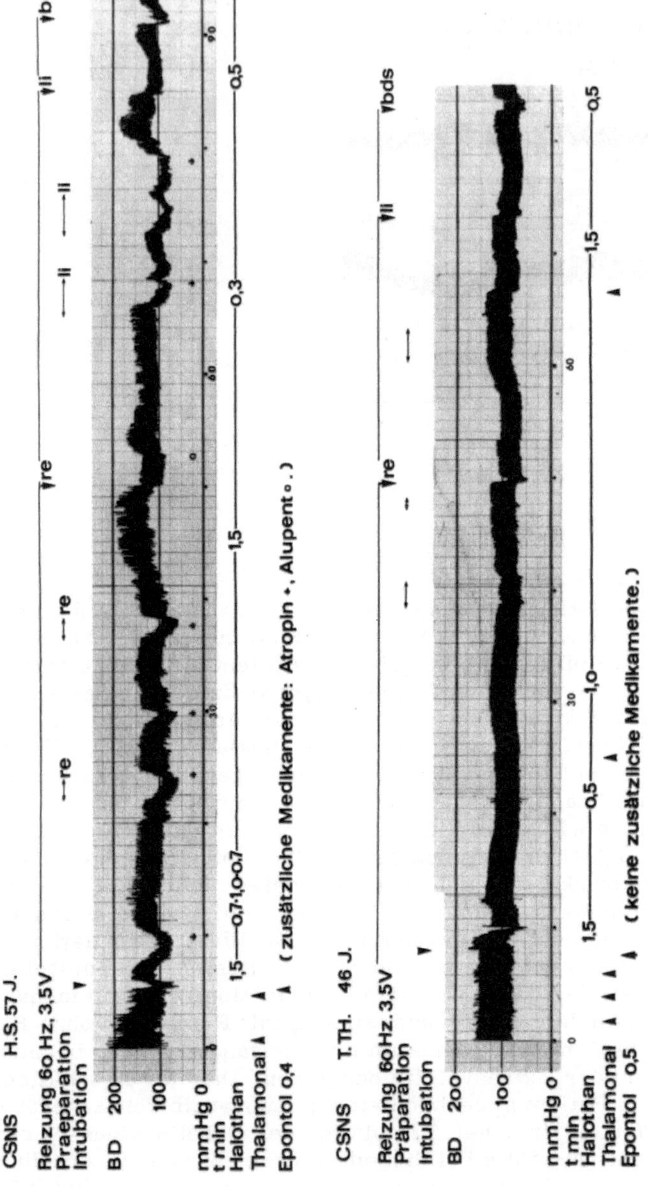

Abb. 2

Es handelt sich um 2 männliche Patienten im Alter von 46 bzw. 57 Jahren, bei denen coronarographisch multiple Verschlüsse im gesamten Coronargebiet nachgewiesen waren. Beide litten an medikamentös nicht ausreichend beherrschbaren, täglich über 10-mal auftretenden Angina-pectoris-Anfällen nach einem Myocardinfarkt. Der Unterschied ist offensichtlich. Wir weisen besonders auf die deutlich gedämpften Kreislaufreaktionen in tiefer Narkose (die untere Kurve) auf mechanische oder elektrische Reize des Carotis-sinus-Nerven hin. Dies durchaus wünschenswerte Verhalten kann an einem weiteren Beispiel demonstriert werden:

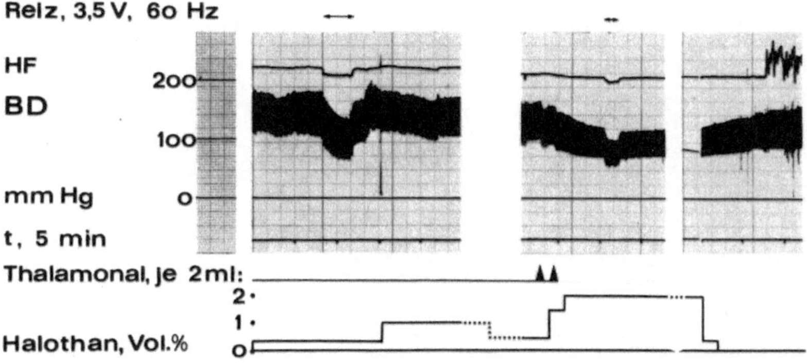

Abb. 3

Es zeigt die haemodynamische Reaktion auf elektrische Stimulation des Carotis-sinus-Nerven eines hochgradig coronarinsuffizienten Patienten sowohl in oberflächlicher als auch in tiefer Narkose. Im zweiten Falle ist die Reaktion deutlich abgeschwächt.

Wir haben bei allen Patienten eine Reizbeantwortung beobachten können. Ein weiteres Beispiel belegt die vielfach gemachte Beobachtung, daß die Reagibilität gegenüber reflektorischen Einflüssen unter hoher cardialer Belastung gesteigert ist. Abb. 4 zeigt das spontane Auftreten von ventrikulären Extrasystolen bei hoher Druckbelastung gegenüber einer Sinusnormocardie desselben coronarinsuffizienten Herzens infolge myocardialer Entlastung. Postoperativ erzielten wir ausreichend ruhige und ausgeglichene haemodynamische Verhältnisse während der durchschnittlich 22-stündlichen Nachbeatmung durch Sedierung mit Morphin und Thalamonal, unterstützt durch intermittierende Gaben von Diazepam. Wir erlebten dabei nur in einem Falle Veränderungen des systolischen Druckes über 50 mm Hg. Das Mittel der maximalen Alteration des systolischen Druckes betrug ca. 23 mm Hg. Bei einem Hypertonie-Patienten mit praeoperativen Druckwerten von 340/140 mm Hg konnten wir eine befriedigende cardiale Entlastung während der postoperativen Phase nur mit Ganglienblockade erreichen. Bei einem Patienten mußten in der postoperativen Phase kurzzeitig auftretende ventrikuläre Extrasystolie und Tachycardie mit Xylocain behandelt werden.

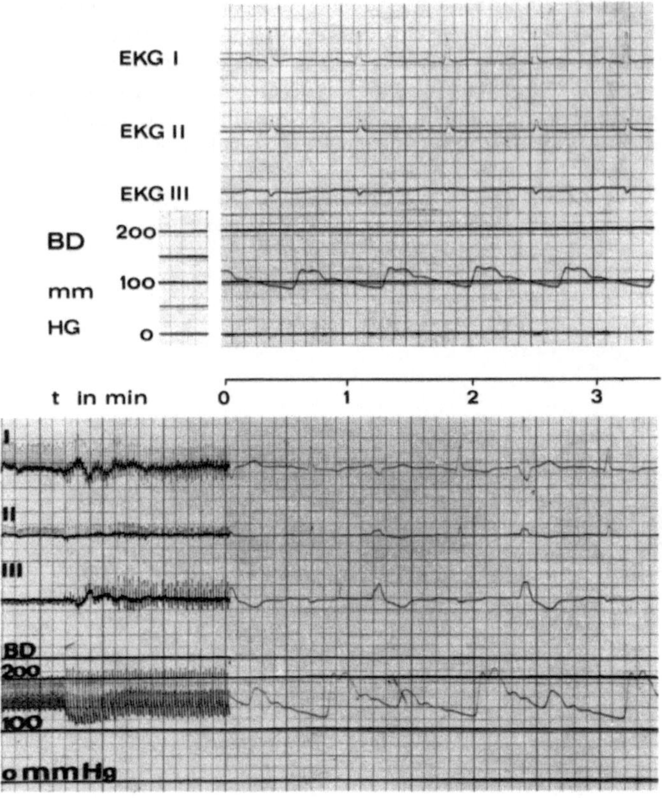

Abb. 4

Bei der Diskussion ist davon auszugehen, daß die in ihrem haemodynamischen Wirkungsmechanismus ausreichend bekannten Narkosemittel Halothan und Thalamonal es erlauben, eine gesteuerte zentrale Sedierung mit ausreichender Sympathicolyse durchzuführen. Dies deckt sich vollkommen mit dem erwünschten und auch erforderlichen Therapieziel. Die gefäßdilatatorische und negativ chronotrope Wirkung des Halothan bedingt dabei eine Entlastung der myocardialen Sauerstoffversorgung (SEVERINGHAUS 1958, PAYNE 1959, MAHAFFEY 1961, MORROW 1961). Wie alle diskutablen Narkosemittel und Ganglienblocker wirkt

Halothan auch negativ inotrop (KREBS 1971, SOGA 1971). Das ist durch Herabsetzung der maximalen isometrischen Kontraktionskraft im Sinne der Verminderung des myocardialen Sauerstoffverbrauches erwünscht. Es erfordert aber wegen der individuell sehr unterschiedlichen Empfindlichkeit des coronarinsuffizienten Herzens gegen jeden pharmakologischen Einfluß auf seine Inotropie besonders sorgfältige und fortlaufende Kontrolle des Systemdruckes mittels blutiger Direktmessung mit kontinuierlicher Notierung. Die auf diesem Wege gewonnenen Ergebnisse unserer Untersuchung zeigen, daß in tiefer Narkose die Therapie-bedürftigen Risikosituationen wie Arrhythmie. Extrasystolie atrialen oder ventrikulären Ursprungs oder plötzliche Druckänderungen, sowohl an Zahl als auch an Umfang auffallend selten auftreten gegenüber regelmäßig zu beobachtenden Risikosituationen in flacher Narkose. In diesem Sinne ist auch das postoperative Auftreten des Kammerflimmerns mit letalem Ausgang des bereits erwähnten Patienten zu diskutieren. Es kann nicht ausgeschlossen werden, daß die vor dem Ereignis 5 Stunden andauernde hohe, schnell wechselnde Druckbelastung des Herzens mit systolischen Werten zwischen 150 und 230 mm Hg bei einer Frequenz zwischen 90 und 110 pro Minute zu einem akuten Versagen geführt hat. Zumindest weist der Verlauf eine auffallende Parallelität zur Pathogenese von Coronarinfarkten bei Hypertonikern (BÜCHNER 1968, WIEMERS 1969, REINDELL 1971) und zu zwei ähnlich verlaufenden Fällen nach Implantation eines Carotis-sinus-Stimulators einer anderen Arbeitsgruppe auf (EPSTEIN 1969).

Auf Grund unserer Erfahrung möchten wir daher für die Anaesthesie bei der Implantation eines Carotis-sinus-Stimulators empfehlen:

1. intraarterielle Blutdruckmessung mit kontinuierlicher Notierung ist unerläßlich, um plötzliche Kreislaufalterationen sofort zu erkennen.
2. Eine postoperative Beatmung von wenigstens 20 Stunden ist dringend zu empfehlen.
3. Zur Verbesserung der Coronarreserve ist eine langsame Herzschlagfolge anzustreben. Frequenzen bis zu 60/min herab sind dabei nicht unbedingt therapiebedürftig. Besondere Aufmerksamkeit ist auf praeexistente Ektopie-Neigung auf Vorhofebene zu richten, da diese im Falle einer myocardialen Insuffizienz unter gesteigerten vagalen Reflexen zunahmen kann (BENDER 1968, SCHNEIDER 1968).
4. Die Druckbelastung des Herzens ist zu verringern, indem durch Vasodilation der periphere Widerstand herabgesetzt wird. Adrenerge Pharmake zum Zwekke der Erhöhung des Blutdruckes sind zu vermeiden, da schnelle Blutdrucksteigerungen bei diesen Herzen zur akuten Dekompensation führen können.
5. Eine durch Halothan steuerbare Blutdrucksenkung ist erwünscht, solange der Aortenmitteldruck eine ausreichende coronare Perfusion sichert, und solange sich - wie bei Halothan - negativ inotrope Wirkung und peripherer Widerstandsverlust die Waage halten.
6. Diese Richtlinien sollten auch für die Führung der postoperativen Kreislaufverhältnisse gelten.

Literatur

BENDER, F.: Die klinische Anwendung von Beta-Rezeptoren-Blockern. Herzrhythmusstörungen, Holzmann, Schattauer-Verlag, 1968, S. 181 ff.

BRAUNWALD, B., EPSTEIN, St., GLICK, G., WECHSLER, A. S., BRAUNWALD, N.: Relief of angina pectoris by electrical stimulation of the carotis-sinus nerves, New England J. of Med., 277, 1278 (1967)

BÜCHNER, F.: Die Coronarinsuffizienz in alter und neuer Sucht, Boehringer Söhne, S. 60 ff, (1979)

EPSTEIN, St., REISER, G., GOLDSTEIN, E., REDWOOD, D., ROSING, D., GLICK, G., WECHSLER, A., STAMPFER, M., COHEN, L., REIS, R., BRAUNWALD, N., BRAUNWALD, E.: Treatment of angina pectoris by electrical stimulation of the carotis-sinus nerves. New England J. Med. 18, 972 (1969)

KREBS, R., KERSTIN, F.: Zur Ursache der haemodynamischen Nebenwirkungen einiger Narkotica. Der Anaesthesist, 21, 4 (1972)

LAWSON, M. J. I., SOBEL, W. E., LYNAS. R. F. A.: Implantation of carotid sinus nerve stimulator, Anaesthetic problems and their management, Anaesthesia 25, 1 79 ff (1970)

MAHAFFEY, J. E., EARL ALDINGER, SPROUSE, J., DARBY, Th., THROWER, W.: The cardiovascular effects of halothane, Anaesthesiol. 22, 6, 982 ff (1971)

MORROW, D. H., MORROW, A. G.: The effects of Halothane on myocardial contractile force and vascular resistance, Anaesthesiol., 22, 537 ff (1961)

PAYNE, J. P., GARDINER, P., VERNER, I. R.: Cardiac output during halothane anaesthesia, Brit. J. Anaesth. 31, 87 (1959)

SCHNEIDER, K. W.: Rhythmusstörungen beim Herzinfarkt und ihre Behandlung. Herzrhythmusstörungen, Holzmann, Schattauer-Verlag, S. 202, 1968

SCHWARTZ, S. I., GRIFFITH, L., NEISTADT, A., HAGFORS, N.: Chronic carotis-sinus-nerve stimulation for the treatment of essential hypertension, Amer. J. Surg., 114, 5, 15 (1967)

SEVERINGHAUS, J. W., CULLEN, St. C.: Depression of Myocardium and Body Oxygen Consumption with Fluothane, Anaesthesiol. 19, 2, 165 (1958)

SOGA, D., BEER, R.: Myocardkontraktilität und Narkose, Anaesthesist, 21, 4 165 ff (1972)

REINDELL, H, KÖNIG, K., HOFFMANN: Die Belastungsinsuffizienz des Herzens, Diagnostik und Behandlung, Boehringer Söhne, S. 19, 1971

WIEMERS, K., KERN, E., GÜNTHER, M., BUCHARDI, H.: Postoperative Frühkomplikationen von Seiten des Herzens und des Kleinen Kreislaufes, Thieme, S. 40 ff (1969)

DIE BEDEUTUNG DES HYPERAKTIVEN CAROTISSINUS BEI DER ANAESTHESIE GEFÄSSKRANKER PATIENTEN

Von G. Schulze-Bergmann, M. Kleinert und W. Nüßgen

Die rasche Entwicklung der rekonstruktiven Gefäßchirurgie hat mit ihren oft recht eingreifenden Operationen auch Probleme für die Anaesthesie gebracht. Diese Schwierigkeiten finden ihre Usachen in der Grundkrankheit der Arteriosklerose selbst, wodurch einerseits kreislaufregulatorische Vorgänge verloren gehen, zum anderen aber pathologische Reflexmechanismen sich entwickeln, mit den Folgen von Herz- und Kreislaufdepression bis zum Herzstillstand. Diese pathologischen Reflexvorgänge werden, wie die Erfahrung zeigt, solange vom Patienten toleriert, als keine stärkere Mangeldurchblutung am Herzen oder Cerebrum vorliegt und keine zusätzliche medikamentöse oder mechanische Provokation erfolgt. Die Anaesthesie und Operation stellt jedoch zweifellos beim arteriosklerotisch erkrankten Patienten eine provokative Maßnahme dar, die zu ernsten Zwischenfällen führen kann.

Unter den zahlreichen Formen synkopaler Anfälle hat für uns der hyperaktive Carotissinus, insbesondere im Stadium vier, auch als Carotissinussyndrom bezeichnet, besondere Bedeutung. Dabei wissen wir heute, daß es einen cerebralen Typ nicht gibt, der depressorische Typ seltener ist als vermutet, und für uns vor allem der cardiale Typ praktische Bedeutung hat.

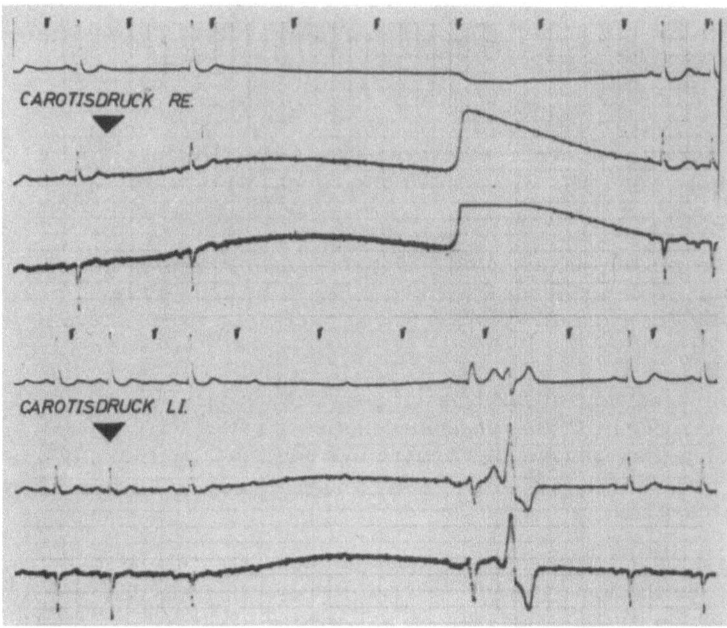

Abb. 1. EKG bei Carotissinussyndrom. Nach Czermak'schem Druckversuch, re. Pansystolie, li. Kammerasystolie u. partieller Vorhofblock

Die Kombinationsklerose am Sinus-caroticus und den Coronarien ist bekanntlich die Voraussetzung für die Entwicklung eines hyperaktiven Carotissinus, wobei die über den Barorezeptor und nervus glossopharyngeus laufenden Reflexvorgänge zu vielfältigsten Veränderungen im EKG führen können. So sehen Sie bei diesem Patienten (Abb. 1) im Dia oben, beim Czermak'schen Druckversuch rechts eine pancardiale Asystolie bis zu 6 Sek., die wir aber auch bis zu 12 Sek. finden können, während beim gleichen Patienten die linksseitige Provokation, im Dia unten, zu einer Kammerasystolie und partiellem Vorhofblock führt.

Eigene Untersuchungen eines nicht selektierten Krankengutes unserer angiologischen Ambulanz zeigten bei arteriosklerotischen Patienten unter dem Czermak'schen Druckversuch in 31% behandlungsbedürftige Befunde, wobei 19% Asystolien vom Stadium 4 des Carotissinussyndroms und 12% Befunde vom depressorischen Typ, wie hier (Abb. 2) mit Drucksenkung und Rhythmusstörung im Sinne von

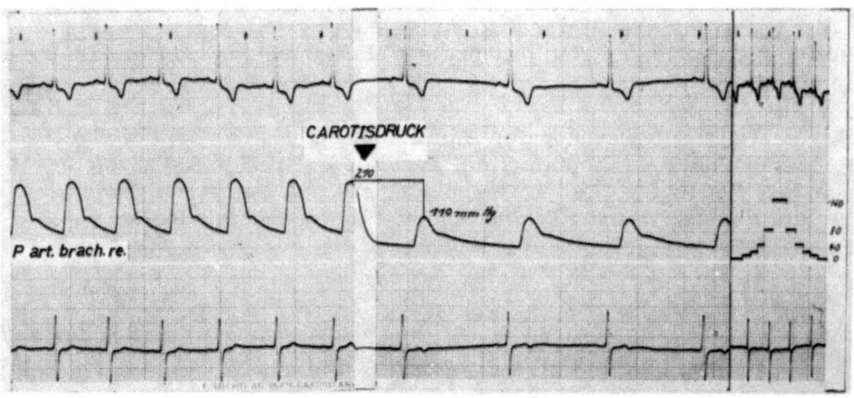

Abb. 2. Carotissinussyndrom vom depressorischen Typ. Beim Czermak'schen Druckversuch Drucksenkung von syst. 210 bis 110 mm Hg und Bradycardie

S. A. - u. A. V. -Blockierungen aufweisen. Man findet aber auch Patienten mit beiden Befundtypen zugleich, wie bei diesem Patienten (Abb. 3) re. mit einer Asystolie von 4,8 Sek. und li. mit S. A. -Blockierungen und einer Frequenz von 41.

Wir konnten die Beobachtungen von BROSER bestätigen, daß bei fast 50% der Patienten mit Carotisstenosen oder Carotisverschlüssen dieses pathologische Reflexgeschehen zu finden ist. Dagegen war bei unseren 77 untersuchten Patienten der letzten 6 Monate der re. Carotissinus nicht signifikant häufiger irritabel als li., wie FRANKE es beschreibt.

Der hyperaktive Carotissinus hat für den Anaesthesisten und Chirurgen sowohl medikamentös, als auch durch mechanische Faktoren Bedeutung und betrifft die Praemedikation, Narkoseeinleitung, Lagerung bei der Operation, sowie die Narkoseausleitung, und Lagerung nach der Operation.

Diagnose: Carotissinus-Syndrom re. bei fortgeschrittenen sklerotischen Veränderungen an den Ae. carotis bds. Zustand nach Herzinfarkt 1971. Diabetes mellitus.

Bedingungen	P art. brach. re.	m	P-Q	Frequenz	Rhythmus
Ruhelage	200/70	120	0,14	85	Sinus
Kontrolle	200/70	120	0,14	82	"
Kopf re. Schulter	200/70	120	0,14	80	"
" li. Schulter	210/60	130	0,14	78	"
" nach vorne	180/60	110	0,14	77	"
" rekliniert	165/50	95	0,14	60	"
Carotisdruck re.	80/30	-	-	30	Asystolien von max. 2,2 Sek.
" li.	120/40	-	0,15	41	SA-Blockierungen
" re.	85/30	-	-	20	Asystolien von max. 3,2 Sek.
" li.	110/50	-	0,18	35	SA-Blockierungen
Ruhelage	150/60	85	0,13	75	Sinus
Carotisdruck re.	20	-	-	13	Asystolien von max. 4,8 Sek.
" li.	100/35	70	0,18	46	SA-Blockierungen

Abb. 3. Carotissinussyndrom. Beim Czermak'schen Druckversuch re. Asystolie bis 4,8 Sek., li. S.A.-Blockierungen mit Frequenz von 41

Unter den Medikamenten (Abb. 4) sind vor allem Digitalis, Barbiturate und Halothan als fördernd zu nennen, während Atropin, Procain und Neuroleptica neben anderen einen hemmenden Einfluß haben.

Unter den mechanischen Faktoren (Abb. 5) aber ist vor allem die Reklination bei der Intubation, die ungünstige Lagerung bei und nach der Operation als provozierend anzusehen.

Welche Konsequenzen haben nun diese Befunde für den Anaesthesisten und Chirurgen; ich fasse unsere Erfahrungen folgendermaßen zusammen:

1. Bei allen gefäßkranken Patienten sollte mit dem praeoperativen EKG zugleich der Czermak'sche Druckversuch durchgeführt werden, um einen behandlungsbedürftigen hyperaktiven Carotissinus zu erfassen bzw. auszuschließen.
2. Findet sich ein hyperaktiver Charotissinus 4. Grades, so sollte ein dringlicher Eingriff unter einem passageren peroesophagealen oder transvenösendocardialen Schrittmacher erfolgen.
3. Bei nicht dringlicher Operation und dem Vorliegen eines Carotissyndroms führen wir unter einem passageren Schrittmacher eine angiologische Abklä-

Hyperaktiver Carotissinus und Medikamente	
fördernd	hemmend
1. Digitalis	1. Atropin
2. Morphin	2. Skopolamin
3. Barbiturate	3. Prokain
4. Halothan	4. Lidokain
5. O_2 Mangel	5. Phenothiazin
6. CO_2 Retention	6. Neuroleptica
7. Prostigmin	7. Antrenyl
8. Ephetonin	

Abb. 4. Carotissinussyndrom und medikamentöser Einfluß

Hyperaktiver Carotissinus und Mechanische Faktoren	
praeop.:	Reklination bei Intubation
intraop.:	Abknickung, Drehung und Überstreckung des Halses bei Seiten- und Rückenlage, Halskompression bei Fixierung des Unterkiefers bzw. der Narkosemaske, Hakendruck bei Operationen.
postop.:	Ungünstige Kopflagerung in der Aufwachphase

Abb. 5. Carotissinussyndrom und mechanischer Einfluß

rung der Carotisgabel durch. Unter den gleichen Bedingungen erfolgt dann, wenn erforderlich, die notwendige Carotisdesobliteration und zugleich die Denervierung der Carotisgabel. Lehnt der Patient diesen Eingriff ab, sollte die Schrittmacherimplantation vorgenommen werden.

4. Nach unseren Erfahrungen ist im Stadium 4 des hyperaktiven Carotissinus die Carotisgabeldesobliteration mit Denervierung der medikamentösen oder Röntgentherapie überlegen. Das zeigten uns eindeutig 21 Eingriffe bei 17 Patienten. Die Prokainumspritzung hat sich uns prae- und intraoperativ als nicht zuverlässig erwiesen. Die nächsten Dias (Abb. 6) zeigen Ihnen die blutige Druckmessung vor und nach operativer Beseitigung eines Carotissinus-

Diagnose: Subclavia- und Carotisstenosen bds.

	Intraarterielle Druckmessung				
Bedingungen	P art. brach. re.	m	P-Q	Frequenz	Rhythmus
Ruhelage	240/120	160	0,20	76	Sinus
Kontrolle	240/120	160	0,19	74	Sinusarrhythmie
Kopf re. Schulter	240/100	155	0,19	75	"
Kopf li. Schulter	230/90	150	0,19	72	"
Kopf nach vorne	230/90	150	0,19	68	"
Kopf rekliniert	235/90	150	0,19	72	"
Carotisdruck re.	50	-	-	16	Asystolie von 3,7 sec
Carotisdruck li.	200/70	-	0,20	46	SA-Blockierungen
Carotisdruck re.	40	-	-	10	Asystolie von 6,0 sec
Ruhelage	200/80	130	0,19	68	Sinus

Abb. 6. Carostissinussyndrom re. mit Asystolie von 6 Sek. vor Operation

Diagnose: Zustand nach Carotisdesobliteration und Resektion des Carotissinusnerven re. bei Grundkrankheit

	Intraarterielle Druckmessung				
Bedingungen	P art. brach. re.	m	P-Q	Frequenz	Rhythmus
Ruhelage	230/90	140	0,13	80	Sinus
Kopf re. Schulter	230/90	140	0,13	80	Sinusarrhythmie
Kopf li. Schulter	225/80	-	0,14	75	"
Kopf nach vorne	220/80	130	0,14	73	"
Kopf rekliniert	220/80	130	0,14	78	Sinus
Carotisdruck re.	220/85	-	0,14	77	"
Carotisdruck li.	160/60	-	0,14	62	"
Carotisdruck re.	200/80	-	0,14	74	"

Abb. 7. Carotissinussyndrom re. (Pat. Abb. 6) nach operativer Denervierung der Carotisgabel u. Carotisdesobliteration

syndroms mit einer Asystolie von 6 Sek. Der pathologische Befund war postoperativ nicht mehr nachzuweisen (Abb. 7).

5. Sollte nach der Operation noch ein hypersensitiver Vagusschenkel verbleiben, kann eine Restsynkope in der Regel durch eine Dauerbehandlung mit Atropinpräparaten beherrscht werden.
6. Der Versuch einer Rö.-Bestrahlung ist bei einem Carotissinussyndrom nur dann indiziert, wenn keine rekonstruktionsbedürftigen Carotisgabelveränderungen vorliegen.

Neuere Untersuchungen zeigen also, daß das Carotissinussyndrom insbesondere bei gefäßkranken Patienten häufiger anzutreffen ist als bisher vermutet wurde. Da diese Erkrankung sowohl für den Anaesthesisten als auch für den Chirurgen in der prae-, intra- und postoperativen Phase Bedeutung hat, empfehlen wir den Czermak'schen Druckversuch als praeoperativen Suchtest bei allen gefäßkranken Patienten routinemäßig durchzuführen. Durch die hemmende Wirkung der Neuroleptica auf den Carotissinus sollte die Operation beim Carotissinussyndrom möglichst in Neurolept-Analgesie erfolgen. Die Erfassung und Behandlung dieser Erkrankung wird es uns ermöglichen, Narkosezwischenfälle auf der Basis eines Carotissinussyndroms zu vermeiden.

Literatur

1. FRANKE, H.: Über das Carotissinussyndrom und dem sogen. hyperaktiven Carotissinusreflex. F.K. Schattauer-Verlag Stuttgart 1963
2. BROSER, F.: Carostissinussyndrom und Carotisstenosen. Jahrestgg. Dtsch. Ges. f. Angiologie e.V. Würzburg 1972

DIE ANWENDUNG DER OESOPHAGUS-SCHRITTMACHERELEKTRODE

Von F. Roth und C. Salzmann

A. Anwendung der Oesophaguselektrode für die Schrittmacherbehandlung

Für die notfallmäßige elektrische Stimulation des Herzens kommen verschiedene Methoden zur Anwendung. Die externe Stimulation über präkordial oder dorso-ventral angelegte Elektroden ist nach unserer Erfahrung auch mit großen Spannungen häufig erfolglos, und der nicht bewußtlose Patient empfindet sie als sehr schmerzhaft. Die starken Erschütterungen des Körpers erschweren die Palpation des peripheren Arterienpulses und damit die Überprüfung der Wirksamkeit der Stimulation. Schließlich ist diese Elektrodenanordnung für einen allfälligen Transport des Patienten wegen der Gefahr der Elektrodenverlagerung wenig geeignet.

Das endovenöse Einlegen einer uni- oder bipolaren Intrakardialelektrode unter Durchleuchtungs- oder EKG-Kontrolle oder mit Hilfe der Einschwemmtechnik erfordert kostbare Zeit sowie einige Erfahrung.

Die Stimulation durch eine transthorakal ins Herz eingeführte Nadelelektrode hat wegen der damit verbundenen Gefahren wenig Verbreitung gefunden.

Tabelle 1. Anwendung der Oesophaguselektrode für die Schrittmacherbehandlung

---

Notfallmäßig

- Kreislaufstillstand durch Kammerasystolie
- Intermittierende oder dauernde hochgradige Bradykardie mit stark beeinträchtigter Hämodynamik und/oder praesynkopalen Erscheinungen (z. B. Sinusbradykardie, sinus-aurikulärer Block, AV-Block 2. und 3. Grades)
- Gewisse Tachyarrhythmien (z. B. suppressive Stimulation bei gehäuften supraventrikulären oder ventrikulären Extrasystolen)

Prophylaktisch

- Anamnestisch Adams-Stokes-Anfälle bei Bradykardie
- Endovenöse oder epikardiale Implantation eines Dauerschrittmachers und andere chirurgische Eingriffe bei hochgradiger Bradykardie
- Batteriewechsel bei Schrittmacherträgern

Langfristig bei septischen Patienten (relative Kontraindikation für eine provisorische endovenöse Stimulation)

Wir haben 1966 angefangen, das Herz über eine Oesophagus-Schrittmachersonde zu stimulieren und erachten dieses Vorgehen auf Grund der seither gemachten Erfahrungen für bestimmte Indikationsbereiche des provisorischen Herzschrittmachers als die Methode der Wahl. In Tabelle 1 sind unsere Indikationen zur Elektrostimulation des Herzens über eine Oesophagus-Schrittmacherelektrode zusammengestellt.

Bisher wurde in unseren Kliniken an über 200 Patienten die Schrittmacherbehandlung mit Hilfe der Oesophaguselektrode durchgeführt. Bei der Mehrzahl dieser Fälle handelte es sich um eine Überbrückungsmaßnahme während der Implantation von Dauerschrittmachern oder während eines Batteriewechsels bei Schrittmacherträgern. Bei der Mehrzahl der mit bradykarden Herzrhythmusstörungen mit oder ohne Adams-Stokes'schen Anfällen zur Implantation eines Dauerschrittmachers in unsere Kliniken eintretenden Patienten konnte in den letzten Jahren auf Grund der Zuverlässigkeit der oesophagealen Stimulation auf das praeoperative Einlegen einer provisorischen Intrakardialelektrode verzichtet werden. Auch die notfallmäßige Stimulation über die Oesophaguselektrode kam bei zahlreichen Patienten erfolgreich zur Anwendung, da die Elektrode auch vom wenig Geübten rasch und sicher eingelegt werden konnte.

Methode

Wir entwickelten vorerst eine unipolare Oesophaguselektrode. Nachdem BURACK und FURMAN (1) die Herzstimulation über eine in den Oesophagus eingeführte bipolare Chardack-Intrakardialelektrode gelungen war, stellten wir 1969 eine bipolare Oesophaguselektrode her (2). 1971 berichtete LUBELL (3) ebenfalls über erfolgreiche Stimulation des Herzens mit einer Oesophaguselektrode.

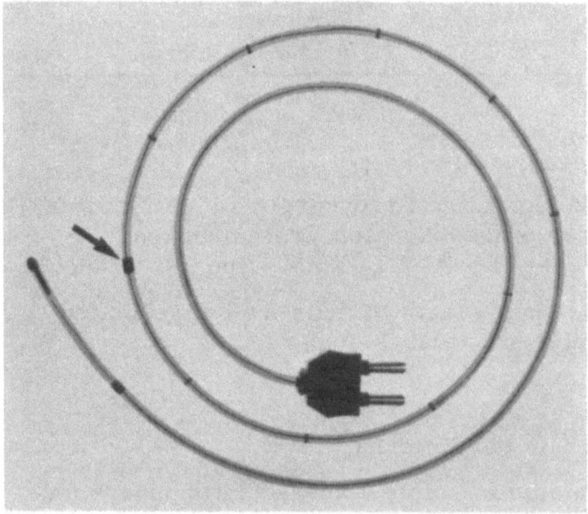

Abb. 1. Bipolare Oesophagus-Schrittmacherelektrode mit Flachstecker (Fa. Vygon). Die Distanz von 50 cm von der Spitzenelektrode ist durch eine breite Marke gekennzeichnet (Pfeil)

Abb. 1 zeigt eine kommerziell hergestellte Oesophagus-Schrittmacherelektrode[+]. Der Plastikanteil hat einen Außendurchmesser von 3,5 mm (entsprechend der Größe F 12) und trägt vorne zwei Edelstahlelektroden in einem Abstand von ca. 5 cm. Die Spitzenelektrode steht mit dem rot markierten Steckkontakt, die andere mit dem blau markierten in Verbindung.

Beim kooperativen Patienten wird die Oesophaguselektrode durch die Nase eingelegt wie eine Nährsonde, indem der Patient durch Schluckbewegungen mithilft. Sie wird für diesen Einführungsmodus in einer besonders flexiblen Ausführung geliefert. In Notfallsituationen, bei welchen der Patient in der Regel bewußtlos ist und unter Herzmassage steht, hat sich die steifere Ausführung besser bewährt. Gelingt das Einlegen der Elektrode nicht auf Anhieb, greift man mit Vorteil zu Laryngoskop und Magill-Zange und führt die Sonde unter Sicht in den Oesophagus ein. Sobald die Sonde plaziert ist, wird sie an den externen Ausgang eines Schrittmachers angeschlossen. Nach Einstellen der gewünschten Frequenz wird die Spannung (Amplitude) unter Beobachtung von EKG und Puls, der mit Vorteil an der Arteria femoralis palpiert wird, allmählich gesteigert, bis die Impulse übernommen werden (impulssynchroner Arterienpuls). In der Notfallsituation wird mit Vorteil sogleich mit maximaler Spannung stimuliert und erst bei Erfolg nachträglich die minimal erforderliche Schwellenspannung gesucht.

Die bipolare Oesophagus-Stimulation ist in Abb. 2 schematisch dargestellt. Für die atriale Stimulation (z. B. bei Sinusbradykardie, zur Unterdrückung gehäufter Vorhofextrasystolen oder für die gesteuerte Hypotension) genügen Spannungen um 50 V. Für die ventrikuläre Stimulation (z. B. beim totalen AV-Block) sind dagegen meistens Spannungen zwischen 50 und 150 V, gelegentlich auch bis 250 V erforderlich. Spannungen über 100 V werden vom Patienten in der Regel als unangenehm bis schmerzhaft empfunden.

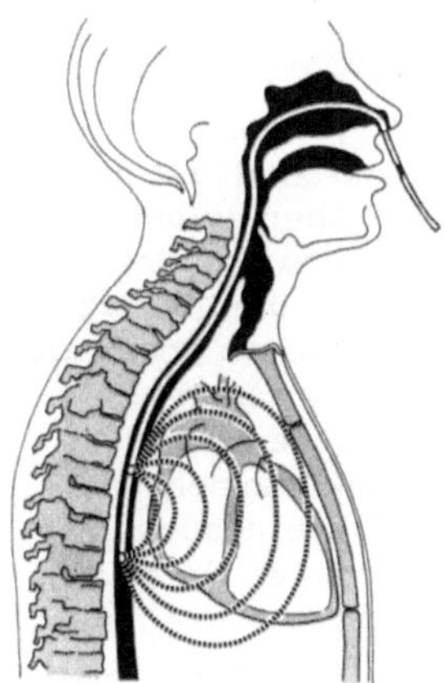

Abb. 2. Schematische Darstellung der bipolaren oesophagealen Stimulation. Stromschleifen ziehen von einer Elektrode zur anderen und erfassen bei geringen Spannungen nur die Vorhöfe, bei höheren Spannungen auch die Ventrikel

---

[+]Fa. Vygon, 5100 Bad Aachen

Die oesophago-praesternale Stimulation, die in Abb. 3 schematisch dargestellt ist, wird stets dann versucht, wenn die bipolare Stimulation bei nachgewiesen guter Lage der Sonde im Oesophagus auch mit hohen Spannungen nicht zum Erfolg geführt hat. Es wird dazu als indifferente positive Elektrode eine sterile Nadel von 0,8 bis 1,2 mm Außendurchmesser und ungefähr 4 cm Länge am Konus eines Adapterkabels fixiert, praekordial mediosternal subkutan gesteckt und mit Heftpflaster befestigt. Der negative Pol des externen Schrittmacherkabels bleibt am blau markierten Stecker der Schrittmacherelektrode angeschlossen und der positive Pol des Schrittmacherausgangs wird mit dem Adapterkabel verbunden.

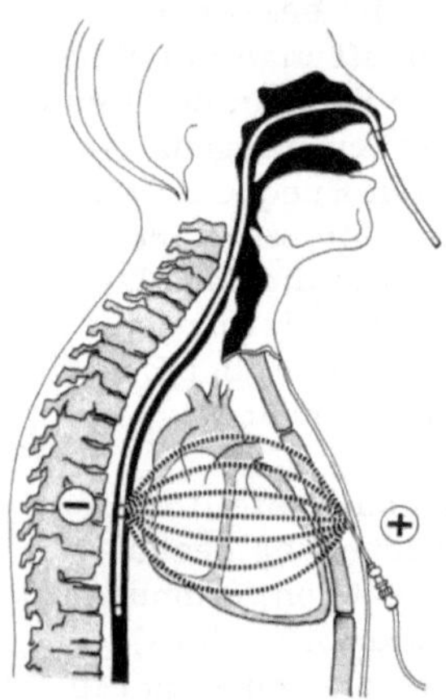

Abb. 3. Schematische Darstellung der oesophago-praesternalen Stimulation. Die Stromschleifen ziehen von der proximalen Elektrode der Oesophagussonde zur praesternal subkutan gesteckten Nadelelektrode

Beim durchschnittlich großen Erwachsenen liegt die Sonde richtig, wenn sich die 50 cm Marke 1 bis 5 cm vor dem Naseneingang befindet. Vorteilhaft ist natürlich eine Prüfung der Elektrodenlage durch Röntgenkontrolle. Aber selbst wenn die beiden Elektroden vorschriftsgemäß innerhalb des Herzschattens liegen, soll durch langsames Vorschieben und Zurückziehen der Sonde die günstigste Stimulationslage gesucht werden, das heißt der Ort wo mit der kleinsten Spannung erfolgreich stimuliert werden kann (niedrigste Reizschwelle). Zu der festgelegten niedrigsten Reizspannung fügen wir jeweils etwa 20 V als Reserve hinzu. Wenn ein Patient bei Spannungen zwischen 100 und 150 V nicht impulssynchrone Zwerchfellzuckungen zeigt, müssen Schaltung des Geräts, Kabelverbindungen und Lage der Sonde nochmals überprüft werden; letztere hat sich unter Umständen im Larynx aufgerollt. Wie bei allen Schrittmacher-Installationen achte man darauf, daß sämtliche am Patienten angeschlossene Geräte von derselben Stromquelle gespiesen und damit an derselben Erdung angeschlossen sind.

Muß aus einer vitalen Indikation heraus mit Spannungen über 100 V stimuliert werden und bereiten die Impulse dem Patienten unerträgliche Schmerzen, haben sich intravenös verabreichte Morphiate (kombiniert mit Atropin) in fraktionierten Dosen gut bewährt. Valium kann zusätzlich gegeben werden. Wenn sehr hohe Spannungen über längere Zeit (z.B. für einen Transport) nötig sind, empfiehlt sich eine Narkose mit Ketamin, eventuell die Kombination von Ketamin und Valium.

Kasuistik

1. Fall: Der 1887 geborene Patient H. I. erlitt 1965 einen anteroseptalen Myokardinfarkt. Seit 1971 intermittierende Bradykardie mit praesynkopalen Erscheinungen. Im April 1972 erneuter Myokardinfarkt. Anfangs Oktober 1972 wird ein konstanter totaler AV-Block mit ventrikulärem Ersatzrhythmus von 36 Schlägen/ min. festgestellt. In der Folge extreme Leistungsschwäche, progressive Herzinsuffizienz, hingegen keine Adams-Stokes-Anfälle. In einem auswärtigen Spital wird dem Patienten eine provisorische endovenöse Einschwemmelektrode eingelegt und eine fixed-rate-Stimulation installiert. Verlegung in unsere Klinik zur Implantation eines Medtronic-Chardack "on demand" Schrittmachers. Wie üblich wird für die Dauer der Operation eine Oesophagus-Schrittmachersonde eingelegt. Abb. 4 zeigt die Probestimulation mit der Oesophaguselektrode. Beim ersten Pfeil wird das provisorische endovenöse Schrittmachersystem abgeschaltet. Der bradykarde ventrikuläre Ersatzrhythmus stellt sich wieder ein, und es kommt zu einem arteriellen Druckabfall. Beim zweiten Pfeil beginnt die "on demand" Stimulation über die Oesophaguselektrode; der arterielle Druck steigt wieder an.

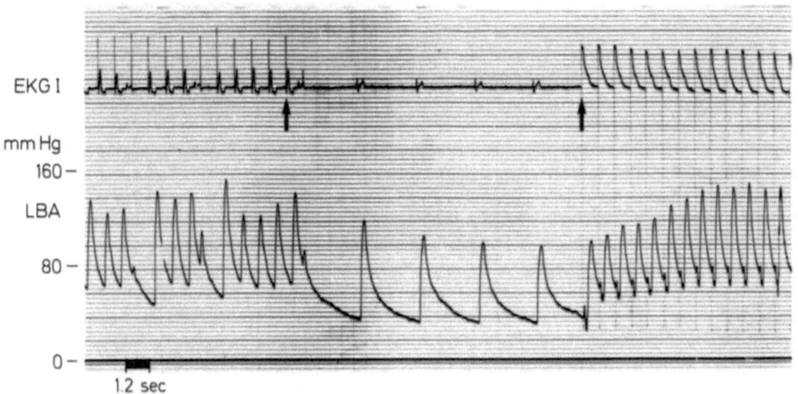

Abb. 4. Probestimulation mit der Oesophaguselektrode während der Implantation eines Dauerschrittmachers bei einem 85-jährigen Mann (Fall 1, siehe Text). Der erste Pfeil markiert das Abschalten des provisorisch über eine endovenöse Einschwemm-Elektrode funktionierenden Schrittmachers. Es stellt sich ein bradykarder ventrikulärer Ersatzrhythmus mit einer Frequenz von 24/min ein, begleitet von einem deutlichen arteriellen Druckabfall. Beim zweiten Pfeil setzt die bipolare "on demand" Stimulation über die Oesophaguselektrode ein, die einen regelmäßigen Schrittmacherrhythmus und ein Ansteigen des arteriellen Drucks zur Folge hat (LBA = Druck in der linken Brachialarterie)

2. Fall: Der 70-jährige Patient K. A. ist ein bekannter Diabetiker. Ein Monat vor Klinikeintritt treten Anstrengungsdyspnoe und pektanginöse Beschwerden auf. Zwei Tage vor Spitaleintritt heftige praekordiale Schmerzen und Übelkeit. Später kurzdauernde Bewußtlosigkeit. Notfallmäßige Hostpitalisation in einem Bezirksspital. Es wird eine Bradykardie von 15 bis 20 Schlägen/min bei totalem AV-Block festgestellt. Über eine Oesophagus-Schrittmacherelektrode kann erfolgreich stimuliert werden. Später stellt sich unter Alupentinfusion ein Kammerersatzrhythmus mit einer Frequenz von 50 bis 60 Schlägen/min ein. Die Diagnose

eines Herzinfarkts wird elektrokardiographisch und enzymatisch bestätigt. Zwei Tage nach der Hospitalisation tritt erneut eine Asystolie auf, und es muß wieder über die Oesophaguselektrode stimuliert werden. Unter anhaltender Stimulation in der Ambulanz wird der Patient in unsere Klinik verlegt zum notfallmäßigen Einlegen einer endovenösen Intrakardialelektrode. Die Oesophagus-Schrittmacherimpulse von 150 V hat der Patient lediglich als unangenehmes Herzklopfen empfunden. Nach zwei Wochen tritt wieder Sinusrhythmus auf, und die provisorische endovenöse Elektrode kann drei Tage später entfernt werden.

3. Fall: Die 66-jährige Patientin E. M., bei der unter anderem ein Nierenschaden und eine Hypertonie vorbestanden, wird mit einem schweren Tetanus in unsere Klinik eingeliefert. Behandlung durch Kurarisierung und maschinelle Beatmung. Im Laufe von septischen Komplikationen tritt eine Asystolie auf, die vorerst durch notfallmäßige Stimulation über eine Oesophagus-Schrittmachersonde und später über eine endovenöse Intrakardialelektrode erfolgreich behandelt werden kann. In Abb. 5 wird die Stimulation über die Oesophagussonde probatorisch für kurze Zeit unterbrochen. Als Folge der Kammerasystolie fällt der arterielle Druck rasch ab. Während der ungefähr 15 sec dauernden Periode stellt sich kein Ersatzrhythmus ein. Die Patientin kommt leider 10 Tage später an weiteren Komplikationen ad exitum.

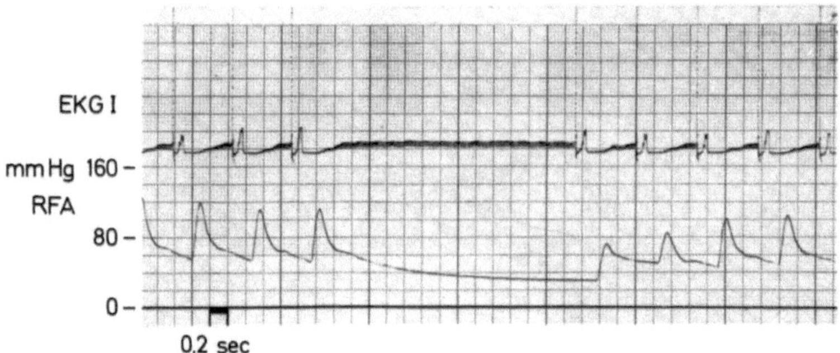

Abb. 5. Stimulation über eine Oesophagus-Schrittmachersonde bei einer 66-jährigen Frau mit Asystolie bei Tetanus und septischen Komplikationen (Fall 3, siehe Text). Der probatorische Unterbruch der oesophagealen Stimulation führt zu Asystolie mit arteriellem Druckabfall (RFA = Druck in der rechten Femoralarterie)

Eine ähnliche Situation bot sich bei einem 54-jährigen Patienten mit schwerer Staphylokokken-Meningitis, bei dem im Laufe von septischen Fieberschüben Adams-Stokes'sche Anfälle infolge Asystolie auftraten. Er konnte mehrere Tage über eine Oesophaguselektrode erfolgreich "on demand" stimuliert werden. Mit der Abheilung des Infekts verschwand auch die Herzrhythmusstörung, so daß sich das Einlegen einer endovenösen Sonde hier erübrigte. Allmählich erholte sich der Patient auch von seinem Grundleiden.

B. Anwendung der Oesophaguselektrode für die gesteuerte Hypotension durch hochfrequente Stimulation

Die schrittmacherinduzierte Hypotension ist in bezug auf die Steuerbarkeit jeder anderen Methode überlegen. Wenige Sekunden nach Einsetzen der hochfrequenten Stimulation stellt sich die Hypotension ein und kann mit zunehmender Frequenz auf eine fast beliebige Tiefe einreguliert werden (Abb. 6). Nach Absetzen der Stimulation ist in der Regel der arterielle Ausgangsdruck nach 20 bis 30 sec wieder erreicht. Da die hochfrequente Stimulation auf dem Weg über eine Verminderung des Herzminutenvolumens wirkt, sollte sie nur in Kombination mit mäßiger allgemeiner Hypothermie von ungefähr 30° angewandt werden. Gewisse Autoren (4) verwenden zusätzlich einen aortalen Ballonkatheter zur Verbesserung der coronaren Durchblutung und zur gleichzeitigen Blockierung der übrigen Gefäßgebiete. Wie es auch ROVIT (5) empfiehlt, haben wir bei unseren letzten Fällen durch Ganglienblocker (Arfonad) eine mäßige Hypotension angestrebt und die schrittmacherinduzierte tiefe Hypotension nur auf Wunsch des Chirurgen in kritischen Phasen der Operation eingesetzt. Die hochfrequente Stimulation kann über eine intrakardiale uni- oder bipolare Elektrode, aber praktisch ebenso zuverlässig über eine Oesophagus-Schrittmachersonde erfolgen, wie wir uns mehrfach überzeugen konnten.

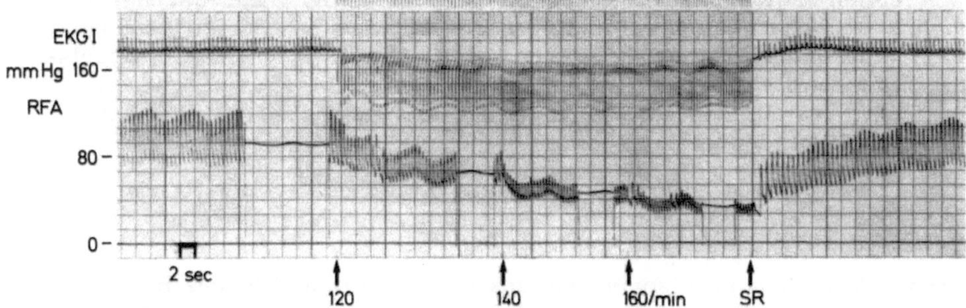

Abb. 6. Gesteuerte Hypotension durch hochfrequente Stimulation. Die Stimulation setzt mit einer Frequenz von 120/min ein (erster Pfeil) und wird bis zu einer Frequenz von 160/min fortgeführt. Am Ende einer Frequenzstufe ist jeweils der arterielle Mitteldruck dargestellt. Bei einer Frequenz von 160/min (dritter Pfeil) liegt der arterielle Mitteldruck unter 40 mm Hg. Nach Absetzen der Stimulation steigt der Blutdruck rasch an und erreicht nach 10 sec bereits 75% des Ausgangswertes. Diese Kurve wurde versuchsweise aufgenommen bei einer 44-jährigen Patientin im Coma dépassé. (RFA = Druck in der rechten Femoralarterie)

Tabelle 2 gibt einige Indikationen für die schrittmacherinduzierte Hypotension wieder. Wir haben sie seit 1968 ausschließlich in der Neurochirurgie bei etwa 20 Fällen angewandt zur Versorgung von zerebralen Aneurysmen. Gewöhnlich kam der Schrittmacher nur zum Einsatz, wenn das Aneurysma kurz vor der Versorgung platzte oder eine Ruptur drohte. In allen anderen Fällen stand der Schrittmacher nur in Bereitschaft.

Da die Methode ihre Risiken hat (z. B. Kammerflimmern, Vorhofflimmern), sollte sie nicht ohne Konsultation der einschlägigen Literatur (4, 5, 6, 7, 8) angewandt werden. Die wichtigsten Vorsichtsmaßnahmen seien hier kurz aufgeführt: Mäßige Hypothermie (30°); blutige arterielle Druckmessung; Defibrillator in

Tabelle 2. Anwendung der Oesophaguselektrode für die gesteuerte Hypotension durch hochfrequente Stimulation

- Zerebrale Aneurysmen
- Chirurgie der Aorta
- Operationen mit massivem Blutverlust (z. B. Leberchirurgie)

Bereitschaft (Rückenelektrode bereits angelegt); Infusion von Natrium-Bikarbonat während der Stimulation zur Kompensation der entstehenden metabolischen Azidose; prophylaktische Anwendung von Antiarrhythmika (z. B. Diphenylhydantoin oder Betarezeptorenblocker); zur Ausschaltung gefährlicher Kriechströme müssen alle mit dem Patienten in Kontakt stehenden Apparate, ganz besonders auch die vom Chirurgen benutzte Kaustik, an derselben Stromquelle und damit an der gleichen Erdung angeschlossen sein.

Es sei schließlich erwähnt, daß die meisten handelsüblichen Schrittmachergeräte eine Impulsfrequenz von 150/min nicht überschreiten lassen. Zur hochfrequenten Stimulation sollten jedoch Frequenzen bis 200/min bei einer maximalen Impulsdauer von 3 msec erzeugt werden können. Mit Vorteil läßt man den Schrittmacher vom Fachmann so umbauen, daß durch einen Wählschalter die Frequenz gerade verdoppelt werden kann.

Zusammenfassung

Als Alternativlösung zur provisorischen elektrischen Stimulation des Herzens mit der endovenös eingelegten Intrakardialelektrode wird die Methodik der Schrittmacherbehandlung mit Hilfe der bipolaren Oesophaguselektrode dargelegt. Kreislaufstillstand infolge Asystolie sowie hochgradige Bradykardie mit praesynkopalen Erscheinungen und/oder stark gestörter Haemodynamik erachten wir als Hauptindikationen für die notfallmäßige oesophageale Schrittmacherbehandlung. Die prophylaktische Anwendung einer Oesophaguselektrode kommt in Frage bei Patienten mit anamnestischer Angabe von Adams-Stokes-Anfällen bei Bradykardie, während der Implantation von Dauerschrittmachern und während des Batteriewechsels bei Schrittmacherträgern. Nach unserer Erfahrung über mehr als 200 Patienten hat sich die Schrittmacherbehandlung mit Hilfe der Oesophaguselektrode als einfache, rasche und zuverlässige Methode bewährt, die auch dem in der Schrittmachertechnik wenig geübten oder mit dem notwendigen Instrumentarium nicht ausgerüsteten Arzt eine erfolgreiche Behandlung von akuten bradykarden Herzrhythmusstörungen ermöglicht.

Die für gewisse Operationen (besonders intrakranielle Aneurysmen) erwünschte Hypotension kann gut steuerbar durch hochfrequente Stimulation des Herzens herbeigeführt werden; die Oesophaguselektrode eignet sich dazu praktisch ebensogut wie die endovenös eingelegte Intrakardialelektrode.

Summary

Pacing the heart by means of a bipolar oesophageal electrode is recommended as an alternative to the usual technique of transvenous intracardiac pacing. The main indications for transoesophageal pacing are: asystolic circulatory arrest, severe bradycardia leading to pre-syncope and/or grossly impaired hemodynamics. Prophylactic application of the oesophageal electrode is indicated in patients either with a history of Stokes-Adams attacks due to bradycardia or during implantation of permanent pacemakers and during battery replacement in pacemaker-patients. Based on our experience with over 200 cases, transoesophageal pacing may be recommended as a quick, simple and safe method for emergency cardiac pacing in acute bradycardia. This is also a reliable method for doctors with little or no experience in pacemaker-treatment and in situations where other facilities are not available.

Certain operations (e. g. intracranial aneurysms) are preferably done under hypotension. Lowering the blood pressure by pacemaker-induced tachycardia might be the method of choice. For this purpose transoesophageal pacing has been used with as good results as compared to transvenous intracardiac pacing.

Literatur

1. BURACK, B., FURMAN, S.: Transesophageal cardiac pacing. Amer. J. Cardiol. 23, 469-472 (1969)
2. ROTH, F., SALZMANN, C., GURTNER, H. P.: Elektrische Stimulation des Herzens über eine Oesophaguselektrode. Schweiz. med. Wschr. 99, 1661-1664 (1969)
3. LUBELL, D. L.: Cardiac pacing from the esophagus. Amer. J. Cardiol. 27, 641-644 (1971)
4. CAMPKIN, T. V., DALLAS, S. H.: Elective circulatory arrest in neurosurgical operations. Brit. J. Anesth. 40, 527-532 (1968)
5. ROVIT, R. L.: Operative hypotension for intracranial vascular surgery using pacemaker-induced ventricular tachycardia. J. Neurosurg. 35, 51-58 (1971)
6. DIMANT, S., PIPER, C. A., MURPHY, T. O.: Pacemaker-controlled hypotension in surgery. Surgery 62, 663-669 (1967)
7. SMALL, J. M., STEPHENSON, S. C. F.: Circulatory arrest in neurosurgery. Lancet 1966/I, 569-570
8. SMALL, J. M., STEPHENSON, S. C. F., CAMPKIN, T. V., DAVIDSON, P. H., MC ILVEEN, D. J. S.: Elective circulatory arrest by artificial pacemaker. Lancet 1966/I, 570-572

ARTERIELLER DRUCK, HERZFREQUENZ UND -RHYTHMUS UNTER DER IMPLANTATION VON ACRYLZEMENT BEIM OPERATIVEN HÜFTGELENKERSATZ

Von P. Lotz und H. H. Israng

Störungen der normalen Funktion von Herz und Kreislauf im unmittelbaren zeitlichen Zusammenhang mit der Implantation von Acrylzement zur Verankerung einer totalen Hüftprothese werden seit 1970 in der Literatur beschrieben. DUSTMANN et al., LING et al., NEWENS et al., PHILLIPS et al., POWELL et al. sowie THOMAS et al. berichten über Blutdruckabfälle, teilweise bedrohlichen Ausmaßes, sowie Herzrhythmusstörungen bis zum Herzstillstand.
Diese Wirkungen werden auf Monomere des Acrylzementes zurückgeführt, die aus der Markhöhle des Knochens in die Blutbahn übertreten. Als Mechanismen werden diskutiert: Beeinträchtigung der Herzaktion durch direkte Wirkung auf das Myokard; Auslösung einer Fettembolie mit nachfolgender Wirkung auf Herz und Kreislauf; Herabsetzung des peripheren Widerstandes durch direkte oder reflektorische Wirkung auf die Gefäße.

In der Chirurgischen Universitätsklinik Ulm wurden im vergangenen Jahr bei 213 Patienten mit Coxarthrose Hüftgelenks-Endoprothesen implantiert. Bei der Auswertung der Narkoseprotokolle ergaben sich keine nennenswerten Herz- oder Kreislaufkomplikationen. Es wurde vermutet, daß bei der üblichen Form der Kreislaufüberwachung mit fünfminütlichen Blutdruck- und Pulskontrollen die als kurzdauernd beschriebenen kardiovaskulären Effekte des Knochenzementes übersehen werden können.
Zur genauen Prüfung dieses Tatbestandes wurde bei 15 Patienten mit einem Durchschnittsalter von 62 Jahren während des gesamten Operationsverlaufes der Druck in der A. radialis mit Hilfe eines Statham-Elementes fortlaufend gemessen und auf einem Schreiber registriert. Die Pulsfrequenz wurde über das Drucksignal elektronisch gezählt und außerdem das Elektrokardiogramm fortlaufend registriert.

Der praeoperativ gemessene Blutdruck betrug im Durchschnitt 141/86 mm Hg, was einem durchschnittlichen Mitteldruck von 104 mm Hg entspricht.
80% der Patienten wiesen praeoperative Ekg-Veränderungen im Sinne von Erregungsrückbildungsstörungen bzw. Rechtsschenkelblockbildern auf; der Rest zeigte keine Ekg-Veränderungen.
14 der 15 Patienten waren vor der Operation digitalisiert worden.

Alle Narkosen wurden in Lachgas-Sauerstoff im Verhältnis 2 : 1 und Halothan in einer durchschnittlichen Konzentration von 0,63 Vol.% durchgeführt.
Zur Einleitung erhielten die Patienten durchschnittlich 200 mg Thiopental sowie 80 mg Succinyl-bis-cholin zur Intubation. Zur weiteren Relaxierung wurden über die gesamte Narkosedauer im Durchschnitt 19 mg Diallyl-Nor-Toxiferindichlorid verabreicht.
Mit einem Pulmonat wurden die Patienten mit intermittierend positivem Druck kontrolliert beatmet. Die Frequenz betrug im Durchschnitt 12.7 Atemhübe pro Minute, das Atemminutenvolumen 9.7 l.
Bei einer Operationsdauer von durchschnittlich 93 min erfolgte die Implantation des Knochenzementes ins Acetabulum im Mittel nach 50 min, in den Femurschaft im Mittel nach 64 min.

Um die nach der Implantation des Knochenzementes auftretenden Blutdruckänderungen untereinander vergleichbar zu machen, wurde der Druck unmittelbar vor der Implantation gleich 100% gesetzt und alle nachfolgenden Werte entsprechend umgerechnet.
Analog wurde mit der Herzfrequenz verfahren.

Den zeitlichen Verlauf von Blutdruck und Herzfrequenz nach der Implantation des Acrylzementes in das Acetabulum einerseits und in die Markhöhle des Femurschaftes andererseits zeigt Abb. 1. Es sind die Relativwerte mit ihren Standardabweichungen angegeben.

	Zeit nach Implantation (min)				
	0.5	1	2	3	
art. Mitteldruck	92 ± 12	95 ± 8	99 ± 9	100 ± 8	ACETABULUM
Herz-Frequenz	102 ± 4	102 ± 5	101 ± 5	102 ± 4	
art. Mitteldruck	98 ± 4	100 ± 5	102 ± 10	102 ± 8	FEMURSCHAFT
Herz-Frequenz	99 ± 2	99 ± 4	101 ± 3	101 ± 5	

Angaben in % des Ausgangswertes
(alle Patienten)

Abb. 1

Der Blutdruck ist bewußt in Form des arteriellen Mitteldruckes angegeben, da nur er haemodynamisch relevant ist. Nach Implantation des Zementes in das Acetabulum fällt der arterielle Mitteldruck um durchschnittlich 8%, was nach 0,5 min der Fall ist. Die Änderung ist signifikant. Nach 2 min ist der Ausgangsdruck wieder erreicht.
Nach Implantation des Zementes in den Femurschaft fällt der Druck um durchschnittlich 2%, ebenfalls nach 0,5 min. Das Ausgangsniveau ist bereits nach 1 min wieder erreicht. Diese Blutdruckänderung ist nicht signifikant.
Für die Herzfrequenz ergeben sich überhaupt keine signifikanten Änderungen.

Die geringen Blutdruckänderungen des Gesamtkollektivs sind darauf zurückzuführen, daß einige Patienten keinen Druckabfall aufwiesen. Nach der Implantation des Zements in das Acetabulum blieb in einem Fall der Druck unverändert, in einem Fall der Druck unverändert, in einem weiteren Fall stieg er sogar an. Nach der Implantation in den Schaft blieb der Druck in 2 Fällen unverändert und stieg sogar in 4 Fällen an.

	niedrigster Wert nach Implantation		
art. Mitteldruck	88 ± 10	80% der Fälle	ACETABULUM
Herz-Frequenz	99 ± 4		
art. Mitteldruck	94 ± 3	60% der Fälle	FEMURSCHAFT
Herz-Frequenz	98 ± 2		
	Angaben in % des Ausgangswertes (nur Patienten mit Druckabfall)		

Abb. 2

Abb. 2 zeigt nur die Fälle, bei denen ein Blutdruckabfall erfolgte. Es sind wieder die Relativwerte angegeben.

Die dargestellten Mittelwerte mit Standardabweichungen wurden gebildet aus den jeweils niedrigsten Druckwerten und den dazugehörigen Werten für die Herzfrequenz. 80% aller Patienten zeigen einen Druckabfall nach der Implantation des Zementes in das Acetabulum, der im Mittel 12% beträgt. Der niedrigste Druck wird nach durchschnittlich 74 s erreicht und nach durchschnittlich 275 s wieder ausgeglichen.
60% aller Patienten zeigen einen Druckabfall nach der Implantation des Zements in den Femurschaft, der im Mittel 6% beträgt. Der niedrigste Druck wird bereits nach durchschnittlich 53 s erreicht und ist auch bereits nach 143 s wieder ausgeglichen.
Für die Herzfrequenz ergeben sich auch hier keine signifikanten Änderungen.

Herzrhythmusstörungen im Zusammenhang mit der Implantation des Zementes wurden bei keinem der Patienten bemerkt.

Die von uns gemessenen Druckänderungen sind geringer als die in der Literatur angegebenen. Diese schwanken zwischen 20 und 40% des Ausgangsdruckes.

In der Literatur finden sich keine Angaben über die Volumenbilanz während des Eingriffs.
Der durchschnittliche Blutverlust bei unseren Patienten betrug 1300 ml. Die Volumenzufuhr über die gesamte Operationsdauer betrug im Mittel 1600 ml (zwei Drittel davon in Form von Blut, der Rest als Dextran- oder Humanalbuminlösung). Der Volumenersatz erfolgte parallel zum Verlust.
Die Volumenbilanz betrug nach Implantation des Zementes ins Acetabulum durchschnittlich + 3% und nach Implantation des Zementes in den Femurschaft durchschnittlich + 7% bezogen auf den Gesamtverlust.

Der in einigen Fällen mitregistrierte zentralvenöse Druck änderte sich während des Druckabfalles im arteriellen System nicht, was gegen eine Rechtsherzüberlastung spricht.
Das Fehlen von Rhythmusstörungen und die Tatsache, daß die Herzfrequenz sich während des Blutdruckabfalles nicht ändert, machen eine direkte Wirkung des Acrylzement-Monomers auf das Herz zumindest unwahrscheinlich.
Nach unseren Befunden tendieren wir zu der Ansicht, daß die Ursache für den Druckabfall nach der Implantation von Knochenzement auf einer Senkung des peripheren Widerstandes beruht. Bei verlustgerechtem Volumenersatz ist der Blutdruckabfall haemodynamisch unbedeutend.

Literatur

DUSTMANN, H. O., SCHULITZ, K. P., KOCH, H.: Fettembolie nach Anwendung von Knochenzement bei Hüftgelenksersatz. Arch. orthop. Unfall-Chir. 72, 114-121 (1972)

LING, R. S. M., JAMES, M. L.: Blood Pressure and Bone Coment. Brit. Med. J. 2, 404 (1971)

NEWENS, A. F., VOLZ, R. G.: Severe Hypotension during Prosthetic Hip Surgery with Acrylic Bone Cement. Anesthesiology Vol. 36, No 3 (1972)

PHILLIPS, H., COLE, P. V., LITTIN, A. W. F.: Cardiovascular Effects of Implanted Acrylic Bone Cement. Brit. Med. J. 3, 460-461 (1971)

POWELL, J. N., MC GRATH, P. J., LAHIRI, S. K., HILL, P.: Cardiac Arrest associated with Bone Cement. Brit. Med. J. 3, 326 (1970)

THOMAS, T. A., SUTHERLAND, I. C., WATERHOUSE, T. D.: Cold curing acrylic bone cement. A clinical suty of the cardiovascular side effects during hip joint replacement. Anaesthesia Vol 26, No 3, (1971)

BLUTVOLUMENSCHWANKUNGEN BEI HÜFTOPERATIONEN UNTER NEUROLEPTANALGESIE

Von O. Linderkamp und A. Hilscher

In den letzten Jahren werden totale Hüftoperationen zunehmend auch in kleineren Kliniken durchgeführt. Da dieser an sich nicht lebensnotwendige aber dennoch schwere Eingriff vorwiegend ältere Patienten betrifft, haben wir untersucht, inwieweit die Narkose zu Blutvolumenveränderungen führt und wie hoch die Blutverluste zu veranschlagen sind.

Hierzu wurden zu 5 verschiedenen Zeitpunkten zentraler Venendruck (ZVD), Haematokrit sowie das Blutvolumen (BV) mit Evans Blue - nach der von HEGGLIN et al. (1962) angegebenen Methode - von 32 Hüftpatienten bestimmt. Das Alter der Patienten lag zwischen 60 und 70 Jahren. Die Operationstechnik erfolgte nach WATSON-JOHNS.

Am Tage vor der Operation betrugen das BV 70, 7, das Erythrozytenvolumen (EV) 25, 3, das Plasmavolumen (PV) 45, 4 ml/kg, der Haematokrit 40, 8 Vol. %, der ZVD 4, 1 cm H_2O. Die Werte entsprechen den in der Literatur angegebenen Normalwerten. Die Patienten wurden danach in üblicher Weise mit Laxantien und Einläufen behandelt und einer absoluten Nahrungs- und Flüssigkeitskarenz von 14 Stunden unterworfen.
Als Praemedikation erhielten sie abends 1 Medomin-Tablette und 50 mg Atosil oral, morgens 45 Minuten vor Narkoseeinleitung 2 ml Thalamonal und 0, 5 mg Atropin i. m. 30 Minuten nach der Praemedikation wurden die 2. Messungen durchgeführt.
Die nächsten Messungen erfolgten 20 Minuten nach Narkoseeinleitung mit 0, 004 mg Fentanyl und 0, 2 mg DHB pro kg Körpergewicht. Zur Intubation wurden 100 mg Succinylcholin gegeben.

Während das EV der 3 Untersuchungen praktisch konstant blieb, nahm das BV vom Vortag bis zum Zeitpunkt vor Narkosebeginn um 2, 3%, das PV um 3, 8% ab, während der Haematokrit um 2, 0% zunahm. Nach Narkoseeinleitung vermehrte sich das Blutvolumen wieder um 2, 3%, das PV um 4, 3%, der Haematokrit ging entsprechend um 3, 4% zurück. 20 Minuten nach Narkoseeinleitung waren also die Ausgangswerte vom Vortag wieder erreicht.
Die Differenz von BV, PV und Haematokrit gegenüber den jeweils vorher gefundenen Werten sind nach dem T-Test signifikant. Wie läßt sich der überraschende Befund erklären, daß das PV am Morgen vor der Operation abgenommen hat, um nach Narkoseeinleitung auf den Ausgangswert zurückzugehen? Hierzu muß erwähnt werden, daß Hüftpatienten während der Operations-Vorbereitungen durch Umlagern und unbequeme Lage trotz Praemedikation unter erheblichen Schmerzen leiden. Die dadurch verursachte sympathikotone Reaktionslage zeigt sich in leichtem Blutdruck-, Puls- und Venendruckanstieg. Die sympathikotone Reaktionslage führt zu Vasokonstriktion und Verschiebung von Flüssigkeiten aus dem Plasma in den Extrazellulärraum. Nach Narkoseeinleitung bewirkt das DHB Sympathikolyse mit Rückstrom der Flüssigkeit, so daß sich das PV wieder normalisiert.

3 Patienten zeigten bei einem normalen Ausgangs-BV von durchschnittlich 68,6 ml/kg eine erhebliche Verminderung des PV bis zur 2. Messung um 11,1 ml/kg, während das EV konstant blieb. Nach Narkoseeinleitung nahmen BV und PV wieder um 2,7 ml/kg zu, erreichten also nicht ihre Ausgangsvolumina.
Diese Patienten müssen erhebliche Flüssigkeitsverluste durch Dursten und Abführen erlitten haben.

Neben diesen 3 Patienten mit sekundärem Volumenmangel weisen 6 Patienten ein primär niedriges Ausgangsblutvolumen von 50,5 bis 63,5 ml/kg auf. Bei 3 von ihnen dürfte der Volumenmangel durch eine anamnestisch bekannte Hypertonie bedingt sein. Diese 9 primär hypervolämischen Patienten zeigten nach Narkoseeinleitung ausnahmslos einen Abfall des Blutdruckes unter 100 systolisch.

Der Zusammenhang von Volumenmangel und Blutdruckverminderung nach Narkoseeinleitung wurde bereits von Herrn Kirchner und Herrn Eichler diskutiert aber unseres Wissens bei reiner NLA bislang nicht untersucht.

Als Einzelfall sei ein Hypertoniker erwähnt, dessen Ausgangs-BV auf 63,4 ml/kg reduziert war. Vor Narkoseeinleitung sank der Blutdruck von 180/100 auf 125/80, der ZVD von 4 auf 2 cm H_2O. Dagegen stieg das Blutvolumen auf 66,1 ml/kg an. Wahrscheinlich hatte die dem Patienten verabfolgte Praemedikation eine ausgeprägte Sympathikolyse bewirkt. Im Gegensatz zu allen anderen Patienten mit Volumenmangel blieb sein Blutdruck nach Narkoseeinleitung unverändert, das BV nahm weiter auf 69,6 zu. Durch die protrahierte Sympathikolyse konnte bei diesem Patienten offenbar erreicht werden, daß durch Flüssigkeitseinstrom aus dem Gewebe das Blutvolumen entsprechend der Erweiterung des Gefäßbettes zunahm, was einen abrupten Blutdruckabfall bei Narkoseeinleitung verhinderte. Bei ausreichend mobilisierbarem Extrazellulärvolumen vermag also die Eigenregulation des Organismus die künstliche Volumenzufuhr von außen zu ersparen, vorausgesetzt, die durch die Sympathikolyse bewirkte Gefäßdilatation erfolgt langsam.
Einen Zusammenhang zwischen primärem Volumenmangel und ZVD konnten wir nicht finden.

Zur genauen Erfassung des postoperativen Volumendefizits wurden 4 Stunden sowie 24 Stunden nach Operationsende Blutvolumenbestimmungen durchgeführt.
Das Blutvolumendefizit belief sich 4 Stunden nach Beendigung der Hüftoperation auf durchschnittlich 232 ml, 20 Stunden später auf 610 ml.

Zwischen Volumendefizit und Abnahme des zentralen Venendrucks konnten wir folgende Beziehung finden:
Abnahme des ZVD in cm H_2O = -3,1 +5,8 x Volumendefizit in Litern r = 0,53.
Der niedrige Korrelationskoeffizient zeigt, daß zur exakten Erfassung des Volumendefizits der ZVD nicht ausreicht.

Aus der Korrelation geht hervor, daß der Venendruck ansteigt, wenn das Volumendefizit weniger als 500 ml beträgt. Interessanterweise gilt das auch für den Haematokrit.

Über die verabreichten Transfusionen läßt sich ein durchschnittlicher Blutverlust von

2195	bzw.	2573 ml	oder
44,5	bzw.	52,3%	berechnen.

Davon wurden im Durchschnitt 1100 ml Blut im Sauger, weitere 470 ml postoperativ in den Redonflaschen nachgewiesen.

Eine ausführliche Auseinandersetzung mit der Problematik der Berechnung der Blutverluste über die Transfusionsmenge sowie mit Operationstechnik und -erfolg findet sich in Vorbereitung.

Diskussionsbemerkung zu Vortrag Blutvolumenschwankungen bei Hüftoperationen unter Neuroleptanalgesie

Wir haben bei 73 Patienten in einem Zeitraum von ca. 5 Minuten vor Einbringen des Knochenzements Pallakos bis 15 Minuten danach jede Minute Blutdruck und Puls gemessen sowie ständige EKG-Kontrollen durchgeführt und in keinem Fall eine deutliche Veränderung registrieren können.

HYGIENISCHE PROPHYLAXE UND TECHNISCHE MÖGLICHKEITEN IM ANAESTHESIEBEREICH

Von H.-N. Herden und P. Lawin

Bakterielle Infektionen mit konsekutiven, septischen Komplikationen sind ein vorrangiges Problem aller operativer Disziplinen. Vor allem in großen Krankenanstalten mit notwendiger Zentralisation im Operations- und Intensivbereich verdient der sogenannte "moderne Hospitalismus" besondere Beachtung. Nur durch strengste antiseptische Maßnahmen kann dieser ernsten Gefahr begegnet werden. Im anaesthesiologischen Bereich bedarf vor allem die Infektion der oberen Luftwege besonderer Aufmerksamkeit, um bei den häufig abwehrgeschwächten Patienten postoperativen bakteriellen Lungenkomplikationen vorzubeugen. Kreuzinfektionen durch kontaminierte Narkose- oder Beatmungssysteme sind bei Nichtbeachtung strengster aseptischer Kautelen jederzeit möglich. Experimentelle Untersuchungen konnten nachweisen, daß die Hohlraumsysteme von Narkose- und Beatmungsapparaten schon nach kurzdauernder Anwendung bzw. nach einmaligem Gebrauch von Keimen besiedelt sind (1, 3). Das wird verständlich bei Berücksichtigung der Tatsache, daß selbst bei lungengesunden Patienten in einem erheblichen Prozentsatz in den oberen Luftwegen pathogene Keime nachweisbar sind (2). Danach läßt sich zwanglos die Forderung aufstellen, daß sämtliche Teile der Narkose- und Narkosebeatmungssysteme, die mit der Exspirationsluft des Patienten in Berührung gekommen sind, nach jeder Narkose der Desinfektion zugeführt werden müssen, und für die nachfolgende Anaesthesie ein neues System bereit gehalten werden muß. Das alleinige Auswechseln der Faltenschläuche der Narkosesysteme bzw. die Verwendung von Einmalschläuchen wird dieser Forderung nicht gerecht, da die mögliche Keimbesiedlung der übrigen Teile des Narkosesystems wie Kreisteil, Ventile und CO_2-Absorber unberücksichtigt bleiben. Die Verwendung von Mikrobenfiltern im Inspirationsschenkel stellt eine Lösung dar, die für begrenzte Zeit eine Kreuzinfektion verhindern kann, dabei jedoch besonders für große Anaesthesieabteilungen nicht unerhebliche Kosten verursacht.

Eine sinnvolle und mit vertretbarem Kosten- und Personalaufwand verbundene Lösung der erforderlichen hygienischen Maßnahmen im Anaesthesiebereich soll im folgenden kurz vorgestellt werden:
Sind in einem modernen Operationstrakt dem Operationssaal Anaesthesievorbereitungs- und Ausleitungs- bzw. Umbetträume vorgeschaltet, in denen Wand- oder Einbaunarkosegeräte installiert sind, werden für jede Anaesthesie drei Narkosegeräte verwendet. Der Forderung, für jeden Patienten ein desinfiziertes Narkosesystem zu benutzen, kann hier nur gerecht werden, indem das einzig sinnvolle Funktionsprinzip verfolgt wird, das Narkosesystem von der Narkoseeinleitung bis zur Beendigung der Narkose bei dem Patienten zu belassen.
Nach Narkoseeinleitung wird deshalb nach Diskonektion der Frischgasleitung das Kreissystem vom Einbaunarkoseapparat abgehoben, mit dem Patienten in den Operationssaal verbracht und auf das dort befindliche Narkosegerät aufgesetzt und angeschlossen. Entsprechend wird nach Operationsende verfahren, indem das Narkosesystem mit dem Patienten in den Umbettraum verbracht wird und an das dortige Wandnarkosegerät angeschlossen wird. Die Trennung der Frischgasleitung kann durch Steckkupplungen, der Transport des Kreissystems durch Auf-

nahmestutzen an der Operationstischlafette erleichtert werden. - Der durch dieses Arbeitsprinzip vorgegebene Weg der Narkosesysteme ist auf Abbildung 1 skizziert. Von der Desinfektion kommende Kreissysteme durchlaufen den Narkoseeinleitungsraum, den Operationssaal und den Umbettraum, um von dort wieder zur Desinfektion zu gelangen.

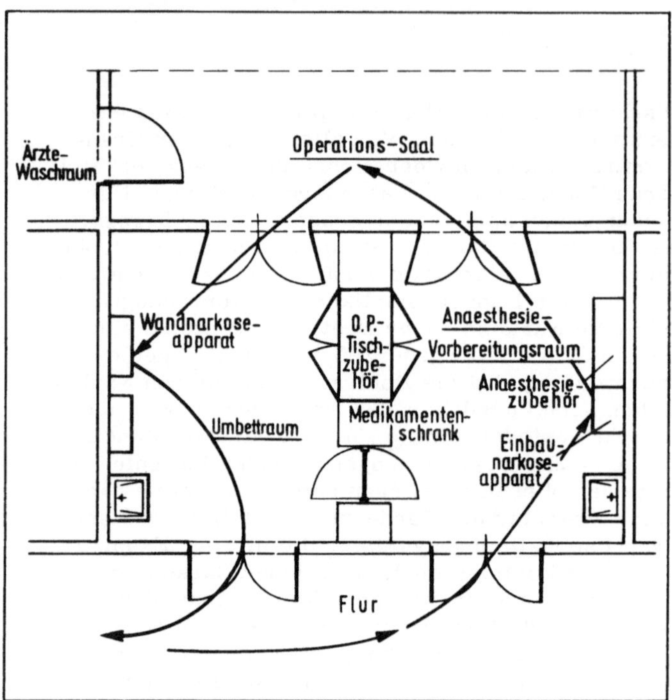

Abb. 1. Skizzierter Weg der Narkosesysteme von der Desinfektion über Anaesthesievorbereitungsraum, Operationssaal und Umbettraum zurück zur Desinfektion

Für die Bereithaltung neuer, desinfizierter Kreissysteme für die nachfolgende Narkoseeinleitung im Anaesthesievorbereitungsraum eignen sich an der Wand befestigte Leerstutzen. Gleiche Leerstutzen befinden sich im Umbettraum, um die benutzten Kreissysteme aufzunehmen, bis sie der Desinfektion zugeführt werden (Abb. 2).

Die Versorgung der Anaesthesievorbereitungsräume mit desinfizierten Narkosesystemen und die Entsorgung der Umbetträume von benutztem Gerät am Ende des Operationsbetriebes oder bei Bedarf zu beliebiger Zeit erfolgt durch spezielle problembezogene Transportwagen, die nach unseren Angaben von der Drägerwerk AG, Lübeck konstruiert wurden (Abb. 3). Das obere Bord dieser Wagen kann auf speziellen Stutzen acht Kreissysteme aufnehmen, in darunter befindlichen V_2A-Wannen können Plastikkontainer für benutztes Anaesthesiezubehör und Drahtkörbe für die Faltenschläuche untergebracht werden. Der mit kontaminiertem Gerät bestückte Wagen wird in den Desinfektionsraum gefahren. Die Schlauchsysteme werden nach entsprechender Vorreinigung der Dampfsterilisation zugeführt, das Anaesthesiezubehör mit Alhydex behandelt. Nach jeweiliger Entfernung des Soda-

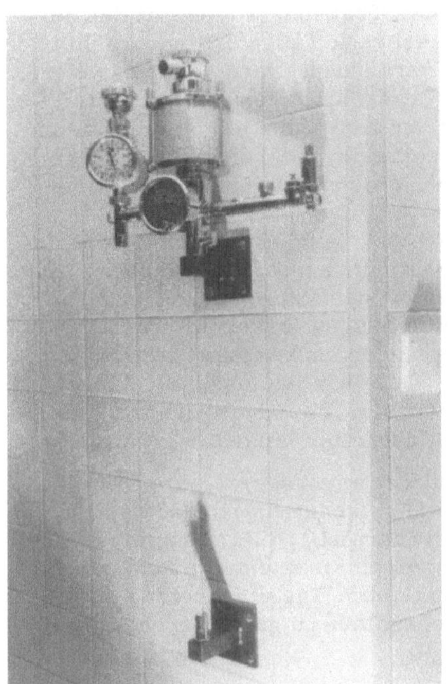

Abb. 2. An der Wand befestigte Leerstutzen zur Aufnahme desinfizierter bzw. benutzter Narkosekreissysteme im Anaesthesievorbereitungs- bzw. Umbettraum

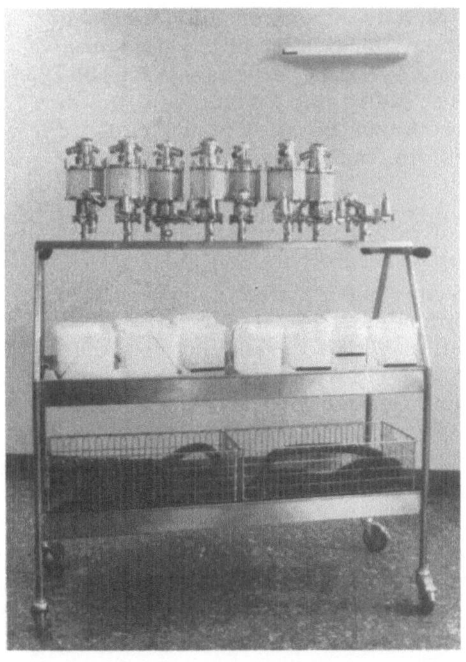

Abb. 3. Problembezogener Transportwagen zur Ver- bzw. Entsorgung der Anaesthesievorbereitungs- bzw. Umbetträume

sorb-Atemkalkes aus den CO_2-Absorbern wird der Transportwagen mit den aufgesetzten Narkosesystemen in den Desinfektionsschrank "Aseptor" verbracht und die Kreissysteme dort mit den Anschlußstutzen verbunden. Nach abgeschlossenem Desinfektionsvorgang werden mit dem gleichen Transportwagen nach erneuter Füllung der CO_2-Absorber mit Sodasorb-Atemkalk und Aufnahme der sterilisierten Faltenschläuche die Narkosesysteme in die Anaesthesievorbereitungsräume gebracht und dort auf die Einbaunarkosegeräte bzw. die dafür vorgesehenen Leerstutzen aufgesetzt.
Die gleichen strengen hygienischen Vorkehrungen zur Verhinderung von Kreuzinfektionen müssen bei den verwendeten Narkosebeatmungsgeräten Anwendung finden. Auch hier müssen alle mit der Exspirationsluft des Patienten in Berührung kommende Teile nach jeder beendeten Anaesthesie ausgewechselt werden. Das sind bei Verwendung der gebräuchlichen druckgesteuerten Narkosebeatmungsgeräte wie Assistot 645 oder Pulmonat nur wenige Teile wie Atembeutel, Winkeltülle und Faltenschlauch beim Assistor und Faltenbalg, Umschalthahn und Faltenschlauch beim Pulmonat. Diese Teile müssen deshalb mehrfach vorrätig sein.

Die modernen großen kombinierten Narkose- und Beatmungsgeräte wie Narkosespiromat 650 und Engströmrespirator ER 300 sind so konstruiert, daß das Patientensystem eine kompakte, geschlossene Einheit darstellt, die mit wenigen Handgriffen auswechselbar und mit Ausnahme von Anzeigeinstrumenten autoklavierbar ist. Müssen derartige Geräte für mehrere Patienten am Tag eingesetzt werden, sind dann jedoch, um einen reibungslosen Betriebsablauf zu garantieren, mindestens zwei Patienteneinheiten erforderlich.

Bei kritischer Wertung postoperativer, bakteriellerLungenkomplikationen, die bei vorgeschädigten oder abwehrgeschwächten Patienten zum limitierenden Faktor werden können, müssen die aufgestellten strengen Forderungen an die Infektionsprophylaxe im Anaesthesiebereich als berechtigt angesehen werden. Jeder Anaesthesist hat somit die Verpflichtung, technische und organisatorische Voraussetzungen dafür zu schaffen, daß in seinem Bereich durch hygienische Maßnahmen der Gefahr einer Keimverschleppung während der Anaesthesie begegnet wird. Die vorgestellte Organisationsform stellt eine Lösung dar, bei der der finanzielle und personelle Aufwand in vertretbarer Relation zum Erfolg, der sicheren Verhütung von Kreuzinfektionen durch die Narkosesysteme, steht.

Literatur

1. JUST, O., HENSCHEL, F. W.: Bakteriologische Probleme bei der Anwendung der modernen Apparatnarkose. Anaesthesist 9, 134 (1960)
2. LAWIN, P., HERDEN, H.-N., ADAM, W.: Mikrobizide Behandlung von Anaesthesiezubehör. Z. prakt. Anaesth. 2, 321 (1967)
3. LEHMANN, CH.: Beitrag zur Sterilisation und Desinfektion von Anaesthesiegeräten. Anaesthesist 11, 168 (1962)

DAS EJEKTORFLOWMETER ZUR ABLEITUNG VON ANAESTHESIEGASEN

Von S. Jørgensen

Die nachgewiesene teratogene Wirkung von Inhalationsanaesthetika (1, 3, 4, 13, 18) gibt Anlaß zur Besorgnis. Langdauernde Einwirkung eines Gemisches aus N_2O und O_2 kann aplastische Anämie verursachen (15). Amerikanische Anaesthesiologen weisen außerdem auf eine auffallende Häufigkeit von Tumoren im reticuloendothelialen System hin (8).

Eine Befragung von dänischen Anaesthesie-Krankenschwestern, Anaesthesistinnen und Ehefrauen von Anaesthesisten ergab, daß die Häufigkeit spontaner Aborte nach Aufnahme der Tätigkeit in der Anaesthesieabteilung von weniger als 10% auf fast 20% anstieg, wobei die Dauer der Tätigkeit in der betreffenden Abteilung eine Rolle zu spielen scheint (3). Eine amerikanische und eine englische Untersuchung haben ähnliche Resultate ergeben (9, 14).

Blutproben von allen im Operationssaal Beschäftigten enthielten Halothan, wenn das Mittel verwendet worden war (12). Methoxyfluran kann mehr als 24 Stunden noch in der endexpiratorischen Luft des Anaesthesisten nachgewiesen werden (10). Außerdem haben sich die Fälle von chronischen Nierenleiden bei Anaesthesisten verdoppelt, seit man fluorierte Anaesthesiemittel verwendet (8).

Fast jeder klagt nach der Tagesarbeit im Operationssaal über Kopfschmerzen und Müdigkeit.

Man sollte also dafür sorgen, daß ausschließlich der Patient die Anaesthetika einatmet.

Es gibt mehrere Möglichkeiten, die Anaesthesiegase von der Einatmungsluft des Anaesthesisten fernzuhalten:

1. Ableitung zum Fußboden, ohne oder mit Filter (11),
2. Ableitung zu einer Vakuumanlage,
3. Ableitung zu einem Ventilationssystem (16).

ad 1: Wird das Gas zum Fußboden abgeleitet, besteht selbst bei ausreichender Raumbelüftung immer noch Gefahr, daß es sich mit der Luft im Raum vermischt. Diese Lösung befriedigt nicht (7).
ad 2: Ventile, wie sie für 1. gebraucht werden, können auch mit der Vakuumanlage verbunden werden (2, 5, 6, 17), so daß die Gase auf diesem Wege entweichen. Dabei ist es allerdings schwierig, die Größe des Vakuums so genau einzustellen, daß die Absaugung aus dem Anaesthesiesystem mit der Zufuhr aus dem Anaesthesieapparat Schritt hält. Die Absaugung explosiver Gasgemische kann außerdem gefährlich sein.
Zur zuverlässigen Absaugung aus dem Anaesthesiesystem ist nicht nur ein Druckunterschied erforderlich, sondern auch ein ständiges Nachmessen der entfernten Luftmenge. Wenn überhaupt ein Vakuum hergestellt werden kann, ist dessen Größe von untergeordneter Bedeutung. Zu zuständiger Kontrolle der abgesaugten

Luftmenge ist es angebracht, ein Luftdosimeter vom Typ des Flowmeter zu verwenden. Die Richtung des Luftstroms verläuft wie üblich, nur wird der Rotor von einem Unterdruck angehoben. Ein solches Flowmeter ist bereits konstruiert worden und hat in Verbindung mit unserer zentralen Vakuumanlage zufriedenstellend funktioniert.

Der Vorschlag, die Vakuumanlage in Verbindung mit einem Vakuumflowmeter zur Absaugung von Anaesthesiegasgemischen zu verwenden, wurde der Leitung der dänischen Gewerbeaufsicht vorgelegt, die im Januar 1971 antwortete:

"Ihr Schreiben vom 16. 12. 1970 über die Ansaugung von Anaesthesiegasen ist dem Direktorium und unseren Technikern vorgelegt worden. Da die Möglichkeit zur Entstehung von Explosivgasgemischen groß ist, ohne daß man genau voraussagen könnte, wo und wann sie entstehen, können wir auf Ihre Anfrage nur antworten, daß die Gewerbeaufsicht eine Ableitung der Narkosegase verlangen wird, die unabhängig von sonstiger Absaugung und auf eine gegen Explosionen gesicherte Weise vorgenommen wird".

gez. AAGE GRUT.

ad 3: Da also ein Vakuumflowmeter wegen der Explosionsgefahr nicht verwendet werden kann, wurde das

EJEKTORFLOWMETER

konstruiert.

Mit ihm kann eine quantitative Entfernung der ausgeatmeten Anaesthesiegase durch eine vorhandene Entlüftungsanlage vorgenommen werden.

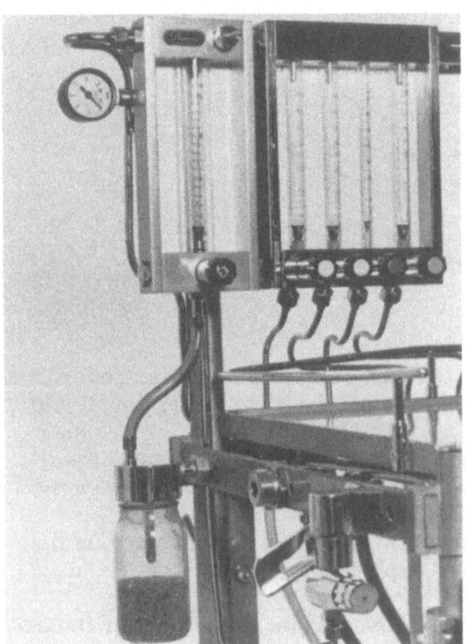

Abb. 1. Ejektorflowmeter und Auffangflasche, montiert am Anaesthesieapparat

Auf einem Flowmeter, das für 15 l pro Minute atmosphärischer Luft berechnet ist, wird ein Satz Ejektordüsen eingebaut und mit einer Druckflasche verbunden.

Abbildung 1: Der reduzierte Druck aus der Druckflasche gelangt in das Flowmeter durch die Öffnung eines Kugelventils, das über dem Flowmeter zu erkennen ist. Die durch das Flowmeter gesaugte Luftmenge wird durch eine Dosimeterschraube reguliert, die mit EX (= Exhaust) gekennzeichnet ist.

Das Ejektorflowmeter kann auf drei Arten angetrieben werden:

a) mit Sauerstoff: Das Sauerstoffrohr, das zum Anaesthesieflowmeter führt, kann zum Ejektorflowmeter weitergeführt werden.
b) mit Stickstoff: Von einer oder zwei Stickstoffflaschen mit z. B. je 40 l Inhalt, die im Operationssaal oder in dessen Nähe angebracht sind, wird das Treibgas unter reduziertem Druck dem Anaesthesieapparat zugeführt.
c) mit Preßluft: Falls Preßluft zusammen mit Sauerstoff und Lachgas dem Narkoseplatz zugeführt wird, kann das Ejektorflowmeter mit Preßluft betrieben werden.

Tabelle 1. Die Leistung des Ejektorflowmeters bei steigendem Treibdruck

Treibgas Druck	Treibgas Verbrauch	Maximale Absaugung	Absaugung Liter/pro Minute pro l Treibgas / Min.
0.5 kg/cm^2	1.85 l/min	5.15 l/min	2.8 l
1.0 "	2.40 "	7.5 "	3.1 l
1.5 "	3.0 "	9.8 "	3.3 l
2.0 "	3.6 "	11.9 "	3.4 l
2.5 "	4.2 "	13.1 "	3.2 l
3.0 "	4.7 "	14.1 "	3.0 l
3.5 "	5.3 "	15.7 "	3.0 l
4.0 "	5.9 "	17.7 "	3.0 l
4.5 "	6.7 "	18.2 "	2.7 l
5.0 "	7.1 "	18.7 "	2.6 l
5.5 "	7.6 "	19.5 "	2.6 l
6.0 "	8.1 "	20.4 "	2.5 l
6.5 "	9.0 "	20.8 "	2.3 l
7.0 "	9.6 "	20.2 "	2.1 l

Verbrauch von Treibgas siehe Tabelle 1.
Die Tabelle zeigt, daß bei einem Treibdruck von 3,5 kg/cm^2 in der Minute 14 - 15 l Anaesthesiegase abgesaugt werden können, was für klinische Anaesthesie ausreicht. Wird der Treibdruck auf 6 kg/cm^2 erhöht, steigt der Verbrauch von Treibgas on 4.7 l auf 8 l, obwohl sich die maximale Saugleistung nur von 15 auf 20 l erhöht.

Um Treibgas zu sparen, liegt es deshalb nahe, die Absaugung durch Regulierung des Treibdrucks zu regeln und die Dosimeterschraube deshalb ganz offen zu lassen. Allerdings wirkt der rhythmische Druckwechsel, der bei assistierter Atmung oder bei kontrollierter Beatmung im Anaesthesiesystem entsteht, so stark auf den Rotor ein, daß ein zuverlässige Ablesung nicht mehr möglich ist.

Die meisten Luft- und Sauerstoff-Anlagen in den Krankenhäusern arbeiten mit einem höheren Druck als 3 bis 3.5 kg/cm^2. Trotzdem kann ein Verbrauch von Treibgas über 4 - 5 l hinaus (Tabelle 1) vermieden werden: An der Eintrittstelle des Treibgases in das Ejektorflowmeter wird ein Manometer mit Reduzierventil angebracht und auf 3 bis 3.5 kg/cm^2 eingestellt. Bei einem Druck von 3 kg/cm^2 kann die volle Kapazität des Flowmeters von 15 l pro Minute ausgenutzt werden.

Da das Kondenswasser aus dem Anaesthesiesystem die Funktion des Flowmeters beeinträchtigen würde, wird eine Auffangflasche unter dem Ejektormeter, niedriger als die Absaugöffnung aus dem Anaesthesiesystem, angebracht (Abb. 1). Soll das Flowmeter mehr als 10 - 12 Stunden hindurch ununterbrochen benutzt werden, kann die Entfernung von Wasserdampf erhöht werden, wenn die Auffangflasche 50 - 100 g Silikagel (Kieselgel Merck), 6-8 mesh, enthält.

Die ausgeschiedene Mischung aus Treibgas und Anaesthesiegas wird durch einen Schlauch oder ein Rohrsystem zum Entlüftungskanal geleitet. Unsere Untersuchungen haben ergeben, daß eine Schlauchlänge von 10 m bei einem Lumen von 8 mm die Einstellung des Rotameters nicht berührt, also auch keinen Einfluß auf die Menge des abgesaugten Gases hat. In unserer Abteilung wird das Gas zum nächsten Entlüftungskanal durch die Deckensäule geleitet, die den Narkoseplatz mit N_2O, O_2, Vakuum und Pressluft versorgt. Die Entfernung zum nächsten Entlüftungskanal beträgt bei uns weniger als 6 Meter.

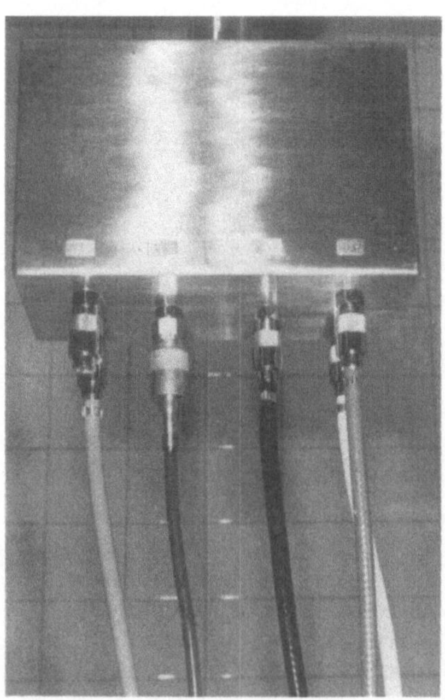

Abb. 2. Deckeneinheit am Narkoseplatz: von links nach rechts N_2O, ausgetriebenes Narkosegas, Pressluft, Vakuum und Sauerstoff

Bei Verwendung eines Entlüftungskanals besteht keinerlei Explosionsgefahr. In einem guten Operationsraum werden in der Minute mindestens 10 m^3 Luft ausgetauscht. Wenn in der Minute 10 l Gasgemisch mit 20% Äthergehalt aus dem Anaesthesiesystem abgesaugt werden, kann die Ätherkonzentration im Entlüftungskanal nach der folgenden Gleichung berechnet werden:

$$10.000 \text{ Liter} \cdot X\,\% = 10 \text{ Liter} \cdot 20\%$$
$$X = 0.02\%$$

Selbst ein fünfzigfaltiger Funktionsausfall würde nur zu einer Ätherkonzentration von 1% führen. Die niedrigste explosive Ätherkonzentration in atmosphärischer Luft ist 1.85% bei einer Temperatur von 305° Celsius. Die Temperatur im Entlüftungskanal wird jedoch kaum jemals über 50°C ansteigen. Für Cyclopropan ist das Verdünnungsverhältnis noch günstiger.

Sollten die lokalen Behörden Bedenken gegen eine Ableitung dieser Art haben, wird das Gas am Fußboden oder an der Decke entlang eine Rohrleitung zur nächsten Außenmauer und ins Freie geführt. Die Methode wird auch da angewandt, wo die Klimaanlage im Arbeitsbereich mit Kreissystem der Luft arbeitet. Schließlich kann auch ein offenes Fenster seine Dienst leisten.

Klinische Anwendung

Mit dem Ejektorflowmeter können Anaesthesiegase kontinuierlich aus den üblichen Anaesthesiesystemen entfernt werden.

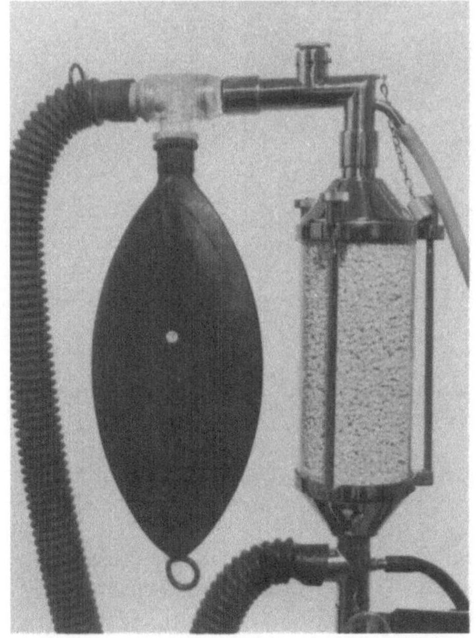

Abb. 3. Hafnia-Kreissystem mit Abzweigrohr zum Ejektorflowmeter. Wenn das Rohr nicht benutzt wird, bleibt es mit einer Metallkappe verschlossen

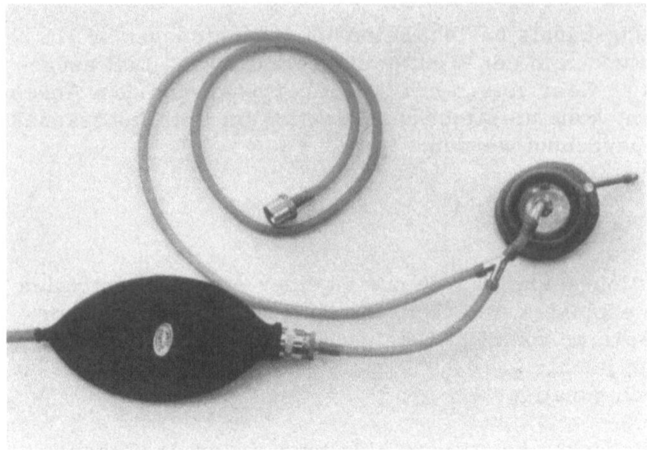

Abb. 4. Ayre-T-Stück-System mit Atembeutel und Absaugschlauch

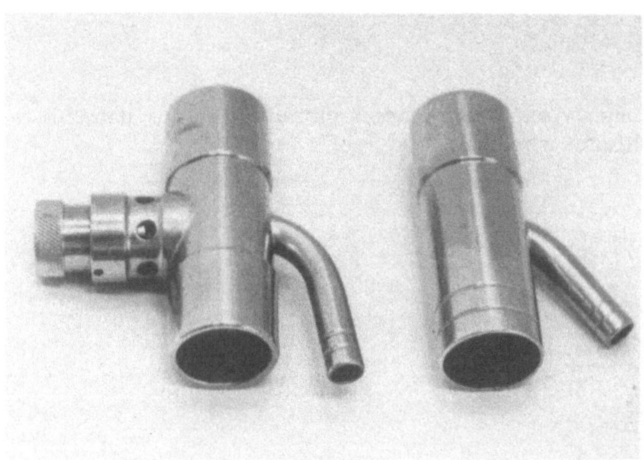

Abb. 5. Patientenanschluß im Magill-System mit oder ohne Ausatmungsventil

Maskentropfnarkose: Der Absaugschlauch wird unter der Schimmelbusch-Maske eingeführt; in der Minute werden 2 - 3 l abgesaugt.

Bei den folgenden Systemen muß die Menge der abgesaugten Gase der Zufuhr frischer Gase aus dem Anaesthesieapparat entsprechen.

Kreissystem: Die Absaugung erfolgt durch ein Seitenrohr, das am Ausatmungsventil des Systems ansetzt. Die Anbringung des Seitenrohres wird aus Abbildung 3 ersichtlich.

To-and-fro-System: Absaugung vom Boden des Atembeutels.

A y r e s - T - S t ü c k: Absaugung aus dem Atembeutel durch den ableitenden Schlauch auch falls der Atembeutel am zuführenden Schlauch sitzt (Abb. 4).

M a g i l l - S y s t e m: Statt des Ausatmungsventils am Patientenanschluß - oder mit dieser Ventil zusammen - wird eine Rohrabzweigung angebracht (Abb. 5), von der aus ein Schlauch zum Ejektorflowmeter führt. Dabei empfiehlt es sich, ein zusätzliches Ausatmungsventil am Atembeutel anzubringen. Manuelle Beatmung erfolgt durch Pressen des Atembeutels, ein Zugang zum Patientenanschluß ist nicht nötig (Abb. 6).

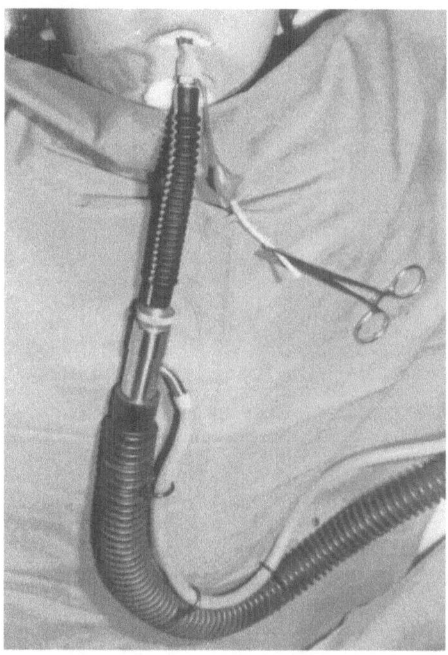

Abb. 6. Magill-System mit kontinuierlichem Absaugen (Tonsilektomie)

Bei allen Systemen mit Atembeutel kann die Absaugung so reguliert werden, daß sie genau der Zufuhr entspricht. Der Atembeutel kann deshalb während der ganzen Zeit halb gefüllt gehalten werden. Bei spontaner Atmung auftretender Widerstand im Anaesthesiesystem kann deshalb nur durch Einwegventile verschuldet worden sein, und der Druck im System wird sich um $\pm$ 0.5 cm Wasser bewegen.

Bei der täglichen Arbeit hat es sich als praktisch erwiesen, die Dosimeterschraube am Ejektorflowmeter dicht neben dem sonst verwendeten Ausatmungsventil des Anaesthesiesystems anzubringen. Bei Tischapparaten sitzt sie am besten an der Unterkante der Tischplatte (Abb. 7).

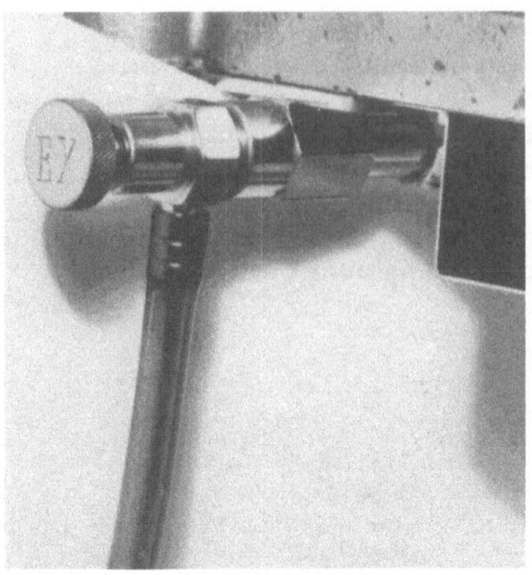

Abb. 7. Ejektorflowmeter-Dosimeterschraube, am Anaesthesieapparat gesondert angebracht

Diskussion

Die Absaugung von Anaesthesiegasen mit dem Ejektorflowmeter hat viele Vorteile:

1. Alle Gase werden entfernt, die Methode ist quantitativ,
2. es besteht keine Explosionsgefahr,
3. das Instrument sitzt immer gebrauchsfertig am Narkoseapparat
4. eine Desinfektion erübrigt sich, da die abgesaugten Gase nicht zurückfließen,
5. die Methode ist für alle Anaesthesiesysteme brauchbar,
6. das Instrument ist unabhängig von nationalen Normenunterschieden der Rohre,
7. das Ejektorflowmeter arbeitet geräuschlos,
8. der Treibgasverbrauch beträgt 5 l in der Minute,
9. das Ejektorflowmeter kann mit dem Narkose-Beatmungsgerät verwendet werden,
10. bei gesteigertem Treibdruck kann die Absaugung auf 20 l in der Minute erhöht werden. Deshalb eignet sich das Gerät auch für Langzeitbeatmung.

Unsere Schwierigkeiten in der Anaesthesiologie sind ebenso ernster Natur wie die der Röntgenologie vor 50 - 60 Jahren. Wenn sie nicht gelöst werden , kann es schwierig werden, genügend Nachwuchs für unser Fach zu finden. Die Sicherheitsvorkehrungen, deren Durchführung verlangt werden wird, müssen aber einfach instandzuhalten sein. Zwischenlösungen mit Heftpflaster und Gummischläuchen oder ähnlichen Hilfsmitteln, die jedesmal neu angelegt werden müssen, werden von den Mitarbeitern nicht beachtet werden. Die hier vorgeschlagene Lösung erfordert nur die Anlage eines Schlauchs vom Anaesthesieapparat zu einer Vorrichtung in der Mauer oder in der Decke, durch die das ausströmende Gas entweichen kann, vielleicht außerdem noch die Zuführung von Preßluft zum Anaesthesieapparat.

Solange überhaupt gasförmige Anaesthetika verwendet werden, müssen wir uns mit Sicherheitsvorkehrungen gegen die eindeutig erkannte teratogene Wirkung einrichten, genau so, wie die Röntgenologen es gelernt haben, ohne große Mühe mit ihrem Risiko fertigzuwerden.

Das hier beschriebene Ejektorflowmeter stellt eine logische Lösung unseres Problems dar.

Das Ejektorflowmeter wurde unter begeisterter Mitarbeit des Mechanikers A. Vermuth von der technischen Abteilung der Universitätsklinik, Odense und des Ingenieurs OLE NIELSEN, Dameca, Kopenhagen, entworfen. Übersetzung: HANS LAUTENBACH, Flensburg.

Zusammenfassung

Beschreibung eines neuen Geräts, des Ejektorflowmeters zur quantitativen Entfernung von gebrauchten Anaesthesiegasen. Ejektordüsen werden auf einem Flowmeterrohr montiert. Der Treibdruck muß 3 - 4 kg/cm^2 betragen. Er erzeugt ein ausreichendes Vakuum für eine Absaugung von etwa 15 l/min durch das Flowmeter. Wird der Treibdruck auf 6 kg/cm^2 erhöht, kann die Absaugung auch auf etwa 20 l in der minute gesteigert werden. Die quantitative Absaugung wird durch die Dosimeterschraube des Flowmeters reguliert.
Das Ejektorflowmeter kann bei allen Anaesthesiesystemen, auch bei einem Respirator, verwendet werden.
Mit dem Treibgas zusammen werden die ausgetriebenen Anaesthesiegase zum nächstgelegenen Ventilationskanal oder ins Freie geführt.
Die Methode birgt keine Explosionsgefahr.

Summary

The ejectorflowmeter is designed for the quantitative removal of utilized anaesthetic gases.

An ejector nozzle is mounted at the top of a flowmeter cylinder. A driving pressure of 3 - 4 kg/cm^2 is necessary. This driving pressure produces sufficient vacuum to remove by suction about 15 l/min of gas through the flowmeter. The amount of anaesthetic gas sucked through the flowmeter is regulated on the flowmeter screw to balance the flow of gases from the anaesthetic machine.

The ejectorflowmeter can be used with all anaesthetic systems, also with a respirator. The utilized anaesthetic gases are removed by the gas producing the driving pressure and are conveyed to the nearest ventilation outlet or into the fresh air. There is no explosion risk with this method.

Literatur

1. ANDERSEN, N. B.: The teratogenicity of cyclopropane in the chicken. Anesthesiology 29, 113 (1968)
2. ASKROG, V.: Eksspirationsventil med udluftningskanal. Nord. Med. 83, 811 (1970)

3. ASKROG, V., HARVALD, B.: Teratogen effekt af inhalationsanaestetika. Nord. Med. 83, 498 (1970)
4. BASFORD, A. B., FINK, B. R.: The teratogenicity of halothane in the rat. Anesthesiology 29, 1167 (1968)
5. BERNER, O.: A new combined pop-off valve. Permits control of volume and pressure - leads away excess gas. Nord. anaesthesiol. foren. kongres in Lund, 1971
6. BEST, D. W. S.: A simple inexpensive system for the removal of excess anaesthetic vapours. Canad. Anaesth. Soc. J. 18, 333 (1971)
7. BRENDSTRUP, A.: Luftforurening i operationsstuen under halothananaestesi. Ugeskr. Laeger 134, 388 (1972)
8. BRUCE, D. L., EIDE, K. A., LINDE, H. W., ECKENHOFF, J. E.: Causes of death among anesthesiologists: A 20-year survey. Anesthesiology 29, 565 (1968)
9. COHEN, E. N., BELLVILLE, J. W., BROWN, B. W.: Anesthesia, pregnancy and miscarriage. Anesthesiology 35, 343 (1971)
10. CORBETT, T. H., BALL, G. L.: Chronic exposure to methoxyflurane. Anesthesiology 34, 532 (1971)
11. EICHLER, J., KUKULINUS, K., NAUMANN, P.: Über das Aufnahmevermögen von Halothanfiltern. Anaesthesiol. Informat. 13, 123 (1972)
12. HALLÉN, B., EHRNER-SAMUEL, H., THOMASON, M.: Measurements of halothane in the atmosphere of an operating theatre and in the expired air and blood of the personnel during routine anaesthetic work. Acta anaesthesiol. scandinav. 14, 17 (1970)
13. JACOBSEN, L., KRUSE, V., TRÄFF, B.: Eksperimentelle studier over halothanes mulige teratogene effekt. Nord. Med. 84, 941 (1970)
14. KNILL-JONES, R. P., RODRIGUES, L. V., MOIR, D. D., SPENCE, A. A.: Anaesthetic practice and pregnancy. Lancet 1, 1326 (1972)
15. LASSEN, H. C. A., HENRIKSEN, E., NEUKIRCH, F., KRISTENSEN, H. S.: Treatment of tetanus. Severe bone marrow depression after prolonged nitrous oxide anaesthesia. Lancet 1, 527 (1956)
16. OEHMIG, H.: Abgasbeseitigung bei Narkosegeräten. Anaesthesiol. Informat. 13, 119 (1972)
17. SCHNELLE, N., NELSON, D.: A new device collecting and disposing of exhaust gases from the anesthesia machine. Anesth. Analg. 48, 744 (1969)
18. SMITH, B. E., GAUB, M. L., LEHRER, S. B.: Toxicity of anesthetics. Baltimore: Williams and Wilkins 1968

GAS-CHROMATOGRAPHISCHE MESSUNGEN VON PENTHRAN IM MÜTTERLICHEN UND KINDLICHEN BLUT UND SIGNIFIKANZ DER WERTE

Von V. Weiss [+]

Methoxyfluran oder Penthran wird seit einigen Jahren an unserer Klinik in der geburtshilflichen Anaesthesie auch für die Sectio cesarea verwendet. Die beiden wichtigsten klinischen Eigenschaften von Penthran sind:

a) sein großer analgetischer Effekt auch bei geringer Konzentration im Gasgemisch und

b) keine Erschlaffung der Uterusmuskulatur und der damit verbundenen Blutungsneigung sowie prompte Reaktion auf uteruskontrahierende Mittel.

Bei der vorliegenden Untersuchungsreihe wollten wir die effektiven Penthranmengen im mütterlichen und kindlichen Blut feststellen und die Relation der beiden Werte zueinander, das heißt die exakte Menge des Narkosemittels, die durch die Plazenta durchging. Es handelt sich hier um 12 Fälle.

Zur Bestimmung von Blutkonzentrationen eines volatilen Anaesthetikums bedient man sich heute der Gas-Chromatographie. Es wurden in den letzten Jahren verschiedene Methoden für gas-chromatische Messungen veröffentlicht. Ein wichtiger Punkt für die Gas-Chromatographie liegt in der Wahl des Extraktionsmittels.

Zur quantitativen Bestimmung von Penthran im Blut haben wir eine eigene Methode entwickelt. Dabei bedienten wir uns eines Gas-Chromatographen - Fractovap Carlo Erba - mit einem Flammenionisationsdetektor. Als Trägergas wurde Stickstoff, als Trägermaterial wurde Poropak Q80 - 100 verwendet. Zur Extraktion des Methoxyfluran verwendeten wir ein organisches Lösungsmittel und zwar Xylol. Es besteht als Gemisch von ortho-, meta- und paraxylol im Handel. Wir haben es als Solches verwendet. Da seine Retentionszeit länger als die des Methoxyflurans ist, fallen die Peaks in der gas-chromatographischen Kurve nicht zusammen. Die Methode ist empfindlich genug um auch noch geringe, im Nabelschnurblut vorkommende Mengen des Anaesthetikums nachzuweisen.

Methode

Die Anaestesien für diese Untersuchungsreihe wurden wie folgt durchgeführt. Praemedikation mit 0,5 mg Atropin i.v. beim Notfall vor Narkoseeinleitung, bei geplanter Sectio 30 Minuten vor Narkosebeginn i.m. Nach mindestens 3 Minuten Praeoxygenation Einleitung mit 250 mg Pentothal als Starter und lmg/kg Succinylcholin zur Intubation. Nach der Intubation Adjustierung des Gasgemisches auf 50% Lachgas-Sauerstoff und Einstellung des Pentec auf 0,2%. Beatmung im

---

[+] Diese Arbeit wurde durch die freundliche Unterstützung und Beratung des Herrn Priv. Doz. Dr. M. ROTH, Leiter des Zentrallabors des Hôpital Cantonals de Genève ermöglicht.

halbgeschlossenen System mit CO_2 - absorber bis zur Entwicklung des Kindes. In der Zwischenzeit wird die A. radialis der Mutter punktiert. Nach Entwicklung des Kindes wird die V. umbilikalis vom Geburtshelfer bei noch pulsierender Nabelschnur punktiert und gleichzeitig bei Mutter und Kind 7 ml Blut abgenommen und der Gas-Chromatographie zugeführt. Um die Verlässlichkeit unserer Methode zu prüfen, haben wir bei einer Reihe von Kontrollpatientinnen ebenfalls die Penthranmenge im arteriellen Blut gemessen. Die Patientinnen wurden unter den gleichen Bedingungen wie die Sectiopatientinnen anaesthesiert.

Resultate

Bei den gas-chromatographischen Messungen des mütterlichen Blutes konnte eine klare Relation zwischen Beatmungszeit und der im Blut gefundenen Penthranmenge festgestellt werden. Je höher die dem Gasgemisch zugesetzte Volumenkonzentration war, desto größer war der Wert im Blut in der Zeiteinheit. Allerdings dürfte das Körpergewicht eine Rolle spielen. Klare Relationen konnten wir aber weder bei den Schwangeren noch bei den Kontrollpersonen feststellen.

Wir haben bei 5 Schwangeren zwischen 64 - 66 kg, also in der gleichen Gewichtsgruppe, eine Realtion zwischen Gewicht und Blutkonzentration hergestellt und sehen eine lineare Abhängigkeit in der Zeiteinheit.

Weitaus schwieriger erwies sich die Interpretation der Werte des kindlichen Blutes. Bei den 12 untersuchten Fällen fanden wir bei 2 Kindern Werte unter 30% für den diaplazentaren Durchgang. Bei 8 Fällen waren es zwischen 30- und 60% der Penthranmenge der Mutter die durch die Plazenta getreten waren und in 2 Fällen waren es über 60%. Die Messungen zeigten, daß der Prozentuelle Durchgang in keinem direkten Verhältnis zu den Penthranmengen im Blut der Mutter stehen. Wie bekannt ist, spielen der Zustand der Plazenta und die Verhältnisse im Feto-plazentaren Kreislauf eine wichtige Rolle. Veränderungen auf diesem Niveau sind ja häufig eine Indikation für die Sectio.

Wenn man die gemessenen Penthranmengen im Blut der V. umbilikalis ansieht, so zeigt sich Folgendes:

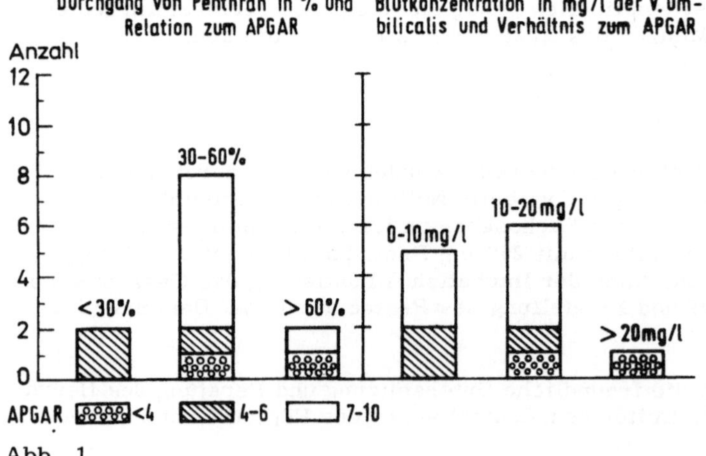

Abb. 1

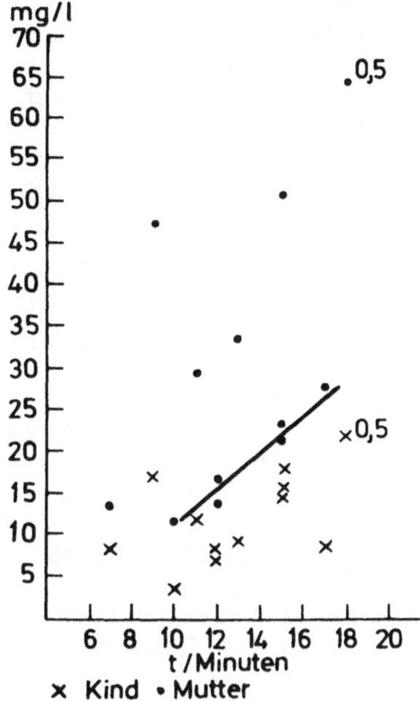

Abb. 2

Schlechte APGAR-Werte sind dann aufgetreten, wenn entweder der prozentuelle Durchgang extrem hoch war (80% Durchgang nach 15 Minuten APGAR <4) oder wenn sehr hohe Penthranmengen im kindlichen Blut nachgewiesen wurden. Es ist zu beachten, daß ein hoher prozentueller Durchtritt nicht notwendigerweise immer mit einer hohen Blutkonzentration bei der Mutter identisch ist. Bei der Mehrzahl unserer Fälle lag der Durchtritt von Penthran zwischen 30- und 60%, trotzdem waren die APGAR-Werte zwischen 7 - 10 bei 75% dieser Kategorie.

Zusammenfassend kann man sagen, daß Penthran in einer Konzentration von 0, 2 Vol. % dem Beatmungsgemisch von Beginn einer Sectionarkose beigegeben werden kann, wenn die Operationszeit bis zur Entwicklung des Kindes 15 Minuten nicht überschreitet. Als kritischen Wert im kindlichen Blut würden wir 20 ml/l Penthran ansehen.

Literatur

1. BOISVERT, M., HUDON, F.: Clinical Evaluation of Methoxyflurane in Obstetrical Anesthesia. A Report on 500 Cases. Can. Anaes. Soc.
2. BODLEY, P. O., MIRZA, V., SPEARS, J. R., SPILSBURY, R. A.: Obstetric Analgesia with Methoxyflurane. Anesthesia, 21, 457 (1966)
3. BUTLER, R. A., KELLY, A. B., ZAPP, J. (1967): The determination of hydrocarbon anesthetics in blood by gas chromatography. Anesthesiology, 28, 760

4. CERVENKO, F. W. (1968): Halothane in blood an tissues. Proc. roy. Soc. Med. 61, 528
5. CLARK, R. B., COOPER, J. O., BROWN, W. E., GREIFENSTEIN, F. E.: An Evaluation of Methoxyflurane Analgesia and Anesthesia for Obstetrics. So. Med. J., 61, 687 (1968)
6. EGER, E. I., SHARGEL, R.: The Solubility of Methoxyflurane in Human Blood and Tissue Homogenates. Anesthesiology, 24, 625
7. FINK, B. R., MORIKAWA, K. (1970): A simplified method for the measurement of volatile anesthetics in blood by gas chromatography. Anesthesiology, 32, 451
8. FINSTER, M.: Der Übertritt von Anaesthetika durch die Plazenta und ihre Wirkung auf den fetus. 2. Deutscher Kongress für Perinatale Medizin. THIEME Edit. Stuttgart 1971
9. GADSDEN, R. H., MC CORD, W. M., WOODS, E. F., BAGWELL, E. E. (1962): Gas chromatographic determination of methoxyflurane in blood. Anesthesiology, 23, 831
10. HOLADAY, D. A., GARFIELD, J., GINSBERG, D. P.: Methoxyflurane gradients in man during anesthesia, Anesthesiology 26, 251 (1965)
11. JACOBS, E. S. (1964): The gas chromatographie determination of halopropane in blood. Anesth. Analg. Curr. Res., 43, 177
12. LOWE, H. H. (1964): Flame ionization detection of volatile organics in blood, gases and tissues. Anesthesiology, 25, 808
13. MAJOR, V., ROSEN, M., MUSHIN, W. W.: Concentration of Methoxyflurane for Obstetric Analgesia by Self-Administered Intermittent Inhalation. Brit. Med. J., 4, 767 (1967)
14. ROMAGNOLI, A., KORMAN, D.: Methoxyflurane in Obstetrical Anesthesia and Analgesia. Can. Anaes. Soc. J., 9, 414 (1962)
15. ROSEN, M., MUSHIN, W. W., JONES, P. L., JONES, E. V. (1969): Field trial of Methoxyflurane, nitrous oxide and trichloroethylene as obstetric analgesics. Brit. med. 3, 263
16. SAIDMAN, L. J. E. I., II, MUNSON, E. S., BABAB, A. A., MUALLEM, M.: Minimum Alveolar Concentrations of Methoxyflurane. Halothane Ether, and Cyclopropane in Man. Correlation with theories of Anesthesia. Anesthesiology 28, 994 (1967)
17. SILER, E. S., WOLFSON, B., DUBANASKY, J., FITTING, G. M., Jr.: Placental Transfer of Methoxyflurane. Brit. J. Anaesth. 40, 588 (1968)
18. SMITH, B. E., MOYA, F.: Inhalation Analgesia with Methoxyflurane for Vaginal Delivery. So. Med. J. 61, 386 (1968)
19. WOLFSON, B., CICCARELLI, H. E., SIKER, E. S. (1966): Gas chromatography using an internal standard for the estimation of methoxyflurane levels in blood. Brit. J. Anaesth. 38, 29
20. YAMAMURA, H., WAKASUGI, B., SATO, S., TAKEBE, Y. (1966): Gas chromatographic analysis of inhalation anesthetics in whole blood by an equilibration method. Anesthesiology, 27, 311
21. YOKOTY, T., HITOMI, Y., OHTA, K., KOSAKA, F. (1967): Direct injection method for gas chromatographic measurement of inhalation anesthetics in whole blood and tissues. Anesthesiology, 28, 1064

ANAESTHESIE DES PLEXUS CERVICALIS - MÖGLICHKEITEN UND GRENZEN

Von H. C. Niesel und C. Hofmann

Die Paravertebralanaesthesie, als Methode zur Schmerzausschaltung von SELLHEIM und LÄWEN erstmalig angewandt, hat mit Einführung der Intubationsnarkose weitgehend an Bedeutung verloren. Lediglich zu therapeutischen Zwecken, also bei vegetativen Blockaden zur Verbesserung der Durchblutung der oberen und unteren Extremität sowie zur Ausschaltung oder Besserung schwerer Schmerzzustände bei Irritation der Spinalwurzeln, findet sie heute, wenn auch begrenzt, eine Anwendung. Auch wir setzen beispielsweise thorakale Paravertebralanaesthesien außerhalb dieses Indikationsbereiches nur noch vereinzelt ein, wenn Eingriffe an der Mamma oder umschriebene intrathorakale Operationen bei hochgradig eingeschränkter pulmonaler Funktion eine Allgemeinanaesthesie wegen möglicher sekundärer Komplikationen nicht erlauben.

Die Paravertebralanaesthesie im cervicalen Bereich hat zu operativen Zwecken Gegner und Anhänger gefunden, was aus dem ursprünglichen Indikationsbereich, insbesondere der dadurch erzwungenen bilateralen Anwendung und den daraus resultierenden Komplikationsmöglichkeiten, verständlich wird. LUNDY, auf den der klinische Gebrauch zurückgeht, hat die Cervicalanaesthesie in 75% der Fälle mit anderen Verfahren kombiniert. Die von ihm beschriebene Methode wurde von COLOMB und ADAMS modifiziert, während TOVELL auf den dorsalen Zugang als gleichzeitige Möglichkeit zur Ausschaltung der dorsalen Äste der Cervivalnerven hinwies. Damit konnte man den hinteren Zugang zur Wirbelsäule wählen, notwendig beispielsweise bei der Laminektomie. Jedoch beinhaltet der dorsale Weg das erhebliche Risiko, auf die A. vertebralis zu treffen oder in den weiter nach lateral reichenden Spinalraum zu injizieren. Daraus erwachsende Komplikationen lassen das Verfahren heute nicht mehr als Alternative zur Intubationsnarkose bestehen. Wir haben versucht, in einer kleineren Zahl von operativen Eingriffen zu untersuchen, ob sich das Verfahren unter Verwendung heute gebräuchlicher Lokalanaesthetika einfach handhaben läßt und einen Indikationsbereich neben der Allgemeinanaesthesie findet. Zur Anatomie sei kurz bemerkt, daß die Spinalnerven einen dorsalen Ast abgeben, während die ventralen Anteile den eigentlichen Plexus bilden.

Als Methode wählten wir den lateralen Zugang. Die Abb. 1 zeigt die Position. Der Proc. mastoideus und der Proc. lateralis des 6. Halswirbels dienen als Orientierungspunkte und ergeben die einfachste Lokalisation. Andere Markierungsverfahren bedeuten praktisch keine wesentlich schnellere Bestimmung der Querfortsätze. Deren eindeutige Palpation ist jedoch Voraussetzung für die Durchführung. Mit einer 14-er Nadel wird von lateral schräg nach unten gerichtet direkt bis zum Knochenkontakt am Querfortsatz punktiert. Vermag man Parästhesien auszulösen, werden je Segment 4 bis 6 ml Prilocain 1% (Xylonest) mit Adrenalin, anderenfalls 6 bis 10 ml der gleichen Lösung oder Bupivacain 0,25% (Carbostesin) mit Adrenalin injiziert.

Die Abb. 2 zeigt die den Segmenten entsprechende Ausdehnung der Anaesthesie. Sie setzt nach 5 bis 10 Minuten ein und entsprach bei richtiger Lokalisation auch

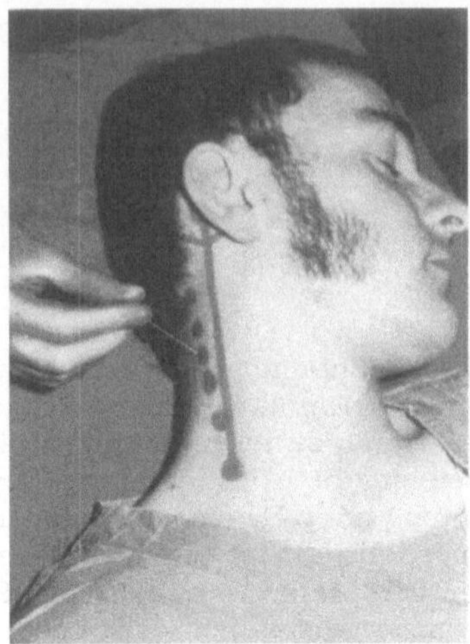

Abb. 1. Position zur Markierung des Plexus cervicalis

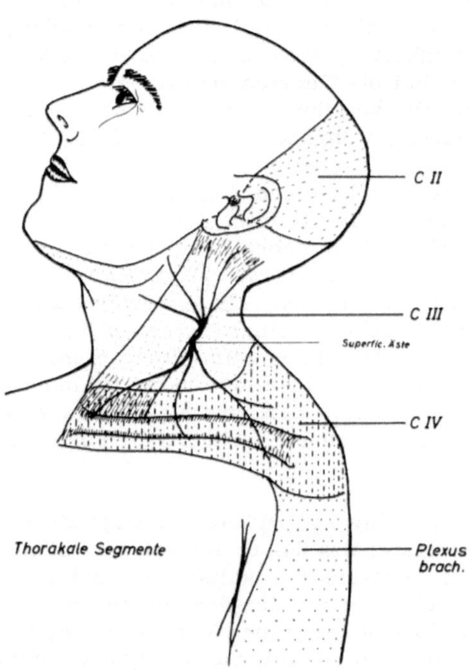

Abb. 2. Segmentinnervation des Plexus cervicalis

Tabelle 1. Operative Eingriffe unter Anaesthesie des Pl. cerv.

Name	Alter	Segment	Operation	Dosis		Wirkung
T. F.	41	C_2 u. C_3	Ly. knoten	Prilocain	150	kompl.
R. H.	23	" . "	"	"	120	"
S. E.	49	" "	"	"	100	"
H. T.	14	C_3 u. C_4	"	"	80	"
S. E.	59	" "	"	"	150	"
W. E.	81	" "	Struma-PE	"	"	inkompl.
M. M.	47	" "	"	"	200	kompl.
F. E.	50	" "	Ly-knoten	"	150	"
K. B.	58	" "	Cyst. Tumor	"	"	inkompl.
P. S.	24	C_3	Ly. knoten	"	40	kompl.
W. H.	25	C_3 u. C_4	"	"	120	"
S. G.	59	" "	"	"	150	"
B. S.	28	C_3 u. C_4	Clavicula-Fraktur	"	200	"
G. B.	18	" "	"	"	"	"
F. B.	23	" "	"	"	"	"
H. K.	30	" "	"	"	"	inkompl.
W. F.	79	C_4	"	"	70	kompl.
H. J.	77	C_4 u. Pl. br. supracl.	Schultergelenk	"	400	kompl.
B. E.	58	" "	"	"	"	"
K. E.	63	" "	"	"	"	"
H. M.	67	" "	"	"	"	"
H. G.	63	" "	"	"	"	"
H. E.	66	" "	"	"	"	"
S. P.	79	" "	"	"	"	"
S. E.	65	" "	"	"	450	"
H. B.	77	" "	"	Bupivacain	100	"
S. B.	90	" "	"	"	70	"
H. D.	63	" "	"	"	100	"

diesem anatomischen Bild. Die Abbildung stellt deutlich dar, welche Indikationen sich aus dem Verlauf der Segmentinnervation ergeben. Dem häufigsten Operationsbereich entsprachen die Segmente C_3 und C_4. Erkenntlich wird auch, daß das seitliche Innervationsgebiet in das des Plexus brachialis reicht, wenn man den supraclaviculären Weg zu dessen Ausschaltung wählt. Die Tabelle 1 gibt nach Segmenten geordnet eine Übersicht über die Eingriffe. Es überwiegen Operationen in der Halsregion. In der Mehrzahl lagen Tumoren des lymphatischen Systems vor, teilweise Lymphogranulomatosen, teilweise unspezifische Infiltrate, die exstirpiert wurden. In einem Falle dehnte sich die Operation bis zum Zungengrund aus, durch das Überschreiten des Ausbreitungsgebietes des Pl. cerv. waren wir zur Gabe von Ketamine (Ketanest.) gezwungen. Eine kleine Gruppe betrifft Patienten mit Eingriffen an der Clavicula. Hier haben wir eine inkomplette Anaesthesie beobachtet, als bei der Präparation der Fraktur tiefere Schichten dorsal dargestellt wurden.

Die letzte Gruppe umfaßt Patienten mit ausgedehnten Operationen an der Schulter. In der Regel mußte wegen ungünstiger cardiopulmonaler Verhältnisse verbunden mit hohem Alter die Allgemeinanaesthesie umgangen werden. Da die isolierte supraclaviculäre Anaesthesie des Plexus brach. nicht immer eine Ausdehnung der Operation zuläßt, ebensowenig wie beispielsweise die Fixation von Operationstüchern, haben wir bei zu erwartender Operationsausdehnung gleichzeitig den Plexus cervicalis anaesthesiert. Zwar können auch mit einer peripheren Infiltration zumindest superficiale Äste erfaßt werden, man verwendet jedoch größere Anaesthetikamengen und die tieferen Gewebsanteile bleiben unbetroffen. Bei gezielter Anaesthesie des Plexus brach. und cerv. benötigt man geringere Dosen, die zulässige Grenzdosis wurde in keinem Falle überschritten.

In der Gesamtgruppe haben wir einmal kurzfristig Atembeschwerden beobachtet. Dabei konnte in diesem Falle die psychische Komponente als Ursache nicht sicher ausgeschlossen werden. Es kann aber auch die Ausschaltung des N. phrenicus bei der Entwicklung von Atembeschwerden eine Rolle spielen. Das schließt grundsätzlich die bilaterale paravertebrale Cervicalisanaesthesie aus. Im übrigen versuchen wir, durch ein den individuellen Wünschen angepaßtes Musikprogramm, das über Kopfhörer von Umgebungsgeräuschen ablenkt, dem Patienten die subjektive Seit zu erleichtern.

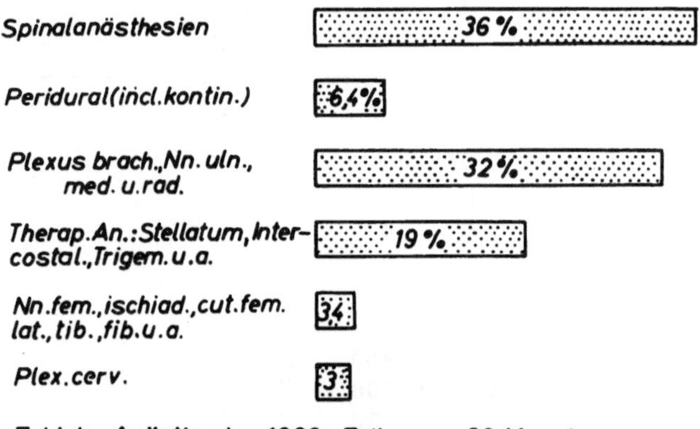

Abb. 3. Anteil der Anaesthesien des Pl. cerv. an den Regionalanaesthesien

Der Indikationsbereich der Anaesthesie des Plexus cervicalis ist neben der Allgemeinanaesthesie beschränkt. Abb. 3 zeigt den Anteil an einer Gesamtzahl von 1000 Leitungsanaesthesien, unter denen die konventionellen Verfahren überwiegen. Selbst bei großzügiger Indikationsstellung zur Leitungsanaesthesie, 25% der chirurgischen Eingriffe wurden im Beobachtungszeitraum in Lokalanaesthesie ausgeführt, stellt die Plexus-cervicalis-Anaesthesie mit 3% nur einen kleinen Anteil. Bewährt hat sie sich bei umschriebenen Eingriffen in derHalsregion, wenn eine Infiltrationsanaesthesie das Operationsgebiet verfälschen und eine Intubationsnarkose notwendig würde, insbesondere bei ambulanten Eingriffen, und in der Kombination mit der Plexus-brachialis-Anaesthesie. Unter Beachtung der

Kontraindikationen, insbesondere der speziellen, nicht sicher tastbare anatomische Verhältnisse, Vermeidung beiderseitiger paravertebraler Injektionen sowie des dorsalen und direkten horizontalen Zuganges, kann sie unter Verwendung heute gebräuchlicher, relativ wenig toxischer Lokalanaesthetika in begrenztem Rahmen eine Indikationsstellung behalten.

Zusammenfassung

In einer klinischen Untersuchungsreihe wurden die Möglichkeiten der Anaesthesie des Plexus cervicalis zu operativen Zwecken geprüft. Verwendet wurden Prilocain 1% und Bupivacain 0,25% mit Adrenalin. Eine inkomplette Anaesthesie wurde bei unilateralen Operationen im Halsbereich wegen Überschreiten des Ausbreitungsgebietes des Pl. cerv. beim operativen Eingriff beobachtet, in einer zweiten Gruppe mit Claviculaoperationen ebenso eine inkomplette Ausschaltung. In einer dritten Gruppe mit ausgedehnten Operationen im Schulterbereich brachte die Kombination des Pl. brach. und des Pl. cerv. in allen Fällen eine komplette Anaesthesie.

Literatur

BRAUN, H., LÄWEN, A.: Die örtliche Betäubung. Leipzig 1951

COLOMB, M. J.: L'Anesthesie paravertebrale cervicale. Rev. laryng. 56, 187 (1935)

KAPPIS, M.: Über Leitungsanaesthesie an Bauch, Brust, Arm und Hals durch Injektion ins Foramen intervertebrale. Münch. med. W. 15, 794 (1912)

KILLIAN, H.: Lokalanaesthesie und Lokalanaesthetika. Stuttgart (1959)

LUNDY, J. S.: Local Anesthesia for Operations on the Neck. Anesth. Analg. Curr. Res. 8, 153 (1929)

ROVENSTINE, E. A., WERTHEIM, H.: Cervical Plexus Block. N. Y. St. J. of Medicine 39, 1311 (1939)

SELLHEIM, H.: Herabsetzung der Empfindlichkeit der Bauchdecken und des Peritoneums parietale durch perineurale Injektion. Verhandl. d. D. Gesellsch. für Gynäkologie 176 (1906)

TOVELL, R. M.: Methodes of Producing Anesthesia for Operations on the Neck. Surg. Clin. N. America 15, 1277 (1935)

UNTERSUCHUNGEN ZUR GESTÖRTEN BLUTGLUKOSEHEMOIOSTASE UNTER DEM EINFLUSS VON OPERATIVEN EINGRIFFEN UND NARKOSE

Von W. Stremmel und K. L. Scholler

Die Blutglukosehomoiostase wird unter physiologischen Bedingungen durch ein fein abgestimmtes Regulationssystem trotz zahlreicher exo- und endogener Einflüsse in einem relativ engen Grenzbereich von 60 - 100 mg% aufrechterhalten. Es ist seit langem bekannt, daß unter dem Einfluß von Narkose und Operation sowie von Traumen und anderen Streßsituationen (Tetanus, Peritonitis, cardiogener Schock) eine Hyperglykämie auftritt. Diese ist Ausdruck einer gestörten Blutglukosehomoiostase im Sinne einer diabetischen Stoffwechsellage als Folge einer Störung des Regulationssystems.

Bestimmend für das Wiederaufgreifen der Untersuchungen zur Pathogenese dieser metabolischen Störungen waren neuere Erkenntnisse der letzten 10 Jahre über die Wechselbeziehungen zwischen Kohlenhydrat- und Fettstoffwechsel sowie die Regulationsmechanismen beider Stoffwechselwege. Diese Erkenntnisse wurden im wesentlichen möglich durch die Fortschritte in der Entwicklung von radioimmunologischen Bestimmungsmethoden für Polypeptidhormone (Insulin, Wachstumshormon) sowie die titrimetrische und enzymatische Bestimmung von Blutlipiden. Es ist heute undenkbar, Störungen des Kohlenhydratstoffwechsels getrennt von solchen des Stoffwechsels zu betrachten.

Der Glukosestoffwechsel ist abhängig von einem intakten Membrantransportsystem (dies betrifft fast alle extraheptischen Gewebe) sowie die drei Schlüsselenzyme Hexokinase, Phosphofruktokinase und Pyruvatdehydrogenase. Das limitierende Enzym der Glykolyse ist dabei die Phosphofruktokinase. Auf zellulärer Ebene wird der Glukoseabbau neben den genannten Faktoren entscheidend durch Substrate des Fettstoffwechsels beeinflußt. Seit den Untersuchungen von RANDLE sind die freien Fettsäuren in den Mittelpunkt des Interesses gerückt. Freie Fettsäuren stellen einerseits das hauptsächliche konkurrierende Substrat zur Glukose bei der Organversorgung dar (Glukose-Fettsäure-Zyklus). Andererseits hemmen sie den Glukoseabbau an den 3 Schlüsselenzymen der Glykolyse und über den Pentose-Phosphat-Shunt. Weiterhin hemmen sie den Membrantransport der Glukose. Sie sind diesbezüglich die stärksten Insulinantagonisten nicht hormoneller Art.

Im Zentrum der hormonellen Kontrolle steht auf der einen Seite das Insulin, als Gegenspieler die diabetogenen Hormone, unter ihnen das Wachstumshormon, ACTH, Schilddrüsenhormone, Glukokortikoide, Glukagon und Katecholamine. Wachstumshormon hat die stärkste diabetogene Potenz.

Methodik

Die Untersuchungen wurden an stoffwechselgesunden Patienten durchgeführt. Wir teilten die operativen Eingriffe nach Körperregionen unter der Vorstellung unterschiedlich schwerer Belastung ein. Wir trennten nach intraabdominellen Eingriffen und Eingriffen an der Körperperipherie. Alle Patienten wurden in Halothane-Narkose operiert. Zur Beurteilung des Einflusses allein der Narkose wurden

Patienten untersucht, bei denen ein operativer Eingriff vorgesehen war, die Narkose wurde in einem vertretbaren Zeitraum vorzeitig begonnen.

Untersucht wurde einmal das Verhalten von Blutgukose, Seruminsulin und freien Fettsäuren im Serum im Nüchternblut bzw. Plasma, zum zweiten wurde die glukosestimulierte Insulinsekretion mit Hilfe des i.v.-Glukosetoleranztestes (0,33 g/kg KG) bestimmt.

Die Blutglukose wurde enzymatisch, die freien Fettsäuren titrimetrisch, das Seruminsulin und das Wachstumshormon radioimmunologisch bestimmt.

Die statistische Auswertung der Meßergebnisse erfolgt für unabhängige bzw. abhängige Wertepaare nach dem t-Test

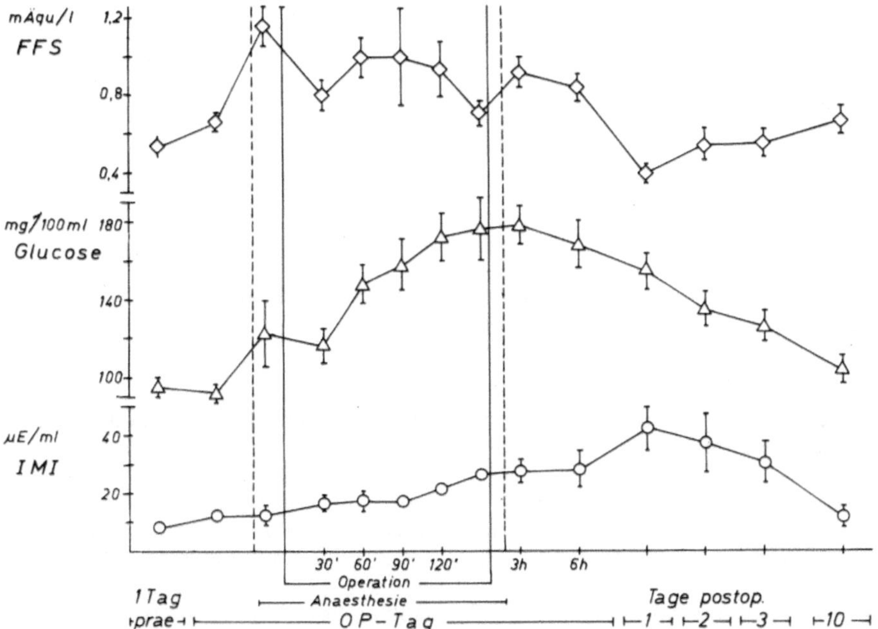

Abb. 1. Verhalten von Blutglukose, Seruminsulin (IMI) und freien Fettsäuren im Serum (FFS) unter dem Einfluß intraabdomineller Operationen

Ergebnisse

Während intraabdomineller Operationen steigt die Blutglukose kontinuierlich an (Abb. 1), die freien Fettsäuren sind bereits vor Narkoseeinleitung erhöht und bleiben während der Operation erhöht. Das Seruminsulin steigt intraoperativ nicht signifikant an. Am ersten postoperativen Tag ist es signifikant erhöht.

Das Wachstumshormon steigt während der intraabdominellen Operation an und fällt postoperativ rasch wieder ab, ist jedoch nach 6 Std. noch erhöht (Abb. 2).

Operative Eingriffe an der Körperperipherie haben einen geringeren Einfluß auf die 3 Parameter. Es zeigt sich jedoch auch hier, daß die freien Fettsäuren intra-

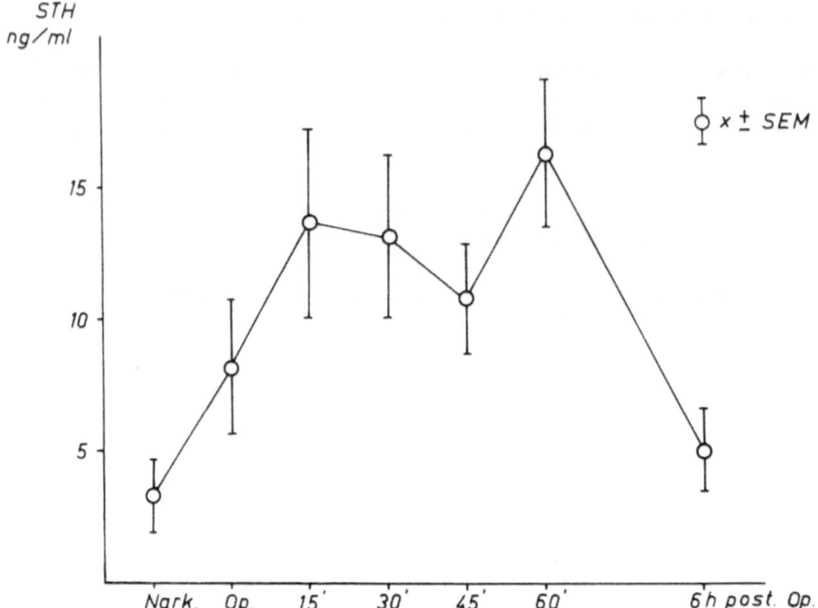

Abb. 2. Das Verhalten von Wachstumshormonen (STH) unter dem Einfluß intraabdomineller Operationen

operativ erhöht sind, die Glukose nur geringgradig ansteigt und das Seruminsulin erst postoperativ über den Ausgangswert erhöht ist.

Unter Halothannarkose zeigen sich keine Veränderungen von Blutglukose und Seruminsulin. Die freien Fettsäuren sind bereits unter dem Einfluß der Narkose erhöht. Sie fallen unter der Narkose ab, sind jedoch noch nach 35 Min. erhöht.

Die bisherigen Ergebnisse zeigen, daß die Blutglukosehomoistase am stärksten unter dem Einfluß intraabdomineller Operationen gestört ist. Die Untersuchungen im Nüchternblut hatten gezeigt, daß im Hinblick auf den zellulären Glukoseabbau die hemmenden freien Fettsäuren unter dem Operationsstress erhöht sind und auf hormoneller Ebene das diabetogene Wachstumshormon. Es galt nun die Frage zu klären, wie sich die Insulinsekretion unter dem Einfluß der Narkose und Operation verhält. Handelt es sich lediglich um das Überwiegen insulinantagonistischer Faktoren beim Auftreten der gestörten Blutglukosehomoiostase oder aber ist die Insulinsekretion selbst ebenfalls gestört?

Das Untersuchungsprogramm umfaßt 22 Patienten.

Die praeoperative Glukosebelastung zeigt das typische Verhalten von Blutglukose und Seruminsulin.
Nach der i. v. Glukosezufuhr kommt es entsprechend dem initialen Blutglukoseanstieg zu einer initialen Peakbildung des Seruminsulins mit einem Mittelwert um 97 µE/ml. Der Glukoseabfall nach 10 min bis zur 120. Minute ist Ausdruck der Glukoseassimilation. Intraoperativ zeigt sich, daß nach der i. v. Glukosebe-

lastung der Glukosewert höher ansteigt nach 4 min, die Glukoseassimilation ist verschlechtert k_G - Wert 1, 0 gegen 1, 5 praeoperativ). Das Seruminsulin steigt praktisch nicht an, d.h. die glukosestimulierte Insulinsekretion ist intraoperativ stark gehemmt. 4 bis 6 Stunden postoperativ wurden die gleichen Patienten nochmals belastet. Es zeigt sich nun, daß die Insulinsekretion wieder in Gang kommt, sie erreicht jedoch erst nach 10 min den höchsten Anstieg. Dieser ist gegenüber dem praeoperativen Anstieg vermindert, d.h. 4 - 6 Stunden postoperativ ist die Insulinsekretion vermindert und verzögert. Am 2. bis 4. postoperativen Tag, d.h. vor Beginn der peroralen Ernährung wurde nochmals eine i.v. Glukosebelastung durchgeführt. Hierbei zeigt sich eine überschießende Insulinsekretion, ein Befund, der auch von anderen Autoren erhoben wurde. Es sei jedoch daraufhingewiesen, daß dieser Befund nicht den Schluß zuläßt, daß unter Streß-Situationen die Insulinsekretion erhöht ist. Wie die intraoperativen Ergebnisse zeigen, ist das Gegenteil der Fall, die hohen Insulinionzentrationen am 2. bis 4. Tag müssen als Reaktionen auf die vorangegangene Hemmung betrachtet werden, d.h. nach Fortfall der streßauslösenden Faktoren (Abb. 3). Am 10. bis 12. postope-

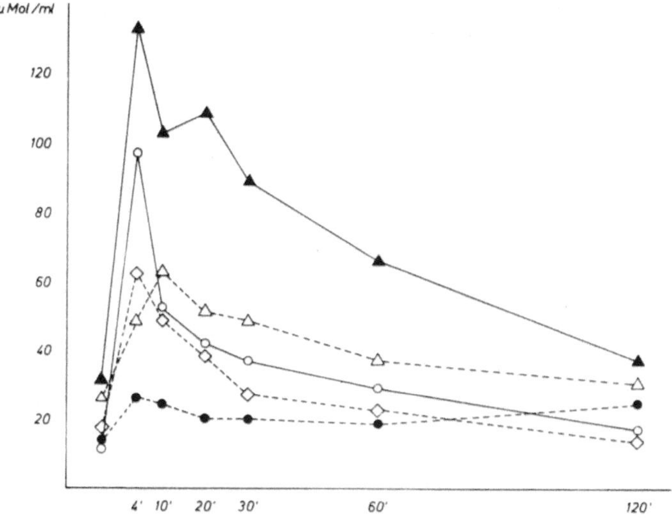

Abb. 3. Siehe Bild: Insulin (IMI) während intravenöser Glukosebelastung (Conar-Test 0, 33 g/kg KG)

rativen Tag zeigen sich weitgehend normale Insulinspiegel; die mittleren Werte liegen zwar noch unterhalb der praeoperativen Werte, dieser Unterschied ist jedoch statistisch nicht zu sichern. Bei dem vorgezeigten Untersuchungsprogramm handelt es sich ausschließlich um Oberbaucheingriffe, es wurden weitere 6 Patienten untersucht, bei denen eine Bifurkationsprothese implantiert wurde wegen einer arteriellen Gefäßerkrankung. Hier bestätigt sich der Befund der starken Hemmung der glukosestimulierten Insulinsekretion intraoperativ.

Zusammenfassend kann gesagt werden, daß unter dem Einfluß von operativen Eingriffen und Narkose die Blutglukosehomoiostase im Sinne einer Hyperglykämie gestört ist. Das ausmaß der Hyperglykämie hängt ab von der Schwere und der Dauer des operativen Eingriffs. Als pathogenetische Faktoren dieser Hyperglykämie hängt ab von der Schwere und der Dauer des operativen Eingriffs. Als pathogenetische Faktoren dieser Hyperglykämie kommen in Frage:
1. der Anstieg der insulinantagonistischen freien Fettsäuren; diese hemmen den Glykolyse und damit die Glukoseverwertung in den peripheren Organen.
2. Das Hormon mit der stärksten diabetogenen Potenz (STH) steigt unter dem Operationsstress an.
3. Die glukosestimulierte Insulinsekretion ist unter dem Operationsstress gehemmt.

DER EINFLUSS VON α-REZEPTORENBLOCKERN AUF DIE GLUKOSESTIMULIERTE INSULINFREISETZUNG WÄHREND OPERATIVER EINGRIFFE IN NARKOSE

Von W. Stremmel, K. L. Scholler und W. Fischer

Die aufgezeigten Untersuchungsergebnisse einer gehemmten Insulinsekretion unter dem Operationsstress veranlaßten bei der zentralen Bedeutung des Insulins im Kohlenhydrat- und Fettstoffwechsel zu weiteren Untersuchungen zur Abklärung der pathogenetischen Mechanismen der Sekretionshemmung.

Seit den Untersuchungen von PORTE und MALAISSE aus dem Jahre 1967 ist bekannt, daß die Insulinsekretion an einen intakten Glukoseabbau gebunden ist und durch das zyklische Adenosinmonophosphat entscheidend reguliert wird.
Die Hemmung des Glukoseabbaus durch Mannoheptulose (Hexokinasereaktion) oder 2-Desoxyglukose (Isomerasereaktion) hemmt die Insulinsekretion. Das zyklische Adenosinmonophosphat greift ebenfalls über die Beeinflussung des Glukoseabbaus in die Insulinsekretion ein und zwar einmal über die Förderung der Glykogenolyse und damit die Bereitstellung des Ausgangssubstrats für die Glykolyse, zum zweiten durch Stimulierung des Schlüsselenzyms der Glykolyse, der Phosphofruktokinase.

Das von SUTHERLAND im Jahre 1958 entdeckte Nukleotid 3, 5-Adenosinmonophosphat entsteht aus ATP über das Adenylzyklasesystem. Es bestehen enge Beziehungen zwischen dem Adenylzyklasesystem und den von AHLQUIST im Jahre 1948 beschriebenen alpha- und beta-Rezeptoren. Es gibt heute fast keine körpereigene biochemisch aktive Substanz mehr, von der man nicht weiß, daß bei ihr der eine oder andere Effekt auf den Zellstoffwechsel durch zyklisches AMP vermittelt wird.

Das Adenylzyklasesystem wird in die Zellmembran lokalisiert, man unterscheidet zwischen dem Rezeptor, dem Überträger und der katalytischen Einheit.

Die Katecholamine, die unter Stress-Situationen vermehrt ausgeschüttet werden, beeinflussen die Insulinsekretion über die Stimulation der alpha-Rezeptoren hemmen das Adenylzyklasesystem, sie vermindern damit die 3, 5-AMP-Konzentration und wirken damit hemmend auf die Insulinsekretion.

Ausgehend von diesen Vorstellungen war es naheliegend, den Einfluß von alpha-Rezeptorenblockern auf die glukosestimulierte Insulinfreisetzung unter Operationsbedingungen zu untersuchen.

Methodik

Während intraabdomineller Operationen wurde bei stoffwechselgesunden Patienten ein i. v. -Glukosetoleranztest vorgenommen. Die alpha-Rezeptoren wurden mit Phentolamin blockiert.
Zunächst wurden 5 mg Regitin i. v. injiziert, anschließend erfolgte eine Dauertropfinfusion in einer Dosierung von 18 - 24 mg/h. Die Dosierung konnte nicht höher gewählt werden, da bereits bei dieser relativ niedrigen Dosierung eine

Tachykardie um 140 bis 150/min auftrat, der Blutdruck fiel nicht unter 100 mm Hg ab. Die von MISBINE angegebene höhere Dosierung (5 mg i. v. u. 0, 5 mg/min bei Normalpersonen, fastend) führte unter Narkose und Operation zu erheblichen Kreislaufreaktionen in Form von Tachykardie und Hypotension. Wir führten aus diesem Grunde ergänzend Untersuchungen am Kaninchen mit höheren Regitingaben durch.

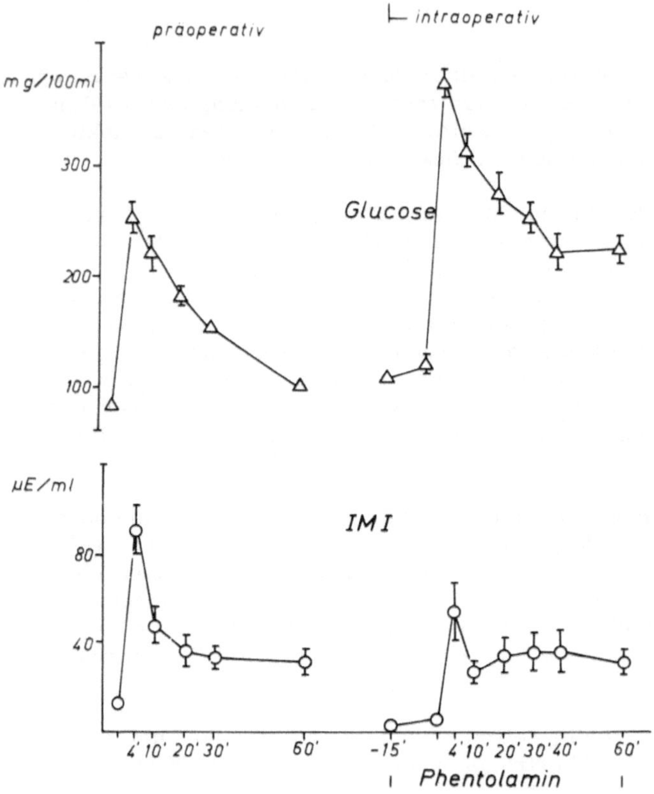

Abb. 1. Verhalten von Blutglukose und Seruminsulin (IMI) nach i. v. Glukosebelastung vor und während intraabdomineller Operationen; intraoperativ unter alpha-Rezeptoren-Blockade

Ergebnisse

Bei den stoffwechselgesunden Patienten steigt praeoperativ (Abb. 1) das Seruminsulin wie bei den Voruntersuchungen peakartig an. Intraoperativ zeigt sich, daß die Blutglukose höher ansteigt als praeoperativ. Das Seruminsulin steigt 4 min nach Belastung peakartig an und ist auch zu den weiteren Entnahmezeiten entsprechend der hohen Glukosekonzentrationen erhöht. Der mittlere Insulinanstieg nach 4 min ist zwar erniedrigt, es zeigt sich jedoch bei der statistischen Prüfung der Untersuchungsergebnisse, daß kein signifikanter Unterschied zu praeoperativ besteht. Damit konnte gezeigt werden, daß nach Blockierung der alpha-Rezeptoren die Hemmung der Insulinsekretion aufgehoben werden kann und diese Hemmung

Folge einer katecholamininduzierten alpha-Rezeptorenstimulation ist. Es sei daraufhingewiesen, daß trotz der erhöhten Insulinwerte die Blutglukose höher ansteigt als praeoperativ, auch die Glukoseassimilation ist gegenüber praeoperativ verschlechtert. Wenn die nach Glukosereiz freigesetzte Insulinkonzentration keinen Einfluß auf die Glukoseverwertung hat, so ist dies ein Hinweis dafür, daß die Insulinantogonisten in Form der freien Fettsäuren und des diabetogenen Hormons STH und der Katecholamine ihre Wirkung an den peripheren Organen fortsetzen, d. h. es bleibt die katecholamininduzierte Lipolysesteigerung unbeeinflußt, da diese über beta-Rezeptoren vermittelt wird.

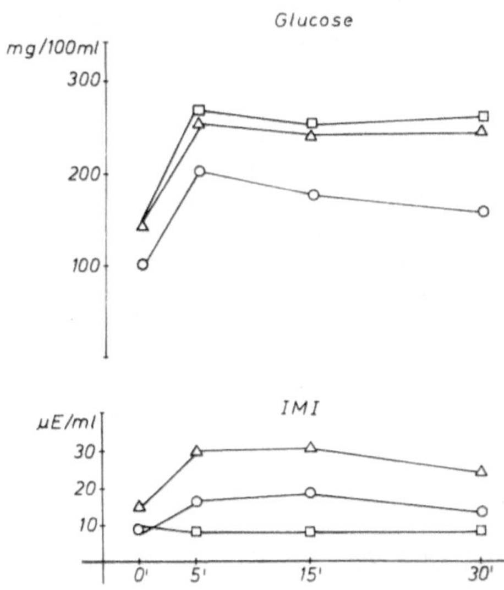

Abb. 2. Glukose und Insulin (IMI) nach intravenöser Glukosebelastung bei Kaninchen; o-o: Nembutalnarkose ohne Operation;
-□-□-: Laparotomie, Gastroenterostomie,
-△-△-: Intraabdominelle Operation und alpha-Rezeptorenblockade

Die tierexperimentellen Untersuchungen am Kaninchen (Abb. 2) zeigen, daß nach Glukosereiz das Seruminsulin ansteigt. Während eines intraabdominellen Eingriffs in Form einer Laparotomie und Gastroenterostomie kommt es nach Glukosereiz zu keinem Insulinanstieg, d. h. auch bei den Kaninchen ist die Insulinsekretion gehemmt.

Nach Blockierung der alpha-Rezeptoren mit Phentolamin (insgesamt 100 mg%) steigt das Seruminsulin an. Dieser Anstieg ist höher als nach der prae- und intraoperativen Belastung ohne Regitin. Die Ergebnisse zeigen zusammenfassend, daß die Anwendung von alpha-Rezeptorenblockern unter dem Gesichtspunkt der gehemmten Insulinsekretion unter Stress-Situationen indiziert ist.

DIE EINWIRKUNG VON MUSKELRELAXANTIEN AUF DEN GESAMTSAUERSTOFF-VERBRAUCH DES MENSCHEN

Von U. Braun und A. Haschemian

Verschiedene Aspekte der Wirkungsweise von Muskelrelaxantien haben zu intensiven experimentellen Untersuchungen herausgefordert. Dazu gehören die Struktur-Wirkungsbeziehung, der Wirkungsmechanismus, die Histaminfreisetzung und Ganglienblockierung, die Kreislaufreaktion sowie Metabolismus und Ausscheidung der paralysierenden Substanzen. Diese verursachen eine Unterbrechung der Willkürinnervation der Skelettmuskulatur. Da die quergestreifte Muskulatur sehr viel Energie verbrauchen kann, ist in gewissem Umfang eine Veränderung ihres Energiebedarfs durch Muskelrelaxantien zu erwarten. Dieser Gesichtspunkt ihrer Wirkungsweise ist bisher so gut wie unbeachtet geblieben, z. T. erklärbar durch erhebliche methodische Schwierigkeiten. Eine energiebezogene Betrachtungsweise würde zu einem besseren Verständnis der Pharmakologie neuromuskulär blockierender Verbindungen führen. Wir haben deshalb versucht, dieses Problem über die Messung des Gesamtsauerstoffverbrauchs am Menschen zu erfassen. Unser Ziel soll es zunächst sein, eine Einsicht zu gewinnen, ob und wie Muskelrelaxantien eine Variation des muskulären Energiebedarfs bewirken.

Methodik

Wie bei früheren Untersuchungen verwendeten wir die Methode von ENGSTRÖM, HERZOG und NORLANDER im geschlossenen System in Anwesenheit von N_2O. Wir beziehen uns auf Messungen an 49 Patienten unter Methoxyfluran, NLA und Ketamine ohne sedierende Praemedikation. Untersucht wurden Succinylcholin als depolarisierendes und Diallylnortoxiferin als nicht depolarisierendes Muskelrelaxans. Da die Messung nur im steadystate möglich ist, wurde Succinylcholin in einer Dosis von 20 mg/min infundiert. Alloferin verabreichten wir in einer voll relaxierenden Dosis von 0,3 mg/Kg initial mit einer entsprechenden Erhaltungsdosis nach Bedarf.

Ergebnisse

Auf den Abbildungen sind jeweils Mittelwerte aus mehreren Messungen in Abhängigkeit vom Narkosezeitpunkt angegeben.

Die Abbildung 1 gibt die gemessenen Mittelwerte für Methoxyfluran (Penthrane) ohne Relaxation wieder. Der Narkose ging eine Bestimmung des Ruheumsatzes voraus. Er liegt im Normbereich. Der Ansatzpunkt für die Pentrane-Untersuchungen war die Tatsache, daß dieses Narkotikum den Umsatz des Hundes um etwa 30% zu senken vermag (2). Dies ist beim Menschen auch nach einem längeren Zeitraum nicht der Fall. Die Diskrepanz der Befunde kann in diesem Rahmen nicht diskutiert werden.

Das nächste Dia zeigt daneben den Umsatz in der gleichen Narkose bei voller, nicht depolarisierender Relaxation (obere Kurve). Die Differenzen zu den Vergleichswerten sind zufälliger Natur (Abb. 2).

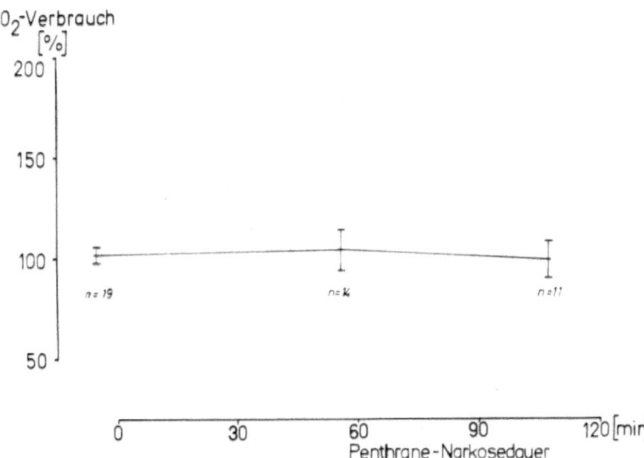

Abb. 1. Mittelwerte des Umsatzes unter Methoxyfluran. Links findet sich der mittlere Ruheumsatz vor Narkosebeginn. Es ist jeweils der Vertrauensbereich des Mittelwertes sowie die Versuchszahl mit angegeben

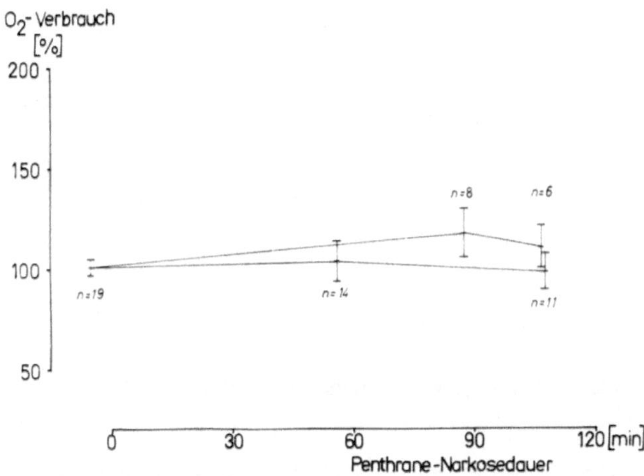

Abb. 2. Gleiche Verhältnisse wie in Abb. 1. Zusätzlich sind die Mittelwerte für den Narkoseumsatz bei voller nicht depolarisierender Relaxation (obere Kurve) angegeben. Die Abweichungen sind zufälliger Natur

Die Verabreichung von Succinylcholin im Tropf mit konstanter Dosierung zeigt typische, sehr gut reproduzierbare Veränderungen der Sauerstoffaufnahme (Abb. 3). 5 Minuten nach Infusionsbeginn ist der O_2-Verbrauch gegenüber dem Ausgangswert im Mittel um 16% erhöht. Danach nähert sich der Umsatz in wenigen Minuten wieder dem Ausgangswert, gleichgültig, ob die Infusion unterbrochen wird oder nicht. Auch innerhalb derselben Narkose läßt sich dieser Effekt nach einiger Zeit reproduzieren.

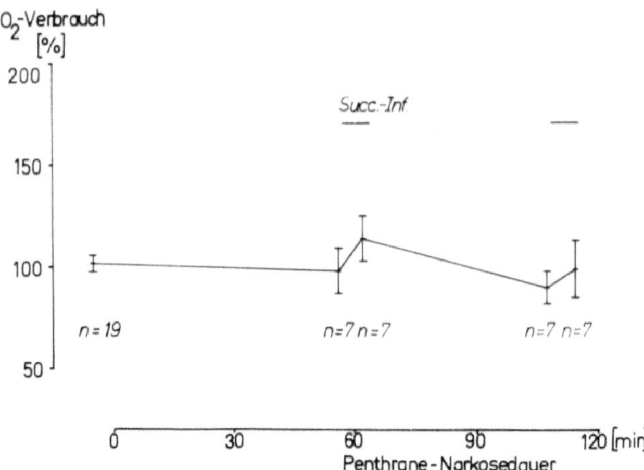

Abb. 3. Einfluß einer Infusion von Succinylcholin (20 mg/min) auf den Narkoseumsatz unter Pentrane. 5 Minuten nach Infusionsbeginn zeigt sich eine Umsatzsteigerung um 16% im Durchschnitt. Der Effekt ist reproduzierbar

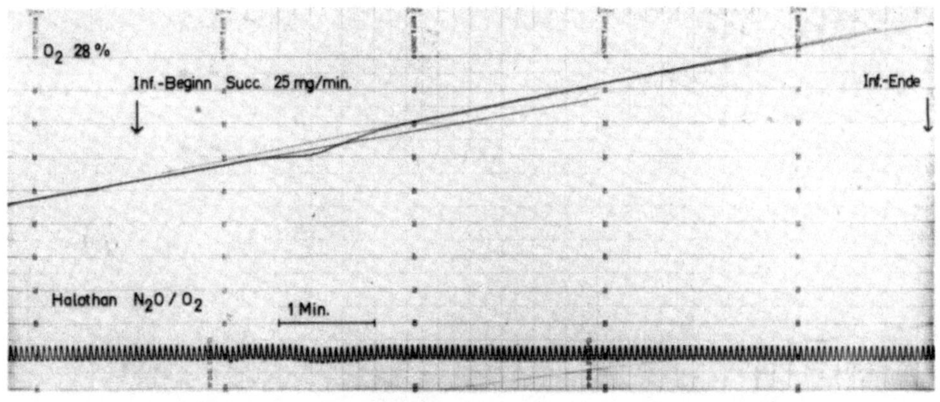

Abb. 4. Originalregistrierung. Einfluß einer Succinylcholin-Infusion. Einige Minuten nach Beginn der Infusion kommt es zu einem steileren Anstieg der Umsatzkurve. Er liegt um 12% höher als der Ausgangswert. 8 Minuten nach Infusionsbeginn klingt die Wirkung wieder ab

Die Abbildung 4 zeigt einen solchen typischen Succinylversuch, allerdings in Halothannarkose. Etwa 2 Minuten nach Infusionsbeginn stellt sich ein neues steady-state ein, das mit einem um 12% höheren Umsatz einhergeht. 8 Minuten nach Infusionsbeginn klingt die Wirkung wieder ab.

Die Abb. 5 gibt die Verhältnisse für Ketamine wieder. Der erste und zweite Mittelwert betrifft Spontanatmung bzw. Beatmung ohne Relaxation. Der rechte Wert ergibt sich aus den jeweils letzten Messungen kurz vor der Aufwachphase. In

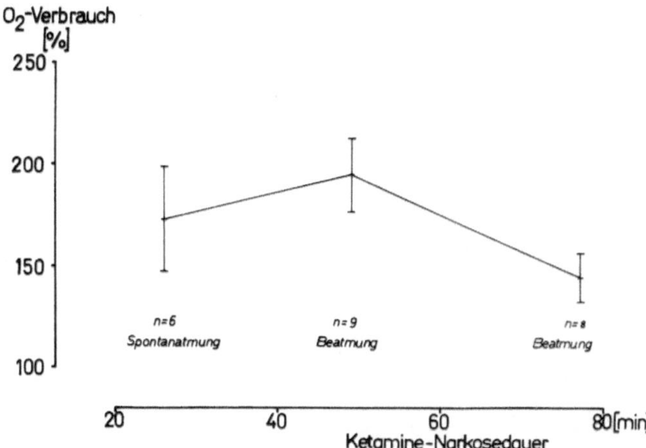

Abb. 5. Umsatz unter Ketamine. Links Spontanatmung, in der Mitte Beatmung ohne Relaxation, rechts Beatmung kurz vor Ende der Narkose. Es zeigt sich ein Umsatzgipfel in der ersten Hälfte der Narkose

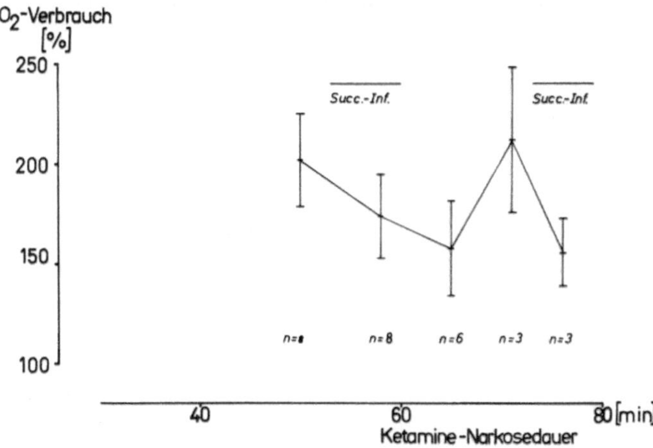

Abb. 6. Umsatzsenkender Einfluß von Succinylcholin unter Ketamine. Auch dieser Effekt ist reproduzierbar, was jedoch nur in 3 Fällen geprüft wurde

Spontanatmung liegt der O_2-Verbrauch mit 73%, bei Beatmung ohne Relaxation mit 95% deutlich über dem mittleren Ruheumsatz. Ich möchte diese Eigenschaft von Ketamine in Analogie zur Adrenalinwirkung als kalorigenen Effekt bezeichnen, denn er wird durch endogene Katecholamine über den Kokainmechanismus vermittelt. Succinylcholin (Abb. 6) führt ohne initialen Anstieg zu einer deutlichen Umsatzsenkung, nach 8 Minuten um 27%, nach 17 Minuten um 43% vom ketaminebedingten Umsatzeffekt. Diese Succinylwirkung läßt sich während der gleichen Narkose reproduzieren. Ausschlaggebend für den fehlenden Umsatzanstieg unter Succinylcholin dürfte der hohe Ausgangswert für den Sauerstoffverbrauch unter Ketamine sein.

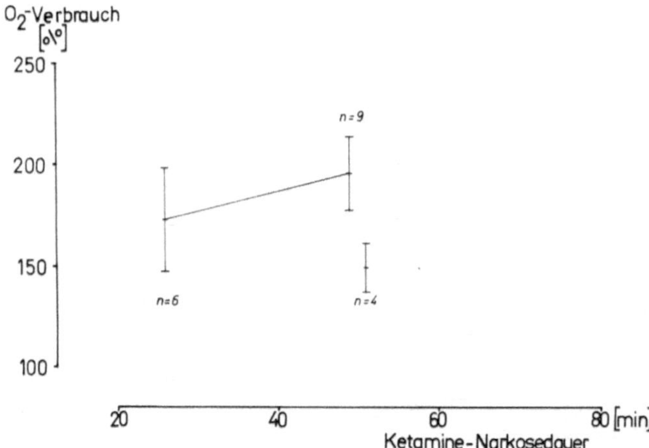

Abb. 7. Gleiche Verhältnisse wie in Abb. 5. Im Vergleich dazu der Umsatz bei Relaxation mit Alloferin unter sonst gleichen Narkosebedingungen, wobei die Ralaxation von Anfang an durchgeführt wurde. Der Mittelwert aus 4 Messungen liegt um fast 50% der ketaminetypischen Umsatzsteigerung niedriger als der Vergleichswert ohne Relaxation

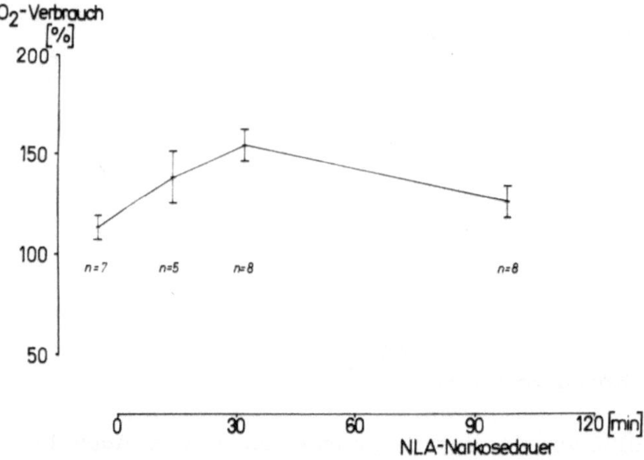

Abb. 8. Umsatz unter NLA. Links Umsatzwerte vor Narkosebeginn, daneben Beatmung ohne Relaxation, dann Beatmung mit Relaxation, rechts die gleiche Situation kurz vor Narkoseende

Eine voll relaxierende Dosis von Diallylnortoxiferin direkt bei der Narkoseeinleitung führt zu einem anderen Verlauf der Umsatzkurve (Abb. 7). Sie liegt zum Zeitpunkt der Messung um 48% unter dem Wert für Beatmung ohne Relaxation, bezogen auf den kalorigenen Ketamineeffekt. Wird der Patient relaxiert, nachdem die Narkose ohne Relaxans begonnen wurde, so tritt der entsprechende umsatzsenkende Effekt einer kompetitiven neuromuskulären Blockade erst nach 30 - 60 Minuten ein.

Die Abb. 8 präsentiert die Ergebnisse für die NLA, links die gemessenen Ruheumsatzwerte, daneben Beatmung ohne Relaxation, was sehr selten und dann nur für kurze Zeit toleriert wird. Die restlichen Mittelwerte entsprechen einem Zustand nicht depolarisierender Muskelrelaxation. Insgesamt läßt sich hier kein sicherer Anhaltspunkt für einen Einfluß von Diallylnortoxiferin nachweisen. Succinylcholinversuche in NLA sind noch nicht durchgeführt.

Aufgrund unserer Ergebnisse kommen wir zu folgendem Konzept für die Wirkungsweise von Muskelrelaxantien im Sinne einer Beeinflussung des muskulären Energiebedarfs beim Menschen. Der Skelettmuskelumsatz in Ruhe beträgt nach ASCHOFF 0,2 ml/min u. 100 g (1). Bei einer Muskelmasse des Erwachsenen von 43% vom Körpergewicht (3) beträgt der Muskelanteil für den Ruheumsatz etwa 60 von 250 ml = 25%. Muskelrelaxantien variieren den Energiebedarf des Skelettmuskels. Narkotica haben dabei keinen spezifischen Effekt. Sie wirken modifizierend in dem Sinne, daß sie unterschiedliche Umsatzbedingungen und damit eine unterschiedliche energetische Ausgangslage herbeiführen. Der muskuläre Energiebedarf unter Ruheumsatzbedingungen wie z.B. unter Penthrane kann durch Relaxation nicht weiter gesenkt werden. Er wird bei voller Muskelparalyse aufrechterhalten. Succinylcholin bewirkt jedoch unter diesen Umständen bei obiger Applikationsform eine kurzfristige Umsatzsteigerung um 16%, was eine Zunahme des muskulären Sauerstoffverbrauchs um 65% ausmacht. Im Falle hoher Narkoseumsätze wie unter Ketamine erzeugen sowohl depolarisierende als auch kompetitive Muskelrelaxantien eine Umsatzsenkung, die bei Succinylcholin rasch und bei Diallylnortoxiferin langsam in 30 - 60 Minuten eintritt. Wird zu Beginn der Ketamineapplikation mit Alloferin relaxiert, so nimmt die Umsatzkurve einen niedrigeren Verlauf. Die Differenz zwischen Ketamineumsatz mit und ohne Relaxation entspricht dem Skelettmuskelanteil des kalorigenen Ketamineffekts. Er beträgt bei unseren Untersuchungen 40 - 50%.

Zum Abschluß sei noch erwähnt, daß im Falle von Bradyarrhythmien durch stoßweise Injektion depolarisierender Muskelrelaxantien neben dem Kaliumverlust der Muskelzelle die Steigerung des Umsatzes als pathogenetisches Moment erschwerend hinzukommt, da dieser eine besondere Belastung für das Herz darstellt.

Literatur

1. ASCHOFF, J., KRAMER, K.: Energiestoffwechsel in: Physiologie des Menschen, Gauer, Kramer, Jung, Bad 2, Energiehaushalt und Temperaturregulation, 1971
2. BRAUN, U., HENSEL, I., KETTLER, D., LOHR, B.: Der Einfluß von Methoxyflurane, Halothane, Dipiritramide, Barbiturat und Ketamine auf den Gesamtsauerstoff des Hundes. Der Anaesthesist 20, 369 (1971)
3. DICKERSON, WIDDOWSON: Biochem. J., 74, 247 (1960)

HAUTDURCHBLUTUNG UND NARKOSE

Von R. H. Borst

Die Hautdurchblutung unterliegt einer vegetativen Steuerung. Sie zeigt beim Gesunden im Zustand der thermoregulatorischen Indifferenz sogenannte "spontanrhythmische" Schwankungen, deren Zustandekommen auch heute noch nicht geklärt ist. Diese Schwankungen dürften Ausdruck der im Vegetativum ablaufenden Regelvorgänge sein. Narkose und Operation stellen einen erheblichen Eingriff in das vegetative Nervensystem dar. Wir versuchten daher, am Parameter der Hautdurchblutung beim narkotisierten Patienten Tonusveränderungen im Vegetativum zu erkennen.

Methodik

Die Hautdurchblutung wurde nach dem Prinzip der örtlichen Wärmeleitmessung nach HENSEL (Literatur s. GOLENHOFEN et al. 1963) bei jeweils 20 Patientinnen, die sich gynäkologischen Operationen unterzogen, in Thiobarbiturat-Halothane-Lachgas-O_2-Narkose und Neuroleptanaesthesie (NLA) mit dem Fluvograph II (Fa. Hartmann & Braun, Frankfurt), registriert. Der Fühler lag an der Greiffläche des linken Daumens. Mit dieser Methode wird die Wärmetransportzahl (λ) der Haut ermittelt, die annähernd linear mit Durchblutungsänderungen geht. In einer weiteren Versuchsserie wurde bei 25 Patientinnen die Serumhalothanekonzentration im Venenblut mit der Hautdurchblutung korreliert. Die Bestimmung der Serumhalothanekonzentration erfolgte mit einem Dampfraum-Gas-Chromatograph, dem Multifract F 40 der Firma Perkin-Elmar & Co., Überlingen, nach den Angaben von GOSTOMZYK (1971)+.

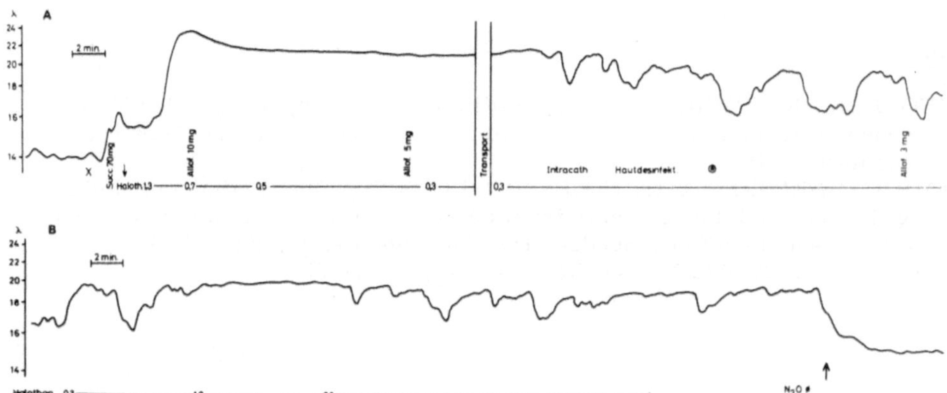

Abb. 1a u. 1b: Hautdurchblutung in Thiobarbiturat-Halothane-Lachgasnarkose, 35jährige, internistisch unauffällige Patientin, abdominale Hysterektomie

+Für technische Assistenz danke ich Herrn A. Reich

Ergebnisse

I. Thiobarbiturat-Halothane-N_2O-Narkose

Wie die erste Abbildung zeigt, erfolgt nach Einleitung einer Thiobarbiturat-Halothane-Narkose mit Trapanal (250 - 300 mg) ein vorübergehender Anstieg der Hautdurchblutung. Nach Intubation (↓) und Anflutung der Inhalationsanaesthetika Halothane und Lachgas kommt es zu einem zweiten Gipfel in der Durchblutungskurve, der deutlich über dem ersten liegt. Danach verläuft die Kurve auf einem hohen Niveau. Auffällig ist, daß jetzt rhythmische Schwankungen fehlen. Dies war bei 17 der 20 Patienteinnen der Fall. Bei flacher Narkose-Halothanekonzentration im Frischgasgemisch 0, 3 Vol. % - lösen schon Manipulationen wie Legen eines Intracath-Katheters in der Ellenbeuge und Hautdesinfektion Schwankungen in der Durchblutungskurve aus. Auf den Operationsbeginn (⊙) erfolgt ein vorübergehender starker Abfall der Durchblutung. Trotz fortschreitender Operation und gleichbleibender Halothanekonzentration von 0, 3 Vol. % strebt die Hautdurchblutung wieder einem höheren Wert zu, um erneut bei Reizen aus tiefer gelegenen Schichten des Operationsgebietes abzufallen. Man hat bei den sich wiederholenden Vorgängen den Eindruck einer Adaptation des Organismus an Reize aus dem Operationsfeld. Eine Änderung der Reizintensität durch Präparation einer neuen Schicht bewirkt einen erneuten Abfall der Durchblutung und Schwankungen.

Die Narkosevertiefung durch Erhöhung der Halothanekonzentration auf 1, 0 Vol. % bewirkt eine Zunahme der Durchblutung und eine Abnahme der Amplituden der Schwankungen, welche schließlich völlig fehlen. Wird jedoch die Halothanekonzentration wieder auf 0, 3 Vol. % reduziert, kommt es erneut zu einem Durchblutungsabfall und Schwankungen. Diese Phänomene lassen sich reproduzieren, wie der weitere Verlauf zeigt (Abb. 1 b). Die Befunde legen nahe, daß die Reaktionen der Hautdurchblutung auf die Operation von der Narkosetiefe abhängig sind.

Die Narkosetiefe resultiert aus dem Zusammenwirken von Halothane und Lachgas, wie die Abb. 2 zeigt.

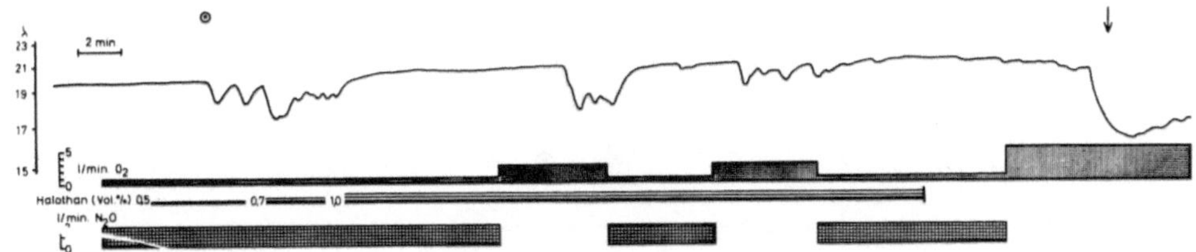

Abb. 2. Reaktionen der Hautdurchblutung in Abhängigkeit von der Narkosetiefe, 32jährige Patientin, vaginale Tubenligatur wegen Varicosis cruris, sonst internistisch o. B.

Auch bei dieser Patientin verläuft die Durchblutungskurve praeoperativ auf einem hohen Niveau, Schwankungen fehlen. Der Operationsbeginn löst unmittelbar einen raschen Abfall der Durchblutung und Schwankungen aus. Nach Erhöhung der Halothanekonzentration von 0, 5 über 0, 7 auf 1, 0 Vol. % stabilisiert sich die Hautdurchblutung auf einem hohen Niveau. Wird nun bei gleichbleibender Halothanekonzentration das Lachgas abgedreht und an dessen Stelle entsprechend vermehrt Sauerstoff zugeführt, so erfolgt 3 min später eine Vasokonstriktion mit Schwankungen in der Kurve. Die Wiederzuführung des Lachgases bewirkt eine Angleichung des Kurvenverlaufes an den vorigen Zustand. Dieses Verhalten der Hautdurchblutung ist ebenfalls im weiteren Verlauf reproduzierbar.

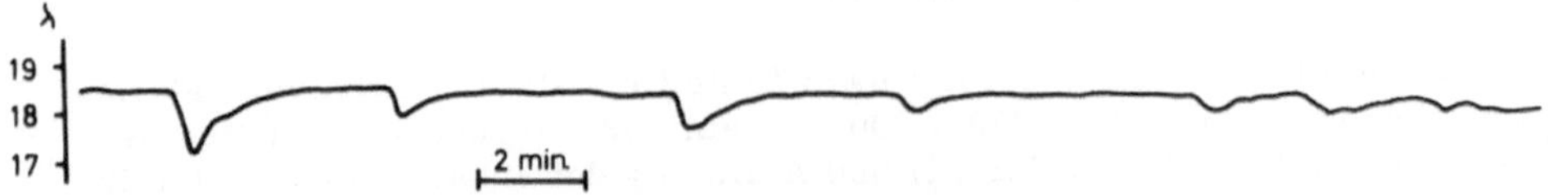

Abb. 3. Auf nicht näher zu identifizierende Reize aus dem Operationsgebiet erfolgt reflektorisch eine Zunahme des Vasokonstriktorentonus mit Durchblutungsabfall und verzögertem Wiederanstieg. Häufig zu beobachtender Kurvenverlauf bei den untersuchten Narkosearten, 28jährige Patientin, Sterilitätsoperation, Thiobarbiturat-Halothane-Lachgasnarkose

Ein weiteres typisches Muster in der Hautdurchblutungskurve ist bei beiden untersuchten Anaesthesiearten vorhanden (Abb. 3). Nicht näher zu identifizierende Reize aus dem Operationsfeld führen bei ansonst stabilem Kurvenverlauf zu einem raschen Abfall in der Durchblutung mit verzögertem Wiederanstieg. Es entsteht ein "sägezahnartiges" Bild in der Durchblutungskurve. Wahrscheinlich entspricht dieser Kurvenverlauf einer tieferen Narkose als die oben geschilderten Beispiele, bei denen neben einer Vasokonstriktion auch Schwankungen auftraten. Bei noch tieferer Narkose schließlich fehlen Reaktionen in der Hautdurchblutung auf Operationsreize völlig.

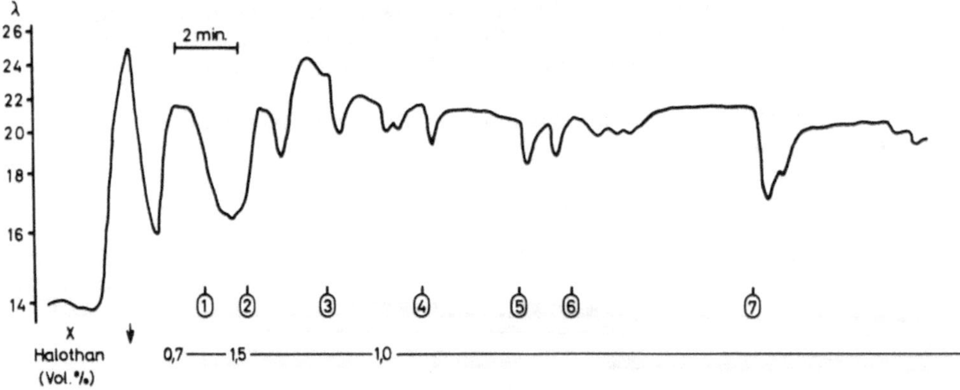

Abb. 4. Beispiel für eine zu flache Anaesthesie. 26jährige Patientin, Laparaskopie wegen primärer Sterilität, internistisch o. B.

Das andere Extrem, nämlich die sehr flache Anaesthesie, zeigt die Abbildung 4. Bei der Patientin wurde eine Laparaskopie durchgeführt. Die Kurve ist sehr unruhig. Es drängt sich der Vergleich mit einem Sturm im Vegetativum auf. Nach 250 mg Thiobarbiturat (X) erfolgte ein steiler Anstieg der Kurve. Nach der Intubation wurde zunächst 0, 7 Vol. % Halothane gegeben, eine Konzentration, die sich als zu gering erwies. Bei 1) bewegte sich die Patientin, bei 2) trat Husten auf. Daraufhin wurde mit Succinyl-bis-cholin relaxiert und die Halothanekonzentration auf 1, 5 Vol. % erhöht. Nunmehr stieg die Kurve an, bis bei 3) die vaginale Untersuchung einen Abfall hervorrief. Der kleine Hautschnitt bei 4) führte ebenfalls zu einem Durchblutungsabfall, genau wie das Anlegen des Portioadapters bei 5). Nach Einführung des Laparaskopes begann bei 6) die Zufuhr von CO_2. Hierbei wurden offenbar wenig Reize ausgelöst, die Kurve zeigt keine Schwankungen. Das Laparaskop lag jedoch falsch und wurde bei 7) erneut und korrekt eingeführt. Der peritoneale Reiz löste dabei einen erneuten tiefen Abfall der Durchblutung aus.

II. Halothanebestimmung im venösen Blut

Da diese Reaktionen der Hautdurchblutung von der Narkosetiefe abhängen, wurde die Serumhalothanekonzentration im Venenblut bestimmt und mit der Hautdurchblutung korreliert, um eine Dosis/Wirkungsbeziehung herzustellen. Änderungen der Narkosetiefe wurden durch Veränderung der Halothanekonzentration im Frischgas erzielt.

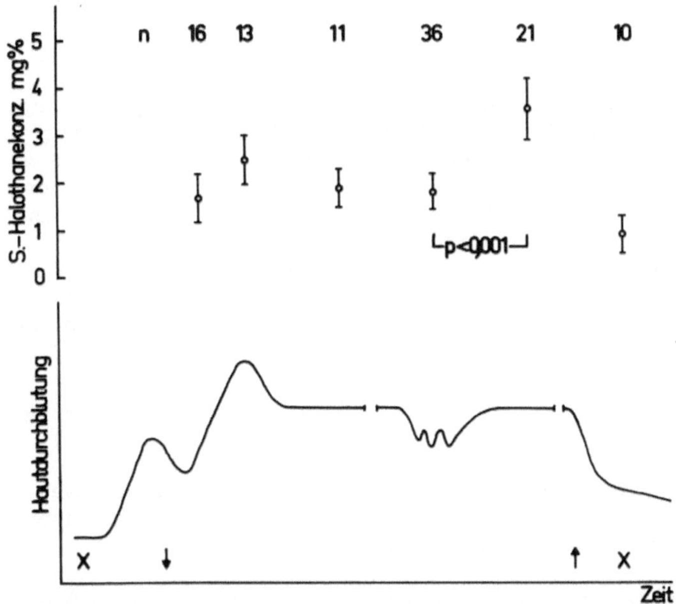

Abb. 5. Mittelwertskurve und Konfidenzintervalle auf dem 1%-Niveau der Serumhalothanekonzentrationen in Korrelation zur Hautdurchblutung

Die Ergebnisse sind in der Abbildung 5 dargestellt. Unten ist die schematisierte Hautdurchblutungskurve aufgezeichnet, oben sind die korrespondierenden Mittelwerte der Serum-Halothanekonzentrationen mit den Konfidenzintervallen (KI) auf dem 1%-Niveau aufgetragen. Beim Eröffnen der Peripherie nach Intubation und Zufuhr von Halothane und Lachgas betrug die mittlere Serumhalothanekonzentration 1,7 mg%, KI 1,2 - 2,2, beim Maximum der Durchblutung 2,5 mg%, KI 2,0 - 3,0 und beim hohen Plateau der Durchblutungskurve 1,9 mg%, KI 1,5 - 2,3. Während der Operation lagen Reaktionen in der Hautdurchblutung auf Operationsreize bei einer Serumhalothanekonzentration von 1,8 mg%, KI 1,4 - 2,2, vor. Nach Vertiefung der Narkose und Verschwinden der Schwankungen lag die mittlere Serumhalothanekonzentration dagegen bei 3,5 mg%, KI 2,9 - 4,2. Die Abweichung ist mit einem $p < 0,001$ (t-Test) hoch signifikant. Nach Extubation und Wiedererlangung des Bewußtseins betrug die mittlere Serumhalothanekonzentration 0,9 mg%, KI 0,5 - 1,3.

III. Neuroleptanaesthesie

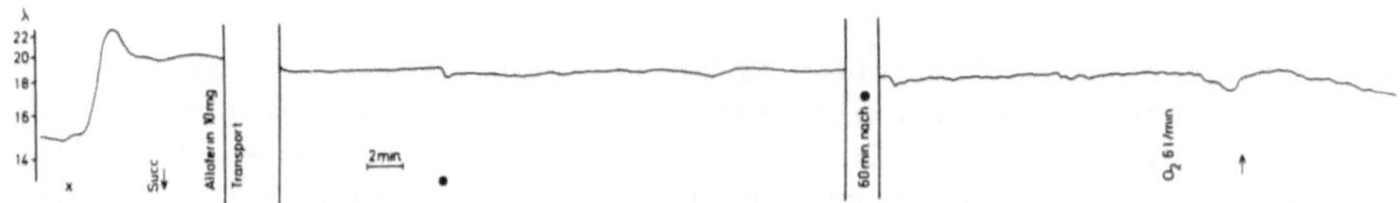

Abb. 6. Hautdurchblutung in Neuroleptanaesthesie bei einer 34-jährigen Patientin mit chronischer Hepatitis, abdominale Hysterektomie

Auch hier kommt es nach Narkoseeinleitung mit Dehydrobenzperidol um 15 mg und Fentanyl um 0,35 mg zu einem deutlichen Anstieg der Durchblutungskurve (Abb. 6), die nach einem Gipfel ebenfalls auf einem hohen Niveau verläuft. In dieser Phase fehlen in 16 von 20 Fällen Schwankungen in der Durchblutung. Der Operationsbeginn bewirkt im Durchschnitt wie auch hier im Einzelfall kaum eine Veränderung. Schwankungen in der Durchblutungskurve treten meist erst nach Eröffnen des Peritoneums oder noch später auf. Die Amplituden der Schwankungen sind aber im allgemeinen gering. Insgesamt gesehen führt die NLA zu einer ruhigeren Durchblutungskurve als die Kombinationsnarkose. Prinzipielle Unterschiede bestehen jedoch nicht.

Zusammenfassung und Kommentar

Beide Anaesthesieformen - Thiobarbiturat-Halothane-Lachgasnarkose und Neuroleptanaesthesie - führen zu einer Zunahme der Hautdurchblutung und zu einer von der Narkosetiefe abhängigen Dämpfung der Vasomotorik.

"Spontanrhythmische" Schwankungen der Hautdurchblutung werden beim narkotisierten Patienten auf nervös-reflektorischem Weg durch Reize aus dem Operationsfeld ausgelöst. Derartige Reize regen das gedämpfte Vasomotorenzentrum zur Wiederaufnahme einer Rhythmik im Falle einer flachen Anaesthesie an bei gleichzeitiger Erhöhung des Vasokonstriktorentonus, oder führen zu einer raschen Abnahme der Hautdurchblutung mit verzögertem Wiederanstieg. Die zu dieser Narkosetiefe korrespondierenden Serumhalothanekonzentrationen liegen im Mittel bei 1,8 mg%. Bei tiefer Narkose besteht eine völlige Lähmung der Vasomotorik. Die hierbei vorliegenden Halothanekonzentrationen im Serum wurden mit einem Mittelwert von 3,5 mg% bestimmt.

Das Verfahren der kontinuierlichen Registrierung der Wärmetransportzahl der Haut als Maß für die Durchblutung verbessert das Monitoring des Patienten in Narkose.

Die Methode kann verbessert werden durch Anbringen verschieblicher Eichskalen über dem Registriergerät, so daß die Absolutgröße der Wärmetransportzahl der Haut jederzeit ablesbar ist.

Literatur

BORST, R. H.: Hautdurchblutung und Narkose. "Anaesthesist", im Druck

GOLENHOFEN, K., HENSEL, H., HILDEBRANDT, G.: Durchblutungsmessung mit Wärmeleitelementen in Forschung und Klinik. G. Thieme-Verlag, Stuttgart 1963

GOSTOMSYK, J. G.: Bestimmung der Narkosegas-Konzentration im Blut mit der Dampfraum-Gas-Chromatographie. "Anaesthesist" 20, 212-215 (1971)

DER POSTOPERATIVE SÄURE-BASEN-STATUS NACH INFUSION VON AMINO-SÄUREGEMISCHEN

Von M. Bartoschek und P. Rudolph

Der Wert parenteraler Aminosäuregaben nach einer Operation zur Besserung des Stickstoffgleichgewichtes und damit des Eiweißansatzes ist unbestritten (1, 8, 11, 12). Bei der Metabolisierung einiger Aminosäuren im Organismus entstehen jedoch u. a. saure Produkte, die eine azidotische Stoffwechsellage mit den sich daraus ergebenden ungünstigen Folgen für die Funktion der Organsysteme (10) erzeugen bzw. begünstigen könnten. Nach vorliegenden Untersuchungen (9), wobei lediglich die Ketonkörperausscheidung im Urin zugrundegelegt wurde, ist in der Regel damit zu rechnen, daß die das Operationstrauma begleitende Katabolie durch vermehrten Fett- und Aminosäureabbau azidotisch wirkt. Einige Autoren (9) lehnen daher Aminosäureinfusionen, wenigstens in den ersten postoperativen Tagen, ab. Die bislang vorliegenden Arbeiten wurden daher zum Anlaß genommen, die mitgeteilten Befunde zu reproduzieren bzw. kritisch zu beleuchten.

Es wurden 33 normalgewichtige, stoffwechselgesunde Patienten im Durchschnittsalter von 47 Jahren, die sich mittelschweren Laparatomien unterzogen, untersucht und in 3 gleichstarke Gruppen unterteilt. Gruppe 1 diente zur Kontrolle und erhielt in 24 Stunden 1500 ml einer 2,5%igen glucosehaltigen Halbelektrolytlösung (Lösung 1) + 1500 ml einer Vollelektrolytlösung (Lösung 2). Gruppe 2 erhielt 1000 ml Aminofusin L 600[+] über 24 Std. sowie im Bypass 1000 ml je von Lösung 1 und 2 infundiert. Gruppe 3 erhielt 1500 ml Aminofusion L 600[+] sowie 1000 ml von Lösung 1 und 500 ml von Lösung 2.

Die Entnahme von Kapillarblut erfolgte etwa 1 Stunde vor der Operation, dann jeweils am Morgen des 1. bis einschließlich 6. postoperativen Tages. Mit dem Astrup-Gerät wurde unter Zuhilfenahme des Siggaard-Andersen-Nomogramms (17, 18) der Säure-Basen-Status ermittelt.

Die statistische Aufbereitung der Ergebnisse erfolgte mit Hilfe des t-Testes nach STUDENT, wobei nur die Differenzen, bezogen auf den praeoperativen Ausgangswert, Berücksichtigung fanden. Signifikanz wurde bei $p < 0,05$ angenommen.

Die Ausgangswerte für pH (Norm: 7,38 - 7,42) lagen im alkalischen Bereich (Abb. 1). Am 1. postoperativen Tag, d.h. noch vor Infusion der Aminosäuren (AS) zeigte sich eine Verschiebung in Richtung sauren (Gruppe 2) wie in Richtung basischen (Gruppe 1) Bereich. Unter AS-Infusion bei den Gruppen 2 und 3 erfolgte in den nächsten Tagen keine Änderung in Richtung Azidose, sondern ein Einpendeln auf praeoperative Werte, in der Gruppe 3 an den Tagen 4 - 6 sogar eine statistisch signifikante Erhöhung gegenüber dem praeoperativen Ausgangswert. Dabei muß betont werden, daß der pH der Kontrollgruppe 1 ebenfalls am 5. und 6. postoperativen Tag deutlich angestiegen war.

[+] Hersteller: Fa. Pfrimmer & Co., Erlangen

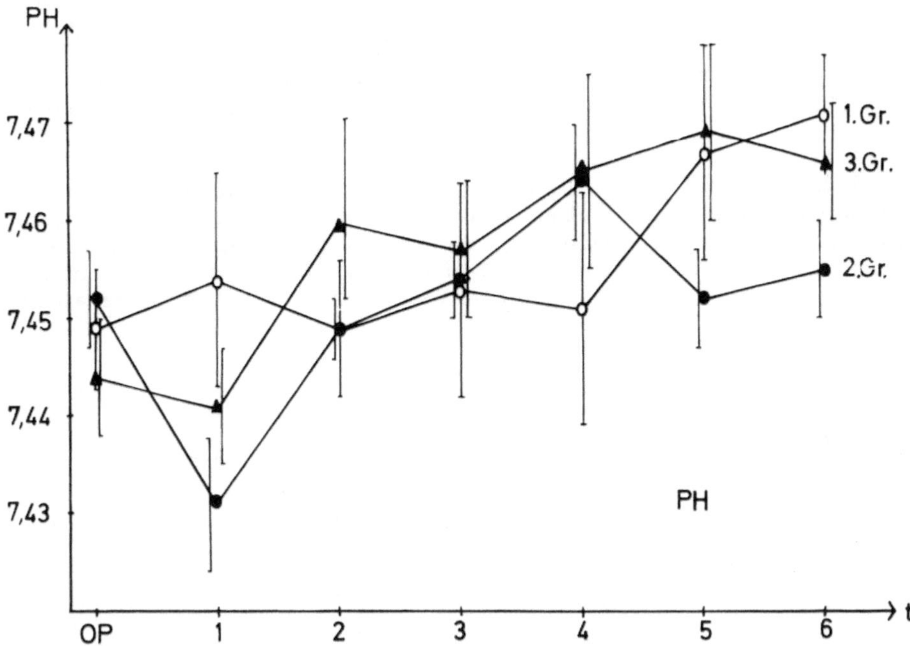

Abb. 1. pH-Wert (OP = praeoperative Messung; t = Tage nach Operation). Die Senkrechten sind der mittlere Fehler des Mittelwertes

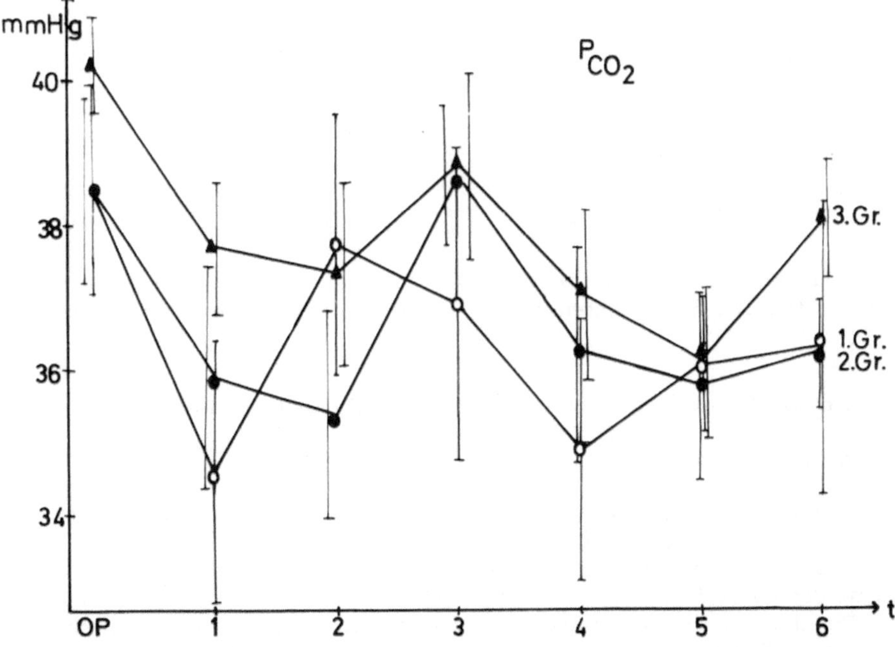

Abb. 2. pCO_2 (OP = praeoperative Messung; t = Tage nach Operation). Die Senkrechten sind der mittlere Fehler des Mittelwertes

Der pCO_2 (Norm: 36,0 - 42,0 mm Hg) fiel am 1. postoperativen Tag ab, in Gruppe 1 und 3 signifikant (Abb. 2). Er blieb am 2. postoperativen Tag nach Gabe von AS bei den Gruppen 2 und 3 an der unteren Normgrenze und zeigte in den nächsten Tagen ebenso wie bei der Kontrollgruppe 1 einen schwankenden Verlauf, wobei an den Tagen 5 und 6 erneut zum Teil signifikant erniedrigte Gasspannungen auftraten.

Das Standardbikarbonat (Norm: 22,0 - 26,0) lag praeoperativ eng zusammen (Abb. 3). Postoperativ erfolgte in allen Gruppen eine signifikante Verminderung um 1 - 2,5 mÄq/l. Nach AS-Infusion steigt die Standardbikarbonatkonzentration bei den Gruppen 2 und 3 auf praeoperative Werte an. Wiederum wies die Kontrollgruppe 1 eine ähnliche Kinetik auf, wenn man von dem Wert am 4. postoperativen Tag absieht, der zudem eine starke Streuung des Mittelwertes zeigte.

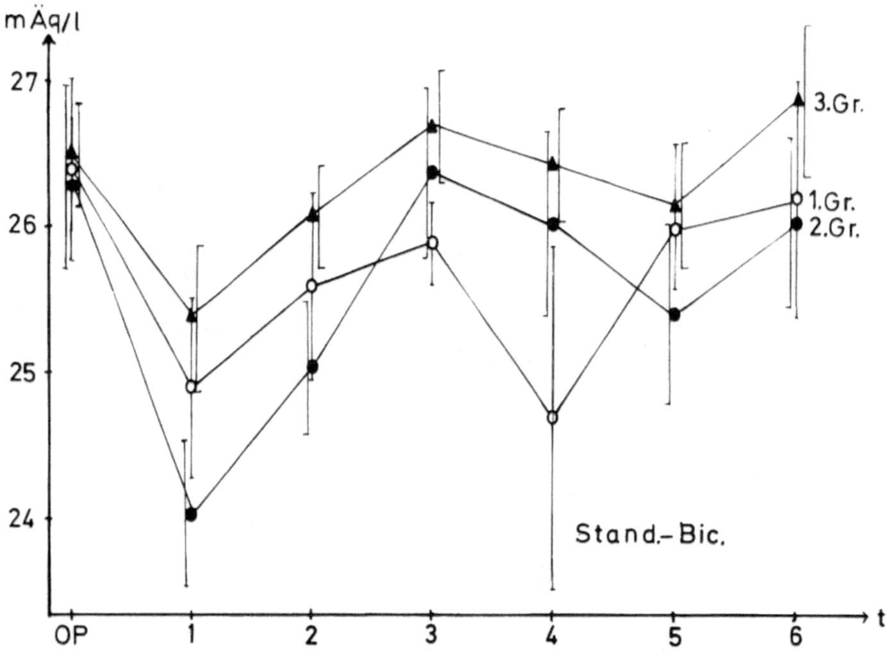

Abb. 3. Standardbikarbonatkonzentration (OP = praeoperative Messung; t = Tage nach Operation). Die Senkrechten sind der mittlere Fehler des Mittelwertes

Nach BÜNTE et al. (9) werden nach AS-Gabe im 24-Stunden Urin vermehrt Ketonkörper ausgeschieden. Daraus darf jedoch nicht ohne weiteres auf eine metabolische Azidose im Serum geschlossen werden.

Zwecks Aufrechterhaltung der Isohydrie stehen dem Organismus außer den Puffersystemen noch Lunge und Niere zur Verfügung. Die Ausscheidung von H^+-Ionen in äquivalenter Menge zu der aus metabolischen Prozessen anfallenden Nettobeladung des Organismus mit Protonen ist eine der wesentlichen Nierenleistungen. Durch sie wird das Gleichgewicht an fixen, d.h. an nicht respiratorischen Säuren im Körper erhalten (13). Liegt hier eine Leistungseinbuße vor, entwickelt sich eine metabolische Acidose. Eine metabolische Alkalose, d.h. ein

H-Ionendefizit, kann entweder durch Säureverlust oder durch einen Überschuß an Basen entstehen, wobei wiederum die Niere mit ihren Austauschmechanismen das Regulationsorgan darstellt. Eine respiratorische Acidose entsteht durch alveolare Hypoventilation.

Die eigenen Ergebnisse zeigen am 1. postoperativen Tag eine durch Hyperventilation nahezu oder völlig kompensierte metabolische Acidose, die durch anschließendes Hinzufügen von sauren Valenzen infolge Metabolisierung der AS-Lösungen im Vergleich zu einer Kontrollgruppe, die keine AS-Lösungen erhielt, nicht weiter verstärkt wird. Bedingt durch Hyperventilation zwischen dem 2. und 6. postoperativen Tag bildet sich bei zum praeoperativen Ausgangswert zurückgehenden Standardbikarbonatkonzentrationen sogar eine mäßige respiratorische Alkalose aus. Dieser Befund stimmt mit Angaben von DOHRMANN (14) und WENZEL (15) überein, die in den ersten Tagen nach größeren Oberbauchoperationen häufig leichte respiratorische Alkalosen fanden.

Die gesunde Niere ist ab dem 2. postoperativen Tag in der Lage, sowohl zugeführte saure Valenzen, die nach AS-Metabolisierung entstehen, wie auch die normalerweise postoperativ im Organismus selbst anfallenden sauren Stoffwechselprodukte, z. B. infolge verstärkter Lipolyse, zu eliminieren. Dafür sprechen auch die von BÜNTE (9) postoperativ im 24-Std. Sammelurin vermehrt nachgewiesenen Ketonkörper.

Es darf also gesagt werden, daß bis maximal 48 Stunden postoperativ eine Tendenz zu metabolisch saurer Stoffwechsellage erkennbar ist, die in der Folgezeit in eine leichte respiratorische Alkalose übergeht. Aminosäuren haben auf dieses Geschehen, zumindest in der von uns verwendeten Zusammensetzung bei langsamer Infusionsgeschwindigkeit keinen Einfluß, selbst wenn Mengen bis zu 1, 5 l/die gegeben werden.

Zusammenfassung

Es wurde untersucht, welchen Einfluß die postoperative Infusion von Aminosäurelösungen auf den Säure-Basen-Haushalt hat. Bei der Kontrollgruppe fand sich eine durch Hyperventilation kompensierte metabolische Acidose, die nach dem 2. postoperativen Tag in eine mäßige respiratorische Alkalose überging. Aminofusin L 600 (1500 ml/24 Std.) ab 1. postoperativen Tag infundiert, verändert nicht den Säure-Basen-Status.

Literatur

1. JÜRGENS, P., DOLIF, D.: Zur Zufuhr der essentiellen und semiessentiellen Aminosäuren bei parenteraler Ernährung. Medizin u. Ernährung 11, 6 (1970)
2. MENZEL, K.: Die intravenöse Verabreichung von Aminosäuregemischen (Aminofusion) bei verschiedenen Krankheitszuständen im Kindesalter. Münchener Med. Wochenschr. 22, 1157 (1961)
3. LANG, K., FEKL, W.: Aminosäurestoffwechsel und parenterale Ernährung. Medizin u. Ernährung 10, 205 (1969)
4. ERDMANN, G.: Anwendung intravenös gegebener Aminosäuregemische in der Pädiatrie. Wissensch. Veröffentl. d. Deutschen Gesellsch. f. Ernährung 8, 11 (1963)

5. HELLER, L.: Anwendung intravenös gegebener Aminosäuregemische in der Gynäkologie und Geburtshilfe. Wissensch. Veröffentl. d. Deutschen Gesellsch. f. Ernährung 8, 11 (1963)
6. KEIL, H. R.: Bilianzuntersuchungen mit einer synthetisch zusammengestellten Lösung linksdrehender Aminosäuren. Münchener Med. Wochenschr. 33, 1853 (1968)
7. HARTIG, W., WETZEL, K., GEBHARD, O., CZARNETZKI, H.-D., HÜBNER, G.: Der postoperative Eiweißstoffwechsel. Zeitschrift f. Experimentelle Chirurgie 3, 56 (1970)
8. SCHULTIS, K.: Erfahrungen bei der parenteralen Ernährung chirurgischer Patienten. Anaesthesiology and Resuscitation 6, 80 (1966)
9. BÜNTE, H., BRAUN, U., SCHWEMMLE, K.: Steigerung der postoperativen Acidose durch Aminosäureinfusionen. Der Chirurg 41, 407 (1970)
10. EYRICH, K., ZIMMERMANN, W.: Die Bedeutung des Säure-Basen-Haushaltes in der Anaesthesie. Anaesthesiology and Resuscitation 13, 59 (1966)
11. HELLER, L.: Stickstoffbilanzen bei verschiedener parenteraler Ernährung. Fortschritte der parenteralen Ernährung. Symposion der International Society of Parenteral Nutrition Hamburg 1966. Pallas Verlag Locham b. München (1967)
12. HELLER, L.: Die parenterale Ernährung in der Frauenheilkunde. Geburtsh. u. Frauenheilk. 28, 848 (1968)
13. WÜRZ, H., EUCHENHÖFER, M., STREICHER, E.: Renale Regulation des Säure-Basen-Haushaltes und renale Azidosen. Medizinische Welt 46, 1996 (1970)
14. DOHRMANN, R.: Veränderung des Säure-Basen-Gleichgewichtes bei chirurgischen Patienten. Anaesthesiology and Resuscitation 13, 30 (1966)
15. WENZEL, M.: Metabolische Alkalosen in der Chirurgie. Deutsch. Med. J. 21, 347 (1970)

DAS PLASMAAMINOSÄURESPEKTRUM IN DER POSTOPERATIVEN PHASE

Von R. Dölp, L. Fodor, H. Reineke, U. Seewald und F. W. Ahnefeld

Obwohl in der parenteralen Ernährung seit über 20 Jahren Aminosäurelösungen Anwendung finden, trägt die postoperative Infusionstherapie bislang lediglich den Wasser- und Elektrolytverlusten Rechnung, ohne das kalorische Defizit und die Katabolie zu berücksichtigen. In jüngster Zeit wiesen COATS, MUNRO u. a. darauf hin, daß während einer Nahrungskarenz - und das gilt besonders für die postoperative Phase - bereits innerhalb der ersten 24 Stunden vitale Enzymsysteme signifikant an Eiweiß verarmen, wodurch manche postoperativ auftretenden Komplikationen erklärbar werden. Die Bedeutung die postoperative Stickstoffzufuhr hat HARTIG hervorgehoben, der 1970 im Tierversuch nachweisen konnte, daß sich die postoperative Stickstoffbilanz infolge einer erhöhten Abbaurate von Körpereiweiß bei gleichbleibender Syntheserate verschlechtert.

Obwohl uns bewußt ist, daß im klinisch-operativen Bereich keine standardisierten Bedingungen vorliegen, und daß insbesondere N-Bilanzen auf Grund unkontrollierbarer N-Verluste (Schweiß, Sekret, nässende Wunden) unter Vorbehalt zu beurteilen sind, haben wir dennoch den Versuch unternommen, Veränderungen des Stickstoffhaushaltes von 12 Patienten, die sich der gleichen gynäkologischen Operation unterziehen mußten, zu erfassen. Vor allem interessierte uns die Fragestellung, wieweit eine Beeinflussung des Plasmaaminosäurespektrums durch Operation und postoperative Nahrungskarenz gegeben ist, und ob durch die intravenöse Gabe von Aminosäurelösungen mit utilisationsadaptiertem+ oder bedarfsadaptiertem++ Muster erhebliche Verschiebungen im Spektrum der Plasmaaminosäure nachgewiesen werden können.

Der Beobachtungszeitraum erstreckte sich vom zweiten praeoperativen bis vierten postoperativen Tag und umfaßte die Bestimmung folgender Parameter zu den in der Abb. 1 angegebenen Zeiten:

a) Blut: Plasmaaminosäuren (ohne Cystin und Tryptophan)
Alpha-Amino-N
Gesamteiweiß
(Serumelektrolyte, Blutgase)

b) 24-Stunden-Urin: Volumen
Alpha-Amino-N
Gesamt-N

Unter der Praemisse, daß es in der frühen postoperativen Phase von drei Tagen nicht unbedingt darauf ankommt, eine ausgeglichene oder positive Stickstoffbilanz zu erzielen, so wie es bei der parenteralen Ernährung wünschenswert er-

+Aminoplasmal L 5

++Aminofusin L 600

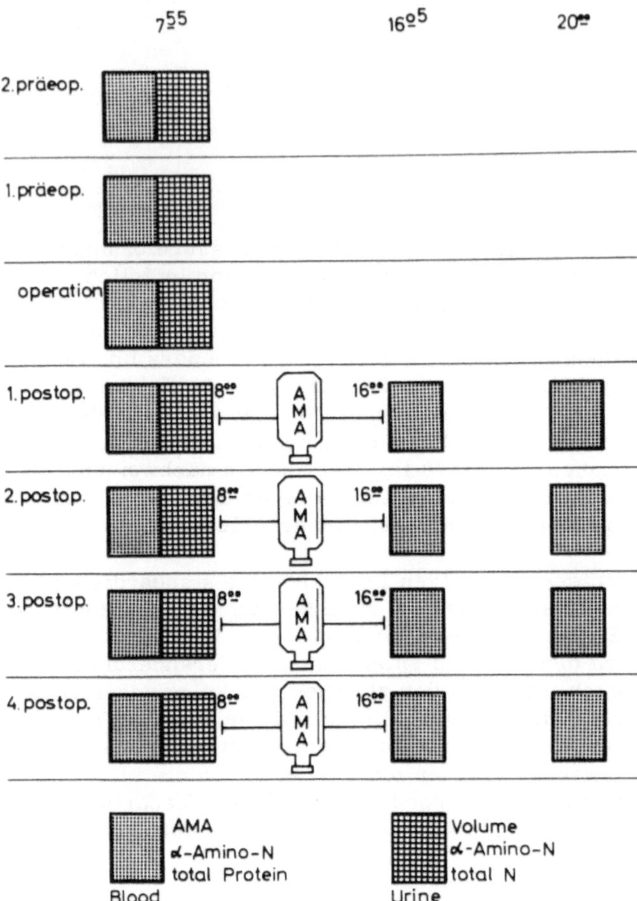

Abb. 1. Versuchsanordnung

scheint, wurden in den ersten beiden Gruppen pro kg Körpergewicht innerhalb 24 Stunden vom 1. postoperativen Tag an per infusionem

0,6 g Aminosäuren und
30 kcal in
45 ml Flüssigkeit zugeführt.

Die dritte Gruppe - als Kontrollgruppe - erhielt den gleichen Kalorien- und Flüssigkeitsanteil ohne Aminosäuregabe.

Während des Infusionszeitraumes von täglich 8^{00} bis 16^{00} Uhr erhielten die Patienten der ersten beiden Gruppen die gesamte Aminosäurendosis in 5%iger Lösung, während zusätzlich eine 20%ige Kohlenhydratlösung kontinuierlich über 24 Stunden im Dauertropf lief.

Die statistische Auswertung mittels Varianzanalyse erbrachte bei 1%iger Irrtumswahrscheinlichkeit folgende Ergebnisse:

In der praeoperativen Phase unterschieden sich die untersuchten Parameter weder von Gruppe zu Gruppe noch von Tag zu Tag, so daß eine einheitliche Ausgangssituation vorlag.

Zwischen dem unmittelbar praeoperativen 7-Uhr-Meßwert und dem 7-Uhr-Wert des 1. postoperativen Tages lag ein Zeitraum, der zusammen mit der praeoperativen Nacht eine 36stündige fast völlige Nahrungskarenz bedeutete, wenn man von den 150 - 200 g Kohlenhydraten absieht, die mit einer 5%igen Kohlenhydrat-Elektrolytlösung bis zum Morgen des 1. postoperativen Tages infundiert wurden. Zu diesem Zeitpunkt fanden wir - bezogen auf den unmittelbar praeoperativen Wert - mittels des Student-t-Tests einen signifikanten Abfall der meisten untersuchten Plasmaaminosäuren (Asp., Thr., Ser., Glu., Pro., Gly., Met., Iso., Leu., Orn., Lys., His.).

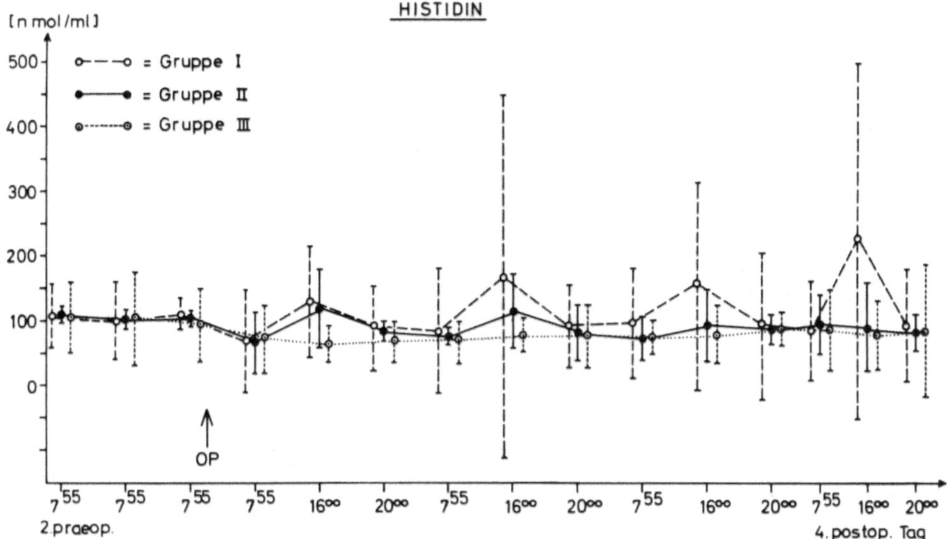

Abb. 2. Histidin

Ausnahmen von diesen Befunden zeigten sich bei Ala, Val, Tyr und Phe, für die keine signifikanten Differenzen ermittelt werden konnten. Als Beispiel einer Aminosäure, die das genannte Verhalten im Plasma aufwies sei Histidin in der Abbildung 2 dargestellt.

Der gleiche Trend - ohne Signifikanz allerdings - ist aus der Abbildung des Alpha-Amino-N im Plasma - ein Maß für den Gesamtgehalt an freien Aminosäuren - ersichtlich. Man kann diese Abbildung für die Beschreibung eines weiteren Befundes heranziehen. Mit Ausnahme von Asp., Glu., Ala und Lys., unterschieden sich postoperativ die Aminosäurespiegel der Gruppe ohne Aminosäurenzufuhr von den Gruppen mit Aminosäurenzufuhr durch signifikant tiefere Plasmawerte (Abb. 3).

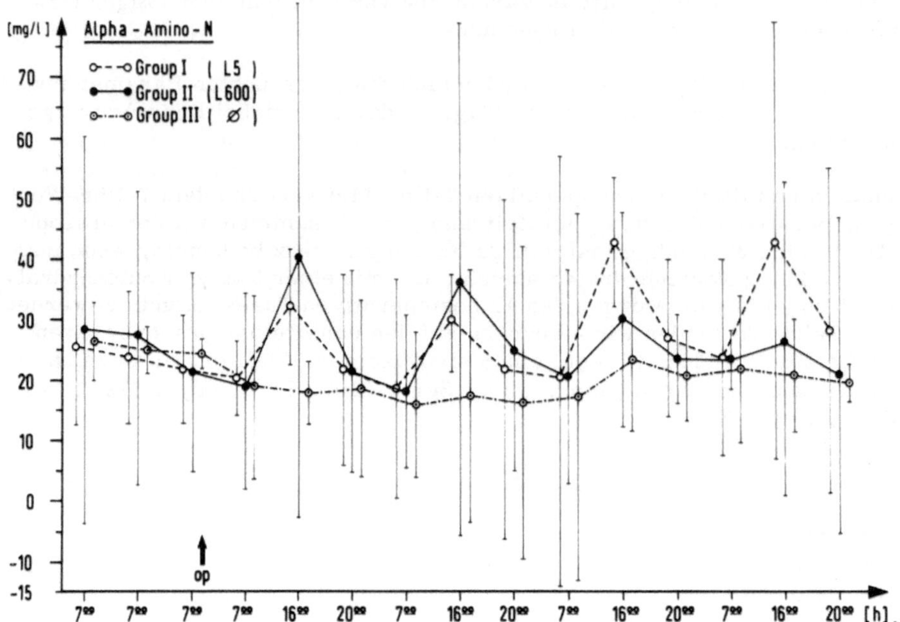

Abb. 3. Alpha-Amino-N im Plasma

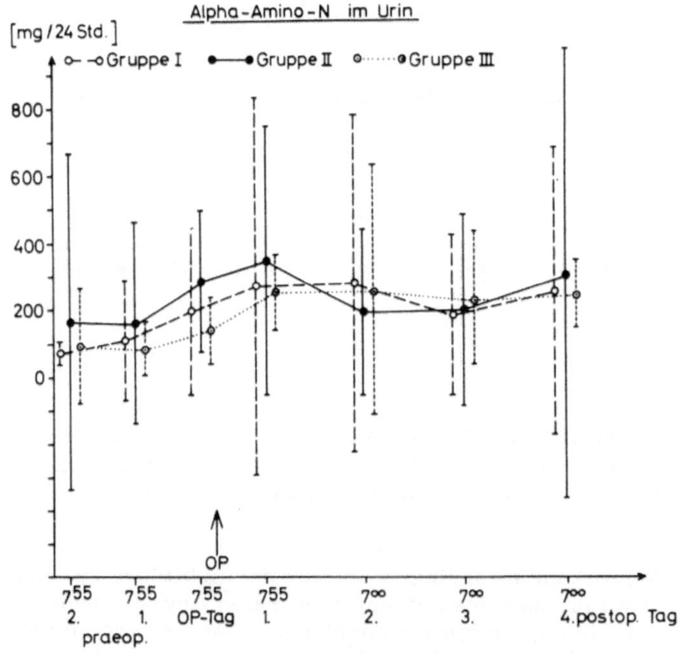

Abb. 4. Alpha-Amino-N im Urin

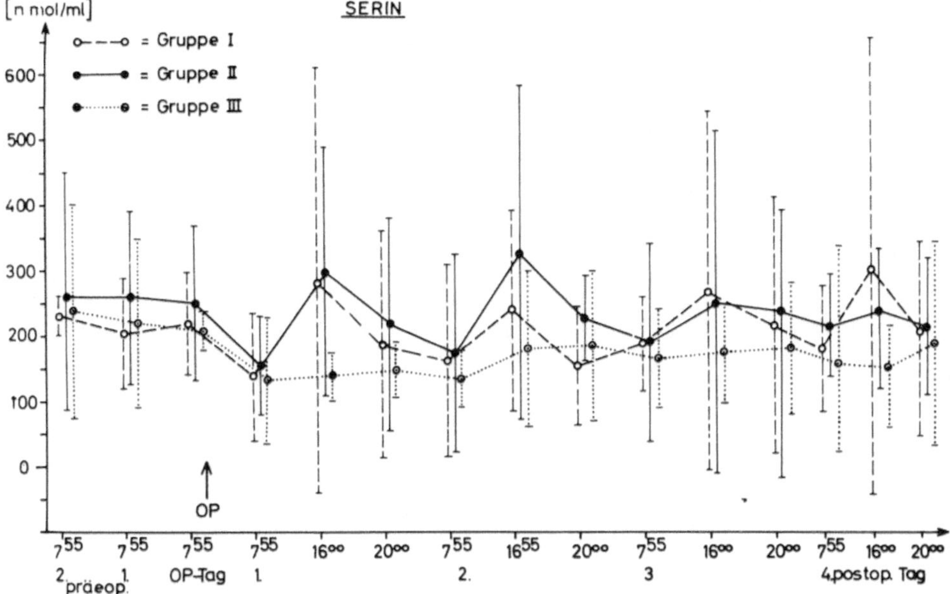

Abb. 5. Serin

Abb. 5. Serin

Der Alpha-Amino-N im Urin unterlag dabei von Gruppe zu Gruppe als auch von Tag zu Tag keiner signifikanten Änderung, so daß ein - Over-Flow-Mechanismus - in den Gruppen mit Aminosäurenzufuhr ausgeschlossen werden kann.

Am Beispiel des Serin sehen wir wie mit Ausnahme der Glutaminsäure die Plasmaaminosäuren tageszeitlichen Schwankungen unterworfen waren. Sie entsprachen einmal in der Gruppe ohne Aminosäuresubstitution dem bekannten täglichen Rhythmus, zum anderen aber traten sie zusätzlich infusionsbedingt auf - selbst wenn die entsprechende Aminosäure, wie hier bei Gruppe II, nicht in der Infusion vorhanden war (Abb. 5).

Der hohe Anteil einzelner nicht essentieller Aminosäuren in den Infusionslösungen - z. B. das Glycin - wies unmittelbar post infusionem einen entsprechend steilen Anstieg im Plasma auf, der sich aber bereits 4 Stunden später dem Nachweis entzog (Abb. 6).

Allgemein führten die großen Schwankungen zu einer ungleichmäßigen Breite der Konfidenzintervalle, so daß infusionsbedingte Unterschiede zwischen beiden Gruppen mit Aminosäurenzufuhr oder Verschiebungen im Spektrum der Plasmaaminosäuren nicht zu finden waren.

Unsere hier vorgetragenen Befunde stellen nur einen Anfang der Untersuchungen dar, die sich noch mit dem Aminosäuren- und Eiweißstoffwechsel in der postoperativen und posttraumatischen Phase befassen müssen. Sie lassen aber die Aussage zu und bestätigen die Untersuchungen von HARTIG, daß bei gleichzeitig ausreichender Kalorien- und Elektrolytzufuhr ein Anabolismus auch in Stress-Situationen möglich ist. Dabei erscheint es uns bei komplikationslosem Verlauf nicht

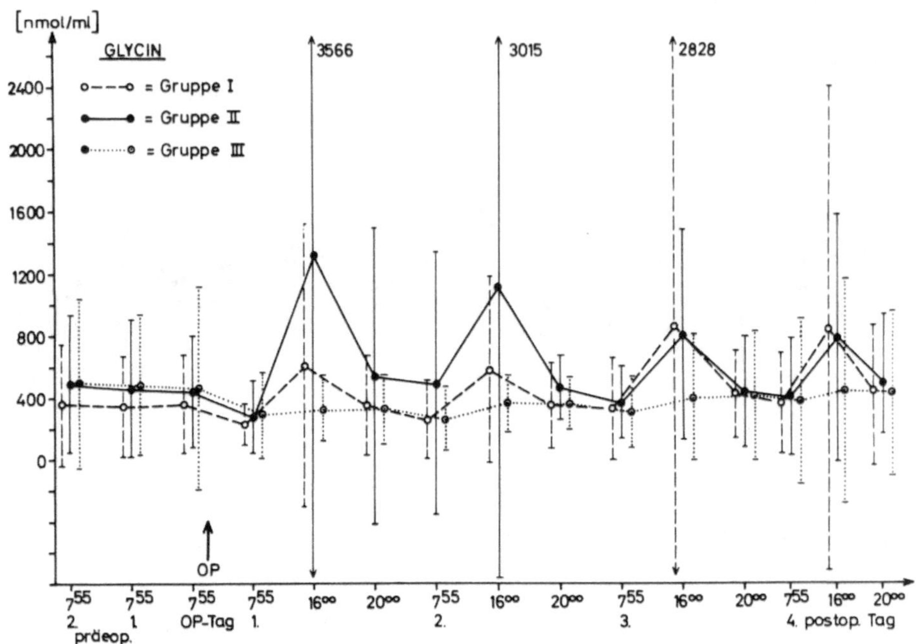

Abb. 6. Glycin

dringlich, in den ersten drei postoperativen Tagen eine ausgeglichene N-Bilanz zu erreichen, der Minimalbedarf an Aminosäuren sollte allerdings gesichert sein.

Die N-Bilanz unserer Untersuchungsreihe verhielt sich innerhalb der Gruppe mit Aminosäurensubstitution absolut gleichsinnig. Sie blieb negativ, verbesserte sich aber im Vergleich zum Operationstag zunächst um 50%, und bis zum vierten postoperativen Tag um 66%, während in der Gruppe ohne Aminosäurenzufuhr bis zum 4. postoperativen Tag bei gleicher Kaloriensubstitution lediglich eine Verbesserung der Bilanz um 20% beobachtet werden konnte.

Literatur

CAHILL, G. F.: Starvation in man. New Engl. J. Med. 282, 668-675 (1970)

COATS, D.: Langfristige parenterale Ernährung bis zu 7 Monaten Dauer: Erfahrungen in Australien. Vortrag Dtsch. Chir. Kongress 1972 München

DOLIF, D., JÜRGENS, P.: Untersuchungen über den Stickstoffhaushalt bei parenteraler Ernährung. Zschr. f. Ernährungswissenschaft Suppl. 10. Steinkopff-Verlag, Darmstadt 1971

HARTIG, W., HÜBNER, G., CZARNETZKI, H. D., GEBHARDT, O., WETZEL, K.: Der postoperative Eiweißstoffwechsel. Zschr. exp. Chir. 3, 170-176 (1970)

KNAUF, H. G., MAYER, G., SCHOLL, W., MILLER, B.: Über die Stickstoffbilanz bei parenteraler Ernährung mit verschiedenen Aminosäurelösungen. Dtsch. med. Wschr. 94, 1057-1064 (1969)

MUNRO, H. N.: Nutritional factors affecting amino acid metabolism. Medizin und Ernährung 11, 273-278 (1970)

BILANZUNTERSUCHUNGEN ÜBER DEN INTRA- UND POSTOPERATIVEN BEDARF AN WASSER UND ELEKTROLYTEN

Von R. Dölp und F. W. Ahnefeld

Während der postoperativen Phase kommt es zu einer allgemeinen Stoffwechselbelastung mit erheblichen Störungen der gesamten Homöostase. Die Ursachen dieser Stoffwechselentgleisungen sind heterogen und leiten sich ab von der Ausgangssituation des Patienten vor der Operation, von den intraoperativen Veränderungen - also Gewebszerstörung, Volumenverlust - und den postoperativ weiter bestehenden Verlusten.

Bestandteil	Tutofusin B	Tutofusin EL 5	Elektrolytlösung AF
Na^+	45 mval/l	70,0 mval/l	100 mval/l
K^+	25 mval/l	2,5 mval/l	15 mval/l
Ca^+	-	2,5 mval/l	-
Mg^+	5 mval/l	1,5 mval/l	5 mval/l
$Chlorid^-$	45 mval/l	75,5 mval/l	80 mval/l
$Azetat^-$	20 mval/l	1,0 mval/l	25 mval/l
Malat	-	-	15 mval/l
Phosphat	10 mval/l	-	-
Sorbit	50 g/l	-	-
Fruktose	-	50 g/l	-
Xylit	-	-	50 g/l
Na : K Quotient	1,8	28,0	6,7

Abb. 1. Zusammensetzung der drei Lösungen

Eine zentrale Rolle bei den genannten Stoffwechselstörungen spielt der Elektrolyt- und Wasserhaushalt, dessen besondere Bedeutung zwar früh erkannt wurde, der aber in seiner therapeutischen Konsequenz während der postoperativen Phase uneinheitlich Beachtung fand.

Obwohl die intra- und postoperative Flüssigkeitssubstitution inzwischen zu einem Bestandteil der klinischen Routine geworden ist, besteht Unklarheit hinsichtlich optimaler Menge und Zusammensetzung von Lösungen, die geeignet sind, die Homöostase zu erhalten oder die Wiederherstellung durch körpereigene Regulationen zu unterstützen.

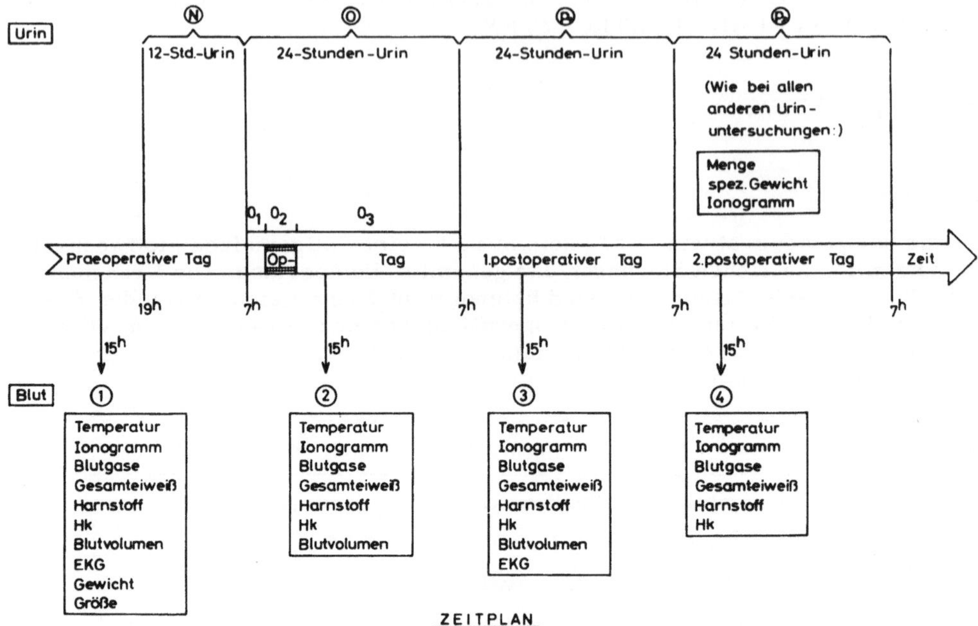

Abb. 2. Versuchsablauf

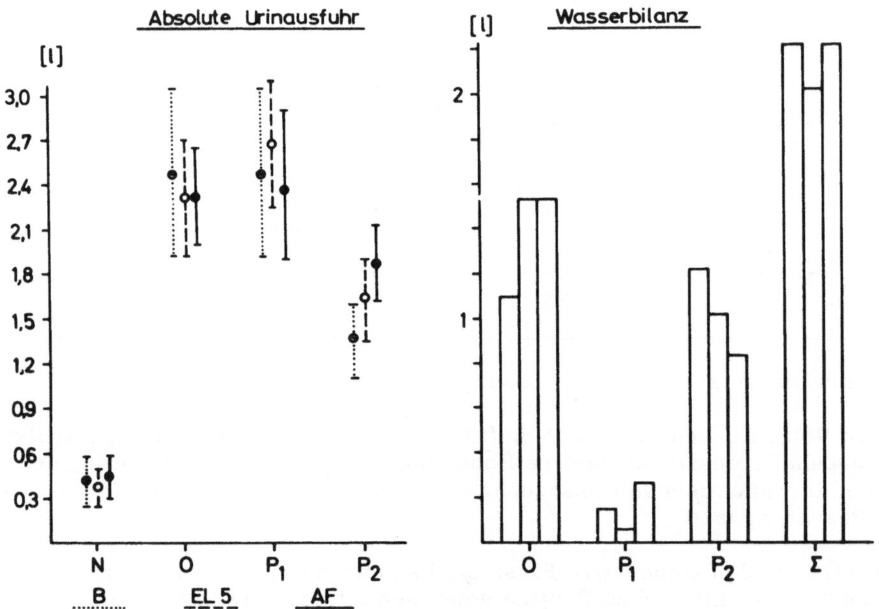

Abb. 3. Urinausfuhr und Wasserbilanz

In einer umfangreichen Bilanzstudie haben wir zwei Handelslösungen und eine nach unseren Angaben hergestellte Lösung mit der Fragestellung untersucht, wie die Elektrolytzusammensetzung konzipiert sein muß, um in der Routinetherapie den Basisbedarf während der intra- und frühen postoperativen Phase abdecken zu können. Auf die wesentlichen Unterschiede der bisher üblichen Basislösungen und der Testlösung mit 100 mval/l Natrium und 15 mval/l Kalium ist bereits hier hinzuweisen.

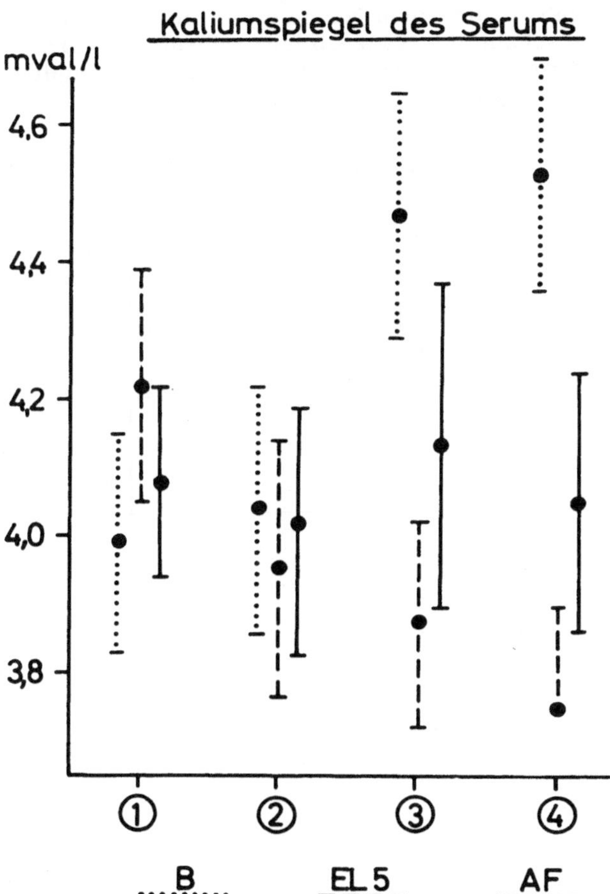

Abb. 4. Kaliumspiegel des Serums

Bei einem statistisch homogenen Kollektiv von 60 Patienten mit größeren operativen Eingriffen wurde nach Randomisierung eine Aufteilung in drei Gruppen vorgenommen. Jede Gruppe erhielt ausschließlich eine der genannten Lösungen in einer Dosierung von 1,5 l pro Quadratmeter Körperoberfläche, wobei am Op-Tag zusätzlich 50% der Tagessollmenge gegeben wurde, um das vor Op-Beginn bereits bestehende Defizit und die vermehrten intraoperativen Flüssigkeitsverluste zu ersetzen. Intravasale Volumenverluste wurden getrennt bilanziert und substituiert. Die Laboruntersuchungen erfaßten die in Abb. 2 dargestellten Parameter.

Obwohl am Operationstag die 1,5-fache Tagesmenge an Elektrolytlösung infundiert wurde, blieb die quantitative Urinausfuhr aller Gruppen sowohl am Op-Tag, als auch am ersten postoperativen Tag mit etwa 2,5 l gleich. Erst am zweiten postoperativen Tag erfolgte ein Rückgang der Ausfuhr und eine Gruppendifferenzierung, wobei eine statistisch gesicherte Parallelität zwischen Ausscheidungsvolumen und Natriumgehalt der Lösung zu finden war.

Für alle drei Gruppen galt, daß unter Zugrundelegung lediglich der Urinausfuhr die Wasserbilanz ständig positiv blieb. Nimmt man jedoch die insensiblen Verluste mit etwa 800 ml pro die an, erscheint die Wasserbilanz während der drei Versuchstage ausgeglichen. Eine intra- und postoperative sogenannte "physiologische Oligurie" wurde nicht beobachtet (Abb. 3).

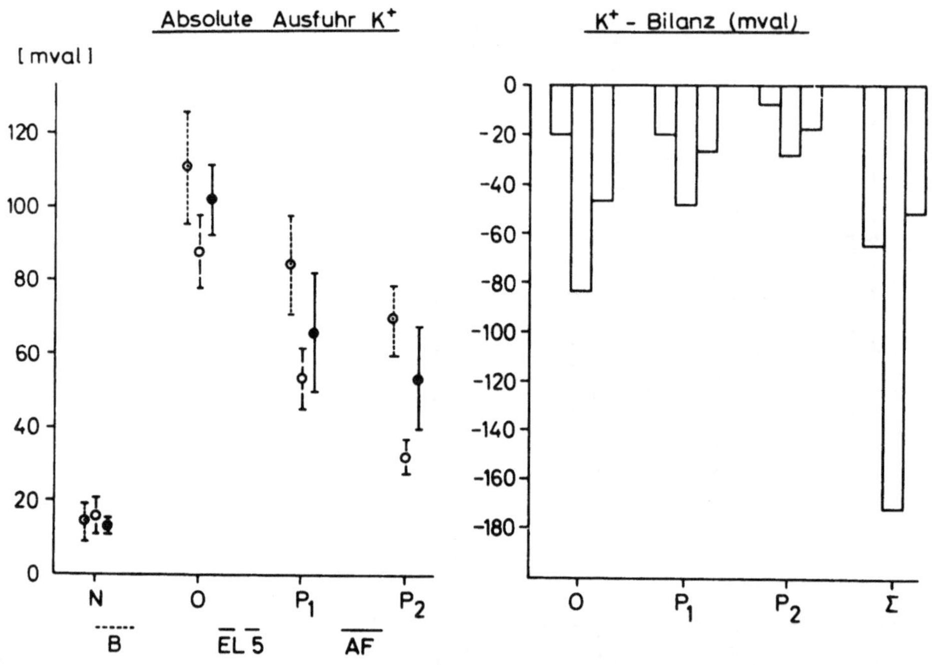

Abb. 5. Kaliumbilanz

Einen weitgehend unveränderten Serumkaliumspiegel erhielten wir im Versuchszeitraum lediglich mit der Lösung, die einen Kaliumanteil von 15 mval/l beinhaltete, während der Serumkaliumspiegel - jeweils hochsignifikant - nach Infusion der Lösung B mit einem Kaliumgehalt von 25 mval/l anstieg und nach Infusion von EL 5 mit 2,5 mval/l abfiel (Abb. 4).

Die Kaliumausscheidung verhielt sich entsprechend dem extrazellulären Angebot, ebenso die Kaliumbilanz, die allerdings als Folge der traumatisch bedingten Kaliumfreisetzung mit abnehmender Tendenz ständig negativ gefunden wurde. Unsere Befunde lassen den Schluß zu, daß der Kalium-Basisbedarf mit 15 - 18 mval/l Infusionslösung unter der Voraussetzung abzudecken ist, daß keine parenterale Ernährung erfolgt, die einen erhöhten Kaliumbedarf erfordert (Abb. 5).

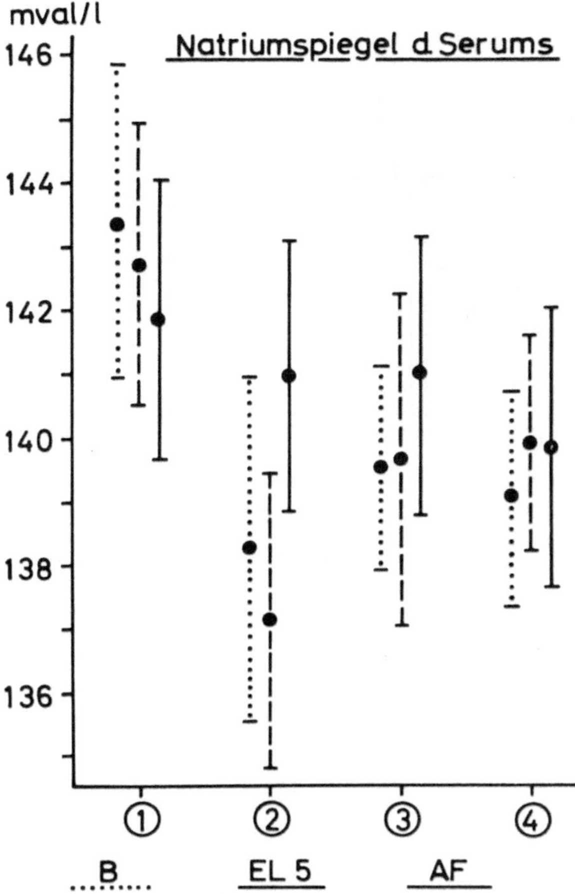

Abb. 6. Natriumspiegel des Serums

Ebenso wie Kalium wurde auch Natrium in den drei Lösungen in stark unterschiedlichem Ausmaß angeboten. Bei einer Zufuhr von 100 mval/l blieb er weitgehend konstant, während nach Infusion der Lösungen mit 45 und 75 mval/l Natriumanteil der Serumspiegel hochsignifikant abfiel (Abb. 6).

Die Natriumausfuhr ließ eine noch deutlichere Abhängigkeit vom Angebot erkennen. Über den gesamten Untersuchungszeitraum schien die Natriumbilanz sowohl der AF-Lösung als auch - im Hinblick auf die Konfidenzbereiche - der EL 5-Lösung ausgeglichen, so daß bei einer Infusionsmenge von 70 - 100 mval Natrium pro Liter Lösung der Basisbedarf gesichert sein dürfte (Abb. 7).

Gute Aufschlüsse über die gewählte Zusammensetzung einer Basislösung gibt der Natrium-Kalium-Quotient in der Urinausscheidung, errechnet aus Gesamttagesurinmenge bezogen auf eine Stunde (Abb. 8).

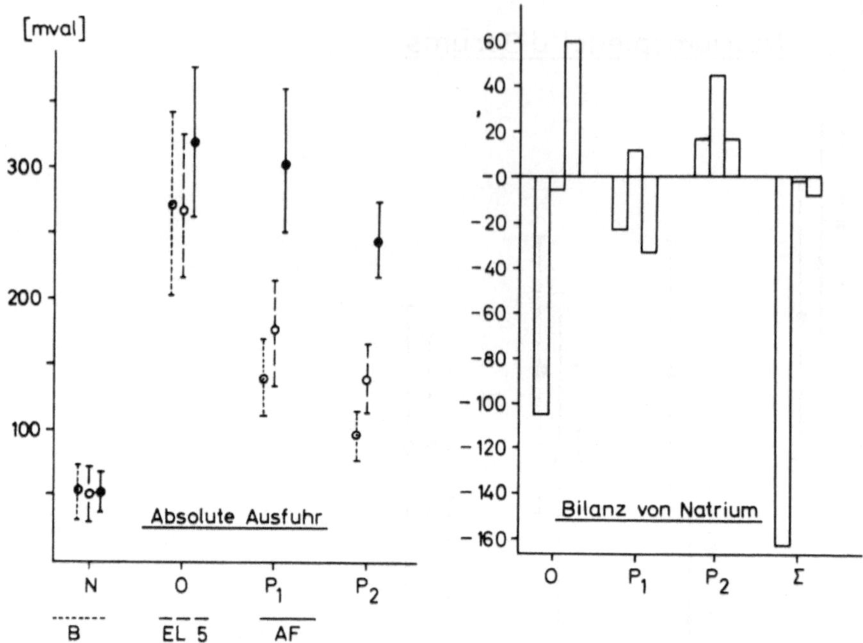

Abb. 7. Natriumausfuhr und Bilanz

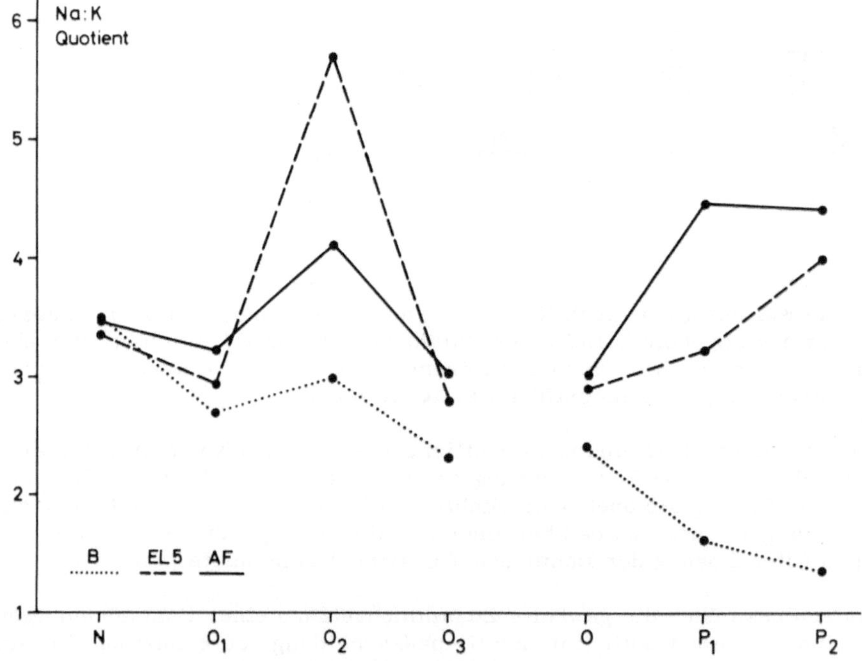

Abb. 8. Natrium/Kalium-Quotient

Sie lagen im Urin aller Gruppen während der praeoperativen Nacht (N) bei 3, 5. Unmittelbar praeoperativ (O1) und postoperativ (O3) sowie am gesamten Op-Tag (O) zeigen sie ebenfalls relativ einheitliche Werte, während sie sich dann jedoch (P 1 - P 2) deutlich differenzierten. Der Natrium/Kalium-Quotient der Gruppe B sank - entsprechend dem Quotienten der Lösung von 1, 8 - unter 1, 4, während er bei der Gruppe AF (Quotient der Lösung: 6, 66) etwa analog den Einfuhrverhältnissen auf 4, 5 anstieg. Bei der Gruppe EL 5 (hier betrug der Quotient der Lösung 28, 0) erhöhte sich der Na/K-Quotient überraschenderweise zunächst nur auf 3, 3 und dann auf 4, 1. Die Erklärung dafür ergibt sich aus dem bekannten Effekt, der - trotz sich ständig vergrößernden Kaliummangels - eine Kaliumausfuhr wegen des relativen Natriumüberangebotes erzwingt.

Natrium	100 mval/l	
Kalium	18 mval/l	Kationen
Magnesium	6 mval/l	128 mval/l
Calcium	4 mval/l	
Chlorid	90 mval/l	Anionen
restl. Anionen	38 mval/l	128 mval/l
(= organische u. anorganische Säurereste)		
Zinksulfat	10 mg/l	

Abb. 9. Basis-Elektrolytlösung

Abweichend von dem in der AF-Lösung gewählten Kaliumgehalt von 15 mval/l empfehlen wir eine geringfügige Anhebung auf 18 mval/l. Dadurch wird die Relation der beiden Ionen Natrium und Kalium in der Infusionslösung noch weiter dem Ausgangswert im Urin angenähert und dem tatsächlichen Bedarf adaptiert, allerdings unter der Voraussetzung, daß keine parenterale Ernährung mit dadurch bedingtem erhöhten Kaliumbedarf erfolgt.

An dieser Stelle konnten unsere Befunde nur auszugsweise vorgetragen werden. In ihrer Gesamtheit lassen sie erkennen, daß zwei als Basislösungen deklarierte Infusionslösungen zwar - unter Ausnutzung körpereigener Kompensationsmechanismen - bei komplikationslosen postoperativem Verlauf einen Dreitageszeitraum zu überbrücken vermochten, in dieser Zeit aber bereits erkennbare Veränderungen im Wasser-Elektrolyt- und Säure-Basen-Haushalt nach sich zogen.

Eine aufgrund der Bilanzstudie neu konzipierte Basislösung sichert bei der vorgeschlagenen Dosierung von 1, 5 l/m^2 KO oder 40 ml/kg KG die Homöostase in jedem Falle einer limitierten Routineinfusionstherapie bei operierten Patienten.

Diese Ergebnisse bilden gleichzeitig die Basis zur Berechnung geeigneter Elektrolytkonzentrationen im Rahmen einer partiellen oder vollständigen parenteralen Ernährung.

Literatur

BAUR, H., LANG, K.: Der Wasser- und Elektrolythaushalt des Kranken in: Anaesthesiologie und Wiederbelebung, Band 65. Berlin, Heidelberg, New York, Springer 1972

DICK, W., DÖLP, R.: Wasser- und Elektrolythaushalt im Alter. Vortrag: Symposion über Anaesthesie und Intensivtherapie im Alter. Mainz, 1972

FRIEDBERG, V.: Diagnostik und Therapie von Störungen im Wasser- und Elektrolythaushalt nach gynäkologischen Operationen. Gynäkologie 1, 29 (1968)

TAGGART, P., SLATER, J. D. H.: Significance of potassium in genesis of arrhythmias in induced cardiac ischaemia. British Medical Journ. 4, 195 (1971)

TRUNIGER, B.: Wasser- und Elektrolythaushalt. Georg Thieme-Verlag, Stuttgart 1971

Anaesthesiology and Resuscitation
Anaesthesiologie und Wiederbelebung
Anesthesiologie et Réanimation

Vol. 80:
Anaesthesie. Atmung-Kreislauf
Beiträge zu den Themen "Anaesthesie und Atmung" und "Anaesthesie und Kreislauf" der 12. Gemeinsamen Tagung der Österreichischen, Deutschen und Schweizerischen Gesellschaften für Anaesthesiologie und Reanimation vom 1. bis 3. September 1971 in Bern.
Herausgeber: M. Gemperle, G. Hossli, B. Tschirren

142 Abbildungen. XIII, 278 Seiten. 1974
DM 58,–; US $23.70
ISBN 3-540-06509-1

Vol. 81: H. Helwig
Stoffwechselwirkungen von Trometanol
Unter besonderer Berücksichtigung des Kindesalters

20 Abbildungen. VIII, 96 Seiten. 1974
DM 36,–; US $14.70
ISBN 3-540-06664-0

Vol. 82:
Engström-Respirator
Herausgeber: G. Kalff, P. Herzog

38 Abbildungen. X, 105 Seiten. 1974
DM 38,–; US $14.70
ISBN 3-540-06753-1

Vol. 83:
Anaesthesie im Alter
Bericht über das Symposion über Anaesthesie und Intensivtherapie im Alter am 6. und 7. Oktober 1972 in Mainz
Herausgeber: F.W. Ahnefeld, M. Halmágyi

32 Abbildungen. X, 96 Seiten. 1974
DM 32,–; US $13.10
ISBN 3-540-06764-7

Vol. 84:
Èthrane
Proceeding of the First European Symposium on Modern Anesthetic Agents Hamburg, November, 9th and 10th, 1973
Editor: P. Lawin, R. Beer. In cooperation with E. Wiethoff

148 figures. XIII, 389 pages (34 pages in French, 260 pages in German, 95 pages in English). 1974
DM 64,–; US $26.20
ISBN 3-540-06877-5

Vol. 85: I.M. Unseld
Blutersatz durch stromafreie Hämoglobinlösung
Ergebnisse tierexperimenteller Untersuchungen

17 Abbildungen. VIII, 90 Seiten. 1974
DM 32,–; US $13.10
ISBN 3-540-06975-5

Vol. 86:
Intensivtherapie im Alter
Bericht über das Symposion über Anaesthesie und Intensivtherapie im Alter am 6. und 7. Oktober 1972 in Mainz
Herausgeber: K. Lang, R. Frey, M. Halmágyi

41 Abbildungen. Etwa 130 Seiten. 1975
In Vorbereitung
ISBN 3-540-07049-4

Preisänderungen vorbehalten/
Prices are subject to change without notice

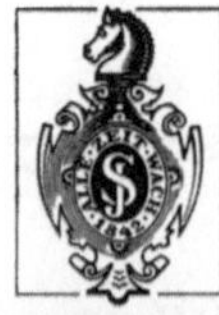

Springer-Verlag
Berlin
Heidelberg
New York